椎 间 盘
The Intervertebral Disc
——健康与疾病椎间盘的分子与结构研究

原　　著　Irving M. Shapiro・Makarand V. Risbud

主　　译　郑召民　海　涌　阮狄克　吕国华

主译助理　王建儒

北京大学医学出版社

图书在版编目（CIP）数据

椎间盘 /（美）夏皮罗（Shapiro, I.M.），（美）里斯布德（Risbud, M.V.）原著；郑召民等主译. —北京：北京大学医学出版社，2016.1

书名原文：The Intervertebral Disc

ISBN 978-7-5659-1236-8

Ⅰ. ①椎… Ⅱ. ①夏… ②里… ③郑… Ⅲ. ①椎间盘突出—诊疗 Ⅳ. ①R681.5

中国版本图书馆CIP数据核字(2015)第222107号

北京市版权局著作权合同登记号：图字：01-2015-4624

Translation from the English language edition：
The Intervertebral Disc By Irving M. Shapiro, Makarand V. Risbud (Eds.)
Copyright © 2014 Springer Vienna
Springer Vienna is a part of Springer Science + Business Media
All rights reserved.

This translation is published by arrangement with Springer-Verlag GmbH.
This book may not be sold outside the People's Republic of China.
Simplified Chinese translation Copyright ©2015 by Peking University Medical Press.
All rights reserved.

椎间盘

主　　译：郑召民　海　涌　阮狄克　吕国华
出版发行：北京大学医学出版社
地　　址：（100191）北京市海淀区学院路38号　北京大学医学部院内
电　　话：发行部 010-82802230；图书邮购 010-82802495
网　　址：http：//www.pumpress.com.cn
E-mail：booksale@bjmu.edu.cn
印　　刷：北京圣彩虹制版印刷技术有限公司
经　　销：新华书店
责任编辑：冯智勇　　责任校对：金彤文　　责任印制：李　啸
开　　本：889mm×1194mm　1/16　印张：26　字数：740千字
版　　次：2016年1月第1版　2016年1月第1次印刷
书　　号：ISBN 978-7-5659-1236-8
定　　价：185.00元

版权所有，违者必究
（凡属质量问题请与本社发行部联系退换）

译审校者名单

中山大学附属第一医院

郑召民　于滨生　陈柏龄　苏培强　吕　游　刘　辉　张奎渤
王建儒　王　华　杨　豪　李泽民　丁文彬　王华锋　杨昌盛
叶福标　潘鹤海　李秉学　李　翔　林　焘　廖鸿益　连成杰

首都医科大学附属北京朝阳医院

海　涌　刘　铁

中国人民解放军 海军总医院

阮狄克　李　威　白雪东　顾　韬　张　燕　陶　辉　陈　春　伍耀宏

中南大学湘雅二医院

吕国华　李亚伟

第二军医大学附属长征医院

袁　文　史建刚　卢旭华　曹　鹏　田　野

南方医科大学第三附属医院

金大地　张忠民

第三军医大学新桥医院

周　跃　刘　欢　樊　欣

第四军医大学西京医院

罗卓荆　孙　振

苏州大学附属第一医院

杨惠林

天津医科大学总医院

冯世庆

浙江大学医学院附属第一医院

王　跃

中文版序言

　　腰痛已经是每一位脊柱外科医生几乎每一天都要面对的问题了。当我们在临床工作中遇到困难，或是准备探索一种新的治疗方法时，总是想从有关腰痛的最新基础研究中得到启发，但面对海量的文献，临床医生很难有足够的时间找到所需要的内容。由郑召民、海涌、阮狄克、吕国华四位教授主译的《椎间盘》一书，为我们提供了这一可能。这部由在各个研究领域颇具影响的专家编写的专著，内容极为丰富，几乎涵盖了从比较解剖学到生物力学、发育工程学，从蛋白、细胞到细胞功能的微环境控制，从椎间盘退变的大动物模型到基因敲除和转基因小鼠的应用等近期有关椎间盘基础研究进展的所有方面。特别值得提出的是，在这部以基础研究为重点的专著中，对目前腰痛临床研究中的热点问题也做了专门的论述，如腰痛的流行病学、椎间盘影像学研究的最新方法、椎间盘退变性疾病的手术指征以及对动力内固定装置的评价等。

　　值得注意的是，本书还专门有一章论述了腰背痛的非手术治疗方法。我认为这反映了作者的学术倾向，这也可以从本书的后半部分得到证实，作者用了多达九章的篇幅详尽介绍了用于发病机制和修复研究的椎间盘动物模型，以及干细胞和基因治疗的应用，探寻通过直接注射治疗药物来改变椎间盘细胞的活性，达到推迟椎间盘变性进程，最终可以治愈该病的目的。尽管这些观点目前在学术界还有争论，但作者希望通过对椎间盘研究的不断深入，不断发现治疗椎间盘疾病的新方法的执著，是值得我们效仿的。随着我们对椎间盘本质认识的深化，我们对现有的治疗方法会有一个更客观的评价，也就更能发挥其长处而回避其不足，达到更好的治疗效果。这也是我向读者推荐此书的又一原因。

侯树勋

译者前言

椎间盘退变及其继发的一系列疾病,如腰椎间盘源性疼痛、腰椎间盘突出症、腰椎管狭窄症、腰椎滑脱症、退变性脊柱侧凸症等是目前脊柱外科的常见病,这些疾病造成了极大的劳动力、经济损失。针对椎间盘进行全面、深入的研究是降低腰痛发病率、提高患者生活质量、挽回社会经济损失的有效手段。但目前此方面的研究结果、理论多为期刊论文、会议交流,并无一本系统全面的翔实、可读性高的参考书出版。

此书的英文版由椎间盘研究领域的著名专家、美国 Thomas Jefferson 大学的 Irving Shapiro 和 Makarand Risbud 教授主编,并邀请了相关领域的顶尖专家如 Todd Albert、Alaxander Vaccaro 等参与编写。各位编者结合其自身研究成果,向读者展示了椎间盘研究领域的主流观点以及最新成果,是近 50 年来首部关于椎间盘的参考书。本书共分三大部分:(1) 椎间盘的生物力学和分子生物学研究;(2) 椎间盘相关疾病的致病机制和治疗方法;(3) 椎间盘相关的在体动物模型、离体器官组织细胞模型和生物学再生研究。全书对椎间盘相关研究的基础知识、最新进展以及临床诊治等进行了全面阐述,有望成为椎间盘相关研究领域内的经典书籍与必备读物。对比本书与主编所在的 Thomas Jefferson 大学骨科 Richard H. Rothman 和 DePalma 教授于 1970 年写的《椎间盘》一书,椎间盘的研究尤其分子生物学方面发生了巨大的进步,当初的《椎间盘》一书即今天脊柱领域的经典巨著《Rothman-Simeone 脊柱 》的先驱者,最新为 2012 年第 6 版,内容涉及脊柱疾病的方方面面,十分丰富。

主译者之一郑召民教授的研究团队致力于腰痛和椎间盘研究 10 余年,近 5 年获得椎间盘研究方向国家自然科学基金项目 7 项,多次参加聚焦腰椎和椎间盘研究的国际腰椎研究学会 (ISSLS) 年会、两年一次 AO 组织的世界脊柱研究论坛 (WSRF) 和费城脊柱研究学会 Risbud 教授组织的费城国际脊柱研究会议 (PSRS),有幸认识 Risbud 教授,在椎间盘方向与他的团队合作研究 6 年,负责该书中文版的编译工作;同时得到同样在腰椎和椎间盘研究领域颇有造诣的海涌、阮狄克和吕国华三位教授的响应,随后邀请了国内一线中青年脊柱外科专家多名共同参与翻译工作。译者们在完成繁重的一线临床工作同时,利用业余休息时间,结合自身经验,忠于原文,使得此书中文版面世。最后,由郑召民负责审阅第一部分,海涌负责审阅第二部分,阮狄克负责审阅第三部分,吕国华最后定稿给出许多建议。希望此书的出版对有志于了解、从事椎间盘研究的临床医生、科研人员有所帮助。也对参与编译的所有工作人员表示感谢。

由于时间较紧迫,各位译者同时承担着繁重的临床、教学、科研工作,我们深知本书的疏漏、不足之处在所难免,敬请各位同道批评指正。

郑召民 海 涌 阮狄克 吕国华

原著序言

目前对椎间盘生物学的了解主要来源于对人体衰老过程的理解。对其理解的欠缺往往会导致手术策略的不完善，并使大家仅重点关注于脊柱的一些普遍特性。全球老龄化以及脊柱的退行性改变引起的疾病和残疾，在流行病学方面主要影响着老年人群。随着人类越来越长寿，这些改变会越来越明显，也更迫切需要我们加深理解。椎间盘随着年龄而变化，其实和机体的诸如皮肤、主动脉、韧带、外周关节等结缔组织并无两样。纤维环生物力学上的退变可以破坏椎间盘的完整性，髓核突出压迫神经根。针对这些椎间盘退变的治疗，传统的保守治疗效果不佳，手术治疗可以成功地获得良好的效果，并且通常能使疼痛的缓解维持较长时间。当纤维环的退变更加明显，关节突关节出现老化，由此产生的不稳定会引起退行性脊椎滑脱症的出现。这不仅仅会有神经根压迫，而且会引发脊椎不稳定及腰背疼痛，需要再次手术重建稳定性。椎间盘力学功能不全可以引发关节炎改变，脊柱的狭窄化，以及出现和椎管狭窄症相关的神经系统症状。再者，如果局部化，需要手术减压并且可能要重建稳定性。与年龄普遍相关的椎间盘退变表现为脊椎轴性痛和严重残疾，手术治疗并不适合，而应选择非手术疗法。退行性改变的范围源自于衰老和椎间盘基质变性，随后才会引发力学障碍。

因此，对于脊椎疾病的真正理解和把握，需要依靠正常的、衰老的和病理性脊柱的分子生物学和细胞生物学研究，神经性和非神经性疼痛综合征发病机制的研究，以及严谨的手术与非手术治疗的对照研究。

在这本权威论著里，读者将会受益于一个优雅而又严谨的教育过程，从基础生物学到常见病例，以及希望实现的椎间盘生物学再生。本书应当被每一位有志于了解和有效治疗当今一大主要骨骼疾患病因（即椎间盘病）的学者所熟读。

Richard H. Rothman, MD, PhD
James Edwards Professor and Founder
The Rothman Institute at Thomas Jefferson University
Philadelphia, PA, USA

原著前言

着手编撰此书的主要原因是，现有文献不是对于初学者来说过于偏临床，就是对于专家来说过于零散。因此，我们急需要一本书，它要能提供椎间盘研究中关于分子的、力学的、发育的以及细胞方面前沿的整体概述，并同时对研究生、博士后和研究员的学习有所帮助。应该指出的是，本书面对的读者群体并不仅局限于基础研究的科学家。对许多神经外科医生、神经病学家、骨科医生、疼痛和康复专家、内科医生、脊椎按摩师和人体运动学家，本书所包含的大量信息对他们都有所帮助。他们不懈地努力，去探知治疗椎间盘退变（困扰人口占全球人口相当大的比例）相关疼痛和功能缺失的有效疗法。

事实上，和多如牛毛的脊柱疾病临床管理相关书籍相比，近 50 年以来仅有一本完全关注于椎间盘的专著公开出版。为了与既往的内容衔接，本书序言便邀请了此专著作者之一，著名外科医生、临床科学家 Richard Rothman 教授来撰写。本书内容和他早期的著作相比较，显示了过去的半个世纪，有关于椎间盘的知识和相关疾病的发病机制研究究竟向前走了多远。然而，即使是现在，尽管对退变性椎间盘疾病的研究兴趣极浓，就某一点来说，和软骨与骨的研究相比，在健康与疾病中椎间盘生物学可视为结缔组织研究的最后领域。显然，革命尚未成功，同志仍需努力。希望本书能激励研究者和临床医生来打破当前知识的限制，对椎间盘功能和疾病病因相关的悬而未决的问题提出新的思路和见解。

为了编撰本书，编辑汇集了许多具有国际影响力的专家的力量，他们在各自的领域内成果丰硕。我们建议参编者总结各自领域内目前的进展，并同时评论当前的研究策略、方法、已接受及预期疗法的优劣。为了保留这些"声音"，编者试图尽量尊重原著。虽然读者可以跟随参编者的思路来了解相关内容，但这会令文字部分存在较多重复，这一点希望能得到大家谅解。

本书分为三部分。第一部分涉及的是基础生物学、发育生物学和正常健康椎间盘的生物力学，尽管知识方面仍存在一些明显的差距，但该部分还是有相当多的研究。例如，对于老化的椎间盘细胞类型存在争议：是包含有活力的和功能性脊索细胞，还是胚胎细胞被其他细胞群所取代？第二部分关注于椎间盘疾病和椎间盘突出症，提出其流行病学和发病机制的问题。作者质疑椎间盘源性疼痛是否直接和退化状态相关。接下来讨论椎间盘源性疼痛的章节均涉及手术和非手术治疗模式。这些章节的作者提出了下述问题：髋膝关节手术的进步能移植到椎间盘来吗？由于所有的临床治疗均依赖于模型系统的可用性，本书最后一部分讨论了体外系统以及用大小动物模型来模拟人类椎间盘环境的价值。与这些问题密切相关的是利用转基因小鼠模型、干细胞生物学和基因治疗来促进椎间盘修复的讨论。在组织工程系统实现生物学修复的未来应用相关章节中，阐述了该技术将可能是"个体个性化和受疾病程度影响"。伴随着组织工程在生物学修复方向的发展，对于重要的概念需要反复重申，有必要阐明导致腰痛的机制，使得所有新疗法能达到减轻疼痛和维护功能这两项目标。

衷心感谢那些为本书编辑出版提供帮助的人。首先也是最重要的，衷心感谢每一章节的作者，感谢他们的积极响应和不懈的工作。同时也衷心感谢费城 Thomas Jefferson 大学档案管理员 F. Michael Angelo 提供的珍贵图片。其次，衷心感谢 Katrina Lenhart、Wilma McHugh 和 Springer 团队提供的帮助。最后，感谢每一位作者的家庭为完成这个项目放弃了团聚的时光。

主编 Irving M. Shapiro 将此书献给两位特别的人：首先是 Michael Bush OBE 医生，一位心身合一、卓尔不凡的人，我们的良师益友，也是我们的兄弟。他将生命中的大部分时光奉献给预防和治疗非洲的艾滋病患者。他的逝世给家人及患者带来了巨大的悲伤。同时将此书献给 Susan H. Shapiro 医生。尽管身患病痛，她仍坚毅、充满希望和勇气，与病魔的搏斗使其具有了一直遵循内心和直觉的能力。主编 Makarand V. Risbud 将此书献给他的父母 Swati V. 和 Vinayak Y. Risbud，感谢他们无私的爱。此外，Makarand V. Risbud 感谢 Rashmi，他一生的挚爱，感谢她的不懈鼓励和支持，并感谢 Aditya 和 Akshay 带来的愉快、幸福的每一天。

最后，让我们遵从内心的未来主义情怀，想象一下 50 年后出版的关于椎间盘的图书，它的关注焦点会是什么呢？这种遐想会很有意思。事实上，到时还会有书吗，还是新的知识将直接从工作台传递到中枢神经系统的神经节与神经元？手术会不会被视为治疗慢性健康问题的一种不人道和野蛮的方式？新的分子靶向治疗会不会基于本书中描述的内容，或是以一种在现阶段难以想象的方式出现？或者营养过剩和锻炼缺乏会不会促进人类脊柱向本书第 1 章所述的蠕虫样生物脊索方向转变？如果我们可以避免最后的场景，有理由相信椎间盘疾病的苦痛会像扁桃体炎和脊髓灰质炎这些过去时代的残余一样，被众多为本书作出贡献的临床医生和科学家的开创性工作所消除。

Irving M. Shapiro

Makarand V. Risbud

Philadelphia, PA, USA

目　录

第一部分

椎间盘的生物力学和分子生物学研究

脊椎骨与椎间盘的结构、功能和比较解剖学概述

Irving M.Shapiro, Makarand V.Risbud

目录

I.M. Shapiro(✉) • M.V. Risbud
Department of Orthopaedic Surgery and Graduate Program
in Cell and Developmental Biology,
Jefferson Medical College, Thomas Jefferson University,
1025 Walnut Street, Suite 511 College Bldg,
Philadelphia, PA 19107, USA
e-mail: makarand.risbud@jefferson.edu;
irving.shapiro@jefferson.edu

1.1 引言

1.1.1 进化概要

本章将概述人类脊椎骨与椎间盘的起源、进化和基本特征。在早期的研究中，学者通过观察、论证和归纳推理的方法发现了一些具有重要意义的现象。几个世纪以来，Aristotle、Vesalius、Hunter、Winslow 等都曾思考、研究过以下问题：人类相对过大的头颅是如何在脊柱上进行可控的旋转动作，并产生了重要的生物学意义。

学术界普遍公认：在人类进化史上，含有椎间盘结构的脊柱发育相对较晚。脊柱是由坚硬的条状组织脊索发育而来。脊索可以使无脊椎动物具有一定的硬度和弹力，延伸形体和保护脊髓。脊柱是脊椎动物最典型的特征，最早被发现于 5 亿年前奥陶纪的化石中。虽然有关从脊索向脊柱过渡进化的证据缺失，但是在距今 5 亿年的中寒武世化石——皮卡虫（*Pikaia*），具有脊索结构，并且明显地区分了头尾区域；早寒武世的一种类鱼化石——海口鱼（*Haikouichthys*），具有早期脊椎动物典型的眼睛和肌肉（Shu 等 2003）。专栏 1.1 描述了皮卡虫的位变异构情况。

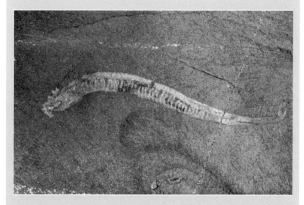

距今5亿5百万年的*Pikaia gracilens*化石，在加拿大的伯吉斯页岩化石群中发现。其中，可见脊索、背部神经和肌节样结构。脊索动物*Pikaia*被视为早期脊椎动物的祖先（经 Smithsonian 学院授权）

上肢、肋骨、下肢逐步进化为人类与灵长类动物所具有的形态。此外，四肢骨骼的生物力学的改变将会影响盆骨的大小、形态和深度。这些进化为动物带来极大的生物学优势，使生物逐渐从蠕虫样形态发展为双足站立样姿势。

本书的其他章节将会探讨以下问题：以上的进化发展发生的原因？骨骼和肌肉所承受的生物力学状态，以及它们相应的调节方式？进化过程中所改变的基因组？脊索的演变？残余的脊索结构对脊柱功能和发育的影响？我们期望通过对脊柱的发育过程、分子生物学、机械力学、生理学、生物化学的研究来解决有关椎间盘目前尚未解决的一些关于形态与功能的问题。

1.1.2 脊椎骨与椎间盘的发育

历史上，很多学者已经发现脊椎骨由单个骨化中心发育而来（Kerkring 1717；Albinus 1937；Rambaud 和 Renault 1864）。在 20 世纪，Peacock 对此进行了详细地研究（1951）。本书第 3 章将会详细介绍椎间盘与脊椎骨的发育生物学。

椎体由两个相邻体节的生骨节（sclerotome）融合形成：因此，头侧生骨节尾端部分与尾侧生骨节头端部分相融合。生骨节中头、尾两端中的致密结缔组织分别形成一个软骨生成中心。更多的软骨生成中心在侧面出现，并向后生长形成椎弓的软骨前体。在此期间，脊索受软骨前体的压迫而缩小，以"黏液状条纹"的形态而存留。但是脊椎骨之间的脊索组织则被保留下来，随后形成椎间盘。同时，致密结缔组织将脊索细胞包围，以后发育为纤维环。值得注意的是，一些脊索细胞仍然存留在软骨内，这可能会导致椎体以后形成肿瘤（参见第 3 章和第 17 章）。髓核在胎儿早期由脊索组织形成，之后在胎儿后期和婴儿早期快速生长。到出生时，髓核体积达到腰椎椎间隙的一半，而 1 岁时几乎达到 3/4。因此，学者们认为在胚胎早期会发生椎间隙重构（Taylor 1975）。

在胚胎第 7 周，软骨开始骨化。背侧和腹侧的血管长入软骨间叶原基，引起骨化作用，随后前后侧钙化的椎体融合。软骨突起出现在椎骨的前侧和侧面，利于纤维环纤维嵌入。伴随着椎体

脊柱的出现是高等生物进化过程中最重要的进展。目前，无脊椎脊索动物进化为脊椎动物的刺激因素仍不清楚，而对于赋予脊柱运动功能的椎间盘的发育则更是知之甚少。值得注意的是，越来越多证据表明这种进化现象可能是由于 microRNA 的发育和表达（Iwama 等 2013）。与此相反，Garstang（1928）认为脊索动物与脊椎动物的进化是相互独立的。这个观点认为由于补充了生殖型的进化理论，推测我们的祖先可能是一类海鞘类蠕虫样生物。

随着生物体具备了矿化的脊椎动物中轴骨，脊柱运动节段的生物学优势也极大地影响了其他器官系统的功能。脊柱不仅使躯体具有了运动功能，还可以保护脊髓。此外，脊柱还提供了中轴骨与四肢骨的结合位点；肌肉、肋骨与脊柱的结合有助于行走与呼吸。椎体之间的椎间盘可以支持椎骨活动，传递脊柱负荷，起着动态减震器的作用。

在人类与其他灵长类动物中，由于脊柱的出现他们可以采用直立姿势，从而将活动范围从树上转到陆地。从进化的角度来看，直立的双足着地姿势具有很多优势，包括扩大三维视野，增强的深度感可以提高双手的灵巧度，从而提高工具创造的技能。与四肢骨骼不同，稳定、强壮、柔韧和直立的脊柱对于颅骨的进化产生影响，明显促进了颅骨的生长与发育。随着时间推移，头部、

骨化，两侧的椎弓也逐渐骨化融合，并与椎体连接。此过程最先发生在上颈椎部位，逐渐向尾端发展。胚胎第 3～7 周，软骨生长板形成并与椎骨融合，生长板内类软骨细胞的活力决定了椎骨的发育速度。事实上，由于具有两个生长中心，椎体应确切称为软骨联合，并在 17～25 岁闭合。闭合之前，椎体内存在明显的软骨细胞增生表现，而一旦发育停止，仅有软骨终板依旧存在。

1.2 椎间盘的解剖学和分子结构

中世纪的解剖学家首先发现椎骨被软"脆"骨样结构分隔开来，即椎间盘。Winslow（1776）在他错综复杂的脊柱图谱中提供了椎间盘非常精确的描述，因为他考虑了手控镜头失真的限制。另外一种关于脊柱解剖和椎间盘在健康和疾病中作用的分析是由 19 世纪一位经验非常丰富的解剖学家 Hubert von Luschka 完成的。在他的 *Die Halbgelenke des menschlichen Korpers*（1868）著作中，von Luschka 描述了人椎间盘从出生到死亡过程中的肉眼观与镜下观结构。几乎同时，Humphrey（1858）在他的著作 A Treatise on the Human Skeleton 中给出了椎间盘的详细描述。他还发现了纤维环的环形纤维，且髓核和内层纤维环缺少血管结构。随后，Henle（1872）、Porier 和 Charpy（1899）、Fick（1904）和 Petersen（1930）以及 Bohmig（1930）各自报道了椎间盘随年龄增长而发生的变化。据我们所知，关于椎间盘和脊索关系的最早的诠释是由 20 世纪早期（1910）的澳大利亚的解剖学家 Schaffer 报道的。

1.2.1 椎间盘的结构和功能

由于年龄、一天内的时刻、职业和疾病状态不同，椎间盘占了脊柱长度的 15%～20%。除了吸收脊柱负荷外，椎间盘为脊柱提供了活动能力。毫无疑问，运动的灵活性随着年龄增长而降低，但是各个年龄段的脊柱运动都会受到疾病的极大限制。因为椎骨本身是没有弹性的，所以很明显，脊柱的运动是由椎间盘组织介导的。虽然邻近椎骨的活动程度有限，但是 33 个椎间盘和相应关节突关节的运

动整合作用，使脊柱在不损伤神经和肌肉功能的前提下具有了产生所有重要活动的能力。

英国著名的解剖学家 Henry Gray（1826—1861）将椎骨间关节归类为"丛和关节（amphiarthroses）：它的相邻骨性关节面由宽大扁平的椎间盘软骨连接的"。就定义而言，这些关节允许了非常有限的运动范围。Shapiro 等（2012）比较了椎间盘和滑膜关节的结构 - 功能相关性。首先，椎间盘明显不同于一般的滑膜关节。但是经过进一步的研究发现，椎间盘与滑膜关节的结构非常类似：两者都是通过软骨相连接；被相连韧带所限制；关节腔内包含的化学成分可增强润滑作用（润滑素和透明质酸）并且可提高渗透压（聚蛋白多糖）。如上所述，椎间盘中的髓核组织与滑膜关节中的软骨、纤维软骨板和半月板非常相似。关于髓核和内层纤维环的功能，以及在椎间盘内是否存在清晰的滑膜样结构尚未可知。内层纤维环是否来源于脊索鞘尚无定论。但是，正如关节滑膜细胞一样，椎间盘细胞确实具有潜在的强大的抵御细菌侵袭的能力（Nerlich 等 2002；Jones 等 2008）。

椎间盘被归类为丛和关节，表明其具有非常有限的活动度。但是，生物力学研究显示椎体间的活动度非常大，并且与关节突关节的活动无关。此外，颈椎、胸椎和腰椎的活动形式包括屈伸运动、轴向旋转、侧方弯曲以及平移。相比于活动缓慢且有限的丛和关节，这些运动形式更像是产生于联动关节（diarthrodial）。四肢联动关节和中轴椎间关节最大的不同可能是它们的发育过程。虽然关节结构从不同的间充质组织分化而来，但是髓核却来源于一种特殊的胚胎组织，脊索；研究表明二者在调控器官发育与成熟的基因表达上非常相似。近期研究表明，关节的形成，甚至其功能都要依赖很多基因的表达，包括 Hox 家族、BMPs 和 GDF5（Brunet 等 1998；Archer 等 2003；Pacific 等 2005）。的确，Ext1 的缺失不仅影响四肢关节的发育，同时也影响椎间盘的形成（Mundy 等 2011）。相关内容详见第 3 章。

由于椎间盘与滑膜关节在结构和功能上有明显的相似性，因此我们更应该把椎间盘归于联动关节。此外，既然椎间盘可以产生三维活动，脊柱本身也可以旋转运动，因此 Shapiro 等（2012）

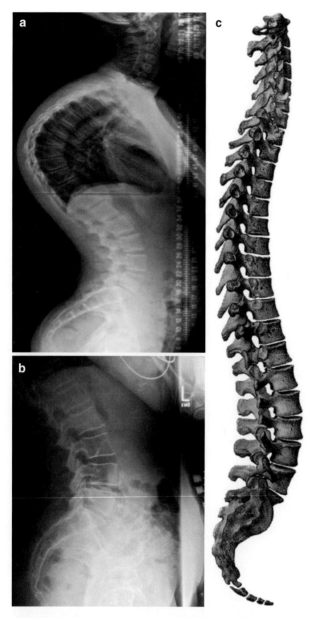

图 1.1　脊柱弯曲：后凸和前凸。脊柱的前后位放射成像显示，（**a**）前凸（胸椎运动节段过度向后弯曲）；（**b**）后凸（腰椎和颈椎极度向前弯曲）；（**c**）完整的脊柱在颈椎、腰椎和骶椎区域的正常弯曲（引自 Bougery 和 Jacob 1833，第 6 版）

认为椎间盘不应该归类于丛和关节，"一个细微移动的关节"，而应该是一个复杂的多轴关节。

1.2.2　脊柱的弯曲

尽管椎间盘和关节突关节为脊柱的活动提供了位点，但是脊柱的整体外形和特定部位的弯曲不仅受肌肉韧带牵拉和重力介导的生物力学的影响，还有遗传因素。脊柱的颈椎、腰椎和骶椎均

有生理弯曲存在。随着人的发育成熟，直立姿势使得脊柱弯曲更加明显（图 1.1c）。但是，2%~3% 人群的脊柱弯曲异常，如：弯曲轻微导致生理功能较小；过度弯曲不仅影响活动能力，还影响脊神经相关的重要功能。胸椎过度后凸引起脊柱后凸畸形（图 1.2a）；颈椎和腰椎过度前凸导致脊柱前凸畸形（图 1.2b）。这些畸形均发生在脊柱矢状面上，而在脊柱冠状面上也可发生脊柱弯曲异常。脊柱侧凸可发生在脊柱的任何部位，最常见于胸椎与腰椎。这种脊柱形态方面的严重畸形在全体人类中均可以见到，即使是皇室成员（理查德三世）也不例外。脊柱畸形在啮齿动物中发病率较低。因此，从实验的角度，啮齿动物和兔类是研究脊柱弯曲分子调控机制的重要模型。

关于脊柱异常弯曲的临床分析表明，特发性侧凸最常见。然而，其发病可能由多个因素造成，其中环境因素和遗传因素均已被证实。神经肌肉型侧凸继发于神经肌肉疾病，如脑瘫或者肌病。老年人脊柱矢状面畸形主要是因为退行性腰椎疾病与腰椎滑脱症。先天性侧凸常见于儿童时期（通常在最早的 6~8 周），影像学上表现为融合椎、单个或多个半椎体、块状椎和楔形或蝶形椎。如果不予治疗，几乎所有这些先天性异常都会导致脊柱畸形和正常功能的丧失。由于这些异常出现在发育早期，所以先天性侧凸与胚胎发育有关，特别是在体节形成时期（Chal 和 Pourquie 2009）。

正如在第 3 章中将要详细讨论的，体节的形成发生在胚胎发育的早期。体节形成是一个经过精细调控的胚胎中胚层分段过程。体节可以发育为骨骼、肌肉、真皮、脊椎骨、肋骨和纤维环。Pourquie（2011）最近的研究表明，体节形成的诱发因素包括三条主要的信号通路：Notch（Jiang 等 2000）、Wnt/β-catenin（DequeantDequeant 等 2006）和纤维细胞生长因子（Benazeraf 等 2010）。这些信号通路通过整合，导致了胚胎高度协调的发育过程。Pourquie（2011）将中胚层前细胞基因表达的同步变化称为"分段钟"（segmentation clock）。很明显，任何破坏了这种基因协同表达的活动都会影响体节的形成，继而影响椎骨和脊柱生理弯曲的形成。虽然这些理论是从小鼠的研究中获得，但它们仍然有助于我们对先天性脊柱侧

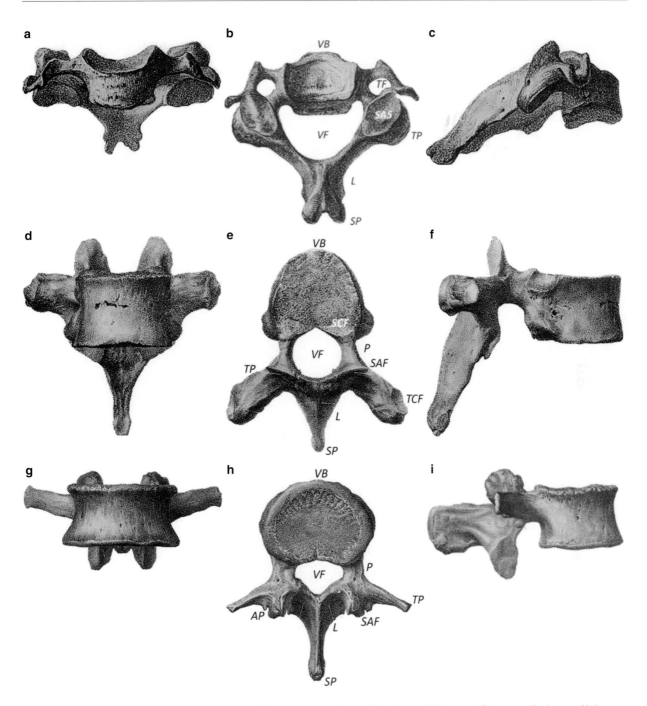

图 1.2 人的脊柱：a ~ c 显示脊柱来自颈椎（第 2 颈椎以下）；（d ~ f）显示脊柱的胸椎；（g ~ i）显示腰椎；b、e 和 h 是前视图；e、f 和 i 是脊柱的后视图。*VB* 脊柱体或脊柱，*P* 椎弓根，*L* 椎板，*TP* 横突，*VF* 脊孔，*SP* 棘突，*TP* 横孔，*SAS* 前关节面，*SCF* 前肋面，*TCF* 横肋面，*AP* 附突，*SAF* 前关节面

凸发病机制的理解，并最终影响其治疗。

1.2.3 大体形态学和椎间盘的维数

　　很多研究者评估过人椎间盘的大小，特别是与年龄、生活条件和对外科手术的反应的关系。

椎间盘的厚度可以通过放射成像和其他形式的成像分析来评估。Frobin 等（1997）通过存档的脊柱放射成像测量技术对椎间盘和椎体高度进行测量。这项技术由于受很多因素的影响而很复杂，如：由于成像失真，轴向旋转和横向倾斜，甚至是放大造成的伪影。为了解释这些问题，计算量纲参数的算法应运而生。这项研究表明，腰椎椎骨和椎间盘在男性和女性中最大，而且男性好像不受或很少受年龄的影响。最近，应用磁共振（MRI）提供了 7 个 22～30 岁健康男性的椎间盘的直接信息（Belavy 等 2011）。

椎间盘的高度随着脊柱部位的不同而不同。颈椎间盘的高度是 3mm，胸椎间盘是 5mm，而腰椎间盘是 9～17mm。在颈椎，椎间盘前区比后区更厚，形成了颈椎生理前曲。在胸椎，椎间盘前后区的厚度一致；而在腰椎，椎间盘的前区是最厚的。放射成像已被用于评估脊柱研究中最常用的动物模型中椎间盘参数（O'Connell 等 2007）。

1.2.4 椎间盘组织

椎间盘的机械作用非常重要：它允许中轴骨与四肢骨及头部之间的活动；承载负荷；在一定程度上保护脊髓与神经。椎间盘本身是复杂的结构，包括周围的富含纤维软骨的纤维环和中央富含蛋白多糖的髓核。髓核的头端与尾端被相邻椎骨的软骨终板所夹。因为本书的其他章节会详细介绍每个椎间盘组织的生物化学、发育和生物力学内容，所以本章仅仅概述软骨终板、髓核和纤维环的主要特征。

1.2.4.1 纤维环

纤维环分为内层的纤维软骨区和外层的纤维区（Souter 和 Taylor 1970）。在外层纤维环内，Ⅰ型胶原纤维集束后形成相互平行的同心圆形的层状结构。Marchand 和 Abmad（1990）指出，胶原纤维束的数目从 20 到 62 不等。该同心圆层状结构的厚度沿圆周和径向而改变，并随着年龄、地域和脊椎骨的类型而明显增加。纤维环中心部位的纤维插入到终板软骨内，而外周部位的纤维则锚定在椎骨上。纤维环内胶原纤维的组成和细胞类型不同于肌腱和韧带。

内层纤维环占总径向厚度的 50%。由于其与外层纤维环明显不同，内层纤维环被认为是过渡区域。外层纤维环内的细胞细长呈梭形，沿着胶原纤维的长轴分布；而内层纤维环的细胞呈球形，且与软骨细胞相似。内外层纤维环的化学组成成分也不同。内层纤维环包括Ⅰ型和Ⅱ型胶原纤维。聚蛋白多糖存在于内外层纤维环内，而多聚糖和二聚糖则主要存在于外层纤维环内。另一个重要的蛋白是弹力蛋白，它占了组织干重的 2%。

1.2.4.2 髓核

髓核来源于脊索，脊索细胞在人出生后和成年时均存在于该组织中。在发育过程中，髓核含有大量的细胞。出生后，细胞的数量减少；成年时期，髓核细胞的密度非常低。髓核组织非常特殊：髓核细胞较大并成簇分布，细胞簇被大量的细胞外基质分开。在脊索细胞中间也分布有相对较小的来源于脊索鞘的细胞。脊索细胞中含有大量的空泡，因此它们也被称为空泡细胞（physaliphorous）。Gan 等（2003）使用透射电子显微镜对成年兔的髓核进行过最全面的分析。他们发现在髓核中，细胞簇分布在富含蛋白多糖与胶原纤维的细胞外基质中。髓核细胞有非常明显的高尔基体系统、大量的内质网系统和充满串珠样结构的空泡系统（内含蛋白多糖）。坏死细胞和凋亡细胞稀少。另一个显著特征是髓核细胞含有极少量的线粒体。髓核细胞最典型特征是呈现出大量的细胞质突起。

至于细胞外基质，髓核细胞分泌Ⅰ、Ⅱ型胶原蛋白和聚蛋白多糖。此外，细胞外基质中还含有胶原蛋白Ⅸ和Ⅺ，而胶原蛋白Ⅹ在椎间盘退变过程中也会产生。椎间盘内的聚蛋白多糖产生了很高的渗透压；而椎间盘因为没有血供导致其氧分压非常低。Risubud 等在这方面有较深入的研究（详见第 6 章）。在这种情况下，髓核细胞几乎完全依赖糖酵解过程产生的能量维持新陈代谢（Aagrawal 等 2007）。

1.2.4.3 终板软骨

椎间盘的头侧和尾侧均被软骨终板覆盖。这层透明软骨在出生时最厚，并随着年龄的增长逐渐变薄；在成年时，它的厚度为 0.5～1mm。它不仅仅是髓核和椎体之间的分界面，还是防止椎间盘直接将压力负荷作用于椎骨的生物力学屏障。正是软骨终板的出现，使脊柱运动节段具备了关节的特征。有学者认为软骨在维持髓核细胞的活力方面也起着重要作用（Dahia 等 2009）。从结构方面来讲，终板与关节软骨类似。因此，终板内的软骨细胞分布在富含聚蛋白多糖和 II 型胶原蛋白的细胞外基质中。终板的中心区域含有胶原蛋白 X，可能与其为软骨内骨形成的核心区域有关。软骨终板通过钙化软骨区域转化成骨。

Moore 研究表明血管可渗透至软骨内，但随着软骨逐渐成熟，血管会变细、变窄甚至消失，这种变化影响了软骨和椎间盘的血供（Moore 2000）。Crock 和 Yoshizawa 报道，含有丰富小管道的终板中央部位能够自由地穿透小分子。另外，Nachemson 等（1970）指出，软骨组织的边缘部位对小分子量染料通透性较低。临床上，软骨中央部位也很少发生因生物力学环境改变而导致的软骨硬化或钙化。当这种情况发生时，髓核会穿过终板被挤压至椎骨中，临床上称为 Schmorl 结节。Schmorl 结节被认为与软骨终板退变有关（见专栏 1.2）。

1.3 脊椎的结构

这本书主要目的是介绍椎间盘，所以没有必要再详细讲解每个脊椎的解剖结构。为此，我们只是简单地介绍下人类脊柱的一般特征，但对于一些独特的脊椎骨以及骶骨，我们会给出一些较为详细的介绍。具体内容见图 1.2 和 1.3。

脊椎骨给人的第一印象似乎结构很复杂，每个都包含了很多的角落、缝隙、突起和压迹。然而，这 24 个脊柱关节的基本组成是很简单的：椎体结构反映了他的两个主要功能，与相邻椎骨的连接以及脊髓的保护。从解剖学的角度看，椎孔就是管型成骨，形成一个特殊空间来保护脊髓。剩余的椎骨的构造类似于船头和船尾（尽管构型不够美观），而前后轴是一个非常不精确的锥状（金字塔形）结构（估计是一个水平较差的法老的设计师完成的）。椎体的本身是一个强大的骨性椎体，而椎体侧边是由许多骨性拱起或骨板（外壳）组成。拱的前端向后延伸形成棘突（龙骨）。骨性拱起向后延伸就形成了棘突（龙骨）。作为强有力的后背肌肉的附着位点，棘突在胸椎显得尤为发达。从骨板根部向上和向前的突起就是横突（伸

缩式稳定器），是形成脊柱关节突的地方：上面与相邻椎骨的关节突关接的头部形成连接。骨板向下和向后的突起是下关节面，与相邻近尾部的脊柱形成关节。在"翅"和"侧向稳定器"连接处的"舷窗"，也就是保持开放的椎间孔，进出脊髓的神经由此通过。一般来说，除了 C1 和 C2，脊椎骨的主体就是用来承重的椎体。随着与 C3 距离的增加，脊椎骨大小以及其椎体的坚固程度也显著增加，因此腰椎椎体要明显大于胸椎或颈椎。在颈椎，甚至是上胸椎的头侧骨面上有一特殊的环形隆凸，称为钩突。这种骨化突起的作用在于形成钩椎关节，来限制椎间盘的运动（joints of von Luschka，见专栏 1.2）。

专栏 1.2

Christian Georg Schmorl（1861—1932）：对脊柱外科医生来讲，Schmorl 这个名称就是 Sehrnorl's nodes 的同义词，表现为小团髓核组织通过软骨终板形成的疝。一般都伴随有椎间盘退行性疾病，并能引起邻近骨髓的炎症性改变。Schmorl 具体的工作是通过 Ormond A. Beagle 记录下来的，Ormond A. Beagle 是一位美国外科医生，曾在德国德累斯顿弗雷德里希市医院跟 Schmorl 一起工作，他曾记录说 Schmor 将所有尸检尸体的脊柱取出做研究。在 5 年时间里，他收集了大约 7000 例脊柱，许多都被保存在博物馆里。Schmor 报道了很多关于脊柱和椎间盘的解剖学和病理学难题。

Hubert von Luschka aka Hubert Luschka（1820—1875）：出生于德国康斯坦茨，在海德堡大学和弗莱堡大学学习了药理学和医学。Luschka 被认为是 19 世纪最重要的解剖学家之一，并编著了多部外科解剖学教科书，发表了大量研究论文。很多解剖结构以他的名字命名，比如 Luschka 神经（脊神经的脑膜分支穿过椎间孔，分布在关节突关节与纤维环）。他对纤维环破裂进行过描述。他还发现人们在站立时身高会减少，并且身高会随着年龄增长而减少。他还发现了 Luschka 关节，常见于颈椎 C3 ~ C6 相邻椎体之间。

（引自 Tubbs 等 2011）

1.3.1 颈椎（图1.2和图1.3）

与不同部位脊柱的常规命名方式差不多，从

喙到尾，颈椎也可以按顺序编号为 C1 ~ C7。C1
和 C2，寰椎和枢椎，能形成复合关节，使脊柱通
过枕髁连接头部。这些脊椎都没有明显的椎体；
事实上，寰椎可以被看做是一个环形致密膜骨。
这些脊椎通过致密的韧带连接到头颅，允许头颅
在一定范围内可以做上下以及旋转运动。枕寰关
节位于寰椎（起名来源于能够通过肩膀平衡世界
的神）和枕部之间，主要完成屈伸运动（主要是
点头运动）。而寰枢关节（C1 和 C2）则能完成点
头、滑动以及旋转。在摇头时，寰椎还受枢椎齿
突（C2 到 C1 的骨性延伸）调节。C1 和 C2 的相
互运动跟许多动作的完成有关：枢椎齿突的轴转，
寰枢椎关节面的滑动。值得注意的是，枕骨和寰
椎之间，甚至是寰椎和枢椎之间是没有椎间盘的，
第一个椎间盘在 C2 和 C3 之间。寰枢椎的详细解
剖见图 1.3，C4 ~ C7 解剖结构见图 1.2。

1.3.2 胸椎

　　一般来讲，12 个胸椎像其他的轴向脊椎一样，
具有相同的功能。它们的体积比颈椎大，但比腰椎
小。胸椎的基本结构就是位于中央的椎体和后边的
棘突。胸椎的棘突比腰椎大，而且方向是向下的
（见图 1.2 f，i）。胸椎的主要功能是维持稳定，通
过和肋骨连接来保护肺和心脏。上 7 个胸椎通过
12 对肋骨与胸骨相连。每对胸肋与 2 个脊椎相连：
连接点为中央的上下肋凹和位于横突末端的横突凹
（肋面）。剩下的胸椎以相似的方式与浮肋相连接。

1.3.3 腰椎（图1.2）

　　与胸椎类似，腰椎从 L1 到 L5 体积逐渐增
大。跟其他部位的脊椎相比，腰椎是最大的：大
部分情况下是更长更宽。然而，跟胸椎不同的是，
腰椎是向内在后下方形成凹面。曲线方向的改变
可能是由于低位脏器的牵拉造成的。腰椎的活动
度比胸椎要大，关节面和椎间盘有更大的屈伸度。
腰椎体很宽，在头部和尾部的表面都有凹陷，侧
方有轻微的压缩。跟胸椎一样，腰椎棘突向后，
尾端较大，所以两个椎体间的空隙较大。L2 水平

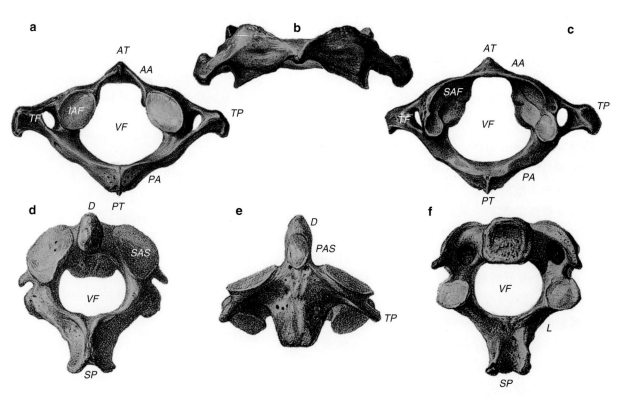

图 1.3　人的颈椎：寰枢椎。**a ~ c** 为寰椎（C1），**d ~ f** 为
枢椎（C2）。（**a, d**）为椎骨上面观；（**c, f**）为椎骨下面观；
（**b, e**）为椎骨侧面观。*VF* 椎孔，*AT* 前结节，*PT* 后结节，
AA 前弓，*PA* 后弓，*TF* 横突孔，*SAF* 上关节突关节，*SAS*
上关节面，*PAS* 后关节面，*L* 椎板，*SP* 棘突，*D* 齿状突
（引自 Bougery 和 Jacob 1833，第 7 章）

是脊髓神经形成马尾的位置。

1.3.4 骶骨和尾骨（图1.4）

骶骨是一个很坚固的三角形骨性复合物（S1～S5），其顶端连接到L5而下部与尾骨相连。5块融合的骶骨将两部分骨盆完整地连成一个整体。骶骨通过纤维软骨与回肠相接，这些纤维软骨可以承受和分散上身的重量。骶骨的下端与由5块骨头融合而成的尾骨相连接。同时，骶骨和尾骨都没有椎间盘的存在（专栏1.3）。

1.4 动物的脊椎骨以及椎间盘

1.4.1 解剖概要

尽管有专门篇幅介绍沙鼠（见第20章）以及其他四足动物（见第18章），但总结这些广泛用于椎间盘研究的小动物的特征也是很有必要的。相对于具有垂直的脊柱的直行动物人类来说，四足动物的水平脊柱要适应不同生物种群的需求。在探讨猫的脊柱时，Macpherson和Ye提到，"显而易见，猫的脊柱的受力分布完全不同于人类。它的中轴骨架由腿来做主要支撑，还有两个悬挂区域，即头颈段和尾部"（Macpherson和Ye 1998）。在脊柱的头侧，动物的头部支撑主要靠颈椎的肌肉和韧带。前两个椎骨是环行的，用来控制头部的运动。跟人类似，这些脊椎没有硕大的椎体，但有脊柱运动所需的所有关节。Macpherson和Ye（1998）提出连接脊柱和肩胛骨的肌肉支撑了头部。例如，肩胛提肌和腹锯肌与C3至T9/10的横突相连，菱形肌与C4至T4的棘突相连。肌肉对于脊柱的牵拉支持类似于钢丝绳对于桥梁的作用。

在大鼠中，12块胸椎形成S形生理弯曲（图1.5）。胸椎棘突排列规整，大小介于颈椎与腰椎之间，此外关节突关节可与肋骨相连接。与人类脊柱相似，大鼠腰椎是脊椎骨中最大的，并且具有明显的椎间盘。最尾端的腰椎与骶椎相连。由于

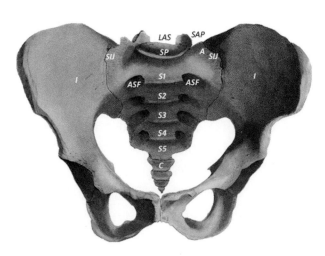

图1.4　人的骶骨和尾骨。骶骨骶翼（*A*）在骶髂关节处与骨盆的髂骨相关节。骶骨由5个融合的椎骨组成。骶骨上部分与第5腰椎连接（腰骶关节，*LSA*），而骶骨下部分与尾骨相融合（C1～C5）。骶管贯穿骶骨，骶神经在骶管内形成后通过骶前孔和骶后孔而穿出骶骨。*SAP* 上关节突，*SP* 骶岬，*AS* 骶骨的顶点（引自 Lizars 1857，第3章，骨盆骨骼）

专栏1.3　名词解释

微动关节——活动度有限的关节
附肢骨骼——包括四肢骨骼、胸骨和骨盆骨
中轴骨骼——脊柱
动关节——又称滑膜关节，可以自由活动
缺氧——低氧张力
活动节段——指相邻两个椎骨之间的椎间盘
脊索——脊索动物类中柔韧的棒形结构，决定了生物的纵轴方向
生骨节——胚胎时期体节的一部分，发育为中轴骨
脊椎炎——椎骨的炎症
软骨联合——两块骨被软骨联接的区域
椎骨数——颈椎、胸椎、腰椎和骶尾椎的数目
关节突关节——椎骨间的滑膜关节，为脊柱提供了一定的活动度

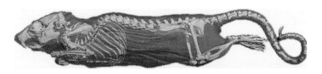

图1.5　大鼠的中轴骨骼。大鼠的micro-CT分析。大鼠的12个胸椎成S形弯曲，且每个关节突关节均与肋骨相连接。腰椎与骶骨相连，而骶骨通过骶骨与骨盆相连，因此大鼠后半部身体重量的负荷可被传递到股骨与腿部。大鼠尾部由28～30个尾椎骨组成，越靠近骶骨的远端，尾椎骨椎体的体积逐渐变小，小关节、椎间孔、椎骨突起越来越模糊。最终，椎弓与椎体相互融合（图片由瑞典Scanco医学院 Rasesh Kapadia 博士提供）

椎间盘缺失，关节突关节和侧面的突起相互融合，导致脊椎骨融合形成一块骨骼（图 1.5）。骶骨通过髂骨与骨盆连接，因此将身体后方的重量转移至股骨之上。这样，动物的体重负荷便通过几乎水平的骶骨（通常在 S1 和 S2）转移至直立的腿部。

尾部位于脊柱的最末端，而尾椎的数目不恒定（28～30）。骶骨近端的尾椎骨解剖形态完整，而越靠近远端，尾椎骨的形态变化越大，如：椎体的体积逐渐变小，小关节、椎间孔、椎骨突起越来越模糊。最终，椎弓与椎体相互融合，椎间孔逐渐消失。正因为如此，当我们设计实施动物实验时，我们要考虑尾椎的这些解剖特点。

1.4.2 脊椎的保留

人类脊椎骨的数目非常恒定：7 块颈椎，12 块胸椎，5 块腰椎，5 块相互融合的骶椎，4 块或 5 块尾椎。一些常见哺乳动物的脊椎骨的发育情况见专栏 1.2。非哺乳动物中脊椎骨的数目差异较大。蛇类的胸椎（100～200）和尾椎（15～140）数目较多；灭绝的海洋动物蛇颈龙具有 70 多块颈椎。

人类和很多哺乳动物的颈椎数目似乎非常恒定。Galis 通过研究 1853 年 Richard Owen 编撰的 *Descriptive Catalogue of the Osteological Series Contained in the Museum of the Royal College of Surgeons of England* 一书，分析了哺乳动物脊椎骨的数目。这本书收录了 133 种哺乳动物的相关资料，显示了除了肉食动物外，大多数哺乳动物具有 7 块颈椎（表 1.1）。

Galis（1999）发现，第 7 颈椎有时会缺失，但同时伴随胸椎的增多和颈肋的出现。受到这种变化的影响，锁骨与肋骨之间（胸廓出口）的神经与血管则会经常受压，导致胸廓出口综合征（Makhoul 和 Machleder 1992）。Schumacher 等（1992）研究报道儿童癌症，如神经母细胞瘤、肾母细胞瘤、尤文肉瘤、淋巴细胞白血病和粒细胞性白血病，发病率的增高与颈肋有关。此外，儿童癌症还与 Hox 基因表达异常有关。因此，颈肋易发生于以下基因表型：Hoxa-4、Hoxd-4、Hoxa-5 和 Hoxa-6 基因敲除，或者 Hoxb-7 和 Hoxb-8D 过表达。哺乳动物中 Hox 基因表达与中轴骨发育的关系将在第 3 章详细介绍。

此外，不仅肋骨增多可引起疾病，肋骨减少所产生的问题在圣经中也有描述：

因为亚当没有找到同伴，所以主耶和华先使他沉睡，然后取出亚当的一根肋骨造出了一个女人，并把她带到亚当身边。

我们不能确定亚当是否有胸廓出口综合征，或者是否因颈部肌肉紧张或肋骨缺失而引起头痛。如果想了解更多圣经里类似的故事，可以参阅 Gilbert 和 Zevit（2001）的著作。

1.5 本章要点总结

- 脊索组织可发育成椎骨与椎间盘。脊索可以使无脊椎动物具有一定的硬度和弹性力，延伸体形和保护脊髓。
- 椎体由两个相邻体节的生骨节融合形成。椎弓形成后，脊椎骨之间的脊索组织逐渐形成椎间盘的髓核组织。
- 中胚层前细胞基因表达的同步变化激活了"分段钟"。这些基因表达相互协调控制了体节的形成。任何破坏这种基因协同表达的活动都会影响椎骨和脊柱生理弯曲的形成。
- 纤维环为一层围绕在椎间盘四周的纤维软骨组织。髓核被纤维环包围位于椎间盘中心，富含

表 1.1 动物和人类椎骨的数目

种族	颈椎	胸椎	腰椎	骶椎	尾椎
人类	7	12	5	5	5
大鼠	7	13	6	4	28～36
小鼠	7	13	6	4	24～28
狗	7	13	7	3	Var
马	7	18	6	5	18
天鹅	22～25	?	?	8	?
长颈鹿	7	12	5	5	4
青蛙	1	8		1	Urostyle
蛇	350	4～7	2～10		1
蛇颈龙	40	?	?	?	?

狗尾椎骨的数目是可变化的（Var），青蛙是没有尾巴的，其尾端的椎骨形成了长骨样的结构，尾杆骨（Urostyle）。? 代表未知

蛋白聚糖。软骨终板位于椎间盘与相邻椎骨之间。

- 通常，椎间盘被归类为微动关节，具有非常有限的活动范围。但生物力学研究显示椎间盘更类似动关节，椎骨间的活动范围较大。

- 脊柱可以保护脊髓；还提供了与胸腔、骨盆的结合位点；同时其与肌肉、肋骨的结合有助于行走与呼吸。椎间盘不但使脊柱具有了柔韧性，还起到吸收震荡的作用。

- 灵长类动物脊椎骨的数目非常恒定：人类具有7块颈椎，12块胸椎，5块腰椎，5块相互融合的骶椎，4块或5块尾椎。第7颈椎有时会缺失，但同时伴随胸椎的增多和颈肋的出现。

（杨　豪　译　刘　辉　郑召民　审校）

参考文献

Agrawal A, Guttapalli A, Narayan S, Albert TJ, Shapiro IM, Risbud MV (2007) Normoxic stabilization of HIF-1alpha drives glycolytic metabolism and regulates aggrecan gene expression in nucleus pulposus cells of the rat intervertebral disk. Am J Physiol Cell Physiol 293:C621–C631

Archer CW, Dowthwaite GP, Francis-West P (2003) Development of synovial joints. Birth Defects Res C Embryo Today 69:144–155

Aubin J, Lemieux M, Tremblay M, Behringer RR, Jeannotte L (1998) Transcriptional interferences at the Hoxa4/Hoxa5 locus: importance of correct Hoxa5 expression for the proper specification of the axial skeleton. Dev Dyn 212:141–156

Belavý DL, Bansmann PM, Böhme G, Frings-Meuthen P, Heer M, Rittweger J, Zange J, Felsenberg D (2011) Changes in intervertebral disc morphology persist 5 mo after 21-day bed rest. J Appl Physiol 111:1304–1314

Benazeraf B, Francois P, Baker RE, Denans N, Little CD, Pourquie' O (2010) A random cell motility gradient downstream of FGF controls elongation of an amniote embryo. Nature 466:248–252

Bougery JM, Jacob NH (1833) Atlas of complete treatise on human anatomy comprising operative medicine. C.A. Delaunay, Paris

Brunet LJ, McMahon JA, McMahon AP, Harland RM (1998) Noggin, cartilage morphogenesis, and joint formation in the mammalian skeleton. Science 280:1455–1457

Chal J, Pourquie' O (2009) Patterning and differentiation of the vertebrate spine. In: Pourquie O (ed) The skeletal system. Cold Spring Harbor Laboratory Press, Cold Spring Harbor, pp 41–116

Crock HV, Yoshizawa H (1976) The blood supply of the lumbar vertebral column. Clin Orthop Relat Res 115:6–21

Dahia CL, Mahoney EJ, Durrani AA, Wylie C (2009) Intercellular signaling pathways active during intervertebral disc growth, differentiation, and aging. Spine (Phila Pa 1976) 34:456–462

Dequeant ML, Glynn E, Gaudenz K, Wahl M, Chen J, Mushegian A, Pourquie' O (2006) A complex oscillating network of signaling genes underlies the mouse segmentation clock. Science 314:1595–1598

Frobin W, Brinckmann P, Biggemann M, Tillotson M, Burton K (1997) Precision measurement of disc height, vertebral height and sagittal plane displacement from lateral radiographic views of the lumbar spine. Clin Biomech (Bristol, Avon) 12(Suppl 1):S1–S63

Galis F (1999) Why do almost all mammals have seven cervical vertebrae? Developmental constraints, Hox genes, and cancer. J Exp Zool 285:19–26

Gan JC, Ducheyne P, Vresilovic EJ, Swaim W, Shapiro IM (2003) Intervertebral disc tissue engineering I: characterization of the nucleus pulposus. Clin Orthop Relat Res 411:305–314

Garstang W (1928) The morphology of the tunicata, and its bearings on the phylogeny of the chordata. Q J Microsc Sci 72:51–187

Gilbert SF, Zevit Z (2001) Congenital human baculum deficiency: the generative bone of Genesis 2:21–23. Am J Med Genet 101:284–285

Iwama H, Kato K, Imachi H, Murao K, Masaki T (2013) Human microRNAs originated from two periods at accelerated rates in mammalian evolution. Mol Biol Evol 30(3):613–626

Jiang YJ, Aerne BL, Smithers L, Haddon C, Ish-Horowicz D, Lewis J (2000) Notch signalling and the synchronization of the somite segmentation clock. Nature 408(6811):475–9

Jones P, Gardner L, Menage J, Williams GT, Roberts S (2008) Intervertebral disc cells as competent phagocytes in vitro: implications for cell death in disc degeneration. Arthritis Res Ther 10:R86

Lizars J (1857) A system of anatomical plates of the human body; accompanied with descriptions, and physiological, pathological, and surgical observations. Lizars, Edinburgh

Macpherson JM, Ye Y (1998) The cat vertebral column: stance configuration and range of motion. Exp Brain Res 119:324–332, RESEARCH ARTICLE

Makhoul RG, Machleder HI (1992) Developmental anomalies at the thoracic outlet: an analysis of 200 consecutive cases. J Vasc Surg 16:534–542

Marchand F, Ahmed AM (1990) Investigation of the laminate structure of lumbar disc anulus fibrosus. Spine (Phila Pa 1976) 15:402–410

Moore RJ (2000) The vertebral end-plate: what do we know? Eur Spine J 9:92–96

Mundy C, Yasuda T, Kinumatsu T, Yamaguchi Y, Iwamoto M, Enomoto-Iwamoto M et al (2011) Synovial joint formation requires local Ext1 expression and heparan sulfate production in developing mouse embryo limbs and spine. Dev Biol 351:70–81

Nachemson A, Lewin T, Maroudas A, Freeman MA (1970) In vitro diffusion of dye through the end-plates and the annulus fibrosus of human lumbar inter-vertebral discs. Acta Orthop Scand 41: 589–607

Narita Y, Kuratani S (2005) Evolution of the vertebral formulae in mammals: a perspective on developmental constraints. J Exp Zool B Mol Dev Evol 304:91–106

Nerlich AG, Weiler C, Zipperer J, Narozny M, Boos N (2002) Immunolocalization of phagocytic cells in normal and degenerated intervertebral discs. Spine 27:2484–2490

O'Connell GD, Vresilovic EJ, Elliott DM (2007) Comparison of animals used in disc research to human lumbar disc geometry. Spine (Phila Pa 1976) 32:328–333

Pacifici M, Koyama E, Iwamoto M (2005) Mechanisms of synovial joint and articular cartilage formation: recent advances, but many lingering mysteries. Birth Defects Res C Embryo Today 75: 237–248

Peacock A (1951) Observations on the pre-natal development of the intervertebral disc in man. J Anat 85(Pt 3):260–274

Pourquie' O (2011) Vertebrate segmentation from cyclic gene networks to scoliosis. Cell 145:651–663

Schumacher R, Mai A, Gutjahr P (1992) Association of rib anomalies and malignancy in childhood. Eur J Pediatr 151:432–434

Shapiro IM, Vresilovic EJ, Risbud MV (2012) Is the spinal motion segment a diarthrodial polyaxial joint: what a nice nucleus like you doing in a joint like this? Bone 50:771–776

Shu DG, Morris SC, Han J, Zhang ZF, Yasui K, Janvier P, Chen L, Zhang XL, Liu JN, Li Y, Liu HQ (2003) Head and backbone of the Early Cambrian vertebrate Haikouichthys. Nature 421(6922): 526–529

Souter WA, Taylor TK (1970) Sulphated acid mucopolysaccharide metabolism in the rabbit intervertebral disc. J Bone Joint Surg Br 52:371–384

Taylor JR (1975) Growth of human intervertebral discs and vertebral bodies. J Anat 120(Pt 1):49–68

Tubbs RS, Vahedi P, Loukas M, Shoja MM, Cohen-Gadol AA (2011) Hubert von Luschka (1820–1875): his life, discoveries, and contributions to our understanding of the nervous system: Historical vignette. J Neurosurg 114:268–272

第2章

椎间盘力学概述

Daniel H. Cortes, Dawn M. Elliott

目录

D.H. Cortes • D.M. Elliott, PhD (✉)
Department of Biomedical Engineering,
University of Delaware,
125 E Delaware Avenue, Newark, DE 19716, USA
e-mail: delliott@udel.edu

2.1 引言

脊柱是躯干的中轴，由椎骨和椎间盘连接而成。脊柱的功能包括为中轴骨提供一定的强度，同时允许有限的旋转和弯曲。椎骨是脊柱的骨性结构，主要由椎体和后方结构组成。椎体内部为松质骨，外表为薄层皮质骨，不同节段的椎体由椎间盘分隔开。椎体后方的骨性结构，由椎弓根和骨性突起组成，为肌腱和韧带提供了附着点。每一类椎骨的解剖学细节参考第1章。专业术语的定义详见专栏2.1。

关节突关节由邻近椎骨的上、下关节突构成。和大多数的关节一样，关节突关节外覆以关节囊，内含滑液，关节囊内骨表面覆有一薄层关节软骨。关节突关节在脊柱力学方面起了重要作用，可以阻止椎体间过多的轴向旋转，抵制前方椎体的向前滑移，限制下关节突与下方椎板的接触导致的过伸，并分担一部分负荷的传递。连接椎体的韧带和关节提供了一些被动稳定性，而脊柱周边的肌肉则通过主动的机制，在体力活动过程中提供了大部分的稳定性。对于脊柱肌肉解剖、肌力和力线请参阅 Adams 等的研究（2006）。

椎间盘是位于椎体之间的软组织结构，由三部分构成：髓核、纤维环和软骨终板。每一部分有其特有的力学特性。它们之间的相互作用使得椎间盘能传递载荷，同时允许椎体间具有一定的灵活性。健康椎间盘的髓核组织是一种被纤维环和软骨终板包绕，高度水合的凝胶样物质（图2.1）。髓核的主要功能在于通过液压和渗透压来支持机械载荷。软骨终板是覆盖椎体中央部分的薄层软骨（图2.1a）。在椎体边缘部分并无软骨终板覆盖，而只是环状骨

应力（stress） 应力是力的强度,由外加负载除以施加的面积计算而来。可将其分为正应力（垂直于表面）和剪应力（沿着表面方向）。

应变（strain） 应变是一种形变的测量。和应力类似,有正应变和剪应变之分。正应变被定义为长度变化除以原始长度,而剪应变涉及到角度的变化。

泊松比（Poisson's ratio） 当一个样本被拉伸,其会在横向发生收缩。泊松比是材料横向应变与纵向应变的比值。这一力学特性和材料本身的压缩性相关,泊松比为0的材料不会表现出任何的横向收缩,而泊松比为0.5的材料是不可压缩的。

刚度（stiffness） 刚度反映了形变的阻力,定义为施力与所产生变形量的比值。刚度并不仅仅取决于材料本身,还取决于物体的大小。

弹性模量（modulus） 弹性模量和刚度相关,物体大小的影响被消除。因此,弹性模量是材料的属性,定义为应力与应变的比值。

各向异性（anisotrophy） 如果材料的力学性能因载荷方向的不同而不同,那么这一材料具有各向异性。例如,在纤维环或其他纤维组织中,胶原纤维产生了方向相关的各向异性。

黏弹性（viscoelasticity） 当施以负荷,材料的力学性能随时间变化而改变或为速度的函数时,材料即为具有黏弹性。这一特性通常通过蠕变或应力松弛实验来测定。在蠕变实验中,施加负载,材料的形变随时间而增加。在应力松弛实验中,施加变形,应力随时间降低。

突结构。软骨终板在髓核和椎体血管之间的营养交换及循环代谢方面有重要作用。纤维环是由一系列共轴交替的胶原纤维层组成（图 2.1b）。外层胶原纤维直接附着于椎体,而内层附着于软骨终板。纤维环可以限制髓核的侧方移位,支持轴向载荷,并限制椎体间的活动。

随着老化和退变的发生,椎间盘出现了生化及结构的变化。生化方面的变化包括蛋白多糖含量的减少,蛋白质交联的增加,以及胶原类型和分布的变化。退变过程中的生化改变类似于老化过程,特点是发生速度更快,并伴随着导致椎间盘功能损害的结构改变。退变过程中的结构改变包括椎间盘高度下降,椎间盘向内和向外膨出,以及其层状组织的丢失。本章主要描述椎间盘不同组织的力学特征,并分析它们在不同负荷情况下如何协同工作。此外,关于退变对组织和椎间盘水平的力学影响也进行了说明。

2.2 椎间盘组织结构与功能

虽然许多研究已经揭示椎间盘的组织结构与功能的关系,但这仍然是一个正在研究的课题,研究目的是要描述健康椎间盘组织的力学特征,退变的影响,以及椎间盘力学对于细胞生物学的影响。最近的一些研究结果将在本章中论述。

2.2.1 渗透性影响

椎间盘组织中的主要成分为水、蛋白聚糖和胶原蛋白（Eyre 1979）。这些成分在各种组织间的

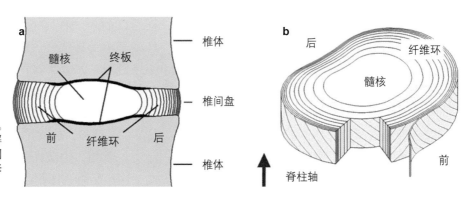

图 2.1 成人椎间盘示意图。（a）正中矢状切面显示的解剖区域。（b）三维视图阐明纤维环的层状结构（修改自 Smith 等 2011）

相对含量各异。例如，髓核组织中蛋白多糖含量最高，而纤维环的胶原蛋白含量最高（见第 3 章和第 4 章）（Eyre 和 Muir 1976）。成分相对含量的差异使得这些组织有着其各自特有的机械性能。举例来说，众所周知，由于有较高的胶原蛋白含量和纤维组织，纤维环具有良好的拉伸载荷能力。类似的，髓核由于蛋白多糖含量高，所以具有高压缩性能。然而，由于椎间盘的这些组织有着类似的成分，它们也共享了一些力学特征。具体而言，如能反映蛋白多糖的高负电荷密度的渗透压影响（Urban 和 Maroudas 1981）。渗透压影响对于椎间盘的力学有着重要的影响。比如，渗透压导致的组织变形通常被称为渗透膨胀。这种膨胀压力引起拉伸应力和增加组织的刚度；同时也会吸引水进入这些组织保持椎间盘水化。由于渗透压影响在所有的椎间盘组织力学中发挥了重要的作用，本节内容将对组织成分和渗透压影响之间的关系作一简要说明。

渗透压影响受组织中蛋白多糖含量所介导（Maroudas 和 Bannon 1981；Urban 等 1979）。蛋白多糖是大分子物质，由许多糖胺聚糖单位连接到一个长的核心蛋白上。糖胺聚糖是一多糖链结构，在生理 pH 下呈现过多的负电荷离子（Comper 和 Laurent 1978）。蛋白多糖和糖胺聚糖的分子结构详见第 4 章。由于分子量较大，蛋白多糖被局限在胶原纤维网络内。因此，胶原蛋白和蛋白多糖形成带电的、多孔的、可变形的固体材料，被嵌入水和离子的溶液中（Urban 和 Maroudas 1981）。附着在固体上负电荷量是由固定电荷密度来量化。在平衡状态下，化学势平衡导致了渗透压（p）的增加，这是周围流体的离子强度和固定电荷密度的作用（Overbeek 1956）。假设孔隙液体和外液都是理想溶液，渗透压可以表示为：

$$p = RT\left(\sqrt{c_{fc}^2 + 4c_b^2} - 2c_b\right) \quad (1)$$

其中 R 是通用气体常数，T 是绝对温度，c_{fc} 是固定电荷密度，c_b 是周围流体浴的渗透度。

渗透压和外部受力导致了组织的固态成分的变形，这反过来改变了固定电荷密度（c_{fc}）。这一变化可由下面这一公式量化：

$$C_{fc} = \frac{c_{fc0}\,\phi_f^0}{(J-1+\phi_f^0)} \quad (2)$$

其中，c_{fc0} 和 ϕ_f^0 分别表示参考配置下固定电荷密度和含水量，J 表示变形配置与参考配置的体积比。参考配置通常被定义为应力为零时的配置，这在计算渗透压中起着重要的作用。

2.2.2 髓核

髓核是椎间盘的凝胶状核心，构成成分包括水（总重量的 70%～85%）、蛋白多糖（干重的 30%～50%）、胶原蛋白（干重的 20%）以及其他小分子量蛋白（Adams 和 Muir 1976，Eyre 1979）。聚蛋白多糖是髓核中最丰富的蛋白多糖，其次是核心蛋白多糖等其他种类（Melrose 等 2001）。聚蛋白多糖含有角质素和硫酸软骨素链，这些与透明质酸细丝相连，形成的大分子物质被局限在胶原蛋白网络内（Kiani 等 2002）。其侧链是带负电荷的，因此带正电荷的钠离子与其结合，在髓核内造就了阳离子的累积。由于糖胺聚糖不能弥散出髓核，和周围环境相比，有着永久的阳离子浓度差。这种阳离子的不平衡便是椎间盘渗透压产生的原因。

Ⅱ 型胶原蛋白是髓核组织内最为丰富的胶原蛋白类型，其他承重组织如关节软骨内也很丰富（Eyre 和 Muir 1976）。不同于关节软骨，髓核内的 Ⅱ 型胶原蛋白形成了一种无组织的纤维网络。最近的一项研究表明，髓核内长纤维连续不断地连接两终板（Wade 等 2011）。在一个完整的椎间盘内，这些纤维比椎间盘高度要长许多，它们可以以任意形式折叠，而在非折叠状态下可以承受较大的张力。然而，从实验角度来看，由于切断纤维环来分离终板是必要的，所以在生理条件下，不可能是由髓核纤维来承受高张力。这一点与关节软骨不同，由于渗透肿胀，关节软骨的纤维具有高度的组织性和相当大的张力（Ateshian 等 2009，Cavalcante 等 2005）。在髓核里，渗透压和液体静压力的轴向支持靠的是终板，放射状支持靠的是纤维环中的拉伸应力。因此，要保证髓核在位，纤维并不是必需的，这一点并不同于关节软骨。

由于髓核的高度水化和凝胶状性能，其力学特征兼有固态和液态的特点（Iatridis 等 1996）。因此，髓核通常会被视为黏弹性材料。目前主要通过扭力和压缩实验来研究髓核的力学性能（Heneghan 和 Riches 2008a, b；Iatridis 等 1997a, b；Johannessen 和 Elliott 2005；Perie 等 2005）。有限的压缩已经被用于测量髓核的某些力学性能，比如说弹性模量和渗透系数（Johannessen 和 Elliott 2005）。测量方法为在一个可以阻止侧方膨胀的腔室里，进行圆柱形标本的轴向压缩。尽管在生理上髓核并非完全受限或完全不受限，有限的压缩实验已经被广泛接受，用来描述抗压性能。对于小变形（5% 左右），髓核被认为具有恒定的渗透性，且应力和应变之间存在线性关系（Johannessen 和 Elliott 2005）。然而，对于中度以上的应变，具有应变依赖性的特征（即非线性）。表 2.1 列出了根据有限压缩获得的髓核相关数值的汇总。

髓核的弹性特征可以认为是渗透（离子型）和固态组织（非离子型）的作用。用高渗的周围介质来消除渗透效应，或是通过酶解来降低蛋白多糖含量的方法，测量渗透效应对抗压性能的贡献有多大（Heneghan 和 Riches 2008a；Perie 等 2006b）。高离子浓度介质中牛髓核的抗压性能，只有等渗（生理）介质浓度条件测量数值的 20%～30%。因此，渗透效应对于髓核刚度和承载的贡献为 70%～80%。渗透效应的贡献，在很广泛的形变范围内（0～70% 压缩应变），几乎都是恒定的。如果用酶解去除蛋白多糖，髓核的抗压性能将会减少 20～30 倍（Perie 等 2006b）。这表明，蛋白多糖对于髓核力学也有非离子方面的贡献。其他组织如关节软骨，已经有关于蛋白多糖非离子贡献的证据报道（Canal Guterl 等 2010）。

有报道称可以用扭力实验来分析髓核的黏弹性或频率相关的特性（Iatridis 等 1997a, b）。应力松弛测试测量的瞬时剪切模量约 11kPa。然而，剪切应力迅速放宽至接近零时，呈现出类流体样特性。动态扭力实验中，测量结果为约 20kPa 的剪切模量和 30° 相位移（用度数来表示应力和应变之间的延迟）。相比之下，关节软骨的动态模量为 600～1000kPa，半月板为 540kPa，而蛋白多糖溶液则为 0.01kPa（Hardingham 等 1987；Zhu 等 1993，1994）。相关报道称软骨相位移值为 13°，半月板为 22°，蛋白多糖溶液为 65°。由于髓核的相位移低于 45°，表明其有更多的类固体样动态特征。

上述讨论的研究阐明了髓核力学特征及结构功能关系的复杂性。由于渗透压的影响和流体固体力学特征混杂，使得建模变得具有挑战性，同时也使生理载荷下形变预测更加复杂化。然而，重要的是要理解髓核的力学特性，因为这些特性会影响细胞功能，并能预测机械性相关的损伤和再生。

2.2.3 纤维环

类似于髓核，纤维环的主要成分也包括蛋白多糖和胶原蛋白，但成分比例不同。健康的人类纤维环的含水量为 50%，胶原蛋白占干重的 70%，蛋白多糖占干重的 10%（Eyre 和 Muir 1976；Eyre 1979）。生理负荷下，纤维环承受拉伸应力和压缩应力。因此，和其他张力组织（如肌腱和韧带）一样，纤维环的胶原蛋白含量较高。从外层纤维到内层纤维，Ⅰ 型胶原蛋白与 Ⅱ 型胶原蛋白的比例减少，蛋白多糖的含量增高。这一改变导致了载荷环境的变化，使得外层纤维环承受更多的拉力，髓核承受更多的压缩（Eyre 和 Muir 1976）。类似地，外层纤维环的胶原纤维直接连在

表 2.1 聚合模量（H_A）依据于髓核拉伸比（λ）和糖胺多糖含量

研究	H_A（kPa）	λ	髓核组织	s-GAG（% 干重）
Heneghan 和 Riches（2008）	69-1650	1.0-0.3	牛尾	24
Perie 等（2005）	350-520	1.0-0.8	牛尾	
Perie 等（2006a）	～600	1.0-0.6	牛尾	～35
Perie 等（2006b）	～400-510	1.0-0.8	牛尾	～42
Johannessen 和 Elliott（2005）	1010	0.95	人类	44

椎体的皮质骨上，而内层纤维环则连接到终板上，这可能再次反映了外层纤维环有较高的拉伸载荷（Nachemson 1963；Wu 和 Yao 1976）。

值得注意的是，纤维环中的胶原纤维呈同心薄层样交替分布（图 2.1b）。邻近薄层的纤维角度纤维环外层与髓核轴夹角为 60°，纤维环内层与髓核轴夹角为 90°（Cassidy 等 1989；Guerin 和 Elliott 2006a；Hickey 和 Hukins 1980）。这种分布令纤维环拥有一系列重要的力学特征，包括各向异性（方向依赖）。由于纤维在纤维环的力学方面发挥了重要作用，这一组织可以被认为是纤维和各向异性材料（纤维外基质）的组合（Spencer 1984）。正如它的名字所表明的，纤维外基质代表了纤维环的固态组分，而非纤维。

胶原组织的更为重要的力学特征之一便是非线性。纤维非线性的特点为有着低刚性小变形的区域（被称为趾区），接着是过渡（踵区）区域，及一更高刚性的线性区域（Guerin 和 Elliott 2007；Wu 和 Yao1976）。绝大多数张力组织的胶原纤维，有着从小纤维到大型胶原簇这样的分层结构（Kastelic 等 1978）。这些组织中的胶原纤维呈波浪形或锯齿形，常被认为是皱褶（Diamant 等 1972；Kastelic 和 Baer 1980）。当纤维被拉长时，以最小的阻力即可逐步拉直纤维，即这种拉直纤维的力量是微不足道的。而这种拉直所需的拉伸量被称为去褶拉伸。一旦纤维变直，便开始负载（图 2.2）。组织中所有纤维去褶拉伸量并不相同。对于小的变形，只需较少的去褶拉伸便可使其变直适应负载。因此，组织的刚度较低。逐步地，所有纤维伸直有助于承受负载，令组织刚度更高（图 2.2）。如果组织被进一步拉长，纤维会被破坏，其可能的机制包括纤维破损及纤维拔断。

纤维环中除了纤维的其他所有成分通常被当做是纤维外基质。当纤维处于紧张状态时可以影响纤维环的力学特征，而纤维环的抗压性能与基质相关。除此之外，基质还包括溶液渗透性和扩散性在内的其他特性。简单来说，基质的弹性被认为是各项同性的，意味着其弹性性能（即杨氏模量和泊松比）在各个方向上是相同的。尽管基质也包括少量的纤维成分（包括弹性蛋白和蛋白交叉桥梁），但含量少，也不太可能显著地改

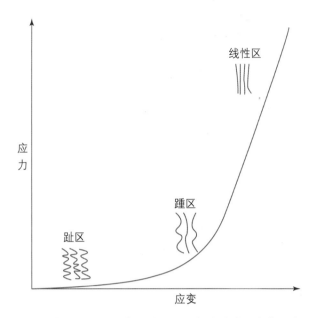

图 2.2 诸如纤维环之类的胶原组织的张应力 - 应变反应，可以被分成数个区域，对应于不同的机制。在趾区，由于纤维卷曲，纤维的贡献很小。在踵区，刚度的增加是由于纤维拉直。而在线性区，大部分纤维是拉直的，有助于维持高张力的刚度

变其各项同性能力。然而传输特征（如渗透性及扩散性）已经被证实是各向异性的（Gu 等 1999；Travascio 和 Gu 2011），这意味着像液体往低阻方向流动一样具有方向性。

已有报道用单轴和双轴拉伸实验来描述纤维环的拉伸性能（Jacobs 等 2013；Nerurkar 等 2010）。在单轴实验中，在既定方向下（环周、轴向、径向或沿纤维方向），切取出纤维环的某一条组织，并记录拉伸样本所需的力，作为应用应变的函数。实验过程中可通过记录样品的侧向收缩来测量泊松比。用应力应变反应的斜率来计算出杨氏模量。表 2.2 列出了这些特征的数据总结。圆周向的杨氏模量高于轴向。这和预期结果一致，因为纤维在圆周向上更紧密，轴向负载时纤维并不被拉伸，所以弹性模量主要是归因于基质影响。

双轴负载是另一个用来量化纤维环力学性能的拉伸实验。这一实验被认为更接近纤维环的多轴生理负载（Bass 等 2004；Gregory 和 Callaghan 2011；Huyghe 2010；Jacobs 等 2013；O'Connell 等 2012）。对于此测试，矩形薄样品的四个侧边被把持住，在这两个方向上施加以载荷（图 2.3）。实验过程中二维变形被目测记录。和单轴测试不同，这些曲线的斜率和纤维环的弹性性能并无直

接相关性，一个方向上施加的力会被另一方向上的形变所影响（O'Connell 等 2012）。因此，通过这一模型的使用来对双轴实验的数据进行分析。双轴实验用来描述纤维力学特征的优势在于其所得的数据能用来预测单轴实验中纤维环的反应及其他双轴应变率（O'Connell 等 2012）。

既然胶原纤维仅仅会影响拉伸状态下纤维环的力学特点，可以通过受限压缩实验来测量纤维外基质的弹性性能（Cortes 和 Elliott 2012；Drost 等 1995；Klisch 和 Lotz 2000；Perie 等 2005）。该实验用应变函数来测量并提供总弹性模量。和髓核相似，基质的力学性能取决于渗透压和非离子纤维外基质的贡献（Cortes 和 Elliott 2012）。以这种方式，纤维外基质的力学特征可以应用渗透肿胀和受限压缩，来同时测量拉伸和压缩状态下的数据。非离子性纤维外基质是非线性的，其压缩状态下的刚度（约 50kPa）高于拉伸状态（约 10kPa），压缩状态下的纤维外基质，其渗透压对支撑载荷的贡献较高（约占总的 70%），而拉伸状态下较低（约 25%）。

剪切实验已被用于确定纤维环的弹性和黏弹性性质。已有报道称可用单纯剪切实验来测量弹性剪切性能（Fujita 等 2000；Hollingsworth 和 Wagner 2011；Iatridis 等 1999；Jacobs 等 2011）。由于纤维在实验中有一定的贡献，剪切模量具有各向异性，其中在圆周轴向平面，纤维被拉伸，模量值较高（表 2.3）。另一方面，扭力实验已经被用来测量纤维环的黏弹性性质（Iatridis 等 1999）。动态模量随频率增加而增加。而平衡和动态模量随剪切应变振幅增加而下降。动态模量较平衡模量增加 3 倍，证实了纤维环的高黏弹性性质。

尽管将纤维环的力学特征分隔成纤维和基质来阐述非常方便，且描述了纤维环的大部分力学特征，但这些成分之间具有相互作用。具体而言，基质的刚度随着纤维的拉伸而增加（Guo 等 2012）。为说明这些效应，依据垂直于及沿着纤维方向的应变，已阐述了一些纤维-基质和纤维-纤维间的相互作用（Guerin 和 Elliott 2007；O'Connell 等 2009, 2012；Wagner 和 Lotz 2004）。这些作用更准确地描述了纤维环的力学特征。研究也已表明，关于单轴、双轴、剪切实验数据，要获得良好的同时预测，剪切作用是必不可少的（Hollingsworth 和 Wagner 2011；O'Connell 等 2012）。

虽然已详尽描述了纤维环力学特征的很多方面，但这仍是一个活跃的研究领域。特别需要注意的是，纤维环的组成及其相互之间的作用，以

表 2.2 未退变（ND）和退变（D）的纤维环组织的线性区模量（Elliott 和 Setton 2001；Guerin 和 Elliott 2006b）

	圆周向		轴向		径向	
	ND	D	ND	D	ND	D
内前	5.6 ~ 10.0	5.0	1.0	-	-	-
外前	17.0 ~ 29.0	22.0 ~ 29.0	0.8	-	0.4 ~ 0.5	0.4
内后	2.0 ~ 6.0	4.0	-	-	-	0.5
外后	13.0 ~ 19.0	8.0	-	-	-	-

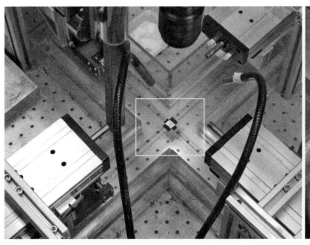
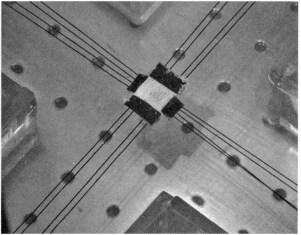

图 2.3 纤维环的双轴实验中，样品被同时施以轴向和周向的载荷

表 2.3 人类纤维环的剪切模量（kPa）：样品方向和实验位置与类型的影响

实验类型	位置	方向		
		周向 - 径向	周向 - 轴向	径向 - 轴向
单纯剪切 - 压缩预加载	前方	28.92	58.56	40.16
单纯剪切 - 压缩预加载	后外侧	22.2	53.6	25.1
单纯剪切 - 拉伸预加载	前方	-	193.6	-
扭转剪切 - 平衡	前方	20 ~ 100	-	-
扭转剪切 - 动态	前方	100 ~ 280	-	-

及这些作用究竟在椎间盘力学方面发挥了多少作用。此外，这些成分之间的作用应当在工程组织研究方面受到重视，以期进一步推动临床治疗学研究（Mauck 等 2009；Nerurkar 等 2010）。

2.2.4 软骨终板

关于软骨终板的生物力学研究远远比椎间盘其他组织的研究少。终板是髓核和纤维环内层与椎体之间的分界面（见图 2.1a）。其覆盖了椎体的大部分，除了被称作环状骨突的少量边缘环状结构未被覆盖。软骨终板的厚度各异：中央最薄（约 0.2mm），边缘最厚（约 0.9mm）（Moon 等 2013）。软骨终板的成分类似于透明软骨，其特点是有着较高含量的蛋白多糖和 II 型胶原。人类终板的含水量为湿重的 58%，s-GAG 含量为干重的 17%，总胶原量为干重的 60% ~ 80%（Setton 等 1993）。软骨终板在对髓核和纤维环内层输送营养及其他代谢方面，起着重要的作用。

已有研究报道用受限压缩实验来测量软骨终板的力学特征（Setton 等 1993）。狒狒终板的总模量为 0.44MPa。人类软骨终板渗水性数值为 $14.3 \times 10^{-14} m^4/Ns$，高于纤维环的 $0.09 \times 10^{-14} m^4/Ns$ 和髓核的 $0.153 \times 10^{-14} m^4/Ns$。这样高的渗透性表明，其主要功能即为允许液体、营养和代谢废物通过进行运输交换。

2.3 椎间盘力学

在前面的章节中，已经分别描述了独立的椎间盘组织力学特征。然而，这些组织之间的相互作用会令椎间盘有特殊的力学特征。类似地，其中的某一成分力学特性的破坏或改变将会导致椎间盘整体力学功能发生损伤。本节将会讨论在既定负载条件下，各独立组织对椎间盘力学的贡献如何。首先，简要描述非负载的椎间盘内残余应力情况。然后，分析在三种最重要的负载情况下的椎间盘力学特征，其中负载条件包括轴向压缩、弯曲和扭力。

2.3.1 非载荷椎间盘的应力与应变

在分析不同类型负载下椎间盘的力学特点之前，理解非载荷椎间盘的应力与应变也同样具有重要的意义。如上所述，在组织水平，拉力或"残余"应力调节渗透压的平衡。类似地，在椎间盘水平，由于组织蛋白多糖所致的渗透效应，即使在没有负载的条件下，也存在残余应力和应变。当外在负载施加于椎间盘上，残余应力之外便会存在额外附加的应力。不同视角下的一些机制可以解释这些残余应力（Lanir 2009）。从微观层面来看，蛋白多糖、离子、水及胶原网络之间的相互作用产生了渗透压，影响着组织的总应力。从中间层面来看，残余应力来源于组织内的不均匀性，例如，从纤维环内层到外层便有着蛋白多糖和胶原蛋白的含量梯度。已有研究报道通过径向切牛纤维环后根据其张角来测量中间水平的残余应力（Michalek 等 2012）。这一效应和主动脉的研究有相似之处，研究报道动脉内膜和外膜间蛋白多糖量的差异有助于产生残余应力（Azeloglu 等 2008；Chuong 和 Fung 1986）。从椎间盘层面来看，残余应力的产生也受不同组织（髓核、纤维环、终板和椎体）间相互作用影响。髓核内高含量的蛋白多糖导致了显著的渗透压。

已有报道用针管压力计进行体外和体内的压力测量（Nachemson 1981；Panjabi 等 1988；Wilke 等 1996, 1999）。纤维环通过环向应力和径向压缩应力，来约束髓核的径向膨胀。同样的，髓核内的渗透压有垂直分离椎体的倾向，而这一过程由纤维环的轴向拉应力维持其在原位。所有这些对椎间盘残余应力的贡献创造了应力和应变多向、不均匀的初始状态。因此，在研究椎间盘力学的过程中必须熟知这些内容。

2.3.2 压缩力学

脊柱轴向压缩负荷有着重要的生理意义，主要来自于上半身的重量及一般日常活动中躯干的肌肉产生的力量。椎体间压缩负荷的传播，主要通过椎间盘和关节突关节来实现，其量和身体姿势成比例。比如，直立站位时，84%的压缩负荷通过椎间盘来传输，而直立坐位中只有 10% 的负荷是经由椎间盘（Adams 和 Hutton 1980）。尽管经由椎间盘的压缩负荷随着姿势和活动的变化而变化，但椎间盘不同组织相互作用支撑这一负荷的机制是相同的。本节将描述短期和长期压缩负荷条件下，椎间盘组织间的相互作用。

当对椎间盘施以压缩负荷之后，测得的直接力学特性和长期力学特性是不一样的。被施以负荷后的片刻内，椎间盘组织可以被认为是不可压缩的材料。由于椎间盘组织的低透水性，间隙内液体流动并没有充足的时间（Ateshian 等 2007）。在此负载状态，髓核内间隙液体封闭，支撑部分负荷。由于髓核作为一不可压缩的材料，它往往径向扩张。然而，又由于被纤维环包绕，在圆周方向上有一个大的拉伸应变，令纤维环向外突出（Tsantrizos 等 2005）。纤维环薄层结构通过轴向的压缩应力来支撑负荷。其结果是，压缩负荷令纤维环内层的薄层结构突向髓核。当然，这是相对于由髓核向外施加压力。纤维环内层向内突出是椎间盘退变的证据，原因在于渗透压和渗透性的改变，髓核内压减少（Sasaki 等 2001；Sato 等 1999；Wang 等 2010）。从这个角度看，髓核增压是至关重要的，不仅可以分担部分压缩负荷，也

可以在径向上为纤维环层状结构提供稳定。

在反反复复的负荷循环过程中，椎间盘经历一段长时间的压缩后，便会紧接着有一段低负荷的恢复期。如果椎间盘负荷持续数小时，受压的间隙液体会通过纤维环和终板流向低压区（van der Veen 等 2007）。在此过程中，椎间盘高度降低，而纤维环向外膨出增加（O'Connell 等 2007）。此外，髓核减压，减少了其对负荷的贡献，增加了纤维环的轴向压缩（O'Connell 等 2007）。在这种"放松"的状态下，椎间盘内各组织相互作用，如上述一样应对瞬时负荷。然而，各组织的相对贡献发生了改变。松弛之后，健康的髓核内渗透压并不会完全消失。事实上，由于渗透压的影响，剩余的椎间盘内压力主要负责间歇期水化的恢复和维持力学特性（O'Connell 等 2011, van der Veen 等 2007）。

负荷状态和非负荷状态下，养分和代谢产物的交换，对于椎间盘细胞活力是必不可少的。在这个过程中，养分和代谢产物被带入，产生的废物被排出，这一过程的完成主要靠扩散和对流（Das 等 2009；Ferguson 等 2004；Holm 等 1981；Shirazi-Adl 等 2010；Soukane 等 2007；Urban 等 1978, 1982, 2004）。液体离开椎间盘的速率取决于组织成分的渗透性和扩散性。由于终板的透水性高于纤维环，应当加强经由终板的含水液体流动（Setton 等 1993）。此外，从外周（终板和纤维外环）进入椎间盘中央，代谢物浓度存在变化。数值模拟结果还表明，靠近椎间盘中央的位置，葡萄糖和氧浓度较低，而作为主要代谢产物的乳酸，反而较高（Jackson 等 2011；Soukane 等 2007）。最近的研究旨在根据各向异性、非线性和扩散等特征，提高数值模型的精确度（Chuang 等 2010；Jackson 等 2008）。

2.3.3 过屈/过伸和侧向弯曲

许多日常活动都需要靠脊柱的屈伸和侧曲运动。屈伸运动指的是躯干分别向前和向后。脊柱力线如果良好，站立时很容易观察到躯干处于中立位。然而，在日常进行坐下或举重物这样的活动中，脊柱的自然弧度会发生变化。这些弧度的

变化其实是每一节椎体相对运动的总和，期间均会产生椎间盘的内部应力和应变。为了量化这种运动类型下椎间盘的力学特征，可以通过监测肌肉运动来评估力和力矩。但是这样处理已经被证明是不一致的（Potvin 等 1991）。一个更好的用来估计力和侧方移动的方法包含了决定体内外测量的相关性（Adams 和 Dolan 1991）。

屈伸和侧向弯曲的一个常见的运动特征是，旋转轴垂直于脊柱轴线。因此，屈伸和侧向弯曲均会发生相似的椎间盘内部形变。屈曲过程中，前方纤维环的轴向压缩会增加，所以增加了外环区域的膨胀和前方纤维环内部薄层的屈曲。另一方面，后方区域承受着轴向张力。此外髓核会移动到屈曲的反方向位置，增加了椎间盘内压力（Nachemson 1981；Wilke 等 1999）。过伸过程中，会观察到相反的效果：前方纤维环拉张，后方纤维环受压，髓核向前移位。侧方弯曲在椎间盘内会产生相似的应变形式，但是压缩和拉伸区域位于纤维环侧方（Costi 等 2007；Tsantrizos 等 2005）。

可通过应用已知的力和（或）弯曲力矩来获得椎间盘节段的刚度和运动范围。运动范围被定义为当在矢状面或冠状面上应用纯力矩时椎体的相对旋转。另一方面，可以计算运动范围终末力矩 - 旋转曲线的斜率得出刚度。由于椎间盘的非对称形状和后方结构的效应，屈伸时运动范围和刚度的测量是不一样的。例如当去除后方结构时，向人 L2/3 脊柱节段施加 500N 的力，压缩应变会从 2.7% 增加到 6.7%（Heuer 等 2008）。同样的，施以 7.5Nm 的纯力矩，屈曲时运动范围从 5.2° 增加到 6.9°，拉伸时从 3.4° 增加到 8.2°（Heuer 等 2008）。已经在椎间盘主轴上和多向轴上对椎间盘节段刚度进行了测量（Spenciner 等 2006）。得出的结论是沿着多向轴实验测得的刚度和从沿主轴的刚度分析预测值不相符（Spenciner 等 2006）。

2.3.4 扭力

躯干扭转过程中，扭力便成为椎间盘载荷的另一项重要组成部分。类似于屈伸，扭力被定义为连续椎体间的相对旋转，但是旋转轴平行于脊柱轴线。因此，椎间盘内的应变基本上是不同的。

在运动时，椎体间旋转为 1° ～ 3°，和屈伸过程中发生的旋转相比微乎其微（Pearcy 等 1984）。运动的扭力范围受限于关节突关节的连接，这也增加了完整脊柱节段的刚度（Adams 和 Hutton 1981）。体外研究和数值模拟研究均已报道完整脊柱节段有 4° ～ 8° 的运动范围。去除脊柱后方结构会使运动范围翻倍（Shirazi-Adl 等 1986）。

剪切应变是扭力形变的主要成分。形变导致了纤维群之一拉伸，并且由于纤维屈曲的缘故，对扭力支撑无用，而其余则承受着压缩。纤维拉伸放射状地增加，因此，最大纤维拉伸在最外薄层中被发现。去除脊柱的后方结构，施加 7.5Nm 的扭矩，将最大纤维拉伸从 3.1% 增加至 11.4%（Heuer 等 2008）。体外实验表明纤维环向外膨胀减少，椎间盘高度及椎间盘内压力增加（Heuer 等 2008；van Deursen 等 2001a, b）。向外膨胀的减少直接和外层高的拉伸纤维应力相关。侧向膨胀的减少也说明了椎间盘高度和椎间盘内压力的增高。尽管在扭力中观察到的应变对于造成椎间盘显著性损伤可能过于渺小，但当扭力和压缩及屈伸相结合时，便会观察到破坏载荷的减少。

2.4 退变对椎间盘力学的影响

椎间盘退变可以被定义为创伤后细胞介导的生化、力学及结构改变一系列级联反应，进而影响椎间盘的功能（Adams 和 Roughley 2006）（图 2.4）。椎间盘退变过程中成分变化主要是蛋白多糖的丢失，交联增加，以及大量 I 型胶原取代 II 型胶原。髓核最早出现这些改变，而后蔓延至纤维环。虽然其原因仍不清楚，但结构损伤、基因遗传、年龄、代谢物转运不足以及负荷史这些因素是和椎间盘退变的发生和发展相关的（Adams 和 Roughley 2006；Battié 等 2008；Buckwalter 1995；Hsu 等 1990；Pye 等 2007；Rannou 等 2004）。本节中我们只讨论组织和椎间盘水平的退变对力学的影响。专栏 2.2 展示了椎间盘退变治疗方法之一的全椎间盘置换术的简要回顾。

许多研究均已测量退变不同阶段椎间盘组织的力学性能变化。髓核中组成成分的变化包括蛋白多糖含量的减少以及 I 型胶原交联的增加。这

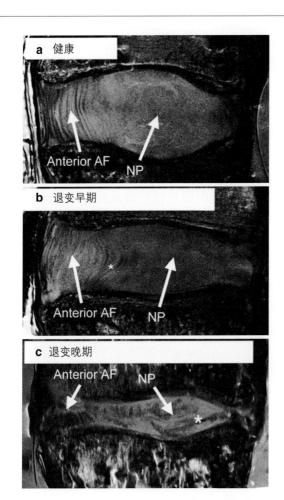

图 2.4 人类腰椎间盘退变不同时期的磁共振影像图解。(a) 健康的椎间盘显示明显的纤维环层状结构（AF）和中央的髓核区域（NP）。(b) 退变早期的椎间盘，包括中度高度丢失，髓核信号强度下降，以及纤维环薄层向内鼓凸（*）。(c) 退变晚期的椎间盘，包括重度高度丢失，大的裂缝（*），以及广泛的结构变质。影像资料是通过 7T 西门子扫描仪获得，其快速自旋回波序列设定在 200 μm 的等向性立体像素分辨率（修改自 Smith 等 2011）

些变化对于髓核的力学性能产生不利的效果。一方面，蛋白多糖的丢失会降低渗透压，从而减少组织的刚度。另一方面，交联及胶原含量的增加会令组织硬化。实验方面已经注意到髓核抗压性能的整体下降（Johannessen 和 Elliott 2005）。这一发现和其他证实蛋白多糖占退变髓核 80% 的抗压性能的研究相一致（Heneghan 和 Riches 2008a；Perie 等 2006b）。然而剪切模量也有显著性的增加（Iatridis 等 1997b）。因透水性的增加，髓核的输运性能也受退变的影响（Johannessen 和 Elliott 2005）。

纤维环因退变发生了力学上的改变。退变令趾区的模量增加，可能是由于含水量的变化和

Ⅰ 型胶原水平的增加（Guerin 和 Elliott 2006a）。泊松比因退变降低约 50%（Acaroglu 等 1995；Elliott 和 Setton 2001；Guerin 和 Elliott 2006a），剪切模量亦是如此（Iatridis 等 1999）。此外，纤维重整减少，纤维和纤维外基质的相互作用因退变而增多（Guerin 和 Elliott 2006a；O'Connell 等 2009）。双轴测试证实纤维和基质相互作用因退变而增多（O'Connell 等 2012）。

组织水平观察到的所有退行性变化会对椎间

盘水平的力学性能产生影响。在组成椎间盘的所有组织中，受退变影响力学性能最多的是髓核。椎间盘中央渗透压和水合作用的下降导致了椎间盘高度的减少以及椎间盘不稳定性的增加。这些结果可以通过运动范围的增加和中立位来判断（Mimura 等 1994；O'Connell 等 2007）。椎间盘高度的减少会令轴向压缩载荷增加，进而导致了薄层的膨胀，纤维环向内外膨出增加，薄层结构丧失（O'Connell 等 2007, 2010）。渗透压的减少也会引起昼夜循环液体交换的减少（Massey 等 2011）。液体交换的减少影响着代谢产物如葡萄糖和乳酸的运输，从而影响细胞功能。

2.5 椎间盘的机械性损伤

对于健康人来说，施加在椎间盘的负荷不太可能会超过其强度极限。而在某些如外伤这样的特殊情况下，单一的高负荷会导致脊柱结构的机械破坏。通常，在这样的事件中，在椎间盘受影响前，诸如关节突关节这些后方结构会受到损伤。然而，在一定的情况下，椎间盘损伤会以椎间盘膨出，椎体终板骨折，或髓核或纤维环撕裂这样的形式表现出来。这种灾难性的变化会令椎间盘内的应力分布出现不可逆的改变，进而影响椎间盘的正常功能。此外，这些力学环境的变化触发了细胞介导的生化、结构和形态学变化的级联反应，造成退变性椎间盘病变，进一步损害椎间盘功能。另一种异常负荷加载的情况是多次施加低负荷。这些重复的负荷加载事件又称疲劳效应，被认为和椎间盘撕裂的发生和蔓延相关，是椎间盘突出的病因之一。本节将讨论那些分析异常负荷和椎间盘损伤之间关系的近期研究。

2.5.1 椎间盘突出

椎间盘突出即髓核突破纤维环后脱出。体外实验用单一的高强度负荷或反复施加低强度外力来实现椎间盘突出（Callaghan 和 McGill 2001；Iencean 2000）。前外侧屈曲位向椎间盘施加 5.4kN 的外力便可机械性引起椎间盘突出。这会引起髓核向后外侧径向膨出（Aultman 等 2005）。屈伸

和侧方弯曲时出现的内应变显示轴向的拉伸应变和弯曲反方向上纤维环变薄（Costi 等 2008；Tsantrizos 等 2005）。因此，当存在前侧方屈曲时会出现后侧方的径向突出。非退化且高度水合的椎间盘突出的风险较严重退化的椎间盘要高（Gallagher 2002；Simunic 等 2001）。这可能是由于退变髓核内椎间盘压力的下降。但是，当人为增加髓核压力引起机械性破裂时（代替施加的压缩载荷），仍会出现椎间盘突出（Iencean 2000）。

当对椎间盘施加循环的屈伸运动，在体外也可诱导出椎间盘突出（Callaghan 和 McGill 2001）。在这种情况下，椎间盘突出途径是在后外侧径向。增加压缩载荷会减少引起椎间盘损伤所需的循环周期数。同样的，静态扭矩的应用缩短了椎间盘循环周期数（Drake 等 2005）。由于作用扭矩，椎间盘内压力增加，可能会加快椎间盘损伤的易感性。椎间盘的形状也已被发现在反复的屈伸弯曲中会影响突出途径（Yates 等 2010）。具体来说，蚶线状的椎间盘有一个明确的后外侧突出途径，而椭圆形椎间盘则会有更弥漫的突出途径。

2.5.2 终板骨折

另一种机械性驱动的损伤是椎体终板的骨折。终板是椎体上下方（分别为头侧和尾侧）的皮质骨。在其中一侧，椎体终板会通过软骨终板和椎间盘相连；另一侧则由椎体内松质骨支撑。施加于椎体终板的载荷主要是来自椎间盘内压。然而拉伸力和剪切力也由纤维环的牵引所施加（Baranto 等 2005）。当应变超过椎体终板的强度时，椎体终板发生骨折（Fields 等 2010）。终板强度和支撑的松质骨密度相关（Adams 和 Dolan 2011；Ordway 等 2007；Zhao 等 2009）。事实上，由于头侧松质骨密度较低，在这一侧终板骨折的发生率更高。椎间盘退变的程度也影响终板骨折发生时的载荷：退变椎间盘中终板骨折的发生需要更大的力作用（Baranto 等 2005）。这一现象背后的基本原理是健康的、水合的椎间盘有着更高的椎间盘内压；而在退变的椎间盘中央有着较低的压缩应力，同时后方结构传递着更大部分的压缩载荷（Adams 和 Dolan 2011）。

2.6 本章要点总结

- 椎间盘的力学特性是由纤维环、髓核和终板在不同负载情况下的相互作用所决定的。

- 渗透压在脊柱上力的传递及椎间盘结构稳定性方面起着重要作用。

- 非线性是椎间盘组织的一个重要的力学特性。非线性在脊柱相对宽松的中立区和更严格的线性区域中是显而易见的。非线性对于椎间盘运动和稳定很重要。

- 各向异性是纤维环和来自于结构组织的胶原纤维的一个重要的力学特性。

- 椎间盘的黏弹性行为可以部分由负荷和非负荷情况下间隙内流体流动以及椎间盘组织的内在黏弹性来解释。

- 退变影响着椎间盘组织的力学特性，然后由整个的椎间盘力学性能来体现。退变的一个主要影响是增加了运动范围。

- 损伤的多种模式，如椎间盘突出和终板骨折，与髓核内压力密切相关，而且在健康椎间盘内发生更频繁。

（丁文彬 译 于滨生 史建刚 审校）

参考文献

Acaroglu ER, Iatridis JC, Setton LA, Foster RJ, Mow VC, Weidenbaum M (1995) Degeneration and aging affect the tensile behavior of human lumbar anulus fibrosus. Spine (Phila Pa 1976) 20(24):2690–2701

Adams MA, Dolan P (1991) A technique for quantifying the bending moment acting on the lumbar spine in vivo. J Biomech 24(2):117–126

Adams MA, Dolan P (2011) Biomechanics of vertebral compression fractures and clinical application. Arch Orthop Trauma Surg 131(12):1703–1710

Adams MA, Hutton WC (1980) The effect of posture on the role of the apophysial joints in resisting intervertebral compressive forces. J Bone Joint Surg Br 62(3):358–362

Adams MA, Hutton WC (1981) The relevance of torsion to the mechanical derangement of the lumbar spine. Spine (Phila Pa 1976) 6(3):241–248

Adams P, Muir H (1976) Qualitative changes with age of proteoglycans of human lumbar discs. Ann Rheum Dis 35(4):289–296

Adams MA, Roughley PJ (2006) What is intervertebral disc degeneration, and what causes it? Spine (Phila Pa 1976) 31(18):2151–2161

Adams MA, Bogduk N, Burton K, Dolan P (2006) The biomechanics of back pain, 2nd edn. Churchill Livingstone Elsevier, London, pp 29–48

Ateshian GA, Ellis BJ, Weiss JA (2007) Equivalence between short-time biphasic and incompressible elastic material responses. J Biomech Eng 129(3):405–412

Ateshian GA, Rajan V, Chahine NO, Canal CE, Hung CT (2009) Modeling the matrix of articular cartilage using a continuous fiber angular distribution predicts many observed phenomena. J Biomech Eng 131(6):061003

Aultman CD, Scannell J, McGill SM (2005) The direction of progressive herniation in porcine spine motion segments is influenced by the orientation of the bending axis. Clin Biomech (Bristol, Avon) 20(2):126–129

Azeloglu EU, Albro MB, Thimmappa VA, Ateshian GA, Costa KD (2008) Heterogeneous transmural proteoglycan distribution provides a mechanism for regulating residual stresses in the aorta. Am J Physiol Heart Circ Physiol 294(3):H1197–H1205

Baranto A, Ekstrom L, Hellstrom M, Lundin O, Holm S, Sward L (2005) Fracture patterns of the adolescent porcine spine: an experimental loading study in bending-compression. Spine (Phila Pa 1976) 30(1):75–82

Bass EC, Ashford FA, Segal MR, Lotz JC (2004) Biaxial testing of human annulus fibrosus and its implications for a constitutive formulation. Ann Biomed Eng 32(9):1231–1242

Battié MC, Videman T, Levälahti E, Gill K, Kaprio J (2008) Genetic and environmental effects on disc degeneration by phenotype and spinal level: a multivariate twin study. Spine (Phila Pa 1976) 33(25):2801–8. doi: 10.1097/BRS.0b013e31818043b7

Buckwalter JA (1995) Aging and degeneration of the human intervertebral disc. Spine (Phila Pa 1976) 20(11):1307–1314

Callaghan JP, McGill SM (2001) Intervertebral disc herniation: studies on a porcine model exposed to highly repetitive flexion/extension motion with compressive force. Clin Biomech (Bristol, Avon) 16(1):28–37

Canal Guterl C, Hung CT, Ateshian GA (2010) Electrostatic and non-electrostatic contributions of proteoglycans to the compressive equilibrium modulus of bovine articular cartilage. J Biomech 43(7):1343–1350

Cassidy JJ, Hiltner A, Baer E (1989) Hierarchical structure of the intervertebral disc. Connect Tissue Res 23(1):75–88

Cavalcante FS, Ito S, Brewer K, Sakai H, Alencar AM, Almeida MP et al (2005) Mechanical interactions between collagen and proteoglycans: implications for the stability of lung tissue. J Appl Physiol 98(2):672–679

Chuang SY, Popovich JM Jr, Lin LC, Hedman TP (2010) The effects of exogenous crosslinking on hydration and fluid flow in the intervertebral disc subjected to compressive creep loading and unloading. Spine (Phila Pa 1976) 35(24):E1362–E1366

Chuong CJ, Fung YC (1986) On residual stresses in arteries. J Biomech Eng 108(2):189–192

Comper WD, Laurent TC (1978) Physiological function of connective tissue polysaccharides. Physiol Rev 58(1):255–315

Cortes DH, Elliott DM (2012) Extra-fibrillar matrix mechanics of annulus fibrosus in tension and compression. Biomech Model Mechanobiol 11(6):781–790

Costi JJ, Stokes IA, Gardner-Morse M, Laible JP, Scoffone HM, Iatridis JC (2007) Direct measurement of intervertebral disc maximum shear strain in six degrees of freedom: motions that place disc tissue at risk of injury. J Biomech 40(11):2457–66

Costi JJ, Stokes IA, Gardner-Morse M, Laible JP, Scoffone HM, Iatridis JC (2008) Direct measurement of intervertebral disc maximum shear strain in six degrees of freedom: motions that place disc tissue at risk of injury. J Biomech 40(11):2457–66

Costi JJ et al (2011) Intervertebral disc properties: challenges for biodevices. Expert Rev Med Devices 8(3):357–376

Das DB, Welling A, Urban JP, Boubriak OA (2009) Solute transport in intervertebral disc: experiments and finite element modeling. Ann N Y Acad Sci 1161:44–61

Diamant J, Keller A, Baer E, Litt M, Arridge RG (1972) Collagen; ultrastructure and its relation to mechanical properties as a function of ageing. Proc R Soc Lond B Biol Sci 180(60):293–315

Drake JD, Aultman CD, McGill SM, Callaghan JP (2005) The influence of static axial torque in combined loading on intervertebral joint failure mechanics using a porcine model. Clin Biomech (Bristol, Avon) 20(10):1038–1045

Drost MR, Willems P, Snijders H, Huyghe JM, Janssen JD, Huson A (1995) Confined compression of canine annulus fibrosus under chemical and mechanical loading. J Biomech Eng 117(4):390–396

Elliott DM, Setton LA (2001) Anisotropic and inhomogeneous tensile behavior of the human anulus fibrosus: experimental measurement and material model predictions. J Biomech Eng 123(3):256–263

Eyre DR (1979) Biochemistry of the intervertebral disc. Int Rev Connect Tissue Res 8:227–291

Eyre DR, Muir H (1976) Types I and II collagens in intervertebral disc. Interchanging radial distributions in annulus fibrosus. Biochem J 157(1):267–270

Ferguson SJ, Ito K, Nolte LP (2004) Fluid flow and convective transport of solutes within the intervertebral disc. J Biomech 37(2):213–221

Fields AJ, Lee GL, Keaveny TM (2010) Mechanisms of initial end-plate failure in the human vertebral body. J Biomech 43(16): 3126–3131

Fujita Y, Wagner DR, Biviji AA, Duncan NA, Lotz JC (2000) Anisotropic shear behavior of the annulus fibrosus: effect of harvest site and tissue prestrain. Med Eng Phys 22(5):349–357

Gallagher S (2002) Letters. Spine (Phila Pa 1976) 27(12):1378

Gregory DE, Callaghan JP (2011) A comparison of uniaxial and biaxial mechanical properties of the annulus fibrosus: a porcine model. J Biomech Eng 133(2):024503

Gu WY, Mao XG, Foster RJ, Weidenbaum M, Mow VC, Rawlins BA (1999) The anisotropic hydraulic permeability of human lumbar anulus fibrosus. Influence of age, degeneration, direction, and water content. Spine (Phila Pa 1976) 24(23):2449–2455

Guerin HA, Elliott DM (2006a) Degeneration affects the fiber reorientation of human annulus fibrosus under tensile load. J Biomech 39(8):1410–1418

Guerin HA, Elliott DM (2006b) Structure and properties of soft tissues in the spine. In: Kurtz SM, Edidin AA (eds) SPINE: technology handbook. Elsevier Academic Press, Amsterdam/Boston

Guerin HL, Elliott DM (2007) Quantifying the contributions of structure to annulus fibrosus mechanical function using a nonlinear, anisotropic, hyperelastic model. J Orthop Res 25(4): 508–516

Guo Z, Shi X, Peng X, Caner F (2012) Fibre-matrix interaction in the human annulus fibrosus. J Mech Behav Biomed Mater 5(1): 193–205

Hardingham TE, Muir H, Kwan MK, Lai WM, Mow VC (1987) Viscoelastic properties of proteoglycan solutions with varying proportions present as aggregates. J Orthop Res 5(1):36–46

Heneghan P, Riches PE (2008a) The strain-dependent osmotic pressure and stiffness of the bovine nucleus pulposus apportioned into ionic and non-ionic contributors. J Biomech 41(11):2411–2416

Heneghan P, Riches PE (2008b) Determination of the strain-dependent hydraulic permeability of the compressed bovine nucleus pulposus. J Biomech 41(4):903–906

Heuer F, Schmidt H, Wilke HJ (2008) The relation between intervertebral disc bulging and annular fiber associated strains for simple and complex loading. J Biomech 41(5):1086–1094

Hickey DS, Hukins DW (1980) Relation between the structure of the annulus fibrosus and the function and failure of the intervertebral disc. Spine (Phila Pa 1976) 5(2):106–116

Hollingsworth NT, Wagner DR (2011) Modeling shear behavior of the annulus fibrosus. J Mech Behav Biomed Mater 4(7): 1103–1114

Holm S, Maroudas A, Urban JP, Selstam G, Nachemson A (1981) Nutrition of the intervertebral disc: solute transport and metabolism. Connect Tissue Res 8(2):101–119

Hsu K, Zucherman J, Shea W, Kaiser J, White A, Schofferman J et al (1990) High lumbar disc degeneration. Incidence and etiology. Spine (Phila Pa 1976) 15(7):679–682

Huyghe JM (2010) Biaxial testing of canine annulus fibrosus tissue under changing salt concentrations. An Acad Bras Cienc 82(1):145–151

Iatridis JC, Weidenbaum M, Setton LA, Mow VC (1996) Is the nucleus pulposus a solid or a fluid? Mechanical behaviors of the nucleus pulposus of the human intervertebral disc. Spine (Phila Pa 1976) 21(10):1174–1184

Iatridis JC, Setton LA, Weidenbaum M, Mow VC (1997a) The viscoelastic behavior of the non-degenerate human lumbar nucleus pulposus in shear. J Biomech 30(10):1005–1013

Iatridis JC, Setton LA, Weidenbaum M, Mow VC (1997b) Alterations in the mechanical behavior of the human lumbar nucleus pulposus with degeneration and aging. J Orthop Res 15(2):318–322

Iatridis JC, Kumar S, Foster RJ, Weidenbaum M, Mow VC (1999)

Shear mechanical properties of human lumbar annulus fibrosus. J Orthop Res 17(5):732–737

Iencean SM (2000) Lumbar intervertebral disc herniation following experimental intradiscal pressure increase. Acta Neurochir (Wien) 142(6):669–676

Jackson AR, Yuan TY, Huang CY, Travascio F, Yong Gu W (2008) Effect of compression and anisotropy on the diffusion of glucose in annulus fibrosus. Spine (Phila Pa 1976) 33(1):1–7

Jackson AR, Huang CY, Gu WY (2011) Effect of endplate calcification and mechanical deformation on the distribution of glucose in intervertebral disc: a 3D finite element study. Comput Methods Biomech Biomed Engin 14(2):195–204

Jacobs NT, Smith LJ, Han WM, Morelli J, Yoder JH, Elliott DM (2011) Effect of orientation and targeted extracellular matrix degradation on the shear mechanical properties of the annulus fibrosus. J Mech Behav Biomed Mater 4(8):1611–1619

Jacobs NT, Cortes DH, Vresilovic EJ, Elliott DM (2013) Biaxial tension of fibrous tissue: using finite element methods to address experimental challenges arising from boundary conditions and anisotropy. J Biomech Eng 135(2):021004. doi:10.1115/1.4023503

Johannessen W, Elliott DM (2005) Effects of degeneration on the biphasic material properties of human nucleus pulposus in confined compression. Spine (Phila Pa 1976) 30(24):E724–E729

Kastelic J, Baer E (1980) Deformation in tendon collagen. Symp Soc Exp Biol 34:397–435

Kastelic J, Galeski A, Baer E (1978) The multicomposite structure of tendon. Connect Tissue Res 6(1):11–23

Kiani C, Chen L, Wu YJ, Yee AJ, Yang BB (2002) Structure and function of aggrecan. Cell Res 12(1):19–32

Klisch SM, Lotz JC (2000) A special theory of biphasic mixtures and experimental results for human annulus fibrosus tested in confined compression. J Biomech Eng 122(2):180–188

Lanir Y (2009) Mechanisms of residual stress in soft tissues. J Biomech Eng 131(4):044506

Maroudas A, Bannon C (1981) Measurement of swelling pressure in cartilage and comparison with the osmotic pressure of constituent proteoglycans. Biorheology 18(3–6):619–632

Massey CJ, van Donkelaar CC, Vresilovic E, Zavaliangos A, Marcolongo M (2011) Effects of aging and degeneration on the human intervertebral disc during the diurnal cycle: a finite element study. J Orthop Res 30(1):122–128

Mauck RL, Baker BM, Nerurkar NL, Burdick JA, Li WJ, Tuan RS et al (2009) Engineering on the straight and narrow: the mechanics of nanofibrous assemblies for fiber-reinforced tissue regeneration. Tissue Eng Part B Rev 15(2):171–193

Melrose J, Ghosh P, Taylor TK (2001) A comparative analysis of the differential spatial and temporal distributions of the large (aggrecan, versican) and small (decorin, biglycan, fibromodulin) proteoglycans of the intervertebral disc. J Anat 198(Pt 1):3–15

Moon SM, Yoder JH, Wright AC, Smith LJ, Vresilovic EJ, Elliott DM (2013) Evaluation of intervertebral disc cartilaginous endplate structure using magnetic resonance imaging. Eur Spine J doi:10.1007/s00586-013-2798-1

Michalek AJ, Gardner-Mose MG, Iatridis JC (2012). Large residual strains are present in the intervertebral disc annulus fibrosus in the unloaded state. J Biomech 45(7):1227–1231

Mimura M, Panjabi MM, Oxland TR, Crisco JJ, Yamamoto I, Vasavada A (1994) Disc degeneration affects the multidirectional flexibility of the lumbar spine. Spine (Phila Pa 1976) 19(12):1371–1380

Nachemson A (1963) The influence of spinal movements on the lumbar intradiscal pressure and on the tensil stresses in the annulus fibrosus. Acta Orthop Scand 33:183–207

Nachemson AL (1981) Disc pressure measurements. Spine (Phila Pa 1976) 6(1):93–97

Nerurkar NL, Elliott DM, Mauck RL (2010) Mechanical design criteria for intervertebral disc tissue engineering. J Biomech 43(6):1017–1030

O'Connell GD, Johannessen W, Vresilovic EJ, Elliott DM (2007) Human internal disc strains in axial compression measured noninvasively using magnetic resonance imaging. Spine (Phila Pa 1976) 32(25):2860–2868

O'Connell GD, Guerin HL, Elliott DM (2009) Theoretical and uniaxial experimental evaluation of human annulus fibrosus degeneration. J Biomech Eng 131(11)

O'Connell GD, Vresilovic EJ, Elliott DM (2010) Human intervertebral disc internal strain in compression: the effect of disc region, loading position, and degeneration. J Orthop Res 29(4):547–555

O'Connell GD, Jacobs NT, Sen S, Vresilovic EJ, Elliott DM (2011) Axial creep loading and unloaded recovery of the human intervertebral disc and the effect of degeneration. J Mech Behav Biomed Mater 4(7):933–942

O'Connell GD, Sen S, Elliott DM (2012) Human annulus fibrosus material properties from biaxial testing and constitutive modeling are altered with degeneration. Biomech Model Mechanobiol 11(3–4):493–503

Ordway NR, Lu YM, Zhang X, Cheng CC, Fang H, Fayyazi AH (2007) Correlation of cervical endplate strength with CT measured subchondral bone density. Eur Spine J 16(12):2104–2109

Overbeek JT (1956) The Donnan equilibrium. Prog Biophys Biophys Chem 6:57–84

Panjabi M, Brown M, Lindahl S, Irstam L, Hermens M (1988) Intrinsic disc pressure as a measure of integrity of the lumbar spine. Spine (Phila Pa 1976) 13(8):913–917

Pearcy M, Portek I, Shepherd J (1984) Three-dimensional x-ray analysis of normal movement in the lumbar spine. Spine (Phila Pa 1976) 9(3):294–297

Perie D, Korda D, Iatridis JC (2005) Confined compression experiments on bovine nucleus pulposus and annulus fibrosus: sensitivity of the experiment in the determination of compressive modulus and hydraulic permeability. J Biomech 38(11):2164–2171

Perie D, Iatridis JC, Demers CN, Goswami T, Beaudoin G, Mwale F et al (2006a) Assessment of compressive modulus, hydraulic permeability and matrix content of trypsin-treated nucleus pulposus using quantitative MRI. J Biomech 39(8):1392–1400

Perie DS, Maclean JJ, Owen JP, Iatridis JC (2006b) Correlating material properties with tissue composition in enzymatically digested bovine annulus fibrosus and nucleus pulposus tissue. Ann Biomed Eng 34(5):769–777

Potvin JR, McGill SM, Norman RW (1991) Trunk muscle and lumbar ligament contributions to dynamic lifts with varying degrees of trunk flexion. Spine (Phila Pa 1976) 16(9):1099–1107

Pye SR, Reid DM, Lunt M, Adams JE, Silman AJ, O'Neill TW (2007) Lumbar disc degeneration: association between osteophytes, end-plate sclerosis and disc space narrowing. Ann Rheum Dis 66(3):330–333

Rannou F, Lee TS, Zhou RH, Chin J, Lotz JC, Mayoux-Benhamou MA et al (2004) Intervertebral disc degeneration: the role of the mitochondrial pathway in annulus fibrosus cell apoptosis induced by overload. Am J Pathol 164(3):915–924

Sasaki M, Takahashi T, Miyahara K, Hirosea T (2001) Effects of chondroitinase ABC on intradiscal pressure in sheep: an in vivo study. Spine (Phila Pa 1976) 26(5):463–468

Sato K, Kikuchi S, Yonezawa T (1999) In vivo intradiscal pressure measurement in healthy individuals and in patients with ongoing back problems. Spine (Phila Pa 1976) 24(23):2468–2474

Setton LA, Zhu W, Weidenbaum M, Ratcliffe A, Mow VC (1993) Compressive properties of the cartilaginous end-plate of the baboon lumbar spine. J Orthop Res 11(2):228–239

Shirazi-Adl A, Ahmed AM, Shrivastava SC (1986) Mechanical response of a lumbar motion segment in axial torque alone and combined with compression. Spine (Phila Pa 1976) 11(9):914–927

Shirazi-Adl A, Taheri M, Urban JP (2010) Analysis of cell viability in intervertebral disc: effect of endplate permeability on cell population. J Biomech 43(7):1330–1336

Simunic DI, Broom ND, Robertson PA (2001) Biomechanical factors influencing nuclear disruption of the intervertebral disc. Spine 26(11):1223–1230

Smith LJ, Nerurkar NL, Choi KS, Harfe BD, Elliott DM (2011) Degeneration and regeneration of the intervertebral disc: lessons from development. Dis Model Mech 4(1):31–41

Soukane DM, Shirazi-Adl A, Urban JP (2007) Computation of coupled diffusion of oxygen, glucose and lactic acid in an intervertebral disc. J Biomech 40(12):2645–2654

Spencer AJM (1984) Continuum theory of the mechanics of fibre-reinforced composites. Springer, Wien/New York

Spenciner D, Greene D, Paiva J, Palumbo M, Crisco J (2006) The multidirectional bending properties of the human lumbar intervertebral disc. Spine J 6(3):248–257

Travascio F, Gu WY (2011) Simultaneous measurement of anisotropic solute diffusivity and binding reaction rates in biological tissues by FRAP. Ann Biomed Eng 39(1):53–65

Tsantrizos A, Ito K, Aebi M, Steffen T (2005) Internal strains in healthy and degenerated lumbar intervertebral discs. Spine 30(19):2129–2137

Urban JP, Maroudas A (1981) Swelling of the intervertebral disc in vitro. Connect Tissue Res 9(1):1–10

Urban JP, Holm S, Maroudas A (1978) Diffusion of small solutes into the intervertebral disc: as in vivo study. Biorheology 15(3–4):203–221

Urban JP, Maroudas A, Bayliss MT, Dillon J (1979) Swelling pressures of proteoglycans at the concentrations found in cartilaginous tissues. Biorheology 16(6):447–464

Urban JP, Holm S, Maroudas A, Nachemson A (1982) Nutrition of the intervertebral disc: effect of fluid flow on solute transport. Clin Orthop Relat Res 170:296–302

Urban JP, Smith S, Fairbank JC (2004) Nutrition of the intervertebral disc. Spine (Phila Pa 1976) 29(23):2700–2709

van der Veen AJ, van Dieen JH, Nadort A, Stam B, Smit TH (2007) Intervertebral disc recovery after dynamic or static loading in vitro: is there a role for the endplate? J Biomech 40(10):2230–2235

van Deursen DL, Snijders CJ, Kingma I, van Dieen JH (2001a) In vitro torsion-induced stress distribution changes in porcine intervertebral discs. Spine (Phila Pa 1976) 26(23):2582–2586

van Deursen DL, Snijders CJ, van Dieen JH, Kingma I, van Deursen LL (2001b) The effect of passive vertebral rotation on pressure in the nucleus pulposus. J Biomech 34(3):405–408

Wade KR, Robertson PA, Broom ND (2011) A fresh look at the nucleus-endplate region: new evidence for significant structural integration. Eur Spine J 20(8):1225–1232

Wagner DR, Lotz JC (2004) Theoretical model and experimental results for the nonlinear elastic behavior of human annulus fibrosus. J Orthop Res 22(4):901–909

Wang C, Witschey W, Elliott MA, Borthakur A, Reddy R (2010) Measurement of intervertebral disc pressure with T 1rho MRI. Magn Reson Med 64(6):1721–1727

Wilke HJ, Wolf S, Claes LE, Arand M, Wiesend A (1996) Influence of varying muscle forces on lumbar intradiscal pressure: an in vitro study. J Biomech 29(4):549–555

Wilke HJ, Neef P, Caimi M, Hoogland T, Claes LE (1999) New in vivo measurements of pressures in the intervertebral disc in daily life. Spine (Phila Pa 1976) 24(8):755–762

Wu HC, Yao RF (1976) Mechanical behavior of the human annulus fibrosus. J Biomech 9(1):1–7

Yates JP, Giangregorio L, McGill SM (2010) The influence of intervertebral disc shape on the pathway of posterior/posterolateral partial herniation. Spine (Phila Pa 1976) 35(7):734–739

Zhao FD, Pollintine P, Hole BD, Adams MA, Dolan P (2009) Vertebral fractures usually affect the cranial endplate because it is thinner and supported by less-dense trabecular bone. Bone 44(2):372–379

Zhu W, Mow VC, Koob TJ, Eyre DR (1993) Viscoelastic shear properties of articular cartilage and the effects of glycosidase treatments. J Orthop Res 11(6):771–781

Zhu W, Chern KY, Mow VC (1994) Anisotropic viscoelastic shear properties of bovine meniscus. Clin Orthop Relat Res 306:34–45

第3章

椎间盘的发育

Megan K. Cox, Rosa Serra

目录

M.K. Cox • R. Serra (✉)
Department of Cell, Developmental, and Integrative Biology,
University of Alabama at Birmingham,
1918 University Blvd. 660 MCLM, Birmingham, AL 35294, USA
e-mail: mkcox@uab.edu, rserra@uab.edu

3.1 概述

椎间盘来源于称为生骨节和脊索的胚胎结构（Paavola 等 1980；Theiler 1988；Rufai 等 1995）。髓核是成熟椎间盘的缓冲核心，起源于脊索，纤维环起源于生骨节，维持椎间盘的结构属性（Christ 等 2004, 2007；Christ 和 Scaal 2008）。生骨节来源于体节，是能决定胚胎节段本质的暂时性结构。在接收到脊索和神经管底板的信号后，成熟的体节经过背腹侧的分区，建立了生皮肌节和生骨节，而后者形成了未来中轴骨大部分的结缔组织。生骨节的特点是细胞的增殖和扩张，并形成三个亚区：腹侧、外侧和背侧。腹侧生骨节产生椎体和纤维环，它是由配对基因 1 抗体表达的细胞构成，已经占据了脊索周围的空间（Monsoro-Burq 等 1994；Peters 等 1999）。

除了背腹侧分区的划分，每一个生骨节节段都显示出朝向尾端的开口（Christ 等 2007；Christ 和 Scaal 2008）。腹侧生骨节具有明显的极性，在每一个节段都有凝集的尾部和疏松的喙部。由于生骨节在发育过程中的阶段化，生骨节的尾部区域形成椎体前部结构，喙部区域则形成椎体后部结构（Huang 等 2000）。椎间盘由生骨节临近边界的细胞形成，在相邻生骨节之间的边界有时被称作冯·艾伯纳裂缝（von Ebner's fissure）。这些细胞可以被追溯到生骨节形成前体节中心的体节腔细胞。这种生骨节的分区被称为关节刀（arthrotome）（Mittapalli 等 2005）。

软骨内成骨通过生骨节的扩张、迁移和塑形后发育为椎体。随着椎体的软骨形成，脊索细胞从椎体区域迁移出来，扩张进入椎间盘区，形成髓核。纤维环发展成为纤维软骨结构，并不经历软骨化骨过程。纤维环细分为内部和外部，外部纤维化程度更高。TGF-β3是生骨节中发育的椎间盘最早的标记之一（Pelton 等 1990），之后它优先表达于外周纤维环。成人纤维环被脊柱韧带所束缚，脊柱韧带嵌入骨质形成韧带的起止点。脊柱韧带也很有可能起源于生骨节，但是这并没有被证实。中轴骨的肌腱起源于生骨节的一个亚区称作 syndetome（Brent 等 2003；Schweitzer 等 2001）。成人的椎间盘和相邻椎体的软骨终板并行排列，是由透明软骨构成，它的成分与外周关节软骨相似，成人纤维环的纤维软骨、髓核软骨样基质和椎体的透明软骨有相似的性能，都含有胶原蛋白 2 和蛋白聚糖，纤维环还含有胶原蛋白 1，且外环比内环含量更丰富。多能蛋白聚糖和纤维调节蛋白（Fmod）在纤维组织中较软骨组织优先表达（Smits 和 Lefebvre 2003；Shi 等 2003；Sohn 等 2010），多能蛋白聚糖也存在于韧带与其起止点中（Shi 等 2003）（见第 4 章）。角蛋白 8、18、19 和神经细胞黏着分子 1（NCAM1）最近被确定为区分纤维环和透明软骨来源的髓核的标记物（Sakai 等 2009；Lee 等 2007；Minogue 等 2010），鼠短尾突变体表型 /T 也被考虑为脊索和髓核的一个标记物（Kispert 等 1994）。

对中轴骨发育的认识可以帮助探究脊柱的病理机制，因为椎间盘起源于脊索、体节和生骨节，这些组织中任一种在发育过程中的改变都可以导致人体发育的紊乱从而影响椎间盘。体节分区的改变可以导致椎体先天结构异常和椎间盘的缺失，从而导致椎体的融合（Turnpenny 2008；Shifley 和 Cole 2007）。基因的多样性，包括椎间盘退化的敏感性，可能与微小的发育异常有关（Jin 等 2011；Dahia 等 2009），可以解释脊柱损伤的病因学与生物发育学，后者是提供治疗、修复、再生方法策略的基础。中轴骨发育的信息是组织工程模型的基础（Lenas 等 2009a, 2011；Gadjanski 等 2012），最近"发育工程学"的概念已经被运用于胚胎干细胞发育分化为软骨细胞的过程（Oldershaw 等 2010）。这个概念也会被应用于未来的椎间盘工程学中（专栏 3.1）。本章将介绍调控椎间盘发育主

专栏 3.1 发育工程学和椎间盘

生物发育学可以为组织修复、再生及组织工程等方向提供新颖的方法，在试管中模仿正常发育过程的方法被称为"发育工程学"（Lenas 等 2011, 2009a, b；Gadjanski 等 2012）。这个名词所指的不单纯是组织，而强调的是需要被工程化的发育过程。值得注意的是传统组织工程已经是个实证学科，其目标是运用支架、细胞和信号分子产生有功能的组织，通过合并发育的信息，采用合理的方法，在试管中培育组织。

发育工程学旨在建立胚胎发育过程中最重要的部分：细胞发育为复杂组织过程的时间与空间的高度控制。因此这种方法将在独立、连续发育的不同阶段，产生可以作为模块化的组织工程功能单位的组织中间体（Lenas 等 2011, 2009a）。这种循序渐进的过程本质上是稳定的，可以在每一个步骤进行质量控制。发育的早期阶段将会受到最严密的监控，随后的发育阶段可以自然地发生，在很多情况下是半自主的。此外，培育过程中不能干预正常的细胞-细胞间的信息交流，因为这可能破坏最终产物的骨架。有功能的模块可以用来产生更复杂的器官（Lenas 等 2011）。

早期的发育工程学已经用于引导人类胚胎干细胞向软骨细胞转化、间充质干细胞覆盖软骨内骨形成（Oldershaw 等 2010；Scotti 等 2010）。在这两种情况中，都采用这种逐步模仿正常发育过程的方法。虽然椎间盘比软骨和骨组织更复杂，以胚胎发育信息为基础的发育工程学将会有助于推动椎间盘组织工程的进程，其中组织的梯度和纤维环、髓核和周围的终板以及韧带的相互作用需要引起重视，控制椎间盘发育的通路正在逐步被阐明。

要步骤的分子机制，着重介绍对于人类疾病的理解和组织工程有效的途径。

3.2 脊索的发育和髓核的形成

脊索是一个短暂的杆状中胚层结构，位于神经管下，跨越胚胎全长（Stemple 2005）。它作为胚胎最原始的支持结构和信号中心，引导包括生骨节在内的支持结构的发育。在鼠和人类中，脊索最终发育成椎间盘的髓核（图 3.1）。脊索在胚胎原肠胚

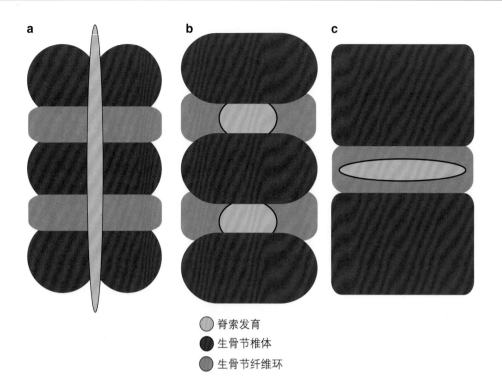

○ 脊索发育

● 生骨节椎体

● 生骨节纤维环

图 3.1　髓核和脊索的发育。（**a**）髓核来自于脊索，它是一个杆状的胚胎结构，位于神经管下，生骨节在脊索周围浓缩形成椎体和椎间盘的纤维环，脊索和脊索鞘的形成需要鼠短尾突变体表型基因 /T、Sd、Shh 和 Sox5/6/9。（**b**）一旦椎体和椎间盘开始形成，脊索从椎体处收缩，然后再膨胀进入未来椎间盘的区域，脊索鞘和胶原蛋白 2 帮助维持椎体软骨的渗透压，并且参与脊索扩张和髓核形成过程。（**c**）髓核的生长和维持在一定程度上受 Skt 基因控制

期形成，迁移穿过原条的细胞最终形成内胚层和中胚层，一些迁移的细胞将会形成脊索突，脊索突和内胚层整合形成脊索板。脊索板在内胚层上发生并最终形成脊索，脊索位于原肠的顶和发育中的神经管的底之间（Moore 和 Oersaud 2003）。

3.2.1 脊索的发育和维持

　　19 个基因的突变可导致脊索的缺失，这已经被小鼠基因组信息库（MGI）数据库收录（www.informatics.jax.org），其中最有特点的是 T 基因，它编码鼠短尾突变体表型蛋白（Kispert 等 1994）。鼠短尾突变体表型是 T 框转录因子的原型，它也被认为是原始中胚层和脊索的一个标记，所有的中胚层细胞一开始就表达这种蛋白。不久后，它在脊索的表达被限制，含量也得到维持。在 T 基因纯合子突变的小鼠中，中胚层形成有缺陷，也没有建立脊索主干（Dobrovolskaia-Zavadskaia 1927），随后发育的脊柱畸形和尿囊最终导致胚胎的早期死亡。T 基因显性负性突变（Tc）的小

鼠可以存活，但是髓核具有异常的形态（Stott 等 1993）。鼠短尾突变体表型也是脊索瘤的一个表型，脊索瘤是一种罕见的脊柱恶性肿瘤，起源于脊索固有的残余（Vujovic 等 2006）。在人类中，T 基因的复制与脊索瘤的易感性有关（Yang 等 2009）。完整的脊索瘤讨论参见第 18 章。

　　T 基因突变的小鼠不能形成脊索，Danforth 的短尾突变（Sd）导致脊索不能维持（Paavola 等 1980）。短尾小鼠来自于一个未知基因的自发突变。短尾小鼠之所以有不正常的髓核形态，是由于脊索在早期发育中形成和维持的缺陷。在短尾小鼠中，脊索是不连续的，并逐渐变成片段，最终在突变基因纯合子小鼠中消失。在杂合子小鼠，椎间盘可以形成，但是髓核缺失，椎间盘被类似于纤维环的纤维组织占据（Semba 等 2006）。

　　和短尾基因在同一染色体的镰状尾巴基因（Skt）的突变型有髓核，但是髓核转移到椎间盘的外缘（Semba 等 2006）。髓核和纤维环的边界是选择性的，相对于对照组小鼠纤维环，它的纤维层比较薄。Skt 基因序列的确定是通过捕捉其来源

基因的 ES 克隆方法。蛋白产物在 N 端有一个富含氨基的区域，在中间有卷曲螺旋域。卷曲螺旋域和很多支架蛋白区域包括角蛋白都很相似，这意味着在脊索发育早期需要 Sd 基因，随后正确的生长发育、分化和髓核的维持过程需要 Skt 发挥作用。此外，在日本和芬兰的病例对照研究中，人类 SKT 基因的特异性多态性与腰椎间盘突出显著相关（Karasugi 等 2009）。

3.2.2 脊索鞘和髓核的形成

细胞外基质包括胶原蛋白和糖蛋白，其中包括胶原蛋白 2 和层粘连蛋白，由细胞外基质构成的鞘包绕着脊索中胚层的细胞（Gotz 等 1995）。脊索鞘具有维持和引导脊索内部静水压力的功能，在无脊椎动物中，脊索是中轴骨的前体（专栏 3.2）。在早期非洲爪蟾蜍发育阶段，脊索渗透压的膨胀抵抗鞘导致胚胎的变长和变直（Adams 等 1990）。类似的力学基础机制包括脊索鞘在内，可能也参与髓核的形态学发生。

现在已经表明编码蛋白质基因的突变影响脊索鞘的形成，也影响髓核的发育（Smits 和 Lefebvre 2003；Choi 和 Harfe 2011）。Sox5、Sox6 是 Sry 相关的 HMG 框转录因子，与 Sox 一起调节软骨形成（Lefebvre 2002）。非激活状态的 Sox5 和 Sox6 引起受损的软骨细胞分化，从而导致软骨发育异常（Smits 等 2001）。Sox5/6 在脊索鞘的形成和随后脊索的生存和髓核的发育中都发挥着重要的作用（Smits 和 Lefebvre 2003）。脊索鞘含有许多基质蛋白，在软骨中也存在，像胶原蛋白 2 和蛋白聚糖（硫酸糖胺聚糖、聚蛋白聚糖和基底膜聚糖）。在 Sox5/6 变异的小鼠中，脊索鞘中聚蛋白聚糖和基底膜聚糖的含量显著减少，而胶原蛋白 2 不受影响，于是 Sox5/6 通过调节脊索细胞基质基因的表达促进脊索鞘的形成。鞘基质蛋白的丢失会导致脊索细胞的非成熟性死亡与髓核的畸形变化。

Shh 是一种分泌的信号分子，对于一些发育阶段起十分重要的作用，它也是脊索鞘形成和维持所必需的（Choi 和 Harfe 2011）。Shh 是脊索分泌的，在胚胎期和生后的髓核也有分泌（Dahia 等

2009；DiPaola 等 2005）。Shh 和附近细胞的受体即 Ptc 结合，使 Smoothened（Smo）的抑制被拮抗，Smo 是一种跨膜蛋白，负责传递 Shh 的信号（Ingham 和 McMahon 2001）。含有 Shh 无效等位基因芽胚的小鼠体内可以形成脊索但是不能维持其形态功能（Chiang 等 1996），不久之后胚胎死亡，随之停止了椎间盘的发育。为了确定 Shh 在脊索的维持和髓核形成中的作用，可以选择性地删除小鼠 Smo 等位基因（Choi 和 Harfe 2011）。这些试验中敲除了所有表达 Shh 细胞的 Smo 基因，包括脊索细胞。在 Smo 敲除的小鼠中，脊索鞘消失，而且髓核没有扩张进入椎间盘区，脊索细胞分散在整个脊柱。在 ShhCreERT2 小鼠中，椎体残余的脊索都可以被 ROSA26 标记。如果在脊索鞘形成后移除 Smo 基因，髓核不受影响，表明脊索鞘在这种组织形成中的重要性。

胶原蛋白 2（Col2）是软骨的主要胶原蛋白，也是脊索鞘的重要组成部分（Swiderski 和 Solursh 1992；Gotz 等 1995）。在 Col2a1 无效突变的小鼠中，脊索没有从椎体移开，椎间盘不能正常形成（Aszódi 等 1998）。软骨蛋白，包括胶原蛋白 9、11 和聚蛋白聚糖及软骨寡聚基质蛋白都在这些小鼠中表达，但是胶原蛋白 1、2 在既定椎体的软骨中异常地表达，导致软骨中的胶原纤维的紊乱。因此，紊乱的胶原纤维导致结构的薄弱，不能维持软骨渗透压。椎体内压力的减少可能是脊索未离开椎体而扩张进入椎间盘区域的主要原因（Adams 等 1990），导致不能形成髓核。一些基因在生骨节表达同时也影响椎体的发育，包括 Nkx3.2 和 Pax1/9，它们的突变也会影响脊索和髓核的发育，进一步提供髓核移除/扩张时需要的机械压力（Peters 等 1999；Lettice 等 1999；Tribioli 和 Lufkin 1999）。

3.2.3 髓核谱系的证据

成人髓核细胞的起源一直争论很大（Risbud 等 2010；Erwin 2010；Shapiro 和 Risbud 2010）。脊索一直被认为形成了椎间盘最初的中心部分，但是当它部分成熟时，它被类似软骨细胞的更小的细胞所取代，可能是从内侧纤维环的终板分化而来

（Wamsley 1953；Kim 等 2003）。然而，最近很多的证据显示所有髓核中的细胞实际上起源于脊索。

专栏 3.2　椎间盘的演变

　　脊索是早期无椎体脊索动物中轴骨的前体。在低等的有脊椎动物中，包括鳗和鱼类（硬骨鱼），其中轴骨大多起源于脊索（Koob 和 Long 2000；Ytteborg 等 2012；Haga 等 2009；Dale 和 Topczewski 2011；Inohaya 等 2007）。在无椎体脊索动物中没有发现生骨节。然而在大多数脊椎动物和硬骨鱼中可以发现一种原始生骨节（Scaal 和 Wiegreffe 2006；Keller 2000；Koob 和 Long 2000；Inohaya 等 2007）。在包括鲑鱼、青鳉鱼和斑纹鱼在内的硬骨鱼中，中轴骨的发育始于脊索鞘的模式化的矿化，然后逐渐发育成椎体（Ytteborg 等 2012；Haga 等 2009；Dale 和 Topczewski 2011；Inohaya 等 2007）。在成年鱼中，椎间盘包含一个中央核，类似于髓核，包含着起源于脊索的充满大量细胞液的细胞；纤维层起源于脊索鞘，它是一个弹性膜或者韧带，可能起源于最初的生骨节（Ytteborg 等 2012；Haga 等 2009；Dale 和 Topczewski 2011；Inohaya 等 2007）。

　　比较解剖学认为生骨节在两栖动物中发生进化。在一些动物中，生骨节构成体节差异性的大部分，其分段也独立于脊索（Scaal 和 Wiegreffe 2006；Keller 2000）。当羊膜动物进化的时候，它们已经有发育良好的起源于脊索的髓核样的椎间盘和起源于进化的生骨节的纤维环样的纤维组织。最近研究表明，一些成年爬行动物和鸟类，包括鸡和鹌鹑，缺少髓核。它们的脊索对于成年中轴骨的贡献是有限的（Bruggeman 等 2012）。因为髓核样结构的发育在椎体形成中出现很早，在生骨节产生组织前，在爬行动物和鸟类进化过程中髓核丢失了。这个丢失是由于选择的压力失去了髓核或是由于缺乏压力来维持它。也许是因为生骨节进化，它能代替成年中轴骨之前被脊索所承担的功能。这个区别可能导致在大约3亿2千万年前哺乳动物（下孔类）和爬行动物以及鸟类（saurapsids）从低等的脊椎动物分化开来。不论原因究竟是什么（压力相关的步态或者是机械的负荷），哺乳动物保留着脊索起源的结构。当然，该模型的证明需要更多的化石证据，例如十分罕见的非矿化组织；更完整的现存生物的比较解剖学；包括谱系示踪和分子生物学在内的能展现不同生物的椎间盘发育的实验。

　　Shh 在脊索及之后的髓核中高表达（Dahia 等 2009；DiPaola 等 2005；Choi 等 2008）。由 Shh 启动子控制诱导 Cre 的小鼠被用来研究脊索的原基分布图（Choi 等 2008）。为排除 Shh-Cre 标记脊索细胞后再次标记新生髓核细胞群的可能，我们使用三苯氧胺诱导 Cre。脊索细胞在早期被三苯氧胺"脉冲标记"，而后随着时间的推移，通过 Cre 介导活化 ROSA26-LacZ 基因位点，细胞被 β- 半乳糖苷酶染色。于妊娠期 E8.0 天将鼠胚胎脉冲标记，E13.5 天进行检测，可见髓核细胞被明显标记。此外，检测老龄的小鼠（19 个月）时可见所有髓核细胞均被标记，而纤维环未见标记物。最近的研究中，有学者使用 Noto-Cre 小鼠示踪脊索细胞（McCann 等 2012）。Noto 是高度保守的转录因子，限于节点及早期脊索中表达，当细胞内 ROSA26-LacZ 基因位点被 Noto-Cre 活化，成年小鼠的所有髓核细胞，在发生细胞形态的巨大变化后仍会被标记，尽管只有一部分成熟核细胞被一种假定的髓核细胞标记物 K8 染色。原基分布图谱研究强有力地表明髓核完全来源于脊索。

　　髓核源自脊索的另一证据为基因分析研究。最近有研究应用微阵技术比较了人类、牛科动物、犬科动物、啮齿类动物的髓核、纤维环与关节软骨的基因表达模式（Minogue 等 2010；Lee 等 2007；Sakai 等 2009）。Brachyury/T、K8、K18 与 K19 在髓核中高表达。Brachyury/T 被认为是脊索的标志物，同时也是脊索瘤与脊索源性肿瘤的标志物，表明髓核来源于这些胚胎细胞。更重要的是，基因表达模式明显重叠，上述髓核标志物的表达类似于大的脊索样细胞和较小的髓核内软骨细胞。与此结果相反，另一组实验表明髓核对于 K8 表达的异质性（Gilson 等 2010）。即便所有的髓核细胞明确源于 Noto 表达细胞，K8 表达的异质性在上述 Noto-Cre 细胞原基分布图研究中也可观察到（McCann 等 2012）。一种可能的解释是脊索可分化成所有细胞类型，包括髓核中表达 K8 和不表达 K8 的细胞。一项研究支持了此观点：兔的脊索细胞能够分化成不同形态学特征的细胞，在成人髓核中也可观察到类似情况（Kim 等 2009）。总起来说，有相当多的证据表明成人髓核的所有细胞类型均源于脊索。

3.3 体节形成

体节是源于前节中胚层体（presomitic mesoderm，PSM）的短暂性结构，明确了胚胎的前-后段类型。它们本质上是由上皮层表面包裹间叶细胞核，即 somitocoele 所构成的细胞球（Ferrer-Vaquer 等 2010）。体节的形成紧密受控于时空发展。体节按特定物种的时间间隔由 PSM 前端成对发出（Pourquie 2011；Brand-Saberi 等 2008）。体节基于其与 PSM 前端的关系命名，距离最近的体节称为 SI，而后是 SII、SIII……向胚胎的前端计数（Christ 和 Ordahl 1995）。前节中胚层体发展来的体节标记为 S0 和 SI。这些体节不由 PSM 出芽，但能在组织结构上或通过分子标记物观察到，通常被称为体节球。重要的是，首先 5 个出芽的体节注定会融合并形成枕骨（Couly 等 1993）。其余的体节将形成中轴骨和骨骼肌。体节形成与体节分节过程中如受到干扰会造成出生缺陷，椎体与间盘的构造、外形破坏会严重影响脊柱功能（专栏 3.3；Turnpenny 2008）。

专栏 3.3 分节障碍引起的人类相关疾病：Klippel-Feil综合征

许多脊柱的先天缺陷由体节分节障碍引起（Turnpenny 2008；Shifley 和 Cole 2007）。一些与致畸剂有关，如视黄酸会干扰正常视黄酸信号，影响分节形成的正常时空分布，从而引起中轴骨畸形（Alexander 和 Tuan 2010）。各种类型的脊椎肋骨发育不全均与生物钟基因Dll3、Lnfg、Hes7、Mesp2 相关联（Pourquie 2011）。以背侧融合障碍导致畸形"蝴蝶椎"为特征的Alagille综合征，与Jagged1，一种Notch配体突变相关（Oda 等 1997；Li 等 1997）。类似于对椎骨的影响，分节缺陷同样也可影响椎间盘。最突出的表现是椎间盘完全缺如伴椎骨融合，以及仅有局部椎体融合出现时椎间盘被推向一侧（Turnpenny 2008；Shifley 和 Cole 2007）。不幸的是，许多临床观察忽略了对椎间盘的分析，最可能的原因是由于早期影像方法无法将其成像。

Klippel-Feil综合征（KFS）是一个最明确的人类椎间盘发育障碍例证。KFS的主要特征是先天性颈椎骨性结合，这是由于缺少间盘而引起的邻近椎体融合。于1912年由Klippel和Feil首先报道此疾病，特点为头部活动受限，后发际低平，颈部短粗（Klippel 和 Feil 1975；Willard 和 Nicholson 1934）。KFS通常分为如下三种类型（Tracy 等 2004；Kaplan 等 2005）：
- Ⅰ型 – 多段颈椎椎体融合
- Ⅱ型 – 1～2段颈椎椎体融合
- Ⅲ型 – 颈椎椎体融合合并腰椎椎体融合

对于63名有潜在PAX1有害突变的受累者的研究表明，PAX1功能缺陷导致体节分节障碍是引起KFS的主要原因（McGaughran 等 2003）。最近，对于KFS遗传与散发病例的基因分析明确了GDF6基因的2个错义突变（L298P 和 A249E）与GDF6中623 kb 3'的一个转位（q22.2q23.3）（Clarke 等 1995；Tassabehji等 2008）。GDF6（也被称为BMP13）是TGF-β蛋白家族的一名成员，与GDF5和GDF7（BMP14, BMP12）集群，结构上与BMP2和BMP4（Rider 和 Mulloy 2010）相关。敲除斑马鱼和非洲爪蟾的GDF6可引起KFS样表型（Asai-Coakwell 等 2009；Tassabehji 等 2008）。鼠中GDF6的缺失不会引起任何明显的脊柱表型；而GDF5的额外缺失却能造成KFS样脊柱侧凸表型，表明GDF5和GDF6的功能上存在一定的冗余（Asai-Coakwell 等2009；Settle 等 2003）。同样重要的是，即使全部缺失，鼠也不会出现椎骨融合。实验表明，GDF6能抑制间充质干细胞的软骨内成骨，说明GDF6通常情况下有助于产生或维持生骨节椎间隙（Shen 等 2009）。此外，此实验表明绵羊中GDF6能够防止纤维环损伤，可能起到了对纤维环的保护作用（Wei 等 2009）。虽然这只涵盖了众多分节畸形相关的几个方面，但未来的基因筛查技术能够将更多疾病与体节发生相关基因联系起来。

3.3.1 时钟和波阵面

PSM 形成体节的第一步是明确分割位点与时间。前-后分割与 PSM 模型假说最早由 Cooke 与 Zeeman（1976）通过"时钟和波阵面"机制提出（图 3.2）。模型提出紧密受控位点与体节数量取决于 PSM 细胞内特定基因的表达周期。体内细胞基因表达周期即"时钟"，跨越胚胎前-后轴的形态发生梯度即"波阵面"。梯度与基因表达时间通过时钟相结合，导致体节由 PSM 分割边界的

图3.2 体节发生（分割）。体节（绿色）由PSM前端等时间间隔出芽，时间视物种而定。反梯度RA与FGF/Wnt信号决定了SI体节后边界附近前方的确切位置。两条主要的"时钟"信号通路随着体节形成周期性同步开、关，但彼此略有异相。（**a**）蓝带代表一个体节生成期间，PSM内的Wnt通路基因周期。（**b**）红带代表一个体节生成期间，PSM内的Notch通路基因周期。星号代表一个体节生成期间单个细胞的位置

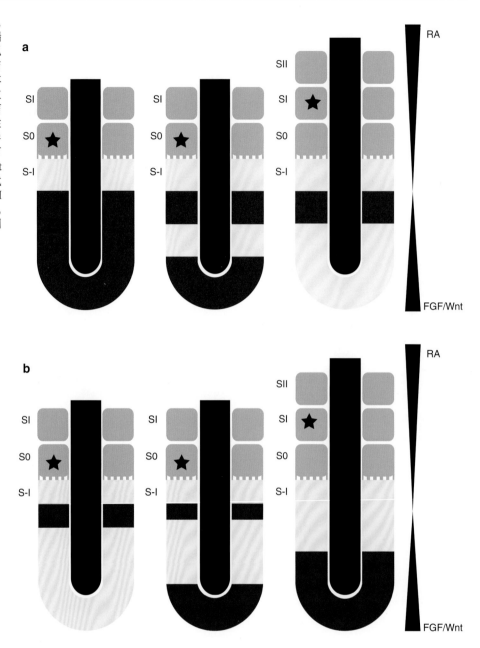

形成。细胞的定型与分化同样由它们穿过边界而调节。历年来的其他实验证据支持与详述了"时钟和波阵面"模型，如今许多分子机制已被阐明（Pourquie 2011；Brand -Saberi 等 2008）。

3.3.1.1 时钟调节

调节"时钟"涉及两条主要的信号通路，有助于确定每一体节由PSM分割的位置与时间。第一条是Notch通路。Notch 1在体节的分割与上皮形成中起着关键作用（Conlon 等 1995；Swiatek 等 1994）。虽然Notch 1在PSM中表达，但分割处会出现激活态Notch信号（Reaume 等 1992）与其他调节Notch激活的通路，如delta1（Dll1）（Bettenhausen 等 1995）、Hes1（Palmeirim 等 1997；Dequeant 等 2006）、Hes7（Bessho 等 2003）和Lfng（Evrard 等 1998；Johnston 等 1997；Forsberg 等 1998；Zhang 和 Gridley1998），显示出PSM中的周期表达模式。表达模式可比作海浪冲刷海岸。表达由PSM后方末端开始以波状向下一体节形成位点移动，而后表达又退回至后域。表达周期取决于不同的物种。Mesp2是一种Notch信号抑制因子，同样于PSM中存在周期表达模式，其每一周期表达受限并维持在SI

体节前部（Morimoto 等 2005）。Notch 激活在 S0 体节后末端高表达，而在未来 SI 体节前末端低表达，这就形成了尖锐边界，因此由 S0 体节定义分割位点（Morimoto 等 2005；Saga 2007；Sasaki 等 2011；Saga 等 1997）。

第二条信号通路涉及到时钟系统，调节其基因表达周期模式的是 Wnt.Axin2，一种 Wnt 通路的负调控因子，其表达为震荡模式，并不与 Notch 家族基因同步（Aulehla 等 2003；Dequeant 等 2006）。Notch 通路的破坏并不影响 Axin2 的表达，而 Wnt3 的破坏可干扰 Lnfg，一种 Notch 信号抑制因子（Aulehla 等 2003，2008）。这说明周期性 Wnt 信号出现在周期性 Notch 信号的上游。基因表达周期似乎随着 PSM 细胞在适当的时间回应"波阵面"信号，以开始细胞形成与黏附改变，体节由 PSM"出芽"。

3.3.1.2 波阵面

"波阵面"概念是导致体节形成突然转变的关键点，包括两个反作用形态发生梯度（Brand-Saberi 等 2008；Pourquie 2011）。首先发现的是成纤维细胞生长因子（FGF）信号。FGF8 在 PSM 后部高表达，并向 PSM 前部逐渐减少（Dubrulle 等 2001）。最近，学者发现 FGF4 以类似模式表达（Naiche 等 2011）。Fgf8 的串珠吸收实验证明了 Fgf8 集中调节体节大小的能力（Sawada 等 2001）。PSM 中表达的 FGF 唯一受体 Fgfr1 的缺失，会引起周期性基因表达缺失及体节不能分割（Wahl 等 2007）。FGF8 梯度由 RNA 转录的不稳定性决定，导致 Fgf8 蛋白逐渐减少（Dubrulle 和 Pourquie 2004），从而导致分割边界可受严密的时间空间的控制。由 β-catenin 蛋白定位证明，除 FGF 外，Wnt 信号有类似的梯度，通过并平行于 FGF 信号（Aulehla 等 2008）。Wnt 信号梯度提示了"时钟"与"波阵面"间的回应机制，Wnt 信号能够控制 Notch 通路。Wnt 的梯度与周期性表达在波阵面与时钟之间起到了桥梁作用（Brand-Saberi 等 2008；Pourquie 2011）。

与 FGF 反向的梯度是视黄酸（RA）梯度，沿发育胚胎由前向后延伸，可通过 FGF8 抑制 Raldh2，一种 RA 合成所需的基因而被抑制（Diez del Corral 等 2003）。而后 RA 又能抑制 FGF 信号（Diez del Corral 等 2003）。Cyp26 是一种 RA 降解酶，在尾芽中表达（Sakai 等 2001），提供了维持局部 RA 扩散的机制。梯度形成的原理被认为是源 - 库机制（Aulehla 和 Pourquié 2010），相反 mRNA 衰减控制 FGF 梯度。最近的研究认为"波阵面"边界通过 FGF/Wnt 高表达、RA 信号低表达至 FGF/Wnt 低表达、RA 信号高表达而定。

体节发生中体节对的两侧对称性也由 RA 信号控制（Kawakami 等 2005；Vermot 等 2005；Vilhais-Neto 等 2010；Vermot 和 Pourquie 2005；Sirbu 和 Duester 2006）。在正常胚胎发育中，各种基因不对称表达，如 Nodal 和 Pitx2，致使内脏器官不对称。有学者提出 RA 通过造成体腔内左 - 右不对称的周围信号，使体节发生孤立起来（Brent 2005；Brend 和 Holley 2009）。这与体节发生相关基因相联系，直接控制身体的对称性。

3.3.2 上皮形成

随着体节由 PSM 前方末端出芽，外层细胞经历由间充质干细胞向上皮转变（mesenchymal to epithelial transition，MET）。MET 中两个主要的转录因子为 Pax3 和 Paraxis。Pax3 在体外过表达使间充质干细胞系形成上皮（Wiggan 等 2002），而 PSM 中 Pax3 的缺失可导致体节不能形成完整上皮（Mansouri 等 2001）。Paraxis 的缺失也能扰乱体节上皮的形成（Burgess 等 1996），但不影响其分割与未来分化。1978 年首次发现体节发生中的 MET 现象，当时的研究证明相比未分段 PSM，分段的中胚层细胞表现出较大的黏合性（Bellairs 等 1978）。发育的体节中表达多种黏附分子，如神经钙黏素、纤连蛋白、cytoactin 以及神经细胞黏着分子（Duband 等 1987；Crossin 等 1986）。这些分子均参与上皮的形成。神经钙黏素对于稳定体节产生是必需的，其缺失会导致体节不整及附着不良（Radice 等 1997），缺乏黏附性（Duband 等 1987）。EphA4/Ephrin 信号同样是体节上皮形成所必需的。以显性负性的形式阻断 EphA4/Ephrin 信号，缩短的 EphA4 导致体节边界无上皮形成（Barrios 等 2003）。这使得上皮细胞仅在每一体节球的外缘形成。分割时钟高 Notch 信号如何转化成 MET 还不清楚，但 Notch 调节 Hes1 转录因子的表达，Hes1 调节 Ephrin 的表达（Glazier 等 2008）。

3.3.3 分割特性

Hox 基因控制 PSM 的结构，最终导致颅骨至骶椎解剖特点的差异（Iimura 等 2009；Wellik 2009）。最早在果蝇体节分割中发现，Hox 基因位于基因簇中，按其由前域至后域的表达顺序由 3' 端至 5' 端排列。在哺乳动物中，存在四簇 Hox 基因，分别为 Hox A、B、C、D，均取决于 13 Hox 基因（Wellik 2009）。簇中相同编号的 Hox 基因称为同源基因（如 *Hoxa1*、*Hoxb1* 和 *Hoxd1*）。每一种 Hox 基因的结构域表达对应着特定的椎体段（Burke 等 1995）。虽然 Hox 基因的同线性在果蝇中很容易被证明，缺失会导致前同源异型转化，但在小鼠中，Hox 基因缺失会同时造成前同源异型转化与后同源异型转化（Wellik 2007）。小鼠中的这种变化原因被认为与旁系同源 Hox 基因的激活相关。复合旁系同源 Hox 基因的缺失始终会导致前同源异型转化（Wellik 2007）。特定的 Hox 表达补体决定特定椎段的特性，"Hox 代码"用来描述此现象（Kessel 和 Gruss 1991；Iimura 等 2009）。在小鼠中，Hox 基因表达的前界在胚胎第 12.5 天确定（Wellik 2007）。有迹象表明 Hox 基因的表达与体节时钟具有相关性（Zakany 等 2001；Kmita 和 Duboule 2003），在脊柱模式中形成附加层。在发育的特殊阶段，RA 同样与 Hox 基因表达的控制相关，异位 RA 可引起椎体的同源异型转化（Kessel 和 Gruss 1991）。因此，"波阵面"信号通路与特定定位有关的信号通路之间存在着相互作用。这些相互作用强调了所有调节中轴骨发育的信号通路之间是如何重叠与交错的。

3.4 生骨节的形成

分化开始于体节最前面部分的发育，体节背侧上皮将会形成生皮肌节，然后分化成背侧真皮和骨骼肌。体节腔和体节腹侧上皮将会经历从上皮细胞到间叶细胞的转变（EMT）从而形成生骨节。生骨节将会形成中轴骨所有的纤维结缔组织，生骨节和生皮肌节的分区开始于当体节发育到 SⅢ（Christ 和 Ordahl 1995），在随后的一个时期内生骨节节段仍然是可塑的（Dockter 和 Ordahl 2000）。脊索和腹侧终板分泌的 Shh 是控制上皮体节分层形成生骨节最初的启动信号（Borycki 等 1998；Fan 和 Tessier-Lavigne 1994；Murtaugh 等 1999；Dockter 2000；Chiang 等 1996；Marcelle 等 1999）。Pax3 和 Pax7 在未分节的 PSM 中表达，但是在生骨节分化时，在腹侧体节和体节腔中表达是下调的。Pax1 和 Pax9 是生骨节的标志物，它们的表达是上调的（Brand-Saberi 和 Christ 2000）。已经证实 Shh 可以产生 Pax1（Fan 和 Tessier-Lavigne 1994；Johnson 等 1994），生骨节的形成也需要另外一个信号（Stafford 等 2011），从中胚层侧板来的 BMP 通常会阻断生骨节的分化，干扰 Shh 信号，允许生骨节从体节腹侧中部分化而来。一些 BMP 拮抗剂在细胞外局部表达，可以限制 BMP 的活性（Stafford 等 2011；Rider 和 Mulloy 2010）。在 Noggin（Nog）和 Gremlin1（Grem1）的实验中拮抗 BMP 信号，在 Shh 存在的情况下可以允许生骨节分化（Stafford 等 2011），而敲除小鼠 Nog 和 Grem1 的基因将导致生骨节分化的失败，生皮肌节却不受影响；只抑制 BMP 不足以限定生骨节的形成或者扩大生骨节在体内的分化，提示 BMP 的拮抗剂是生骨节分化的一个促进因子（Rider 和 Mulloy 2010）。最近，利用脊索缺失的 Sd 小鼠，实验证明单独的底板便能满足生骨节的发育（Ando 等 2011），从底板来的 Shh 可以代替从脊索来的 Shh，在脊索缺失的情况下促进生骨节的分化。

3.5 再分割

1855 年，Remak 发现椎体的半段重排与原始体节有关，而后他首次提出生骨节的再分割（Bagnall 等 1988）。最初的研究是通过用鹌鹑 / 小鸡嵌合体血统追踪（Bagnall 等 1988；Goldstein 和 Kalcheim 1992）、活体染色（Bagnall 1992）或者病毒转染（Ewan 和 Everett 1992）来研究小鸡体节发育。这些研究的共识是生骨节起源于一个体节，这个体节又分成喙部和尾部两部分，喙部迅速加入尾部，喙部形成椎体。因此椎间盘起源于两部分连接处的生骨节（图3.3）。因为这些早些的研究，现在已经确定分区发生在生骨节从体节腹侧分化出来之后。再分区导致生骨节和肌节之间一个半部分的交错，从而形成中轴骨肌肉组织和椎体之间交织的模型。在再分区中改变的表型包括椎间关节处的椎体融合，脊椎和肋骨的分裂，通过骨节迁移的神经嵴中的改变，以及分裂的背根神经节。一些小鼠模型显示再分区缺陷的这些类型，包括 RAB23（opb 突变）（Sporle 和 Schughart 1998）、Paraxis（Johnson 等 2001）和 Tgfbr2（Baffi 等 2006）的缺失。生骨节形成后消融神经管也导致再分区失败，表明来自神经管的信号在指导再分区方面起着一定的作用（Colbjorn Larsen 等 2006）。很多涉及再分区方面的分子机制仍然需要被继续阐明。

3.6 生骨节衍生物

生骨节包含多能祖细胞，可以分化成中轴骨所有种类的纤维结缔组织细胞（Monsoro-Burq 2005）。生骨节可以分化成软骨，最后经历软骨内骨化形成脊柱的骨化椎体。它也会分化成椎间盘的纤维环和连接椎体和肌肉的韧带。细胞类型的确定是根据细胞在生骨节中的位置和复杂的生长因子间的相互作用（图 3.4）。这些因子之间如何相互作用并确定中轴骨特异性细胞起源的研究才刚刚开始。

3.6.1 纤维环的分化

形成椎间盘纤维环的生骨节的区域可以被追溯到体节的体节腔细胞（Mittapalli 等 2005）。如前所述，体节是构成胚胎分区样式的短暂性结构。它们包括外部的上皮构成的球形体，核心是间叶组织细胞。间叶组织核心是体节腔。当生骨节形成时，脊索来的 Shh 引起上皮体节腹侧部上皮细胞向间叶组织转变。这些细胞和体节腔的间叶组织细胞一起从腹侧向脊索周围转移，形成生骨节

（Monsoro-Burq 2005）。从体节腔来的止于生骨节尾部的细胞与 von Ebner's 陷窝相邻，这块区域标志两个生骨节之间的边界（Williams 1910；Christ 等 2000）。再分区之后，这个区域形成两椎骨的纤维环。这个区域对于椎间盘和关节突关节形成的重要性是通过小鸡胚胎的传统发育生物学技术确定的（Mittapalli 等 2005）。用显微外科方法切除体节腔并用惰性的小珠代替。在 6 天的孵化后，约半数手术后的胚胎椎间盘缺如。另外，由于椎体滑膜关节的缺失，相邻的关节结构十分混乱。近年来研究证明，这些细胞有助于纤维环的产生，但在上皮体节中，它们不能决定纤维环细胞的命运（Senthinathan 等 2012）。当脊索腔细胞被 GFP 标记后被移植到神经管和脊索之间，GFP 表达的细胞在纤维环和椎体随后的发育中不受限制。而且，在纤维环表达的标志物在椎体中没有被发现。结果显示纤维环细胞的确定很可能是由其在生骨节中的位置决定的。

已经公认，纤维环起源于相邻生骨节边界的细胞，然而，在纤维环起源于喙部还是尾部边界仍有争论。体节腔细胞正常情况下都终止于边界的尾部（Mittapalli 等 2005），之前的原基分配图谱和化生凝集素结合研究表明纤维环起源于尾部区域（Bagnall 和 Saners 1989；Huang 等 1994）。相比之下，运用小鸡 - 鹌鹑嵌合实验和最近的染料标记研究证明纤维环起源于喙部生骨节（Goldstein 和 Kalcheim 1992；Bruggeman 等 2012）。染料标记研究的优势是两个独立的细胞群可以在同一体节内标记，不需要精确的细胞移植技术。

当细胞在发育中经历软骨化时，纤维环前体组织中的细胞为成纤维细胞，并且在髓核周围以同心圆的形式排列（Peacock 1951；Rufai 等 1995；Hayes 等 2011）。这种方式提供了胶原沉积的结构，最终形成典型的放射状薄层的纤维环结构。黏合连接物质可以黏合相邻的细胞。细胞之间的这种排列模式即为细胞肌动蛋白骨架与黏合连接物质作用的结果（Hayes 等 1999）。细胞定位后为高度组织化的基质沉积期。胶原基质的有序沉积与结缔组织中所见的相似，比如肌腱细胞中胶原纤维自我组装，而后在细胞膜间隙内形成更粗大的纤

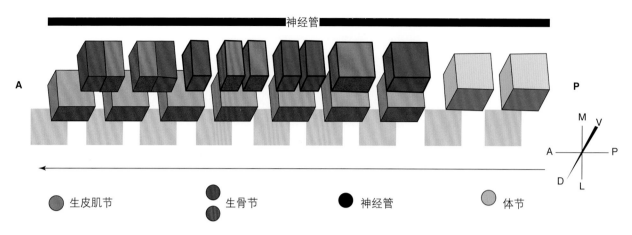

图 3.3　生骨节再分割。再分割起始于体节的背腹侧的分区，背侧（棕色）、腹侧（红和蓝色）分别形成生皮肌节和生骨节。生骨节再继续分为前后两个区域，可以被认为是间隔的疏松和密集的间叶组织。一个体节的前区和正后方的后区将会发育成椎体的前体。这种方式下，椎体和肌肉部分将会由一个半部分交错构成。箭头指示细胞更替的方向。

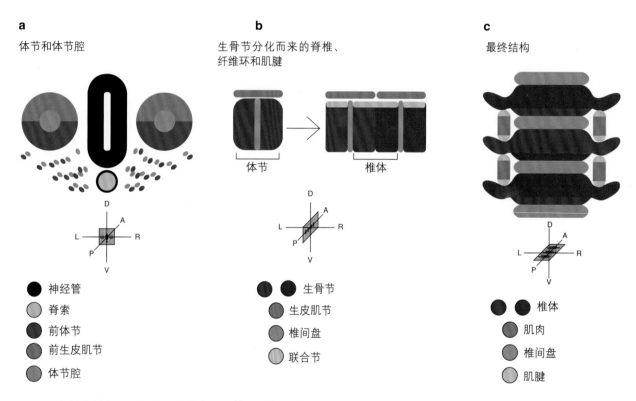

图 3.4　生骨节的衍生。（a）生骨节起源于体节腹侧中部。在 Shh 作用下，体节和体节腔细胞向脊索迁移和分化成生骨节。（b）从体节腔来的细胞止于每一分区喙部和尾部间的边界。这些细胞位于发育的椎体间，将会形成椎间盘的纤维环。生骨节背侧边界的细胞在生肌节源的因子影响下分化成为肌腱。（c）最终的结构中，椎间盘位于椎体之间，椎体被肌肉来源的一个半区域交错，通过肌腱连接肌肉

维（Birk 和 Trelstad 1986）；小的富含亮氨酸的蛋白聚糖（SLRPs）控制着胶原纤维形成，调节包括 TGF-β 在内的细胞因子的有效性。相对于在椎体软骨，纤维调节蛋白在纤维环中高度表达，通过控制胶原纤维的形成和生长因子的生物利用度，纤维调节蛋白在纤维环形成中扮演十分重要的角色（Hayes 等 2011；Smits 和 Lefebvre 2003；Sohn 等 2010）。

　　许多 TGF-β 超家族成员是分泌的信号分子，调节细胞生理的很多方面（Serra 和 Chang 2003；Patil 等 2011）。TGF-β 信号通过杂聚肽丝氨酸 / 苏氨酸激酶受体传导信号（Wrana 等 1994）。靶向删

除生骨节 Tgfbr2 基因的小鼠显示出中轴骨发育的缺陷，包括椎间盘的缩小或缺如，纤维环最受影响，纤维调节蛋白是纤维环中含量十分丰富的基质蛋白，在这种小鼠中其表达下调或者缺失。成熟形式的胶原蛋白 ⅡB，预示着椎体的发育，在这种小鼠的纤维环中异位表达，花生凝集素通常只在椎体中着色，在本实验小鼠中，使得脊柱全长着色。而且，一个全球性的分析比较野生型和 Tgfbr2 突变基因的椎间盘研究发现 Tgfbr2 基因突变的小鼠的纤维环更像野生型的椎体而不是纤维环（Sohn 等 2010）。另外基因芯片实验显示在纤维环中表达丰富的基因在 TGF-β 治疗的生骨节中被激活（Sohn 等 2010）。另一项研究中在培养使用大鼠纤维环细胞时发现，TGF-β 能上调蛋白质和纤维软骨，包括胶原蛋白 Ⅰ 和 Ⅱ（Hayes 和 Ralphs 2011）。共同的结果表明 TGF-β 能 :（a）通过组织椎间盘区的椎体软骨分化来促进椎间盘的形成 :（b）直接刺激纤维环分化。

融合综合征（KFS ; OMIM#118100）是一种以颈椎骨性融合为特点的先天畸形，由于椎间盘缺如导致相邻椎体融合。最近证明 KFS 和 GDF6 基因突变有关系（Tassabehji 等 2008）。GDF6/BMP13 是 BMP 亚群中的一员，属于 TGF-β/BMP 家族，可以分泌信号分子。椎间盘发育中 GDF6 的作用机制未知，但是推测其与调节生骨节中椎间盘形成的位置有关（专栏 3.3）。

3.6.2 椎体软骨的分化

当生骨节初步形成时，椎体软骨细胞的分化方向已经被确定（Murtaugh 等 1999）。脊索分泌的 Shh 能引起体节细胞的分层和生骨节的最初分化。Shh 同样可以使这些细胞对 BMP 的软骨生成活动作出反应。Shh 引导了翻译因子 Pax1 和 Pax9 的表达。Pax1 和 Pax9 也被视为早期生骨节形成的标志物（Muller 等 1996）。Shh 和 Pax1/9 也调节转录抑制因子 Nkx3.2 的表达（Zeng 等 2002 ; Rodrigo 等 2003）。Nkx3.2 是中轴骨软骨形成前细胞的早期标志物，并且它引起 Sox9 的表达。Sox9 是一种 BMP 依赖的软骨形成过程中主要调节因子（Zeng 等 2002 ; Tribioli 和 Lufkin 1999）。

Nkx3.2 是一种转录抑制物，它有可能介导了 Sox9 的抑制，但这种抑制作用尚未被明确。Nkx3.2 和 Smad1/Smad4 的相互作用直接招募脱乙酰化酶 /Sin3a 结合于 DNA，进而抑制基因表达（Kim 和 Lassar 2003）。这些结果表明在特定结合物（如 Nkx3.2）存在的背景下，Smads 担任转录抑制物。通过这种方式，BMP 和 Nkx3.2 共同联合调节软骨形成。一旦 Sox9 的表达和软骨生成在中轴骨开始时，软骨分化和软骨内成骨就会在椎骨内发生，这种生成方式类似于在四肢骨发展的过程。当骨性椎体形成后，透明软骨存在于终板，并毗邻椎间盘。

3.6.3 椎体与纤维环的边界

在分区之后，生骨节会形成一种疏松与紧密交替的间叶组织。致密间质代表未来形成的椎间盘纤维环，而疏松间质会分化成椎间软骨，两部分之间会形成明显的边界。椎体软骨的生成需要高浓度的 BMP。BMP 受体的消除会导致软骨生成和软骨内骨生成的完全中断（Yoon 等 2005）。然而，BMP mRNA 合成的细胞会转化成未来的椎间盘（Zakin 等 2008，2010）。为了确定在生骨节中椎间盘和椎体形态学位置的发生，BMP 的活动必须被重新定位和集中。这需要两类 BMP 相互作用的蛋白质，Cv-2 和 Chd（Zakin 等 2008，2010）。Cv-2 或 Chd 缺失会导致小椎体和小椎间隙的发生。Cv-2mRNA 在椎骨前体细胞内合成。这种蛋白会借助硫酸乙酰肝素蛋白多糖依附于细胞表面并定位于椎体间隔中。Chd mRNA 在椎间盘前体组织中合成，然而这种蛋白质大部分位于椎间隙。在发育的间盘组织中，Chordin 与 BMP 结合并抑制其活性，同时将 BMP 转移至发育的椎体组织当中。一旦在椎体间隙中 Chd 与 Cv-2 结合，Chd 会被 tolloid 样蛋白酶裂解并释放 BMP。在椎体内磷酸化 Smad-1 的出现标志着 BMP 的高活性，然而在椎间盘间隙中其含量很少甚至没有。在生骨节内 BMP 活性的转移和聚集有助于建立分隔和界线。这些分隔和界线确定了椎体和椎间盘的形成区域。

另外，对选择性消除生骨节内 Tgfbr2 的小鼠胚胎进行检测，结果显示，维持发育中椎骨与纤维环的清晰界线需要 Tgfbr2（Baffi 等 2006）。Pax1/9 对于划分和保持发育中组织的界线具有重要作用。并且在 Tgfbr2 变异的小鼠内 Pax1/9 的表达区有所扩展。由于 TGF-β 会拮抗 BMP 的活动，那么 TGF-β 的缺失有可能导致椎间盘前体组织中 BMP 不适当的表达（Candia 等 1997；Li 等 2006）。TGF-β 也有可能通过 Chd 和 Cv-2 来干涉 BMP 活动的重新分布。

3.6.4 联合节（肌腱）

中轴骨的肌腱发生于生骨节的一个分区，称作联合节（Brent 等 2003）。因为肌腱连接椎骨与肌肉，所以肌腱在发育过程中的定位非常重要。当生骨节从体节分离时，上皮生皮肌节发生于体节的背侧大部，于是未来的肌细胞分离出来形成肌节。肌节可以表达肌肉生长发育的主要调节因子，MyoD 和 Myf5。肌节处于背侧并衔接于生骨节并且分泌成纤维细胞生长因子（FGF）4 和 6。FGF 受体位于生骨节并且 FGF 信号会刺激 Scx 的表达，标志着肌腱的发育生长。源于脊索的生骨节腹侧具有高浓度的 Shh，其能阻止肌腱的形成并促进椎体的形成；因而肌腱发生于肌肉和椎骨之间并衔接二者（Brent 等 2003, 2005）。

3.7 出生后椎间盘维持的发育通路

一些调节发育的信号通路也参与成人椎间盘结构的维持。例如，Tgfb 在椎间盘中和终板软骨中表达直到成熟（Dahia 等 2009）。表达显负性 Tgfbr2（DNIIR）的小鼠在 3 个月时出现脊柱侧凸（Serra 等 1997），当出生后去除小鼠椎间盘纤维软骨和终板软骨的 Tgfbr2，导致信号的改变，引起退变加速（Jin 等 2011）。同时，这些研究显示有功能的 TGF-β 信号对于维持原始发育已停止的椎间盘的健康状态很重要。另一个例子是 Wnt 信号：通过阻断 Axin1 和 Axin2 抑制剂导致 Wnt/β

连环蛋白的不合适的激活从而引起脊柱侧凸和腰椎融合（Dao 等 2010）。同样的，通过表达 β 连环蛋白连续的激活产生 Wnt 信号短暂的活动，导致生后纤维环的退化（Kondo 等 2011）。很多其他的通路对椎间盘的发育十分重要，再生后也十分活跃，包括 Shh、Wnt、FGF 和 BMP（Dahia 等 2009）。未来的研究将会阐明维持生后椎间盘正常形态的重要通路的分子机制。

3.8 结语

理解胚胎期中轴骨发育的信号有助于洞察脊髓病理机制。为了这个目的，理解有专门功能的细胞如何从未分化的细胞起源、细胞间怎样相互作用及形成组织及器官的环境是十分重要的。另外，骨骼系统如何发展发育直接影响了再生及组织工程策略的制定并有助于理解脊髓疾病的发病机制。

3.9 本章要点总结

- 椎间盘起源于胚胎期的两个结构，体节和脊索。
- 脊索细胞形成髓核。
- 体节是短暂的结构，决定胚胎的分区模型。
- 体节分化成生骨节和生皮肌节。生骨节将会形成脊柱所有的纤维结缔组织。
- 生骨节的再分区是在其从体节分化出开始的，所以肌肉和椎体以一个半部交错。
- 纤维环起源于生骨节的一个亚间隔称作 arthrotome，可以被追溯到体节的体节腔。
- 肌腱起源于生骨节的一个亚间隔，称作联合节。
- 脊索形成和维持、体节的分区、生骨节的形成、再分区和纤维环分化的缺陷都会导致脊椎的紊乱从而影响椎间盘形成。
- 理解椎间盘的形成原理可以产生对这个复杂器官发育组织工程学的新颖的策略。

（冯世庆 译校）

参考文献

Adams DS, Keller R, Koehl MA (1990) The mechanics of notochord elongation, straightening and stiffening in the embryo of Xenopus laevis. Development 110(1):115–130

Alexander PG, Tuan RS (2010) Role of environmental factors in axial skeletal dysmorphogenesis. Birth Defects Res C Embryo Today 90(2):118–132

Ando T, Semba K, Suda H, Sei A, Mizuta H, Araki M, Abe K, Imai K, Nakagata N, Araki K, Yamamura K (2011) The floor plate is sufficient for development of the sclerotome and spine without the notochord. Mech Dev 128(1–2):129–140

Asai-Coakwell M, French CR, Ye M, Garcha K, Bigot K, Perera AG, Staehling-Hampton K, Mema SC, Chanda B, Mushegian A, Bamforth S, Doschak MR, Li G, Dobbs MB, Giampietro PF, Brooks BP, Vijayalakshmi P, Sauve Y, Abitbol M, Sundaresan P, van Heyningen V, Pourquie O, Underhill TM, Waskiewicz AJ, Lehmann OJ (2009) Incomplete penetrance and phenotypic variability characterize Gdf6-attributable oculo-skeletal phenotypes. Hum Mol Genet 18(6):1110–1121

Aszódi A, Chan D, Hunziker E, Bateman JF, Fässler R (1998) Collagen II is essential for the removal of the notochord and the formation of intervertebral discs. J Cell Biol 143(5):1399–1412

Aulehla A, Pourquié O (2010) Signaling gradients during paraxial mesoderm development. Cold Spring Harb Perspect Biol 2(2)

Aulehla A, Wehrle C, Brand-Saberi B, Kemler R, Gossler A, Kanzler B, Herrmann BG (2003) Wnt3a plays a major role in the segmentation clock controlling somitogenesis. Dev Cell 4(3):395–406

Aulehla A, Wiegraebe W, Baubet V, Wahl MB, Deng C, Taketo M, Lewandoski M, Pourquie O (2008) A [beta]-catenin gradient links the clock and wavefront systems in mouse embryo segmentation. Nat Cell Biol 10(2):186–193

Baffi MO, Slattery E, Sohn P, Moses HL, Chytil A, Serra R (2004) Conditional deletion of the TGF-beta type II receptor in Col2a expressing cells results in defects in the axial skeleton without alterations in chondrocyte differentiation or embryonic development of long bones. Dev Biol 276(1):124–142

Baffi MO, Moran MA, Serra R (2006) Tgfbr2 regulates the maintenance of boundaries in the axial skeleton. Dev Biol 296(2):363–374

Bagnall KM (1992) The migration and distribution of somite cells after labelling with the carbocyanine dye, DiI: the relationship of this distribution to segmentation in the vertebrate body. Anat Embryol (Berl) 185(4):317–324

Bagnall KM, Sanders EJ (1989) The binding pattern of peanut lectin associated with sclerotome migration and the formation of the vertebral axis in the chick embryo. Anat Embryol (Berl) 180(5):505–513

Bagnall KM, Higgins SJ, Sanders EJ (1988) The contribution made by a single somite to the vertebral column: experimental evidence in support of resegmentation using the chick-quail chimaera model. Development 103(1):69–85

Barrios A, Poole RJ, Durbin L, Brennan C, Holder N, Wilson SW (2003) Eph/Ephrin signaling regulates the mesenchymal-to-epithelial transition of the paraxial mesoderm during somite morphogenesis. Curr Biol 13(18):1571–1582

Bellairs R, Curtis AS, Sanders EJ (1978) Cell adhesiveness and embryonic differentiation. J Embryol Exp Morphol 46:207–213

Bessho Y, Hirata H, Masamizu Y, Kageyama R (2003) Periodic repression by the bHLH factor Hes7 is an essential mechanism for the somite segmentation clock. Genes Dev 17(12):1451–1456

Bettenhausen B, Hrabe de Angelis M, Simon D, Guenet JL, Gossler A (1995) Transient and restricted expression during mouse embryogenesis of Dll1, a murine gene closely related to Drosophila Delta. Development 121(8):2407–2418

Birk DE, Trelstad RL (1986) Extracellular compartments in tendon morphogenesis: collagen fibril, bundle, and macroaggregate formation. J Cell Biol 103(1):231–240

Borycki AG, Mendham L, Emerson CP (1998) Control of somite patterning by Sonic hedgehog and its downstream signal response genes. Development 125(4):777–790

Brand-Saberi B, Christ B (2000) Evolution and development of distinct cell lineages derived from somites. Curr Top Dev Biol 48:1–42

Brand-Saberi B, Rudloff S, Gamel AJ (2008) Avian somitogenesis: translating time and space into pattern. Adv Exp Med Biol 638:42–57

Brend T, Holley SA (2009) Balancing segmentation and laterality during vertebrate development. Semin Cell Dev Biol 20(4):472–478

Brent AE (2005) Somite formation: where left meets right. Curr Biol 15(12):R468–R470

Brent AE, Schweitzer R, Tabin CJ (2003) A somitic compartment of tendon progenitors. Cell 113(2):235–248

Brent AE, Braun T, Tabin CJ (2005) Genetic analysis of interactions between the somitic muscle, cartilage and tendon cell lineages during mouse development. Development 132(3):515–528

Bruggeman BJ, Maier JA, Mohiuddin YS, Powers R, Lo Y, Guimaraes-Camboa N, Evans SM, Harfe BD (2012) Avian intervertebral disc arises from rostral sclerotome and lacks a nucleus pulposus: implications for evolution of the vertebrate disc. Dev Dyn 241(4):675–683

Burgess R, Rawls A, Brown D, Bradley A, Olson EN (1996) Requirement of the paraxis gene for somite formation and musculoskeletal patterning. Nature 384(6609):570–573

Burke AC, Nelson CE, Morgan BA, Tabin C (1995) Hox genes and the evolution of vertebrate axial morphology. Development 121(2):333–346

Candia AF, Watabe T, Hawley SH, Onichtchouk D, Zhang Y, Derynck R, Niehrs C, Cho KW (1997) Cellular interpretation of multiple TGF-beta signals: intracellular antagonism between activin/BVg1 and BMP-2/4 signaling mediated by Smads. Development 124(22):4467–4480

Chiang C, Litingtung Y, Lee E, Young KE, Corden JL, Westphal H, Beachy PA (1996) Cyclopia and defective axial patterning in mice lacking Sonic hedgehog gene function. Nature 383(6599):407–413

Choi K-S, Harfe BD (2011) Hedgehog signaling is required for formation of the notochord sheath and patterning of nuclei pulposi within the intervertebral discs. Proc Natl Acad Sci 108(23):9484–9489

Choi KS, Cohn MJ, Harfe BD (2008) Identification of nucleus pulposus precursor cells and notochordal remnants in the mouse: implications for disk degeneration and chordoma formation. Dev Dyn 237(12):3953–3958

Christ B, Ordahl CP (1995) Early stages of chick somite development. Anat Embryol (Berl) 191(5):381–396

Christ B, Scaal M (2008) Formation and differentiation of avian somite derivatives. Adv Exp Med Biol 638:1–41

Christ B, Huang R, Wilting J (2000) The development of the avian vertebral column. Anat Embryol (Berl) 202(3):179–194

Christ B, Huang R, Scaal M (2004) Formation and differentiation of the avian sclerotome. Anat Embryol (Berl) 208(5):333–350

Christ B, Huang R, Scaal M (2007) Amniote somite derivatives. Dev Dyn 236(9):2382–2396

Clarke RA, Singh S, Mckenzie H, Kearsley JH, Yip MY (1995) Familial Klippel-Feil syndrome and paracentric inversion Inv(8)(Q22.2q23.3). Am J Hum Genet 57(6):1364–1370

Colbjorn Larsen K, Fuchtbauer EM, Brand-Saberi B (2006) The neural tube is required to maintain primary segmentation in the sclerotome. Cells Tissues Organs 182(1):12–21

Conlon RA, Reaume AG, Rossant J (1995) Notch1 is required for the coordinate segmentation of somites. Development 121(5):1533–1545

Cooke J, Zeeman EC (1976) A clock and wavefront model for control of the number of repeated structures during animal morphogenesis. J Theor Biol 58(2):455–476

Couly GF, Coltey PM, Le Douarin NM (1993) The triple origin of skull in higher vertebrates: a study in quail-chick chimeras. Development 117(2):409–429

Crossin KL, Hoffman S, Grumet M, Thiery JP, Edelman GM (1986) Site-restricted expression of cytotactin during development of the chicken embryo. J Cell Biol 102(5):1917–1930

Dahia CL, Mahoney EJ, Durrani AA, Wylie C (2009) Intercellular signaling pathways active during intervertebral disc growth, differentiation, and aging. Spine (Phila Pa 1976) 34(5):456–462

Dale RM, Topczewski J (2011) Identification of an evolutionarily conserved regulatory element of the zebrafish col2a1a gene. Dev Biol 357(2):518–531

Dao DY, Yang X, Flick LM, Chen D, Hilton MJ, O'Keefe RJ (2010) Axin2 regulates chondrocyte maturation and axial skeletal development. J Orthop Res 28(1):89–95

Dequeant ML, Glynn E, Gaudenz K, Wahl M, Chen J, Mushegian A, Pourquie O (2006) A complex oscillating network of signaling genes underlies the mouse segmentation clock. Science 314(5805):1595–1598

Diez del Corral R, Olivera-Martinez I, Goriely A, Gale E, Maden M, Storey K (2003) Opposing FGF and retinoid pathways control ventral neural pattern, neuronal differentiation, and segmentation during body axis extension. Neuron 40(1):65–79

DiPaola CP, Farmer JC, Manova K, Niswander LA (2005) Molecular signaling in intervertebral disk development. J Orthop Res 23(5):1112–1119. doi:10.1016/j.orthres.2005.03.008

Dobrovolskaia-Zavadskaia N (1927) Sur la mortification spotanee de la chez la souris nouvau-nee et sur l'existence d'un caractere (facteur) herededitaire, non-viable. CR Soc Biol 97:114–116

Dockter JL (2000) Sclerotome induction and differentiation. Curr Top Dev Biol 48:77–127

Dockter J, Ordahl CP (2000) Dorsoventral axis determination in the somite: a re-examination. Development 127(10):2201–2206

Duband JL, Dufour S, Hatta K, Takeichi M, Edelman GM, Thiery JP (1987) Adhesion molecules during somitogenesis in the avian embryo. J Cell Biol 104(5):1361–1374

Dubrulle J, Pourquie O (2004) fgf8 mRNA decay establishes a gradient that couples axial elongation to patterning in the vertebrate embryo. Nature 427(6973):419–422

Dubrulle J, McGrew MJ, Pourquie O (2001) FGF signaling controls somite boundary position and regulates segmentation clock control of spatiotemporal Hox gene activation. Cell 106(2):219–232

Erwin WM (2010) The enigma that is the nucleus pulposus cell: the search goes on. Arthritis Res Ther 12(3):118

Evrard YA, Lun Y, Aulehla A, Gan L, Johnson RL (1998) Lunatic fringe is an essential mediator of somite segmentation and patterning. Nature 394(6691):377–381

Ewan KB, Everett AW (1992) Evidence for resegmentation in the formation of the vertebral column using the novel approach of retroviral-mediated gene transfer. Exp Cell Res 198(2):315–320

Fan C-M, Tessier-Lavigne M (1994) Patterning of mammalian somites by surface ectoderm and notochord: evidence for sclerotome induction by a hedgehog homolog. Cell 79(7):1175–1186

Ferrer-Vaquer A, Viotti M, Hadjantonakis A-K (2010) Transitions between epithelial and mesenchymal states and the morphogenesis of the early mouse embryo. Cell Adh Migr 4(3):447–457

Forsberg H, Crozet F, Brown NA (1998) Waves of mouse Lunatic fringe expression, in four-hour cycles at two-hour intervals, precede somite boundary formation. Curr Biol 8(18):1027–1030

Gadjanski I, Spiller K, Vunjak-Novakovic G (2012) Time-dependent processes in stem cell-based tissue engineering of articular cartilage. Stem Cell Rev 8(3):863–881

Gilson A, Dreger M, Urban JP (2010) Differential expression level of cytokeratin 8 in cells of the bovine nucleus pulposus complicates the search for specific intervertebral disc cell markers. Arthritis Res Ther 12(1):R24

Glazier JA, Zhang Y, Swat M, Zaitlen B, Schnell S (2008) Coordinated action of N-CAM, N-cadherin, EphA4, and ephrinB2 translates genetic prepatterns into structure during somitogenesis in chick. Curr Top Dev Biol 81:205–247

Goldstein RS, Kalcheim C (1992) Determination of epithelial half-somites in skeletal morphogenesis. Development 116(2):441–445

Gotz W, Osmers R, Herken R (1995) Localisation of extracellular matrix components in the embryonic human notochord and axial mesenchyme. J Anat 186(Pt 1):111–121

Haga Y, Dominique VJ, Du SJ (2009) Analyzing notochord segmentation and intervertebral disc formation using the twhh:gfp transgenic zebrafish model. Transgenic Res 18(5):669–683

Hayes AJ, Ralphs JR (2011) The response of foetal annulus fibrosus cells to growth factors: modulation of matrix synthesis by TGF-beta1 and IGF-1. Histochem Cell Biol 136(2):163–175

Hayes AJ, Benjamin M, Ralphs JR (1999) Role of actin stress fibres in the development of the intervertebral disc: cytoskeletal control of extracellular matrix assembly. Dev Dyn 215(3):179–189

Hayes AJ, Isaacs MD, Hughes C, Caterson B, Ralphs JR (2011) Collagen fibrillogenesis in the development of the annulus fibrosus

of the intervertebral disc. Eur Cell Mater 22:226–241

Huang R, Zhi Q, Wilting J, Christ B (1994) The fate of somitocoele cells in avian embryos. Anat Embryol (Berl) 190(3):243–250

Huang R, Zhi Q, Brand-Saberi B, Christ B (2000) New experimental evidence for somite resegmentation. Anat Embryol (Berl) 202(3):195–200

Iimura T, Denans N, Pourquié O (2009) Chapter 7, Establishment of Hox vertebral identities in the embryonic spine precursors. In: Olivier P (ed) Current topics in developmental biology, vol 88. Academic, New York, pp 201–234

Ingham PW, McMahon AP (2001) Hedgehog signaling in animal development: paradigms and principles. Genes Dev 15(23):3059–3087

Inohaya K, Takano Y, Kudo A (2007) The teleost intervertebral region acts as a growth center of the centrum: in vivo visualization of osteoblasts and their progenitors in transgenic fish. Dev Dyn 236(11):3031–3046

Jin H, Shen J, Wang B, Wang M, Shu B, Chen D (2011) TGF-beta signaling plays an essential role in the growth and maintenance of intervertebral disc tissue. FEBS Lett 585(8):1209–1215

Johnson RL, Laufer E, Riddle RD, Tabin C (1994) Ectopic expression of Sonic hedgehog alters dorsal-ventral patterning of somites. Cell 79(7):1165–1173

Johnson J, Rhee J, Parsons SM, Brown D, Olson EN, Rawls A (2001) The anterior/posterior polarity of somites is disrupted in paraxis-deficient mice. Dev Biol 229(1):176–187, S0012-1606(00)99969-X [pii]

Johnston SH, Rauskolb C, Wilson R, Prabhakaran B, Irvine KD, Vogt TF (1997) A family of mammalian Fringe genes implicated in boundary determination and the Notch pathway. Development 124(11):2245–2254

Kaplan KM, Spivak JM, Bendo JA (2005) Embryology of the spine and associated congenital abnormalities. Spine J 5(5):564–576

Karasugi T, Semba K, Hirose Y, Kelempisioti A, Nakajima M, Miyake A, Furuichi T, Kawaguchi Y, Mikami Y, Chiba K, Kamata M, Ozaki K, Takahashi A, Makela P, Karppinen J, Kimura T, Kubo T, Toyama Y, Yamamura K, Mannikko M, Mizuta H, Ikegawa S (2009) Association of the tag SNPs in the human SKT gene (KIAA1217) with lumbar disc herniation. J Bone Miner Res 24(9):1537–1543

Kawakami Y, Raya A, Raya RM, Rodriguez-Esteban C, Belmonte JC (2005) Retinoic acid signalling links left-right asymmetric patterning and bilaterally symmetric somitogenesis in the zebrafish embryo. Nature 435(7039):165–171

Keller R (2000) The origin and morphogenesis of amphibian somites. Curr Top Dev Biol 47(47):183–244

Kessel M, Gruss P (1991) Homeotic transformations of murine vertebrae and concomitant alteration of Hox codes induced by retinoic acid. Cell 67(1):89–104

Kim DW, Lassar AB (2003) Smad-dependent recruitment of a histone deacetylase/Sin3A complex modulates the bone morphogenetic protein-dependent transcriptional repressor activity of Nkx3.2. Mol Cell Biol 23(23):8704–8717

Kim KW, Lim TH, Kim JG, Jeong ST, Masuda K, An HS (2003) The origin of chondrocytes in the nucleus pulposus and histologic findings associated with the transition of a notochordal nucleus pulposus to a fibrocartilaginous nucleus pulposus in intact rabbit intervertebral discs. Spine (Phila Pa 1976) 28(10):982–990

Kim JH, Deasy BM, Seo HY, Studer RK, Vo NV, Georgescu HI, Sowa GA, Kang JD (2009) Differentiation of intervertebral notochordal cells through live automated cell imaging system in vitro. Spine (Phila Pa 1976) 34(23):2486–2493

Kispert A, Herrmann BG, Leptin M, Reuter R (1994) Homologs of the mouse Brachyury gene are involved in the specification of posterior terminal structures in Drosophila, Tribolium, and Locusta. Genes Dev 8(18):2137–2150

Klippel M, Feil A (1975) The classic: a case of absence of cervical vertebrae with the thoracic cage rising to the base of the cranium (cervical thoracic cage). Clin Orthop Relat Res 109:3–8

Kmita M, Duboule D (2003) Organizing axes in time and space; 25 years of colinear tinkering. Science 301(5631):331–333

Kondo N, Yuasa T, Shimono K, Tung W, Okabe T, Yasuhara R, Pacifici M, Zhang Y, Iwamoto M, Enomoto-Iwamoto M (2011) Intervertebral disc development is regulated by Wnt/beta-catenin signaling. Spine (Phila Pa 1976) 36(8):E513–E518

Koob TJ, Long JH (2000) The vertebrate body axis: evolution and mechanical function. Am Zool 40(1):1–18

Lee CR, Sakai D, Nakai T, Toyama K, Mochida J, Alini M, Grad S (2007) A phenotypic comparison of intervertebral disc and articular cartilage cells in the rat. Eur Spine J 16(12):2174–2185

Lefebvre V (2002) Toward understanding the functions of the two highly related Sox5 and Sox6 genes. J Bone Miner Metab 20(3):121–130

Lenas P, Moos M, Luyten FP (2009a) Developmental engineering: a new paradigm for the design and manufacturing of cell-based products. Part I: from three-dimensional cell growth to biomimetics of in vivo development. Tissue Eng Part B Rev 15(4):381–394

Lenas P, Moos M, Luyten FP (2009b) Developmental engineering: a new paradigm for the design and manufacturing of cell-based products. Part II: from genes to networks: tissue engineering from the viewpoint of systems biology and network science. Tissue Eng Part B Rev 15(4):395–422

Lenas P, Luyten FP, Doblare M, Nicodemou-Lena E, Lanzara AE (2011) Modularity in developmental biology and artificial organs: a missing concept in tissue engineering. Artif Organs 35(6):656–662

Lettice LA, Purdie LA, Carlson GJ, Kilanowski F, Dorin J, Hill RE (1999) The mouse bagpipe gene controls development of axial skeleton, skull, and spleen. Proc Natl Acad Sci U S A 96(17):9695–9700

Li L, Krantz ID, Deng Y, Genin A, Banta AB, Collins CC, Qi M, Trask BJ, Kuo WL, Cochran J, Costa T, Pierpont ME, Rand EB, Piccoli DA, Hood L, Spinner NB (1997) Alagille syndrome is caused by mutations in human Jagged1, which encodes a ligand for Notch1. Nat Genet 16(3):243–251

Li TF, Darowish M, Zuscik MJ, Chen D, Schwarz EM, Rosier RN, Drissi H, O'Keefe RJ (2006) Smad3-deficient chondrocytes have enhanced BMP signaling and accelerated differentiation. J Bone Miner Res 21(1):4–16

Mansouri A, Pla P, Larue L, Gruss P (2001) Pax3 acts cell autonomously in the neural tube and somites by controlling cell surface properties. Development 128(11):1995–2005

Marcelle C, Ahlgren S, Bronner-Fraser M (1999) In vivo regulation of somite differentiation and proliferation by sonic hedgehog. Dev Biol 214(2):277–287

McCann MR, Tamplin OJ, Rossant J, Seguin CA (2012) Tracing notochord-derived cells using a Noto-cre mouse: implications for intervertebral disc development. Dis Model Mech 5

McGaughran JM, Oates A, Donnai D, Read AP, Tassabehji M (2003) Mutations in PAX1 may be associated with Klippel-Feil syndrome. Eur J Hum Genet 11(6):468–474

Minogue BM, Richardson SM, Zeef LA, Freemont AJ, Hoyland JA (2010) Characterization of the human nucleus pulposus cell phenotype and evaluation of novel marker gene expression to define adult stem cell differentiation. Arthritis Rheum 62(12):3695–3705

Mittapalli VR, Huang R, Patel K, Christ B, Scaal M (2005) Arthrotome: a specific joint forming compartment in the avian somite. Dev Dyn 234(1):48–53

Monsoro-Burq AH (2005) Sclerotome development and morphogenesis: when experimental embryology meets genetics. Int J Dev Biol 49(2–3):301–308

Monsoro-Burq AH, Bontoux M, Teillet MA, Le Douarin NM (1994) Heterogeneity in the development of the vertebra. Proc Natl Acad Sci U S A 91(22):10435–10439

Moore KL, Oersaud TVN (2003) Before we are born, 6th edn. Saunders, Philadelphia

Morimoto M, Takahashi Y, Endo M, Saga Y (2005) The Mesp2 transcription factor establishes segmental borders by suppressing Notch activity. Nature 435(7040):354–359. doi:10.1038/nature03591

Muller TS, Ebensperger C, Neubuser A, Koseki H, Balling R, Christ B, Wilting J (1996) Expression of avian Pax1 and Pax9 is intrinsically regulated in the pharyngeal endoderm, but depends on environmental influences in the paraxial mesoderm. Dev Biol 178(2):403–417

Murtaugh LC, Chyung JH, Lassar AB (1999) Sonic hedgehog promotes somitic chondrogenesis by altering the cellular response to BMP signaling. Genes Dev 13(2):225–237

Naiche LA, Holder N, Lewandoski M (2011) FGF4 and FGF8 comprise the wavefront activity that controls somitogenesis. Proc Natl Acad Sci 108(10):4018–4023

Oda T, Elkahloun AG, Pike BL, Okajima K, Krantz ID, Genin A, Piccoli DA, Meltzer PS, Spinner NB, Collins FS, Chandrasekharappa SC (1997) Mutations in the human Jagged1 gene are responsible for Alagille syndrome. Nat Genet 16(3):235–242

Oldershaw RA, Baxter MA, Lowe ET, Bates N, Grady LM, Soncin F, Brison DR, Hardingham TE, Kimber SJ (2010) Directed differentiation of human embryonic stem cells toward chondrocytes. Nat Biotechnol 28(11):1187–1194

Paavola LG, Wilson DB, Center EM (1980) Histochemistry of the developing notochord, perichordal sheath and vertebrae in Danforth's short-tail (sd) and normal C57BL/6 mice. J Embryol Exp Morphol 55:227–245

Palmeirim I, Henrique D, Ish-Horowicz D, Pourquié O (1997) Avian hairy gene expression identifies a molecular clock linked to vertebrate segmentation and somitogenesis. Cell 91(5):639–648

Patil AS, Sable RB, Kothari RM (2011) An update on transforming growth factor-beta (TGF-beta): sources, types, functions and clinical applicability for cartilage/bone healing. J Cell Physiol 226(12):3094–3103

Peacock A (1951) Observations on the prenatal development of the intervertebral disc in man. J Anat 85(3):260–274

Pelton RW, Dickinson ME, Moses HL, Hogan BL (1990) In situ hybridization analysis of TGF beta 3 RNA expression during mouse development: comparative studies with TGF beta 1 and beta 2. Development 110(2):609–620

Peters H, Wilm B, Sakai N, Imai K, Maas R, Balling R (1999) Pax1 and Pax9 synergistically regulate vertebral column development. Development 126(23):5399–5408

Pourquie O (2011) Vertebrate segmentation: from cyclic gene networks to scoliosis. Cell 145(5):650–663

Radice GL, Rayburn H, Matsunami H, Knudsen KA, Takeichi M, Hynes RO (1997) Developmental defects in mouse embryos lacking N-cadherin. Dev Biol 181(1):64–78

Reaume AG, Conlon RA, Zirngibl R, Yamaguchi TP, Rossant J (1992) Expression analysis of a Notch homologue in the mouse embryo. Dev Biol 154(2):377–387

Rider CC, Mulloy B (2010) Bone morphogenetic protein and growth differentiation factor cytokine families and their protein antagonists. Biochem J 429(1):1–12

Risbud MV, Schaer TP, Shapiro IM (2010) Toward an understanding of the role of notochordal cells in the adult intervertebral disc: from discord to accord. Dev Dyn 239(8):2141–2148

Rodrigo I, Hill RE, Balling R, Munsterberg A, Imai K (2003) Pax1 and Pax9 activate Bapx1 to induce chondrogenic differentiation in the sclerotome. Development 130(3):473–482

Rufai A, Benjamin M, Ralphs JR (1995) The development of fibrocartilage in the rat intervertebral disc. Anat Embryol (Berl) 192(1):53–62

Saga Y (2007) Segmental border is defined by the key transcription factor Mesp2, by means of the suppression of notch activity. Dev Dyn 236(6):1450–1455

Saga Y, Hata N, Koseki H, Taketo MM (1997) Mesp2: a novel mouse gene expressed in the presegmented mesoderm and essential for segmentation initiation. Genes Dev 11(14):1827–1839

Sakai Y, Meno C, Fujii H, Nishino J, Shiratori H, Saijoh Y, Rossant J, Hamada H (2001) The retinoic acid-inactivating enzyme CYP26 is essential for establishing an uneven distribution of retinoic acid along the anterio-posterior axis within the mouse embryo. Genes Dev 15(2):213–225

Sakai D, Nakai T, Mochida J, Alini M, Grad S (2009) Differential phenotype of intervertebral disc cells: microarray and immunohistochemical analysis of canine nucleus pulposus and anulus fibrosus. Spine (Phila Pa 1976) 34(14):1448–1456

Sasaki N, Kiso M, Kitagawa M, Saga Y (2011) The repression of Notch signaling occurs via the destabilization of mastermind-like 1 by Mesp2 and is essential for somitogenesis. Development 138(1):55–64

Sawada A, Shinya M, Jiang YJ, Kawakami A, Kuroiwa A, Takeda H (2001) Fgf/MAPK signalling is a crucial positional cue in somite boundary formation. Development 128(23):4873–4880

Scaal M, Wiegreffe C (2006) Somite compartments in anamniotes. Anat Embryol (Berl) 211(Suppl 1):9–19

Schweitzer R, Chyung JH, Murtaugh LC, Brent AE, Rosen V, Olson EN, Lassar A, Tabin CJ (2001) Analysis of the tendon cell fate using Scleraxis, a specific marker for tendons and ligaments. Development 128(19):3855–3866

Scotti C, Tonnarelli B, Papadimitropoulos A, Scherberich A, Schaeren

S, Schauerte A, Lopez-Rios J, Zeller R, Barbero A, Martin I (2010) Recapitulation of endochondral bone formation using human adult mesenchymal stem cells as a paradigm for developmental engineering. Proc Natl Acad Sci U S A 107(16):7251–7256

Semba K, Araki K, Li Z, Matsumoto K, Suzuki M, Nakagata N, Takagi K, Takeya M, Yoshinobu K, Araki M, Imai K, Abe K, Yamamura K (2006) A novel murine gene, Sickle tail, linked to the Danforth's short tail locus, is required for normal development of the intervertebral disc. Genetics 172(1):445–456

Senthinathan B, Sousa C, Tannahill D, Keynes R (2012) The generation of vertebral segmental patterning in the chick embryo. J Anat 220(6):591–602

Serra R, Chang C (2003) TGF-beta signaling in human skeletal and patterning disorders. Birth Defects Res C Embryo Today 69(4):333–351

Serra R, Johnson M, Filvaroff EH, LaBorde J, Sheehan DM, Derynck R, Moses HL (1997) Expression of a truncated, kinase-defective TGF-b type II receptor in mouse skeletal tissue promotes terminal chondrocyte differentiation and osteoarthritis. J Cell Biol 139:541–552

Settle SH Jr, Rountree RB, Sinha A, Thacker A, Higgins K, Kingsley DM (2003) Multiple joint and skeletal patterning defects caused by single and double mutations in the mouse Gdf6 and Gdf5 genes. Dev Biol 254(1):116–130

Shapiro IM, Risbud MV (2010) Transcriptional profiling of the nucleus pulposus: say yes to notochord. Arthritis Res Ther 12(3):117

Shen B, Bhargav D, Wei A, Williams LA, Tao H, Ma DD, Diwan AD (2009) BMP-13 emerges as a potential inhibitor of bone formation. Int J Biol Sci 5(2):192–200

Shi S, Ciurli C, Cartman A, Pidoux I, Poole AR, Zhang Y (2003) Experimental immunity to the G1 domain of the proteoglycan versican induces spondylitis and sacroiliitis, of a kind seen in human spondylarthropathies. Arthritis Rheum 48(10):2903–2915

Shifley ET, Cole SE (2007) The vertebrate segmentation clock and its role in skeletal birth defects. Birth Defects Res C Embryo Today 81(2):121–133

Sirbu IO, Duester G (2006) Retinoic-acid signalling in node ectoderm and posterior neural plate directs left-right patterning of somitic mesoderm. Nat Cell Biol 8(3):271–277

Smits P, Lefebvre V (2003) Sox5 and Sox6 are required for notochord extracellular matrix sheath formation, notochord cell survival and development of the nucleus pulposus of intervertebral discs. Development 130(6):1135–1148

Smits P, Li P, Mandel J, Zhang Z, Deng JM, Behringer RR, de Crombrugghe B, Lefebvre V (2001) The transcription factors L-Sox5 and Sox6 are essential for cartilage formation. Dev Cell 1(2):277–290

Sohn P, Cox M, Chen D, Serra R (2010) Molecular profiling of the developing mouse axial skeleton: a role for Tgfbr2 in the development of the intervertebral disc. BMC Dev Biol 10(1):29

Sporle R, Schughart K (1998) Paradox segmentation along inter- and intrasomitic borderlines is followed by dysmorphology of the axial skeleton in the open brain (opb) mouse mutant. Dev Genet 22(4):359–373

Stafford DA, Brunet LJ, Khokha MK, Economides AN, Harland RM (2011) Cooperative activity of noggin and gremlin 1 in axial skeleton development. Development 138(5):1005–1014

Stemple DL (2005) Structure and function of the notochord: an essential organ for chordate development. Development 132(11):2503–2512

Stott D, Kispert A, Herrmann BG (1993) Rescue of the tail defect of Brachyury mice. Genes Dev 7(2):197–203

Swiatek PJ, Lindsell CE, del Amo FF, Weinmaster G, Gridley T (1994) Notch1 is essential for postimplantation development in mice. Genes Dev 8(6):707–719

Swiderski RE, Solursh M (1992) Localization of type II collagen, long form alpha 1(IX) collagen, and short form alpha 1(IX) collagen transcripts in the developing chick notochord and axial skeleton. Dev Dyn 194(2):118–127. doi:10.1002/aja.1001940205

Tassabehji M, Fang ZM, Hilton EN, McGaughran J, Zhao Z, de Bock CE, Howard E, Malass M, Donnai D, Diwan A, Manson FDC, Murrell D, Clarke RA (2008) Mutations in GDF6 are associated with vertebral segmentation defects in Klippel-Feil syndrome. Hum Mutat 29(8):1017–1027

Theiler K (1988) Vertebral malformations. Adv Anat Embryol Cell Biol 112:1–99

Tracy MR, Dormans JP, Kusumi K (2004) Klippel-Feil syndrome: clinical features and current understanding of etiology. Clin Orthop Relat Res 424:183–190

Tribioli C, Lufkin T (1999) The murine Bapx1 homeobox gene plays a critical role in embryonic development of the axial skeleton and spleen. Development 126(24):5699–5711

Turnpenny PD (2008) Defective somitogenesis and abnormal vertebral segmentation in man. Adv Exp Med Biol 638:164–189

Vermot J, Pourquie O (2005) Retinoic acid coordinates somitogenesis and left-right patterning in vertebrate embryos. Nature 435(7039):215–220

Vermot J, Gallego Llamas J, Fraulob V, Niederreither K, Chambon P, Dolle P (2005) Retinoic acid controls the bilateral symmetry of somite formation in the mouse embryo. Science 308(5721):563–566

Vilhais-Neto GC, Maruhashi M, Smith KT, Vasseur-Cognet M, Peterson AS, Workman JL, Pourquie O (2010) Rere controls retinoic acid signalling and somite bilateral symmetry. Nature 463(7283):953–957

Vujovic S, Henderson S, Presneau N, Odell E, Jacques TS, Tirabosco R, Boshoff C, Flanagan AM (2006) Brachyury, a crucial regulator of notochordal development, is a novel biomarker for chordomas. J Pathol 209(2):157–165

Wahl MB, Deng C, Lewandoski M, Pourquié O (2007) FGF signaling acts upstream of the NOTCH and WNT signaling pathways to control segmentation clock oscillations in mouse somitogenesis. Development 134(22):4033–4041

Wamsley R (1953) Development and growth of the intervertebral disc. Edinb Med J 60:341–363

Wei A, Williams LA, Bhargav D, Shen B, Kishen T, Duffy N, Diwan AD (2009) BMP13 prevents the effects of annular injury in an ovine model. Int J Biol Sci 5(5):388–396

Wellik DM (2007) Hox patterning of the vertebrate axial skeleton. Dev Dyn 236(9):2454–2463

Wellik DM (2009) Chapter 9, Hox genes and vertebrate axial pattern. In: Olivier P (ed) Current topics in developmental biology, vol 88. Academic, New York, pp 257–278

Wiggan O, Fadel MP, Hamel PA (2002) Pax3 induces cell aggregation and regulates phenotypic mesenchymal-epithelial interconversion. J Cell Sci 115(Pt 3):517–529

Willard DP, Nicholson JT (1934) The Klippel-Feil syndrome. Ann Surg 99(4):561–567

Williams LW (1910) The somites of the chick. Am J Anat 11:55–100

Wrana JL, Attisano L, Wieser R, Ventura F, Massague J (1994) Mechanism of activation of the TGF-beta receptor. Nature 370(6488):341–347

Yang XR, Ng D, Alcorta DA, Liebsch NJ, Sheridan E, Li S, Goldstein AM, Parry DM, Kelley MJ (2009) T (brachyury) gene duplication confers major susceptibility to familial chordoma. Nat Genet 41(11):1176–1178

Yoon BS, Ovchinnikov DA, Yoshii I, Mishina Y, Behringer RR, Lyons KM (2005) Bmpr1a and Bmpr1b have overlapping functions and are essential for chondrogenesis in vivo. Proc Natl Acad Sci U S A 102(14):5062–5067

Ytteborg E, Torgerson J, Baeverfjord G, Takle H (2012) Chapter 14, The Atlantic salmon (Salmo salar) vertebra and cellular pathways to vertebral deformities. In: Carvalho ED, David GS, Silva RJ (eds) Health and environment in aquaculture. Intech, Rijeka

Zakany J, Kmita M, Alarcon P, de la Pompa JL, Duboule D (2001) Localized and transient transcription of Hox genes suggests a link between patterning and the segmentation clock. Cell 106(2):207–217

Zakin L, Metzinger CA, Chang EY, Coffinier C, De Robertis EM (2008) Development of the vertebral morphogenetic field in the mouse: interactions between Crossveinless-2 and Twisted Gastrulation. Dev Biol 323(1):6–18

Zakin L, Chang EY, Plouhinec JL, De Robertis EM (2010) Crossveinless-2 is required for the relocalization of Chordin protein within the vertebral field in mouse embryos. Dev Biol 347(1):204–215

Zeng L, Kempf H, Murtaugh LC, Sato ME, Lassar AB (2002) Shh establishes an Nkx3.2/Sox9 autoregulatory loop that is maintained by BMP signals to induce somitic chondrogenesis. Genes Dev 16(15):1990–2005. doi:10.1101/gad.1008002

Zhang N, Gridley T (1998) Defects in somite formation in lunatic fringe-deficient mice. Nature 394(6691):374–377

椎间盘蛋白聚糖

James Melrose, Peter Roughley

第
4
章

目录

J. Melrose (✉)
Kolling Institute (B6), Level 10,
Royal NorthShore Hospital,
St. Leonards, New South Wales 2065, Australia
e-mail: james.melrose@sydney.edu.au

P. Roughley
Genetics Unit, Shriners Hospital for Children,
1529 Cedar Avenue, Montreal, QC, Canada H3G 1A6
e-mail: proughley@shriners.mcgill.ca

4.1 引言

蛋白聚糖存在于椎间盘细胞外基质（ECM）及其细胞表面。而在椎间盘中拥有同样存在于透明软骨中的大量基质蛋白聚糖。其中研究最彻底的是聚蛋白聚糖和多能蛋白聚糖（透凝蛋白聚糖/lectican 家族成员）以及核心蛋白聚糖、二聚糖、纤调蛋白聚糖、基膜聚糖、脯氨酸/精氨酸丰富端亮氨酸丰富重复蛋白（PRELP）以及硫酸软骨蛋白［小富亮氨酸重复序列蛋白聚糖（SLRP）家族成员］。最近也有报道认为椎间盘内含有基底膜聚糖和润滑素。以前认为这两种糖蛋白分别是基底膜和关节软骨表面的特征。目前人们对椎间盘细胞相关的蛋白聚糖了解非常少，尽管可能存在多配体聚糖（Tkachenko 等 2005）和磷脂酰肌醇聚糖（Fransson 等 2004）家族的一些成员。也可能存在其他椎间盘不相关的蛋白聚糖包括 NG2 等（Akeda 等 2007；Stallcup 2002）。纵然对椎间盘内细胞相关蛋白聚糖知之甚少，但已有研究表明随着白介素 -1（IL-1）或肿瘤坏死因子 -α（TNF-α）的升高导致多配体聚糖 syndecan-4 表达增加（Wang 等 2011），都可能在促进椎间盘中聚蛋白多糖酶调节的水解过程中扮演重要角色。但因为目前研究较缺乏椎间盘相关蛋白聚糖的信息，本章将集中讲述基质蛋白聚糖特别是聚蛋白聚糖的内容。

4.2 黏多糖结构和功能

蛋白聚糖可被认为是一类特殊的糖蛋白，存在于所有组织中。它们与其他糖蛋白的区别在于核心蛋白被硫酸化黏多糖（GAG）链取代（见专栏 4.1），虽然也存在许多典型的 O 键和 N 键低聚糖（Nilsson 等 1982）。硫酸化 GAGs 可被分为硫酸软骨素 / 硫酸皮肤素（CS/DS）、硫酸角质素（KS）和硫酸乙酰肝素 / 肝素（HS/Hep）三大家族（Jackson 等 1991）。多数蛋白聚糖的 GAGs 来自同一个家族，也有一些蛋白聚糖的 GAGs 来自不同家族。

CS 是葡萄糖醛酸和 N- 乙酰半乳糖胺的共聚物，后者通常在 4 位或 6 位发生硫酸化。DS 最初合成时为 CS，但在被高尔基体处理时，一些葡萄糖醛酸异构为艾杜糖醛酸，随后可能在 2 位硫酸化。KS 是半乳糖和 N- 乙酰葡萄糖胺的共聚物，可能在任何残基的 6 位发生硫酸化。HS 是葡萄糖醛酸或艾杜糖醛酸与 N- 乙酰葡萄糖胺的共聚物，其中艾杜糖醛酸可能在 2 位发生硫酸化，而 N- 乙酰葡萄糖胺则可能在 3 位和 6 位发生硫酸化。在一些葡萄糖胺残基中，N- 硫酸根可能取代 N- 乙酰基团。肝素中，艾杜糖醛酸、O 键和 N 键硫化情况很常见。因为 GAG 合成没有模板，因此不同蛋白聚糖或相同蛋白聚糖不同位置上 GAG 链长度、硫化位置和程度、差向异构化程度可以千差万别。

GAG 链历来被认为是结缔组织排斥电子的结构部分。因为糖链上反复出现带电二糖和硫化糖基或像催化剂一样提供固定的高电荷密度。而 GAG 相关平衡离子和 Donnan 平衡效应，使组织具备复得水性质。随着新兴的糖密码概念的出现及 HS 动态结构变化产生（非随机）肝素化的特性，这些带电糖可能参与信息储存和转移（Cummings 2009）。目前对哺乳动物发育中软骨素硫酸化作用及生长因子信号的生物学意义了解甚少（Caterson 2012；Caterson 等 1990），尽管生长板形态发生过程中需要 4-O- 硫化软骨素适当定位 CS 以及调节不同信号通路（Kluppel 等 2005）。在此基础上，软骨素硫酸化对哺乳动物发育起到了新的生物作用。GAG 链间相互作用密切，具有特定生物活性的各种结合伴侣触发细胞信号通路、细胞增殖、基质生成以及细胞分化，对这些情况的说明重点强调了可能受到影响的功能范围（Turnbull 2010）。因此，GAG 糖链是信息存储、传递的通用工具，代表发育生物学

专栏 4.1　黏多糖和蛋白聚糖的发展史

自 19 世纪 60 年代，从软骨中第一次描述硫酸软骨素时，人们便已经知道黏多糖的存在。但直到 20 世纪才发现其他黏多糖，其中很多是 Karl Meyer 等人的研究成果。1934 年，Meyer 在眼睛玻璃体中发现透明质酸，1941 年在皮肤中发现硫酸皮肤素，1953 年在角膜中发现硫酸角质素。1916 年因为抗凝活性，肝素首次被发现，而其结构相关的硫化肝素在 1948 年被发现。但直到 20 世纪 50 年代，并未使用现代术语，那时将 glycosaminoglycans 称为 mucopolysaccharides，黏多糖组成结缔组织的基质。今天"黏多醣症"这个名字依旧存在，指由于负责黏多糖合成和分解代谢的特定溶酶体糖基转移酶、糖苷酶和硫酸酯酶中存在基因缺陷而造成的一组遗传疾病。同样，一些黏多糖最初的叫法也与现在不同，硫酸皮肤素被称为硫酸软骨素 B，而硫酸乙酰肝素（heparan sulfate）被称为硫酸乙酰肝素（heparitin sulfate）或肝素单硫酸酯（heparin monosulfate）。而当确定了所有黏多糖的结构，并发现都是糖和氨基糖的共聚物后，人们开始使用黏多糖这个词。此外，直到 20 世纪 50 年代，人们也不认为硫化黏多糖是连接在蛋白质上的，而是一直在努力纯化处理这个"污染物"。1958 年，Helen Muir 证明软骨中的硫酸软骨素是通过丝氨酸残基与蛋白质以共价键相连接，从而开启了蛋白多糖的时代。蛋白多糖这个术语开始使用。1966 年，Lennart Roden 描述了通过丝氨酸核心蛋白质结合点与硫酸软骨素连接的三糖结构。不考虑黏多糖结合的蛋白多糖核心，则除硫酸角质素外，所有硫化黏多糖都存在这样的结合区。

的新范例。

由于合成或降解中的差异，每一种蛋白多糖并不拥有唯一独特的结构：不同位置、年龄和病理情况下核心蛋白和 GAG 链可能不同。细胞内的合成变化多与 GAG 链有关，但剪接变异（Fulop 等 1993）或使用其他转录起始位（Muragaki 等 1990）同样可能影响蛋白聚糖的核心蛋白结构。相比之下，尽管有报道称细胞外硫酸酯酶或糖苷酶对 GAGs 进行修饰，但基质上发生的降解变化还是与蛋白酶处理核心蛋白关系最密切（Vlodavsky 等 1999）。不论它们的来源如何，所

有类型的结构变化都有可能影响蛋白多糖的功能。

根据蛋白聚糖 GAG 链类型及其在组织中的位置，对蛋白聚糖进行分类。就位置而言，蛋白聚糖间的界限通常是在 ECM 中还是与细胞有关。基质蛋白聚糖常常被 CS、DS 或 KS 取代，而细胞相关的蛋白聚糖常常被 HS 取代。通常只在肥大细胞内定义肝素与丝杆蛋白聚糖的关系（Humphries 和 Stevens1992），但结构上肝素可以与高度硫化和存在异构化 HS 的其他蛋白聚糖相似（Girardin 等 2005）。一些蛋白聚糖中，同一位置 CS 和 HS 可能相互取代，因为它们有相同的氨基酸取代基（Ser-Gly），且连接相同低聚糖（Xyl-Gal-Gal-GlcA）。而相比之下，KS 有两个不同的取代基以及不同的低聚糖，且与 O- 连接和 N- 连接的低聚糖共享取代基。

4.3 聚蛋白聚糖

聚蛋白聚糖是 KS/CS 蛋白多糖，最初由透明软骨中分离得到，从软骨肉瘤细胞中克隆出其基因（Doege 等 1987）。后来证明其存在于椎间盘中，并可由椎间盘细胞合成。若以重量计算，聚蛋白聚糖是椎间盘和软骨中含量最丰富的蛋白多糖，比其他蛋白多糖得到了更广泛的研究。聚蛋白聚糖与多能蛋白聚糖、神经蛋白聚糖、短蛋白聚糖同属于透明质酸（HA）结合蛋白聚糖家族（Margolis 和 Margolis 1994）。所有成员均于氨基末端存在与 HA 相互作用的球状域，而在羧基末端存在含凝集素同源域的球状域。这些共同特征引起透凝蛋白聚糖和 lectican 家族名称的变化。与 HA 的相互作用可形成蛋白多糖聚合体（Morgelin 等 1988），正是这种与蛋白多糖聚合的能力使该蛋白聚糖得名聚蛋白聚糖。

聚蛋白聚糖使椎间盘能够承受脊柱上的压力，引起椎间盘膨胀，并保持脊椎分离状态。双足站立的姿势会因为重力而施加给脊柱负荷。这种负荷在夜间会部分被去除，同时组织液自吸收，从而导致椎间盘膨胀，是椎间盘高度昼夜变化的原因（Botsford 等 1994）。聚蛋白聚糖的膨胀性质与其含量、硫化程度和形成蛋白多糖聚合物的能力有关。膨胀主要受 GAGs 上硫化基团推

动，通过渗透作用将水引入椎间盘。随着更多的水进入椎间盘，聚蛋白聚糖渗透性降低，达到平衡状态，椎间盘膨胀被组织胶原框架引起的张力抵消。椎间盘为适应压力，排出水分，从而有效增加了聚蛋白聚糖浓度及其膨胀潜能。移除负荷后，椎间盘通过再次吸收水分将增加的膨胀潜能消耗掉，并恢复平衡状态。除重力引起的对称负荷，椎间盘在弯曲时也要承受不对称的压缩力。非对称载荷作用下至关重要的是，椎间盘从弯曲状态矫直后，其高度恢复到最优程度，但压缩点上聚蛋白聚糖无法扩散。聚蛋白聚糖的扩散与其大小有关，且当聚合成大质量的蛋白多糖聚合物时，扩散能力最小。这一主题将在第 5 章深入展开讨论。

整个椎间盘都存在聚蛋白聚糖，尽管不同年龄、不同位置的聚蛋白聚糖水平差异非常大。在人胎儿脊柱中，聚蛋白聚糖主要免疫定位于软骨脊椎的雏形软骨和发育中的椎间隙（图 4.1，见 p51）（Smith 等 2009）。胎儿脊椎的雏形软骨是短期支架，最终会发展为成人的脊柱结构，而椎间盘则永远为软骨结构。人聚蛋白聚糖主要见于青少年的髓核中。青少年生长过程中髓核中聚蛋白聚糖含量增加，在青春期较晚些时候到成年早期达到峰值。成年期间，髓核中聚蛋白聚糖含量下降（图 4.2a）。老化过程与纤维环特别是内纤维环中聚蛋白聚糖含量增加有关。发育成熟的成年人纤维环中聚蛋白聚糖含量可能超过髓核。因此，在发育成熟的成年人中，纤维环与髓核一样是抗压缩的重要部分。

4.3.1 聚蛋白聚糖结构和功能

聚蛋白聚糖的核心蛋白包括约 2300 个氨基酸，形成 3 个球状二硫化物结合区，另有 2 个干预扩展区（图 4.3a，见 p51）（Sandy 等 1990；Watanabe 等 1998）。氨基末端的球状区（G1）有 3 个二硫化物结合循环，与 HA 相互作用。第一个循环与连接蛋白（LP）相互作用，稳定蛋白多糖聚合物（Neame 和 Barry 1993）；之后的两个循环，与 HA 相互作用（Watanabe 等 1997）。第二个球状区（G2）有 2 个二硫化物结合循环，与 G1

区域的 HA 结合循环共享结构同源性。但它们并未促进与 HA 的相互作用（Fosang 和 Hardingham 1989），且功能尚不清楚。G1 和 G2 区由一个短的球间域（IGD）分隔。G2 区后，有一个延伸区域，GAG 链主要结合到这一区域上。每种核心蛋白质上可能连接有超过 100 条 GAG 糖链，约占聚蛋白聚糖分子量的 90%。

GAG 结合区可分为 3 个结构域。G2 区附近的结构域主要是结合 KS（KS 域）。其他的两个结构域，负责结合 CS（CS1 和 CS2 结构域）。KS 和 CS 链提供具有渗透性的聚蛋白聚糖，这一点非常重要，因为它能够抵制椎间盘压缩。当 CS 链仅局限于 CS1 和 CS2 结构域时，KS 链可能出现于 G1、IGD 和 G2 区（Barry 等 1995）。CS2 结构域之后是羧基末端的球状域（G3），具有与表皮生长因子（EGF）、C 型凝集素和补体调节蛋白（CRP）序列同源的二硫化物结合循环。G3 区能够促进合成过程中聚蛋白聚糖的转运（Zheng 等 1998），并可通过其凝集素域促进其与细胞外基质成分如 fibulins 和韧黏素（tenascins）的相互作用（Day 等 2004）。目前尚不清楚体内 G3 区发生的这些交互作用的功能和意义，但它们有可能将蛋白多糖聚合物连接到一起。

聚蛋白聚糖的含量和结构随着年龄增长而变化，因为细胞内合成和细胞外降解均发生变化。除了基因表达可能变化之外，合成变化仅限于核心蛋白转移后的修饰，尤其是 KS 和 CS 的合成（Brown 等 1998；Roughley 和 White1980）。随着年龄增长，KS 链长度增加，而 CS 链长度减少。这可能被视为维护聚蛋白聚糖硫酸化及其肿胀属性的一种补偿机制。CS 硫酸化的位置也随着年龄发生变化，4 位硫酸化水平降低而 6 位硫酸化水平增加。目前尚不清楚硫酸化位置变化有何功能意义。目前，没有证据表明 CS 或 KS 在细胞外降解，聚蛋白聚糖降解变化仅限于其核心蛋白的蛋白水解过程中（Roughley 等 2006）。每个蛋白水解分裂产生两个碎片，一个含 G1 区，仍结合 HA（聚集），另一个不再结合 HA（非聚集）并在椎间盘内自由扩散。关节软骨中，第二种碎片快速进入滑液，但在椎间盘中，因为扩散受椎体终板和纤维环外侧纤维层的阻碍，它们发生聚集。随着

年龄增长，非聚集碎片量可能超过聚集碎片（图4.2b），而正在进行的蛋白水解作用则进一步降低聚集和非聚集碎片的大小。最终，聚集碎片黏附于 G1 区，似乎对蛋白水解作用有一定的抵抗能力。随着非聚集碎片变小，它们最终从组织中丢失，聚蛋白聚糖总含量下降。由于细胞外透明质酸酶解聚 HA（Durigova 等 2011b）或自由基作用（Roberts 等 1987），聚蛋白聚糖变小，组织最终也可能失去 G1 片段。椎间盘中聚集和非聚集片段的平均半衰期约为 20 年（Sivan 等 2006）。

不同物种聚蛋白聚糖结构不同，且核心蛋白和 GAG 链结构不同。主要的核心蛋白质差异与 KS 和 CS1 结构域重复数量有关（Barry 等 1994；Doege 等 1997）。需要特别注意的是小鼠和大鼠中

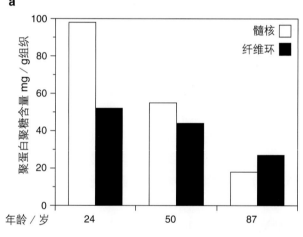

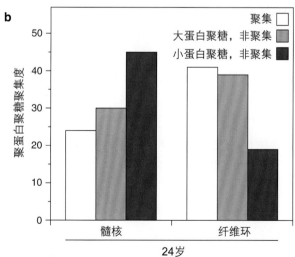

图 4.2 人椎间盘中聚蛋白聚糖含量（a）和聚集状态（b）的变化。随着年龄增长，整个椎间盘聚蛋白聚糖水平下降，但髓核中下降速度快于纤维环。髓核中聚蛋白聚糖聚合程度较低，且小的聚蛋白聚糖聚合片段多于纤维环

没有扩展 KS 结构域，尚不清楚是否有功能意义。物种间最大的差异在于 GAG 链，无论链长度、硫酸化作用的位置和程度都极为不同。此外，不同物种椎间盘中聚蛋白聚糖含量不同。虽然聚蛋白聚糖结构和含量的变化可能有功能性结果，但目前尚不清楚这些变化是否会使一些物种更容易发生椎间盘或软骨退化。

4.3.2 聚蛋白聚糖基因组织、表达和突变

人聚蛋白聚糖基因（ACAN, AGC1, CSPG1）位于 15 号染色体上（Korenberg 等 1993），由 19 个外显子组成（Valhmu 等 1995）。外显子 1 编码 5'- 非编码区（UTR）、外显子 2 编码信号肽、外显子 3 ~ 6 编码 G1 区、外显子 7 编码 IGD、外显子 8 ~ 10 编码 G2 区、外显子 11 ~ 12 编码 GAG 结合区、外显子 13 ~ 18 编码 G3 区、外显子 19 编码 3'- 非编码区。G3 区并没有唯一的结构，因为外显子编码的两条 EGF 样序列和一条 CRP 样序列可能产生各种不同的剪接结果（Doege 等 1991；Fulop 等 1993）。聚蛋白聚糖所有剪接形式都有一个含凝集素 lectin 样序列的 G3 区，因此可能参与 ECM 相互作用。目前尚不明确体内缺乏 EGF 和 CRP 域是否影响 G3 域，但有人提出了这个可能性（Day 等 2004）。编码 CS1 和 CS2 域的外显子 12 在编码人 CS1 结构域的序列中，显示出独特的长度多态性（Doege 等 1997）。人 CS1 结构域由 19 个氨基酸的重复片段组成，每个氨基酸重复片段产生两条 CS 链结合的共有序列。文献报道的重复数为 13 ~ 33，多数人具有 26 ~ 28 段重复。这种多态性类型可以影响每个聚蛋白聚糖分子上 CS 链的数量，因此提出这可能影响聚蛋白聚糖功能；预测重复段少的聚蛋白聚糖分子功能性较低（Roughley 2006）。这也引起另外一种预测，即个体聚蛋白聚糖上 CS1 重复数较低，则无论椎间盘还是关节软骨都更容易发生变形。虽然一些证据也支持这一结论（Kawaguchi 等 1999），但同时也可能存在着其他诱发因素。

因椎间盘内特殊环境，聚蛋白聚糖基因表达受很多相关因素调节。TonEBP 是髓核细胞内的一种渗透调节蛋白，与聚蛋白聚糖基因启动子中的两个保守 TonE 基团相互作用，并促进聚蛋白聚糖合成，从而使髓核细胞能够适应高渗环境（Tsai 等 2006）。HIF-1α 也增强了聚蛋白聚糖启动子的活动，并增加了髓核细胞基因表达，使椎间盘细胞能够在低氧分压的环境下正常工作（Agrawal 等 2007）。此外，TonEBP 和 HIF-1α 都能调节葡萄糖醛酸转移酶的表达，该酶负责 CS 合成（Gogate 等 2011；Hiyama 等 2009）。因此，椎间盘细胞渗透和低氧环境都参与维持聚蛋白聚糖的正常合成和维护正常结构。

聚蛋白聚糖基因突变和参与 GAG 硫化过程的基因会引起各种软骨发育异常，不仅影响透明软骨也影响椎间盘。人类某些脊椎骨骺发育不良（SED）和脊椎骨干骺端发育不全（SEMD）与聚蛋白聚糖基因突变有关（Gleghorn 等 2005；Tompson 等 2009）。一个无意义突变是引起鸡短指畸形的原因（Li 等 1993），而外显子 5 上 7bp 缺失则引起移码，外显子 6 过早停止是小鼠软骨基质缺乏的原因（Watanabe 1994）。突变组织细胞外基质中缺乏聚蛋白聚糖可能是由于信息的无义介导联合任何截断产物的分泌受损和细胞内降解所致。硫化 DSDST 转运体基因突变是人扭曲性骨发育不良、骨发育不全 II 型和软骨成长不全 1B 型的原因（Karniski 2001；Superti-Furga 等 1996）。负责软骨硫化受体 3- 磷酸腺苷 -5- 磷酸硫酸（PAPS）合成的 APS 激酶，其突变会引起小鼠矮型病（Kurima 等 1998）。软骨细胞和椎间盘需要大量硫元素以合成聚蛋白聚糖。而当缺乏时，则会形成无硫化的产物。这些疾病支持了这一观点，即椎间盘功能需要组织聚蛋白聚糖含量高以及高度硫酸化。

4.3.3 退化椎间盘中聚蛋白聚糖降解

聚蛋白聚糖球间结构域尤其容易受到蛋白质水解的影响，并被体外多数蛋白酶裂解（Fosang 等 1992）。根据体内降解产物进行分析，结果表明聚蛋白聚糖两个位点主要发生自然裂解。可以通过聚蛋白聚糖酶（ADAMTS4 和 ADAMTS5）以及基质金属蛋白酶（MMPs）裂解（Sztrolovics 等 1997）。已在椎间盘中检测出聚蛋白聚糖酶和

一些 MMPs（Roberts 等 2000），但目前尚不清楚造成体内聚蛋白聚糖损伤的是哪个家族的成员。但体外研究表明聚蛋白聚糖 IGD 中，ADAMTS5 比 ADAMTS4 裂解能力更好（Gendron 等 2007），而 MMP-3、MMP-7 和 MMP-12 是最有效的 MMPs（Durigova 等 2011a）。聚蛋白聚糖酶还能裂解聚蛋白聚糖的 CS2 区域，这个区域已经确认了 5 个裂解位点（Tortorella 等 2002）。MMPs 同样能裂解 IGD 以外的区域，但目前其裂解范围尚未完全了解。继分泌入细胞外基质后，聚蛋白聚糖降解最初的事件之一是消除 G3 区（Flannery 等 1992），但并不清楚是聚蛋白聚糖酶还是 MMPs 的作用。

　　研究认为聚蛋白聚糖的蛋白水解及其丢失对椎间盘功能有损害，并直接参与了椎间盘变性（Roughley 2004）。不仅聚蛋白聚糖降解丢失减轻了椎间盘膨胀能力，而且也可能造成机械损伤。事实上，存在这样一个恶性循环，椎间盘过载通过刺激椎间盘细胞生成蛋白酶刺激聚蛋白聚糖降解，反过来使椎间盘倾向于发生实质损害。这种损害可能是不可逆转的，将椎间盘变性与正常老年化区分开来（Adams 和 Roughley 2006）。聚蛋白聚糖损失也可以促进血管生成（Johnson 等 2005），并可能是椎间盘源性痛的椎间盘血管和神经长入的前奏（Johnson 等 2002）。聚蛋白聚糖的结构变化也与脊柱侧凸有关。这可能也是异常负荷的结果，但是以不对称的方式出现的。事实上，侧凸脊柱椎间盘凹、凸面聚蛋白聚糖变化是不同的。有人建议饮食补充 CS 和葡萄糖胺以帮助防止软骨关节聚蛋白聚糖损失（专栏 4.2），如果确实如此，那么也可能与椎间盘有关。

4.4 多能蛋白聚糖

　　多能蛋白聚糖最初在成纤维细胞中发现，认为其编码 CS 蛋白多糖（Zimmermann 和 Ruoslahti 1989）。多能蛋白聚糖比聚蛋白聚糖在组织中的分布更广泛，且与 HA 一起实现组织水合作用和黏弹性（Hasegawa 等 2007）。多能蛋白聚糖在胎儿椎间盘中尤其突出，但在相邻软骨椎体中则没

专栏 4.2　使用硫酸软骨素和氨基葡萄糖治疗

　　在过去的 20 年里，营养食品公司一直竭力促进口服补充葡萄糖胺和硫酸软骨素（CS）治疗骨关节炎。治疗依据的基本理论是 CS 是构建聚蛋白聚糖的一个结构单元，葡萄糖胺又是 CS 的一个基础材料，因此补充它们能够促进聚蛋白聚糖生成或血液中存在这些成分会避免某些免疫性关节炎中机体自身抗体产生该类产物。聚蛋白聚糖丢失与骨关节炎关节软骨功能减弱有关，聚蛋白聚糖增加可能是有益的。事实上确实有可能，但问题是 CS 和葡萄糖胺是否在这一过程中起到辅助作用。聚蛋白聚糖合成不涉及将完整的 CS 链合成到核心蛋白上，而 CS 合成也没有利用葡萄糖胺产生 N-乙酰半乳糖胺结构。葡萄糖胺的商业来源是来自于甲壳类动物壳中的甲壳素成分（多聚-N-乙酰葡萄糖胺）。虽然给予半乳糖胺作为药物治疗可能更有意义，但现在没有这种材料稳定的商业来源。此外，很可能大部分的 CS 进入循环将在肝降解为单糖。因此不奇怪有很多学者怀疑 CS 和葡萄糖胺能促进软骨修复能力，特别是考虑到高剂量的这些成分需要引出一个积极结果。但有一些证据表明 CS 和葡萄糖胺治疗可以帮助缓解关节炎患者关节疼痛，尽管这种影响机制还不清楚。如果这是真的，那么 CS 和氨基葡萄糖治疗可能是一个有吸引力的取代方法，代替传统的非甾体类抗炎药（NASID）治疗，因为前者几乎没有副作用。但仍需要研究是否所有 CS 和葡萄糖胺的配比都等效，CS 和葡萄糖胺是否比单独使用葡萄糖胺效果更好。

有那么突出。它主要将椎间盘和相邻结构区分开来（图 4.1）（Smith 等 2009）。成熟的椎间盘中，多能蛋白聚糖存在于整个组织，广泛分布于髓核中，以髓核片层之间最多（Melrose 等 2001）。尽管在椎间盘中多能蛋白聚糖不及聚蛋白聚糖量大，但在关节软骨中其含量更高（Sztrolovics 等 2002）。目前尚不清楚多能蛋白聚糖是否在椎间盘中起到独特的作用，但它能够为几乎没有聚蛋白聚糖的外纤维环提供黏弹性质。然而，多能蛋白聚糖的作用可能并不局限于细胞外基质的结构性作用，它也可以影响细胞特别是癌症细胞的功能（Ricciardelli 等 2009）。G3 区的多能蛋白聚糖也被证明影响椎间盘细胞功能（Yang 等 2003）。

聚蛋白聚糖　　　　　　　　多能蛋白聚糖

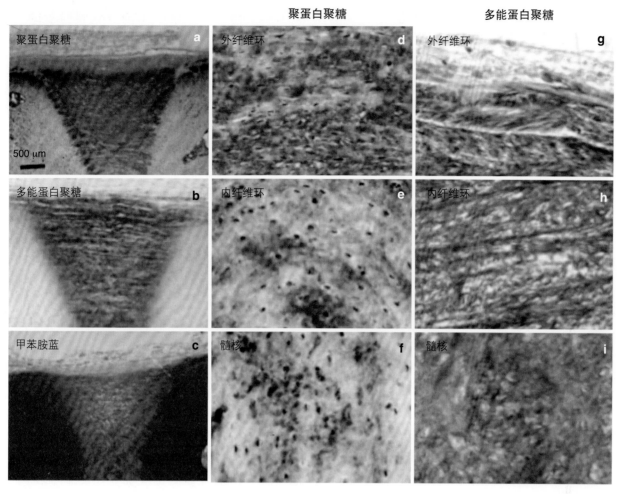

图4.1　14周胎龄人类胎儿椎间盘和相邻软骨雏形中聚蛋白聚糖（**a**）、多能蛋白聚糖（**b**）以及甲苯胺蓝染色的蛋白多糖（**c**）的免疫定位。选择聚蛋白聚糖（**d ~ f**）和多能蛋白聚糖（**g ~ i**）免疫定位患者中外纤维环、内纤维环和髓核的高分辨率图像

图4.3　聚蛋白聚糖（a）和多能蛋白聚糖（b）示意图

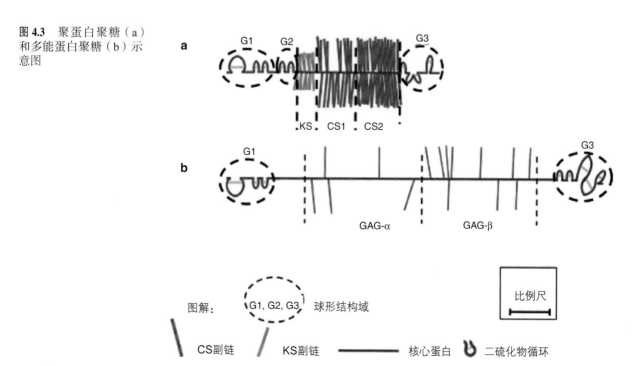

4.4.1 多能蛋白聚糖结构和功能

多能蛋白聚糖的结构与聚蛋白聚糖相似，也有类似的 G1 和 G3 区终端结构域（图 4.3b），尽管没有证据证明多能蛋白聚糖 G3 区可能有不同的剪接结果（Grover 和 Roughley 1993）。多能蛋白聚糖没有类似 IGD 或 G2 区的结构，中央 GAG 结合区氨基酸序列和 GAG 组织完全不同。同样，结合 KS 的区域并不存在，虽然 G1 区可能出现 KS，而且有很多较短的 CS 链。多能蛋白聚糖 G1 区具备结合 HA 和 LP 的结构域，能够形成蛋白多糖聚合物，但不确定多能蛋白聚糖与聚蛋白聚糖是否会出现在同一个聚合物上。有趣的是，这四个透凝蛋白聚糖基因都和 LP 基因偶联（Spicer 等 2003），表明可能发生基因协调表达。令人惊讶的是多能蛋白聚糖与聚蛋白聚糖基因相邻的 LP 相互作用最好，而聚蛋白聚糖则是与多能蛋白聚糖基因相邻的 LP 相互作用最好（Shi 等 2004）。与聚蛋白聚糖一样，多能蛋白聚糖 G3 区的凝集素结构域能够与 fibulins 和韧黏素相互作用（Olin 等 2001）。存在多个蛋白结合基团从而引起多种功能可能，引出多能蛋白聚糖的名称。

多能蛋白聚糖的核心蛋白具有不同的剪接变体，这些变体改变了 GAG 结合区的大小。多能蛋白聚糖常见的 V1 形态的核心蛋白与聚蛋白聚糖的长度相似，而 V0 形态的要比聚蛋白聚糖的大得多，核心蛋白有大约 3400 个氨基酸。多能蛋白聚糖经历了多种蛋白水解修饰（Sztrolovics 等 2002），而这阻碍了其与聚蛋白聚糖纯化分离。因此，几乎没有关于 CS 链结构的信息，以及随着年龄变化，椎间盘中多能蛋白聚糖是否可能发生结构变化。尽管通常认为多能蛋白聚糖是一个 CS 蛋白多糖，但不是所有年龄中 DS 都受到削减。椎间盘中多能蛋白聚糖的核心蛋白结构谱与聚蛋白聚糖的相似，图谱从 G1 区到完整分子变化（Sztrolovics 等 2002）。

4.4.2 多能蛋白聚糖基因组织和突变

人多能蛋白聚糖基因（VCAN, CSPG2）位于 5 号染色体上（Iozzo 等 1992），由 15 个外显子组成（Naso 等 1994）。外显子 1 编码 5'- 非编码区（UTR）、外显子 2 编码信号肽、外显子 3 ~ 6 编码 G1 区、外显子 7 和 8 编码 GAG 结合区、外显子 9 ~ 14 编码 G3 区、外显子 15 编码 3'- 非编码区。外显子 7 编码的区域为 GAGα，而外显子 8 编码的区域为 GAGβ。编码 GAG 结合区的外显子可能发生选择性剪接（Dours-Zimmermann 和 Zimmermann 1994），引出 4 个多能蛋白聚糖 mRNAs。存在 GAGα 和 GAGβ 区域意味着多能蛋白聚糖为 V0 型，而只有 GAGβ 区存在为 V1 型，只有 GAGα 区存在为 V2 型，都不存在为 V3 型。V1 型多能蛋白聚糖似乎是多数组织例如椎间盘中最常见的形式（Sztrolovics 等 2002）。不同型多能蛋白聚糖是否功能相同尚不清楚，但 V3 型，因为缺少 CS，最有可能与其他型功能不同。V0 型类似于 PG-M，从小鸡肢芽间质中分离得到（Ito 等 1995）。

人多能蛋白聚糖基因突变会引起遗传性 Wagner 综合征。考虑原始索引病例，这是由于第 8 外显子 / 第 8 内显子剪接点碱基置换影响了外显子的剪接（Kloeckener-Gruissem 等 2006）。其他 Wagner 综合征家庭也发现额外突变对第 7 内显子 / 第 8 外显子剪接的影响（Mukhopadhyay 等 2006）。第 8 外显子缺陷剪接导致 V1 型 versican 减少，V2 和 V3 型增加。Wagner 综合征的特征为玻璃体视网膜病变，其眼部特征可能与多能蛋白聚糖在人玻璃体凝胶过程中的作用波动有关。但与多能蛋白聚糖广泛的组织分布一致，Wagner 综合征患者还表现出眼外特性，包括类似于 Stickler 综合征的骨骼缺陷的报道。因此，很可能也会发生椎间盘形成和功能的波动。

4.4.3 退行性椎间盘中多能蛋白聚糖的降解

V1 形多能蛋白聚糖可通过 ADAMTS1 和 ADAMTS4 进行裂解，结果包括 G1 区在内有 441 个氨基酸产物（Sandy 等 2001）。聚蛋白聚酶可能在体内椎间盘间多能蛋白聚糖降解过程中发挥作用。但这个产物似乎比体内存在的 G1 区更大，表明其他蛋白酶也活跃。MMPs 是这一角色最有可能的候选者。与聚蛋白聚糖一样，过早或过度的蛋白水解降解多能蛋白聚糖与椎间盘变性有关。多能蛋白聚糖和聚蛋白聚酶的 G1 区内的肽序列也与自身免疫性脊椎关节病的发展有关（Shi 等 2003）。

4.5 基底膜聚糖

基底膜聚糖是在首次使用旋转跟踪电子显微镜进行可视化之后根据其外形而命名的，其有多个球状区域，就像一串珍珠链。基底膜聚糖分布广泛，遍及在人类胎儿椎间盘和脊椎雏形软骨形成发育过程中，具有细胞外围化的特征。然而，其在发育的椎间盘区间基质和胞间基质也十分突出（图 4.4）（Smith 等 2009）。基底膜聚糖的表达在发育中的椎体骨化中心周围的肥厚性软骨细胞中以及在软骨细胞生长板末端升高（Smith 等 2009）。在新生儿与成人椎间盘中，基底膜聚糖与髓核胞周基质、内外部纤维环、软骨端板和椎体生长板具有细胞相关性（图 4.5）。但是，其相对丰度随着细胞数量在老化椎间盘中的明显下降而减少。

基底膜聚糖与许多生长因子和成形素相互作用，包括 FGF-1、FGF-2、FGF-7、FGF-9 和 FGF-18；血小板源生长因子（PDGF）；血管内皮细胞生长因子（VEGF）；肝细胞生长因子；BMP-1、BMP-2、BMP-4 和 BMP-7；hedgehog（Hh）和 Wnt，并通过这些分子影响细胞增殖分化和基质的产生（Whitelock 等 2008）。基底膜聚糖也与许多细胞附着蛋白相互作用，包括层黏连蛋白、纤连蛋白、血小板反应蛋白、α5β1 和 α2β1 整合蛋白。因此，其在组织发育和重构过程中细胞的附着和招募中起到重要作用。通过其与许多基质组分的相互作用的能力，基底膜聚糖调节细胞外基质的装配和稳定，这些组分包括 PRELP；WARP；Ⅳ、Ⅵ、ⅩⅢ、ⅩⅧ型胶原蛋白；原纤蛋白 -1 和原纤蛋白 -2；巢蛋白 -1 和巢蛋白 -2；潜在的转化生长因子结合蛋白 -2（LTBP-2）和弹性蛋白原（Hayes 等 2011c；Iozzo 1994，1998；Melrose 等 2008b）。通过这些相互作用，基底膜聚糖参与到脊椎发育过程中椎间盘的发育和软骨椎雏形软骨转变为骨的过程中（Smith 等 2009）。最近，将这种始终如一的作用归因为基底膜聚糖在软骨组织发育中作为一种早期软骨形成的标记物（Smith 等 2010）。

基底膜聚糖可通过其与 FGF 家族成员的相互作用从而促进细胞外基质的生成。基底膜聚糖是一种低亲和力的几个 FGF 家族成员的共受体，并使这些分子隔离在细胞外，以便之后呈现给 FGFRs。通过这种方式，FGF 能够促进细胞信号事件，从而驱使细胞增殖和基质产生（Chuang 等 2010）。这种隔离过程也能稳定 FGFs，保护它们免受蛋白质原位水解并延长它们的生物半衰期。基底膜聚糖与 FGF-18 在发育的脊柱中存在于同一位置，并在脊椎体发育过程中，以及终期分化的肥厚性椎体生长板软骨细胞和骨化中心周围细胞中明显过表达。基底膜聚糖在人胎儿脊椎椎间盘空间发育过程中与 FGF-2 有联系。因此，FGF-18 促进软骨细胞的终期分化，导致骨的最终形成，而 FGF-2 维持永久软骨中的软骨细胞处于延迟的分化状态，负责基质组成补给以达到组织稳态的目的。

最近的研究表明，基底膜聚糖的 HS 链在原纤蛋白和弹性蛋白组装过程中很重要（Hayes 等 2011a，c），这也支持了更早的关于基底膜组装的发现。基底膜聚糖在椎间盘中与许多弹性相关蛋白共定位（Hayes 等 2011a，c）。LTBP-2 与基底膜聚糖的 HS 链相互作用（Parsi 等 2010）并在椎间盘中与基底膜聚糖共定位细胞外。这种定位的生物学意义并不为人熟知，但是，LTBT-2 可能在微纤维原生成过程中，通过占领 LTBP-1 通常所占的原纤蛋白 -1 位点（Hirani 等 2007；Vehvilainen 等 2009）或通过与其他弹性相关蛋白互相作用而起到一定的调控作用（Hirai 等 2007；Hirani 等 2007）。亦或者，通过成为一个在基底膜聚糖区域 Ⅰ 与 HS 链的竞争性基底，其可能调节与基底膜聚糖相连的生长因子。

4.5.1 基底膜聚糖蛋白结构

基底膜聚糖是一种大型的 HS- 蛋白多糖模块，由 5 个独特的区域组成，这些区域与生长因子、脂质代谢和细胞黏附以及与基质组装和稳定过程中相关的同型和异型相互作用相关的蛋白模块同

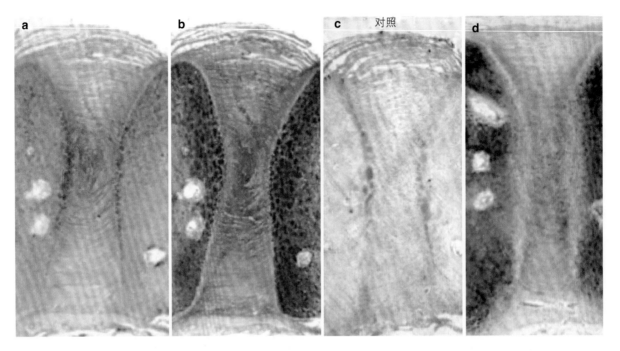

图 4.4　妊娠 14 周胎儿椎间盘及毗邻软骨椎体雏形软骨二聚糖（**a**）、纤调蛋白聚糖（**b**）、非免疫性兔 IgG 阴性对照（**c**）、基底膜聚糖（**d**）的免疫定位

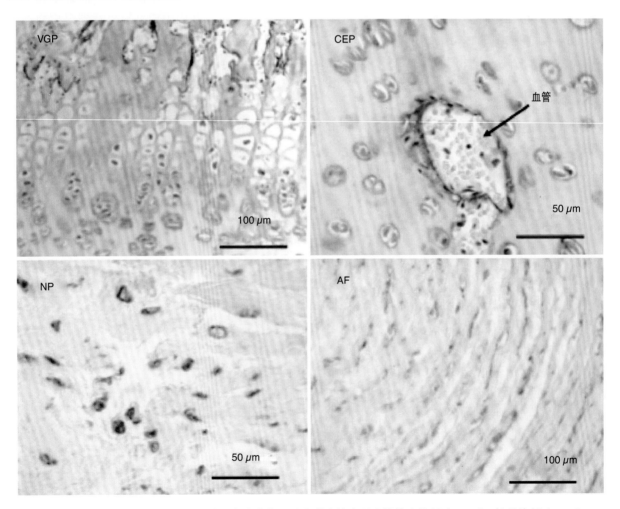

图 4.5　基底膜聚糖在新生绵羊腰椎间盘中的免疫定位。基底膜聚糖表现为椎体生长板（VGP）、软骨终板（CEP）、CEP 中的一条血管和髓核（NP）及纤维环（AF）细胞外周的蛋白多糖

源（Melrose 等 2008b；Murdoch 和 Iozzo，1993）（专栏4.3）。N 端第 I 区包含 3 个 HS 附着点，通过这些附着点 HS 介导的生长因子和形成素的相互作用得以发生。GAG 附着共识区域也在 C 端第 V 区中被识别（图 4.6a）。N 端区域对于基底膜聚糖是独一无二的，而第 II 区呈现出与低密度脂蛋白受体具有同源性，第 III 区与第 IV 区 L4 型层黏连蛋白和 LE 层黏连蛋白 EGF 区域同源。第 IV 区虽然在小鼠基底膜聚糖中缩短了大约 20kDa，却是基底膜聚糖中最大的区域，包含多个免疫球蛋白重复片段（Melrose 等 2008b；Murdoch 和 Iozzo 1993）。第 V 区 C 端与 LG 型层黏连蛋白区同源，包含 3 个被 EGF 样区域分开的 LG 区域。基底膜

聚糖的核心蛋白巨大（467kDa）并且在组合状态下高度集团化，这导致溶液中形成具有更高分子量的分子（大约 800kDa）。

基底膜聚糖的核心蛋白能在 N 端区域包含 3 个 HS 链，并且在第 V 区识别到额外的 GAG 共识附着点；但是椎间盘这些位点是否被占用仍未明确。椎间盘细胞合成一种混合 HS/CS 蛋白多糖的基底膜聚糖，其中至少有一个 HS 链被硫酸软骨素（C4S）链所代替。在胎儿和新生儿椎间盘中，C4S 链被 MAb 7D4 所修饰的独特发育的 CS 所代替（Hayes 等 2011b）。但是，基底膜聚糖上 7D4 表位丰度随着老化而减小，并且不清楚这是否有功能性的后果。

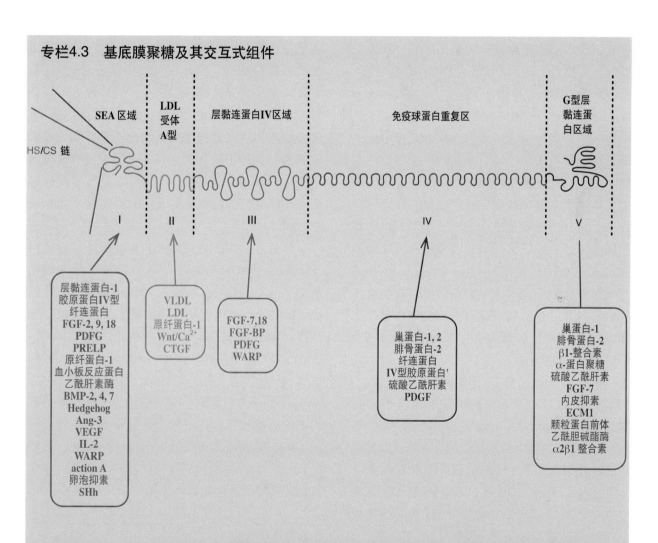

专栏4.3　基底膜聚糖及其交互式组件

缩略词：**FGF**，成纤维细胞生长因子；**PDGF**，血小板衍化生长因子；**PRELP**，脯氨酸/精氨酸丰富端亮氨酸丰富重复蛋白/**prolargin**；**BMP**，骨形成蛋白；**Ang**，血管生成素；**SHh, sonic hedgehog**；**VLDL**，极低密度脂蛋白；**LDL**，低密度脂蛋白；**Wnt**，一个成形素配体，合成缩写 Int（整合-1）和 Wg（无翼）；**CTGF**，结缔组织生长因子；**FGF-BP, FGF** 结合蛋白质；**WARP**，血管性血友病因子区域相关的蛋白质

4.5.2 基底膜聚糖基因结构和突变

基底膜聚糖基因（HSPG2）由位于染色体 1p36-34 的 94 个外显子所编码（Cohen 等 1993；Kallunki 和 Tryggvason，1992；Murdoch 等 1992；Noonan 等 1991），每个结构域被多个外显子所编码。

通过分析两个天然发生的人 HSPG2 基因突变可证明基底膜聚糖在骨骼发生（Arikawa-Hirasawa 等 1999）、肌肉和神经发育中的重要性。侏儒综合征是一种相对温和的骨骼疾病，是由错义、剪接、外显子遗漏和删除突变造成。该现象可导致第 IV 区的部分丢失和第 V 区的全部丢失，仅完全丢失第 V 区，或基底膜聚糖第 III 区二硫键缺陷（Arikawa-Hirasawa 等 2002）。造成的结果是软骨组织中基底膜聚糖功能水平降低、软骨发育异常、肌强直、软骨内成骨过程受损和身材矮小。在更严重的部分发育不良情况中，例如 Silverman-Handmaker 型，基底膜聚糖几乎无法在软骨组织中检测到，这种情况以严重的软骨发育不良、骨骼发生的严重损坏、对心肺肌肉部分和头骨发育的严重影响、突触形成和肌肉神经接点处乙酰胆碱酯酶的完全缺失从而导致的肌张力障碍为特征（Arikawa-Hirasawa 等 2001a, b）。基底膜聚糖基因敲除小鼠进一步证实了基底膜聚糖在发育过程中的必不可少的作用（Arikawa-Hirasawa 等 1999）。基底膜聚糖基因敲除是致命的，大多数胎鼠在子宫内即死亡，少数几个存活并出生的小鼠存在严重的骨骼、软骨和长骨发育损害，以及大血管、心脏和肺部发育损害。

在关于 Hspg2 外显子 3 缺失（即包含 GAG 附着位点的基底膜聚糖第 I 区脱落）小鼠的研究（Rossi 等 2003），目前正在检查基底膜聚糖 HS 链在骨骼发育中的特殊作用。在细胞增殖研究中，Hspg2 外显子 3 缺失的软骨组织对 FGF-2 的响应很差。用 FGFR3 III c 转染的 Baf-32 细胞对预先用乙酰肝素酶消化的移除 HS 链的膝盖雏形软骨基底膜聚糖响应也很差，这表明第 I 区 HS 链对 FGF-2 联合和细胞信号进程起必不可少的作用（Hayes 等 2011b）。对于诱导细胞增殖的 FGF-18，情况则有所不同，即使缺失基底膜聚糖 HS 链

（Hayes 等 2011b），却仍始终在基底膜聚糖上存在第 III 区 FGF-18 反应位点。Hspg2 外显子 3 缺失的小鼠具有相对温和的表现型，并且在软骨组装方面没有明显的缺陷。但是，最近的研究表明，软骨组织缺陷随着个体的成熟而变得明显，并且其在创伤后的修复能力受损。原纤蛋白 -1 的组装和沉积作用在 Hspg2 外显子 3 缺失成熟小鼠椎间盘中同样也受损（Hayes 等 2013）。

4.5.3 基底膜聚糖的降解

关于基底膜聚糖在椎间盘中被处理的机制过程知之甚少。凝胶电泳在新生和年轻成年绵羊椎间盘中 3 个其他基底膜聚糖种类中分离得到全长度的基底膜聚糖。后三类比全长度基底膜聚糖要小，且缺乏 GAG，并且采用 MAb 可在基底膜聚糖第 I 区检测到。因此，它们提供了 HS 链从第 I 区羟基端裂开的碎片。但是，劈裂位点本身仍有待详细说明。通过采用针对第 I 区的 MAb，基底膜聚糖碎片也通过蛋白质印迹在新生和 2 岁的椎间盘提取物中被发现，具有 1 个主要和 4 个次要 species evident（图 4.6b）。类似大小的碎片也在人类膝盖关节软骨的提取物中被发现（Melrose 等 2006）。

体外通过 MMP-1、MMP-3 和胞浆素消化内皮细胞基底膜聚糖表明，第 IV 区和第 V 区较易断裂（Whitelock 等 1996）。Tolloid 样金属蛋白酶（BMP-1）也可使基底膜聚糖第 V 区的 LG2 和 LG3 区域间断裂，在多肽序列 HLEGSGGN- ↓ -DAPGQYGA 中，释放出一种称为 endorepellin 的抗血管生成肽（Bix 等 2004，2007；等 2005）。Endorepellin 具有破坏内皮细胞 α2β1 基于整合素的基底膜间相互作用的能力，通常能稳定管腔形成（Bix 等 2004，2007；Gonzalez 等 2005）。到目前为止，endorepellin 是唯一的被广泛表征并确定其功能性质的基底膜聚糖碎片。

4.6 润滑素

润滑素（lubricin）最早被认为是一种在滑液中存在的大型黏液多糖，可以对关节软骨的表面

图 4.6 （a）基底膜聚糖的结构组织的示意图。（b）对于基底膜聚糖的异质性的 SDS/PAGE 分析，样本为刚出生和 2 岁的绵羊椎间盘。我们注意到椎间盘基底膜聚糖的大量碎裂，不同于人血管内皮细胞（HUVEC）。椎间盘中可分辨的基底膜聚糖的不同种类如图右侧箭头所示（OAF，外层纤维环；IAF，内层纤维环；NF，髓核）

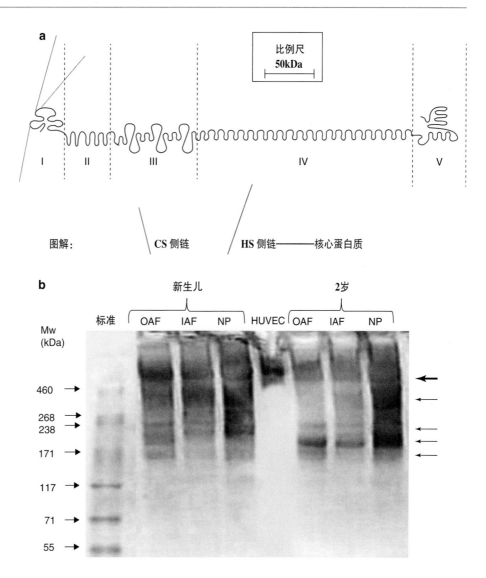

进行边缘润滑，关节软骨主要负责无摩擦的关节活动（Swann 等 1977）。润滑素的名字来源于其关节润滑的作用。后来，在关节软骨的浅表层发现了一种多糖（Schumacher 等 1994），被称作浅表层蛋白（SZP）。这种多糖由浅表层软骨细胞生成，被认为与润滑素在结构上相类似（Jay 等 2001b）。已经证实 SZP 部分作为 CS 蛋白聚糖存在，称为蛋白聚糖 4（PRG4），这一点不同于润滑素。然而，尚不清楚这一区别是存在于所有年龄段还是所有疾病状态，还是 CS 链导致了 SZP 的功能。最近，润滑素也被发现存在于椎间盘中（Jay 等 2001b；Shine 等 2009；Shine 和 Spector 2008）。

润滑素存在于椎间盘的所有区域，但是在髓核处最多（Shine 等 2009）。它的核心蛋白会经历大量的蛋白水解降解，在组织中积聚降解物质。

相对滑液和关节软骨等其他组织源，润滑素具有多相性大小分布（图 4.7b）。尚不清楚是哪种蛋白酶在活体内分裂中起作用，但是它们很可能和那些在聚蛋白聚糖和多能蛋白聚糖降解中起作用的物质相同。在这方面，活体外已经证实 MMPs 可以降解润滑素（Elsaid 等 2005）。另外，我们尚不明确润滑素在椎间盘中的确切功能，以及蛋白水解如何影响润滑素的功能。有一种可能性是在纤维环层的润滑活动中发挥作用。

4.6.1 润滑素的蛋白结构

一个完整的润滑素分子大约 240kDa，其中占 50% 的是位于长中心域的 O 相连类黏蛋白低聚糖（Swann 等 1981b）。这个类黏蛋白域的侧面是 N

图 4.7 （a）润滑素的组织结构示意图。（b）人 IVD 润滑素异质性的 SDS/PAGE 分析。内腔蛋白核心蛋白质在椎间盘中比滑液或者软骨中更加碎片化

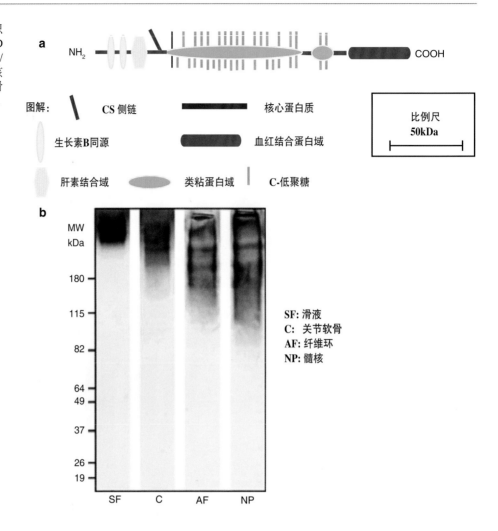

端和 C 端富含半胱氨酸区域，用来组成玻连蛋白。含有生长素 B 同源和肝素结合的区域作为它的 N 端，血红素结合蛋白作为它的 C 端（图 4.7a）。一个单一的间接序列附着在类黏蛋白域 N 端附近的 CS 上。润滑素的 SZP 形式中还发现含有 KS，但是尚不清楚位于何处。润滑素的润滑特性是由它的类黏蛋白域而来（Jay 等 2001a），但是其他区域为细胞间相互作用和细胞结合提供了可能性。端域可能是最重要的部分，因为它的还原性和烷基化会减弱润滑功能（Swann 等 1981a）。

4.6.2 润滑素的基因结构和突变

对润滑素或 SZP 编码的 mRNA 开始于选择性剪切巨核细胞模拟因子（MSF）的前兆基因（PRG4）（Flannery 等 1999）。人类的 PRG4 基因存在于染色体 1，有 12 个外显子（Merberg 等

1993）。外显子 1 编码信号肽，外显子 2 和 3 编码含有生长素 B 同源的区域，外显子 4 和 5 编码含有肝素结合的区域。外显子 6 编码类黏蛋白域，此区域大约有 80 个 O 相连的低聚糖的潜在连接点和一个 CS 的潜在连接点。外显子 7～12 编码分子羧基端，这里包括一个类血红素结合蛋白同源。滑液中的润滑素和软骨中的 SZP 都是由 PRG4 的外显子 2、4 和 5 相组合的选择性剪切衍生而来，从而产生不同的信息。因此，润滑素核心蛋白并没有特殊的结构。然而，它的所有形式都在中央有一个类黏蛋白域，两侧则是至少一个的类生长素 B 域和一个类血红素结合蛋白域。这种异质性是由于完整润滑素的大小可变性引起。

人类 PRG4 基因的突变会导致常染色体隐性屈指-关节炎-髋内翻-心包炎综合征（CACP）（Marcelino 等 1999）。大部分最初认定突变发生在外显子 6 尾部和后续外显子，突变导致移码或

发生无意义的替代，最终导致在血红素结合蛋白域出现截断。这些突变会导致滑液处缺少润滑素，以及在培养的滑膜细胞中缺少润滑素的生成（Rhee 等 2005b）。CACP 的很多特性都在敲除润滑素基因的小鼠实验中重现（Rhee 等 2005a），这正支持了润滑素的产生不足会导致 CACP 表型的假说。大量与 CACP 相关的症状表明，润滑素的功能不仅限于关节活动，还会影响到肌腱和心脏，然而当 CACP 患者的脊柱有异常时，尚不明确这些个体的椎间盘功能是否会受到影响（Faivre 等2000）。

4.7 小富亮氨酸重复序列蛋白聚糖（SLRPS）

SLRPs 是富亮氨酸重复（leucine-rich repeat，LRR）序列蛋白家族成员，含承载富亮氨酸结构的多个相邻的 24 种氨基酸结构域（Hocking 等1998）。根据基因组织、LRRs 数量、GAG 取代类型及总体结构组织，将 SLRPs 分为若干亚组（Kalamajski 和 Oldberg 2010）。椎间盘中确定了 8 个 SLRPs 的存在，包括 CS-/DS 取代核心蛋白聚糖和二聚糖；KS 取代的基膜聚糖、纤调蛋白和角膜蛋白；以及非甘氨酸化的脯氨酸 / 富含精氨酸的蛋白（PRELP, prolargin）、软骨蛋白以及无孢蛋白（图 4.8）。这些 SLRPs 包含 10 个 LRRs，两侧分别为是氨基和羧基末端双硫结合区。

核心蛋白聚糖和二聚糖有结合点，可将 CS/DS 侧链与核心蛋白氨基末端相连。核心蛋白聚糖中，有一个这样的位点，而二聚糖有两个 GAG 取代位点（Roughley 和 White 1989）。多数结缔组织包括椎间盘，CS 链在高尔基体中得到部分修饰，β-D- 葡萄糖醛酸部分异构为 α-L- 艾杜糖醛酸，从而形成 DS。椎间盘组织中观察到 DS 链非甘氨酸化的核心蛋白聚糖和二聚糖缺乏，它们与其他结缔组织相关，随着年龄增长，相对积累增加。这些非甘氨酸化的分子可以在 N 段通过蛋白水解。除了除去小 N 端信号肽以外，核心蛋白聚糖和二聚糖分别通过去除额外的氨基酸片段（14 个和21 个氨基酸）来得到成熟核心蛋白（Roughley 等1996b；Scott 等 2000）。但这些前体肽去除后的后

续结果尚不清楚。

基膜聚糖和纤调蛋白聚糖的中心 LRRs 中有 4 个 N 键连接的低聚糖链，其可以被 KS 修饰，尽管所有位点取代情况不常见（Plaas 等 1990）。因为缺乏 LS 取代，基膜聚糖和纤调蛋白聚糖的非甘氨酸化形式经常出现在结缔组织中（Grover 等1995；Roughley 等 1996a）。从基膜聚糖和纤调蛋白的核心蛋白去除小的 N 端信号肽来形成成熟的核心蛋白。纤调蛋白聚糖和基膜聚糖都有大量硫酸酪氨酸残基聚集在成熟蛋白 N 端，这可能对原位 SLRPs 的阴离子性质有帮助（Antonsson 等1991；Onnerfjord 等 2004；Tillgren 等 2009）。

PRELP 和无孢蛋白是非甘氨酸化的 SLRPs，但分别包含 N 端精氨酸、脯氨酸和天冬氨酸的聚集体（Bengtsson 等 1995；Grover 和 Roughley1998, 2001）。PRELP 结构与其他 SLRPs 结构不同，因为其具有阳离子 N 端区域。软骨蛋白缺乏带 N 端核心蛋白区，PRELP 和无孢蛋白该区域中带电氨基酸聚集。它有一个类似的 LRR 核心蛋白质结构（Grover 等 1997），但在 C 端结构与其他SLRPs 结构不同。

根据它们对胶原方向和胶原基质合成的影响，以及组织发育和基膜重建过程中与生长因子和细胞表面受体结合情况，SLRPs 在作为组织原方面具有重要作用（Iozzo 等 2011）。SLRP 成员间功能多元重叠，甚至达到冗余的程度。与核心蛋白聚糖一样，低浓度时，无孢蛋白与胶原蛋白结合亲和力较低（Kalamajski 等 2009）。无孢蛋白和核心蛋白聚糖结合到纤维状胶原的相同区域，当浓度相同时，两种蛋白聚糖可能有效竞争该位点，而二聚糖则不能（Kalamajski 和 Oldberg 2010）。无孢蛋白和核心蛋白聚糖上胶原结合位点不同，核心蛋白聚糖上结合位点位于 LRR 7 而无孢蛋白的在 C 端（Kalamajski 等 2009）。虽然基膜聚糖和纤调蛋白聚糖都利用亮氨酸重复域 5 ~ 7 来结合纤维胶原蛋白，且都可以调节早期胶原组成，但只有纤调蛋白聚糖能够促进胶原生长过程，形成成熟的原纤维（Kalamajski 和 Oldberg 2009）。核心蛋白聚糖和双聚糖协调控制发育中胶原原纤维生成和肌腱发育中获得生物力学属性（Iozzo 等2011）。SLRP 成员通过点突变影响 LRRs 内关键

图 **4.8**　存在于椎间盘中的 SLRPs 的组织结构示意图。

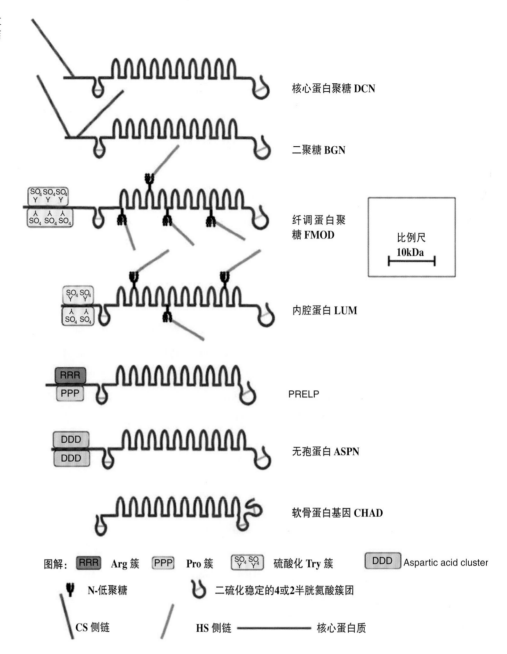

核心蛋白聚糖 DCN

二聚糖 BGN

纤调蛋白聚糖 FMOD

比例尺
10kDa

内腔蛋白 LUM

PRELP

无孢蛋白 ASPN

软骨蛋白基因 CHAD

图解：[RRR] Arg 簇　[PPP] Pro 簇　硫酸化 Try 簇　[DDD] Aspartic acid cluster

N-低聚糖　　二硫化稳定的4或2半胱氨酸簇团

CS 侧链　　HS 侧链　——核心蛋白质

作用区结构，从而在功能性质上发生变化，可能损害组织的组成和功能。

4.7.1　核心蛋白聚糖

核心蛋白聚糖（decorin）之所以得名是因为发现它修饰在胶原原纤维的表面。其基因（DCN）位于染色体 12q21.3-q23。一共有 8 个外显子，编码了 36 kDa 的核心蛋白，包含一条 CS 或 DS 链，位于成熟人类核心蛋白序列的 4 位上（Roughley 2006）。核心蛋白聚糖与胶原原纤维 Ⅰ、纤连蛋白、C1q、EGF 受体、TGF-β 和血小板反应蛋白的 "d" 和 "e" 键相互作用。因此，在体外胶原原纤维生成和体内纤维化的调节以及 TGF-β 生物利用度的控制上起到一定作用。核心蛋白聚糖也影响细胞周期特定阶段的细胞增殖，并在胶原基质中起到连接作用（Iozzo 和 Schaefer 2010）。

核心蛋白聚糖与胶原蛋白相互作用的区域位于富含亮氨酸重复结构的区域，与那些和 TGF-β 发生相互作用的区域不同。分子建模预测核心蛋白聚糖为马蹄型构象，可以在胶原纤维表面凹面容纳一个胶原蛋白分子（Orgel 等 2009；Scott 1996, 2003；Scott 和 Stockwell 2006）。但 X 线晶体衍射分析核心蛋白聚糖晶体，结果表明其存在一个具有交锁表面的二聚体（Scott 等 2004），尽管不清楚该核心蛋白聚糖二聚体是否代表功能型，以及如何影响核心蛋白聚糖与其他分子的相互作用。核心蛋白聚糖与二聚糖、纤调蛋白聚糖和基膜聚糖一起，与胶原蛋白Ⅵ、Ⅻ和ⅩⅣ，纤连蛋白和弹性蛋白，生长因子和细胞因子如 EGF、IGF、TGF-β 和 TNF-α 发生相互作用。SLRP 的 GAG 链与生长因子相互作用，将它们隔离在软骨基质周围的细胞中。SLRPs 可能在这些生长因子的生物利用度中起到一定作用。

核心蛋白聚糖的核心蛋白容易被体外 MMPs 裂解（Imai 等 1997；Monfort 等 2006）。在椎间盘退行性病变的绵羊模型中，核心蛋白聚糖在纤维环病变处裂解（Melrose 等 2007）。在半月板切除术重建的绵羊模型中，核心蛋白聚糖同样发生裂解（Young 等 2005）。患关节炎的膝关节和髋关节的半月板和关节软骨中也能看到明显的核心蛋白聚糖碎片（Melrose 等 2008a）。核心蛋白聚糖可被 MBP-1（von Marschall 和 Fisher 2010）的三种亚型和 MT1-MMP（Mimura 等 2009）处理。但通过作为胶原纤维表面的牺牲衬底，或通过防止胶原酶接近胶原蛋白基质的空间排斥效应，核心蛋白聚糖的存在可以保护蛋白不被胶原酶裂解（Geng 等 2006）。

4.7.2 二聚糖

二聚糖（biglycan）基因（BGN）位于染色体 Xq28（McBride 等 1990）。它具有 8 个外显子编码的 38 kDa 的二聚糖核心蛋白，这些二聚糖核心蛋白含有 2 个位于成熟的人类核心蛋白序列的氨基酸 5 和 10 的 CS / DS 链。二聚糖的非二聚糖形式已被检测到而且似乎是核心蛋白的氨基末端区域内蛋白水解的结果。成熟二聚糖是通过基质金属蛋白酶（Monfort 等 2006）分裂，而蛋白聚糖是通过 BMP-1 进行（Scott 等 2000）。大量的二聚糖碎片也很明显地显示于半月板切除诱导型骨关节炎模型（Young 等 2005）、实验性椎间盘退变

的纤维环损伤模型（Melrose 等 2007），以及膝关节和髋关节关节炎中的病理性半月板和关节软骨（Melrose 等 2008 a）。

不同于核心蛋白聚糖、纤调蛋白聚糖以及人基膜聚糖与胶原纤维的相互作用，双链蛋白二糖与胶原纤维的结合对环境条件敏感。这可以解释观察到的二聚糖的差异分布，比起其他 SLRP 成员这更是一个细胞结合性的 SLRP。二聚糖与晶格形成胶原Ⅵ相互作用在软骨基质和椎间盘细胞周围形成硫酸软骨素篮状结构。二聚糖广泛分布于发育中的人胎盘，显著地标定其与软骨椎体雏形软骨的边缘，在那里它也突出地局部分布化。正因为如此，它的位置标识出了发育中的椎间盘跟假定的软骨终板的间距边缘（图 4.4）。二聚糖还可以与骨形成蛋白和 TGF-β 相互作用。二聚糖在组织压迫的炎症反应中起引发的作用，通过跟 BMP / TGF-β 的结合，它可以调节 BMP / TGF-β 的活动，影响着纤维化和骨骼肌细胞的分化。作为信号分子，二聚糖还有新兴的角色，它与生长因子和受体间广泛的分子作用，从而调节细胞生长、形态发生和免疫力（Iozzo 和 Schaefer 2010）。

4.7.3 无孢蛋白

无孢蛋白（asporin）的命名反映了它独特的 N 端天冬氨酸簇（Henry 等 2001；Lorenzo 等 2001）。无孢蛋白也因牙周相关蛋白 -1（PLAP-1）而为人所知。无孢蛋白基因（ASPN）位于染色体 9q21-23，由 8 个外显子编码一个 43kDa 非聚糖化核心蛋白。无孢蛋白核心蛋白的 N 端区域含有 9～20 个天冬氨酸重复，在此区域无孢蛋白核心蛋白具有多态性。在椎间盘退变中可以观察到它和等位基因 ASPN D14 的相关性（Gruber 等 2009；Song 等 2008）。无孢蛋白是一种与细胞结合的 SLRP，主要在外部纤维环中存在（Gruber 等 2009）。

4.7.4 纤调蛋白聚糖

纤调蛋白聚糖（fibromodulin）基因（FMOD）位于染色体 1q32（Antonsson 等 1993；Sztrolovics 等 1994），通过 3 个外显子编码 42 kDa 的纤调蛋

白聚糖核心蛋白。纤调蛋白聚糖是一个 KS 取代的 SLRP，和核心蛋白多糖与二聚糖共享很多氨基酸同源序列（Antonsson 等 1993；Oldberg 等 1989），但是它却在 LRR 域内含有 4 个 N 端低聚糖点，这说明了它被 KS 取代的可能性。纤调蛋白聚糖也含有氨基酸终端硫酸酪氨酸簇，因此分子具有阴离子性，从而使此区域可以与肝素结合的蛋白中的碱性残基簇相互作用，这其中包括很多生物活性因子（Onnerfjord 等 2004；Tillgren 等 2009）。由于 KS 合成作用中的年龄相关的自发性椎间盘退变的影响，纤维蛋白的非聚糖化形态而可以在组织中积聚（Grover 等 1995；Roughley 等 1996a）。

纤调蛋白聚糖与胶原蛋白 I 和 II 纤维相互作用，并且在体外抑制原纤维形成（Chen 等 2010；Ezura 等 2000）。纤维蛋白也可以和 TGF-β 和 C1q 相互作用，还可能在 TGF-β 隔离、炎症、活体内胶原蛋白 I 和 II 纤维的聚集调节以及 TGF-β 活性的生物调节上发挥作用。通过去除纤调蛋白聚糖的小鼠，可以明确纤调蛋白聚糖在软骨组织中相对于胶原蛋白聚集不同的重要功能作用，以及在原纤维形成调节中的作用（Chakravarti 2002；Goldberg 等 2006；Svensson 等 1999）。

纤调蛋白聚糖显著地免疫定位于胎儿脊柱的软脊椎骨的未发育软骨和发育中的椎间盘。在胎儿脊柱中，它分布于发育中的椎间盘的边缘，显著地区别于椎骨未发育软骨（图 4.4）。在成熟椎间盘里，纤调蛋白存在于胶原蛋白结构的细胞和细胞间基质中。这一现象存在于整个椎间盘，但在纤维环中最为显著。

在与胶原蛋白结合后，纤调蛋白聚糖对 MMP-13 分裂非常敏感，这一过程会去除 N 端硫酸酪氨酸簇（Heathfield 等 2004）。可溶纤调蛋白聚糖却并不对 MMP-13 分裂敏感，也不会被 MMP-2、MMP-8 和 MMP-9 降解。MMP-13 分裂点存在于一个 10kDa 的 N 端肽 Gln19-Lys 98 中，它与硫酸酪氨酸簇相邻（Heathfield 2004）。纤调蛋白聚糖大量地碎裂于患病的半月板和患关节炎的膝关节和髋关节的关节软骨中（Melrose 等 2008a）、椎间盘退变的绵羊纤维环损伤模型正在重塑的区域中（Melrose 等 2007）以及患骨关节炎的绵羊半月板切除模型中（Young 等 2005）。

4.7.5 基膜聚糖

基膜聚糖（lumican）基因（*LUM*）位于染色体 12q21.3-q22（Danielson 等 1999；Grover 等 1995），它有 3 个外显子编码出 38kDa 基膜聚糖核心蛋白质，其含有 4 个 LRR 域的 N 相连位，有被 KS 取代的可能性。基膜聚糖与其他相似物进行相互作用产生那些前述的纤维蛋白，体现了和组织中纤维蛋白的相似的作用。基膜聚糖和纤维蛋白在 5～7LRRs 中有同源序列，在与胶原蛋白结合中相互竞争（Kalamajski 和 Oldberg 2009）。而且，它们在胶原蛋白 I 纤维中结合成相同的区域（Svensson 等 2000）。然而，尽管基膜聚糖和核心蛋白聚糖有很多相似之处，它们在胶原蛋白 I 中有非常不同的结合点（Hedbom 和 Heinegard 1993），并且相互独立地调节胶原蛋白的纤维形成（Neame 等 2000）。

就像纤调蛋白聚糖和核心蛋白聚糖，基膜聚糖也对 MMPs 降解非常敏感，但程度明显地要小一些。它还能被 MT1-MMP 裂解（Li 等 2004）。基膜聚糖碎片的存在是病态的半月板和患关节炎的膝关节和髋关节关节软骨的突出特性（Melrose 等 2008a），它也可在椎间盘退变的绵羊纤维环损伤模型中正在重塑的区域里观察到（Melrose 等 2007）。尽管基膜聚糖并不含有 KS，在患骨关节炎的绵羊半月板切除模型中，基膜聚糖核心蛋白数量的增加，证实了基膜聚糖的表达是上调的（Young 等 2005）。

4.7.6 PRELP

PRELP 是一个 55kDa 非聚糖化的 SLRP（Bengtsson 等 1995），由位于染色体 1q32 的 PRELP 基因编码，含有 3 个外显子（Grover 等 1996）。名字 PRELP 来源于它含有一个 N 端精氨酸和脯氨酸残基的特殊簇。PRELP 可以与基底膜聚糖和胶原蛋白相结合，也可以作为基底膜固定点，或者作为连接胶原蛋白组织网络的连接分子（Bengtsson 等 2002）。PRELP 的 N 端结合肝素和 HS，因此促进了 HS 蛋白聚糖基底膜聚糖的相互作用（Bengtsson 2000）。

4.7.7 软骨蛋白

软骨蛋白（chondroadherin）是一种发育的调节 SLRP（Shen 等 1998），它与核心蛋白聚糖、二聚糖、纤调蛋白聚糖、基膜聚糖和 PRELP 有着密切联系（Neame 等 1994）。软骨蛋白基因（*CHAD*）位于染色体 17q21.33，由 4 个外显子编码出 36kDa 非聚糖化软骨蛋白核心蛋白质（Grover 等 1997），它含有 10 个 LRRs（Neame 等 1994）。软骨蛋白与胶原蛋白 Ⅱ（Mansson 等 2001）和 α2β1 整联蛋白相互作用（Camper 等 1997；Haglund 等 2011），在连接性组织细胞附着于基质组件的过程中发挥作用。因此它可以维持细胞表型，调节组织稳态。软骨蛋白的耗尽和水解碎片化存在于脊柱侧凸的椎间盘，这一现象看起来与椎间盘基底重建有关联（Haglund 等 2009）。

4.7.8 SLRP敲除小鼠与基因突变

许多人类疾病与 SLRP 的突变有所关联。小鼠的敲除模型证明了由敲除 SLRP 基因导致的患病结果。表 4.1 和表 4.2 描述了由引入 SLRP 基因敲除和人类的 SLRP 基因突变所导致的患病特性的事例。至此，无孢蛋白是唯一一个与人类椎间盘疾病和椎间盘表型特别相关的 SLRP。椎间盘却在胶原蛋白组织中与张力和负重的连接性组织显示出了相似性，连接性组织在敲除 SLRP 的小鼠模型中显示出表型。SLRPs 很有可能在椎间盘降解中起重要作用，这还有待于详细的进一步研究。

表 4.1 敲除目标 SLRP 基因的小鼠模型的患病结果

敲除基因	病症	表型	文献
核心聚糖蛋白	皮肤和肌腱中的异常胶原蛋白纤维结构	皮肤脆弱、肌腱功能减退	Danielson 等（1997）
二聚糖	骨质减弱，结构性胶原蛋白纤维和主动脉异常	骨质疏松症，自发性动脉夹层 / 破裂	Heegaard 等（2007）和 Xu 等（1998）
基膜聚糖	角膜和真皮中的异常胶原蛋白纤维组织	皮肤脆弱，角膜浑浊	Chakravarti 等（1998）
纤调蛋白聚糖	肌腱中的异常胶原蛋白纤维组织	肌腱松弛，生物力学功能退化	Svensson 等（1999）
二聚糖 / 核心蛋白聚糖	骨、肌腱和真皮中的异常胶原蛋白纤维群	与 Ehlers-Danlos 综合征的早衰相似	Corsi 等（2002）
二聚糖 / 纤调蛋白聚糖	肌腱中的胶原蛋白纤维的成熟结构性 / 生物力学性的异常	步态损伤，异位钙化，早发性 OA	Ameye 和 Young（2002）
基膜聚糖 / 纤调蛋白聚糖	肌腱中异常的胶原蛋白成熟和结构	关节松弛和损失肌腱功能	Jepsen 等（2002）
无孢蛋白	牙周韧带矿化的抑制减弱	点突变扰乱的无孢蛋白在有 LRR5 参与的 BMP-2 的相互作用中对牙周韧带细胞的细胞分化的负性调节的降低	Tomoeda 等（2008）和 Yamada 等（2007）

表 4.2 与 SLRP 基因突变相关的人类疾病

基因	突变类型	病症 / 临床表型	文献
核心蛋白聚糖	移码突变产生一个 C 端切断的核心蛋白质	角膜浑浊，先天性角膜基底营养不良	Bredrup 等（2005）
基膜聚糖、纤调蛋白聚糖、PRELP	内含子改变，单一核苷酸在启动子的多态性	角膜脱落，脉络膜的新血管形成，高度近视	Chen 等（2009），Majava 等（2007）和 Wang 等（2006）
无孢蛋白	无孢蛋白 D4 等位基因多态性，影响 N 端核心蛋白	早期发生 OA 和椎间盘退化	Gruber 等（2009）和 Song 等（2008）

4.8 本章要点总结

蛋白聚糖在椎间盘功能中的作用

- 聚蛋白聚糖给椎间盘提供膨胀和抵抗压缩负载的能力。这个特性取决于聚蛋白聚糖的两个特点：首先，它能与透明质酸一起形成蛋白聚糖聚合物，透明质酸将其扩散限制在基质中；其次，渗透的特性和水合特性是归因于它能代替大量的硫酸软骨素（CS）和硫酸角质素（KS）链。聚蛋白聚糖膨胀保持了椎间盘的高度处于低负荷状态，并且负责与日常生活相关的椎间盘高度的调控。

- 在椎间盘内广泛存在有多能蛋白聚糖和润滑素，但是它们的确切功能并不清楚。在不成熟的椎间盘中有大量多能蛋白聚糖，可能说明了它对胎儿椎间盘的生长有一定作用，有人认为，润滑素对加强纤维环中邻近片层之间的运动起作用。

- 基底膜聚糖通过与基质的多种成分相互作用以促进和稳定基质的聚集。在原纤维蛋白 -1 和弹性蛋白在椎间盘中的聚集中，基底膜聚糖也在起作用。基底膜的硫酸类肝素（HS）链非常重要。基底膜的 HS 链也通过其调节细胞增殖和分化的能力，将大量的生物活性生长因子和关联的成形素封存到椎间盘的生长和重构过程中。而且，基底膜聚糖还能够与大量的细胞黏附蛋白相互作用，从而调节细胞在椎间盘的生长和重构中的聚集。

- SLRPs 在胶原蛋白原纤维生成中具有重要的调节作用，并且对于椎间盘的细胞外基质排列和修复非常重要。新的蛋白多糖与细胞因子和生物活性生长因子之间的相互作用将它们卷入细胞信号传递，影响大范围的生物进程，包括纤维化、炎症以及免疫反应。

蛋白聚糖在椎间盘疾病中的作用

- 在部分成人或者在患有脊柱畸形的青少年身上可发现聚蛋白聚糖降解与椎间盘退化相关。聚蛋白聚糖的蛋白质降解产生一些不能再与 HA 相互作用的片段；它们的大小随着持续的蛋白水解而越来越小，这些聚蛋白聚糖含量逐渐减少的椎间盘内有利于血管和神经生长并缓解椎间盘源性痛。聚蛋白聚糖基因突变会引起骨软骨发育不良，其特征是椎间盘生长异常。

- 多能蛋白聚糖和润滑素在整个生命中经历了大量的蛋白水解分裂，这很有可能是由负责聚蛋白糖降解的同一蛋白酶引起的。但是，人们还是不清楚这是否对椎间盘病理学有所贡献。

- 基底膜聚糖在椎间盘内部也经历了大量的断裂化，但是人们对这是怎样产生的或者释放的基底膜聚糖碎片是否提供了新的功能性生物特性知之甚少。有一个例外是 C 末端肽——一种来源于基底膜蛋白多糖羧基末端的肽分子，它由于能够通过使内皮细胞血管形成不稳定而具有抗血管形成的特性。在退化的椎间盘中，如果碎片没有丢失或者进一步退化，人们也许可以期待用这些特性来保持椎间盘的无血管本性。

- 许多蛋白多糖也在退化的椎间盘中被分裂，在核心蛋白聚糖和二聚糖中失去的硫酸软骨素（CS）/硫酸皮肤素（DS）链可能反过来影响它们与细胞因子和生长因子的相互作用，从而影响它们参与细胞调节进程。基膜聚糖和纤调蛋白聚糖的断裂化在退化的椎间盘中也很明显，但是目前还不清楚这如何影响组织的功能。

（李秉学 王建儒 译 郑召民 审校）

参考文献

Adams MA, Roughley PJ (2006) What is intervertebral disc degeneration, and what causes it? Spine (Phila Pa 1976) 31:2151–2161

Agrawal A, Guttapalli A, Narayan S, Albert TJ, Shapiro IM, Risbud MV (2007) Normoxic stabilization of HIF-1alpha drives glycolytic metabolism and regulates aggrecan gene expression in nucleus pulposus cells of the rat intervertebral disk. Am J Physiol Cell Physiol 293:C621–C631

Akeda K, An HS, Pichika R, Patel K, Muehleman C, Nakagawa K, Uchida A, Masuda K (2007) The expression of NG2 proteoglycan in the human intervertebral disc. Spine (Phila Pa 1976) 32:306–314

Ameye L, Young MF (2002) Mice deficient in small leucine-rich proteoglycans: novel in vivo models for osteoporosis, osteoarthritis, Ehlers-Danlos syndrome, muscular dystrophy, and corneal diseases. Glycobiology 12:107R–116R

Antonsson P, Heinegard D, Oldberg A (1991) Posttranslational modifications of fibromodulin. J Biol Chem 266:16859–16861

Antonsson P, Heinegard D, Oldberg A (1993) Structure and deduced amino acid sequence of the human fibromodulin gene. Biochim

Biophys Acta 1174:204–206

Arikawa-Hirasawa E, Watanabe H, Takami H, Hassell JR, Yamada Y (1999) Perlecan is essential for cartilage and cephalic development. Nat Genet 23:354–358

Arikawa-Hirasawa E, Wilcox WR, Le AH, Silverman N, Govindraj P, Hassell JR, Yamada Y (2001a) Dyssegmental dysplasia, Silverman-Handmaker type, is caused by functional null mutations of the perlecan gene. Nat Genet 27:431–434

Arikawa-Hirasawa E, Wilcox WR, Yamada Y (2001b) Dyssegmental dysplasia, Silverman-Handmaker type: unexpected role of perlecan in cartilage development. Am J Med Genet 106:254–257

Arikawa-Hirasawa E, Le AH, Nishino I, Nonaka I, Ho NC, Francomano CA, Govindraj P, Hassell JR, Devaney JM, Spranger J, Stevenson RE, Iannaccone S, Dalakas MC, Yamada Y (2002) Structural and functional mutations of the perlecan gene cause Schwartz-Jampel syndrome, with myotonic myopathy and chondrodysplasia. Am J Hum Genet 70:1368–1375

Barry FP, Neame PJ, Sasse J, Pearson D (1994) Length variation in the keratan sulfate domain of mammalian aggrecan. Matrix Biol 14:323–328

Barry FP, Rosenberg LC, Gaw JU, Koob TJ, Neame PJ (1995) N- and O-linked keratan sulfate on the hyaluronan binding region of aggrecan from mature and immature bovine cartilage. J Biol Chem 270:20516–20524

Bengtsson E, Neame PJ, Heinegard D, Sommarin Y (1995) The primary structure of a basic leucine-rich repeat protein, PRELP, found in connective tissues. J Biol Chem 270:25639–25644

Bengtsson E, Aspberg A, Heinegard D, Sommarin Y, Spillmann D (2000) The amino-terminal part of PRELP binds to heparin and heparan sulfate. J Biol Chem 275:40695–40702

Bengtsson E, Morgelin M, Sasaki T, Timpl R, Heinegard D, Aspberg A (2002) The leucine-rich repeat protein PRELP binds perlecan and collagens and may function as a basement membrane anchor. J Biol Chem 277:15061–15068

Bix G, Fu J, Gonzalez EM, Macro L, Barker A, Campbell S, Zutter MM, Santoro SA, Kim JK, Hook M, Reed CC, Iozzo RV (2004) Endorepellin causes endothelial cell disassembly of actin cytoskeleton and focal adhesions through alpha2beta1 integrin. J Cell Biol 166:97–109

Bix G, Iozzo RA, Woodall B, Burrows M, McQuillan A, Campbell S, Fields GB, Iozzo RV (2007) Endorepellin, the C-terminal angiostatic module of perlecan, enhances collagen-platelet responses via the alpha2beta1-integrin receptor. Blood 109:3745–3748

Botsford DJ, Esses SI, Ogilvie-Harris DJ (1994) In vivo diurnal variation in intervertebral disc volume and morphology. Spine (Phila Pa 1976) 19:935–940

Bredrup C, Knappskog PM, Majewski J, Rodahl E, Boman H (2005) Congenital stromal dystrophy of the cornea caused by a mutation in the decorin gene. Invest Ophthalmol Vis Sci 46:420–426

Brown GM, Huckerby TN, Bayliss MT, Nieduszynski IA (1998) Human aggrecan keratan sulfate undergoes structural changes during adolescent development. J Biol Chem 273:26408–26414

Camper L, Heinegard D, Lundgren-Akerlund E (1997) Integrin alpha-2beta1 is a receptor for the cartilage matrix protein chondroadherin. J Cell Biol 138:1159–1167

Caterson B (2012) Fell-Muir lecture: chondroitin sulphate glycosaminoglycans: fun for some and confusion for others. Int J Exp Pathol 93:1–10

Caterson B, Mahmoodian F, Sorrell JM, Hardingham TE, Bayliss MT, Carney SL, Ratcliffe A, Muir H (1990) Modulation of native chondroitin sulphate structure in tissue development and in disease. J Cell Sci 97(Pt 3):411–417

Chakravarti S (2002) Functions of lumican and fibromodulin: lessons from knockout mice. Glycoconj J 19:287–293

Chakravarti S, Magnuson T, Lass JH, Jepsen KJ, LaMantia C, Carroll H (1998) Lumican regulates collagen fibril assembly: skin fragility and corneal opacity in the absence of lumican. J Cell Biol 141: 1277–1286

Chen ZT, Wang IJ, Shih YF, Lin LL (2009) The association of haplotype at the lumican gene with high myopia susceptibility in Taiwanese patients. Ophthalmology 116:1920–1927

Chen S, Oldberg A, Chakravarti S, Birk DE (2010) Fibromodulin regulates collagen fibrillogenesis during peripheral corneal development. Dev Dyn 239:844–854

Chuang CY, Lord MS, Melrose J, Rees MD, Knox SM, Freeman C, Iozzo RV, Whitelock JM (2010) Heparan sulfate-dependent signaling of fibroblast growth factor 18 by chondrocyte-derived perlecan. Biochemistry 49:5524–5532

Cohen IR, Grassel S, Murdoch AD, Iozzo RV (1993) Structural characterization of the complete human perlecan gene and its promoter. Proc Natl Acad Sci USA 90:10404–10408

Corsi A, Xu T, Chen XD, Boyde A, Liang J, Mankani M, Sommer B, Iozzo RV, Eichstetter I, Robey PG, Bianco P, Young MF (2002) Phenotypic effects of biglycan deficiency are linked to collagen fibril abnormalities, are synergized by decorin deficiency, and mimic Ehlers-Danlos-like changes in bone and other connective tissues. J Bone Miner Res 17:1180–1189

Cummings RD (2009) The repertoire of glycan determinants in the human glycome. Mol Biosyst 5:1087–1104

Danielson KG, Baribault H, Holmes DF, Graham H, Kadler KE, Iozzo RV (1997) Targeted disruption of decorin leads to abnormal collagen fibril morphology and skin fragility. J Cell Biol 136:729–743

Danielson KG, Siracusa LD, Donovan PJ, Iozzo RV (1999) Decorin, epiphycan, and lumican genes are closely linked on murine chromosome 10 and are deleted in lethal steel mutants. Mamm Genome 10:201–203

Day JM, Olin AI, Murdoch AD, Canfield A, Sasaki T, Timpl R, Hardingham TE, Aspberg A (2004) Alternative splicing in the aggrecan G3 domain influences binding interactions with tenascin-C and other extracellular matrix proteins. J Biol Chem 279: 12511–12518

Doege K, Sasaki M, Horigan E, Hassell JR, Yamada Y (1987) Complete primary structure of the rat cartilage proteoglycan core protein deduced from cDNA clones. J Biol Chem 262:17757–17767

Doege KJ, Sasaki M, Kimura T, Yamada Y (1991) Complete coding sequence and deduced primary structure of the human cartilage large aggregating proteoglycan, aggrecan. Human-specific repeats, and additional alternatively spliced forms. J Biol Chem 266:894–902

Doege KJ, Coulter SN, Meek LM, Maslen K, Wood JG (1997) A human-specific polymorphism in the coding region of the aggrecan gene. Variable number of tandem repeats produce a range of core protein sizes in the general population. J Biol Chem 272: 13974–13979

Dours-Zimmermann MT, Zimmermann DR (1994) A novel glycosaminoglycan attachment domain identified in two alternative splice variants of human versican. J Biol Chem 269:32992–32998

Durigova M, Nagase H, Mort JS, Roughley PJ (2011a) MMPs are less efficient than ADAMTS5 in cleaving aggrecan core protein. Matrix Biol 30:145–153

Durigova M, Troeberg L, Nagase H, Roughley PJ, Mort JS (2011b) Involvement of ADAMTS5 and hyaluronidase in aggrecan degradation and release from OSM-stimulated cartilage. Eur Cell Mater 21:31–45

Elsaid KA, Jay GD, Warman ML, Rhee DK, Chichester CO (2005) Association of articular cartilage degradation and loss of boundary-lubricating ability of synovial fluid following injury and inflammatory arthritis. Arthritis Rheum 52:1746–1755

Ezura Y, Chakravarti S, Oldberg A, Chervoneva I, Birk DE (2000) Differential expression of lumican and fibromodulin regulate collagen fibrillogenesis in developing mouse tendons. J Cell Biol 151:779–788

Faivre L, Prieur AM, Le Merrer M, Hayem F, Penet C, Woo P, Hofer M, Dagoneau N, Sermet I, Munnich A, Cormier-Daire V (2000) Clinical variability and genetic homogeneity of the camptodactyly-arthropathy-coxa vara-pericarditis syndrome. Am J Med Genet 95:233–236

Flannery C, Stanescu V, Morgelin M, Boynton R, Gordy J, Sandy J (1992) Variability in the G3 domain content of bovine aggrecan from cartilage extracts and chondrocyte cultures. Arch Biochem Biophys 297:52–60

Flannery CR, Hughes CE, Schumacher BL, Tudor D, Aydelotte MB, Kuettner KE, Caterson B (1999) Articular cartilage superficial zone protein (SZP) is homologous to megakaryocyte stimulating factor precursor and is a multifunctional proteoglycan with potential growth-promoting, cytoprotective, and lubricating properties in cartilage metabolism. Biochem Biophys Res Commun 254:535–541

Fosang AJ, Hardingham TE (1989) Isolation of the N-terminal globular protein domains from cartilage proteoglycans. Identification of G2 domain and its lack of interaction with hyaluronate and link protein. Biochem J 261:801–809

Fosang AJ, Neame PJ, Last K, Hardingham TE, Murphy G, Hamilton JA (1992) The interglobular domain of cartilage aggrecan is cleaved by PUMP, gelatinases, and cathepsin B. J Biol Chem 267: 19470–19474

Fransson LA, Belting M, Cheng F, Jonsson M, Mani K, Sandgren S (2004) Novel aspects of glypican glycobiology. Cell Mol Life Sci 61:1016–1024

Fulop C, Walcz E, Valyon M, Glant TT (1993) Expression of alternatively spliced epidermal growth factor-like domains in aggrecans of different species. Evidence for a novel module. J Biol Chem 268:17377–17383

Gendron C, Kashiwagi M, Lim NH, Enghild JJ, Thogersen IB, Hughes C, Caterson B, Nagase H (2007) Proteolytic activities of human ADAMTS-5: comparative studies with ADAMTS-4. J Biol Chem 282:18294–18306

Geng Y, McQuillan D, Roughley PJ (2006) SLRP interaction can protect collagen fibrils from cleavage by collagenases. Matrix Biol 25:484–491

Girardin EP, Hajmohammadi S, Birmele B, Helisch A, Shworak NW, de Agostini AI (2005) Synthesis of anticoagulantly active heparan sulfate proteoglycans by glomerular epithelial cells involves multiple 3-O-sulfotransferase isoforms and a limiting precursor pool. J Biol Chem 280:38059–38070

Gleghorn L, Ramesar R, Beighton P, Wallis G (2005) A mutation in the variable repeat region of the aggrecan gene (AGC1) causes a form of spondyloepiphyseal dysplasia associated with severe, premature osteoarthritis. Am J Hum Genet 77:484–490

Gogate SS, Nasser R, Shapiro IM, Risbud MV (2011) Hypoxic regulation of beta-1,3-glucuronyltransferase 1 expression in nucleus pulposus cells of the rat intervertebral disc: role of hypoxia-inducible factor proteins. Arthritis Rheum 63:1950–1960

Goldberg M, Septier D, Oldberg A, Young MF, Ameye LG (2006) Fibromodulin-deficient mice display impaired collagen fibrillogenesis in predentin as well as altered dentin mineralization and enamel formation. J Histochem Cytochem 54:525–537

Gonzalez EM, Reed CC, Bix G, Fu J, Zhang Y, Gopalakrishnan B, Greenspan DS, Iozzo RV (2005) BMP-1/Tolloid-like metalloproteases process endorepellin, the angiostatic C-terminal fragment of perlecan. J Biol Chem 280:7080–7087

Grover J, Roughley PJ (1993) Versican gene expression in human articular cartilage and comparison of mRNA splicing variation with aggrecan. Biochem J 291(Pt 2):361–367

Grover J, Roughley PJ (1998) Characterization of the human proline/arginine-rich end leucine-rich repeat protein (PRELP) gene promoter and identification of a repressor element. Biochem J 336(Pt 1):77–82

Grover J, Roughley PJ (2001) Characterization and expression of murine PRELP. Matrix Biol 20:555–564

Grover J, Chen XN, Korenberg JR, Roughley PJ (1995) The human lumican gene. Organization, chromosomal location, and expression in articular cartilage. J Biol Chem 270:21942–21949

Grover J, Chen XN, Korenberg JR, Recklies AD, Roughley PJ (1996) The gene organization, chromosome location, and expression of a 55-kDa matrix protein (PRELP) of human articular cartilage. Genomics 38:109–117

Grover J, Chen XN, Korenberg JR, Roughley PJ (1997) The structure and chromosome location of the human chondroadherin gene (CHAD). Genomics 45:379–385

Gruber HE, Ingram JA, Hoelscher GL, Zinchenko N, Hanley EN Jr, Sun Y (2009) Asporin, a susceptibility gene in osteoarthritis, is expressed at higher levels in the more degenerate human intervertebral disc. Arthritis Res Ther 11:R47

Haglund L, Ouellet J, Roughley P (2009) Variation in chondroadherin abundance and fragmentation in the human scoliotic disc. Spine (Phila Pa 1976) 34:1513–1518

Haglund L, Tillgren V, Addis L, Wenglen C, Recklies A, Heinegard D (2011) Identification and characterization of the integrin alpha-2beta1 binding motif in chondroadherin mediating cell attachment.

J Biol Chem 286:3925–3934

Hasegawa K, Yoneda M, Kuwabara H, Miyaishi O, Itano N, Ohno A, Zako M, Isogai Z (2007) Versican, a major hyaluronan-binding component in the dermis, loses its hyaluronan-binding ability in solar elastosis. J Invest Dermatol 127:1657–1663

Hayes A, Lord MS, Smith SM, Smith MM, Whitelock JM, Weiss AS, Melrose J (2011a) Colocalization in vivo and association in vitro of perlecan and elastin. Histochem Cell Biol 136:437–475

Hayes AJ, Hughes CE, Ralphs JR, Caterson B (2011b) Chondroitin sulphate sulphation motif expression in the ontogeny of the intervertebral disc. Eur Cell Mater 21:1–14

Hayes AJ, Smith SM, Gibson MA, Melrose J (2011c) Comparative immunolocalisation of the elastin fibre associated proteins fibrillin-1, LTBP2 and MAGP-1 with components of the collagenous and proteoglycan matrix of the foetal human IVD. Spine (Phila Pa 1976) 36:E1365–E1372

Hayes AJ, Smith SM, Melrose J (2013) Comparative immunolocalisation of fibrillin-1 and perlecan in the human foetal and HS deficient Hspg2 exon 3 null mutant mouse intervertebral disc. Histochem Cell Biol 139:1–11

Heathfield TF, Onnerfjord P, Dahlberg L, Heinegard D (2004) Cleavage of fibromodulin in cartilage explants involves removal of the N-terminal tyrosine sulfate-rich region by proteolysis at a site that is sensitive to matrix metalloproteinase-13. J Biol Chem 279:6286–6295

Hedbom E, Heinegard D (1993) Binding of fibromodulin and decorin to separate sites on fibrillar collagens. J Biol Chem 268:27307–27312

Heegaard AM, Corsi A, Danielsen CC, Nielsen KL, Jorgensen HL, Riminucci M, Young MF, Bianco P (2007) Biglycan deficiency causes spontaneous aortic dissection and rupture in mice. Circulation 115:2731–2738

Henry SP, Takanosu M, Boyd TC, Mayne PM, Eberspaecher H, Zhou W, de Crombrugghe B, Hook M, Mayne R (2001) Expression pattern and gene characterization of asporin. A newly discovered member of the leucine-rich repeat protein family. J Biol Chem 276: 12212–12221

Hirai M, Horiguchi M, Ohbayashi T, Kita T, Chien KR, Nakamura T (2007) Latent TGF-beta-binding protein 2 binds to DANCE/fibulin-5 and regulates elastic fiber assembly. EMBO J 26:3283–3295

Hirani R, Hanssen E, Gibson MA (2007) LTBP-2 specifically interacts with the amino-terminal region of fibrillin-1 and competes with LTBP-1 for binding to this microfibrillar protein. Matrix Biol 26: 213–223

Hiyama A, Gajghate S, Sakai D, Mochida J, Shapiro IM, Risbud MV (2009) Activation of TonEBP by calcium controls {beta}1,3-glucuronosyltransferase-I expression, a key regulator of glycosaminoglycan synthesis in cells of the intervertebral disc. J Biol Chem 284:9824–9834

Hocking AM, Shinomura T, McQuillan DJ (1998) Leucine-rich repeat glycoproteins of the extracellular matrix. Matrix Biol 17:1–19

Humphries DE, Stevens RL (1992) Regulation of the gene that encodes the peptide core of heparin proteoglycan and other proteoglycans that are stored in the secretory granules of hematopoietic cells. Adv Exp Med Biol 313:59–67

Imai K, Hiramatsu A, Fukushima D, Pierschbacher MD, Okada Y (1997) Degradation of decorin by matrix metalloproteinases: identification of the cleavage sites, kinetic analyses and transforming growth factor-beta1 release. Biochem J 322(Pt 3):809–814

Iozzo RV (1994) Perlecan: a gem of a proteoglycan. Matrix Biol 14:203–208

Iozzo RV (1998) Matrix proteoglycans: from molecular design to cellular function. Annu Rev Biochem 67:609–652

Iozzo RV, Schaefer L (2010) Proteoglycans in health and disease: novel regulatory signaling mechanisms evoked by the small leucine-rich proteoglycans. FEBS J 277:3864–3875

Iozzo RV, Naso MF, Cannizzaro LA, Wasmuth JJ, McPherson JD (1992) Mapping of the versican proteoglycan gene (CSPG2) to the long arm of human chromosome 5 (5q12-5q14). Genomics 14:845–851

Iozzo R, Goldoni S, Berendsen AD, Young MF (2011) Small leucine rich proteoglycans. In: Mecham R (ed) The extracellular matrix: an overview, Biology of extracellular matrix. Springer, Berlin/Heidelberg, pp 197–231

Ito K, Shinomura T, Zako M, Ujita M, Kimata K (1995) Multiple forms of mouse PG-M, a large chondroitin sulfate proteoglycan generated by alternative splicing. J Biol Chem 270:958–965

Jackson RL, Busch SJ, Cardin AD (1991) Glycosaminoglycans: molecular properties, protein interactions, and role in physiological processes. Physiol Rev 71:481–539

Jay GD, Harris DA, Cha CJ (2001a) Boundary lubrication by lubricin is mediated by O-linked beta(1–3)Gal-GalNAc oligosaccharides. Glycoconj J 18:807–815

Jay GD, Tantravahi U, Britt DE, Barrach HJ, Cha CJ (2001b) Homology of lubricin and superficial zone protein (SZP): products of megakaryocyte stimulating factor (MSF) gene expression by human synovial fibroblasts and articular chondrocytes localized to chromosome 1q25. J Orthop Res 19:677–687

Jepsen KJ, Wu F, Peragallo JH, Paul J, Roberts L, Ezura Y, Oldberg A, Birk DE, Chakravarti S (2002) A syndrome of joint laxity and impaired tendon integrity in lumican- and fibromodulin-deficient mice. J Biol Chem 277:35532–35540

Johnson WE, Caterson B, Eisenstein SM, Hynds DL, Snow DM, Roberts S (2002) Human intervertebral disc aggrecan inhibits nerve growth in vitro. Arthritis Rheum 46:2658–2664

Johnson WE, Caterson B, Eisenstein SM, Roberts S (2005) Human intervertebral disc aggrecan inhibits endothelial cell adhesion and cell migration in vitro. Spine (Phila Pa 1976) 30:1139–1147

Kalamajski S, Oldberg A (2009) Homologous sequence in lumican and fibromodulin leucine-rich repeat 5–7 competes for collagen binding. J Biol Chem 284:534–539

Kalamajski S, Oldberg A (2010) The role of small leucine-rich proteoglycans in collagen fibrillogenesis. Matrix Biol 29:248–253

Kalamajski S, Aspberg A, Lindblom K, Heinegard D, Oldberg A (2009) Asporin competes with decorin for collagen binding, binds calcium and promotes osteoblast collagen mineralization. Biochem J 423:53–59

Kallunki P, Tryggvason K (1992) Human basement membrane heparan sulfate proteoglycan core protein: a 467-kD protein containing multiple domains resembling elements of the low density lipoprotein receptor, laminin, neural cell adhesion molecules, and epidermal growth factor. J Cell Biol 116:559–571

Karniski LP (2001) Mutations in the diastrophic dysplasia sulfate transporter (DTDST) gene: correlation between sulfate transport activity and chondrodysplasia phenotype. Hum Mol Genet 10:1485–1490

Kawaguchi Y, Osada R, Kanamori M, Ishihara H, Ohmori K, Matsui H, Kimura T (1999) Association between an aggrecan gene polymorphism and lumbar disc degeneration. Spine (Phila Pa 1976) 24: 2456–2460

Kloeckener-Gruissem B, Bartholdi D, Abdou MT, Zimmermann DR, Berger W (2006) Identification of the genetic defect in the original Wagner syndrome family. Mol Vis 12:350–355

Kluppel M, Wight TN, Chan C, Hinek A, Wrana JL (2005) Maintenance of chondroitin sulfation balance by chondroitin-4-sulfotransferase 1 is required for chondrocyte development and growth factor signaling during cartilage morphogenesis. Development 132:3989–4003

Korenberg JR, Chen XN, Doege K, Grover J, Roughley PJ (1993) Assignment of the human aggrecan gene (AGC1) to 15q26 using fluorescence in situ hybridization analysis. Genomics 16:546–548

Kurima K, Warman ML, Krishnan S, Domowicz M, Krueger RC Jr, Deyrup A, Schwartz NB (1998) A member of a family of sulfate-activating enzymes causes murine brachymorphism. Proc Natl Acad Sci USA 95:8681–8685

Li H, Schwartz NB, Vertel BM (1993) cDNA cloning of chick cartilage chondroitin sulfate (aggrecan) core protein and identification of a stop codon in the aggrecan gene associated with the chondrodystrophy, nanomelia. J Biol Chem 268:23504–23511

Li Y, Aoki T, Mori Y, Ahmad M, Miyamori H, Takino T, Sato H (2004) Cleavage of lumican by membrane-type matrix metalloproteinase-1 abrogates this proteoglycan-mediated suppression of tumor cell colony formation in soft agar. Cancer Res 64:7058–7064

Lorenzo P, Aspberg A, Onnerfjord P, Bayliss MT, Neame PJ, Heinegard D (2001) Identification and characterization of asporin. a novel member of the leucine-rich repeat protein family closely related to decorin and biglycan. J Biol Chem 276:12201–12211

Majava M, Bishop PN, Hagg P, Scott PG, Rice A, Inglehearn C, Hammond CJ, Spector TD, Ala-Kokko L, Mannikko M (2007) Novel mutations in the small leucine-rich repeat protein/proteoglycan (SLRP) genes in high myopia. Hum Mutat 28:336–344

Mansson B, Wenglen C, Morgelin M, Saxne T, Heinegard D (2001) Association of chondroadherin with collagen type II. J Biol Chem 276:32883–32888

Marcelino J, Carpten JD, Suwairi WM, Gutierrez OM, Schwartz S, Robbins C, Sood R, Makalowska I, Baxevanis A, Johnstone B, Laxer RM, Zemel L, Kim CA, Herd JK, Ihle J, Williams C, Johnson M, Raman V, Alonso LG, Brunoni D, Gerstein A, Papadopoulos N, Bahabri SA, Trent JM, Warman ML (1999) CACP, encoding a secreted proteoglycan, is mutated in camptodactyly-arthropathy-coxa vara-pericarditis syndrome. Nat Genet 23:319–322

Margolis RU, Margolis RK (1994) Aggrecan-versican-neurocan family proteoglycans. Methods Enzymol 245:105–126

McBride OW, Fisher LW, Young MF (1990) Localization of PGI (biglycan, BGN) and PGII (decorin, DCN, PG-40) genes on human chromosomes Xq13-qter and 12q, respectively. Genomics 6:219–225

Melrose J, Ghosh P, Taylor TK (2001) A comparative analysis of the differential spatial and temporal distributions of the large (aggrecan, versican) and small (decorin, biglycan, fibromodulin) proteoglycans of the intervertebral disc. J Anat 198:3–15

Melrose J, Roughley P, Knox S, Smith S, Lord M, Whitelock J (2006) The structure, location, and function of perlecan, a prominent pericellular proteoglycan of fetal, postnatal, and mature hyaline cartilages. J Biol Chem 281:36905–36914

Melrose J, Smith SM, Fuller ES, Young AA, Roughley PJ, Dart A, Little CB (2007) Biglycan and fibromodulin fragmentation correlates with temporal and spatial annular remodelling in experimentally injured ovine intervertebral discs. Eur Spine J 16:2193–2205

Melrose J, Fuller ES, Roughley PJ, Smith MM, Kerr B, Hughes CE, Caterson B, Little CB (2008a) Fragmentation of decorin, biglycan, lumican and keratocan is elevated in degenerate human meniscus, knee and hip articular cartilages compared with age-matched macroscopically normal and control tissues. Arthritis Res Ther 10:R79

Melrose J, Hayes AJ, Whitelock JM, Little CB (2008b) Perlecan, the "jack of all trades" proteoglycan of cartilaginous weight-bearing connective tissues. Bioessays 30:457–469

Merberg D, Fitz LJ, Temple P, Giannotti J, Murtha P, Fitzgerald M, Scaltreto H, Kelleher K, Preissner K, Kriz R, Jacobs K, Turner K (1993) A comparison of vitronectin and megakaryocyte stimulating factor. In: Rosenblatt S, Kost C, Wegerhoff J, Mosher DF, Preissner KT (eds) Biology of vitronectins and their Receptors. Elsevier, Amsterdam, pp 45–54

Mimura T, Han KY, Onguchi T, Chang JH, Kim TI, Kojima T, Zhou Z, Azar DT (2009) MT1-MMP-mediated cleavage of decorin in corneal angiogenesis. J Vasc Res 46:541–550

Monfort J, Tardif G, Reboul P, Mineau F, Roughley P, Pelletier JP, Martel-Pelletier J (2006) Degradation of small leucine-rich repeat proteoglycans by matrix metalloprotease-13: identification of a new biglycan cleavage site. Arthritis Res Ther 8:R26

Morgelin M, Paulsson M, Hardingham TE, Heinegard D, Engel J (1988) Cartilage proteoglycans. Assembly with hyaluronate and link protein as studied by electron microscopy. Biochem J 253:175–185

Mukhopadhyay A, Nikopoulos K, Maugeri A, de Brouwer AP, van Nouhuys CE, Boon CJ, Perveen R, Zegers HA, Wittebol-Post D, van den Biesen PR, van der Velde-Visser SD, Brunner HG, Black GC, Hoyng CB, Cremers FP (2006) Erosive vitreoretinopathy and wagner disease are caused by intronic mutations in CSPG2/Versican that result in an imbalance of splice variants. Invest Ophthalmol Vis Sci 47:3565–3572

Muragaki Y, Nishimura I, Henney A, Ninomiya Y, Olsen BR (1990) The alpha 1 (IX) collagen gene gives rise to two different transcripts in both mouse embryonic and human fetal RNA. Proc Natl Acad Sci USA 87:2400–2404

Murdoch AD, Iozzo RV (1993) Perlecan: the multidomain heparan sulphate proteoglycan of basement membrane and extracellular matrix. Virchows Arch A Pathol Anat Histopathol 423:237–242

Murdoch AD, Dodge GR, Cohen I, Tuan RS, Iozzo RV (1992) Primary structure of the human heparan sulfate proteoglycan from basement membrane (HSPG2/perlecan). A chimeric molecule with multiple domains homologous to the low density lipoprotein receptor, laminin, neural cell adhesion molecules, and epidermal growth factor. J Biol Chem 267:8544–8557

Nareyeck G, Seidler DG, Troyer D, Rauterberg J, Kresse H, Schonherr E (2004) Differential interactions of decorin and decorin mutants with type I and type VI collagens. Eur J Biochem 271:3389–3398

Naso MF, Zimmermann DR, Iozzo RV (1994) Characterization of the complete genomic structure of the human versican gene and functional analysis of its promoter. J Biol Chem 269:32999–33008

Neame PJ, Barry FP (1993) The link proteins. Experientia 49:393–402

Neame PJ, Sommarin Y, Boynton RE, Heinegard D (1994) The structure of a 38-kDa leucine-rich protein (chondroadherin) isolated from bovine cartilage. J Biol Chem 269:21547–21554

Neame PJ, Kay CJ, McQuillan DJ, Beales MP, Hassell JR (2000) Independent modulation of collagen fibrillogenesis by decorin and lumican. Cell Mol Life Sci 57:859–863

Nilsson B, De Luca S, Lohmander S, Hascall VC (1982) Structures of N-linked and O-linked oligosaccharides on proteoglycan monomer isolated from the Swarm rat chondrosarcoma. J Biol Chem 257:10920–10927

Noonan DM, Fulle A, Valente P, Cai S, Horigan E, Sasaki M, Yamada Y, Hassell JR (1991) The complete sequence of perlecan, a basement membrane heparan sulfate proteoglycan, reveals extensive similarity with laminin A chain, low density lipoprotein-receptor, and the neural cell adhesion molecule. J Biol Chem 266:22939–22947

Oldberg A, Antonsson P, Lindblom K, Heinegard D (1989) A collagen-binding 59-kd protein (fibromodulin) is structurally related to the small interstitial proteoglycans PG-S1 and PG-S2 (decorin). EMBO J 8:2601–2604

Olin AI, Morgelin M, Sasaki T, Timpl R, Heinegard D, Aspberg A (2001) The proteoglycans aggrecan and Versican form networks with fibulin-2 through their lectin domain binding. J Biol Chem 276:1253–1261

Onnerfjord P, Heathfield TF, Heinegard D (2004) Identification of tyrosine sulfation in extracellular leucine-rich repeat proteins using mass spectrometry. J Biol Chem 279:26–33

Orgel JP, Eid A, Antipova O, Bella J, Scott JE (2009) Decorin core protein (decoron) shape complements collagen fibril surface structure and mediates its binding. PLoS One 4:e7028

Parsi MK, Adams JR, Whitelock J, Gibson MA (2010) LTBP-2 has multiple heparin/heparan sulfate binding sites. Matrix Biol 29:393–401

Plaas AH, Neame PJ, Nivens CM, Reiss L (1990) Identification of the keratan sulfate attachment sites on bovine fibromodulin. J Biol Chem 265:20634–20640

Rhee DK, Marcelino J, Al-Mayouf S, Schelling DK, Bartels CF, Cui Y, Laxer R, Goldbach-Mansky R, Warman ML (2005a) Consequences of disease-causing mutations on lubricin protein synthesis, secretion, and post-translational processing. J Biol Chem 280:31325–31332

Rhee DK, Marcelino J, Baker M, Gong Y, Smits P, Lefebvre V, Jay GD, Stewart M, Wang H, Warman ML, Carpten JD (2005b) The secreted glycoprotein lubricin protects cartilage surfaces and inhibits synovial cell overgrowth. J Clin Invest 115:622–631

Ricciardelli C, Sakko AJ, Ween MP, Russell DL, Horsfall DJ (2009) The biological role and regulation of versican levels in cancer. Cancer Metastasis Rev 28:233–245

Roberts CR, Mort JS, Roughley PJ (1987) Treatment of cartilage proteoglycan aggregate with hydrogen peroxide. Relationship between observed degradation products and those that occur naturally during aging. Biochem J 247:349–357

Roberts S, Caterson B, Menage J, Evans EH, Jaffray DC, Eisenstein SM (2000) Matrix metalloproteinases and aggrecanase: their role in disorders of the human intervertebral disc. Spine (Phila Pa 1976) 25:3005–3013

Rossi M, Morita H, Sormunen R, Airenne S, Kreivi M, Wang L, Fukai N, Olsen BR, Tryggvason K, Soininen R (2003) Heparan sulfate chains of perlecan are indispensable in the lens capsule but not in the kidney. EMBO J 22:236–245

Roughley PJ (2004) Biology of intervertebral disc aging and degeneration: involvement of the extracellular matrix. Spine (Phila Pa 1976) 29:2691–2699

Roughley PJ (2006) The structure and function of cartilage proteoglycans. Eur Cell Mater 12:92–101

Roughley PJ, White RJ (1980) Age-related changes in the structure of the proteoglycan subunits from human articular cartilage. J Biol Chem 255:217–224

Roughley PJ, White RJ (1989) Dermatan sulphate proteoglycans of human articular cartilage. The properties of dermatan sulphate pro-teoglycans I and II. Biochem J 262:823–827

Roughley PJ, White RJ, Cs-Szabo G, Mort JS (1996a) Changes with age in the structure of fibromodulin in human articular cartilage. Osteoarthritis Cartilage 4:153–161

Roughley PJ, White RJ, Mort JS (1996b) Presence of pro-forms of decorin and biglycan in human articular cartilage. Biochem J 318(Pt 3):779–784

Roughley PJ, Melching LI, Heathfield TF, Pearce RH, Mort JS (2006) The structure and degradation of aggrecan in human intervertebral disc. Eur Spine J 15(Suppl 3):S326–S332

Sandy JD, Flannery CR, Boynton RE, Neame PJ (1990) Isolation and characterization of disulfide-bonded peptides from the three globular domains of aggregating cartilage proteoglycan. J Biol Chem 265:21108–21113

Sandy JD, Westling J, Kenagy RD, Iruela-Arispe ML, Verscharen C, Rodriguez-Mazaneque JC, Zimmermann DR, Lemire JM, Fischer JW, Wight TN, Clowes AW (2001) Versican V1 proteolysis in human aorta in vivo occurs at the Glu441-Ala442 bond, a site that is cleaved by recombinant ADAMTS-1 and ADAMTS-4. J Biol Chem 276:13372–13378

Schumacher BL, Block JA, Schmid TM, Aydelotte MB, Kuettner KE (1994) A novel proteoglycan synthesized and secreted by chondrocytes of the superficial zone of articular cartilage. Arch Biochem Biophys 311:144–152

Scott JE (1996) Proteodermatan and proteokeratan sulfate (decorin, lumican/fibromodulin) proteins are horseshoe shaped. Implications for their interactions with collagen. Biochemistry 35:8795–8799

Scott JE (2003) Elasticity in extracellular matrix 'shape modules' of tendon, cartilage, etc. A sliding proteoglycan-filament model. J Physiol 553:335–343

Scott JE, Stockwell RA (2006) Cartilage elasticity resides in shape module decoran and aggrecan sumps of damping fluid: implications in osteoarthrosis. J Physiol 574:643–650

Scott IC, Imamura Y, Pappano WN, Troedel JM, Recklies AD, Roughley PJ, Greenspan DS (2000) Bone morphogenetic protein-1 processes probiglycan. J Biol Chem 275:30504–30511

Scott PG, McEwan PA, Dodd CM, Bergmann EM, Bishop PN, Bella J (2004) Crystal structure of the dimeric protein core of decorin, the archetypal small leucine-rich repeat proteoglycan. Proc Natl Acad Sci USA 101:15633–15638

Shen Z, Gantcheva S, Mansson B, Heinegard D, Sommarin Y (1998) Chondroadherin expression changes in skeletal development. Biochem J 330(Pt 1):549–557

Shi S, Ciurli C, Cartman A, Pidoux I, Poole AR, Zhang Y (2003) Experimental immunity to the G1 domain of the proteoglycan versican induces spondylitis and sacroiliitis, of a kind seen in human spondylarthropathies. Arthritis Rheum 48:2903–2915

Shi S, Grothe S, Zhang Y, O'Connor-McCourt MD, Poole AR, Roughley PJ, Mort JS (2004) Link protein has greater affinity for versican than aggrecan. J Biol Chem 279:12060–12066

Shine KM, Spector M (2008) The presence and distribution of lubricin in the caprine intervertebral disc. J Orthop Res 26:1398–1406

Shine KM, Simson JA, Spector M (2009) Lubricin distribution in the human intervertebral disc. J Bone Joint Surg Am 91:2205–2212

Sivan SS, Tsitron E, Wachtel E, Roughley PJ, Sakkee N, van der Ham F, DeGroot J, Roberts S, Maroudas A (2006) Aggrecan turnover in human intervertebral disc as determined by the racemization of aspartic acid. J Biol Chem 281:13009–13014

Smith SM, Whitelock JM, Iozzo RV, Little CB, Melrose J (2009) Topographical variation in the distributions of versican, aggrecan and perlecan in the foetal human spine reflects their diverse functional roles in spinal development. Histochem Cell Biol 132:491–503

Smith SM, Shu C, Melrose J (2010) Comparative immunolocalisation of perlecan with collagen II and aggrecan in human foetal, newborn and adult ovine joint tissues demonstrates perlecan as an early developmental chondrogenic marker. Histochem Cell Biol 134:251–263

Song YQ, Cheung KM, Ho DW, Poon SC, Chiba K, Kawaguchi Y, Hirose Y, Alini M, Grad S, Yee AF, Leong JC, Luk KD, Yip SP, Karppinen J, Cheah KS, Sham P, Ikegawa S, Chan D (2008) Association of the asporin D14 allele with lumbar-disc degeneration in Asians. Am J Hum Genet 82:744–747

Spicer AP, Joo A, Bowling RA Jr (2003) A hyaluronan binding link protein gene family whose members are physically linked adjacent to chondroitin sulfate proteoglycan core protein genes: the missing links. J Biol Chem 278:21083–21091

Stallcup WB (2002) The NG2 proteoglycan: past insights and future prospects. J Neurocytol 31:423–435

Superti-Furga A, Hastbacka J, Rossi A, van der Harten JJ, Wilcox WR, Cohn DH, Rimoin DL, Steinmann B, Lander ES, Gitzelmann R (1996) A family of chondrodysplasias caused by mutations in the diastrophic dysplasia sulfate transporter gene and associated with impaired sulfation of proteoglycans. Ann N Y Acad Sci 785:195–201

Svensson L, Aszodi A, Reinholt FP, Fassler R, Heinegard D, Oldberg A (1999) Fibromodulin-null mice have abnormal collagen fibrils, tissue organization, and altered lumican deposition in tendon. J Biol Chem 274:9636–9647

Svensson L, Narlid I, Oldberg A (2000) Fibromodulin and lumican bind to the same region on collagen type I fibrils. FEBS Lett 470:178–182

Swann DA, Sotman S, Dixon M, Brooks C (1977) The isolation and partial characterization of the major glycoprotein (LGP-I) from the articular lubricating fraction from bovine synovial fluid. Biochem J 161:473–485

Swann DA, Hendren RB, Radin EL, Sotman SL, Duda EA (1981a) The lubricating activity of synovial fluid glycoproteins. Arthritis Rheum 24:22–30

Swann DA, Slayter HS, Silver FH (1981b) The molecular structure of lubricating glycoprotein-I, the boundary lubricant for articular cartilage. J Biol Chem 256:5921–5925

Sztrolovics R, Chen XN, Grover J, Roughley PJ, Korenberg JR (1994) Localization of the human fibromodulin gene (FMOD) to chromosome 1q32 and completion of the cDNA sequence. Genomics 23:715–717

Sztrolovics R, Alini M, Roughley PJ, Mort JS (1997) Aggrecan degradation in human intervertebral disc and articular cartilage. Biochem J 326(Pt 1):235–241

Sztrolovics R, Grover J, Cs-Szabo G, Shi SL, Zhang Y, Mort JS, Roughley PJ (2002) The characterization of versican and its message in human articular cartilage and intervertebral disc. J Orthop Res 20:257–266

Tillgren V, Onnerfjord P, Haglund L, Heinegard D (2009) The tyrosine sulfate-rich domains of the LRR proteins fibromodulin and osteoadherin bind motifs of basic clusters in a variety of heparin-binding proteins, including bioactive factors. J Biol Chem 284: 28543–28553

Tkachenko E, Rhodes JM, Simons M (2005) Syndecans: new kids on the signaling block. Circ Res 96:488–500

Tomoeda M, Yamada S, Shirai H, Ozawa Y, Yanagita M, Murakami S (2008) PLAP-1/asporin inhibits activation of BMP receptor via its leucine-rich repeat motif. Biochem Biophys Res Commun 371:191–196

Tompson SW, Merriman B, Funari VA, Fresquet M, Lachman RS, Rimoin DL, Nelson SF, Briggs MD, Cohn DH, Krakow D (2009) A recessive skeletal dysplasia, SEMD aggrecan type, results from a missense mutation affecting the C-type lectin domain of aggrecan. Am J Hum Genet 84:72–79

Tortorella MD, Liu RQ, Burn T, Newton RC, Arner E (2002) Characterization of human aggrecanase 2 (ADAM-TS5): substrate specificity studies and comparison with aggrecanase 1 (ADAM-TS4). Matrix Biol 21:499–511

Tsai TT, Danielson KG, Guttapalli A, Oguz E, Albert TJ, Shapiro IM, Risbud MV (2006) TonEBP/OREBP is a regulator of nucleus pulposus cell function and survival in the intervertebral disc. J Biol Chem 281:25416–25424

Turnbull JE (2010) Heparan sulfate glycomics: towards systems biology strategies. Biochem Soc Trans 38:1356–1360

Valhmu WB, Palmer GD, Rivers PA, Ebara S, Cheng JF, Fischer S, Ratcliffe A (1995) Structure of the human aggrecan gene: exon-intron organization and association with the protein domains. Biochem J 309(Pt 2):535–542

Vehvilainen P, Hyytiainen M, Keski-Oja J (2009) Matrix association of latent TGF-beta binding protein-2 (LTBP-2) is dependent on fibrillin-1. J Cell Physiol 221:586–593

Vlodavsky I, Friedmann Y, Elkin M, Aingorn H, Atzmon R, Ishai-Michaeli R, Bitan M, Pappo O, Peretz T, Michal I, Spector L, Pecker I (1999) Mammalian heparanase: gene cloning, expression and function in tumor progression and metastasis. Nat Med 5:793–802

von Marschall Z, Fisher LW (2010) Decorin is processed by three iso-forms of bone morphogenetic protein-1 (BMP1). Biochem Biophys Res Commun 391:1374–1378

Wang IJ, Chiang TH, Shih YF, Hsiao CK, Lu SC, Hou YC, Lin LL (2006) The association of single nucleotide polymorphisms in the 5′-regulatory region of the lumican gene with susceptibility to high myopia in Taiwan. Mol Vis 12:852–857

Wang J, Markova D, Anderson DG, Zheng Z, Shapiro IM, Risbud MV (2011) TNF-alpha and IL-1beta promote a disintegrin-like and metalloprotease with thrombospondin type I motif-5-mediated aggrecan degradation through syndecan-4 in intervertebral disc. J Biol Chem 286:39738–39749

Watanabe H, Kimata K, Line S, Strong D, Gao LY, Kozak CA, Yamada Y (1994) Mouse cartilage matrix deficiency (cmd) caused by a 7 bp deletion in the aggrecan gene. Nat Genet 7:154–157

Watanabe H, Cheung SC, Itano N, Kimata K, Yamada Y (1997) Identification of hyaluronan-binding domains of aggrecan. J Biol Chem 272:28057–28065

Watanabe H, Yamada Y, Kimata K (1998) Roles of aggrecan, a large chondroitin sulfate proteoglycan, in cartilage structure and function. J Biochem 124:687–693

Whitelock JM, Murdoch AD, Iozzo RV, Underwood PA (1996) The degradation of human endothelial cell-derived perlecan and release of bound basic fibroblast growth factor by stromelysin, collagenase, plasmin, and heparanases. J Biol Chem 271:10079–10086

Whitelock JM, Melrose J, Iozzo RV (2008) Diverse cell signaling events modulated by perlecan. Biochemistry 47:11174–11183

Wiberg C, Heinegard D, Wenglen C, Timpl R, Morgelin M (2002) Biglycan organizes collagen VI into hexagonal-like networks resembling tissue structures. J Biol Chem 277:49120–49126

Xu T, Bianco P, Fisher LW, Longenecker G, Smith E, Goldstein S, Bonadio J, Boskey A, Heegaard AM, Sommer B, Satomura K, Dominguez P, Zhao C, Kulkarni AB, Robey PG, Young MF (1998) Targeted disruption of the biglycan gene leads to an osteoporosis-like phenotype in mice. Nat Genet 20:78–82

Yamada S, Tomoeda M, Ozawa Y, Yoneda S, Terashima Y, Ikezawa K, Ikegawa S, Saito M, Toyosawa S, Murakami S (2007) PLAP-1/asporin, a novel negative regulator of periodontal ligament mineralization. J Biol Chem 282:23070–23080

Yang BL, Yang BB, Erwin M, Ang LC, Finkelstein J, Yee AJ (2003) Versican G3 domain enhances cellular adhesion and proliferation of bovine intervertebral disc cells cultured in vitro. Life Sci 73:3399–3413

Young AA, Smith MM, Smith SM, Cake MA, Ghosh P, Read RA, Melrose J, Sonnabend DH, Roughley PJ, Little CB (2005) Regional assessment of articular cartilage gene expression and small proteoglycan metabolism in an animal model of osteoarthritis. Arthritis Res Ther 7:R852–R861

Zheng J, Luo W, Tanzer ML (1998) Aggrecan synthesis and secretion. A paradigm for molecular and cellular coordination of multiglobular protein folding and intracellular trafficking. J Biol Chem 273:12999–13006

Zimmermann DR, Ruoslahti E (1989) Multiple domains of the large fibroblast proteoglycan, versican. EMBO J 8:2975–2981

第5章

胶原及髓核的其他蛋白、纤维环和软骨终板

Fackson Mwale

目录

F. Mwale
Division of Orthopaedic Surgery,
Lady Davis Institute for Medical Research, McGill University,
3755 Chemin de la Cote Ste-Catherine, Montreal,
QC H3T 1E2, Canada

5.1 引言

5.1.1 生物学进化观点

　　胶原蛋白是动物组织内含量最高的蛋白质家族，其结构特征是至少含有一个三重螺旋结构。从生物进化的角度看，虽然细菌、真菌甚至某些病毒都具有三重螺旋结构，然而胶原蛋白和类胶原蛋白仅存在于所有多细胞动物。当脊索动物门出现后，脊索纵贯动物全身为动物提供了"第一条"骨骼，此结构允许机体保持纵向形状并为消化道和神经管提供支撑保护作用。脊索结构被胶原纤维构成的纤维鞘包被，脊椎动物椎间盘内髓核组织起源于胚胎后期残留的脊索组织。Zhang等（2009）提出一个假说，他们认为所有表达Ⅱ型胶原基因的椎体软骨细胞可能由脊索细胞进化而来。在脊椎动物中，胶原纤维为矿物质沉积提供了支架，同时也为骨和软骨向中轴骨和附肢骨骼的生长发育提供了支架。

5.1.2 椎间盘解剖学特征概要

椎间盘由三大形态结构不同的区域构成，即位于外周富含胶原的纤维环、中央富含蛋白聚糖的髓核和位于椎体和椎间盘之间的软骨终板。椎体和纤维环的交界区是纤维环在椎体上的附着点。在青少年，椎体的纵向生长主要通过软骨终板进行。在成人，椎间盘为无血管组织结构，椎体内血管的营养物质通过椎体骨血管 - 软骨终板界面渗透扩散到椎间盘。椎间盘内的胶原纤维为椎间盘提供了细胞外框架结构，并参与维持椎间盘组织承受扭转、压缩和拉伸应力的生物力学特性。蛋白聚糖，如核心蛋白多糖、纤维调节素和双糖链蛋白聚糖等连同其他细胞外基质成分对胶原纤维形成中对胶原纤维的合成有重要影响。

5.1.2.1 纤维环

纤维环构成椎间盘的外围部分（图 5.1）。胶原纤维分层分布，在成人椎间盘内纤维环主要由约 25 层定向排列的胶原纤维片层按同心圆的方式围绕中央的凝胶状髓核组织排列组成（Robert 2002），同一层的胶原纤维按照一个方向互相平行排列，任意相邻片层的胶原纤维排列方向相反。胶原纤维片层的厚度从 200μm 到 400μm 不等，并从中央纤维环到外周纤维环胶原纤维片层的厚度逐渐增厚（Inoue 1973），纤维环的特殊结构使得其能够承载较大的扭转应力。

纤维环中胶原纤维的主要功能是保护髓核的胶体成分和吸收分散椎间盘传来的应力。

5.1.2.2 髓核

髓核位于椎间盘中央，它由富亲水性的柔软胶状凝胶组成。髓核主要由随机排列的胶原纤维（Inoue 1981）、放射状排列的弹性纤维（Yu 等 2002）、蛋白多糖和水组成，其中蛋白多糖以蛋白聚糖为主（见第 4 章）。在椎间盘内，水、纤维胶原蛋白和蛋白多糖的比例和构成因部位而异，并且不同年龄不同节段椎间盘内上述各组分的比例亦不一致（Antoniou 等 1996；Scott 等 1994；Demers 等 2004；Mwale 等 2004；Antoniou 等 1996）。髓核内蛋白多糖和水的含量远高于椎间盘的其他部位，而胶原蛋白在外层纤维环含量最高、髓核内含量最低（Mwale 等 2004；Inkinen 等 1998）。髓核内胶原蛋白含量以颈椎最高、腰椎最低。与此相反的是髓核内蛋白多糖的含量以腰椎最高、颈椎最低（Scott 等 1994）。

5.1.2.3 软骨终板

人椎间盘的软骨终板由一厚约 1mm 的水平薄层透明软骨组成，透明软骨作为髓核和纤维环的上下界将髓核和纤维环与相邻椎体分开。成人后软骨终板变薄，并通常钙化，导致椎间盘髓核组织营养供应障碍（Maroudas 等 1975；Nachemson 等 1970）。软骨终板内胶原纤维平行椎体上下面规则排列，并与椎间盘的髓核和纤维环相连（Robert 等 1989）。

5.2 椎间盘的蛋白组成

5.2.1 胶原蛋白结构

胶原蛋白是椎间盘内含量最丰富的纤维蛋

专栏 5.1　缩写	
C-NC domain	羧基末端的非胶原结构域（同C-前肽）
COMP	软骨寡聚基质蛋白
DDR	盘状结构域受体
ECM	细胞外基质
ED-A	附加结构域A
EGF	表皮生长因子
ER	内质网
FACIT	间断性三螺旋原纤维缔合性胶原
GAG	糖胺聚糖
IVDD	椎间盘退变
MACIT	间断性三螺旋细胞膜胶原
MMP	基质金属蛋白酶
Multiplexin	多重三螺旋结构域及中断
NC	非胶原
N-NC domain	非胶原氨基端结构域（同N-前肽）
RER	粗面内质网
RUNX2	发育不全相关转录因子2
TIMP	组织金属蛋白酶抑制剂

白，它是一组由绳状多肽分子组成的大家族（图5.1），绳状多肽分子为一个含有氨基酸三联体重复区（$Gly_{aa}X_{aa}Y_{aa}$）结构域的线性结构，其中 GLY 为甘氨酸，因而在 Gly-X$_{aa}$-Y$_{aa}$ 三联体的每第三个位置必定是甘氨酸，X 多为脯氨酸，Y 常为羟脯氨酸。GLY-X-Y 三联体中甘氨酸占 1/3，脯氨酸和羟脯氨酸约占 1/6。甘氨酸是氨基酸中分子最小的氨基酸，没有侧链，在 Gly-X$_{aa}$-Y$_{aa}$ 三联体的每第三个位置必定是甘氨酸。由于氨基酸没有侧链在肽链中不会产生位置效应，因此胶原蛋白中的高甘氨酸含量对胶原蛋白螺旋的稳定起了决定性作用，促进氢键和胶原分子间共价交叉连接形成（Eyre 等 1984；Pokharna 和 Phillips 1998；Berg 和 Prockop 1973）。脯氨酸 - 羟脯氨酸环形结构与相邻胶原蛋白分子结合并占据了外层纤维环。4- 羟基脯氨酸的羟基是分子间氢键的必须，亦决定了每个胶原蛋白链的热稳定性（Berg 和 Prockop 1973）。

胶原蛋白分子是由 3 条 α 链组成的三股螺旋结构。3 条多肽链的每条都左旋形成左手螺旋结构，再以氢键相互咬合形成牢固的右超螺旋结构（Hulmes 和 Miller 1981）。一个完整的三重螺旋结构的索状胶原分子长约 300nm，直径约 1.5nm。上述索状结构使胶原蛋白具有较高的抗拉力强度，同时也为由胶原蛋白构成的皮肤、肌腱、韧带和其他软骨结构提供了较高的抗拉强度，使得它们既柔软又坚韧。羟基赖氨酸负责维持周围链堆砌到纤维丝的稳定性。胶原蛋白分子含有三个典型结构域，即氨基和羧基末端的螺旋外结构域和三股螺旋棒状结构。胶原蛋白 I ~ V 型约占组织连接蛋白总量的 98%，因而是最主要的胶原蛋白。胶原蛋白一共有 28 种不同类型，因而其结构具有多样性和复杂性。

在成人腰椎间盘，多达 25 层定向排列的胶原纤维片层按同心圆的方式围绕中央的胶状髓核组织

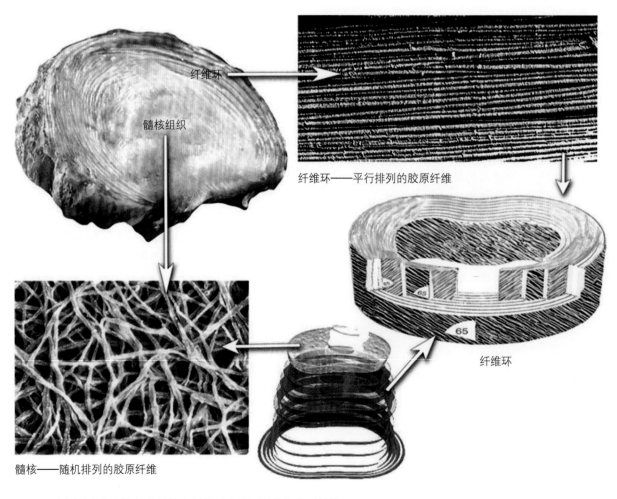

纤维环

髓核组织

纤维环——平行排列的胶原纤维

纤维环

髓核——随机排列的胶原纤维

图 5.1 胶原蛋白在人椎间盘髓核和纤维环内胶原纤维的排列结构

（Robert 2002）。同一层的胶原纤维按照一个方向互相平行排列，任意相邻片层的胶原纤维排列方向相反。胶原纤维片层的厚度从 200μm 到 400μm 不等，中央纤维环到外周纤维环胶原纤维片层的厚度逐渐增厚（Inoue 1973），纤维环的特殊结构使得其能够承载较大的扭转应力。纤维环中胶原纤维的主要功能是保护髓核的胶体成分和吸收分散椎间盘传来的应压力。纤维性胶原如Ⅰ型胶原与Ⅱ型胶原是构成椎间盘大分子网络的主要成分。Ⅰ型胶原可以与其他型胶原尤其是Ⅴ型胶原形成一个共聚化合物，Ⅰ型胶原与Ⅴ型胶原相结合可以影响调控胶原蛋白纤维直径的 N- 前肽结构从而调节胶原纤维的直径。随着椎间盘衰老和退变，胶原纤维网架发生巨大改变，表现为胶原纤维交联功能降低（Pokharna 和 Philips 1998）。

从椎间盘中央至周围，Ⅰ型胶原与Ⅱ型胶原的含量比例逐渐发生改变甚至倒置，其中Ⅰ型胶原主要存在于纤维环的外层，髓核内以Ⅱ型胶原为主（Eyre 和 Muir 1976）。在正常生理状况下，Ⅱ型胶原纤维的含水量高于Ⅰ型胶原纤维（Grynpas 等 1980）。Ⅴ型胶原的含量较少并且主要与Ⅰ型胶原形成共聚化合物，Ⅺ型胶原与Ⅱ型胶原形成共聚化合物。

胶原肽链合成前胶原，在粗面内质网内前胶原肽链通过一系列的合成反应合成前胶原分子。和其他分泌蛋白类似，前胶原蛋白在粗面内质网和高尔基复合体内发生糖基化修饰，然后分泌到细胞外。在内质网中由半乳糖基转移酶及葡萄糖基转移酶催化将半乳糖和葡萄糖残基联于羟赖氨酸残基上，长的低聚糖联于羧基末端前肽的特定天冬酰胺残基上。羧基末端的前肽位于前胶原蛋白分子的羧基末端，发育成熟的胶原蛋白无此结构。在分泌后前肽的羧基末端和氨基末端完全被移除而形成成熟的胶原蛋白，随后成熟的胶原蛋白在细胞外区域自我组装成高度有序的胶原纤维。

5.2.2 胶原蛋白分型

椎间盘内含有多种类型的蛋白胶原成分，其含量随年龄而改变（Roughley 2004）。纤维环主要由Ⅰ型胶原构成，还有部分Ⅱ、Ⅲ、Ⅵ、Ⅸ、Ⅺ、Ⅻ

专栏5.2　椎间盘中的胶原类型

纤维形式
Ⅰ型（COL1α1, COL1α2）
Ⅱ型（COL2α1）
Ⅲ型
Ⅴ型（COL5α1, COL5α2, COL5α3）
间断性三螺旋原纤维缔合性胶原
Ⅸ型（COL9α1, COL9α2, COL9α3）
Ⅻ型（COL12α1）
基底膜（基膜）
Ⅳ型（COL4α1, COL4α2, COL4α3, COL4α4, COL4α5, COL4α6）
Multiplexin多重三螺旋结构域及中断
无
其他
Ⅵ型（COL6α1,COL6α2, COL6α3, COL6α4）
Ⅹ型（COL10α1, COL10α2, COL10α3）
Ⅺ型（COL11α1, COL11α2）

和ⅩⅣ型胶原。髓核内以Ⅱ型胶原为主，还含有少量的Ⅰ、Ⅵ和Ⅸ型胶原（Eyre 和 Muir 1976, 1977；Wu 等 1987；Eyre 等 2002）。椎间盘内Ⅰ、Ⅱ型胶原是最主要的胶原，两者之和约占胶原总量的 80%（Eyre and Muir 1977）（胶原蛋白分类详见专栏5.2）。

5.2.1.1 Ⅰ型胶原蛋白

Ⅰ型前胶原蛋白结构与其他纤维状胶原结构类似，它由 3 条 α 多肽链构成特征的三重螺旋结构（图 5.2）。Ⅰ型胶原蛋白的异源三聚体是由 2 条 α1 链与 1 条 α2 链交互缠绕形成，它含有两侧非螺旋末端肽的不间断三重螺旋结构域。末端肽不含有 Gly-X-Y 重复序列，亦无三重螺旋结构域，约占胶原蛋白分子总量的 2%。许多大分子物质如软骨寡聚基质蛋白、纤调蛋白聚糖、基质蛋白和核心蛋白都附着于Ⅰ型胶原蛋白（图 5.3）。Ⅰ型胶原蛋白分子在细胞外区域呈现 67nm 的周期性跨横纹肌纤维（称为 D 周期，是胶原的轴向重复周期性特征）。胶原的周期性横纹使得胶原结缔组织具有一定的机械强度，同时亦为细胞附着和大分子结合提供了生物力学支架（图 5.4）。

5.2.2.2 Ⅱ型胶原蛋白

Ⅱ型胶原也是椎间盘内最主要的胶原蛋白成分之一，椎间盘内Ⅱ型胶原主要存在于髓核内，髓核内Ⅱ型胶原纤维随机排列（图 5.1）。成人的Ⅱ型胶蛋白分子与羟基吡啶交叉链接相结合（Eyre 和 Muir 1976）。通过对初级基因转录物的选择性剪切，Ⅱ型前胶原可以再分成两种亚型，即ⅡA 和ⅡB。编码ⅡA 型前胶原的基因中有第 2 个外显子，而编码ⅡB 型前胶原的基因中无第 2 个外显子，因而ⅡA 型前胶原内含有第 2 个外显子编码的氨基酸肽，ⅡB 型前胶原则无第 2 个外显子编码的氨基酸肽（Sandell 等 1991；Ryan 和 Sandell 1990）。Ⅱ型前胶原的基因多态性可以影响Ⅱ型前胶原蛋白分子的细胞形态，如表达ⅡA 型前胶原蛋白基因的细胞形态细长，类似成纤维细胞样外观，表达ⅡB 型前胶原蛋白基因的细胞大而圆。Sandell 等证实ⅡB 型前胶原蛋白基因的表达与蛋白聚糖的大量合成和聚集有显著相关性（Sandell 等 1991）。ⅡA 型前胶原蛋白可能在纤维环和髓核组织，尤其是纤维环和髓核的发育过程中发挥作用。

5.2.2.3 Ⅵ型胶原蛋白

Ⅵ型胶原蛋白主要位于椎间盘髓核和软骨终板，椎间盘髓核和软骨终板内Ⅵ型胶原蛋白占总胶原量的 10%～20%（Robert 等 1991）。Ⅵ型胶原蛋白类似于Ⅸ和Ⅹ型胶蛋白，均为短链胶原，其长度显著低于Ⅱ型胶原。Ⅵ型胶原先通过反相平行的二聚作用形成二聚体，再通过侧向聚合形成四聚体，四聚体之间通过 α 链相互交联进一步结合成三维分支网状结构，但是椎间盘内Ⅵ型胶原不与其他基质分子形成交叉连接（Wu 等 1987）。Feng 等证实Ⅵ型串珠状纤维蛋白在椎间盘基质内形成了另一个重要的纤维网络结构（Feng 等 2006）。随后在蛋白多糖如蛋白多糖核心蛋白聚糖和双糖链蛋白多糖的催化下，Ⅵ型胶原进一步通过侧向共价或端端共价交联的方式组合。Ⅵ型胶原的四聚体还与其他分子相结合，如脯氨酸 / 精氨酸丰富端亮氨酸丰富重复蛋白（PRELP）、纤维连接蛋白、软骨基质蛋白 -1,2,3，使之绑定到胶原纤维、前胶原分子或蛋白聚糖上。

5.2.2.4 Ⅸ型胶原蛋白

胶原蛋白Ⅸ是一种"间断性三螺旋原纤维缔合性胶原"（FACIT）的胶原蛋白。其他间断性三螺旋原纤维缔合性胶原（FACIT）包括Ⅻ、ⅩⅣ、ⅩⅥ 与ⅩⅪ型胶原。与Ⅸ型胶原相比，Ⅻ、ⅩⅣ、ⅩⅥ 与ⅩⅪ型胶原缺乏胶原纤维的一般结构和功能。Ⅸ型胶原通常存在富含Ⅱ型胶原的结缔组织内，并与Ⅱ型胶原纤维链反向平行排列并相互交联，此外Ⅸ型胶原亦可以与临近的Ⅸ型胶原相互交联（Eyre 等 1988；van der Rest 和 Mayne 1988；Wu 等 1992）。Vaughan 等发现Ⅸ型胶原的原纤维亦呈现 67nm 的周期性横纹（Vaughan 等 1988）。Ⅸ型胶原在 α1 链的 N- 末端有球形 NC4 区并延伸至原纤维外（Vaughan 等 1988），该 NC4 区域为胶原纤维间结合提供了分子链接键，亦为其他纤维间基质成分如蛋白多糖、蛋白聚糖的结合提供了分子链接键。氨基末端的 NC4 区域是Ⅸ型胶原的基本特征（Vasios 等 1988；Muragaki 等 1990）。通过使用选择性的基因启动子，Nishimura 等构造了一些缺乏氨基末端 NC4 区域的Ⅸ型胶原（Nishimura 等 1989），这些变异的Ⅸ型胶原存在组织特异性并受生长发育调控。椎间盘内Ⅸ型胶原与透明软骨的区别在于椎间盘内Ⅸ型胶原为缺乏 NC4 区的 α1 前胶原短分子构型（Wu 和 Eyre 2003）。椎间盘组织使用Ⅸ型胶原的 α1 前胶原转录物对间盘内各分子间交联行为无明显影响。因此Ⅸ型胶原的主要生物学功能是它通过侧链黏附于Ⅱ型胶原纤维，其分布规律与Ⅱ型胶原基因表达的分布规律高度一致，然而有关调控Ⅸ型胶原合成与降解的机制仍不明确。

5.2.2.5 Ⅹ型胶原蛋白

Ⅹ型胶原是一种短链、非纤维性胶原蛋白分子，含有三条 a1 链 [α1（Ⅹ）$_3$]，分子量为 59kDa（Schmid 和 Linsenmayer 1985）。Ⅹ型胶原基因的两个外显子编码Ⅹ型胶原的初级翻译产物，此初级翻译产物含有氨基末端区域（NC2）。NC2 区域由 52 个氨基酸组成，其中 18 个氨基酸构成信号肽（LuValle 等 1988）。Ⅹ型胶原亦含有相对大的由 162 个氨基酸组成的非胶原羧基末端区域（NC1）（Yamaguchi 等 1989），NC1 区域在细胞内Ⅹ型胶原分子三螺旋结构的聚集上发挥了重要作用，同时也是细胞外基质骨架汇集不可缺少成分。COL10A1 基因的启动子区域含有多个功能性 Runx2 结合位

图5.2 Ⅰ型胶原α链，识别位点在C-NC结构域，胶原晶体结构内互相交织的α链（上方图像采用3D studio Max软件，下方图像采用CN3D软件4.3版本绘制胶原晶体结构的三螺旋发夹结构），数据来自于蛋白质数据库Protein Data Bank rcsb.org

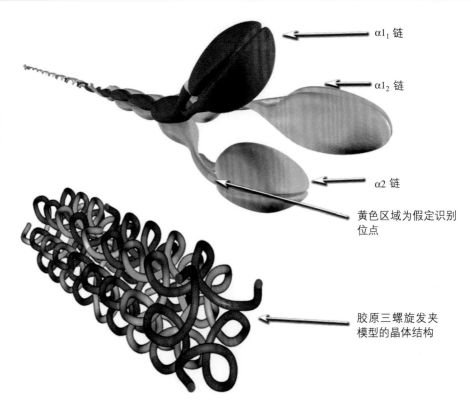

α1₁ 链

α1₂ 链

α2 链

黄色区域为假定识别位点

胶原三螺旋发夹模型的晶体结构

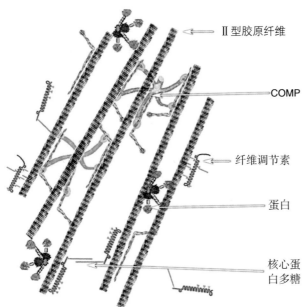

Ⅱ型胶原纤维

COMP

纤维调节素

蛋白

核心蛋白多糖

图5.3 图示椎间盘内横纹胶原纤维和软骨寡聚基质蛋白（COMP）、纤维调节素、蛋白和核心蛋白多糖（原图来自Feng 等 2006）

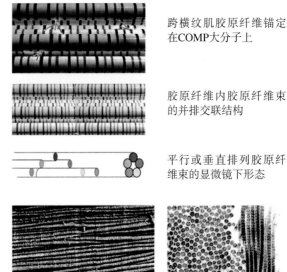

跨横纹肌胶原纤维锚定在COMP大分子上

胶原纤维内胶原纤维束的并排交联结构

平行或垂直排列胶原纤维束的显微镜下形态

图5.4 计算机模拟图，模拟了正常胶原纤维的微观图像，显示软骨寡居基质蛋白（COMP）与正常胶原纤维的关联，并排交联胶原纤维和胶原纤维的微观形态

点，此现象提示在软骨成骨过程中COL10A1是RUNX2的转录靶点（Zheng 等 2003）。X型胶原构成了细胞周围基质，并与Ⅱ型胶原纤维之间存在密切联系（Linsenmayer 等 1998）。

X型胶原是生长板的软骨内骨化过程中由肥大软骨细胞合成（Mwale 等 2000；Tchetina 等 2003）。Boos 等（1997）和 Xi 等（2004）对不同年龄段人体椎间盘内X型胶原表达进行检测，发现仅在老龄和退变的椎间盘内有X型胶原的表达。此外 Nerlich 等（1997）和 Hristova 等（2011）亦证实髓核软骨细胞仅在老化和椎间盘严重退变区发现 X 型胶原的阳性表达。Aigner 等（1998）研究发现 X 型胶原在正常人椎间盘的表达随着年龄变化而异，此现象以内层纤维环和髓核中椎间盘细胞为著。以上结果显示随着年龄增加内层纤维环和髓核的一些细胞转化为肥大软骨细胞样表型，合成 X 型胶原蛋白并分泌至细胞外基质。

5.2.3 其他基质分子

5.2.3.1 软骨寡聚基质蛋白（COMP）

软骨寡聚基质蛋白（COMP）是由 5 个长度 100 ~ 120kD 的相同亚基组成的一个 524kD 的五聚体大分子糖蛋白，该 5 个相同亚基通过在氨基末端部分五螺旋绕线式螺旋形式，螺旋彼此相互作用并形成五聚体，而将羧基末端的球状结构域暴露在外。每个亚基含有 EGF 样区域及钙结合（血小板反应蛋白样）区域。软骨寡聚基质蛋白存在于椎间盘髓核和纤维环的细胞外基质（Ishii 等 2006；Lee 等 2007）。其在纤维环内表现为片层状分布格局。Lee 等（2007）发现老化的椎间盘髓核内 COMP 的表达较正常椎间盘内表达升高。COMP 在调控胶原纤维的结合方面发挥重要作用。

5.2.3.2 纤维连接蛋白

研究证实纤维连接蛋白在正常健康椎间盘组织（Hayes 等 2001；Anderson 等 2010）和软骨组织（Wurster 和 Lust.1984）中均有合成。在幼稚和成年动物中椎间盘内纤维连接蛋白的含量较少（Hayes 等 2001）。虽然研究证实纤维连接蛋白在细胞与基质之间及基质与基质之间的交联中发挥重要作用，同时通过 RDG 序列结合胶原蛋白和硫酸类肝素蛋白聚酶，但是纤维连接蛋白在椎间盘内的具体作用机制仍不清楚。纤维连接蛋白可以通过选择性剪切产生不同亚型。椎间盘细胞合成的纤维连接蛋白含有额外域 A 或额外域 B，或同时含有额外域 A 和 B（Anderson 等 2010），其具体作用尚不清楚。在退变椎间盘内纤维连接蛋白表达升高，椎间盘内纤维连接蛋白片段可以促进髓核细胞降解细胞外基质（Oegema 等 2000；Anderson 等 2004）。

5.2.3.3 淀粉样蛋白

1970 年 Bywaters 和 Dorling 率先在椎间盘内发现淀粉样沉积。Ladefoged 等发现纤维环内淀粉样蛋白沉积分布于厚束的胶质胶原纤维之间，髓核内淀粉样蛋白沉积在髓核细胞周围呈弥漫结节样分布（Ladefoged 1985）。虽然椎间盘内淀粉样蛋白沉积早在青少年时亦存在，但研究证实椎间盘内淀粉样蛋白沉积一般存在老化的椎间盘内并且其发生率一般随年龄增加而升高（Ladefoged 1985；Yasuma 等 1992）。此外 Mihara 等在椎间盘内发现了不同形态类型的淀粉样蛋白沉积（Mihara 等 1994）。淀粉样蛋白沉积的超微结构是由直径约 10nm 僵直、无分支细丝状纤维构成（Mihara 等 1994）。Athanasou 认为基质糖胺多糖尤其是硫酸糖胺多糖的变化在全身性和局部淀粉样蛋白沉积的发病机制中起着重要作用，如硫酸角质素（Athanasou 等 1995）。

5.2.3.4 肌腱蛋白

肌腱蛋白又称为腱生蛋白（Erickson 和 Inglesias 1984）或肌腱抗原（Chiquet 和 Fambrough 1984）。肌腱蛋白是一个含有重复结构区域的细胞外基质糖蛋白的寡聚糖蛋白家族，该重复结构区域与表皮生长因子（EGF）、Ⅲ型纤维连接蛋白和纤维蛋白原同源。Day 等（2004）证实蛋白聚糖可与含有 EGF 重复序列的特定基质蛋白结合形成高度有序的网络结构，EGF 重复序列包括肌腱蛋白、原纤维蛋白和腓骨蛋白。肌腱蛋白分子的结构类似"章鱼"，6 条辐射状分子链围绕中心呈辐射状排列，每条分子链是分子量为 200kDa 的单链多肽。肌腱蛋白含有分子结构域克隆，这为肌腱蛋白可与多种配体结合提供了科学依据（Nies 等 1991）。克隆分子是一类血球凝集素，它可以直接或间接与多种椎间盘基质分子结合。椎间盘内肌腱蛋白局限于青少年及成人的纤维环和髓核的细胞周围基质（Gruber 等 2002, 2006），机械牵张力可以改变肌腱蛋白的表达（Benjamin 和 Ralphs 2004）。由于肌腱蛋白能够调节纤维连接蛋白细胞相互作用并改变椎间盘细胞的形状，因而推测肌腱蛋白在椎间盘老化和退变中发挥了重要作用（Gruber 等 2002）。

5.2.3.5 弹性蛋白

早期研究报道椎间盘内弹性蛋白含量极少，髓核内存在散在不规则状排列的较粗弹性纤维，因此椎间盘内弹性蛋白基本不参与椎间盘的机械性能。然而近期研究证实椎间盘内弹性纤维的网络结构为高度有序的，并且椎间盘内各区域间弹性纤维的分布和方向明显不同（Yu 等 2002，2005）。纤维环内的弹性纤维在纤维片层间和纤维片层的"桥接"上紧密分布；髓核中央也有弹性蛋白分子分布，长的弹性纤维呈辐射状排列并垂直或斜形插入软骨终板（Yu 等 2002, 2007）。弹性蛋白在椎间盘内按照上述排列交联成一个网络结构，此外弹性蛋白还组成了髓核中央的无定形胶状形态，从而维持了髓核富于弹性的特征。弹性蛋白分子由相对松散和无规则结构的弹性蛋白多肽链（亦称为弹性蛋白原）以共价交联形成弹性蛋白网络，因此弹性蛋白不溶于水，并且在网络中每个弹性蛋白分子形成一个无规则线圈样结构。因此虽然椎间盘内弹性蛋白含量不到总蛋白的5%，但是其却在维持椎间盘的生物力学方面发挥了重要作用。研究亦证实椎间盘内弹性蛋白的含量与椎间盘退变严重程度和患者年龄相关（Cloyd 和 Elliott 2007）。

5.3 胶原蛋白的生物合成

5.3.1 细胞内加工合成和翻译后修饰

胶原蛋白是前体前胶原合成，其合成涉及到一系列独特的翻译后修饰过程。鉴于胶原的合成是由诸多步骤组成，多种酶的突变或疾病均可影响胶原蛋白的合成。胶原蛋白的合成可分为细胞内的前胶原合成和细胞外的胶原纤维形成两阶段。前胶原合成阶段发生在粗面内质网中，包括脯氨酸和赖氨酸的羟基化，随后发生糖基化修饰，最终形成稳定的 α 三螺旋结构。胶原的前 α- 多肽链在粗面内质网的核糖体上按照特定的胶原 mRNA 碱基序列合成，并且边合成边进入粗面内质网腔内，随后在羟化酶的作用下将肽链中的脯氨酸和赖氨酸羟化。内质网内羟化酶包括脯氨酰羟化酶及赖氨酰羟化酶两种。赖氨酸羟基化后发生糖基

化。不同的胶原亚型含有不同的碳水化合物，即是半乳糖或糖苷化半乳糖发生羟化的形式不同。终末糖基化发生在高尔基体内，在此前胶原分子由分泌囊泡带到细胞表面，并通过胞吐的方式释放到细胞外。细胞外的前胶原在前胶原肽酶的催化下将前胶原的非螺旋区域剪除，从而形成原胶原分子。

5.3.2 分子伴侣辅助下单链向三螺旋结构的折叠

三股螺旋原体通常由同型胶原的 α 链组成的三聚体构成，三聚体有同质三聚体和异质三聚体之分，常见的是由三条不同 α 链组成的异质三聚体。例如 I 型胶原的三股螺旋是由两条 α1 链和一条 α2 链组成的 α1α1α2 异质三聚体构成。这些胶原蛋白分子的共同特点是，至少含有一个不同长度的三螺旋结构域、两个非胶原结构域 C-NC 和位于羧基末端和氨基末端的 C-NC 结构。因此 N-NC 结构域来源的氨基末端前肽和 C-NC 结构域来源的羧基末端前肽通常作为分子伴侣。C-NC 结构域的 C- 末端前肽 α1 及 α2 链含有五个亚结构域（Hulmes 2002），此五个亚结构域参与保护核糖体上的新生蛋白，折叠新合成的蛋白和膜移位蛋白，保护和复原错误折叠、部分未折叠蛋白和聚合蛋白，更重要的是此五个亚结构域参与维持前胶原的部分非折叠状态，使得前胶原能够结合效应体和跨细胞膜。

5.3.3 胶原蛋白链选择、胞内运输和分泌的机制

每个胶原链都是由在 N- 末端和 C- 末端有额外长度的肽合成，此类肽又称为定位肽（图 5.5）。定位链使得胶原链在正确的位置聚集从而形成三螺旋结构。依据原体和功能不同，末端的 N 和 C 区域随后被剪切、修饰或直接结合到最终结构。随后特定的原体聚集到不同的超结构上，形成末端 - 末端连接、侧向结合和螺旋的超螺旋化。额外肽的另一作用是维持前胶原分子的水溶性、防止前胶原过早的细胞内组装和预防胶原纤维沉淀形成。胶原蛋白

的 C-NC 结构域是其发生异质三聚体组装的关键单位，其中 α2 链中 C-NC 结构域的二硫键则是参与异质三聚体形成的关键（图 5.2）。如前所述，胶原的主要结构由如下几部分组成：一条位于中心的胶原样三螺旋区域，围绕两侧的两条非胶原结构域，羧基末端（NC1 结构域）和氨基末端（NC2 结构域）（图 5.4）。α1 和 α2 链 C-NC 结构域的不同亚结构域如 Telo、Ⅰa、Ⅰb、Ⅱ、Ⅳ、Ⅲ、Ⅴ 等都含有终末 NC 端结构域作为识别模块。上述亚结构域三螺旋原体组装时对三条 α 胶原链的选择、结合

和定位是按照结构的互补性、静电电荷的分布和同源 α 链的疏水选择性均有典型的特征（Khoshnoodi 2006）。胶原分子的区域 Ⅰ 在无 α- 螺旋或 β- 折叠构象的辅助下折叠到亚结构区域 Ⅰa 和 Ⅰb 中，与之不一致的是亚结构区域 Ⅰa 通过形成螺旋扭转线圈样方式形成三聚体（McAlinden 等 2003）。亚结构区域 Ⅰb 在组装的 C-NC 三聚体内含有分子间二硫键。亚结构区域 Ⅱ 和 Ⅳ 分别折叠形成球状区域 G1 和 G2。这些亚结构域被来自区域 Ⅲ 和 Ⅴ 组装的反向平行的折叠连接。

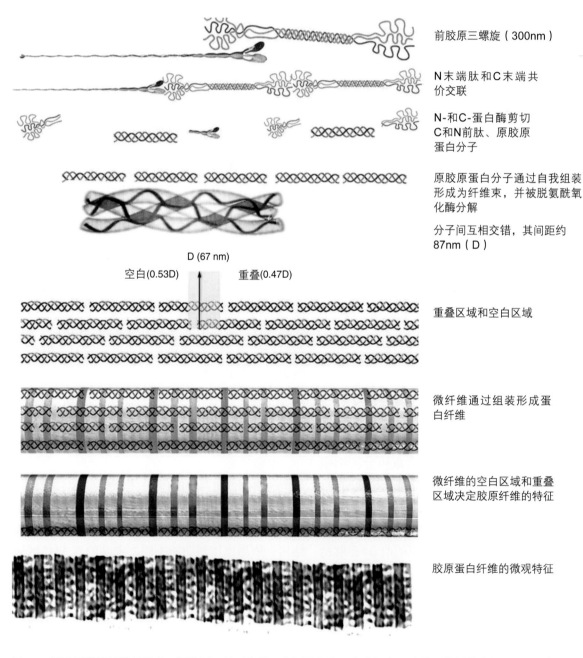

前胶原三螺旋（300nm）

N 末端肽和 C 末端共价交联

N- 和 C- 蛋白酶剪切 C 和 N 前肽、原胶原蛋白分子

原胶原蛋白分子通过自我组装形成为纤维束，并被脱氨酰氧化酶分解

分子间互相交错，其间距约 87nm（D）

D (67 nm)

空白(0.53D)　　重叠(0.47D)

重叠区域和空白区域

微纤维通过组装形成蛋白纤维

微纤维的空白区域和重叠区域决定胶原纤维的特征

胶原蛋白纤维的微观特征

图 5.5　图示原胶原纤维的形成，原胶原、相互交联、内切蛋白酶、自我组合、重叠、微纤维束的 GAP 区域

胶原链折叠发生在 α1 和 α12 胶原链双分子结合的 C- 末端、结构域 Ⅲ 和 Ⅳ -G2 交界处附近的肽链，朝 N- 末端进行。α2 链的 C-NC 结构域，尤其是结构域 V，为三聚体的形成提供了原动力。三聚体通过 α1 和 α12 二聚体和 Ⅱ -G1 区域的 α11 链另一个反应而形成，此后胶原链之间的二硫键在区域 Ⅰb 内形成。区域 Ⅰa 的折叠是折叠的最后、也是最慢的步骤，最终该步骤驱动折叠好的胶原分子跨越 C-telo-Ⅰa 连接点（Malone 等 2004）。假定的三聚化控制序列定位于 C-NC 结构域。

5.4 胶原/前胶原的细胞外加工

5.4.1 前胶原加工成熟阶段涉及的酶

正确折叠的三螺旋结构胶原的合成与通过分泌途径运输过程中会涉及一些伴侣蛋白质，如二硫键异构酶或结合蛋白，其中结合蛋白参与识别 C- 前肽，而 C- 前肽可能参与保留细胞内错误折叠的胶原分子（Bottomley 等 2001）。粗面内质网内的主要胶原结合蛋白是热休克蛋白 47（HSP47），有时亦被称为 gp46 或 colligin（Tasab 等 2002）；它与其他分子伴侣共同参与胶原从粗面内质网转运到高尔基复合体的过程。当胶原分泌到细胞外后，定位肽被前胶原肽酶剪切从而形成原胶原（图 5.5）。多个原胶原分子横向堆积，通过连接到羟基赖氨酸和赖氨酸残基的赖氨酰氧化酶发生羟醛缩合反应形成原胶原之间的共价交联，此结构即是胶原微纤维。许多胶原微纤维横向堆积并以相同的方式形成胶原纤维。

5.4.2 N-末端和C-末端前胶原肽酶

微纤维前胶原含有 C- 前肽，当其分泌到细胞外后 C- 末端前肽被 C- 末端前肽胶原肽酶剪切并聚集形成三螺旋结构域（图 5.5）（Prockop 等 1997/1998）。N- 末端前肽与 C- 末端前肽不同之处在于，它们的氨基酸前肽（N- 末端前肽）被 N- 末端前胶原蛋白酶剪切的方式不一样。对于不同亚型的胶原 N- 末端前肽被特定肽酶剪切程度不一致，如 Ⅰ 和 Ⅱ 型胶原的 N- 末端前肽被完全剪除，

而 Ⅴ 和 Ⅸ 型的 N- 末端前肽被部分剪除，绝大残留部分仍附着于三重螺旋结构域。

5.5 胶原纤维自组装

5.5.1 同型胶原蛋白间的相互作用

剪切后的前胶原蛋白也成为原胶原，原胶原蛋白分子经过多级聚合反应形成胶原纤维（图 5.5）。此过程中，羟脯氨酸残基通过胶原的多肽链之间形成氢键来维持原胶原三重螺旋结构的稳定性。

5.5.2 异形胶原蛋白-胶原蛋白结合及胶原蛋白-其他分子间结合

胶原微纤维自发组装成胶原纤维。蛋白多糖和结构性糖蛋白在原胶原聚集形成胶原微纤维和胶原微纤维形成胶原纤维束的过程中发挥了重要作用。胶原通过包括纤维连接蛋白和整合素在内的多种蛋白质附着于细胞膜上。

5.5.3 胶原纤维的形成

相邻的原胶原分子以交错排列的方式自发聚合交联成胶原纤维。赖氨酰氧化酶催化原胶原分子间形成赖氨酸源性连接，该连接的意义在于维持胶原纤维的稳定性。此外胶原纤维结构还通过原胶原分子间共价键来加强。

5.5.4 交链的形成

胶原微纤维在蛋白多糖和间断性三螺旋原纤维缔合性胶原（FACIT）的辅助下通过侧向连接的方式形成胶原纤维。在胶原微纤维的正确组织和降解过程中还需要其他分子的辅助，如黏蛋白 -X。

5.6 胶原微纤维-细胞间相互作用

5.6.1 胶原蛋白 - 整合素结合

四个整合素的异源二聚体 $\alpha_1\beta_1$、$\alpha_2\beta_1$、$\alpha_{10}\beta_1$

和 $\alpha_{11}\beta_1$，组成了细胞黏附分子的一个特殊亚类。整合素 $\alpha_1\beta_1$ 又称为 VLA-1 或 CD49a–CD29，在生长发育中高度表达。最初认为整合素 $\alpha_2\beta_1$ 是唯一的胶原受体，但随后证实以上四个整合素均为胶原受体。配体与相应受体结合后将激活并启动细胞内信号传导，比如 p38 丝裂原活化蛋白激酶（p38 MAP Kinase）。

5.6.2 胶原-盘状结构域受体（DDR）结合

盘状结构域受体（DDRs）DDR1 和 DDR2 属于受体酪氨酸激酶，其共同特征为能识别并激活胶原。DDRs 与其他受体型酪氨酸激酶的区别在于它的胞外区有重复同型盘状区域，该重复区域在其他诸多跨膜和分泌蛋白中均存在。

5.6.3 整合素依赖和DDR依赖信号通路

整合素是一类介导细胞与周周组织之间连接附着的细胞表面受体，如其他细胞和细胞外基质。整合素作为重要的细胞黏附分子可介导细胞的信号转导，在细胞的存活、分化和对椎间盘内的环境刺激应答等生长活动中发挥重要作用。然而有关盘状细胞表面受体的了解仍甚少，椎间盘内盘状细胞表面受体直接连接并作用于基质蛋白。

5.7 胶原性基质的动态平衡

5.7.1 胶原性基质的变性

随着人体老龄化，椎间盘髓核内蛋白聚糖和水的比例急剧下降，而胶原蛋白与蛋白聚糖的比例反而升高。在退变椎间盘内也能见到类似变化。Antoniou 等（1996）研究证实发生此变化的原因可能在于蛋白聚糖的丢失而不是合成分泌的胶原纤维增加。前期研究已证实基质金属蛋白酶（MMP）家族参与了胶原和其他基质蛋白的降解过程。

5.7.2 胶原表达的调节

基质金属蛋白酶（MMPs）的活性除了能被普通的蛋白酶抑制剂如 α2 巨球蛋白和 α1- 抗蛋白酶抑制剂等抑制外，MMPs 主要被其特异性的抑制剂即基质金属蛋白酶抑制剂（TIMP-1 ~ 4）所抑制，TIMP 能特异地结合到 MMPs 底物结合位点的区域。此外，MMP-2 的活化是以一种膜依赖的方式进行，可被细胞膜型 MMPs（MT MMPs）激活，而 TIMP-2 对细胞模型 MMPs 介导的 MMP-2 活化具有协同效应，可以大大增强细胞模型 MMPs 介导的 MMP-2 活化。较蛋白酶而言基质金属蛋白酶抑制剂能在更为广泛的细胞类型中生成，并且 TIMP-2 在细胞内持续表达。值得一提的是 TIMP-3 是一个促凋亡因子，可以促进细胞的凋亡。多数 TIMPs 的表达均在转录水平。通常来说能够促进 MMPs 表达的因素都参与了 MMPs 表达的调控，但是其他细胞因子如 TNF-α 及糖皮质激素和类视色素都可能参与了 MMPs 的表达调控，目前已证实 TNF-α 及糖皮质激素和类视色素能调节 TIMP-1 的表达。

5.8 胶原相关疾病

5.8.1 遗传性疾病

前面已经描述了与胶原代谢相关的一系列疾病（表 5.1，专栏 5.3），本章节将主要着眼于与椎间盘相关的胶原代谢疾病。

Ⅸ型胶原：近期研究提示遗传因素在椎间盘疾病发病机制中起了重要的作用。Kimura 等（1996）发现小鼠体内Ⅸ型胶原突变会导致小鼠椎间盘过早发生退变，并且Ⅸ型胶原突变的患者更易出现椎间盘疾患。COL9α1 基因突变的小鼠更易发生逐渐的关节退变和椎间盘退变加速（Kimura 等 1996；Boyd 等 2008）。椎间盘内的病理改变首先出现髓核缩小或消失以及纤维环破裂，在此基础上出现髓核突出和骨赘形成。软骨终板的退变与细胞增殖、软骨组织破坏和新骨形成相关（Boyd 等 2008）。

MMP-3：基质金属蛋白酶 -3（MMP-3, stromelysin-1）是椎间盘疾病发病机制的关键因素之一（Takahashi 等 2001）。MMP-3 及 TIMP-1 的基因多态性与椎间盘退变的影像学进展相关联（Valdes 等 2005）。

表 5.1 胶原基因突变的临床表型

基因或蛋白	临床表现型
COL1A1, COL1A2（Ⅰ型胶原 α1、α2 链）	家族性成骨不全症
COL2A1（Ⅱ型胶原 α1 链）	家族性：软骨成长不全症 2、软骨生成低下、先天性脊柱骨骺发育不良（SEDC）、Kniest Stickler 关节-眼病、家族性关节炎和其他变异
COL9Al, COL9A2, COL9A3（Ⅸ型胶原 α1、α2、α3 链）	多发性骨骺发育不良（MED；两个或以上骨骺）
COL10A1（Ⅹ型胶原）	干骺端发育不良（Schmid alchain）
COL11AI, COL11A2（Ⅺ型胶原 α1、α2 链）	耳-脊髓-大骨骺发育异常（OSMED）、Stickler 关节-眼病、Marshall 综合征
软骨寡聚基质蛋白（COMP）	假性软骨发育不全、多发性骨骺发育不良（MED；一种形式）
人母系蛋白 3（MATN3）	多发性骨髓发育不良（MED；一个骨骺）
串珠	Schwartz-Jampel Ⅰ型、脊柱分节异常发育异常

专栏 5.3 胶原合成缺陷导致的临床疾患

疾病名称	病因	症状
Ⅲ型 Ehlers-Danlos 综合征（EDS）	一个或两个单独基因的突变（血管 EDS、黏蛋白-X 缺乏）	关节活动度过大
Ⅳ型 Ehlers-Danlos 综合征（血管）	mRNA 转录翻译故障	主动脉和/或肠脆弱破裂
Ⅵ型 Ehlers-Danlos 综合征	赖氨酸羟化故障	皮肤弹性过强、眼球破裂
Ⅶ型 Ehlers-Danlos 综合征	前胶原肽酶活性降低	关节活动度增加、频繁脱位
坏血病	缺乏维生素C（脯氨酸羟化酶辅助因子）	牙龈溃疡、出血
成骨不全	Ⅰ型胶原基因单核苷酸改变	自发骨折、心功能不全

5.8.2 其他胶原相关疾病

详见表 5.1 和专栏 5.3。

5.9 本章要点总结

- 胶原蛋白构成了椎间盘的支架结构并参与维持椎间盘的生物力学特性，帮助椎间盘对抗压缩、牵拉和扭转等外力。
- 蛋白多糖如核心蛋白聚糖、纤维调节蛋白聚糖和双链蛋白聚糖与其他基质成分一起参与影响胶原纤维的形成。
- 在纤维环内，胶原纤维片层由大量密集的胶原纤维平行排列成束组成，胶原纤维片层按同心圆的方式围绕中央的胶状髓核组织排列。
- 随着人体老龄化，椎间盘髓核内蛋白聚糖和水的比例急剧下降，而胶原蛋白与蛋白聚糖的比例反而升高。在退变椎间盘内也能见到类似变化。此变化的原因可能在于蛋白聚糖的丢失而不是合成分泌的胶原纤维增加。
- 髓核内Ⅱ型胶原纤维随机排列，Ⅱ型胶原纤维之间依靠羟基吡啶交叉链接相结合。依据基因中是否含有第 2 个外显子，Ⅱ型前胶原可以再分成两种亚型。
- 纤维性胶原如Ⅰ型胶原与Ⅱ型胶原是构成椎间盘大分子网络的主要成分。Ⅰ型胶原可以与其他型胶原尤其是Ⅴ型胶原形成一个共聚化合物，Ⅰ型胶原与Ⅴ型胶原相结合可以影响调控胶原蛋白纤维直径的 N- 前肽结构从而调节胶原纤维的直径。
- 胶原肽链合成前胶原，前胶原蛋白在粗面内质网和高尔基复合体内发生糖基化修饰。半乳糖和葡萄糖残基连接于羟赖氨酸残基上，长的低聚糖联于 C- 末端前肽的特定天冬酰胺残基上。
- 正确折叠的三螺旋结构胶原的合成与通过分泌途径运输会涉及识别 C- 末端前肽的二硫键异构酶。粗面内质网内的主要胶原结合蛋白是热休克蛋白 47（HSP47）。
- 细胞外，定位肽被前胶原肽酶剪切从而形成原胶原。多个原胶原分子通过连接到赖氨酰氧化酶形成胶原微纤维。

- Ⅸ型胶原突变会导致小鼠椎间盘过早发生退变，并且Ⅸ型胶原突变的患者更易出现椎间盘疾患。

- 椎间盘内非胶原源性纤维蛋白包括软骨寡聚基质蛋白、纤维连接蛋白、淀粉样蛋白、肌腱蛋白和弹性蛋白。

- 胶原细胞之间是通过盘状结构域受体介导而发生相互作用，整合素 $\alpha_2\beta_1$ 配体与相应受体结合后将激活 p38 丝裂原活化蛋白激酶。

（李 翔 王 华 译 卢旭华 审校）

参考文献

Aigner T, Gresk-Otter KR, Fairbank JC, von der Mark K, Urban JP (1998) Variation with age in the pattern of type X collagen expression in normal and scoliotic human intervertebral discs. Calcif Tissue Int 63:263–268

Anderson ET, Fletcher L, Severin A, Murphy E, Baker SM, Matsuka YV (2004) Identification of factor XIIIA-reactive glutamine acceptor and lysine donor sites within fibronectin-binding protein (FnbA) from Staphylococcus aureus. Biochemistry 43(37):11842–11852, PubMed PMID: 15362870

Anderson DG, Markova D, Adams SL, Pacifici M, An HS, Zhang Y (2010) Fibronectin splicing variants in human intervertebral disc and association with disc degeneration. Spine 35:1581–1588

Antoniou J, Steffen T, Nelson F, Winterbottom N, Hollander AP, Poole RA, Aebi M, Alini M (1996) The human lumbar intervertebral disc: evidence for changes in the biosynthesis and denaturation of the extracellular matrix with growth, maturation, ageing, and degeneration. J Clin Invest 98:996–1003

Athanasou NA, Kokubun S, West L, Sallie B, Puddle B (1995) Glycosaminoglycans in intervertebral disc amyloid deposits. Eur Spine J 4:308–312

Benjamin M, Ralphs JR (2004) Biology of fibrocartilage cells. Int Rev Cytol 233:1–45

Berg RA, Prockop DJ (1973) The thermal transition of a non-hydroxylated form of collagen. Evidence for a role for hydroxyproline in stabilizing the triple-helix of collagen. Biochem Biophys Res Commun 52:115–120

Boos N, Nerlich AG, Wiest I, von der Mark K, Aebi M (1997) Immunolocalization of type X collagen in human lumbar intervertebral discs during ageing and degeneration. Histochem Cell Biol 108:471–480

Bottomley MJ, Batten MR, Lumb RA (2001) Quality control in the endoplasmic reticulum: PDI mediates the ER retention of unassembled procollagen C-propeptides. Curr Biol 11:1114–1118

Boyd LM, Richardson WJ, Allen KD, Flahiff C, Jing L, Li Y, Chen J, Setton LA (2008) Early-onset degeneration of the intervertebral disc and vertebral end plate in mice deficient in type IX collagen. Arthritis Rheum 58:164–171

Bywaters EGL, Dorling J (1970) Amyloid deposits in articular cartilage. Ann Rheum Dis 29:294–306

Chiquet M, Fambrough DM (1984) Chick myotendinous antigen. II. A novel extracellular glycoprotein complex consisting of large disulfide-linked subunits. J Cell Biol 98:1937–1946

Cloyd JM, Elliott DM (2007) Elastin content correlates with human disc degeneration in the annulus fibrosus and nucleus pulposus. Spine 32:1826–1831

Day JM, Olin AI, Murdoch AD, Canfield A, Sasaki T, Timpl R,

Hardingham TE, Aspberg A (2004) Alternative splicing in the aggrecan G3 domain influences binding interactions with tenascin-C and other extracellular matrix proteins. J Biol Chem 279:12511–12518

Demers CN, Antoniou J, Mwale F (2004) Value and limitations of using the bovine tail as a model for the human lumbar spine. Spine 29(24):2793–2799

Doyle SA, Smith BD (1998) Role of the pro-alpha2(I) COOH-terminal region in assembly of type I collagen: disruption of two intramolecular disulfide bonds in pro-alpha2(I) blocks assembly of type I collagen. J Cell Biochem 71(2):233–242

Erickson HP, Inglesias JL (1984) A six-armed oligomer isolated from cell surface fibronectin preparations. Nature 311:267–269

Eyre DR (1979) Biochemistry of the intervertebral disc. Int Rev Connect Tissue Res 8:227–291

Eyre DR, Muir H (1976) Types I and II collagens in intervertebral disc. Interchanging radial distributions in annulus fibrosus. Biochem J 157:267–270

Eyre DR, Dickson IR, Van Ness K (1988) Collagen cross-linking in human bone and articular cartilage. Age-related changes in the content of mature hydroxypyridinium residues. Biochem J 252(2):495–500

Eyre DR, Koob TJ, Van Ness KP (1984) Quantitation of hydroxypyridinium crosslinks in collagen by high-performance liquid chromatography. Anal Biochem 137:380–388

Eyre DR, Matsui Y, Wu JJ (2002) Collagen polymorphisms of the intervertebral disc. Biochem Soc Trans 30(Pt 6):844–848

Feng H, Danfelter M, Stromqvist B, Heinegard D (2006) Extracellular matrix in disc degeneration. J Bone Joint Surg Am 88(Suppl 2):25–29

Gruber HE, Ingram JA, Hanley EN Jr (2002) Tenascin in the human intervertebral disc: alterations with aging and disc degeneration. Biotech Histochem 77:37–41

Gruber HE, Ingram JA, Hanley EN Jr (2006) Immunolocalization of thrombospondin in the human and sand rat intervertebral disc. Spine 31:2556–2561

Grynpas MD, Eyre DR, Kirschner DA (1980) Collagen type II differs from type I in native molecular packing. Biochim Biophys Acta 626:346–355

Hayes AJ, Benjamin M, Ralphs JR (2001) Extracellular matrix in development of the intervertebral disc. Matrix Biol 20:107–121

Hristova GI, Jarzem P, Ouellet JA, Roughley PJ, Epure LM, Antoniou J, Mwale F (2011) Calcification in human intervertebral disc degeneration and scoliosis. J Orthop Res 29:1888–1895

Hulmes DJS (2002) Building collagen molecules, fibrils, and suprafibrillar structures. J Struct Biol 137:10

Hulmes DJ, Miller A (1981) Molecular packing in collagen. Nature 293:239–240

Inkinen RI, Lammi MJ, Lehmonen S, Puustjarvi K, Kaapa E, Tammi MI (1998) Relative increase of biglycan and decorin and altered chondroitin sulfate epitopes in the degenerating human intervertebral disc. J Rheumatol 25:506–514

Inoue H (1973) Three-dimensional observation of collagen framework of intervertebral discs in rats, dogs and humans. Arch Histol Jpn 36:39–56

Inoue H (1981) Three-dimensional architecture of lumbar intervertebral discs. Spine 6:139–146

Khoshnoodi J, Cartailler J-P, Alvares K, Veis A, Hudson BG (2006) Molecular recognition in the assembly of collagens: terminal non-collagenous domains are key recognition modules in the formation of triplehelical protomers. J Biol Chem 281:38117–38121

Kimura T, Nakata K, Tsumaki N, Miyamoto S, Matsui Y, Ebara S, Ochi T (1996) Progressive degeneration of articular cartilage and intervertebral discs. An experimental study in transgenic mice bearing a type IX collagen mutation. Int Orthop 20:177–181

Ladefoged C (1985) Amyloid in intervertebral discs. A histopathological investigation of intervertebral discs from 30 randomly selected autopsies. Appl Pathol 3:96–104

Lee CR, Sakai D, Nakai T, Toyama K, Mochida J, Alini M, Grad S (2007) A phenotypic comparison of intervertebral disc and articular cartilage cells in the rat. Eur Spine J 16:2174–2185

Linsenmayer TF, Long F, Nurminskaya M et al (1998) Type X collagen and other up-regulated components of the avian hypertrophic cartilage program. Prog Nucleic Acid Res Mol Biol 60:79

LuValle P, Ninomiya Y, Rosenblum ND, Olsen BR (1988) The type X collagen gene. Intron sequences split the 5'-untranslated region and separate the coding regions for the non-collagenous amino-terminal and triple-helical domains. J Biol Chem 263:18378–18385

Malone JP, George A, Veis A (2004) Type I collagen N-Telopeptides adopt an ordered structure when docked to their helix receptor during fibrillogenesis. Proteins 54:206–215

Malone JP, Alvares K, Veis A (2005) Structure and assembly of the heterotrimeric and homotrimeric C-propeptides of type I collagen: significance of the α2(I) chain. Biochemistry 44:15269–15279

Maroudas A, Stockwell RA, Nachemson A, Urban J (1975) Factors involved in the nutrition of the human lumbar intervertebral disc: cellularity and diffusion of glucose in vitro. J Anat 120(Pt 1):113–130

McAlinden A, Smith TA, Sandell LJ, Ficheux D, Parry DA, Hulmes DJ (2003) Alpha-helical coiled-coil oligomerization domains are almost ubiquitous in the collagen superfamily. J Biol Chem 278:42200–42207

Mihara S, Kawai S, Gondo T, Ishihara T (1994) Intervertebral disc amyloidosis: histochemical, immunohistochemical and ultrastructural observations. Histopathology 25:415–420

Muragaki Y, Kimura T, Ninomiya Y, Olsen BR (1990) The complete primary structure of two distinct forms of human alpha 1 (IX) collagen chains. Eur J Biochem 192:703–708

Mwale F, Billinghurst C, Wu W, Alini M, Webber C, Reiner A, Ionescu M, Poole J, Poole AR (2000) Selective assembly and remodelling of collagens II and IX associated with expression of the chondrocyte hypertrophic phenotype. Dev Dyn 218:648–662

Mwale F, Roughley P, Antoniou J (2004) Distinction between the extracellular matrix of the nucleus pulposus and hyaline cartilage: a requisite for tissue engineering of intervertebral disc. Eur Cell Mater 8:58–63, discussion 63–54

Nachemson A, Lewin T, Maroudas A, Freeman MA (1970) In vitro diffusion of dye through the end-plates and the annulus fibrosus of human lumbar inter-vertebral discs. Acta Orthop Scand 41:589–607

Nerlich AG, Schleicher ED, Boos N (1997) Volvo award winner in basic science studies. Immunohistologic markers for age-related changes of human lumbar intervertebral discs. Spine 22:2781–2795

Nies DE, Hemesath TJ, Kim JH, Gulcher JR, Stefansson K (1991) The complete cDNA sequence of human hexabrachion (tenascin). A multidomain protein containing unique epidermal growth factor repeats. J Biol Chem 266:2818–2823

Nishimura I, Muragaki Y, Olsen BR (1989) Tissue-specific forms of type IX collagen-proteoglycan arise from the use of two widely separated promoters. J Biol Chem 264:20033–20041

Oegema TR Jr, Johnson SL, Aguiar DJ, Ogilvie JW (2000) Fibronectin and its fragments increase with degeneration in the human intervertebral disc. Spine 25:2742–2747

Pokharna HK, Phillips FM (1998) Collagen crosslinks in human lumbar intervertebral disc aging. Spine 23:1645–1648

Prockop DJ, Sieron AL, Li SW (1997/1998) Procollagen N-proteinase and procollagen C-proteinase Two unusual metalloproteinases that are essential for procollagen processing probably have important roles in development and cell signaling. Matrix Biol 16:399–408

Roberts S (2002) Disc morphology in health and disease. Biochem Soc Trans 30(Pt 6):864–869

Roberts S, Menage J, Urban JP (1989) Biochemical and structural properties of the cartilage end-plate and its relation to the intervertebral disc. Spine 14:166–174

Roberts S, Ayad S, Menage PJ (1991) Immunolocalisation of type VI collagen in the intervertebral disc. Ann Rheum Dis 50:787–791

Roughley PJ (2004) Biology of intervertebral disc aging and degeneration: involvement of the extracellular matrix. Spine 29(23):2691–2699

Ryan MC, Sandell LJ (1990) Differential expression of a cysteine-rich domain in the amino-terminal propeptide of type II (cartilage) procollagen by alternative splicing of mRNA. J Biol Chem 265:10334–10339

Sandell LJ, Morris N, Robbins JR, Goldring MB (1991) Alternatively spliced type II procollagen mRNAs define distinct populations of cells during vertebral development: differential expression of the amino-propeptide. J Cell Biol 114:1307–1319

Schmid TM, Linsenmayer TF (1985) Immunohistochemical localization of short chain cartilage collagen (type X) in avian tissues. J Cell Biol 100:598–605

Scott JE, Bosworth TR, Cribb AM, Taylor JR (1994) The chemical morphology of age-related changes in human intervertebral disc glycosaminoglycans from cervical, thoracic and lumbar nucleus pulposus and annulus fibrosus. J Anat 184(Pt 1):73–82

Takahashi M, Haro H, Wakabayashi Y, Kawa-uchi T, Komori H, Shinomiya K (2001) The association of degeneration of the intervertebral disc with 5a/6a polymorphism in the promoter of the human matrix metalloproteinase-3 gene. J Bone Joint Surg Br 83(4):491–495

Tasab M, Jenkinson L, Bulleid NJ (2002) Sequence-specific recognition of collagen triple helices by the collagen-specific molecular chaperone hsp47. J Biol Chem 277:35007–35012

Tchetina E, Mwale F, Poole AR (2003) Distinct phases of coordinated early and late gene expression in growth plate chondrocytes in relationship to cell proliferation, matrix assembly, remodeling, and cell differentiation. J Bone Miner Res 18:844–851

Valdes AM, Hassett G, Hart DJ, Spector TD (2005) Radiographic progression of lumbar spine disc degeneration is influenced by variation at inflammatory genes: a candidate SNP association study in the Chingford cohort. Spine 30:2445–2451

van der Rest M, Mayne R (1988) Type IX collagen proteoglycan from cartilage is covalently cross-linked to type II collagen. J Biol Chem 263(4):1615–1618

Vasios G, Nishimura I, Konomi H, van der Rest M, Ninomiya Y, Olsen BR (1988) Cartilage type IX collagen-proteoglycan contains a large amino-terminal globular domain encoded by multiple exons. J Biol Chem 263:2324–2329

Vaughan L, Mendler M, Huber S, Bruckner P, Winterhalter KH, Irwin MI, Mayne R (1988) D-periodic distribution of collagen type IX along cartilage fibrils. J Cell Biol 106:991–997

Wu JJ, Eyre DR (2003) Intervertebral disc collagen. Usage of the short form of the alpha1(IX) chain in bovine nucleus pulposus. J Biol Chem 278:24521–24525

Wu JJ, Eyre DR, Slayter HS (1987) Type VI collagen of the intervertebral disc. Biochemical and electron- microscopic characterization of the native protein. Biochem J 248:373–381

Wu JJ, Woods PE, Eyre DR (1992) Identification of cross-linking sites in bovine cartilage type IX collagen reveals an antiparallel type II-type IX molecular relationship and type IX to type IX bonding. J Biol Chem 267:23007–23014

Wurster NB, Lust G (1984) Synthesis of fibronectin in normal and osteoarthritic articular cartilage. Biochim Biophys Acta 800:52–58

Yamaguchi N, Benya PD, van der Rest M, Ninomiya Y (1989) The cloning and sequencing of alpha 1 (VIII) collagen cDNAs demonstrate that type VIII collagen is a short chain collagen and contains triple-helical and carboxyl-terminal non-triple-helical domains similar to those of type X collagen. J Biol Chem 264:16022–16029

Yasuma T, Arai K, Suzuki F (1992) Age-related phenomena in the lumbar intervertebral discs. Lipofuscin and amyloid deposition. Spine 17:1194–1198

Yu J, Winlove PC, Roberts S, Urban JP (2002) Elastic fibre organization in the intervertebral discs of the bovine tail. J Anat 201:465–475

Yu J, Fairbank JC, Roberts S, Urban JP (2005) The elastic fiber network of the annulus fibrosus of the normal and scoliotic human intervertebral disc. Spine 30:1815–1820

Yu J, Tirlapur U, Fairbank J, Handford P, Roberts S, Winlove CP, Cui Z, Urban J (2007) Microfibrils, elastin fibres and collagen fibres in the human intervertebral disc and bovine tail disc. J Anat 210:460–471

Zhang G, Eames BF, Cohn MJ (2009) Chapter 2. Evolution of vertebrate cartilage development. Curr Top Dev Biol 86:15–42

Zheng Q, Zhou G, Chen Y, Garcia-Rojas X, Lee B (2003) Type X collagen gene regulation by Runx2 contributes directly to its hypertrophic chondrocyte-specific expression in vivo. J Cell Biol 162:833–842

第6章 椎间盘细胞功能的微环境控制：缺氧和渗透压的影响

Makarand V. Risbud , Irving M. Shapiro

这一原则的作用与蒸汽机的离心调速器是完全一样的，它可以检测和纠正任何的微小的违规行为。同样地，动物王国里的不平衡也永远不会达到一个显著的程度，因为不平衡在一开始时就会被感觉到，动物的生存将会变得艰难，绝种也将随之降临。

艾尔弗雷德·拉塞尔·华莱士
《致自然选择理论》1858

目录

M.V. Risbud(✉) • I.M. Shapiro
Department of Orthopaedic Surgery and Graduate Program
in Cell and Developmental Biology,
Jefferson Medical College, Thomas Jefferson University,
1025 Walnut Street, Suite 511 College Bldg,
Philadelphia, PA 19107, USA
e-mail: makarand.risbud@jefferson.edu; irving.shapiro@jefferson.edu

6.1 椎间盘生态龛的定义

椎间盘是一个复杂的结构，它具有多轴可动关节的特征：分隔两个相对的有软骨覆盖的骨面，允许一系列的运动，对生物机械作用力的高度适应。椎间盘关节的本质已在第1章和Shapiro等（2012）最近一篇综述中详细描述。尽管脊柱不同部位的椎间盘形态和大小各异，它们的结构大体相似。在椎间盘周围，由紧密交叉重叠的Ⅰ型胶原纤维构成的纤维环外层形成了一个韧带结构，部分纤维伸进上下椎体。纤维环的内层由含有Ⅱ型纤维的疏松的纤维软骨组成。富含蛋白多糖的果冻状的髓核被纤维环和上下软骨终板包绕，其中散在分布着少量细胞。尽管胚胎来源不同，髓核中的细胞常被误比作软骨细胞。髓核来自脊索，而纤维环和终板软骨来自生骨节（有关椎间盘细胞的来源，详见第3章）。本章中，这种脊索来源的细胞称为髓核细胞。

半液体的髓核和纤维环的紧密分子晶格状结构的相互作用提供了维持脊柱稳定所必需的生物力学特征。若髓核、纤维环或者软骨终板的不稳打破了这种相互作用的平衡，可导致椎间盘退变。椎间盘退变因可引起令人苦恼的疼痛和功能丧失而常常需要昂贵的手术干预。因为退变过程是慢性的，髓核细胞必须在一个欠佳的生态龛中长期发挥作用；本章旨在讨论这些可导致椎间盘微环境失调致椎间盘退变性疾病的因素及可促进髓核细胞存活的因素。

因此，我们把髓核所在的区域描述成生态龛（niche），它的边界由纤维环和上下软骨终板构成。尽管生态龛的概念最初是用以描述一个解剖学上的结构，近来它被用以描述空间上相互靠近的一群细胞的相互作用。例如，在骨髓这个生态龛内，干细胞对某一特定系的细胞的作用取决于局部的微环境，局部的微环境可调节基质细胞及造血细胞之间的相互作用。

尽管椎间盘退变性疾病的临床结局已被清晰阐述，调节髓核细胞的存活的一系列生物事件却仍不清楚。椎间盘细胞最为重要的一个生物学特征是：髓核和纤维环内层的细胞没有血液供应。例如，来自椎体的血管横穿过终板的表层，但没有血管分支供应髓核。Urban、Maroudas 等最先研究了椎间盘的溶质转运和生物物理学特征（Urban 等 1977）。他们的模型研究和糖酵解途径中代谢物的生物化学测量提示椎间盘的氧分压很低，以无氧代谢为主（Bartels 等 1998），即使氧分压升高是也是如此（Holm 等 1981）。至于纤维环，Gruber 等（2005）等的研究表明，除了背侧和腹侧表面有少量散在的毛细血管床，纤维环中没

有血管；纤维环的血管也绝不会进入髓核。人类椎间盘的微动脉造影和免疫组织化学研究为髓核中没有血管的理论提供了强有力的证据（Hassler 1969；Rudert 和 Tillmann 1993）。而且，即使是在椎间盘退变中，髓核亦未见血管侵蚀，提示新生血管不是椎间盘病的确定性特征（Nerlich 等 2007）。Lee 等使用了 2- 硝基咪唑，EF5（一种在低氧分压时可与细胞蛋白形成共价化合物的药物）阐明了大鼠椎间盘中的低氧分压本质（Lee 等 2007）。研究表明，移行区域而不是髓核的 EF5 结合水平最高。据此作用认为椎间盘细胞通过限制氧的消耗来适应局部的缺氧环境。为了进一步证明这个理论，Schipani 等制造了具有缺氧诱导报告系统的小鼠（5XHRE-LacZ 报告系统）（图 6.1）。缺氧的标志物 EF5 在椎间盘区域呈现高信号，提示椎间盘是一个缺氧的环境。基于上述和一些其他研究，现在普遍认为髓核细胞是生存于一个缺氧的生态龛内。

椎间盘生态龛的另外一个重要环境因素是较高的渗透压。尽管分布较稀疏，髓核中的细胞可分泌含有多能蛋白多糖及胶原和聚蛋白聚糖的细胞外基质。聚蛋白聚糖的糖胺聚糖（GAG）链提供了可适应生物机械作用力的强有力的流体动力

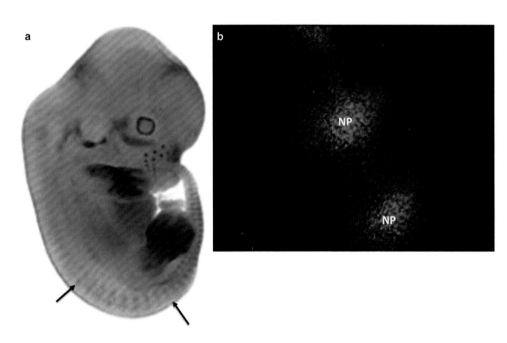

图 6.1 中轴骨含氧量低，表达 HIF-1α。（a）缺氧诱导呈报小鼠（5XHRE-LacZ 呈报子）的特点。半乳糖染色（黑色箭头）示构建的呈报子在间充质细胞中激活浓集。（b）缺氧标记物 EF5 染色进一步确认了椎间盘的髓核是缺氧的（图片由印第安纳大学的 Ernestina Schipani 提供）

学系统（Feng 等 2006 ；Setton 和 Chen 2006 ）。在髓核中，主要的糖胺聚糖是硫酸软骨素。它与聚蛋白聚糖的蛋白核心紧密结合并和一透明质酸相连，形成了一个巨大的带负电荷的多分散超分子结构，为结合阳离子（尤其是钠离子）提供了驱动力，从而升高了组织的渗透浓度（详见第 2 章和第 4 章）。这种高渗透压的聚合物可承受作用于脊柱上的作用力（Ng 等 2003 ）。我们已经阐述了髓核细胞对渗透压改变的适应是通过上调转录因子 TonEBP（tonicity enhancer binding protein，张力增强结合蛋白）（Tsai 等 2006 ），这是目前所知道的唯一可对渗透压做出应答的转录因子。在接下来的部分，我们将详细叙述 TonEBP 在维持椎间盘细胞功能的作用和重要性。此外，一些其他形态发生蛋白，包括 TGF-β 超家族，在生态龛的维持中也起着重要作用。在本章的末尾，将会对 TGF-β 的作用作一简单讨论。

6.2 HIF蛋白在椎间盘生态龛中的作用

如果一个可调控的由多种可对局部微环境应答的细胞组成的生态龛的概念确实存在，那不可避免地需提出一个新的问题：在这个缺氧的生态龛中，细胞的存活是否依赖于缺氧诱导因子（hypoxia-inducible factor, HIF ）？归功于 Semenza 等的研究，现在一般认为，缺氧时调节细胞能量代谢和存活能力的关键分子是 HIF-1（Semenza 等 1994 ）。HIF 是具有螺旋 - 环 - 螺旋基本结构的（bHLH ）–PER–ARNT–SIM（PAS ）家族的一员，由一个组成性表达的 β- 亚基和一个 α- 亚基组成。在大多数细胞，α- 亚基在缺氧时稳定存在，在常氧时则迅速降解（Wang 等 1995 ）。HIF-1 靶基因的转录激活包括两个亚基的二聚化和结合到靶基因的缺氧反应元件（即增强子）之上。HIF-1 是调节与糖酵解、三羧酸循环和氧化磷酸化有关的一系列酶的关键的转录因子（Semenza 等 1994 ；Papandreou 等 2006 ；Fukuda 等 2007 ）。其他的靶基因包括细胞存活、凋亡、自噬和基质合成所必需的基因（Schipani 等 2001 ；Zhang 等 2008 ；Hofbauer 等 2003 ）。它们之间的相互关系详见图 6.2 。需要注意的是，HIF 也有其他亚型，其中最重要是的 HIF-2α 。近来的研究表

明 HIF-1α 和 HIF-2α 都不是多余的，它们对缺氧应答的相对重要性在不同的细胞中各不相同（Sowter 等 2003 ）。例如与 HIF-1 不同，HIF-2 调节多种独特基因的表达，包括超氧化物歧化酶 2（SOD2 ）、过氧化氢酶、frataxin 和 cited2（Scortegagna 等 2003 ；Oktay 等 2007 ；Aprelikova 等 2006 ）。

除上述基因外，髓核发育和维持功能所必需的转录因子 Sox 家族对缺氧和 HIF 都很敏感（Smits and Lefebvre 2003 ；Lafont 等 2007 ；Khan 等 2007 ；Kanichai 等 2008 ）。Lafont 等（2007 ）发现调节 Sox9 表达和人类原始软骨细胞表型的是 HIF-2 ，而不是 HIF-1 。相似地，在来源于骨关节炎病人髌下脂肪垫的干细胞的成软骨分化过程中，Sox9、Sox5 和 Sox6 的表达也是对缺氧（5% 氧）和 HIF-2 敏感的（Khan 等 2007 ）。相反地，在骨髓间叶干细胞中，Kanichai 等（2008 ）发现 HIF-1α 参与调节 Sox9 在缺氧状态下软骨形成过程中的表达。然而，Sox 蛋白和 HIF 在椎间盘缺氧的生态龛中的关系尚不清楚（专栏 6.1 ）。

> ### 专栏 6.1　氧、缺氧和HIF
>
> 10亿年前，地球的原始大气中分子氧的含量很少。在具有光合作用的植物和微生物的惊人作用下，经过一段漫长的时期，氧的水平迅猛提高：2亿年前，氧含量上升至16%。今天，尽管人为的和自然的氧化活动日益增加，氧含量稳定在21%。
>
> 大气的维持生命的作用首先被希腊人提出，他们认为只有四种基本元素：气、土、水、火。在美国独立战争时期，有一股理智思考的潮流，认为大气是多种气体的混合物，其中有至关重要的气体，氧气。在那些发现氧气的人中，有Joseph Priestley、Carl Wilhelm Scheele 和 Antoine Lavoisier。Priestley是一位英国人，由于宗教和政治方面的原因定居于宾夕法尼亚州，他是本杰明·富兰克林的好友。他发现由金属氧化物产生的一种气体可以使一只小鼠比在相同容量的空气中存活更多的时间。Priestley称之为"脱燃素空气"。几乎在同时，Scheele分离出同样的气体，他称之为"火焰空气"。Antoine Lavoisier 是一个法国人，他把这种气体称之为"成酸元素"或者"氧气"，认为它是大气的可以与其他元素自由结合的部分。值得注意的是，Priestley发现了"脱燃素空气"具有把暗红的静脉血转变成鲜红的

动脉血的特征。

我们现在知道鲜红的动脉血携带分子氧到身体各个部位的组织，供应代谢反应之需，特别是那些与维持氧化还原反应和高能中间物（如ATP）有关的反应。氧感受器系统存在于组织内，如颈动脉体和线粒体。脯氨酸羟化酶家族负责监测细胞的含氧状态并增强细胞对过氧或缺氧环境的适应。

缺氧是指氧气降至大多数动物仅能维持生命的水平。在一些组织中，血氧浓度可以是正常的，但由于细胞密度高，代谢活动增加，或者血管化程度较差，细胞也可缺氧。如果缺氧进一步发展，某个转录因子家族将会被激活。缺氧诱导因子（HIF）扮演着通过改变细胞代谢活动以适应可获得的氧浓度的角色。

6.2.1 椎间盘中HIF-α的稳定性调节

回到上面提出的有关 HIF 系统重要性的问题，有很多报告清晰地表明髓核细胞有一个强有力的 HIF 应答。这个应答在所有物种中都是显著的；更重要的是，HIF-1α 对组织的有氧状态在体内和体外中都无应答（Rajpurohit 等 2002；Risbud 等 2006a, b；Agrawal 等 2007）。相应地，与其他大部分组织相比，椎间盘细胞中的 HIF 的状态和反应性有根本的不同：HIF-1α 的表达和活动是持续进行的。这个与众不同的应答表明髓核细胞中 HIF-1α 的稳定保证了转录活动是细胞功能的主要决定性因素。第二个 HIF 的同源物，HIF-2α，在髓核细胞中强烈表达。像 HIF-1α 一样，在缺氧和常氧时 HIF-2α 的蛋白水平基本相似，提示它也是组成性表达（Agrawal 等 2008）。

在离开这个话题之前，有必要讨论 HIF-1α 和 HIF-2α 在髓核细胞中保持稳定和降解的机制。HIF-1α 可以通过很多方式保持稳定。例如，抑制 von Hippel-Lindau 蛋白的活性，或者较低的由一个或多个脯氨酰羟化酶（PHD）（2-氧化戊二酸 /Fe^{2+} 依赖的双加氧酶超家族的一员）介导的氧传感水平（Appelhoff 等 2004）。重要的是，尽管 PHD 的活性取决于组织中的氧分压，这些分子扮演着可调节细胞中 HIF-1α 丰度的传感器的角色。现在知道，PHD 可使 HIF-1α 亚基中氧依赖降解

的结构域中的脯胺酰残基羟化。泛素连接酶 von Hippel-Lindau 肿瘤抑制因子蛋白（pVHL）包绕着羟化的蛋白，使它们快速泛素化和进行 26S 蛋白酶体的降解（Maxwell 等 1999）。我们近年来发现 PHD1～3 的表达在髓核细胞中高于纤维环中的细胞（Fujita 等 2012a）。值得注意的是，与其他细胞不同，我们的研究清楚地表明，在髓核细胞中，HIF-1α 氧依赖降解的结构域的稳定性不依赖于氧分压。此外，基因突变的研究表明，羟化反应可能不参与调节这些细胞中 HIF-2α 的降解（Köditz 等 2007；Fujita 等 2012a）。这些发现与关节的软骨细胞不同，体外软骨细胞中 HIF-2α 的降解受 PHD 功能的影响，再一次表明这种反应具有细胞种类特异性（Thoms 和 Murphy 2010）。

进一步的研究表明，HIF-1α 和 HIF-2α 都通过 26S 蛋白酶途径降解。尽管所有的 PHDs 都可介导 HIF-α 通过蛋白酶体的降解，但与它们在体内羟化 HIF-1α 的能力不同，我们曾在髓核细胞中探究它们在 HIF-α 降解中的各自的作用（Minamishima 等 2008；Takeda 等 2006）。PHD2 在髓核细胞中相对的高表达提示这个亚型可能在 HIF-α 的降解中起着重要作用。这些研究表明即使是在缺氧状态下 PHD2 也可在一定程度上调节 HIF-1α 的降解，暗示 PHD2 的酶活性在低氧分压时也得以保存。这个发现与之前证实 HIF-1α 在低氧分压时的稳定是因为 PHD 酶活性的抑制的报道截然不同（Epstein 等 2001）。而且，这个发现阐明了髓核细胞独特的生理特点，作为对椎间盘这个缺氧的生态龛的适应性反应，髓核细胞对氧的利用水平很低（Bibby 等 2005；Lee 等 2007）。PHD2 对 HIF-1α 降解的有限作用提示它不是 HIF-1α 降解的主要调节子。而且，它支持了 HIF-1α 水平主要受非氧依赖途径调节的设想。

与 HIF-1α 相反，HIF-2α 的 26S 蛋白酶降解途径在很大程度上与 PHD 功能无关，溶酶体途径的作用也很小。与此相关的是，Gogate 等（2012）近来的研究表明 Hsp70 可调节 HIF-1α 蛋白的稳定性和转录活性。在髓核中，在缺氧状态时 Hsp70 与 HIF-1α 相互作用并且促进蛋白酶途径的降解（Gogate 等 2012）。这些发现强有力地表明髓核细胞在功能上是与它们的无血管供应的、缺氧的

图 6.2 HIF 靶基因的功能活动。关键的功能包括能量代谢，血管生成，细胞存活、自噬、凋亡、基质合成、增殖、自我更新和分化，自由基的歧化作用和 pH 调节。这些功能中，很多对于髓核细胞在椎间盘无血管的生态龛中的存活和发挥作用是关键性的。括号内为髓核中已被发现的缺氧敏感蛋白和（或）HIF 敏感蛋白。[图片复制自 Risbud（2010）处。已获 Elsevier 允许]

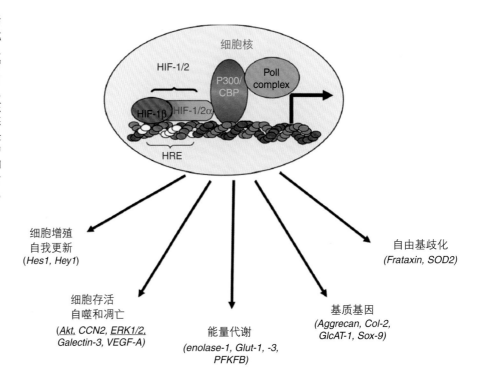

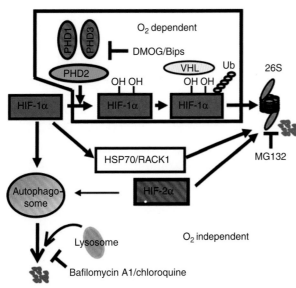

图 6.3 髓核细胞中 HIF-1α 调节和 HIF-2α 降解的流程图。PHD2 通过 26S 蛋白酶体途径调控 HIF-1α 的氧依赖降解。通过 26S 蛋白酶体的非氧依赖机制和溶酶体途径在 HIF-1α 的代谢（turnover）中均较活跃。相反，HIF-2α 也通过 26S 蛋白酶体和溶酶体进行代谢，但不进行氧化降解[复制自 Fujita（2012a）。已获美国骨骼与矿物质研究学会允许]

微环境相适应；并主要依赖于非氧依赖途径来调节 HIF-1α 和 HIF-2α 的水平。至于调节方面，缺氧时，PHD3 可促进 HIF-1α 的转录活性（Fujita 等 2012b）；这个发现与近来一个报道相一致：PHD3-PKM2 复合物在加强 HIF-1α 与 p300（一个重要的转录共刺激因子）的相互作用中起着重要作用（Luo 等 2011）。这个可能参与髓核细胞中 HIF-1α 的降解的途径已在图 6.3 被标示出来。

很有必要注意到，在髓核细胞中，PHD2 和 PHD3 的表达也可被缺氧以一种亚型特异性的方式诱导（Fujita 等 2012b）。PHD2 选择性地受 HIF-1α 调节，PHD3 的表达受 HIF-1α 和 HIF-2α 的转录水平的调节。值得注意的是，当有椎间盘炎症性疾病时，PHD2 和 PHD3 的表达主要以 HIF 非依赖方式对 TNF-α 和 IL-1β 应答（Fujita 等 2012c）。而且，与其他组织不同（D'Angelo 等 2003；Marxsen 等 2004；Henze 等 2010），PHD1 的缺氧表达也依赖于髓核细胞中 HIF-1α 的活性（Fujita 等 2012b）。综上所述，这些研究清晰地表明缺氧的髓核细胞在 PHD2、PHD3 和 HIF-1α 之间存在一个调节性反馈回路。这与具有和髓核相似功能的关节软骨不同，关节软骨中 PHD2 也可调节 HIF-2α 的降解（Thoms 和 Murphy 2010）。这些结果阐明了髓核细胞中 HIF-PHD 系统的与众不同的本质和调节，并首次为常氧时髓核中这些蛋白的稳定和恒定水平的维持提供了一个合理的生物化学解释。HIF-1α 的稳定性是否与组织的独特的胚胎来源相关目前尚不清楚。然而，值得注意的是，因为椎间盘在体内是处于缺氧状态，在椎间盘突出（Ha 等 2006）或退变的早期，当椎间盘的完整性遭到破坏，HIF-α 表达的恒定有助于维持细胞的代谢和功能活动（Roberts 等 2006）。

6.2.2 髓核细胞表达的HIF-1在能量保护中的作用

早期经典的生物化学研究表明当氧分压低时，ATP 和还原当量的产生几乎完全依赖于糖酵解。如先前的章节所述，髓核细胞低氧分压的后果之一就是依赖于糖酵解来产生能量（Agrawal 等 2007；Holm 等 1981）。糖酵解是一个相对低效的过程：1mol 葡萄糖只能产生 2mol 的 ATP；相比之下，线粒体的代谢是缓慢的，但 1mol 的葡萄糖可产生 30mol 的 ATP。在速率和产量的权衡中，糖酵解途径可以非常快的速率产生少量的 ATP 和维持细胞的还原状态。据此糖酵解可为管家功能（housekeeping functions）和蛋白合成提供足够的能量。

HIF-1α 恒定的结果之一是葡萄糖转运体和无氧糖酵解所需的酶的足够的表达。当在 2% ～ 21% 的氧浓度下检测 3 个目标基因（葡萄糖转运子 [GLUT]-1 和 3 及 GAPDH）的表达时，可以发现它们的活性相近并保持恒定（Agrawal 等 2007）。尽管这些基因对培养基中的含氧状态无反应，我们还是发现了烯醇酶 -1 和磷酸果糖激酶 2（PFKFB）促进子的轻微的活性诱导。这个结果是令人惊奇的，因为后者被认为是糖酵解的限速步骤之一；然而，因为这个中间步骤对很多的激素和中间代谢物敏感，更有可能的是这个诱导作用是对其他调节因素的反应。尽管如此，这个轻微的反应并不妨碍我们得出结论：即使是在常氧状态时，椎间盘细胞中的糖酵解通量也是很高的。

在常氧状态时，髓核细胞中 ATP 的基础浓度为 20 ～ 25nmol/L/mg 蛋白（Agrawal 等 2007）。这些数值与关节软骨细胞的数据相似，关节软骨细胞也是利用糖酵解来产生能量（Pfander 等 2003）。当 2- 脱氧葡萄糖（糖酵解的蛋白抑制子）存在时，ATP 的产生可被抑制 80%（Agrawal 等 2007）。细胞对 2- 脱氧葡萄糖的敏感性进一步说明了椎间盘细胞产生能量依赖于糖酵解。基于这些观察，髓核细胞 HIF-1α 的氧稳定性是与血供和

氧供的经常变化的环境相适应的；在椎间盘，因为作用于其上的生物机械力，这些变化存在昼夜规律，甚至每分钟都在变化。

尽管糖酵解是 ATP 的主要产生途径，一些高能化合物也有可能通过线粒体的氧化磷酸化产生。然而，目前的研究提示，线粒体功能的抑制剂不影响髓核细胞中 ATP 的产生或者细胞活性（Agrawal 等 2007）。至于线粒体的角色，目前知之甚少。Gan 等（2003）曾报道，尽管髓核细胞含有正常结构的线粒体，每个细胞总的细胞器数目却较低。尽管如此，髓核细胞依然可以进行线粒体的氧化代谢：例如，可以氧化脂肪酸并产生 ATP（Agrawal 等 2007）。这些研究为以下结论提供了强有力的支持：尽管以葡萄糖作为主要的燃料且主要通过无氧糖酵解产生能量，但髓核细胞中的线粒体仍是有功能的；其功能为有氧代谢脂肪酸的能力。

椎间盘细胞的能量代谢依赖于糖酵解是与当下有关 HIF-1 的调节功能的观察相一致的。现在已经知道，HIF-1 在介导糖酵解和氧化磷酸化的相互作用中起着重要作用。HIF-1 通过反式激活丙酮酸脱氢酶 1 的编码基因来抑制线粒体功能。HIF-1 抑制了丙酮酸脱氢酶后，丙酮酸不能转变为乙酰 COA，结果三羧酸循环也因此被阻碍（Papandreou 等 2006）。而且，Fukuda 等（2007）发现 HIF-1 可通过激活 COX4-2 和降解 COX4-1 所必需的一个蛋白酶的编码基因，来调节线粒体细胞色素 c 氧化酶（COX）-4 亚基的表达。因此 HIF 不仅可调节还原当量进入线粒体，还可调节氧化磷酸化。基于这些观察，可以得出结论：尽管椎间盘细胞的线粒体功能仍被保留，常氧时髓核细胞 HIF-1α 的表达有助于抑制氧化磷酸化并促进糖酵解，产生 ATP。因为髓核细胞中线粒体的氧化磷酸化功能很微弱，很有可能的是，髓核细胞中线粒体主要是为一些与能量无关的代谢功能所必需。

6.2.3 缺氧和HIF在促进椎间盘细胞存活和功能维持中的作用

据上所述，如果 HIF 信号网络有助于促进髓

核的功能，那么髓核细胞就能够适于在缺氧环境中存活并生长。我们实验室（Risbud 等 2005a, b；Agrawal 等 2007；Zeng 等 2007）和一些其他实验团队的研究（Mwale 等 2011；Feng 等 2013）发现，缺氧很有可能是通过 HIF-1 来促进重要细胞外基质基因和髓核细胞表型的表达。我们也曾进行过用低水平的凋亡诱导剂处理髓核细胞后测量细胞存活的实验（Risbud 等 2005a, b）。值得注意的是，当氧分压低于 5% 时，椎间盘细胞的存活达到最大数量。髓核细胞和软骨细胞的研究表明当 HIF-1α 被部分沉默，当面临缺氧的挑战时，细胞活力仍可得以保存（Fujita 等 2012b；Bohensky 等 2007）。另一方面，软骨生长板中 HIF-1 的完全缺失可导致大量的细胞死亡，说明了 HIF-1 对细胞在缺氧生态龛中的存活是必要的（Schipani 等 2001）。然而，一些其他的信号分子通过 HIF-1 依赖的方式介导缺氧对髓核细胞的作用。这就提出了一个问题：哪个信号通路在缺氧时上调？很多实验室的工作表明有大量的缺氧反应蛋白存在，包括血管内皮生长因子（VEGF）（Fujita 等 2008；Agrawal 等 2008）、乳糖凝集素 -3（galectin-3）（Zeng 等 2007）和 Akt/PI3K（Risbud 等 2005a, b）。我们的工作表明髓核细胞中磷酸化 Akt 在缺氧和低血清所致的抗凋亡时高表达。这是一个很有趣的现象，因为有证据显示这个蛋白可通过灭活 Bad 和 caspase-9 及调节促凋亡因子的转录来调节凋亡（Duronio 2008）。与髓核细胞有关的是，PI3K/Akt 信号通路的激活已被证明可调节其他类型细胞的 HIF-1α 的蛋白水平（Kanichai 等 2008）。与 Akt 类似，细胞外信号调节激酶（ERK）1/2 可在缺氧的髓核细胞诱导产生。因为 ERK 的激活与存活相关（可能是通过调节一氧化氮合酶和细胞凋亡蛋白酶的活性），ERK 的激活很有可能与 Akt 协同维持椎间盘细胞在低氧分压时的活力（Risbud 等 2005a, b）。

与 HIF-1 类似，Akt 的关键功能之一是调节糖代谢。人们认为，在缺乏生长因子（低血清培养）时，Akt 可通过维持 GLUT-1 的转录来促进细胞存活（Rathmell 等 2003）。事实上，活体髓核细胞中 GLUT-1 蛋白的高表达（Rajpurohit 等 2002；Richardson 等 2008）表明该组织可通过增加葡萄糖摄取来适应它所处的缺氧环境。这有助于促进和加强糖酵解，因而防止缺血导致的损伤。综上所述，PI3K-Akt 和 ERK 信号通路与 HIF-1 的协同作用，使髓核细胞在缺氧和营养供应波动时保持活性和维持特定的生理功能。

另外两个与髓核细胞在缺氧状况下存活有关的蛋白是 VEGF-A 和 galectin-3。据报道，在椎间盘细胞中，HIF-1 可调节 galectin-3 的表达（Zeng 等 2007）。从功能的角度来说，通过与整合素形成复合物，外部化的 galectin-3 可影响细胞的黏附和扩散（Sasaki 等 1998）。相应地，galectin-3 极可能参与基质稳定的维持和协同 HIF-1 使椎间盘细胞具有力学转导和存活功能。其他研究表明 galectin-3 可通过抑制 TNF 家族蛋白的信号来调节细胞存活（Oka 等 2005）。这对椎间盘细胞来说尤其如此，因为 TNF-α 及一些其他细胞因子在椎间盘退变的发生和发展中扮演着重要角色。基于这些发现，在缺氧的椎间盘细胞中，HIF-1α 的高表达有可能有助于维持 galectin-3 的水平，进而有助于促进细胞存活并维持椎间盘功能（Zeng 等 2007）。

至于 VEGF-A，不出意外的，在突出的椎间盘或有新生血管形成的退变的椎间盘是高水平表达的（Kokubo 等 2008）。在正常情况下，因为椎间盘是无血管的，可以合理假设 VEGF 是低表达的。然而事实并非如此，因为在髓核细胞中有 VEGF 蛋白及其受体的大量表达（Fujita 等 2008；Agrawal 等 2008）。很有可能，它们的高水平表达与 HIF-1 和 HIF-2 都有关，因为两种亚型都可上调 VEGF-A 的表达并促进其活性（Agrawal 等 2008）。这个观察到的现象提出了一个问题：在椎间盘中，VEGF 的作用是什么？显然易见的，它不能用来促进血管生成，因为这会促进血管化而削弱椎间盘的功能。有一些信息提示 VEGF 可维持细胞存活（Zelzer 等 2004）。事实上，Fujita 等（2008）证明了 VEGF 及其受体在缺氧情况下可在髓核细胞中表达并可促进髓核细胞的存活。因此，从功能的角度来看，VEGF 有助于维持髓核细胞在氧分压不断变化的环境中的活力。

如上所述，人们对 HIF 的第二个同源物，即 HIF-2α 的兴趣日益增加。HIF-2α 由髓核细胞大量表达。至于其功能活动，与其他大多数组织不同，缺氧不能增加 SOD2 和共济蛋白——HIF-2 的两个常见的与自由基的歧化作用有关——的转录活性（Scortegagna 等 2003；Oktay 等 2007）。这个发现可以解释为什么椎间盘组织易于遭受与纤维环或髓核突出有关的自由基攻击。值得注意的是，有证据表明，脊柱后凸、侧凸和神经根病变均与有缺陷的（defective）自由基歧化作用有关（Murakami 和 Kameyama 1963；Sparrow 等 2012），然而，现在发现，Friedreich 共济失调可归因于低水平的共济蛋白和抗氧化防御的缺失（Gakh 等 2006）。因此，很重要的一点就是要明白，这种情况是否与椎体组织不能做出足够的 HIF-2 依赖的清除反应有关联。

值得注意的是，HIF-1 和 HIF-2 都通过激活自噬途径而参与终板软骨细胞的存活（Bohensky 等 2009；Srinivas 等 2009）。近来的研究表明髓核中的自噬是活跃的（Ye 等 2011；Jiang 等 2012）。自噬系统清除错误折叠蛋白和损伤细胞器的重要作用已被多项研究指出，它的引导结缔组织细胞成熟的作用也由 Srinivas 等作过讨论（Srinivas 等 2009）。值得注意的是，虽然自噬被看作是促存活途径，持续的大分子的分解——尽管可作为应激细胞的营养和能量来源——却不可避免地会使细胞易于凋亡（II 型凋亡）。因此，HIF 的活性和 HIF 的最终目标基因充当着决定凋亡和存活途径平衡的关键蛋白的角色。

Bohensky 等（2009）指出 HIF-2 通过调节自噬参与调节存活。HIF-2 在人类和鼠类动物的关节软骨、增生性软骨和软骨终板细胞大量表达。当 HIF-2α 被抑制时，ROS 的产生上升，ROS 歧化酶过氧化氢酶和超氧化物歧化酶的活性则下降。HIF-2α 的抑制与 Akt-1 和 Bck-x（L）的减少及强烈的自噬反应——即使是在营养充足的情况下——有关（Bohensky 等 2009）。另外，Semenza 等发现了 HIF-1α 对自噬的重要作用（Zhang 等 2008）。与椎间盘疾病相关的是，一般认为，软骨终板的通透性下降及其伴随的营养缺乏可加剧椎间盘的退变状态。在这些营养不足的情况下，升高的 HIF-1/2 可能通过促进诱导自噬而有助于维持髓核的存活。

专栏 6.2　HIF、缺氧和人类

氧化代谢和氧的可获得性促进了进化过程，允许动物在地球的每一个角落繁衍。在高海拔地区和海洋深处，氧分压是低水平的。然而，生物已进化出适应这些非生理状态的机制。科学家们所感兴趣的问题是：什么类型的适应机制使人类和动物可以在安第斯山脉、青藏高原、埃塞俄比亚高原等极端环境居住？对于生活在高海拔地区的人类来说，可能会有以高氧合血红蛋白饱和度为特点的表型的基因选择压力，问题是血液黏度的改变可引发深远的医学问题。然而，对生活在高海拔地区的藏族人的研究表明他们在HIF-2的编码序列附近存在一个单核苷酸多态性（SNP）片段。Beall等（2010）提出这个突变可导致红细胞生成反应迟钝。在这种情况下，血液黏度的改变是极小的。有证据表明HIF-1也可能参与其中。通过对已在海拔9000～15000英尺的青藏高原上生活了100多万年的那曲牦牛的研究，Wang等（2006）报道了HIF-1在脑、肺和肾中高水平表达。因为HIF-1以EPO（红细胞生成素）和其他许多与红细胞生成有关的基因为靶基因，这些动物血液运输氧的能力也得以加强。总之，人和动物都通过表达调节氧转运和红细胞生成的基因适应了缺氧。

参考文献

Beall CM, Cavalleri GL, Deng L, Elston RC, Gao Y, Knight J, Li C, Li JC, Liang Y, McCormack M, Montgomery HE, Pan H, Robbins PA, Shianna KV, am SC, Tsering N, Veeramah KR, Wang W, Wangdui P, Weale ME, Xu Y, Xu Z, Yang L, Zaman MJ, Zeng C, Zhang L, Zhang X, Zhaxi P, Zheng YT (2010) Natural selection on EPAS1 (HIF2alpha) associated with low hemoglobin concentration in Tibetan highlanders. Proc Natl Acad Sci USA 107(25):11459–11464

Wang DP, Li HG, Li YJ, Guo SC, Yang J, Qi DL, Jin C, Zhao XQ (2006) Hypoxia-inducible factor 1alpha cDNA cloning and its mRNA and protein tissue speci fi c expression in domestic yak (Bos grunniens) from Qinghai-Tibetan plateau. Biochem Biophys Res Commun 15:348(1):310–349

6.3 TonEBP对维持椎间盘生态龛渗透压的贡献

对椎间盘细胞来说，第二个主要的环境的挑战是生态龛的高渗透压（这一主题在第2章也做了讨论）。如前述，髓核的生物力学功能主要归功于其中的结合水和独特的渗透压特征。髓核的渗透压控制使脊柱所受作用力均匀分布。Urban 等的研究表明椎间盘的渗透压为 400～500mosmol/kg，明显高于血浆（Urban 和 Maroudas 1981；Ishihara 等 1997）。

直到最近，髓核细胞和纤维环细胞调节细胞内渗透压的特征仍未为人所知。借鉴与其他组织有关的信息，有人指出细胞对高渗透压的适应是由张力增强结合蛋白（TonEBP）——也被称作 OREBP（Miyakawa 等 1999）或 NFAT5（Lopez-Rodriguez 等 1999）——介导的。NFAT 蛋白亚族是 Rel 蛋白超家族的一部分，而 TonEBP/NFAT-5 属于 NFAT 亚族（NFAT 1～5）。与 Rel 家族的其他成员类似，TonEBP/NFAT-5 包含有 Rel 超家族的同源结构域——一个保守的 DNA 结合结构域。然而，TonEBP 和 NF-κB 或者 NFAT 1～4 之间在这个 Rel 同源结构域外没有任何相似之处。它缺乏 NFAT 1～4 去磷酸化及随后的核转位所必需的碳酸酶的结合位点（Lopez-Rodríguez 等 1999）。它是最大的 Rel 家族成员。与 NFAT 家族的单体成员不同，它以同源二聚体的形式存在并与 DNA 形成稳定的二聚物。一经激活，TonEBP 就结合到细胞耐高渗和存活必需的基因的紧张性反应增强元件（TonE）上。这些基因包括三甲基甘氨酸/γ- 氨基丁酸转运子、钠 - 肌醇共转运子（Ko 等

1997；Miyakawa 等 1998；Rim 等 1998）、氨基乙磺酸转运子（Zhang 等 2003；Ito 等 2004）和醛糖还原酶（Lopez-Rodríguez 等 1999）。通过调节三甲基甘氨酸、肌醇、氨基乙磺酸和山梨醇的水平，这些基因控制着细胞的渗透特性。Hsp70，一个在细胞高渗应激下仍可维持细胞功能的分子伴侣，也可被 TonEBP 诱导（Woo 等 2002；Shim 等 2002）。大多数纯合子 TonEBP 剔除的小鼠在中孕期死亡。在存活下来的少数小鼠中，所有都表现出严重的生长迟滞和肾功能不全（Lopez-Rodriguez 等 2004）。管道表皮细胞 TonEBP 表型阴性（DN-TonEBP）的转基因小鼠必须有 TonEBP 才能表达尿素转运子基因和水通道蛋白 -2（Lam 等 2004）。

除了可以调节渗透压，TonEBP 还参与 T 细胞增殖和功能方面（Trama 等 2000；Go 等 2004），在肿瘤细胞迁移和转移方面也有作用。（Jauliac 等 2002）。Wang 等（2005）的研究表明晶状体纤维细胞中 DN-TonEBP 的表达使其不能伸长，从而导致白内障的发生。既然 TonEBP 在多种细胞类型中均有表达，所以可以合理地推断它在组织水合作用和渗透环境中起着多种生理作用（Maouyo 等 2002）。

TonEBP 和它的下游靶基因在髓核和纤维环中大量表达（图 6.4）。重要的是，TonEBP 对髓核细

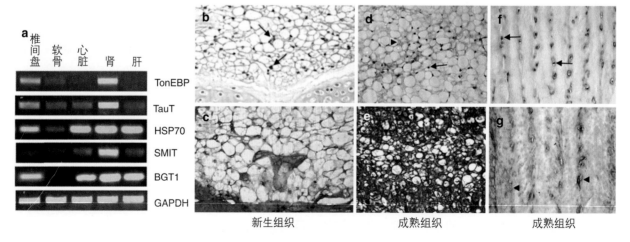

图 6.4　（a）大鼠椎间盘和其他组织中 TonEBP 和其他渗透压相关的活性基因的表达水平。从大鼠的椎间盘组织、肋软骨、心脏、肾和肝中提取 mRNA，行 RT-PCR 分析。TonEBP 及其靶基因高表达：HSP-70、BGT-1 和 SMIT mRNA。软骨也是富含聚蛋白聚糖的骨骼组织，其中 TonEBP 表达水平较椎间盘低。肾中 TonEBP 及其靶基因的表达水平最高。（b～g）新生儿（b）和成熟（d～f）大鼠椎间盘组织经 TonEBP 抗体处理或阿尔新蓝、伊红和碘化丙啶复染后（c～g）。TonEBP 蛋白在新生儿（b）和成熟（d）大鼠均有表达；大多数着色局限于髓核中（b，箭头所示）。部分染色在成熟大鼠的髓核细胞胞质中较明显（d，箭头所示）。位于阿尔新蓝染色基质中的狭窄区域内纤维环细胞（g，箭头所示）表达 TonEBP 蛋白（f，箭头所示）。放大倍数：×20［此研究由 Tsai（2006）发表］

胞在高渗条件下的存活是必需的（Tsai 等 2006）。实验中观察到的凋亡增多的现象与 TonEBP 敲除小鼠与胸腺和晶状体 DN-TonEBP 的转基因小鼠的研究相一致（Trama 等 2000；Go 等 2004；Wang 等 2005）。在上述两处情况下，细胞凋亡加速。很重要的是，近来对秀丽隐杆线虫的研究表明 TonEBP 在脊索的选择性显著表达表明它的渗透调节功能在原始中轴骨的发生早于其他组织的分化（José-Edwards 等 2011）。TonEBP 和细胞死亡的关系及 TonEBP 在脊索的表达进一步证明了这个转录因子对髓核细胞的生命史有着关键的重要性。

细胞对局部渗透压变化首先发生的反应是细胞可调节容积的改变。椎间盘细胞和软骨细胞都是通过细胞骨架的重塑和促进渗透活性分子和水分子的质膜转运来适应这些渗透压变化的（Pritchard 等 2002；Tsai 等 2006, 2007；Hall 和 Bush 2001）。水分子的转运是由一个通道形成蛋白的大家族，即水通道蛋白（AQP）来调节（Fu 和 Lu 2007）。AQP2，一个由精氨酸加压素调节的通道蛋白，在肾的连接小管和集合小管的水的重吸收中发挥重要作用（Verkman 2006）。激活后，AQP2 中丝氨酸残基的磷酸化导致从胞质小泡到顶膜的转位。插入膜蛋白中后，AQP2 加强了细胞的水内流（Verkman 2006）。已有研究表明，AQP2 的表达是由 TonEBP 来调节（Hasler 等 2006；Li 等 2007；Jeon 等 2006）。Li 等（2007）的研究表明钙离子与钙调磷酸酶 -NFAT 一起调节 AQP2 的表达。与此相关的是，当暴露于渗透应激时，Pritchard 等（2002）在椎间盘细胞中记录到钙瞬变。近来的研究清楚地表明大鼠和人类的髓核细胞均表达 AQP2（Gajghate 等 2009）。重要的是，与肾不同，渗透压和钙离子是通过 TonEBP 以一种不依赖钙调磷酸酶 -NFAT 的方式来调节 AQP2 的表达。这个发现进一步证明了通过调节椎间盘的水合状态，TonEBP 维持细胞在高渗应激环境中的功能。

6.3.1 髓核细胞中TonEBP表达和活性的调节

在结束这个话题之前，有必要讨论椎间盘这

个生态龛特有的调节 TonEBP 的表达和活性的几种机制。TonEBP 的激活机制，特别是在激活是否由蛋白磷酸化所介导这个问题上，是复杂的，至今尚未完全清楚（Woo 等 2002）。在 T 细胞和肾脏细胞中，有些证据提示 TonEBP 的调节可能是由磷酸酶和由钙离子激活的钙调磷酸酶来介导的（Trama 等 2000）。我们的实验研究表明尽管钙离子参与 TonEBP 的激活，其下游机制和钙调磷酸酶的作用因细胞种类而异（Hiyama 等 2009）。环孢素 A（CsA）和 FK506 都是钙调磷酸酶的抑制子。用其处理髓核细胞并不能阻断 TonEBP 的诱导，也不能改变 TonEBP 靶基因氨基乙磺酸转运体的促进子活性。其他的生态龛因素，如缺氧、TGF-β 和 BMP-2 已被证明可调节 TonEBP 的表达（Hiyama 等 2010）。Gogate 等（2012）证明缺氧可引起 TonEBP 蛋白水平的小幅上升。重要的是，缺氧时，TonEBP-TAD 的磷酸化和激活均上升。同样地，BMP-2 或 TGF-β 可提高 TonEBP 的蛋白水平和激活 TAD。因为钙离子调节 TonEBP 的活性，TGF-β 的作用之一是启动短暂的钙离子流，这就提出了一个问题：钙瞬变是 TGF-β 介导的 TonEBP 激活所必需的吗？无论如何，我们清楚的是，无论钙离子流有无变化，TGF-β 和 BMP-2 有助于上调 TonEBP 的转录活性和表达，这种作用可能因细胞种类或组织类型而异。TonEBP 的组织和细胞特异性的表达和活性，不仅受生态龛因素也受渗透压的调节。近来 Halterman 等对平滑肌的研究支持这个观点（Halterman 等 2011）。在这些细胞中，血管紧张素 Ⅱ 可促进 TonEBP 的核转位和活性，而 PDGF-BB 则可提高 TonEBP 的蛋白水平。

6.4 调节髓核细胞基质合成的生态龛中的因素

6.4.1 蛋白多糖合成的调节

尽管不少水结合分子均有助于调节渗透压，聚蛋白聚糖是主要的聚合电解质。N- 乙酰半乳糖胺、葡萄糖醛酸和其他取代糖的带电的 COO- 和 SO_4^{2-} 结合水合的钠离子，进而调节椎间盘的渗透压。众所周知，聚蛋白聚糖的转录和氧分压及渗透压是相互联系（Ishihara 等 1997；Risbud 等 2006a, b；Wuertz 等 2007），其相互关系的细节却知之甚少。聚蛋白聚糖的促进子分析使我们对这些关系有了新认识。我们发现了两个 TonE 位点，分别位于小鼠聚蛋白聚糖促进子的 –390bp 和 –912bp 处（Tsai 等 2006）。一个相似的模体也在人类的聚蛋白聚糖促进子中被发现。人类的 TonE 位于 –890bp，有可能反映了聚蛋白聚糖促进子序列因物种而不同。这些保守的模体聚蛋白聚糖的表达和组织渗透性直接发生联系。后来的功能缺失研究清楚地表明聚蛋白聚糖促进子可对 TonEBP 应答（Tsai 等 2006）。对聚蛋白聚糖调节的讨论很重要的是，我们的研究（Risbud 等 2005a, b；Agrawal 等 2007）和 Feng 等的研究表明缺氧和 HIF-1α 可正向调节髓核细胞中聚蛋白聚糖基因的表达。这些发现强有力地提示除 Sox9 和其他转录活性蛋白以外，TonEBP 和 HIF-1 也可作为聚蛋白聚糖（椎间盘基质的重要功能组分）的调节子。

6.4.2 生态龛因素调节GAG的合成

因为蛋白聚糖基质的水结合能力取决于 GAG 侧链，自然而然地，人们提出了椎间盘生态龛是否可调节 GAG 特别是硫酸软骨素的合成的问题。其他研究者提示了半乳糖 -β1, 3- 葡萄糖醛酸转移酶 -1（GlcAT-Ⅰ）的活性是 GAG 链合成所必需的（Kitagawa 等 1996）。因此，这个酶催化的反应有可能在髓核细胞及软骨细胞的 GAG 的合成中是限促步骤（Venkatesan 等 2004；Bai 等 1999）。与此相关，IL-1β 可通过下调 GlcAT-Ⅰ 的表达和活性来抑制 GAG 的生物合成（Gouze 等 2001）。另一个可调节聚蛋白聚糖及 GAG 合成的因子是细胞内钙离子浓度（Alford 等 2003；Parvizi 2002；Vijayagopal 和 Subramaniam 2001；Fagnen 等 1999）；据推测，钙离子调节着 GAG 生物合成途径的一个较早的共同步骤。基于这些观察，我们进行了研究以探索钙离子和 TonEBP 对 GlcAT-Ⅰ 的表达的作用。我们的研究清楚地展示了 TonEBP 可调节 GlcAT-Ⅰ 的表达，且这种调节作用依赖于细胞内钙离子（Hiyama 等 2009）。我们还展示

了钙依赖的钙调磷酸酶（Cn）-NFAT 信号通路是这些细胞中 GlcAT-Ⅰ 表达的负性调节因子。从这个角度看，通过调控 GAG 及聚蛋白聚糖的合成，TonEBP 允许髓核细胞对椎间盘的渗透环境进行自我调节。然而，与 TonEBP 相反，HIF-1 是 GlcAT-Ⅰ 的负性调节因子（Gogate 等 2011）。这个现象是令人惊奇的，因为缺氧有助于促进髓核细胞中 GAG 的合成（Gogate 等 2011；Feng 等 2013）。因此，在某些情况下，TonEBP 和 HIF-1 的作用有可能是相互拮抗的。

6.4.3 缺氧，HIF-1和CCN2的表达

先前的工作已经表明，CCN2/ 结缔组织生长因子是一个由髓核细胞表达的基质细胞蛋白，对基质的稳定有关键作用。在髓核细胞中，CCN2 促进聚蛋白聚糖和 Ⅱ 型胶原的表达（Tran 等 2010；Erwin 等 2006）。与椎间盘生态龛相关的是，低氧分压可调节好几种类型细胞中的 CCN2（Higgins 等 2004；Hong 等 2006；Kondo 等 2006）。有趣的是，CCN2 的缺氧调节是细胞种类特异性的和复杂的，缺氧可促进大多数细胞 CCN2 的产生，而在一些细胞中，CCN2 的表达则下调。

Higgins 等（2004）首次提出了 CCN2 在管状上皮细胞中的缺氧诱导需要位于小鼠 CCN2 启动子中的两个低氧反应元件（HRE），分别位于 –1558/–1554 和 –3745/–3741bp。据推测，HIF-1α 可对缺氧应答，诱导 CCN2 的转录；并且两个激素反应元件结合位点对于促进子的激活都是必需的。尽管后一个激素反应元件位于促进子的进化保守区域（ECR），这些位于人类 CCN2 促进子的激素反应元件并不保守，因而不可避免地提出了一个问题：人类促进子中激素反应元件是有功能的吗？对于髓核细胞的控制性表达是必需的吗？

为了解决这个问题和研究 CCN2 在髓核细胞中的调节，利用 JASPAR 数据库，我们用经实验证实有效的 HER 基质分析了人类 CCN2 促进子近端的 5kb 序列，发现了三个假定的 HER，分别位于 –640/–634、–2010/–2006 和 –2264/–2258bp。其中，–2010/–2006bp 位于进化保守区域。在髓核细胞中，我们观察到缺氧可降低 CCN2 的转录。

有趣的是，人类和小鼠促进子中假定的 HRE 的诱变表明缺氧的抑制效应不参与 HIF-1α 与这些位点的直接结合，提示髓核细胞中缺氧和 HIF-1α 对 CCN2 的复杂调节（Tran 等 2013）。考虑到髓核细胞中 HIF-1α 独特的稳定性和其他的 HIF-1α 靶基因的相似的调节模式，这并不奇怪（Fujita 等 2012a；Gogate 等 2012）。而且，另一个重要的形态发生因子 TGF-β 可强烈地诱导 CCN2，并且在从椎间盘发生到成熟的整个过程中都很活跃。我们已经表明了 TGF-β 在缺氧时也仍能诱导 CCN2 的表达。尽管诱导的幅度有所下降，但它仍然支持了髓核细胞中 CCN2 的缺氧诱导可能有助阻止 CCN2 的过度产生的观点（Tran 等 2013）。激素反应元件位于 CCN2 促进子在脊椎动物中并不保守的事实提示缺氧调节不仅仅是细胞类型特异性，也是物种特异性的。

6.5 生态龛因素在促使椎间盘细胞更新方面的作用

在这一章中，我们主要关注组织的氧分压对椎间盘细胞的功能和存活的重要作用。我们重点关注了缺氧敏感转录因子 HIF-1 和 HIF-2 影响能量代谢和存活蛋白的表达的机制。另外，我们讨论了髓核细胞是如何对缺氧敏感蛋白、半凝乳素 -3、Akt 和 VEGF-A 产生应答的。在适合的地方，我们把这些讨论延伸到这些分子和缺氧对椎间盘生态龛退变的固有细胞的影响。应该说明的是，与大多数结缔组织一致，椎间盘生态龛的细胞更替是缓慢的。而且，与大多数组织相似，椎间盘存在能依照中胚层途径分化并替代固有细胞的祖细胞（Risbud 等 2007；Sakai 等 2012）（另见于第 23 章）。因此，椎间盘中组织的更新是依赖于祖细胞的转向髓核系并进行最终分化的能力。

Notch 信号通路位于这些祖细胞活动的中心地位，与之前的观点相关的是，notch 信号通路可对缺氧应答。在骨骼组织中，对 notch 信号通路的干扰可显著地增加松质骨的骨量：随着衰老，因为间叶细胞中祖细胞的锐减，小鼠骨量减少（Engin 等 2008；Hilton 等 2008）。缺氧也可增加已知的 notch 靶基因的表达，如 Hes1 和 Hey1 等

（Gustafsson 等 2005）。Hiyama 等近来的研究表明髓核和纤维环的细胞可表达 notch 信号通路的基因（Hiyama 等 2011）。而且，在两种组织中，缺氧可增加 notch 1 和 notch 4 的表达。有趣的是，也存在某些组织特异性，Jagged 1 只在纤维环中可被缺氧诱导。重要的是，notch 信号的抑制可阻断椎间盘细胞的增殖。与椎间盘疾病相关的是，这些研究清楚地表明 notch 信号基因的表达在人类退变的椎间盘中升高（Hiyama 等 2011）。

这些讨论的核心是，HIF-1α 已被证明可与 notch 蛋白的胞内结构域相互作用，并可导致肌源性和神经源性的前体细胞的分化（Gustafsson 等 2005）。相应地，在髓核中，HIF-1α 可直接与 notch 胞内结构域直接作用，决定细胞的命运。基于其他组织中细胞更替的已有知识，受 HIF-1 调节的通路是细胞更新和更替的重要组成部分。

从疾病的角度来看，由终板软骨或者纤维环血供变化导致氧分压的改变可能会导致祖细胞的激活失败和分化细胞数目的减少。依次地，这会导致功能的衰减和可促进椎间盘退变的媒介的作用增强。从治疗的角度来看，有可能通过调节生态龛环境来增加前体细胞的更新和分化成髓核或纤维环的功能细胞。因此，有可能通过生态龛中氧分压环境的调节或使用 notch 信号通路的蛋白来再度激活纤维环或髓核中内源性祖细胞来促进组织修复，而不依赖于有可能损伤椎间盘或导致感染的手术或其他干预策略。椎间盘细胞功能的恢复和退变的预防是当前椎间盘研究的终极目标。

6.6 本章要点总结

- 椎间盘组织形成了一个特殊的无血供和缺氧的生态龛；生态龛中的渗透压也因为高浓度的聚蛋白聚糖和其他蛋白聚糖而升高。
- 在椎间盘生态龛中，髓核活动是由 HIF 和 TonEBP 这两个主要的转录因子调节。
- HIF-1α 在髓核的稳定性主要由非氧依赖途径调节。PHD2 对 HIF-1α 代谢的作用有限，而 HIF-2α 的代谢对脯氨酰基的羟化无反应。
- 髓核细胞是厌氧糖酵解的，HIF-1 是产生能量所必需的。

- 缺氧、HIF 和其他缺氧敏感蛋白在椎间盘的细胞存活活动的维持中起重要作用。
- 在椎间盘的高渗和物理应激环境下，髓核和纤维环细胞都大量表达对细胞存活有重要作用的 TonEBP 蛋白。
- 渗透压和其他的生态龛因素，如缺氧、TGF-β 家族蛋白和钙离子等调节髓核中 TonEBP 的表达和活性。
- 椎间盘中富蛋白聚糖的基质的稳定性维持是 TonEBP 和 HIF 依赖性的。
- 通过 notch 途径生态龛因子可能促进椎间盘细胞的增殖和分化。

（杨昌盛 译　王建儒　郑召民 审校）

参考文献

Agrawal A, Guttapalli A, Narayan S, Albert TJ, Shapiro IM, Risbud MV (2007) Normoxic stabilization of HIF-1alpha drives glycolytic metabolism and regulates aggrecan gene expression in nucleus pulposus cells of the rat intervertebral disk. Am J Physiol Cell Physiol 293:C621–C631

Agrawal A, Gajghate S, Smith H, Anderson DG, Albert TJ, Shapiro IM et al (2008) Cited2 modulates hypoxia-inducible factor-dependent expression of vascular endothelial growth factor in nucleus pulposus cells of the rat intervertebral disc. Arthritis Rheum 58:3798–808

Alford AI, Yellowley CE, Jacobs CR, Donahue HJ (2003) Increases in cytosolic calcium, but not fluid flow, affect aggrecan mRNA levels in articular chondrocytes. J Cell Biochem 90:938–944

Appelhoff RJ, Tian YM, Raval RR, Turley H, Harris AL, Pugh CW et al (2004) Differential function of the prolyl hydroxylases PHD1, PHD2, and PHD3 in the regulation of hypoxia-inducible factor. J Biol Chem 279:38458–38465

Aprelikova O, Wood M, Tackett S, Chandramouli GV, Barrett JC (2006) Role of ETS transcription factors in the hypoxia-inducible factor-2 target gene selection. Cancer Res 66:5641–5647

Bai X, Wei G, Sinha A, Esko JD (1999) Chinese hamster ovary cell mutants defective in glycosaminoglycan assembly and glucuronosyltransferase I. J Biol Chem 274:13017–13024

Bartels EM, Fairbank JC, Winlove CP, Urban JP (1998) Oxygen and lactate concentrations measured in vivo in the intervertebral discs of patients with scoliosis and back pain. Spine 23:1–7

Bibby SR, Jones DA, Ripley RM, Urban JP (2005) Metabolism of the intervertebral disc: effects of low levels of oxygen, glucose, and pH on rates of energy metabolism of bovine nucleus pulposus cells. Spine 30:487–496

Bohensky J, Shapiro IM, Leshinsky S, Terkhorn SP, Adams CS, Srinivas V (2007) HIF-1 regulation of chondrocyte apoptosis: induction of the autophagic pathway. Autophagy 3:207–214

Bohensky J, Terkhorn SP, Freeman TA, Adams CS, Garcia JA, Shapiro IM, Srinivas V (2009) Regulation of autophagy in human and murine cartilage: hypoxia-inducible factor 2 suppresses chondrocyte autophagy. Arthritis Rheum 60:1406–1415

D'Angelo G, Duplan E, Boyer N, Vigne P, Frelin C (2003) Hypoxia up-regulates prolyl hydroxylase activity: a feedback mechanism that limits HIF-1 responses during reoxygenation. J Biol Chem 278:38183–38187

Duronio V (2008) The life of a cell: apoptosis regulation by the PI3K/PKB pathway. Biochem J 415:333–344

Engin F, Yao Z, Yang T, Zhou G, Bertin T, Jiang MM et al (2008)

Dimorphic effects of notch signaling in bone homeostasis. Nat Med 14:299–305

Epstein AC, Gleadle JM, McNeill LA, Hewitson KS, O'Rourke J, Mole DR et al (2001) C. Elegans EGL-9 and mammalian homologs define a family of dioxygenases that regulate HIF by prolyl hydroxylation. Cell 107:43–54

Erwin WM, Ashman K, O'Donnel P, Inman RD (2006) Nucleus pulposus notochord cells secrete connective tissue growth factor and up-regulate proteoglycan expression by intervertebral disc chondrocytes. Arthritis Rheum 54:3859–3867

Fagnen G, Phamantu NT, Bocquet J, Bonnamy PJ (1999) Inhibition of transmembrane calcium influx induces decrease in proteoglycan synthesis in immature rat sertoli cells. J Cell Biochem 76:322–331

Feng H, Danfelter M, Strömqvist B, Heinegård D (2006) Extracellular matrix in disc degeneration. J Bone Joint Surg Am 88:25–29

Feng G, Li L, Liu H, Song Y, Huang F, Tu C et al (2013) Hypoxia differentially regulates human nucleus pulposus and annulus fibrosus cell extracellular matrix production in 3D scaffolds. Osteoarthritis Cartilage 21:582–588

Fu D, Lu M (2007) The structural basis of water permeation and proton exclusion in aquaporins. Mol Membr Biol 24:366–374

Fujita N, Imai J, Suzuki T, Yamada M, Ninomiya K, Miyamoto K et al (2008) Vascular endothelial growth factor-a is a survival factor for nucleus pulposus cells in the intervertebral disc. Biochem Biophys Res Commun 372:367–372

Fujita N, Chiba K, Shapiro IM, Risbud MV (2012a) HIF-1α and HIF-2α degradation is differentially regulated in nucleus pulposus cells of the intervertebral disc. J Bone Miner Res 27:401–412

Fujita N, Markova D, Anderson DG, Chiba K, Toyama Y, Shapiro IM et al (2012b) Expression of prolyl hydroxylases (PHDs) is selectively controlled by HIF-1 and HIF-2 proteins in nucleus pulposus cells of the intervertebral disc: distinct roles of PHD2 and PHD3 proteins in controlling HIF-1α activity in hypoxia. J Biol Chem 287:16975–16986

Fujita N, Gogate SS, Chiba K, Toyama Y, Shapiro IM, Risbud MV (2012c) Prolyl hydroxylase 3 (PHD3) modulates catabolic effects of tumor necrosis factor-α (TNF-α) on cells of the nucleus pulposus through co-activation of nuclear factor κB (NF-κB)/p65 signaling. J Biol Chem 287:39942–39953

Fukuda R, Zhang H, Kim JW, Shimoda L, Dang CV, Semenza GL (2007) HIF-1 regulates cytochrome oxidase subunits to optimize efficiency of respiration in hypoxic cells. Cell 129:111–122

Gajghate S, Hiyama A, Shah M, Sakai D, Anderson DG, Shapiro IM et al (2009) Osmolarity and intracellular calcium regulate aquaporin2 expression through TonEBP in nucleus pulposus cells of the intervertebral disc. J Bone Miner Res 24:992–1001

Gakh O, Park S, Liu G, Macomber L, Imlay JA, Ferreira GC et al (2006) Mitochondrial iron detoxification is a primary function of frataxin that limits oxidative damage and preserves cell longevity. Hum Mol Genet 15:467–479

Gan JC, Ducheyne P, Vresilovic EJ, Swaim W, Shapiro IM (2003) Intervertebral disc tissue engineering I: characterization of the nucleus pulposus. Clin Orthop Relat Res 411:305–314

Go WY, Liu X, Roti MA, Liu F, Ho SN (2004) NFAT5/TonEBP mutant mice define osmotic stress as a critical feature of the lymphoid microenvironment. Proc Natl Acad Sci U S A 101:10673–10678

Gogate SS, Nasser R, Shapiro IM, Risbud MV (2011) Hypoxic regulation of β-1,3-glucuronyltransferase I expression in nucleus pulposus cells of the rat intervertebral disc: role of hypoxia-inducible factor proteins. Arthritis Rheum 63:1950–1960

Gogate SS, Fujita N, Skubutyte R, Shapiro IM, Risbud MV (2012) Tonicity enhancer binding protein (TonEBP) and hypoxia-inducible factor (HIF) coordinate heat shock protein 70 (Hsp70) expression in hypoxic nucleus pulposus cells: role of Hsp70 in HIF-1α degradation. J Bone Miner Res 27:1106–1117

Gouze JN, Bordji K, Gulberti S, Terlain B, Netter P, Magdalou J et al (2001) Interleukin-1 beta down-regulates the expression of glucuronosyltransferase I, a key enzyme priming glycosaminoglycan biosynthesis: influence of glucosamine on interleukin-1beta-mediated effects in rat chondrocytes. Arthritis Rheum 44:351–360

Gruber HE, Ashraf N, Kilburn J, Williams C, Norton HJ, Gordon BE et al (2005) Vertebral endplate architecture and vascularization: application of micro-computerized tomography, a vascular tracer, and immunocytochemistry in analyses of disc degeneration in the aging sand rat. Spine 30:2593–2600

Gustafsson MV, Zheng X, Pereira T, Gradin K, Jin S, Lundkvist J et al (2005) Hypoxia requires notch signaling to maintain the undifferentiated cell state. Dev Cell 9:617–628

Ha KY, Koh IJ, Kirpalani PA, Kim YY, Cho YK, Khang GS et al (2006) The expression of hypoxia inducible factor-1alpha and apoptosis in herniated discs. Spine 31:1309–1313

Hall AC, Bush PG (2001) The role of a swelling-activated taurine transport pathway in the regulation of articular chondrocyte volume. Pflugers Arch 442:771–781

Halterman JA, Kwon HM, Zargham R, Bortz PD, Wamhoff BR (2011) Nuclear factor of activated T cells 5 regulates vascular smooth muscle cell phenotypic modulation. Arterioscler Thromb Vasc Biol 31:2287–2296

Hasler U, Jeon US, Kim JA, Mordasini D, Kwon HM, Féraille E et al (2006) Tonicity-responsive enhancer binding protein is an essential regulator of aquaporin-2 expression in renal collecting duct principal cells. J Am Soc Nephrol 17:1521–1531

Hassler O (1969) The human intervertebral disc. A micro-angiographical study on its vascular supply at various ages. Acta Orthop Scand 40:765–772

Henze AT, Riedel J, Diem T, Wenner J, Flamme I, Pouysseggur J et al (2010) Prolyl hydroxylases 2 and 3 act in gliomas as protective negative feedback regulators of hypoxia-inducible factors. Cancer Res 70:357–366

Higgins DF, Biju MP, Akai Y, Wutz A, Johnson RS, Haase VH (2004) Hypoxic induction of ctgf is directly mediated by Hif-1. Am J Physiol Renal Physiol 287:F1223–F1232

Hilton MJ, Tu X, Wu X, Bai S, Zhao H, Kobayashi T et al (2008) Notch signaling maintains bone marrow mesenchymal progenitors by suppressing osteoblast differentiation. Nat Med 14:306–314

Hiyama A, Gajghate S, Sakai D, Mochida J, Shapiro IM, Risbud MV (2009) Activation of TonEBP by calcium controls β1,3-glucuronosyltransferase-I expression, a key regulator of glycosaminoglycan synthesis in cells of the intervertebral disc. J Biol Chem 284:9824–9834

Hiyama A, Gogate SS, Gajghate S, Mochida J, Shapiro IM, Risbud MV (2010) BMP-2 and TGF-beta stimulate expression of beta1,3-glucuronosyl transferase 1 (GlcAT-1) in nucleus pulposus cells through AP1, TonEBP, and Sp1: role of MAPKs. J Bone Miner Res 25:1179–1190

Hiyama A, Skubutyte R, Markova D, Anderson DG, Yadla S, Sakai D et al (2011) Hypoxia activates the notch signaling pathway in cells of the intervertebral disc: implications in degenerative disc disease. Arthritis Rheum 63:1355–1364

Hofbauer KH, Gess B, Lohaus C, Meyer HE, Katschinski D, Kurtz A (2003) Oxygen tension regulates the expression of a group of procollagen hydroxylases. Eur J Biochem 270:4515–4522

Holm S, Maroudas A, Urban JP, Selstam G, Nachemson A (1981) Nutrition of the intervertebral disc: solute transport and metabolism. Connect Tissue Res 8:101–119

Hong K, Yoo S, Kang S, Choi J, Kim W, Cho C (2006) Hypoxia induces expression of connective tissue growth factor in scleroderma skin fibroblasts. Clin Exp Immunol 146:362–370

Ishihara H, Warensjo K, Roberts S, Urban JP (1997) Proteoglycan synthesis in the intervertebral disk nucleus: the role of extracellular osmolality. Am J Physiol 272:C1499–C1506

Ito T, Fujio Y, Hirata M, Takatani T, Matsuda T, Muraoka S et al (2004) Expression of taurine transporter is regulated through the TonE (tonicity-responsive element)/TonEBP (TonE-binding protein) pathway and contributes to cytoprotection in HepG2 cells. Biochem J 382:177–182

Jauliac S, Lopez-Rodriguez C, Shaw LM, Brown LF, Rao A, Toker A (2002) The role of NFAT transcription factors in integrin-mediated carcinoma invasion. Nat Cell Biol 4:540–544

Jeon US, Kim JA, Sheen MR, Kwon HM (2006) How tonicity regulates genes: story of TonEBP transcriptional activator. Acta Physiol (Oxf) 187:241–247

Jiang L, Zhang X, Zheng X, Ru A, Ni X, Wu Y et al (2012) Apoptosis, senescence, and autophagy in rat nucleus pulposus cells: implications for diabetic intervertebral disc degeneration. J Orthop Res. doi:10.1002/jor.22289

José-Edwards DS, Kerner P, Kugler JE, Deng W, Jiang D, Di Gregorio A (2011) The identification of transcription factors expressed in the notochord of Ciona intestinalis adds new potential players to the brachyury gene regulatory network. Dev Dyn 240:1793–1805

Kanichai M, Ferguson D, Prendergast PJ, Campbell VA (2008) Hypoxia promotes chondrogenesis in rat mesenchymal stem cells: a role for AKT and hypoxia-inducible factor (HIF)-1alpha. J Cell Physiol 216:708–715

Khan WS, Adesida AB, Hardingham TE (2007) Hypoxic conditions increase hypoxia-inducible transcription factor 2alpha and enhance chondrogenesis in stem cells from the infrapatellar fat pad of osteoarthritis patients. Arthritis Res Ther 9:R55

Kitagawa H, Ujikawa M, Sugahara K (1996) Developmental changes in serum UDP-GlcA:chondroitin glucuronyltransferase activity. J Biol Chem 271:6583–6585

Ko BC, Ruepp B, Bohren KM, Gabbay KH, Chung SS (1997) Identification and characterization of multiple osmotic response sequences in the human aldose reductase gene. J Biol Chem 272:16431–16437

Köditz J, Nesper J, Wottawa M, Stiehl DP, Camenisch G, Franke C et al (2007) Oxygen-dependent ATF-4 stability is mediated by the PHD3 oxygen sensor. Blood 110:3610–3617

Kokubo Y, Uchida K, Kobayashi S, Yayama T, Sato R, Nakajima H et al (2008) Herniated and spondylotic intervertebral discs of the human cervical spine: histological and immunohistological findings in 500 en bloc surgical samples. Laboratory investigation. J Neurosurg Spine 9:285–295

Kondo S, Kubota S, Mukudai Y, Moritani N, Nishida T, Matsushita H et al (2006) Hypoxic regulation of stability of connective tissue growth factor/CCN2 mRNA by 3′-untranslated region interacting with a cellular protein in human chondrosarcoma cells. Oncogene 25:1099–1110

Lafont JE, Talma S, Murphy CL (2007) Hypoxia-inducible factor 2alpha is essential for hypoxic induction of the human articular chondrocyte phenotype. Arthritis Rheum 56:3297–3306

Lam AK, Ko BC, Tam S, Morris R, Yang JY, Chung SK et al (2004) Osmotic response element-binding protein (OREBP) is an essential regulator of the urine concentrating mechanism. J Biol Chem 279:48048–48054

Lee DC, Adams CS, Albert TJ, Shapiro IM, Evans SM, Koch CJ (2007) In situ oxygen utilization in the rat intervertebral disc. J Anat 210:294–303

Li SZ, McDill BW, Kovach PA, Ding L, Go WY, Ho SN et al (2007) Calcineurin-NFATc signaling pathway regulates AQP2 expression in response to calcium signals and osmotic stress. Am J Physiol Cell Physiol 292:C1606–C1616

Lopez-Rodríguez C, Aramburu J, Rakeman AS, Rao A (1999) NFAT5, A constitutively nuclear NFAT protein that does not cooperate with Fos and Jun. Proc Natl Acad Sci U S A 96:7214–7219

Lopez-Rodriguez C, Antos CL, Shelton JM, Richardson JA, Lin F, Novobrantseva TI et al (2004) Loss of NFAT5 results in renal atrophy and lack of tonicity-responsive gene expression. Proc Natl Acad Sci U S A 101:2392–2397

Luo W, Hu H, Chang R, Zhong J, Knabel M, O'Meally R et al (2011) Pyruvate kinase M2 is a PHD3-stimulated coactivator for hypoxia-inducible factor 1. Cell 145:732–744

Maouyo D, Kim JY, Lee SD, Wu Y, Woo SK, Kwon HM (2002) Mouse TonEBP-NFAT5: expression in early development and alternative splicing. Am J Physiol 282:F802–F809

Marxsen JH, Stengel P, Doege K, Heikkinen P, Jokilehto T, Wagner T et al (2004) Hypoxia-inducible factor-1 (HIF-1) promotes its degradation by induction of HIF-alpha-prolyl-4-hydroxylases. Biochem J 381:761–767

Maxwell PH, Wiesener MS, Chang GW, Clifford SC, Vaux EC, Cockman ME et al (1999) The tumour suppressor protein VHL targets hypoxia-inducible factors for oxygen-dependent proteolysis. Nature 399:271–275

Minamishima YA, Moslehi J, Bardeesy N, Cullen D, Bronson RT, Kaelin WG (2008) Somatic inactivation of the PHD2 prolyl hydroxylase causes polycythemia and congestive heart failure. Blood 111:3236–3244

Miyakawa H, Woo SK, Chen CP, Dahl SC, Handler JS, Kwon HM (1998) Cis- and trans-acting factors regulating transcription of the BGT1 gene in response to hypertonicity. Am J Physiol 274:F753–F761

Miyakawa H, Woo SK, Dahl SC, Handler JS, Kwon HM (1999) Tonicity-responsive enhancer binding protein, a rel-like protein that stimulates transcription in response to hypertonicity. Proc Natl Acad Sci U S A 96:2538–2542

Murakami U, Kameyama Y (1963) Vertebral malformation in the mouse foetus caused by maternal hypoxia during early stage of pregnancy. J Embryol Exp Morphol 11:107–118

Mwale F, Ciobanu I, Giannitsios D, Roughley P, Steffen T, Antoniou J (2011) Effect of oxygen levels on proteoglycan synthesis by intervertebral disc cells. Spine (Phila Pa 1976) 36:E131–E138

Nerlich AG, Schaaf R, Wälchli B, Boos N (2007) Temporo-spatial distribution of blood vessels in human lumbar intervertebral discs. Eur Spine J 16:547–555

Ng L, Grodzinsky AJ, Patwari P, Sandy J, Plaas A, Ortiz C (2003) Individual cartilage aggrecan macromolecules and their constituent glycosaminoglycans visualized via atomic force microscopy. J Struct Biol 143:242–257

Oka N, Nakahara S, Takenaka Y, Fukumori T, Hogan V, Kanayama HO et al (2005) Galectin-3 inhibits tumor necrosis factor-related apoptosis-inducing ligand-induced apoptosis by activating Akt in human bladder carcinoma cells. Cancer Res 65:7546–7553

Oktay Y, Dioum E, Matsuzaki S, Ding K, Yan LJ, Haller RG et al (2007) Hypoxia-inducible factor 2 alpha regulates expression of the mitochondrial aconitase chaperone protein frataxin. J Biol Chem 282:11750–11756

Papandreou I, Cairns RA, Fontana L, Lim AL, Denko NC (2006) HIF-1 mediates adaptation to hypoxia by actively downregulating mitochondrial oxygen consumption. Cell Metab 3:187–197

Parvizi J, Parpura V, Greenleaf JF, Bolander ME (2002) Calcium signaling is required for ultrasound-stimulated aggrecan synthesis by rat chondrocytes. J Orthop Res 20:51–57

Pfander D, Cramer T, Schipani E, Johnson RS (2003) HIF-1alpha controls extracellular matrix synthesis by epiphyseal chondrocytes. J Cell Sci 116:1819–1826

Pritchard S, Erickson GR, Guilak F (2002) Hyperosmotically induced volume change and calcium signaling in intervertebral disk cells: the role of the actin cytoskeleton. Biophys J 83:2502–2510

Rajpurohit R, Risbud MV, Ducheyne P, Vresilovic EJ, Shapiro IM (2002) Phenotypic characteristics of the nucleus pulposus: expression of hypoxia inducing factor-1, glucose transporter-1 and MMP-2. Cell Tissue Res 308:401–407

Rathmell JC, Fox CJ, Plas DR, Hammerman PS, Cinalli RM, Thompson CB (2003) Akt-directed glucose metabolism can prevent Bax conformation change and promote growth factor-independent survival. Mol Cell Biol 23:7315–7328

Richardson SM, Knowles R, Tyler J, Mobasheri A, Hoyland JA (2008) Expression of glucose transporters GLUT-1, GLUT-3, GLUT-9 and HIF-1alpha in normal and degenerate human intervertebral disc. Histochem Cell Biol 129:503–511

Rim JS, Atta MG, Dahl SC, Berry GT, Handler JS (1998) Kwon HM (1998) transcription of the sodium/myo-inositol cotransporter gene is regulated by multiple tonicity-responsive enhancers spread over 50 kilobase pairs in the 5′-flanking region. J Biol Chem 273:20615–20621

Risbud MV, Fertala J, Vresilovic EJ, Albert TJ, Shapiro IM (2005a) Nucleus pulposus cells upregulate PI3K/Akt and MEK/ERK signaling pathways under hypoxic conditions and resist apoptosis induced by serum withdrawal. Spine 30:882–889

Risbud MV, Guttapalli A, Albert TJ, Shapiro IM (2005b) Hypoxia activates MAPK activity in rat nucleus pulposus cells: regulation of integrin expression and cell survival. Spine 30:2503–2509

Risbud MV, Guttapalli A, Stokes DG, Hawkins D, Danielson KG, Schaer TP et al (2006a) Nucleus pulposus cells express HIF-1alpha under normoxic culture conditions: a metabolic adaptation to the intervertebral disc microenvironment. J Cell Biochem 98:152–159

Risbud MV, Di Martino A, Guttapalli A, Seghatoleslami R, Denaro V, Vaccaro AR et al (2006b) Toward an optimum system for intervertebral disc organ culture: TGF-beta 3 enhances nucleus pulposus and annulus fibrosus survival and function through modulation of TGF-beta-R expression and ERK signaling. Spine 31:884–890

Risbud MV, Guttapalli A, Tsai TT, Lee JY, Danielson KG, Vaccaro AR et al (2007) Evidence for skeletal progenitor cells in the degenerate

human intervertebral disc. Spine 32:2537–2544

Risbud MV, Schipani E, Shapiro IM (2010) Hypoxic regulation of nucleus pulposus cell survival: from niche to notch. Am J Pathol 176:1577–1583

Roberts S, Evans H, Trivedi J, Menage J (2006) Histology and pathology of the human intervertebral disc. J Bone Joint Surg Am 88:10–14

Rudert M, Tillmann B (1993) Lymph and blood supply of the human intervertebral disc. Cadaver study of correlations to discitis. Acta Orthop Scand 64:37–40

Sakai D, Nakamura Y, Nakai T, Mishima T, Kato S, Grad S et al (2012) Exhaustion of nucleus pulposus progenitor cells with ageing and degeneration of the intervertebral disc. Nat Commun 3:1264. doi:10.1038/ncomms2226

Sasaki T, Brakebusch C, Engel J, Timpl R (1998) Mac-2 binding protein is a cell-adhesive protein of the extracellular matrix which self-assembles into ring-like structures and binds beta1 integrins, collagens and fibronectin. EMBO J 17:1606–1613

Schipani E, Ryan HE, Didrickson S, Kobayashi T, Knight M, Johnson RS (2001) Hypoxia in cartilage: HIF-1 alpha is essential for chondrocyte growth arrest and survival. Genes Dev 15:2865–2876

Scortegagna M, Ding K, Oktay Y, Gaur A, Thurmond F, Yan LJ et al (2003) Multiple organ pathology, metabolic abnormalities and impaired homeostasis of reactive oxygen species in Epas1–/– mice. Nat Genet 35:331–340

Semenza GL, Roth PH, Fang HM, Wang GL (1994) Transcriptional regulation of genes encoding glycolytic enzymes by hypoxia-inducible factor 1. J Biol Chem 269:23757–23763

Setton LA, Chen J (2006) Mechanobiology of the intervertebral disc and relevance to disc degeneration. J Bone Joint Surg Am 88:52–57

Shapiro IM, Vresilovic EJ, Risbud MV (2012) Is the spinal motion segment a diarthrodial polyaxial joint: what a nice nucleus like you doing in a joint like this? Bone 50:771–776

Shim EH, Kim JI, Bang ES, Heo JS, Lee JS, Kim EY et al (2002) Targeted disruption of hsp70.1 Sensitizes to osmotic stress. EMBO Rep 3:857–861

Smits P, Lefebvre V (2003) Sox5 and Sox6 are required for notochord extracellular matrix sheath formation, notochord cell survival and development of the nucleus pulposus of intervertebral discs. Development 130:1135–1148

Sowter HM, Raval RR, Moore JW, Ratcliffe PJ, Harris AL (2003) Predominant role of hypoxia-inducible transcription factor (Hif)-1 alpha versus Hif-2 alpha in regulation of the transcriptional response to hypoxia. Cancer Res 63:6130–6134

Sparrow DB, Chapman G, Smith AJ, Mattar MZ, Major JA, O'Reilly VC et al (2012) A mechanism for gene-environment interaction in the etiology of congenital scoliosis. Cell 149:295–306

Srinivas V, Bohensky J, Zahm AM, Shapiro IM (2009) Autophagy in mineralizing tissues: microenvironmental perspectives. Cell Cycle 8:391–393

Takeda K, Ho VC, Takeda H, Duan LJ, Nagy A, Fong GH (2006) Placental but not heart defects are associated with elevated hypoxia-inducible factor alpha levels in mice lacking prolyl hydroxylase domain protein 2. Mol Cell Biol 26:8336–8346

Thoms BL, Murphy CL (2010) Inhibition of hypoxia-inducible factor-targeting prolyl hydroxylase domain-containing protein 2 (PHD2) enhances matrix synthesis by human chondrocytes. J Biol Chem 285:20472–20480

Trama J, Lu Q, Hawley RG, Ho SN (2000) The NFAT-related protein NFATL1 (TonEBP/NFAT5) is induced upon T cell activation in a calcineurin-dependent manner. J Immunol 165:4884–4894

Tran CM, Markova D, Smith HE, Susarla B, Ponnappan RK, Anderson DG et al (2010) Regulation of CCN2/CTGF expression in the nucleus pulposus of the intervertebral disc: role of smad and AP1 signaling. Arthritis Rheum 62:1983–1992

Tran CM, Fujita N, Huang BL, Ong J, Lyons KM, Shapiro IM et al (2013) HIF-1α and CCN2 form a regulatory circuit in hypoxic nucleus pulposus cells: CCN2 suppresses HIF-1α level and transcriptional activity. J Biol Chem 288:12654–12666

Tsai TT, Danielson KG, Guttapalli A, Oguz E, Albert TJ, Shapiro IM et al (2006) TonEBP/OREBP is a regulator of nucleus pulposus cell function and survival in the intervertebral disc. J Biol Chem

281:25416–25424

Tsai TT, Guttapalli A, Agrawal A, Albert TJ, Shapiro IM, Risbud MV (2007) MEK/ERK signaling controls osmoregulation of nucleus pulposus cells of the intervertebral disc by transactivation of TonEBP/OREBP. J Bone Miner Res 22:965–974

Urban JP, Maroudas A (1981) Swelling of the intervertebral disc in vitro. Connect Tissue Res 9:1–10

Urban JP, Holm S, Maroudas A, Nachemson A (1977) Nutrition of the intervertebral disk. An in vivo study of solute transport. Clin Orthop Relat Res 129:101–114

Venkatesan N, Barré L, Benani A, Netter P, Magdalou J, Fournel-Gigleux S et al (2004) Stimulation of proteoglycan synthesis by glucuronosyltransferase-I gene delivery: a strategy to promote cartilage repair. Proc Natl Acad Sci U S A 101:18087–18092

Verkman AS (2006) Roles of aquaporins in kidney revealed by transgenic mice. Semin Nephrol 26:200–208

Vijayagopal P, Subramaniam P (2001) Effect of calcium channel blockers on proteoglycan synthesis by vascular smooth muscle cells and low density lipoprotein–proteoglycan interaction. Atherosclerosis 157:353–360

Wang GL, Jiang BH, Rue EA, Semenza GL (1995) Hypoxia-inducible factor 1 is a basic-helix-loop-helix-PAS heterodimer regulated by cellular O_2 tension. Proc Natl Acad Sci U S A 92:5510–5514

Wang Y, Ko BC, Yang JY, Lam TT, Jiang Z, Zhang J et al (2005) Transgenic mice expressing dominant-negative osmotic-response element-binding protein (OREBP) in lens exhibit fiber cell elongation defect associated with increased DNA breaks. J Biol Chem 280:19986–19991

Woo SK, Lee SD, Na KY, Park WK, Kwon HM (2002) TonEBP/NFAT5 stimulates transcription of HSP70 in response to hypertonicity. Mol Cell Biol 22:5753–5760

Wuertz K, Urban JP, Klasen J, Ignatius A, Wilke HJ, Claes L et al (2007) Influence of extracellular osmolarity and mechanical stimulation on gene expression of intervertebral disc cells. J Orthop Res 25:1513–1522

Ye W, Xu K, Huang D, Liang A, Peng Y, Zhu W et al (2011) Age-related increases of macroautophagy and chaperone-mediated autophagy in rat nucleus pulposus. Connect Tissue Res 52:472–478

Zelzer E, Mamluk R, Ferrara N, Johnson RS, Schipani E, Olsen BR (2004) VEGFA is necessary for chondrocyte survival during bone development. Development 131:2161–2171

Zeng Y, Danielson KG, Albert TJ, Shapiro IM, Risbud MV (2007) HIF-1 alpha is a regulator of galectin-3 expression in the intervertebral disc. J Bone Miner Res 22:1851–1861

Zhang Z, Ferraris JD, Brooks HL, Brisc I, Burg MB (2003) Expression of osmotic stress-related genes in tissues of normal and hyposmotic rats. Am J Physiol 285:F688–F693

Zhang H, Bosch-Marce M, Shimoda LA, Tan YS, Baek JH, Wesley JB et al (2008) Mitochondrial autophagy is an HIF-1-dependent adaptive metabolic response to hypoxia. J Biol Chem 283:10892–10903

第 7 章

机械力对髓核和纤维环细胞的影响

Jeffrey C.Lotz, Adam H.Hsieh

目录

J.C. Lotz (✉)
Orthopaedic Bioengineering Laboratory,
Department of Orthopaedic Surgery,
University of California, San Francisco,
513 Parnassus Ave, 11th Floor, S1157,
San Francisco, CA 94143-0514, USA
e-mail: jeffrey.lotz@ucsf.edu

A.H. Hsieh
Orthopaedic Mechanobiology Laboratory,
Fischell Department of Bioengineering,
University of Maryland, College Park,
Jeong H. Kim Engineering Building, Rm 3242,
College Park, MD 20742, USA
e-mail: hsieh@umd.edu

7.1 引言

机械负荷与椎间盘健康与否的关系早已经得到公认（肌肉骨骼疾病学会 2001），虽然已经确认机械因素可以显著影响细胞功能（Nelson 等 2005；Hoffman 和 Crocker 2009），但是机械因素如何影响髓核和纤维环活性进而通过多重分级机制影响全身的过程仍不清楚。在全身水平上，脊柱受力取决于椎体体积、外部载荷、姿势、肌肉功能和机体的共振频率。在器官水平上，椎间盘负荷随持续时间、脊柱平面和姿势发生变化。在组织水平上，压力和应变在椎间盘内不均匀分布呈时间依赖性。最终，椎间盘细胞将物理刺激转变为生物学信号，并整合入细胞应答，细胞应答通过改变椎间盘物质属性（从而改变器官水平的行为）或引发疼痛（从而改变肌肉功能和全身力学）来改变整个脊柱。本章将这一复杂过程分解，从不同水平上（大小、区域和细胞类型）研究影响椎间盘生物力学的复杂过程，理清这些关系有助于了解疾病的发生机制及研发治疗脊柱疾病的策略。

7.2 器官和组织水平

由于脊柱的负荷传导能影响椎间压力的大小和类型，所以必须从脊柱功能单位水平开始探讨髓核与纤维环细胞的力学传导。每一脊柱节段的负荷由前方的椎间盘和后方的小关节共同分担。一般来说，脊柱运动时关节面主要对抗剪切力和旋转力，而椎间盘主要对抗压缩力（Shirazi-Adl 和 Drouin 1987）。由于从颈椎（旋转度高／抗压能力差）到腰椎（旋转度低/抗压能力高）的生物力学特性各不相同，椎间盘和关节面的相互作用也根据脊柱节段的位置而变化。当椎间盘退化后高度和屈服性下降，椎间盘和关节突生物力学协同作用降低（Niosi 和 Oxland 2004）。椎间盘通过亲水的髓核、纤维环、骨/软骨终板协同作用发挥其正常的功能。每种椎间盘组织都由不同的细胞、基质纤维（胶原、弹性纤维）和基质（蛋白多糖、软骨多糖、糖胺聚糖）组成，特殊的生理结构决定了其特殊的作用。与目前组织适应和内稳态理论一致，脊柱负荷能在空间上转换为细胞的液体静压力和剪切力，这与细胞类型和基质构成相关（Carter 和 Beaupre 2001）。在发育的时候这些相互依赖的作用是特异的，而且会随着生长作出调节（Hayes 等 2001），当此作用遭到破坏后可以引起椎间盘退变和疾病（Urban 等 2000）。因此，椎间盘是骨骼肌肉系统中一个非常复杂的组织。

关于应力如何从器官水平分布到组织水平，越来越多的文献开始关注报道应力机械传导途径。第一，髓核和纤维环的载荷大小和分布控制着细胞功能；第二，载荷的频率和持续时间也能显著影响椎间盘力传导；第三，年龄相关的基质变化会加速退变过程，从而进入恶性循环。本章我们将探讨这些理论的证据。

由于椎间盘基质的复杂性，生物机械力的相互作用可能受到多层级影响。每一个椎间隙内，细胞外基质纤维及其基质特殊的联系决定了其物理性质，使细胞外基质能够对机械力进行适应和应答。因此，细胞外基质动态变化和调节，这样就创造了一个微环境，其内的生化因子与物理因子对于维持组织细胞的健康发挥着重要作用。这些因子包括化学（低氧、pH）、生化（生长因子、细胞因子、神经营养因子、激素）和物理因素（结构、流体力学、硬度）。

7.2.1 髓核和纤维环机械功能与生理功能的相互作用是维持组织稳态的关键

椎间盘载荷取决于一个人的体型、体力活动水平、职业要求和休息状态。人类脊柱的稳定

性需要各个椎体的力学矢量在矢状面上穿过相邻节段旋转中心，这个概念称为定向负载路径（Patwardhan 等 1999）。定向负载策略允许脊椎承担远超过静态载荷，而不会损失灵活性和活动范围（Patwardhan 等 2000）。这表明，在静态条件下体内肌肉激活模式导致椎间盘主要承载轴向压缩（图 7.1），在动物模型中这种模式已有广泛研究。

在健康的脊柱上，椎间盘靠髓核压缩和纤维环侧方约束来对抗轴向压力，交替产生圆周和纵向的纤维环张力。这种结构对于保护组织非常重要，已经证明了啮齿类动物椎间盘的静态压缩。在实验中，静荷载引起的流体的变化将使髓核体积缩小，纤维环的功能则更像是承压支柱而不是双向延伸的膜（Lotz 等 1998）。当液体被挤出髓核时，基质和细胞整合（Lotz 等 2004；Hsieh 等 2005），最终导致非调节基因表达（Lotz 等 1998），金属蛋白酶激活（Hsieh 和 Lotz 2003）和细胞凋亡（Chin 等 1999；Lotz 和 Chin 2000）。在大鼠（Lotz 等 1998）和小鼠（Iatridis 等 1999）中，这些细胞效应可以调节椎间盘的结构和机械性质。

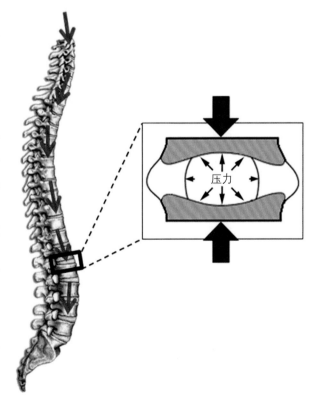

图 7.1 定向载荷下脊柱的静负荷，主要导致了椎间盘的轴向压力

相反，在循环压力下，可以观察到髓核和纤维环张力发挥有益的作用，低负荷比超负荷更能够维持髓核和纤维环的稳态应力环境。例如，与正常活动相比，在低循环载荷下，无论加载频率如何变化，髓核细胞很少出现基质重构基因表达的变化（Maclean 等 2004）；同样，纤维环细胞经受一种低水平的细胞凋亡过程，表现为金属蛋白酶和蛋白聚糖酶表达受抑制（Maclean 等 2004；Walsh 和 Lotz 等 2004）。纤维环细胞同样能抵抗短暂高强度应力频率约 1Hz。然而，如果负载低频或长时间应力，将导致细胞功能和组织形态的转变。在这种情况下，髓核细胞通过上调细胞外基质重构基因（Maclean 等 2004；MacLean 等 2005；Wuertz 等 2009），以降低椎间盘的高度和机械稳定性（Chin 等 2003, 2004）。低频率负荷将导致纤维环基因表达的平衡向分解代谢移动（Maclean 等 2004）。

总之，这些研究表明，正常的髓核和纤维环之间分担的生理负荷（髓核主要为压力负荷，纤维环主要为牵张力负荷）能维持其稳态。在很多实验中也强调了这一点，可以选择性地调整这种相互作用。例如，使用小鼠模型，通过使椎间盘侧屈来减小凸侧纤维环的张力和压力，仅仅压力侧（凹侧）会刺激细胞凋亡，基因表达改变（Court 等 2001, 2007）。同样，恢复纤维环张力也被证明具有潜在的保护效应。即使不减少细胞凋亡，对于退变介导的静态压缩，前述椎间盘侧屈也能保护纤维环的层状形态（Lotz 等 2008）。在针刺模型中，降低髓核压力（及纤维环张力）引起退行性改变时也出现同样结果，同时通过增加金属蛋白酶 2（MMP-2）的免疫反应性来触发纤维环退变，而那些应力过小的模型则没有出现这些效应（Rousseau 等 2007；Hsieh 等 2009；Rastogi 等 2013）。

7.2.2 孔隙黏弹性对髓核和纤维环生物力学的影响

一天中脊柱所受应力会动态变化，腰背肌能够稳定脊柱，使椎间盘承受长时间持续的压力。由于椎间盘的黏弹性性质，持续的压迫会导致身高的丢失，很大程度上是由于脊柱的长度减小（Koeller 等 1984；Leatt 等 1986）。即使是影响较低的活动，如缓慢步行，也会显著减少身高（Hoe 等 1994），而剧烈的运动和工作将会加剧这一损失（图 7.2 上图）（Garbutt 等 1990；McGill 等 1996；Leivseth 和 Drerup 1997；Rodacki 等 2005）。这些身高的变化原因主要是由于外部压力超过椎间盘压力而引起的液体的再分配（Adams 和 Hutton 1983；Koeller 等 1984；Adams 等 1990；Terahata 等 1994；Ayotte 等 2000；Hsieh 等 2005；Schroeder 等 2006）。

与其他抗压组织一样，比如关节软骨，椎间盘细胞外的固体 - 流体的相互作用决定了它的黏弹性性质。间质液体在水合的细胞外基质作为液压垫，这有助于分散力和吸收冲击。持续的椎间盘压缩能增强椎间盘细胞外基质，减少基质液体的流失，减少水含量（图 7.2 下图）（Adams 等 1990）。椎间盘组织的水合作用已经在许多研究中证实，并揭示了水合作用和椎间盘机械性能之间的密切关系（Bass 等 1997；Pflaster 等 1997；Race 等 2000；Han 等 2001；Costi 等 2002）。值得注意的是，不同的水含量，通过自由膨胀的加压达到一个边界值，揭示最佳水化点的有效系数能达到一个峰值（Race 等 2000）。其背后的原则尚未完全阐明，可能涉及到次区域的物理关系、组织的巩固及瞬态固体 - 流体相互作用。然而，这些观察的重要性在于椎间盘机械功能的水含量。

由于孔隙黏弹性，水分运动与髓核的生物力学息息相关。在人体椎间盘生物力学研究中，人体髓核的膨胀性具有公认的突出贡献。作为椎间盘的一部分，青少年髓核含水量（含水量 =1- 干重 / 湿重）约为 0.85，而老年人的髓核含水量下降到 0.75（Urban 和 Mcmullin 1994）。水的分布也向外逐渐减少，髓核组织水含量的比例，从内到外层纤维环依次为 0.07、0.11 和 0.22（Urban 和 Maroudas 1994）。这种液体分布是椎间盘一个显著的特点，并在其功能上发挥重要作用。蛋白聚糖的定位，髓核高负固定电荷高度集中产生的渗透压，有助于促进增长，影响组织肿胀和液体流动渗出（Urban 和 Maroudas 1981；Urban 和 Mcmullin 1985, 1988）。研究表明，在动物模型中，

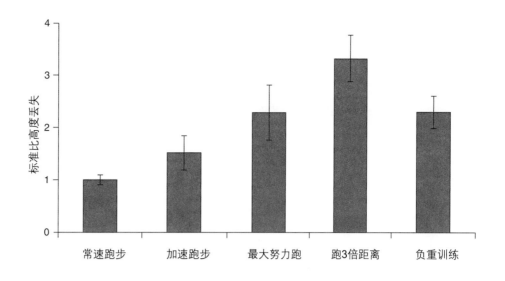

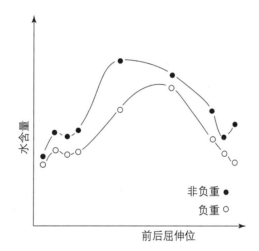

图7.2 上图：高度的变化源于不同水平的活动；下图：人的椎间盘在持续弯曲位载荷下 4 小时前后的水合作用简要（引自 Adams 等 1990）

基质改变，尤其是糖胺聚糖的降解会影响髓核组织和椎间盘的生物力学以及退行性变化。

由于髓核其本身具有多孔和黏弹性，其孔隙黏弹的行为也会反过来影响纤维环的负荷。然而，与韧带的功能和微观结构一致，纤维环黏弹性的贡献也是独立的，它依赖胶原纤维束来抵抗拉伸应力（Broberg 和 von Essen 1980；Hickey 和 Hukins 1980；Stokes 和 Greenaple 1985；Cassidy 等 1989；Holzapfel 等 2005）。交错排列的纤维胶原组织（Marchand 和 Ahmed 1990；Holzapfel 等 2005）完成机械力复杂的传导并且影响该传导。如在牛纤维环（Bruehlmann 等 2004a, b）和大鼠尾腱（Screen 等 2004）观察到的一样，组织拉伸在胶原蛋白的水平不均匀地传播。相反，胶原纤维校正和纤维滑动导致非均匀校正，导致在不同载荷下大多数的组织水平变形。这些现象已经通过胶原纤维细胞间的测量（Bruehlmann 等 2004a,

b；Screen 等 2004）和通过测量变形的光漂白线标记的胶原蛋白纤维（Bruehlmann 等 2004b）被证明。无论是被动或主动的细胞介导都没有明确细胞恢复的动力学和机制。因此，无论是细胞伸展的刺激机制还是纤维环变形过程中的剪切应力，都有可能是细胞功能强大的决定因素。

髓核和纤维环之间的相互作用引起的核加压和环张力具有时间依赖性，由髓核的水合作用和纤维环的应力松弛程度来调控（图 7.3）。因此，任何有限时间内施加于脊柱的应力机制取决于当前作用于运动节段的应力和该运动节段之前所受的应力。Hwang 等（2012）的研究中展示过这种时间负荷的依赖性。该研究表明，在大鼠椎间盘中，髓核压力是根据特定的负荷频率变化，而不仅仅是根据终末压力变化。同时，椎间盘高度仅由终末应力和独立的暂时性路径轴向载荷决定。其内部压力和剪切力依赖的载荷对细胞机械传导和分化有一定影响。

可以由此推论，髓核压力和纤维环剪切力之间的稳态是可能恢复的。并且，绕过脊柱载荷的暂时性通路可能有助于恢复椎间盘水合作用。Gabai 等（2007）研究大鼠椎间盘发现，散在重复的低量级的轴向应力负荷能维持髓核和纤维环间的剪切力平衡，因此，利用这一现象可能发挥预防性保护作用。

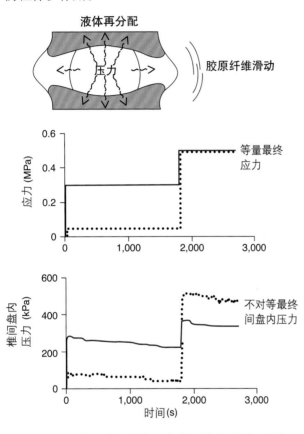

图 7.3 空洞现象影响了间盘的内在机制（顶图）。图表显示两条暂时的外加压力（中图）的曲线（实线和点线）产生明显不同的使椎间盘破裂的压力（底图）。在最后施加不同的压力，较高的中间负荷（实线，底图）比较低的中间负荷（点线，底图）表现出交叉的最终压力

虽然在小动物椎间盘里这种负荷效应很明显，但对成人椎间盘的影响仍然是未知的。在青少年早期生长期间，负载的时间顺序可能更加显著，而在老龄化间盘中，能够减少基底组织水化和退变椎间盘终板的钙化。如果真是这样，这个争论将在年轻人脊柱健康中引起更大的关注。

有意思的是椎间盘中时间负荷效应和年龄相关性改变存在一些相似之处。类似于持续压力下，液体会流出椎间盘，而老化的椎间盘膨胀压力减弱，储存水分能力降低。同样地，老化的椎间盘可能呈现出一种不利于长期维持压力 - 剪力内环境的状态，导致基质分解代谢和合成异常的恶性循环。文献中的证据表明，在年龄增大和退变的情况下，间盘内压力降低但应力性骨刺增多，支持成人椎间盘内压力和剪切力并不平衡的论点（Adams 等 1996）。

7.3 细胞和分子水平

7.3.1 椎间盘细胞生物力学研究

细胞可以通过多种机制对机械信号产生感知和应答，典型步骤如下：机械耦合、信号传输、信号转导和细胞反应。机械耦合是通过细胞载荷的传感器完成的，包括整合素受体、离子通道、G 蛋白偶联受体、酪氨酸激酶受体（图 7.4）。它们触发细胞 - 细胞外基质黏附因子的合成，对细胞和基质间的张力比较敏感。

整合素是一类细胞膜蛋白介导的细胞黏附基质（图 7.5），它们为两个跨膜的糖蛋白亚基与细胞外域相互作用形成一个功能性的异质二聚体。

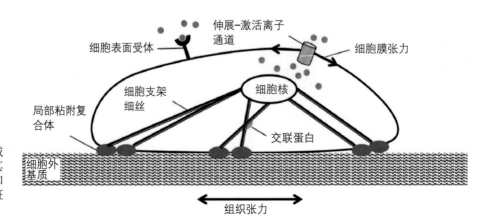

图 7.4 细胞通过感受机械信号产生不同的机制，其中有牵张激活离子通道和细胞骨架成分通过黏着斑连接到基质

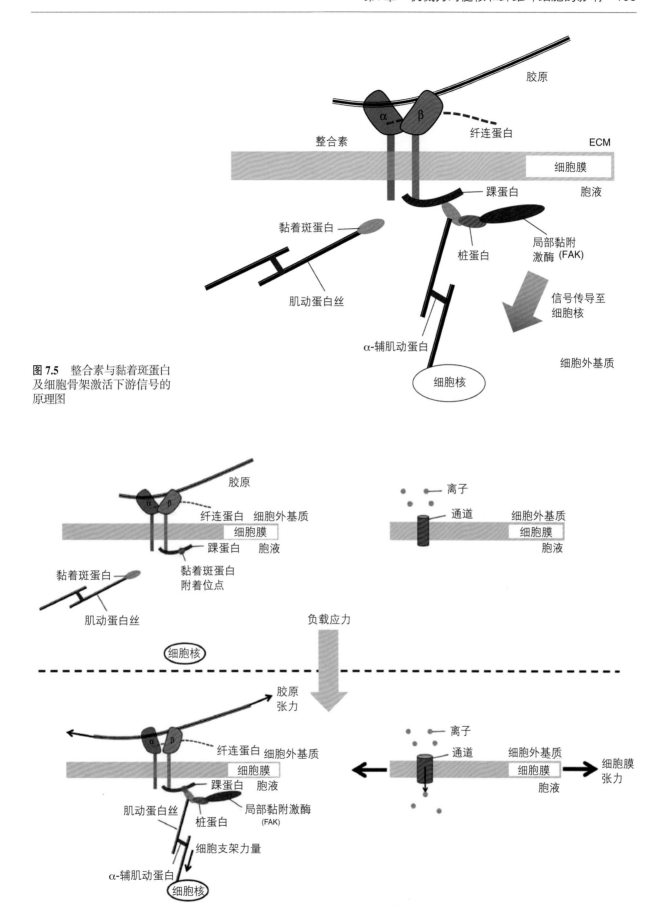

图 7.5　整合素与黏着斑蛋白及细胞骨架激活下游信号的原理图

图 7.6　力传导可以看做是一系列快速的转换事件，被所施加外力激活

整合素连接细胞外基质与细胞骨架，并且能够结合胶原和其他基质中的纤维连接蛋白。这种整合素 / 基质键可受到张力及基质硬度影响，应力负荷越大、基质硬度越高其黏附性能越好（Paszek 等 2005）。这种负荷依赖性的相互作用称为锁扣键（catch bonds）（Friedland 等 2009）。机械负荷可以强化这种细胞和基质间"锁扣键"，介导整合素合成聚集并发展成局部粘连。黏着斑引起的细胞之间收缩力势必会加大机械反应（Sniadecki 和 Chen 2007；Na 等 2008；Wang 等 2008）。这种组织异常及应力依赖的分子构象的展开可以显示结合位点，从而改变整合素与细胞外基质蛋白的联系（如纤维连接蛋白）（Vogel 和 Baneyx 2003）。

椎间盘细胞表达整合素受体受部位和退化程度的影响，具体包括纤连蛋白整合素受体（$\alpha_5\beta_1$ and $\alpha_v\beta_3$）、胶原蛋白整合素受体（$\alpha_5\beta_1$ and $\alpha_v\beta_3$）、层粘连蛋白整合素受体（$\alpha_6\beta_1$ and $\alpha_6\beta_4$）（Nettles 等 2004；Xia 和 Zhou 2008；Chen 等 2009）；层粘连蛋白整合素受体在细胞中更为普遍（Gilchrist 等 2007；Chen 等 2009）。随着椎间盘退变，细胞核内纤连蛋白片段积蓄，触发 $\alpha_5\beta_1$ 整合素的表达上调和细胞外信号调节激酶信号分解代谢（Xia 和 Zhou 2011）。

机械转导发生时，细胞外基质结合细胞骨架，介导细胞内蛋白质构象的变化，改变底物的有效性产生磷酸化效应（Doyle 和 Yamada 2010；del Rio 等 2009）。机械转导也可以通过机械门控离子通道介导。跨膜离子通道能影响细胞的脂质双分子层结构和张力（图 7.6）。当膜的张力增加（如在渗透性肿胀）时，即使在没有直接激活特定化学配体时，它也可以通过改变通道截面积和蛋白质含量来使通道开放（Janmey 和 Kinnunen 2011）。钙可以调节细胞生长和分化、运动活动、细胞间的耦合与细胞凋亡。研究表明，椎间盘细胞通过激活钙离子通道导致细胞内钙短暂变化，从而对机械负荷产生应答。已经证明这种类型的钙信号在调节容量流动时的重要作用，常在低渗或流体介导的剪力中观察到（Elfervig 等 2005）。钙瞬变可能会导致 F- 肌动蛋白的重塑，有利于渗透性应力下细胞体积的重塑。

信号在细胞内部深层传导，主要通过坚硬的细胞骨架微丝［微丝（F- 肌动蛋白）、中间微丝（波形蛋白、细胞角蛋白）和微管纤维］等实现传导，这些细胞器通过局部黏附复合体与半桥粒连接细胞核和细胞外基质的细胞器（Alenghat 和 Ingber 2002）。因为细胞含有连续的细胞骨架，它们表现出整合力学行为，其性能取决于细胞骨架的成分和排列及细胞外基质的相互作用，包括跨膜蛋白、细胞蛋白、亚细胞结构和细胞内的流体体积和组合物（Ingber 2003）。由此可以预见在椎间盘细胞的力学功能显示细胞骨架组成的结构变异。虽然椎间盘细胞表现为整体的黏弹性行为，髓核细胞比纤维环细胞坚硬 3 倍，并且更有黏性（Guilak 等 1999）。

微管在髓核和纤维环细胞及整个细胞质中形成广泛的网格（Li 等 2008），同样，波形蛋白纤维密集分布在髓核和纤维环细胞中并延伸到环形细胞附近（Johnson 和 Roberts 2003；Li 等 2008），髓核细胞也特征性地出现细胞角蛋白中间纤维。髓核和纤维环细胞间纤维的 F- 肌动蛋白的分布也有明显的差异，在细胞核，F- 肌动蛋白定位于细胞膜的点状区域，而在纤维环，与波形蛋白一样更明显，并延伸到细胞突（Errington 等 1998；Bruehlmann 等 2002；Li 等 2008）。

机械应答涉及下游细胞内信号转导与转录。细胞内信号转导可以通过细胞骨架、小分子［第二信使 Ca^{2+}、1,4,5- 三磷酸酶（IP3）、cAMP］、蛋白激酶（局部黏附酶、cSrc、蛋白激酶 C、有丝分裂原活化的蛋白激酶）和转录因子（c-fos, c-jun, c-myc, NF-κB）。

细胞应答通路在不同的时间段发挥作用可以影响细胞频率依赖性的活动（图 7.7）。例如，力能通过激活离子通道或细胞骨架的构象变化引起细胞立即响应（几百毫秒）。相比之下，其他的信号转导途径需要聚合细胞骨架的应力纤维并改变细胞内蛋白质网络，至少要几分钟。还有一些方式可能需要几小时甚至几天来影响细胞骨架和黏附蛋白基因表达，最终改变应力传导途径。因此，这些随时间变化的活动引发信号频率依赖性的转导和细胞功能的信号（Hoffman 等 2011）。受刺激时，特定的信号转导通路需要与所施加外力的时间段匹配。

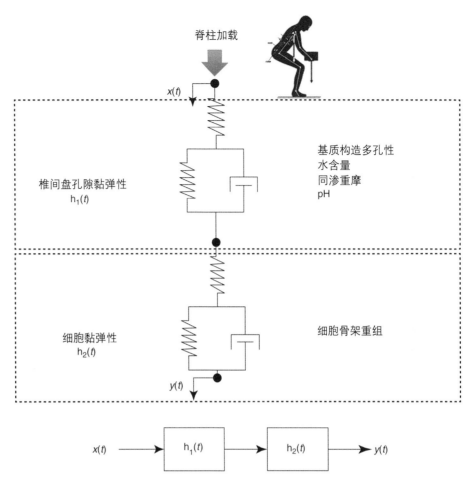

图 7.7 椎间细胞生物力学多重影响的概念图。时间依赖性的细胞应答〔y（t）〕来源于脊柱负荷〔x（t）〕，独立于动态组织和细胞过程，可能分别被转移功能量化〔h_1（t）和 h_2（t）〕

7.3.2 椎间盘细胞对机械影响的反应

　　椎间盘内纤维环和髓核细胞的表型会出现变化，因此，这些细胞被认为对荷载活动有不同的反应。这些差异是由于独立适应脊柱受压时产生的对水压（髓核）和拉伸（纤维环）的空间依赖性。为了促进细胞机械应答的系统研究，已经开发了很多体外试验系统（Brown 等 2010），这允许控制已知输入的应用（应力或张力），所以，可以建立剂量 - 反应函数。在体外生物反应器的研究的变量包括类型、大小、频率、持续时间和机械刺激。

7.3.3 椎间细胞对压力的反应

　　健康的椎间盘髓核成分主要是水，因此，在脊柱受压时承受静水压。出于这个原因，单层（2D）和水凝胶（3D）培养系统已被用于使髓核细胞承受静水压或压缩。髓核细胞通常被认为是类软骨细胞，而纤维环细胞更像成纤维细胞。因此，髓核细胞更喜欢惰性凝胶环境，如藻酸盐或琼脂糖，这也支持球形结构有利于软骨细胞表型稳定的假说（Chen 等 2002）。相反，在单层培养细胞中，髓核细胞扩增时会出现去分化现象，导致 Col2 基因表达显著地下调，表现为纤维化表型及增长加速（Horner 等 2002；Kluba 等 2005；Rastogi 等 2009；Wang 等 2011）。而在 3D 培养中纤维环细胞生存率和形态就要差得多（Horner 等 2002）。

　　关于椎间盘细胞机械应答，由于椎间盘组织来源的不同，使已发表研究对椎间盘细胞机械应答的结论不一致。这些研究结果主要来源于患者的手术标本、小型动物和大型动物。当使用人类细胞研究疾病机制时，如果不依靠大手术量中心将很难完成。同时，由于个体差异和退变相关表型变化，使得研究人类细胞相对复杂（Kluba 等 2009；Gruber 等 2007）。这些因素将导致实验间的差异，并需要更大的样本量以证明其结果具有显著的统计学意义。相比而言，动物组织更容易获得，但具有脊索细胞持续存在的局限性，在青春期人体中脊索细胞消失，但在小鼠、大鼠、兔、猫、猪和狗的整个生命过程中均存在（Risbud 和 等 Shapiro 2011；Hunter 等 2003）。在有些动物的髓核中，与人类年龄相仿时，可观察到脊索细胞转化成类软骨细胞，这些动物主要包括牛、马、羊和狗（Minogue 等 2009）。因此也不奇怪，椎间盘细胞物种差异性已有报道，特别是当涉及脊索组织或非脊索组织时（Miyazaki 等 2009）。牛尾可能是体外研究最好的例子，因为它们有不含脊索细胞的髓核，并且获得大量的牛尾非常容易和便宜。关于动物椎间盘不同参数研究的详细讨论见第 18 章。

静水压力最常用来研究椎间盘细胞应答压缩载荷（Hutton 等 2001；Liu 等 2007；Kasra 等 2003；Wenger 等 2005；Reza 和 Nicill 2008），另外一些使用限制或非限制的 3D 凝胶 / 细胞来代替。为了简化后来的测试，加载压板往往在控制位移时操作，使压缩张力成为独立的测试变量，而不是压缩力（Chen 等 2004；Korecki 等 2009；Fernando 等 2003；Salvatierra 等 2011；Wang 等 2011）。请注意，在第 22 章，更多的关于椎间盘生物反应器选择的研究细节将被讨论。

在体外，加载参数主要从研究人类椎间盘来获得有价值的数据。例如，人体研究表明由于躯体内在共振频率，一定的加载频率可能对人体有害（4～6Hz；Wilder 和 Pope 1996；Kumar 等 1999）。由于直立的姿势，重力荷载和日常生活的静态或低频（1Hz）的压力也用来研究人类椎间盘与四足动物椎间盘退变时的差异（Lotz 等 1999）。因此，体外细胞应答研究是从静态到 20 Hz 的一个很宽的负荷频率范围（表 7.1）。

椎间盘是一种身体中高负载的组织，一直在承受 2MPa 范围内的压缩力，极端活动时能达到 3MPa（Ranu 1990；Wilke 等 1999）。每日的波动可能有意义，例如，睡眠过程中压力下降到

表 7.1 椎间细胞功能的体外实验研究

细胞类型	细胞来源	培养基质	加载	频率（Hz）	持续时间	参考文献
AF	猪	藻朊酸盐	1～3MPa	0.5	3h	Wenger et al.（2005）
NP	鼠	藻朊酸盐	10kPa, 20% 张力	0.5	1h	Wang et al.（2011）
AF, NP	猪	琼脂糖	15% 张力	2	4h	Salvatierra et al.（2011）
IAF, OAF	牛	聚乙交丙脂	5MPa	0.5	4h/day, 3～14 days	Reza and Nicoll（2008）
NP	人，牛	Col1	0.25 and 2.5MPa	0.1	1h, 24h	Neidlinger-Wilke et al.（2009）
NP	人，牛	Col1	0.25, 2.5MPa	0.1	24 h	Neidlinger-Wilke et al.（2006）
AF, NP	人	组织	0.1, 0.3, 3MPa	静态	2 h	Liu et al.（2001）
AF, NP	人	藻朊酸盐	0.35～0.95MPa	1	2 h	Le Maitre et al.（2009）
AF, NP	猪，牛	藻朊酸盐	2%～12% 张力	3	2h/day, 7days	Korecki et al.（2009）
AF, NP	兔	藻朊酸盐（NP）	0～3MPa	1～20	30min/day, 3days	Kasra et al.（2003）
AF, NP	猪	藻朊酸盐	1MPa	1, 3, 5, 8, 10	30min/day, 3days	Kasra et al.（2006）
AF, NP	犬	藻朊酸盐	0.35, 0.1MPa	静态	9days	Hutton et al.（2001）
IAF, OAF, NP	人	组织	0.3, 3.0MPa	静态	2h	Handa et al.（1997）
NP	兔	藻朊酸盐	0.7, 2, 4MPa	静态	4, 24h	Sowa et al.（2011a）
AF, NP	猪	琼脂糖	15% 张力	静态, 0.1 和 1	4h	Fernando et al.（2011）
AF, NP	猪	藻朊酸盐	25% 张力	静态	2, 18, 30 h	Chen et al.（2004）

AF 环状纤维，NP 髓核，IAF 内纤维环，OAF 外纤维环

0.1MPa，安静站立时为 0.5MPa（Wilke 等 1999）。因此，在体外实验时施加的压力范围从大气压（自由膨胀控制条件）到最高时的 5MPa。

椎间盘细胞的压力应答依赖于幅度、频率、持续时间和加载，一般来说，体外研究表明生理压力的载荷（<1MPa 级、<3Hz 的频率和 <24 小时持续时间）是合成代谢的，而在此范围之外的压力则是分解代谢的。对于髓核和纤维环细胞，低压力（0.2~1MPa）倾向于增加合成基质（胶原蛋白1、聚蛋白聚糖、二聚糖、核心蛋白聚糖、光蛋白聚糖、纤调蛋白、纤连蛋白）基因（Chen 等 2004；Wenger 等 2005；Sowa 等 2011b；Wang 等 2011）和抑制酶（TIMP1）（Handa 等 1997；Sowa 等 2011a, b）的表达，导致分解代谢因素（MPPs、iNOS、Cox2）的减少（Sowa 等 2011b）。相反，高压力（1~4MPa）趋于降低合成代谢基因的表达，增加分解代谢（MPP-1、MPP-3、MPP-13）（Handa 等 1997；Neidlinger-Wilke 等 2006；Le Maitre 等 2009）和炎症相关因子（Cox2、iNOS）（Sowa 等 2011b）。

在加载频率为 3~5Hz 范围内，髓核细胞减少蛋白多糖和胶原蛋白的合成，增加蛋白多糖降解（Kasra 等 2003, 2006；Korecki 等 2009）。这个频率的影响可能与年龄有关，年轻和成熟的椎间盘细胞在 3Hz 以下的频率表现出相反的趋势（Korecki 等 2009）。同样，静态压缩载荷持续 24 小时，分解代谢和促炎症反应占主导地位（Sowa 等 2011b）。

以上提到的许多信号转导机制在这些压力引导行为中被提及。压缩力能触发细胞体积调节机制。例如，当椎间盘细胞承受渗透压时，钙信号和肌动蛋白细胞骨架元素在重建内稳态上起重要作用（Pritchard 和 Guilak, 2009）。细胞骨架的重要性也可以通过 RGD 抑制肽的暴露使蛋白多糖表达引起的载荷减少而观察到（Le Maitre 等 2009）。整合素的作用是连接细胞骨架和细胞外基质，这个最新的观察进一步支持了细胞骨架在信号转导中的重要性。此外，细胞膜水通道蛋白已经在椎间盘细胞被确定，被认为是另一个细胞体积调控的重要机制，可受静水压力刺激（Richardson 等 2008；Haudensichild 等 2009）。

其他生物活性因素也被认为对椎间盘细胞压力反应非常重要。静水压力靠椎间盘细胞产生一氧化氮（NO）（Salvatierra 等 2011）。NO 是一个寿命短暂的分子，产生于瓜氨酸的一氧化氮合酶（NOS）（Mitchell 等 1997）。NO 已知能抑制丙酮酸在糖酵解时有氧氧化，可调节线粒体呼吸（Fernando 等 2011；Salvatierra 等 2011）。细胞产生的 NO 可抑制蛋白多糖的合成（Liu 等 2001）。

7.3.4 椎间盘细胞对拉伸的反应

一般来说，当健康椎间盘的外层纤维环包含受压的髓核时将在平面上延伸（Shirazi-Adl 等 1984），纤维环延伸的程度取决于体内产生的载荷弯曲延伸的程度，接近 4% 的应变，或高达 6%（Stokes 等 1987）。纤维环内稳态拉伸的重要性已经被 Hayes 等完美地展示，在其发展过程中，由髓核产生的压力引发纤维环内的应力纤维形成，最终成为复杂的层状结构（Hayes 等 1999）。为了模仿体外的过程，几个实验系统已经被描述（Brown 等 2000）。最常见的系统是 Flexercell（Vande Geest 等 2004），此系统将细胞控制在可变形的培养板内。应变模式、幅度、波形、频率和工作周期可以控制从而允许较大范围的参数研究。此外，这些培养板可以被基质蛋白覆盖，如胶原、层粘连蛋白，以便更好地模拟体内细胞/基质的相互作用。细胞伸展由真空压力产生，可以使不同型号的基物变形，并允许选择单轴和双轴两种条件。当系统被优化为均匀性张力后，张力范围的变量，特别是在细胞膜不支持的部分应给予识别（Gilbert 等 1994；Vande Geest 等 2004）。

椎间盘细胞对伸展强度、持续时间和周期长短很敏感（表 7.2）。持续周期性拉伸（CCS）在低量级（1%）和生理频率（1Hz）施加在纤维环细胞超过 24 小时时仍可保持内环境稳定（Rannou 等 2003）。不过，随着张力（5%~18%）和时间（超过 4~6h）的增加，髓核细胞对此的反应转换为分解性代谢（蛋白多糖产生减少、NO 增加、Cox2 和 MMP3 基因表达）（Rannou 等 2003；Sowa 等 2011a）。对于兔髓核细胞，持续周期性拉伸（10% 张力、0.5Hz）在 1~2 天内在增加细胞增殖和胶原蛋白的产生方面的作用是明

表 7.2 椎间细胞伸展功能的体外实验研究

细胞类型	细胞来源	基质	伸展	频率（Hz）	持续时间	参考文献
AF	兔	Col1	3, 6, 8 %	0.1, 0.5, 1	4, 24 h	Sowa et al.（2011 b）
AF, NP	人	Col1	10 %	1	1 2 h/day, 7 days	Hee et al.（2010）
AF, NP	鼠	Col1	20 %	0.05	48 h	Miyamoto et al.（2006）
AF	兔，人		0.1 G 振动	6	up to 1 h	Yamazaki et al.（2003
AF	鼠		6 %	0.05	4 h	Sowa andAgarwal（2008）
AF	兔	Col1	1, 5 %	1	0.5, 24 h	Rannou et al.（2003）
AF	人		10 %	0.33, 1	0.3 h	Gilbert et al.（2010）
NP	兔		10 %	0.5	8 days	Matsumoto et al.（1999）
AF	人		10 %	1	0.3 h	Gilbert et al.（2011）

AF 纤维环，NP 髓核

显的，但在 4 ~ 8 天就失去了这种合成代谢作用（Matsumoto 等 1999）。持续周期性拉伸的作用从合成代谢转变为分解代谢的原因可能是由于疲劳：细胞不能产生生物合成过程中必要的能量。例如，Yamazaki 等证实了纤维环细胞经历连续振动后，早期能增加静息状态下 ATP 的产生，但这只是暂时的，15 分钟后变为抑制 ATP 的产生（Yamazaki 等 2003）。因此，与无张力的对照组相比，当张力周期为每天 2 次，每次 2 小时的时候，5% 的张力可以在 2 周内保持胶原和蛋白多糖的产生（Hee 等 2010）。张力增加到 10% 时可增加细胞增殖，导致胶原蛋白的产生增长了 25%。

载荷频率也会影响细胞对拉伸的反应，Gilbert 等使人纤维环细胞承受 20 分钟、0.33Hz 或 1Hz 的 10% 拉伸（Gilbert 等 2010）。对于健康的椎间盘细胞，1Hz 刺激能维持胶原和蛋白聚糖基因的表达，然而当频率改变到 0.33Hz 时有一个向分解代谢的转变趋势。一项兔的成纤维细胞对拉伸依赖频率的应答已有报道，1Hz 的刺激在 4 小时后能增加 MMP-3 基因的表达，而 TIMP-1 在 0.1Hz 和 0.5Hz 负荷下表达下调（Sowa 等 2011a）。

因为椎间盘退变性疼痛的发生与升高的细胞因子水平有关，有几项研究已经质疑细胞对拉伸的反应是否通过促炎症细胞因子调节。Miyamoto 等在培养基中对大鼠髓核和纤维环细胞施加持续周期性拉伸（20% 张力、0.05Hz，48 小时），并分为培养基中添加或不添加炎症因子（10 ng/ml IL-1β 或 TNF-α）两组（Miyamoto 等 2006）。他

们的数据表明，单独的拉伸作用和细胞因子作用在产生炎症介质（前列腺素 E2，PGE2）方面具有可比性，重要的是，当两者结合应用时协同作用显著增长，在纤维环细胞中此效果更明显，且与 COX-2（PGE2 细胞产生的限速酶）基因表达相关。然而，也有证据表明，持续周期性拉伸对炎症因子引起的分解代谢具有抑制作用。Sowa 等报道了在检测炎症细胞反应的其他基因时，持续周期性拉伸（6% 张力、0.05Hz，4 小时）使 IL-1 诱导的几种炎症因子（iNOS、TNF-a、MMII-3、MMII-13）表达量下降 50%（Sowa 和 Agarwal 2008）。与此结果类似的是，Gilbert 等报道，应用细胞因子抑制剂（IL-1Ra 或 IL-4RAb）之后，持续周期性拉伸（10% 张力、1Hz，1 小时）对人纤维环细胞的抗分解代谢作用（抑制 MMP 和 ADAMTS 表达）消失（Gilbert 等 2010）。

7.4 总结

信息被以一个时间依赖性的方式编码在细胞膜受体和细胞骨架的构象之上，这些变化可以由细胞和基质的刚度、基质的变形和渗透压的相对差异引起，并伴随炎症和其他可溶性分子调整的应答反应。从器官和细胞水平的研究数据显示最佳的载荷方案是可能的，因为过大的和过小的压力 / 伸展反应都是具有分解代谢效应的。与临床观察结果一致的是：椎间盘在长期不活动或过度活动的情况下损伤率均会有所增加，导致椎间盘

对载荷应答的一个 U 形分布（Lotz 2011；Panel on Musculoskeletal Disorders and the Workplace 2011）。客观地说，对于预防和治疗而言，定义这样的幅度参数都是有益的。鉴于幅度、频率和持续时间对细胞应答都有影响，将这些变量结合为一个单一的参数会很有价值（Garder 2000）。剂量 - 应答关系可能更容易比较并最终应用于人体组织。

我们希望通过本综述可以清楚地展示人们在组织水平上研究机械生物原理及在细胞机械生物现象中投入了相当大的努力。然而，对这两个水平之间的定量联系的了解还相对较少。其主要原因是由于基质结构功能和性质的复杂性及变性基质对细胞功能的影响（Bruehlmann 等 2004a, b）。例如，整个椎间盘组织的原位可视化研究表明，对高度有序的胶原组织施加 8% 的应力导致的位移可以产生 1% 沿胶原纤维应力和大约 4% 纤维间的应力（Screen 等 2004）。这种分布表明，细胞可能会经历一个小程度的伸长和较大的切力，这要比组织水平的变化大。此外，椎间盘的压力梯度也导致组织间液流出组织边界。Wang 等（2011）发现不成熟的髓核细胞对流体的剪切力很敏感。流体介导的剪切力目前还不完全清楚，但也有可能是细胞功能的重要决定因素。虽然目前已获得组织和细胞水平广泛的生物力学数据，仍然需要开发数学 / 计算模型连接组织 / 细胞动态应答来解释在两个水平观察到的现象。

仍需要进行更多的机械理论研究来定义疾病激活通路的机制，从而进行药物的干预。除了上面所讨论过的这些通路，最近的研究表明椎间盘细胞可以通过替代机制转导机械信号。例如，质膜内陷形成的小窝富含胆固醇，其主要成分是微囊蛋白 -1 和微囊蛋白 -2（Sinha 等 2011）。细胞体积或长度急速增加导致小窝的迅速较少，同时，酪氨酸磷酸化触发膜介导的机械应答（Alenghat 和 Ingber 2002）。质膜微囊能缓冲细胞膜压力和渗压震扰的波动，以致质膜微囊缓冲细胞膜张力的丧失（Parton 和 Simons 2007）。最近，发现微囊蛋白 -1 存在于髓核细胞中，其表达随年龄增加而减少（Heathfield 等 2008）。这些结果表明，质膜微囊可能参与髓核细胞对静压压力的应答。

椎间盘机械应答机制另一个可能的重要组成部分是多糖 - 蛋白质复合物（Fuster 和 Esko 2005）。多糖可以作为细胞膜结合的糖复合物，介导细胞的黏附以及其他细胞内的信号转导事件。多糖 - 蛋白质复合物是细胞外基质的组成部分，也就是硫酸软骨素，已在软骨细胞及髓核细胞中被观察到（Roberts 等 1991；Chang 和 Poole 1997）。髓核中存在的硫酸软骨素被认为是一种退变表型指标（Ciapetti 等 2012）。最近，多糖 - 蛋白质复合物已被证明有助于维持细胞外基质的硬度，介导复合振动，还有整合素聚集和信号转导（Paszek 等 2009）。与多糖 - 蛋白质复合物细胞周围基质刚度一样，细胞外基质的刚度能通过激活整合素介导的 TGF-β、异源二聚化以及整合素和 TGF-β 受体间的信号，或 TAZ（转录共激活因子 PDZ 结合基序）的活性影响细胞行为。TAZ 是一种转录辅助调节因子，它是刚度感应和 TGF-β 的常见效应器（Dupont 等 2011；Hinz 2009）。

最终，机械生物学的理论应用于临床需要跨学科的团队合作，包括临床医生、外科医生、生物学家和生物工程学家的共同合作。通过这种方式，不同类型的证据与理论，与临床和基础的研究方案才可以最有效地联系起来。

7.5 本章要点总结

- 脊柱载荷是渗透到椎间盘内的静水压和平面剪切力。
- 椎间盘基质性质是黏弹性的，所以细胞外环境是随时间而变化的。
- 组织微环境中信号细胞通过耦合作用和生化因子来动态调节细胞外基质。
- 微环境因子包括 pH、生长因子、营养浓度、渗透压、流体流动和细胞外基质的硬度和构象。
- 椎间盘细胞对机械刺激的反应通过四个步骤：机械基质耦合，机械力传导或转换成化学信号，细胞内信号传输，最终的细胞应答。
- 基质和细胞的应答通路在不同的时间段上发挥功能，而椎间盘 / 细胞的复合材料能像一个带通滤波器一样工作。
- 髓核细胞对压力的反应依赖于幅度、频率、持续时间。生理压力（< 1MPa 级、< 3Hz 的频

率和＜ 24 小时持续时间）的载荷是合成代谢的，而在此范围之外的压力则是分解代谢的。

- 纤维环细胞在低幅度（＜ 1% 压力）的环状切力和生理频率（1Hz）下能进行 1 ~ 2 天的合成代谢。

- 细胞的反应随不同的物种而变化，退化的部分基质和炎症因子会导致其显著的改变。

（刘 铁 译 海 涌 审校）

参考文献

Adams M, Hutton W (1983) The effect of posture on the fluid content of lumbar intervertebral discs. Spine 8(6):665–671

Adams MA, Dolan P et al (1990) Diurnal changes in spinal mechanics and their clinical significance. J Bone Joint Surg Br 72-B(2):266–270

Adams MA, McNally DS et al (1996) 'Stress' distributions inside intervertebral discs. The effects of age and degeneration. J Bone Joint Surg Br 78(6):965–972

Alenghat FJ, Ingber DE (2002) Mechanotransduction: all signals point to cytoskeleton, matrix, and integrins. Sci STKE 2002(119):pe6

Ayotte DC, Ito K et al (2000) Direction-dependent constriction flow in a poroelastic solid: the intervertebral disc valve. J Biomech Eng 122(6):587–593

Bass EC, Duncan NA et al (1997) Frozen storage affects the compressive creep behavior of the porcine intervertebral disc. Spine 22(24):2867–2876

Boxberger JI, Auerbach JD et al (2008) An in vivo model of reduced nucleus pulposus glycosaminoglycan content in the rat lumbar intervertebral disc. Spine (Phila Pa 1976) 33(2):146–154

Broberg KB, von Essen HO (1980) Modeling of intervertebral discs. Spine 5(2):155–167

Brown TD (2000) Techniques for mechanical stimulation of cells in vitro: a review. J Biomech 33(1):3–14

Bruehlmann SB, Rattner JB et al (2002) Regional variations in the cellular matrix of the annulus fibrosus of the intervertebral disc. J Anat 201(2):159–171

Bruehlmann SB, Hulme PA et al (2004a) In situ intercellular mechanics of the bovine outer annulus fibrosus subjected to biaxial strains. J Biomech 37(2):223–231

Bruehlmann SB, Matyas JR et al (2004b) ISSLS prize winner: Collagen fibril sliding governs cell mechanics in the anulus fibrosus: an in situ confocal microscopy study of bovine discs. Spine (Phila Pa 1976) 29(23):2612–2620

Carter DR, Beaupre GS (2001) Skeletal function and form. Cambridge University Press, New York

Cassidy JJ, Hiltner A et al (1989) Hierarchical structure of the intervertebral disc. Connect Tissue Res 23(1):75–88

Chang J, Poole CA (1997) Confocal analysis of the molecular heterogeneity in the pericellular microenvironment produced by adult canine chondrocytes cultured in agarose gel. Histochem J 29(7):515–528

Chen J, Baer AE et al (2002) Matrix protein gene expression in intervertebral disc cells subjected to altered osmolarity. Biochem Biophys Res Commun 293(3):932–938

Chen J, Yan W et al (2004) Static compression induces zonal-specific changes in gene expression for extracellular matrix and cytoskeletal proteins in intervertebral disc cells in vitro. Matrix Biol 22(7):573–583

Chen J, Jing L et al (2009) Expression of laminin isoforms, receptors, and binding proteins unique to nucleus pulposus cells of immature intervertebral disc. Connect Tissue Res 50(5):294–306

Chin JR, Court C et al (1999) Compression-induced apoptosis in the mouse intervertebral disc is time and stress dependent. 45th annual meeting, Orthopaedic Research Society, Anaheim

Ching CT, Chow DH et al (2003) The effect of cyclic compression on the mechanical properties of the inter-vertebral disc: an in vivo study in a rat tail model. Clin Biomech (Bristol, Avon) 18(3):182–189

Ching CT, Chow DH et al (2004) Changes in nuclear composition following cyclic compression of the intervertebral disc in an in vivo rat-tail model. Med Eng Phys 26(7):587–594

Ciapetti G, Granchi D et al (2012) Ex vivo observation of human intervertebral disc tissue and cells isolated from degenerated intervertebral discs. Eur Spine J 21(1):10–19

Costi JJ, Hearn TC et al (2002) The effect of hydration on the stiffness of intervertebral discs in an ovine model. Clin Biomech (Bristol, Avon) 17(6):446–455

Court C, Colliou OK et al (2001) The effect of static in vivo bending on the intervertebral disc. Spine J 1(4):239–245

Court C, Chin JR et al (2007) Biological and mechanical consequences of transient intervertebral disc bending. Eur Spine J 16(11):1899–1906

del Rio A, Perez-Jimenez R et al (2009) Stretching single talin rod molecules activates vinculin binding. Science 323(5914):638–641

Doyle AD, Yamada KM (2010) Cell biology: sensing tension. Nature 466(7303):192–193

Dupont S, Morsut L et al (2011) Role of YAP/TAZ in mechanotransduction. Nature 474(7350):179–183

Elfervig MK, Minchew JT et al (2001) IL-1beta sensitizes intervertebral disc annulus cells to fluid-induced shear stress. J Cell Biochem 82(2):290–298

Errington RJ, Puustjarvi K et al (1998) Characterisation of cytoplasm-filled processes in cells of the intervertebral disc. J Anat 192(Pt 3):369–378

Fernando HN, Czamanski J et al (2011) Mechanical loading affects the energy metabolism of intervertebral disc cells. J Orthop Res 29(11):1634–1641

Friedland JC, Lee MH et al (2009) Mechanically activated integrin switch controls alpha5beta1 function. Science 323(5914):642–644

Fuster MM, Esko JD (2005) The sweet and sour of cancer: glycans as novel therapeutic targets. Nat Rev Cancer 5(7):526–542

Gabai AS, Yew AG et al (2007) Distraction helps maintain transient disc mechanical behavior before exertion. 34th annual meeting of the International Society for the Study of the Lumbar Spine, Hong Kong

Garbutt G, Boocock MG et al (1990) Running speed and spinal shrinkage in runners with and without low back pain. Med Sci Sports Exerc 22(6):769–772

Gardner SN (2000) A mechanistic, predictive model of dose–response curves for cell cycle phase-specific and -nonspecific drugs. Cancer Res 60(5):1417–1425

Gilbert JA, Weinhold PS et al (1994) Strain profiles for circular cell culture plates containing flexible surfaces employed to mechanically deform cells in vitro. J Biomech 27(9):1169–1177

Gilbert HT, Hoyland JA et al (2010) The response of human anulus fibrosus cells to cyclic tensile strain is frequency-dependent and altered with disc degeneration. Arthritis Rheum 62(11):3385–3394

Gilbert HT, Hoyland JA et al (2011) The involvement of interleukin-1 and interleukin-4 in the response of human annulus fibrosus cells to cyclic tensile strain: an altered mechanotransduction pathway with degeneration. Arthritis Res Ther 13(1):R8

Gilchrist CL, Chen J et al (2007) Functional integrin subunits regulating cell-matrix interactions in the intervertebral disc. J Orthop Res 25(6):829–840

Gruber HE, Ingram JA et al (2007) Senescence in cells of the aging and degenerating intervertebral disc: immunolocalization of senescence-associated beta-galactosidase in human and sand rat discs. Spine 32(3):321–327

Guilak F, Ting-Beall HP et al (1999) Viscoelastic properties of intervertebral disc cells. Identification of two biomechanically distinct cell populations. Spine (Phila Pa 1976) 24(23):2475–2483

Han SM, Lee SY et al (2001) Disc hydration measured by magnetic resonance imaging in relation to its compressive stiffness in rat models. Proc Inst Mech Eng H 215(5):497–501

Handa T, Ishihara H et al (1997) Effects of hydrostatic pressure on matrix synthesis and matrix metalloproteinase production in the human lumbar intervertebral disc. Spine 22(10):1085–1091

Haudenschild AK, Hsieh AH et al (2009) Pressure and distortion regulate human mesenchymal stem cell gene expression. Ann Biomed Eng 37(3):492–502

Hayes AJ, Benjamin M et al (1999) Role of actin stress fibres in the development of the intervertebral disc: cytoskeletal control of extracellular matrix assembly. Dev Dyn 215(3):179–189

Hayes AJ, Benjamin M et al (2001) Extracellular matrix in development of the intervertebral disc. Matrix Biol 20(2):107–121

Heathfield SK, Le Maitre CL et al (2008) Caveolin-1 expression and stress-induced premature senescence in human intervertebral disc degeneration. Arthritis Res Ther 10(4):R87

Hee HT, Zhang J et al (2010) Effects of cyclic dynamic tensile strain on previously compressed inner annulus fibrosus and nucleus pulposus cells of human intervertebral disc-an in vitro study. J Orthop Res 28(4):503–509

Hickey DS, Hukins DWL (1980) Relation between the structure of the annulus fibrosus and the function and failure of the intervertebral disc. Spine 5(2):106–116

Hinz B (2009) Tissue stiffness, latent TGF-beta1 activation, and mechanical signal transduction: implications for the pathogenesis and treatment of fibrosis. Curr Rheumatol Rep 11(2):120–126

Hoe A, Atha J et al (1994) Stature loss from sustained gentle body loading. Ann Hum Biol 21(2):171–178

Hoffman BD, Crocker JC (2009) Cell mechanics: dissecting the physical responses of cells to force. Annu Rev Biomed Eng 11:259–288

Hoffman BD, Grashoff C et al (2011) Dynamic molecular processes mediate cellular mechanotransduction. Nature 475(7356):316–323

Holzapfel GA, Schulze-Bauer CA et al (2005) Single lamellar mechanics of the human lumbar anulus fibrosus. Biomech Model Mechanobiol 3(3):125–140

Horner HA, Roberts S et al (2002) Cells from different regions of the intervertebral disc: effect of culture system on matrix expression and cell phenotype. Spine 27(10):1018–1028

Hsieh AH, Lotz JC (2003) Prolonged spinal loading induces matrix metalloproteinase-2 activation in intervertebral discs. Spine 28(16):1781–1788

Hsieh AH, Wagner DR et al (2005) Dependence of mechanical behavior of the murine tail disc on regional material properties: a parametric finite element study. J Biomech Eng 127(7):1158–1167

Hsieh AH, Hwang D et al (2009) Degenerative anular changes induced by puncture are associated with insufficiency of disc biomechanical function. Spine (Phila Pa 1976) 34(10):998–1005

Hunter CJ, Matyas JR et al (2003) The notochordal cell in the nucleus pulposus: a review in the context of tissue engineering. Tissue Eng 9(4):667–677

Hutton WC, Elmer WA et al (2001) Do the intervertebral disc cells respond to different levels of hydrostatic pressure? Clin Biomech (Bristol, Avon) 16(9):728–734

Hwang D, Gabai AS et al (2012) Role of load history in intervertebral disc mechanics and intradiscal pressure generation. Biomech Model Mechanobiol 11(1–2):95–106

Iatridis JC, Mente PL et al (1999) Compression-induced changes in intervertebral disc properties in a rat tail model. Spine 24(10):996–1002

Ingber DE (2003) Mechanobiology and diseases of mechanotransduction. Ann Med 35(8):564–577

Janmey PA, Kinnunen PK (2006) Biophysical properties of lipids and dynamic membranes. Trends Cell Biol 16(10):538–546

Johnson WE, Roberts S (2003) Human intervertebral disc cell morphology and cytoskeletal composition: a preliminary study of regional variations in health and disease. J Anat 203(6):605–612

Kasra M, Goel V et al (2003) Effect of dynamic hydrostatic pressure on rabbit intervertebral disc cells. J Orthop Res 21(4):597–603

Kasra M, Merryman WD et al (2006) Frequency response of pig intervertebral disc cells subjected to dynamic hydrostatic pressure. J Orthop Res 24(10):1967–1973

Kluba T, Niemeyer T et al (2005) Human anulus fibrosis and nucleus pulposus cells of the intervertebral disc: effect of degeneration and culture system on cell phenotype. Spine 30(24):2743–2748

Koeller W, Funke F et al (1984) Biomechanical behavior of human intervertebral discs subjected to long lasting axial loading. Biorheology 21(5):675–686

Korecki CL, Kuo CK et al (2009) Intervertebral disc cell response to dynamic compression is age and frequency dependent. J Orthop Res 27(6):800–806

Kumar A, Varghese M et al (1999) Effect of whole-body vibration on the low back. A study of tractor-driving farmers in north India. Spine (Phila Pa 1976) 24(23):2506–2515

Le Maitre CL, Frain J et al (2009) Altered integrin mechanotransduction in human nucleus pulposus cells derived from degenerated discs. Arthritis Rheum 60(2):460–469

Leatt P, Reilly T et al (1986) Spinal loading during circuit weight-training and running. Br J Sports Med 20(3):119–124

Leivseth G, Drerup B (1997) Spinal shrinkage during work in a sitting posture compared to work in a standing posture. Clin Biomech (Bristol, Avon) 12(7–8):409–418

Li S, Duance VC et al (2008) Zonal variations in cytoskeletal element organization, mRNA and protein expression in the intervertebral disc. J Anat 213(6):725–732

Liu GZ, Ishihara H et al (2001) Nitric oxide mediates the change of proteoglycan synthesis in the human lumbar intervertebral disc in response to hydrostatic pressure. Spine 26(2):134–141

Lotz JC (2004) Animal models of intervertebral disc degeneration: lessons learned. Spine 29(23):2742–2750

Lotz JC (2011) Load and the spine. How does the Goldilocks principle apply? Spine J 11(1):44–45

Lotz JC, Chin JR (2000) Intervertebral disc cell death is dependent on the magnitude and duration of spinal loading. Spine 25(12):1477–1483

Lotz JC, Colliou OK et al (1998) Compression-induced degeneration of the intervertebral disc: an in vivo mouse model and finite-element study. Spine 23(23):2493–2506

Lotz JC, Hadi T et al (2008) Anulus fibrosus tension inhibits degenerative structural changes in lamellar collagen. Eur Spine J 17(9):1149–1159

Maclean JJ, Lee CR et al (2004) Anabolic and catabolic mRNA levels of the intervertebral disc vary with the magnitude and frequency of in vivo dynamic compression. J Orthop Res 22(6):1193–1200

MacLean JJ, Lee CR et al (2005) The effects of short-term load duration on anabolic and catabolic gene expression in the rat tail intervertebral disc. J Orthop Res 23(5):1120–1127

Marchand F, Ahmed AM (1990) Investigation of the laminate structure of lumbar disc anulus fibrosus. Spine 15(5):402–410

Matsumoto T, Kawakami M et al (1999) Cyclic mechanical stretch stress increases the growth rate and collagen synthesis of nucleus pulposus cells in vitro. Spine 24(4):315–319

McGill SM, van Wijk MJ et al (1996) Studies of spinal shrinkage to evaluate low-back loading in the workplace. Ergonomics 39(1):92–102

Minogue BM, Richardson SM et al (2010) Transcriptional profiling of bovine intervertebral disc cells: implications for identification of normal and degenerate human intervertebral disc cell phenotypes. Arthritis Res Ther 12(1):R22

Mitchell JA, Williams FM et al (1997) Role of nitric oxide in the dilator actions of capsaicin-sensitive nerves in the rabbit coronary circulation. Neuropeptides 31(4):333–338

Miyamoto H, Doita M et al (2006) Effects of cyclic mechanical stress on the production of inflammatory agents by nucleus pulposus and anulus fibrosus derived cells in vitro. Spine (Phila Pa 1976) 31(1):4–9

Miyazaki T, Kobayashi S et al (2009) A phenotypic comparison of proteoglycan production of intervertebral disc cells isolated from rats, rabbits, and bovine tails; which animal model is most suitable to study tissue engineering and biological repair of human disc disorders? Tissue Eng Part A 15(12):3835–3846

Na S, Collin O et al (2008) Rapid signal transduction in living cells is a unique feature of mechanotransduction. Proc Natl Acad Sci U S A 105(18):6626–6631

Neidlinger-Wilke C, Wurtz K et al (2006) Regulation of gene expression in intervertebral disc cells by low and high mechanical pressure. Eur Spine J 15(Suppl 3):S372–S378

Neidlinger-Wilke C, Liedert A et al (2009) Mechanical stimulation alters pleiotrophin and aggrecan expression by human intervertebral disc cells and influences their capacity to stimulate endothelial migration. Spine (Phila Pa 1976) 34(7):663–669

Nelson CM, Jean RP et al (2005) Emergent patterns of growth controlled by multicellular form and mechanics. Proc Natl Acad Sci U S A 102(33):11594–11599

Nettles DL, Richardson WJ et al (2004) Integrin expression in cells of the intervertebral disc. J Anat 204(6):515–520

Niosi CA, Oxland TR (2004) Degenerative mechanics of the lumbar spine. Spine J 4(6 Suppl):202S–208S

Oegema TR Jr, Johnson SL et al (2000) Fibronectin and its fragments increase with degeneration in the human intervertebral disc. Spine 25(21):2742–2747

Panel on Musculoskeletal Disorders and the Workplace, C. o. B. a. S. S. a. E., National Research Council (2001) Musculoskeletal disorders and the workplace. National Academy Press, Washington, DC

Parton RG, Simons K (2007) The multiple faces of caveolae. Nat Rev Mol Cell Biol 8(3):185–194

Paszek MJ, Zahir N et al (2005) Tensional homeostasis and the malignant phenotype. Cancer Cell 8(3):241–254

Paszek MJ, Boettiger D et al (2009) Integrin clustering is driven by mechanical resistance from the glycocalyx and the substrate. PLoS Comput Biol 5(12):e1000604

Patwardhan AG, Havey RM et al (1999) A follower load increases the load-carrying capacity of the lumbar spine in compression. Spine (Phila Pa 1976) 24(10):1003–1009

Patwardhan AG, Havey RM et al (2000) Load-carrying capacity of the human cervical spine in compression is increased under a follower load. Spine (Phila Pa 1976) 25(12):1548–1554

Patwardhan AG, Havey RM et al (2003) Effect of compressive follower preload on the flexion-extension response of the human lumbar spine. J Orthop Res 21(3):540–546

Pflaster DS, Krag MH et al (1997) Effect of test environment on intervertebral disc hydration. Spine (Phila Pa 1976) 22(2):133–139

Pritchard S, Guilak F (2004) The role of F-actin in hypo-osmotically induced cell volume change and calcium signaling in anulus fibrosus cells. Ann Biomed Eng 32(1):103–111

Race A, Broom ND et al (2000) Effect of loading rate and hydration on the mechanical properties of the disc. Spine (Phila Pa 1976) 25(6):662–669

Rannou F, Richette P et al (2003) Cyclic tensile stretch modulates proteoglycan production by intervertebral disc annulus fibrosus cells through production of nitrite oxide. J Cell Biochem 90(1):148–157

Ranu HS (1990) Measurement of pressures in the nucleus and within the annulus of the human spinal disc: due to extreme loading. Proc Inst Mech Eng H 204(3):141–146

Rastogi A, Thakore P et al (2009) Environmental regulation of notochordal gene expression in nucleus pulposus cells. J Cell Physiol 220(3):698–705

Rastogi A, Kim H et al. (2013) MMP-2 mediates local degradation and remodeling of collagen by annulus fibrosus cells of the intervertebral disc. Arthritis Res Ther 15(2):R57

Reza AT, Nicoll SB (2008) Hydrostatic pressure differentially regulates outer and inner annulus fibrosus cell matrix production in 3D scaffolds. Ann Biomed Eng 36(2):204–213

Richardson SM, Knowles R et al (2008) Aquaporin expression in the human intervertebral disc. J Mol Histol 39(3):303–309

Risbud MV, Shapiro IM (2011) Notochordal cells in the adult intervertebral disc: new perspective on an old question. Crit Rev Eukaryot Gene Expr 21(1):29–41

Roberts S, Menage J et al (1991) Type III collagen in the intervertebral disc. Histochem J 23(11–12):503–508

Rodacki AL, Fowler NE et al (2005) Body mass as a factor in stature change. Clin Biomech (Bristol, Avon) 20(8):799–805

Rohlmann A, Neller S et al (2001) Influence of a follower load on intradiscal pressure and intersegmental rotation of the lumbar spine. Spine (Phila Pa 1976) 26(24):E557–E561

Rousseau MA, Ulrich JA et al (2007) Stab incision for inducing intervertebral disc degeneration in the rat. Spine (Phila Pa 1976) 32(1):17–24

Sakai D, Nakai T et al (2009) Differential phenotype of intervertebral disc cells: microarray and immunohistochemical analysis of canine nucleus pulposus and anulus fibrosus. Spine (Phila Pa 1976) 34(14):1448–1456

Salvatierra JC, Yuan TY et al (2011) Difference in energy metabolism of annulus fibrosus and nucleus pulposus cells of the intervertebral disc. Cell Mol Bioeng 4(2):302–310

Schroeder Y, Wilson W et al (2006) Osmoviscoelastic finite element model of the intervertebral disc. Eur Spine J 15(Suppl 3):S361–S371

Screen HR, Lee DA et al (2004) An investigation into the effects of the hierarchical structure of tendon fascicles on micromechanical properties. Proc Inst Mech Eng H 218(2):109–119

Shirazi-Adl A, Drouin G (1987) Load-bearing role of facets in a lumbar segment under sagittal plane loadings. J Biomech 20(6):601–613

Shirazi-Adl A, Shrivastava SC et al (1984) Stress analysis of the lumbar disc-body unit in compression: a three dimensional nonlinear finite element study. Spine 9(2):120–134

Sinha B, Koster D et al (2011) Cells respond to mechanical stress by rapid disassembly of caveolae. Cell 144(3):402–413

Sniadecki NJ, Chen CS (2007) Microfabricated silicone elastomeric post arrays for measuring traction forces of adherent cells. Methods Cell Biol 83:313–328

Sowa G, Agarwal S (2008) Cyclic tensile stress exerts a protective effect on intervertebral disc cells. Am J Phys Med Rehabil 87(7):537–544

Sowa G, Coelho P et al (2011a) Determination of annulus fibrosus cell response to tensile strain as a function of duration, magnitude, and frequency. J Orthop Res 29(8):1275–1283

Sowa GA, Coelho JP et al (2011b) Alterations in gene expression in response to compression of nucleus pulposus cells. Spine J 11(1):36–43

Stokes I (1987) Surface strain on human intervertebral discs. J Orthop Res 5(3):348–355

Stokes I, Greenaple D (1985) Measurement of surface deformation of soft tissue. J Biomech 18(1):1–7

Terahata N, Ishihara H et al (1994) Effects of axial traction stress on solute transport and proteoglycan synthesis in the porcine intervertebral disc in vitro. Eur Spine J 3(6):325–330

Urban JPG, Maroudas A (1981) Swelling of the intervertebral disc in vitro. Connect Tissue Res 9:1–10

Urban JPG, McMullin JF (1985) Swelling pressure of the intervertebral disc: influence of proteoglycan and collagen contents. Biorheology 22:145–157

Urban JP, McMullin JF (1988) Swelling pressure of the lumbar intervertebral discs: influence of age, spinal level, composition, and degeneration. Spine 13(2):179–187

Urban JP, Roberts S et al (2000) The nucleus of the intervertebral disc from development to degeneration. Am Zool 40:53–61

Vande Geest JP, Di Martino ES et al (2004) An analysis of the complete strain field within Flexercell membranes. J Biomech 37(12):1923–1928

Vogel V, Baneyx G (2003) The tissue engineering puzzle: a molecular perspective. Annu Rev Biomed Eng 5:441–463

Walsh AJ, Lotz JC (2004) Biological response of the intervertebral disc to dynamic loading. J Biomech 37(3):329–337

Wang Y, Shyy JY et al (2008) Fluorescence proteins, live-cell imaging, and mechanobiology: seeing is believing. Annu Rev Biomed Eng 10:1–38

Wang P, Yang L et al (2011) Nucleus pulposus cell response to confined and unconfined compression implicates mechanoregulation by fluid shear stress. Ann Biomed Eng 39(3):1101–1111

Wenger KH, Woods JA et al (2005) Matrix remodeling expression in anulus cells subjected to increased compressive load. Spine (Phila Pa 1976) 30(10):1122–1126

Wilder DG, Pope MH (1996) Epidemiological and aetiological aspects of low back pain in vibration environments - an update. Clin Biomech (Bristol, Avon) 11(2):61–73

Wilke HJ, Neef P et al (1999) New in vivo measurements of pressures in the intervertebral disc in daily life. Spine 24(8):755–762

Wuertz K, Godburn K et al (2009) In vivo remodeling of intervertebral discs in response to short- and long-term dynamic compression. J Orthop Res 27(9):1235–1242

Xia M, Zhu Y (2008) Expression of integrin subunits in the herniated intervertebral disc. Connect Tissue Res 49(6):464–469

Xia M, Zhu Y (2011) Fibronectin fragment activation of ERK increasing integrin alpha and beta subunit expression to degenerate nucleus pulposus cells. J Orthop Res 29(4):556–561

Yamazaki S, Weinhold PS et al (2003) Annulus cells release ATP in response to vibratory loading in vitro. J Cell Biochem 90(4):812–818

ADAMTS 蛋白在椎间盘中的作用

Jason C.Ho, James Wylie, Suneel S. Apte

第 8 章

目录

J.C. Ho • J. Wylie
Department of Biomedical Engineering,
Orthopedic and Rheumatologic Institute,
Cleveland Clinic, Cleveland, OH, USA

S.S. Apte (✉)
Department of Biomedical Engineering,
Orthopedic and Rheumatologic Institute,
Cleveland Clinic, Cleveland, OH, USA

Department of Biomedical Engineering,
Lerner Research Institute- ND20, Cleveland Clinic,
9500 Euclid Avenue, Cleveland, OH 44195, USA
e-mail: aptes@ccf.org

8.1 概述

8.1.1 蛋白酶的生物学特性和重要意义

蛋白水解酶亦被称为蛋白酶，是多种酶的合称，它能水解组成多肽或蛋白质分子的氨基酸之间的肽键结构。分泌性蛋白酶和细胞表面蛋白酶在细胞消化吸收、分子成熟、蛋白质前体的激活，以及在细胞表面受体、细胞外基质（ECM）蛋白和蛋白多糖等不同细胞产物的代谢等过程中发挥了必不可缺的作用。其中细胞外基质蛋白和蛋白多糖的代谢与全身骨骼系统发育密切相关；由于细胞外基质蛋白和蛋白多糖组成了多种细胞外基质以及包括前胶原在内的多种蛋白质前体，它们共同构造了身体的基本结构框架。此外，细胞外基质在调节细胞行为方面作用日益显现，如通过细胞 - 基质黏附分子及细胞外基质的蛋白水解产物传递信号。蛋白水解酶参与到了脊椎动物生长发育的各个重要生命阶段，是必不可缺的成分，例如在胚胎发育期参与组织的快速重塑、在成年有机体内参与维持包括凝集或生物力学通量的适应性反应等稳态过程，生物力学通量适应性反应包括骨和结缔组织对机械应力作出的重建反应。目前发现蛋白水解酶在炎症、退变和恶性疾病的发生或消除中发挥着复杂多样的作用。事实上，由于蛋白水解酶（包括 ADAMTS 蛋白酶）在疾病的发生发展过程中起着至关重要的作用，所以常被用于新药的研发（Fosang 和 Little 2008）。

所有蛋白酶的功能核心均位于催化区域，即蛋白水解的效应区，并且效应区通常需要联合辅助区域才能结合剪切后的目标蛋白。辅助区域的结合特性和蛋白酶活性位点与底物的匹配特性共同决定了底物特异性。大部分蛋白酶都含有一个 N 末端调节肽片段或前肽区域，此结构使酶激活前保持在一个失活或处于潜伏状态（如酶原）。蛋白酶的生物学存在一个有趣的现象，即几乎所有蛋白水解酶都存在天然的或内源性的抑制剂，抑制剂能结合并抑制蛋白酶活性从而保护多肽免受任意的、过多的破坏。此外，精确的空间定位进一步限定蛋白酶只能结合特定的底物，并且只能剪切可触及的底物，如细胞表面或细胞外周基质、细胞外基质结合部位等。此外，蛋白酶的时间、空间表达调控在蛋白酶的整体调控中发挥了重要作用，如通过转录和转录后机制。目前认为蛋白酶扮演着分子剪刀的角色，能进行精确的剪切，而不是起杂乱无章的破坏性作用。因此，蛋白酶的生物学特性与其底物的生物学特性密切相关，底物的作用决定了蛋白酶在生物和疾病进程中的作用。

8.1.2 金属蛋白酶的历史回顾和展望

蛋白酶的分类是基于其催化机制化学特征或最适 pH，以此将蛋白酶分为不同的类别。金属蛋白酶也被称为基质金属蛋白酶（MMPs），包含了一大类各种各样的蛋白酶，其共同特征是催化过程需要金属离子参与，最常见的金属离子为锌。1962 年 Gross 和 Lapiere 发现了第一个金属蛋白酶即间质胶原酶，它参与胶原折叠转换过程，折叠后的胶原分子具有三重螺旋棒状结构，能避开大部分蛋白酶的剪切。他们使用了一个简单有效的模型来鉴别这种酶，即通过吸收蝌蚪发育成青蛙过程中残留结构来模拟胶原蛋白在体外的消化过程（Gross 和 Lapiere 1962）。自从在蝌蚪皮肤中发现胶原酶开始，金属蛋白酶的研究在过去半个世纪呈爆发式增长，研究内容均涉及去整合素和金属蛋白酶（ADAMTS）家族（Klein 和 Bischoff 2011），随后又发现了 I 型血小板结合蛋白基序的解聚蛋白样金属蛋白酶（ADAMTS）（Apte 2009），而这些蛋白酶都属于锌依赖金属蛋白酶。一般来说，MMPs 的底物最具多样性，它们参与了多种细胞外基质成分、细胞因子和其他可溶性蛋白合成，以及细胞表面蛋白的脱落的进程。ADAMs 则似乎专门参与细胞表面分子胞外域的脱落进程，而对细胞外基质直接作用较少。目前发现 ADAMTS 主要作用是参与细胞外基质的蛋白水解而不是细胞表面底物的水解。

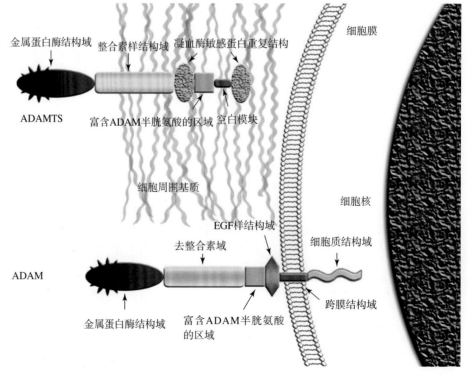

图8.1 ADAMTS和ADAM蛋白酶的不同结构域及其在细胞上的定位。ADAMTS-5的结构域示意图和一个典型ADAM蛋白酶在细胞膜上的定位，该蛋白酶含有多个结构域。ADAMS含有一个跨细胞膜结构域。细胞分泌的ADAMTS蛋白酶多数结合在细胞膜表面或附近，它们能够通过细胞外基质或细胞表面分子结合

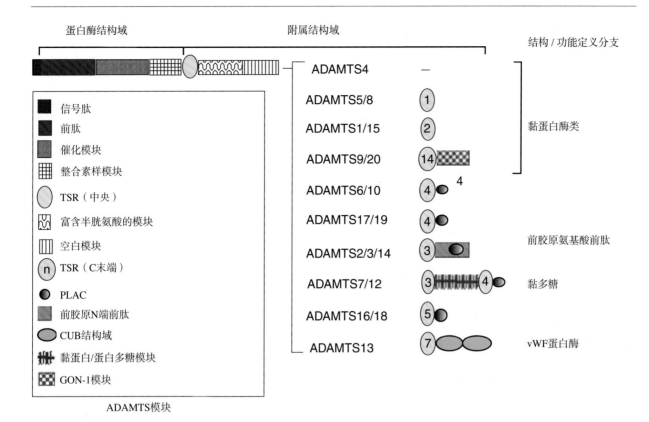

图8.2　哺乳动物ADAMTS蛋白酶。本图顶端显示的是每个ADAMTS蛋白酶共享的骨架结构域。每个ADAMTS蛋白酶C-末端到骨架的通用结构显示在右侧，而每个ADAMTS蛋白酶的关键性结构域在左侧显示。一些分支是依据最适用于它们的结构或者功能特征来定义命名的，没有功能或定义特征的分支尚未命名。黏蛋白酶类由一个含有不同结构域的ADAMTS蛋白酶组成超级分支（上图是基于GeneBank上的基因参考序列）

　　ADAMTS 和 ADAM 蛋白酶的催化区域与出血性蛇毒中的酶有相关性，因为这些 ADAM 蛋白酶含有活性位点 - 锌结合序列 HEXXH + HD（单氨基酸命名法，X 代表任何氨基酸）。上述序列表明 ADAM 家族属于锌依赖性蛋白酶的 Reprolysin 家族。ADAMTS 和 ADAM 蛋白酶有相似的酶原激活机制，该蛋白酶家族的前肽在分泌路径中被水解剪切，即在细胞表面被水解或者在细胞外被包括 furin 在内的前蛋白转换酶剪切。相比之下，仅有少量的 MMPs 如细胞膜型基质金属蛋白酶利用了上述的水解机制。大多数基质金属蛋白酶则利用"半胱氨酸转换机制"，其在活化过程中暴露活性位点裂口。ADAMs 为含有一个胞外催化区域的跨膜蛋白，而 ADAMTS 蛋白酶则是被分泌到胞外的，通过与细胞表面和细胞周围分子结合来发挥细胞表面和细胞 - 近端蛋白酶的作用（图8.1）。此外，尽管 ADAMTS 和 ADAMs 具有相同的前肽和催化区域，它们的辅助区域则完全不同（图 8.1）。

　　一旦多种生物机体的基因组测序完成，人们会轻易发现脊椎动物中编码细胞外基质的基因序列已经较其他生物显著扩大（Huxley-Jones 等 2009），这就很好地解释了既往发现编码锌依赖金属蛋白酶的基因也随之扩大（Huxley-Jones 等 2007）。此外，金属蛋白酶组织抑制剂（TIMPs）是主要内源性抑制剂，研究发现果蝇中仅有单个 TIMP 基因，而人体含有 4 种 TIMP 基因（Brew 和 Nagase 2010），此结果进一步证实蛋白水解作用在高级生物系统中的重要性。

　　MMPs 的功能已经在骨科生物科学得到了广泛研究（Pasternak 和 Aspenberg 2009）。ADAMTS 金属蛋白酶并非 ADAMs，并且两者性质不全相似，本章我们不将 ADAMs 作为论述重点，我们主要讨论 ADAMTS 金属蛋白酶并总结其在椎间盘中发挥的作用。

　　Kuno 等在 15 年前发现了第一个 ADAMTS 蛋白酶（ADAMTS1），ADAMTS1 是一种炎症相关基因产物，最初因它含有一个 reprolysin 样金

属酶催化结构域而被误认为是 ADAMs 的变异体
（Kuno 等 1997）。随着人类基因组计划的迅猛发
展，人们随后相继发现了 18 种结构相似的蛋白酶
分子克隆，这才证实了 ADAMTS 为迄今尚未发现
的一个大家族，并且不同于 ADAMs。需要指出的
是，曾被命名为 ADAMTS11 的酶（Abbaszade 等
1999）现在被称为 ADAMTS5，而 ADAMTS11 命
名则空缺。因此尽管有 20 个 ADAMTS 名称，实
际上只有 19 种 ADAMTS 蛋白酶。

8.2 ADAMTS 蛋白的结构和功能

随着 ADAMTS 蛋白酶的完整目录发现后，研
究表明上述 ADAMTS 蛋白酶可以分为几种不同
的亚家族（Apte 2004；Huxley-Jones 等 2005）（图
8.2）。同一亚组内的 ADAMTS 蛋白酶具有相似结
构、高度同源的序列、功能有交叉重叠，因而在
特定的环境下可以协同发挥效应。ADAMTS 的辅
助区域包括：一个整合素样模块、一个凝血酶敏
感蛋白 -1（TSP-1）重复序列、一个半胱氨酸铵富
含区、一个不含半胱氨酸的空白区域、一个或多
个额外 TSP-1 重复序列以及其他分子（Apte 2009）
（图 8.2）。不同 ADAMTS 辅助区域可以允许蛋白
酶特异性结合并作用于不同底物，如果没有相邻
辅助区域的帮助 ADAMTS 催化区域将失去蛋白水
解活性。ADAMTS 蛋白酶的具体结构和转录后修
饰已在前面有详细描述（Apte 2009）。图 8.1 所示
为典型 ADAMTS 蛋白酶的结构区域（ADAMTS
5）与一个 ADAM 原型，提示 ADAMTS 在不同
细胞有不同结合位点。

ADAMTS 蛋白酶的高度可调控性是其生物学
特性的一个重要方面。ADAMTS 与 ADAM 蛋白酶
在结合前肽及催化区域后，前蛋白转化酶如 furin
会剪切激活 ADAMTS 与 ADAM 蛋白酶。ADAMs
中的 furin 剪切过程大多发生在细胞内的旁分泌通
路，而个别 ADAMTS 如 ADAMTS 5、ADAMTS 7
和 ADAMTS 9 将在细胞表面或细胞外剪切（Koo
和 Apte 2009；Longpré 等 2009）。目前认为细胞外
基质内储存酶原的激活可能是类风湿关节炎关节
软骨破坏的潜在基质（Malfait 等 2008；Wylie 等
2012）。

虽然 4 种组织金属蛋白酶抑制因子（TIMPs）
都具有 MMPs 活性抑制作用，然而仅有 TIMP3
是 ADAMTS 5/ADAM 的特异性抑制剂，并且
TIMP- 蛋白酶结构配对亦显示出高度相似性，如
TIMP2-MMP2。TIMP3 对 ADAM17、ADAMTS4
及 ADAMTS5 的活性均有抑制作用，提示 TIMP3
在炎症反应和软骨基质破坏等方面发挥了关键性
作用（Kashiwagi 等 2001；Sahebjam 等 2007）。作
为金属蛋白酶的内源性抑制剂，TIMPs 可能在椎
间盘细胞外基质的代谢方面发挥了重要作用，然
而其具体作用有待进一步研究证实。蛋白酶抑制
剂 α2- 巨球蛋白虽不能像 TIMPs 一样具有广泛的
抑制作用，但 α2- 巨球蛋白也能抑制 ADAMTS
活性并且在循环系统中亦可能发挥类似作用
（Somerville 等 2004；Tortorella 等 2004）。

尽管发现 ADAMTS 家族的历史很短暂，多
个 ADAMTS 家族成员的功能已经得到确认，并且
依据其功能我们将这些 ADAMTS 家族成员分为不
同亚家族（图 8.2），各个 ADAMTS 成员的功能通
过其相关的遗传或获得性疾病来确立，并且通过
先天或人为动物基因突变相关功能性实验来复核。
表 8.1 总结归纳了不同 ADAMTS 的功能特性，既
往回顾性综述亦对这些 ADAMTS 有详细的汇报
（Apte 2009）。在 ADAMTS 大家族中，有一部分
已被证实与椎间盘有关联性或有潜在性的关联，
见 图 8.3。ADAMTS-1 裂 解 aggrecan、versican、
凝血酶敏感蛋白 -1、凝血酶敏感蛋白 -2 和细胞表
面蛋白多糖多配体蛋白多糖（syndecan-4）（Sandy
等 2001；Lee 等 2006；Rodríguez-Manzaneque 等
2009）。ADAMTS-1 与如下病理生理有相关性，
如炎症、肿瘤恶病质、不孕不育、尿道发育异
常、肿瘤骨转移等，并且 ADAMTS-1 具有很强抗
血管生成活性（Luque 等 2003；Mittaz 等 2004；
Apte 2009；Lu 等 2009）。 因 此，ADAMTS1 不
仅参与基质蛋白水解，还与椎间盘炎症性疾病有
关。ADAMTS2，ADAMTS3 和 ADAMTS14 是 一
类前胶原蛋白合成酶，其参与前胶原蛋白Ⅰ、Ⅱ、
Ⅲ N- 末端前肽 的 切 除（Colige 等 1999, 2002；
Fernandes 等 2001）， 此外 ADAMTS2，ADAMTS3
和 ADAMTS14 还可能具有与前胶原蛋白无关的
其他功能特性。移除前胶原蛋白的多余的 N- 末端

表 8.1 已知 ADAMTS 的功能及其在椎间盘生物学中的潜在功能联系

	已知功能	椎间盘内潜在功能
ADAMTS1	剪切多能蛋白聚糖、凝血酶敏感蛋白-1、凝血酶敏感蛋白-2 及多配体蛋白聚糖-4，抑制血管生成；在 TGF-β 活化过程中发挥作用；ADAMTS1 基因敲除小鼠出现生育功能受损、心脏发育异常及肾积水	可能在椎间盘细胞外基质裂解、TGF-β 活化及血管生成过程中发挥作用
ADAMTS2 ADAMTS3 ADAMTS14	剪切原胶原蛋白 I、II 及 III 的氨基肽。ADAMTS-2 基因突变会导致动物皮肤脆裂症和人的 EDS 综合征	可能在前胶原蛋白 I、II 的成熟、胶原蛋白的合成及维持纤维环的弹性张力中发挥作用
ADAMTS4	剪切蛋白聚糖和多能蛋白聚糖。ADAMTS4 基因敲除小鼠的发育正常，而联合敲除 ADAMTS4 和 ADAMTS1 基因的小鼠出现肾髓质变薄	可能在髓核、软骨终板和软骨膜内蛋白聚糖的降解过程中发挥作用
ADAMTS5	剪切蛋白聚糖、多能蛋白聚糖和双链蛋白聚糖。ADAMTS5 基因敲除小鼠能够避免发生软骨退变。ADAMTS4 基因敲除小鼠胚胎发育期缺乏肺动脉瓣叶的塑形，同时其指璞回缩受限。ADAMTS9、ADAMTS20 在指璞回缩方面与 ADAMTS5 有协同效应	可能在髓核、软骨终板和软骨膜内蛋白聚糖的降解过程中发挥作用
ADAMTS7 ADAMTS12	研究报道其结合并剪切寡聚蛋白（COMP、凝血酶敏感蛋白-5）和颗粒体蛋白-上皮素前体。ADAMTS12 基因敲除小鼠的发育正常	可能在纤维环细胞外基质降解过程中发挥作用
ADAMTS9	剪切蛋白聚糖和多能蛋白聚糖。ADAMTS9 基因敲除小鼠在胚胎发育早期即出现死亡。ADAMTS9 单倍剂量不足小鼠出现心血管缺陷。ADAMTS9 协同 ADAMTS5 和 ADAMTS20 在指璞回缩过程中发挥重要作用。ADAMTS9 协同 ADAMTS20 参与继发腭板的闭合。ADAMTS9 同时是抗血管生成因子	可能在髓核组织、软骨终板和软骨膜内蛋白聚糖的降解过程中发挥作用，同时参与调节血管生成
ADAMTS10	结合并剪切原纤蛋白-1，促进原纤蛋白微纤维合成。人 Well-Marchesani 综合征患者体内 ADAMTS10 突变	可能参与原纤蛋白微纤维的合成
ADAMTS13	血管性血友病因子超大规模的突变需要 ADAMTS13 参与。ADAMTS13 的基因突变或自身抗体产生会引发血栓性血小板减少性紫癜	
ADAMTS17	ADAMTS17 的基因突变导致人类 Well-Marchesani 综合征和狗的隐性晶状体异位	可能参与原纤蛋白纤维的合成
ADAMTS20	剪切多能蛋白聚糖，小鼠内 ADAMTS20 的基因突变导致白斑突变，此病又称为铠装	可能参与原纤蛋白微纤维的降解
ADAMTSL2	ADAMTSL2 结合原纤蛋白-1 和潜在 TGFβ 蛋白-1。ADAMTSL2 突变会导致 Geleohysic 发育不良。狗的 ADAMTSL2 突变会导致 Musladin-Lueke 综合征	在椎间盘内表达，可能参与调节 TGF-β 的结合与活化
ADAMTSL4	ADAMTSL4 结合原纤蛋白-1 并增强纤维细胞内微纤维的生物合成。ADAMTSL4 突变导致眼内隐性晶状体异位	可能参与微纤维的合成
ADAMTSL6	ADAMTSL6 结合原纤蛋白-1 并增强纤维细胞和过表达转基因小鼠内微纤维的生物合成	可能参与微纤维的合成

是装配合成胶原蛋白的先决条件。ADAMTS2 基因的缺失可导致一种名叫皮肤脆裂症的动物疾病，是一种皮肤或者其他富含胶原的组织内出现不正常的胶原纤维束（Lapiere 和 Nusgens 1993），但目前尚无有关 ADAMTS2 在椎间盘内作用的相关研究。正常的胶原纤维束为排列有序、宽大、无分支的胶原纤维，而皮肤脆裂症的胶原在电子显微镜下形态呈现像象形文字或"菜花"样般的分支和纤细纤维。这种异常的纤维在形态上是十分脆弱的，就像患有皮肤脆裂症的牛身上极其脆弱的皮肤一样。人类与此对应的遗传性结缔组织病被称为 Ehlers–Danlos 综合征，该病的临床表现与动物的皮肤脆裂症十分相似（Colige 等 1999）。但是，没有报道表明该类患者的脊柱或椎间盘存在有异常表现。在软骨等富含 II 型胶原蛋白的组织中，由于 ADAMTS3 在软骨内有表达并且参与合成 II 型前胶原蛋白合成加工过程中，因此 ADAMTS3 比 ADAMTS2 发挥了更为重要的角色（Le Goff 等 2006）。

ADAMTS1、ADAMTS4、ADAMTS5、ADAMTS9 和 ADAMTS20 能够剪切硫酸软骨素蛋白聚糖聚合多糖和多能蛋白聚糖核心蛋白内的特定剪切位点（Apte 2009）。ADAMST9 是一个广泛分布在多种器官微血管内皮细胞中的抗血管生成蛋白酶（Koo 等 2010）。ADAMTS4 和 ADAMTS5 最初被发现为关节炎中涉及关节软骨降解的最重要的蛋白聚糖降解酶（Fosang 和 Little 2008），同时这两种蛋白酶也是椎间盘里研究最透彻的蛋白聚糖酶，但目前大部分发表的文章都是关于基因表达和蛋白分布的实验现象学文章，缺乏功能性

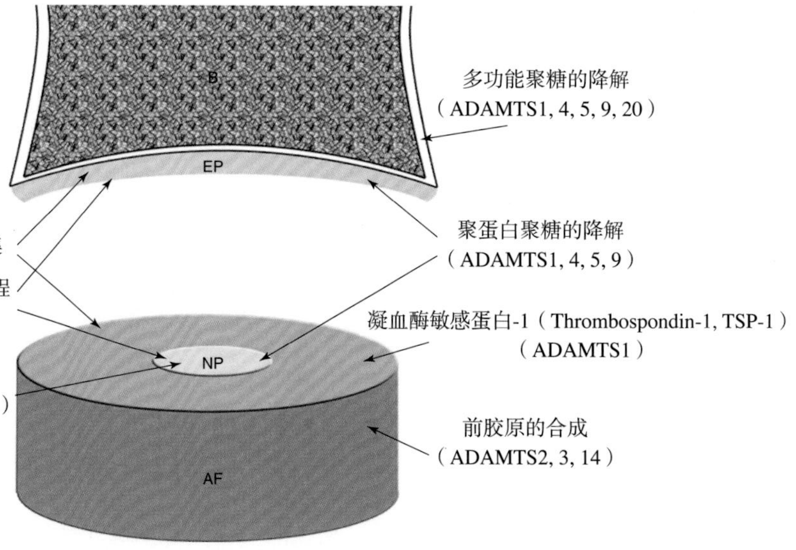

图8.3 ADAMTS蛋白酶在椎间盘内不同流程中的潜在作用。下图为椎间盘结构图示：髓核（NP）、纤维环（AF）、软骨终板（EP）和椎体（B）

多功能聚糖的降解
（ADAMTS1, 4, 5, 9, 20）

聚蛋白聚糖的降解
（ADAMTS1, 4, 5, 9）

凝血酶敏感蛋白-1（Thrombospondin-1, TSP-1）
（ADAMTS1）

前胶原的合成
（ADAMTS2, 3, 14）

微原纤维聚集

软骨寡聚基质蛋白的剪切过程
（ADAMTS7, 12）

TGFβ控制
（ADAMTSL2）

分析的文章。ADAMTS7 和 ADAMTS12 是硫酸软骨素聚合多糖中特有的两种蛋白酶（Somerville 等 2004），被认为是哺乳类基因组才具有的蛋白酶。ADAMTS7 和 ADAMTS12 能够剪切软骨寡聚基质蛋白（COMP）和上皮素 - 颗粒素前体（GEP），软骨寡聚基质蛋白是软骨细胞外基质的重要组成部分，而上皮素 - 颗粒素前体是一种组织再生和炎症的生长因子（Bai 等 2009）。上皮素 - 颗粒素前体（GEP）曾被报道为 ADAMTS7 和 ADAMTS12 的抑制剂（Guo 等 2010）。由于 ADAMTS7 是 PTHrP 的靶目标同时参与剪切上皮素 - 颗粒素前体，因此推测 ADAMTS7 是软骨内成骨的负向调节因子，然而其具体功能仍需要基因动物模型的功能性实验（Bai 等 2009；Liu 2009）。

　　ADAMTS10 与一种名为 Weill-Marchesani 综合征（WMS）的结缔组织病突变密切相关，研究发现 Weill-Marchesani 综合征中 ADAMTS10 有突变。由于另有研究证实 Weill-Marchesani 综合征中原纤维蛋白 -1 存在显性遗传模式（Faivre 等 2003；Sengle 等 2012），因此提示 ADAMST10 与原纤维蛋白 -1 在功能上可能存在相互联系。原纤维蛋白 -1 突变的典型疾病为 Marfan 综合征，Weill-Marchesani 综合征的临床表现与 Marfan 综合征症状相反，其表现为身高矮、短指、硬皮和关节僵硬、视网膜的脱落和青光眼。最近的一些研究显示 ADAMTS10 与原纤维蛋白 -1 和原纤

蛋白 -2 结合，在组织内与原纤维蛋白微纤维相关，它能增强体外原纤维蛋白 -1 合成微丝纤维的能力（Kutz 等 2011）。

　　ADAMTS 蛋白酶的特征为一个含有 7 个独立基因产物的密切联系的大家族，该 7 个基因形成装配 ADAMTS 的辅助结构域（Apte 2009）。这些分子被称为为 ADAMTS 样蛋白（ADAMTSL），由于缺乏催化结构域，所以不属于蛋白酶；但是它们与 ADAMTS 蛋白酶一起组成一个蛋白超家族。有趣的是，ADAMTSL2、ADAMTSL3、ADAMTSL4 和 ADAMTSL6 的作用同样是与微丝纤维相结合或者影响微丝纤维的合成，这个与作为蛋白酶主要成分的 ADAMTS10 功能类似（Le Goff 等 2011；Saito 等 2011；Gabriel 等 2012；Sengle 等 2012）（表 8.1）。由 ADAMTSL2 或 ADAMTSL4 突变导致的人类遗传性疾病，例如肌发育不良（GD）和晶状体异位都与原纤蛋白 -1 的基因突变相关，并且这些蛋白都与原纤蛋白相结合（Hubmacher 和 Apte 2011；Le Goff 等 2011）。肌发育不良患者体内基因的突变导致身材矮小，短指畸形，就像 Weill-Marchesani 综合征（这种表型归类为肢端发育不良），尽管肌发育不良的患者常伴发心脏疾患，并且疾病严重多为致命性疾患；但是，肌发育不良与 Weill-Marchesani 综合征的区别在于，肌发育不良没有眼部的症状（Le Goff 等 2008）。狗体内 ADAMTSL2 基因突变同样会导致身材矮小和严重的皮肤关节僵硬，此类结缔组织病名为

Musladin-Lueke 综合征（Bader 等 2010）。肌发育不良患者体内细胞生物学分析发现其细胞内存在严重异常的 TGF-β 调节，就像原纤维蛋白微纤维在调节 TGF-β 和骨形态蛋白中的关键角色一样（Le Goff 等 2008）。此外，ADAMTSL2 还结合潜在的 TGF-Beta 结合蛋白 -1（LTBP1），该结构强烈提示 ADAMTSL2 在 TGF-β 细胞外基质的隔离或激活过程中发挥了重要作用。最近一篇文献回顾了 ADAMTS 蛋白酶在结缔组织尤其是细胞微环境调节中的强烈干扰功能（Hubmacher 和 Apte 2011）。研究发现 ADAMTSL2 在椎间盘中髓核细胞内表达（Koo 等 2007；Sohn 等 2010），由于 TGF-β 的信号通路在髓核的发育过程中发挥了重要作用，因此推测 ADAMTSL2 在椎间盘生长发育过程中发挥了重要作用（Sohn 等 2010）。

另一类高度与椎间盘关联的 ADAMTS 蛋白酶被称为蛋白多糖酶簇，该类蛋白酶包括 ADAMTS1、ADAMTS4、ADAMTS5、ADAMTS9 和 ADAMTS20（Apte 2004；Huxley-Jones 等 2005）。这些蛋白酶的主要多糖成分是聚蛋白聚糖，聚蛋白聚糖是一种软骨特有的软骨素硫酸盐蛋白聚糖，它广泛分布于非软骨组织，是一种多能蛋白聚糖。研究已经证实在骨性关节炎中蛋白聚糖破坏过程中蛋白酶发挥了重要作用，其研究手段包括小鼠基因敲除模型、生物化学分析、mRNA、蛋白和关节软骨内分解碎片的相关性分析（Fosang 和 Little 2008）。研究还发现 ADAMTS5 缺失的小鼠模型中，小鼠能够避免机械不稳定导致的关节软骨破坏，或者炎性因子诱导的软骨破坏（Glasson 等 2005；Stanton 等 2005）。

虽然上述 5 种蛋白酶都是有效的聚集蛋白聚糖酶，然而它们在蛋白聚糖生理性分解中发挥的作用仍不清楚。但是，研究发现上述蛋白酶中有些在多种器官发育的蛋白聚糖转化过程中发挥关键性作用，如缩窄性心包炎、次生腭板的闭合、心脏瓣膜发育成形、指蹼的吸收等（Stankunas 等 2008；McCulloch 等 2009；Enomoto 等 2010；Dupuis 等 2011）。从上述发现中能总结出两个有意思的结果：第一，在次生腭板的闭合和指蹼的吸收过程中蛋白聚糖与蛋白水解协同发挥作用；第二，多能蛋白聚糖的产物是一种棕榄

酸，细胞增殖和细胞凋亡的过程对其有依赖作用（McCulloch 等 2009；Enomoto 等 2010）。有关这些蛋白酶家族的深入研究能发现正常生理和病理过程中这些酶所发挥的重要作用。

ADAMTS 蛋白酶的功能是直接作用于细胞外基质的合成、折叠和成熟，而 ADAMs 主要涉及到细胞表面分子的胞外区脱落。ADAMs 的独特之处在于它们在调控生长方面发挥着重要作用，其主要通路是表皮生长因子受体通路、细胞黏附、Notch 通路和 TNF-α 前体和细胞因子受体介导的炎症通路（Klein 和 Bischoff 2011；Saftig 和 Reiss 2011）。因此，ADAM 蛋白酶可能通过上述几种通路在椎间盘生长发育和退变过程中发挥作用。然而，ADAM 蛋白酶在椎间盘发育过程中发挥的直接作用尚未阐明，仍有待进一步研究。

8.3 椎间盘中ADAMTS蛋白酶的生理病理作用

椎间盘中有三个解剖组分的病理生理机制与金属蛋白酶有关，即软骨终板、纤维环和髓核，此三者作用在一起来满足椎间盘生物学结构和生物力学性能，但软骨终板、纤维环和髓核因为所承受的机械应力不一致所以其基质结构不一样。椎间盘细胞外基质的两个主要成分分别是蛋白聚糖和胶原蛋白，它们都是由 ADAMTS 蛋白酶剪切和调节。胶原蛋白Ⅰ、Ⅱ、Ⅲ、Ⅴ、Ⅵ、Ⅸ、Ⅺ、Ⅻ和ⅪⅤ都可以在椎间盘内表达，表达高低不尽相同，并其表达随着年龄而改变（Eyre 等 2002）。在上述胶原蛋白中，椎间盘内Ⅰ和Ⅱ型胶原蛋白含量最丰富，其中Ⅰ型胶原蛋白主要构成纤维环外层，Ⅱ型胶原蛋白主要位于髓核组织。髓核组织内除了聚蛋白聚糖外，还含有其他少量的蛋白聚糖，包括多能蛋白聚糖、核心蛋白聚糖、二聚糖、纤维调节素、光蛋白聚糖和基底膜聚糖（Roughley 2004）。蛋白聚糖在髓核和纤维环组织内都有表达，蛋白聚糖多与透明质酸和纽带蛋白形成复合体，髓核组织内蛋白聚糖的含量占髓核干重的 65%，大于纤维环组织内蛋白聚糖的含量（15% ~ 20% 干重）（Le Maitre 等 2007）。椎体内软骨终板的含量和结构与其他关节类似，主要

由Ⅱ型胶原蛋白纤维和由聚蛋白聚糖聚合透明质酸及连接蛋白形成的复合体组成。在本书前几章（第 4 章和第 5 章）提供了椎间盘的蛋白多糖和胶原蛋白功能的更详尽细节。

随着椎间盘老化，其细胞外基质经历了重要的分解代谢改变，ADAMTS 蛋白酶在此过程中发挥了重要作用。至今为止大多数实验研究都专注于 ADAMTS4、ADAMTS5 和蛋白聚糖分解代谢产物的定位和表达程度上。通过免疫组化实验方法可在髓核和纤维环内环的非降解细胞中检测到 ADAMTS4 的表达，而在纤维环外环仅有轻微表达，这些都提示 ADAMTS4 起着保护的作用。有研究发现在退变的椎间盘中 ADAMTS4 呈升高趋势，并且 ADAMTS4 的升高程度与关节退变严重程度和 TIMP1（组织抑制因子 1）和 TIMP2（组织抑制因子 2）表达水平呈正相关，但是与 TIMP3（组织抑制因子 3）表达程度无关（Le Maitre 等 2004）。此外研究还发现炎症调节因子如 TNF-α（肿瘤坏死因子 α）和 IL-1（白细胞介素 1）可以上调 ADAMTS4 和 ADAMTS5 的表达水平，同时促进 ADAMTS 聚蛋白聚糖的降解（Le Maitre 等 2005；Séguin 等 2005）。Toll 样受体适配器信号通路分子 MyD88 可拮抗 LPS（细菌内毒素）或 IL-1 诱导的 ADAMTS4 和 ADAMTS5 高表达（Ellman 等 2012）。外科手术切除的椎间盘的免疫组化实验结果显示 ADAMTS4 主要存在于肉芽组织和近椎间盘内 CD-68 阳性单核细胞中（单核细胞／巨噬细胞），并且其阳性染色率与椎间盘突出类型相关，经后纵韧带突出和侧隐窝突出型椎间盘内 ADAMTS4 阳性染色率高。最近一项研究展示了髓核细胞内 ADAMTS5 和多配体聚糖 4（SDC4）相互作用的功能性实验。研究结果显示 TNF-α 和 IL-1α 能上调 ADAMTS4 和 ADAMTS5 的表达并且促进了黏结蛋白聚糖 4 与 ADAMTS5 的相互作用（Wang 等 2011）。同时该研究也证实了人椎间盘内 SDC4 和 ADAMTS5 的高表达与人椎间盘中蛋白聚糖的降解密切相关（Wang 等 2011）。

除炎症调节因子外，研究也显示了机械负荷可以改变蛋白酶的表达水平（Maclean 等 2004；MacLean 等 2005）。大鼠的长期直立姿势后椎间盘内 MMP13、ADAMTS5 和 Col10a1 的表达升高，而 Col2a1 和蛋白聚糖（Acan）的表达降低（Liang 等 2008）。静态压缩大鼠椎间盘会导致 ADAMTS4 的表达升高和聚蛋白聚糖分解代谢片段增加，而 ADAMTS5 的表达则不变（Yurube 等 2012）。大鼠尾椎的压力负荷实验研究证实机械应力会增加椎间盘内 ADAMTS7 和 ADAMTS12 mRNA 的表达（Yu 和 Zhu 2012）。对人髓核细胞施加动态压缩负荷会导致 ADAMTS1、ADAMTS4 和 ADAMTS5 mRNA 和蛋白水平的上调（Huang 等 2012），并且该表达趋势是循环压力频率依赖性的（Gilbert 等 2010）。

一个关于健康的和严重退变椎间盘内的基因表达相关性研究证实退变椎间盘内 ADAMTSL3 和 ADAMTS10 mRNA 呈下调趋势（Gruber 等 2011）。有项课题研究了退变椎间盘和非退变椎间盘内各自 AMAMTS 的表达，结果显示退变椎间盘内 ADAMTS4、ADAMTS5 和 ADAMTS15 的表达呈现显著性升高，并有 ADAMTS5、ADAMTS9 和 ADAMTS15 的免疫组化染色的阳性率显著增加（Pockert 等 2009）。一项有关人体椎间盘的研究显示 ADAMTS5 参与了椎间盘的退变进程，并且 IL-1 是通过一氧化氮诱导的 ADAMTS5 的高表达（Zhao 等 2011）；其他相关研究展示了在突出椎间盘内 MMPs 和 ADAMTS4 mRNA 的表达呈正相关。除了证实椎间盘内蛋白酶的表达外，研究也显示 ADAMTS 的表达与椎间盘细胞的类型之间有显著相关性。研究发现与关节软骨相比，髓核细胞表达更多的 ADAMTS1、ADAMTS2、ADAMTS17 和 TIMP1，而表达相对较少的 ADAMTS4、ADAMTS5、ADAMTS6、ADAMTS14、ADAMTS18、ADAMTS19 和 TIMP3（Cui 等 2010）。一个羊纤维环横断面模型显示纤维环内有 ADAMTS5 mRNA 和 ADAMTS4 mRNA 高表达，但在髓核组织中只发现 ADAMTS5 mRNA 高表达而 ADAMTS4 mRNA 低表达，髓核内胶原蛋白片段无显著性改变（Melrose 等 2012）。

在芬兰人中，ADAMTS1 和 ADAMTS5 已被确定腰椎间盘退变的候选基因（Virtanen 等 2007）。一项基因系谱研究比较了软骨和髓核细胞内 ADAMTS 的表达，结果发现髓核细胞内表达更高水平的 ADAMTS1、ADAMTS2 和 ADAMTS17，而较低水平的 ADAMTS4、ADAMTS5、ADAMTS6、ADAMTS14、ADAMTS18、ADAMTS19 和 TIMP3，该分析有助于查明软骨细胞和髓核细胞代谢途径的差异。大鼠髓核细胞内，炎性刺激可经由 NO- 依赖通路促进 ADAMTS5 mRNA 的表达升高，此外且随着年龄增长 ADAMTS5 蛋白总量也呈现升高趋势（Zhao 等 2011）。研究还发现 4 级退变的椎间盘组织内 ADAMTS4 表达量显著高于 2 级退变椎间盘组织，而 ADAMTS5 的表达却无显著性差异，并且两种退变等级椎间盘内蛋白聚糖降解片段表达量无显著性差异，提示其他蛋白酶如参与蛋白聚糖折叠的 MMPs 参加了椎间盘退变进程（Patel 等 2007）。

　　一项有趣的研究显示多能蛋白聚糖 G1 区域的免疫力能导致小鼠脊柱炎的发展（Shi 等 2003）。该研究发现 ADAMTS 蛋白酶剪切释放蛋白聚糖片段主要组成 G1 结构域，研究结果提示 ADAMTS 蛋白酶剪切释放蛋白聚糖片段主要组成 G1 结构域的体液免疫在脊柱的病生理发展过程中发挥了重要作用。

　　图 8.3 总结了 ADAMTS 超家族蛋白质的各种通路，包括 ADAMTS 蛋白酶和 ADAMTSLs，这些通路可能影响腰椎间盘生理和病理形态。由于蛋白聚糖降解与椎间盘退变存在显著关联，目前蛋白聚糖的降解已经得到了广泛关注。至今为止大量研究证据证实髓核内 ADAMTS4、ADAMTS5 和蛋白聚糖裂解密切相关，然而其具体功能仍需要基因缺陷小鼠模型来证实。如图 8.3 所示，前胶原蛋白酶在椎间盘的发育和修复过程中发挥了重要作用，前胶原蛋白酶的功能似乎以合成代谢为主。目前已有充分证据证实 ADAMTS7 和 ADAMTS1 在椎间盘中表达，但 ADAMTS7 和 ADAMTS1 蛋白酶的确切功能尚不清楚。研究发现 ADAMTS7 和 ADAMTS1 蛋白酶最有可能通过 ADAMTSLs 和 ADAMTS10 调节微环境而发挥功能。ADAMTSL2 和 ADAMTS10（作者未发表的数据）在椎间盘中都有表达，此两种蛋白酶与遗传性结缔组织病有关，其功能的发挥主要通过结合控制 TGFβs 和骨形态发生蛋白的微纤维蛋白的原纤维蛋白。目前对 ADAMTSL2 和 ADAMTS10 的研究有限，其潜在作用需要进一步调查核实。

然而，ADAMTS 之间的功能存在交叉重叠，其具体功能需要复杂的组合遗传学来证实。最后目前有关椎间盘内 ADAMs 的研究尚少，其功能与组织炎性反应和修复高度相关。

8.4 本章要点总结

- ADAMTS 和 ADAM 蛋白酶的蛋白水解活性和调控机制在椎间盘内发挥了极大地潜在性关联。

- 椎间盘中关于 ADAMTS 蛋白酶的研究主要停留在 mRNA 和蛋白表达层面。目前已发表文章主要侧重于少数的蛋白酶，即 ADAMTS4、ADAMTS5 和 ADAMTS7，ADAMTSLs 和许多其他家族成员的活性和生物学特性值得进一步深入研究。

- ADAM 蛋白酶并未在椎间盘疾患中广泛深入研究，ADAM 蛋白酶很可能与炎症和细胞表面蛋白质降解存在高度相关性。

- 随着上述蛋白酶在椎间盘病生理及发病机制中的深入研究，一些疾病潜在修饰靶点将逐渐被发现，并且可以利用该靶点研制高度特异的蛋白酶抑制剂进行靶向治疗。

（潘鹤海　王 华译　郑召民 审校）

参考文献

Abbaszade I, Liu RQ, Yang F, Rosenfeld SA, Ross OH, Link JR, Ellis DM, Tortorella MD, Pratta MA, Hollis JM, Wynn R, Duke JL, George HJ, Hillman MC Jr, Murphy K, Wiswall BH, Copeland RA, Decicco CP, Bruckner R, Nagase H, Itoh Y, Newton RC, Magolda RL, Trzaskos JM, Burn TC (1999) Cloning and characterization of ADAMTS11, an aggrecanase from the ADAMTS family. J Biol Chem 274:23443–23450

Apte SS (2004) A disintegrin-like and metalloprotease (reprolysin type) with thrombospondin type 1 motifs: the ADAMTS family. Int J Biochem Cell Biol 36:981–985

Apte SS (2009) A disintegrin-like and metalloprotease (reprolysin-type) with thrombospondin type 1 motif (ADAMTS) superfamily: functions and mechanisms. J Biol Chem 284:31493–31497

Bader HL, Ruhe AL, Wang LW, Wong AK, Walsh KF, Packer RA, Mitelman J, Robertson KR, O'Brien DP, Broman KW, Shelton GD, Apte SS, Neff MW (2010) An ADAMTSL2 founder mutation causes Musladin-Lueke Syndrome, a heritable disorder of beagle dogs, featuring stiff skin and joint contractures. PLoS One 5

Bai X-H, Wang D-W, Kong L, Zhang Y, Luan Y, Kobayashi T, Kronenberg HM, Yu X-P, Liu C-J (2009) ADAMTS-7, a direct target of PTHrP, adversely regulates endochondral bone growth by associating with and inactivating GEP growth factor. Mol Cell Biol 29:4201–4219

Brew K, Nagase H (2010) The tissue inhibitors of metalloproteinases

(TIMPs): an ancient family with structural and functional diversity. Biochim Biophys Acta 1803:55–71

Colige A, Sieron AL, Li SW, Schwarze U, Petty E, Wertelecki W, Wilcox W, Krakow D, Cohn DH, Reardon W, Byers PH, Lapière CM, Prockop DJ, Nusgens BV (1999) Human Ehlers-Danlos syndrome type VII C and bovine dermatosparaxis are caused by mutations in the procollagen I N-proteinase gene. Am J Hum Genet 65:308–317

Colige A, Vandenberghe I, Thiry M, Lambert CA, Van Beeumen J, Li S-W, Prockop DJ, Lapiere CM, Nusgens BV (2002) Cloning and characterization of ADAMTS-14, a novel ADAMTS displaying high homology with ADAMTS-2 and ADAMTS-3. J Biol Chem 277:5756–5766

Cui Y, Yu J, Urban JPG, Young DA (2010) Differential gene expression profiling of metalloproteinases and their inhibitors: a comparison between bovine intervertebral disc nucleus pulposus cells and articular chondrocytes. Spine 35:1101–1108

Dupuis LE, McCulloch DR, McGarity JD, Bahan A, Wessels A, Weber D, Diminich AM, Nelson CM, Apte SS, Kern CB (2011) Altered versican cleavage in ADAMTS5 deficient mice; a novel etiology of myxomatous valve disease. Dev Biol 357:152–164

Ellman MB, Kim J-S, An HS, Chen D, Kc R, An J, Dittakavi T, van Wijnen AJ, Cs-Szabo G, Li X, Xiao G, An S, Kim S-G, Im H-J (2012) Toll-like receptor adaptor signaling molecule MyD88 on intervertebral disk homeostasis: in vitro, ex vivo studies. Gene 505:283–290

Enomoto H, Nelson CM, Somerville RPT, Mielke K, Dixon LJ, Powell K, Apte SS (2010) Cooperation of two ADAMTS metalloproteases in closure of the mouse palate identifies a requirement for versican proteolysis in regulating palatal mesenchyme proliferation. Development 137:4029–4038

Eyre DR, Matsui Y, Wu J-J (2002) Collagen polymorphisms of the intervertebral disc. Biochem Soc Trans 30:844–848

Faivre L, Gorlin RJ, Wirtz MK, Godfrey M, Dagoneau N, Samples JR, Le Merrer M, Collod-Beroud G, Boileau C, Munnich A, Cormier-Daire V (2003) In frame fibrillin-1 gene deletion in autosomal dominant Weill-Marchesani syndrome. J Med Genet 40:34–36

Fernandes RJ, Hirohata S, Engle JM, Colige A, Cohn DH, Eyre DR, Apte SS (2001) Procollagen II amino propeptide processing by ADAMTS-3. Insights on dermatosparaxis. J Biol Chem 276:31502–31509

Fosang AJ, Little CB (2008) Drug insight: aggrecanases as therapeutic targets for osteoarthritis. Nat Clin Pract Rheumatol 4:420–427

Gabriel LAR, Wang LW, Bader H, Ho JC, Majors AK, Hollyfield JG, Traboulsi EI, Apte SS (2012) ADAMTSL4, a secreted glycoprotein widely distributed in the eye, binds fibrillin-1 microfibrils and accelerates microfibril biogenesis. Invest Ophthalmol Vis Sci 53:461–469

Gilbert HTJ, Hoyland JA, Millward-Sadler SJ (2010) The response of human annulus fibrosus cells to cyclic tensile strain is frequency-dependent and altered with disc degeneration. Arthritis Rheum 62:3385–3394

Glasson SS, Askew R, Sheppard B, Carito B, Blanchet T, Ma H-L, Flannery CR, Peluso D, Kanki K, Yang Z, Majumdar MK, Morris EA (2005) Deletion of active ADAMTS5 prevents cartilage degradation in a murine model of osteoarthritis. Nature 434:644–648

Gross J, Lapiere CM (1962) Collagenolytic activity in amphibian tissues: a tissue culture assay. Proc Natl Acad Sci U S A 48:1014–1022

Gruber HE, Hoelscher GL, Ingram JA, Bethea S, Zinchenko N, Hanley EN Jr (2011) Variations in aggrecan localization and gene expression patterns characterize increasing stages of human intervertebral disk degeneration. Exp Mol Pathol 91:534–539

Guo F, Lai Y, Tian Q, Lin EA, Kong L, Liu C (2010) Granulin-epithelin precursor binds directly to ADAMTS-7 and ADAMTS-12 and inhibits their degradation of cartilage oligomeric matrix protein. Arthritis Rheum 62:2023–2036

Huang M, Wang H-Q, Zhang Q, Yan X-D, Hao M, Luo Z-J (2012) Alterations of ADAMTSs and TIMP-3 in human nucleus pulposus cells subjected to compressive load: implications in the pathogenesis of human intervertebral disc degeneration. J Orthop Res 30:267–273

Hubmacher D, Apte SS (2011) Genetic and functional linkage between ADAMTS superfamily proteins and fibrillin-1: a novel mechanism influencing microfibril assembly and function. Cell Mol Life Sci 68:3137–3148

Huxley-Jones J, Apte SS, Robertson DL, Boot-Handford RP (2005) The characterisation of six ADAMTS proteases in the basal chordate Ciona intestinalis provides new insights into the vertebrate ADAMTS family. Int J Biochem Cell Biol 37:1838–1845

Huxley-Jones J, Clarke T-K, Beck C, Toubaris G, Robertson DL, Boot-Handford RP (2007) The evolution of the vertebrate metzincins; insights from Ciona intestinalis and Danio rerio. BMC Evol Biol 7:63

Huxley-Jones J, Pinney JW, Archer J, Robertson DL, Boot-Handford RP (2009) Back to basics–how the evolution of the extracellular matrix underpinned vertebrate evolution. Int J Exp Pathol 90:95–100

Kashiwagi M, Tortorella M, Nagase H, Brew K (2001) TIMP-3 is a potent inhibitor of aggrecanase 1 (ADAM-TS4) and aggrecanase 2 (ADAM-TS5). J Biol Chem 276:12501–12504

Klein T, Bischoff R (2011) Active metalloproteases of the A Disintegrin and Metalloprotease (ADAM) family: biological function and structure. J Proteome Res 10:17–33

Koo B-H, Apte SS (2009) Cell-surface processing of the metalloprotease pro-ADAMTS9 is influenced by the chaperone GRP94/GP96. J Biol Chem 285(1):197–205

Koo B-H, Le Goff C, Jungers KA, Vasanji A, O'Flaherty J, Weyman CM, Apte SS (2007) ADAMTS-like 2 (ADAMTSL2) is a secreted glycoprotein that is widely expressed during mouse embryogenesis and is regulated during skeletal myogenesis. Matrix Biol 26:431–441

Koo B-H, Coe DM, Dixon LJ, Somerville RPT, Nelson CM, Wang LW, Young ME, Lindner DJ, Apte SS (2010) ADAMTS9 is a cell-autonomously acting, anti-angiogenic metalloprotease expressed by microvascular endothelial cells. Am J Pathol 176:1494–1504

Kuno K, Kanada N, Nakashima E, Fujiki F, Ichimura F, Matsushima K (1997) Molecular cloning of a gene encoding a new type of metalloproteinase-disintegrin family protein with thrombospondin motifs as an inflammation associated gene. J Biol Chem 272:556–562

Kutz WE, Wang LW, Bader HL, Majors AK, Iwata K, Traboulsi EI, Sakai LY, Keene DR, Apte SS (2011) ADAMTS10 protein interacts with fibrillin-1 and promotes its deposition in extracellular matrix of cultured fibroblasts. J Biol Chem 286:17156–17167

Lapière CM, Nusgens BV (1993) Ehlers-Danlos type VII-C, or human dermatosparaxis. The offspring of a union between basic and clinical research. Arch Dermatol 129:1316–1319

Le Goff C, Somerville RPT, Kesteloot F, Powell K, Birk DE, Colige AC, Apte SS (2006) Regulation of procollagen amino-propeptide processing during mouse embryogenesis by specialization of homologous ADAMTS proteases: insights on collagen biosynthesis and dermatosparaxis. Development 133:1587–1596

Le Goff C, Morice-Picard F, Dagoneau N, Wang LW, Perrot C, Crow YJ, Bauer F, Flori E, Prost-Squarcioni C, Krakow D, Ge G, Greenspan DS, Bonnet D, Le Merrer M, Munnich A, Apte SS, Cormier-Daire V (2008) ADAMTSL2 mutations in geleophysic dysplasia demonstrate a role for ADAMTS-like proteins in TGF-beta bioavailability regulation. Nat Genet 40:1119–1123

Le Goff C, Mahaut C, Wang LW, Allali S, Abhyankar A, Jensen S, Zylberberg L, Collod-Beroud G, Bonnet D, Alanay Y, Brady AF, Cordier M-P, Devriendt K, Genevieve D, Kiper PÖS, Kitoh H, Krakow D, Lynch SA, Le Merrer M, Mégarbane A, Mortier G, Odent S, Polak M, Rohrbach M, Sillence D, Stolte-Dijkstra I, Superti-Furga A, Rimoin DL, Topouchian V, Unger S, Zabel B, Bole-Feysot C, Nitschke P, Handford P, Casanova J-L, Boileau C, Apte SS, Munnich A, Cormier-Daire V (2011) Mutations in the TGFβ binding-protein-like domain 5 of FBN1 are responsible for acromicric and geleophysic dysplasias. Am J Hum Genet 89:7–14

Le Maitre CL, Freemont AJ, Hoyland JA (2004) Localization of degradative enzymes and their inhibitors in the degenerate human intervertebral disc. J Pathol 204:47–54

Le Maitre CL, Freemont AJ, Hoyland JA (2005) The role of interleukin-1 in the pathogenesis of human intervertebral disc degeneration. Arthritis Res Ther 7:R732–R745

Le Maitre CL, Pockert A, Buttle DJ, Freemont AJ, Hoyland JA (2007)

Matrix synthesis and degradation in human intervertebral disc degeneration. Biochem Soc Trans 35:652–655

Lee NV, Sato M, Annis DS, Loo JA, Wu L, Mosher DF, Iruela-Arispe ML (2006) ADAMTS1 mediates the release of antiangiogenic polypeptides from TSP1 and 2. EMBO J 25:5270–5283

Liang Q-Q, Zhou Q, Zhang M, Hou W, Cui X-J, Li C-G, Li T-F, Shi Q, Wang Y-J (2008) Prolonged upright posture induces degenerative changes in intervertebral discs in rat lumbar spine. Spine 33:2052–2058

Liu C-J (2009) The role of ADAMTS-7 and ADAMTS-12 in the pathogenesis of arthritis. Nat Clin Pract Rheumatol 5:38–45

Liu C-J, Kong W, Ilalov K, Yu S, Xu K, Prazak L, Fajardo M, Sehgal B, Di Cesare PE (2006) ADAMTS-7: a metalloproteinase that directly binds to and degrades cartilage oligomeric matrix protein. FASEB J 20:988–990

Longpré J-M, McCulloch DR, Koo B-H, Alexander JP, Apte SS, Leduc R (2009) Characterization of proADAMTS5 processing by proprotein convertases. Int J Biochem Cell Biol 41:1116–1126

Lu X, Wang Q, Hu G, Van Poznak C, Fleisher M, Reiss M, Massagué J, Kang Y (2009) ADAMTS1 and MMP1 proteolytically engage EGF-like ligands in an osteolytic signaling cascade for bone metastasis. Genes Dev 23:1882–1894

Luque A, Carpizo DR, Iruela-Arispe ML (2003) ADAMTS1/METH1 inhibits endothelial cell proliferation by direct binding and sequestration of VEGF165. J Biol Chem 278:23656–23665

Maclean JJ, Lee CR, Alini M, Iatridis JC (2004) Anabolic and catabolic mRNA levels of the intervertebral disc vary with the magnitude and frequency of in vivo dynamic compression. J Orthop Res 22:1193–1200

MacLean JJ, Lee CR, Alini M, Iatridis JC (2005) The effects of short-term load duration on anabolic and catabolic gene expression in the rat tail intervertebral disc. J Orthop Res 23:1120–1127

Malfait A-M, Arner EC, Song R-H, Alston JT, Markosyan S, Staten N, Yang Z, Griggs DW, Tortorella MD (2008) Proprotein convertase activation of aggrecanases in cartilage in situ. Arch Biochem Biophys 478:43–51

McCulloch DR, Nelson CM, Dixon LJ, Silver DL, Wylie JD, Lindner V, Sasaki T, Cooley MA, Argraves WS, Apte SS (2009) ADAMTS metalloproteases generate active versican fragments that regulate interdigital web regression. Dev Cell 17:687–698

Melrose J, Shu C, Young C, Ho R, Smith M, Young A, Smith S, Gooden B, Dart A, Podadera J, Appleyard R, Little C (2012) Mechanical destabilisation induced by controlled annular incision of the intervertebral disc dysregulates metalloproteinase expression and induces disc degeneration. Spine (Phila Pa 1976) 37:18–25

Mittaz L, Russell DL, Wilson T, Brasted M, Tkalcevic J, Salamonsen LA, Hertzog PJ, Pritchard MA (2004) Adamts-1 is essential for the development and function of the urogenital system. Biol Reprod 70:1096–1105

Pasternak B, Aspenberg P (2009) Metalloproteinases and their inhibitors-diagnostic and therapeutic opportunities in orthopedics. Acta Orthop 80:693–703

Patel KP, Sandy JD, Akeda K, Miyamoto K, Chujo T, An HS, Masuda K (2007) Aggrecanases and aggrecanase-generated fragments in the human intervertebral disc at early and advanced stages of disc degeneration. Spine 32:2596–2603

Pockert AJ, Richardson SM, Le Maitre CL, Lyon M, Deakin JA, Buttle DJ, Freemont AJ, Hoyland JA (2009) Modified expression of the ADAMTS enzymes and tissue inhibitor of metalloproteinases 3 during human intervertebral disc degeneration. Arthritis Rheum 60:482–491

Rodríguez-Manzaneque JC, Carpizo D, Plaza-Calonge Mdel C, Torres-Collado AX, Thai SN-M, Simons M, Horowitz A, Iruela-Arispe ML (2009) Cleavage of syndecan-4 by ADAMTS1 provokes defects in adhesion. Int J Biochem Cell Biol 41:800–810

Roughley PJ (2004) Biology of intervertebral disc aging and degeneration: involvement of the extracellular matrix. Spine 29:2691–2699

Saftig P, Reiss K (2011) The "A Disintegrin and Metalloproteases" ADAM10 and ADAM17: novel drug targets with therapeutic potential? Eur J Cell Biol 90:527–535

Sahebjam S, Khokha R, Mort JS (2007) Increased collagen and aggre-

can degradation with age in the joints of Timp3(−/−) mice. Arthritis Rheum 56:905–909

Saito M, Kurokawa M, Oda M, Oshima M, Tsutsui K, Kosaka K, Nakao K, Ogawa M, Manabe R, Suda N, Ganjargal G, Hada Y, Noguchi T, Teranaka T, Sekiguchi K, Yoneda T, Tsuji T (2011) ADAMTSL6β protein rescues fibrillin-1 microfibril disorder in a Marfan syndrome mouse model through the promotion of fibrillin-1 assembly. J Biol Chem 286:38602–38613

Sandy JD, Westling J, Kenagy RD, Iruela-Arispe ML, Verscharen C, Rodriguez-Mazaneque JC, Zimmermann DR, Lemire JM, Fischer JW, Wight TN, Clowes AW (2001) Versican V1 proteolysis in human aorta in vivo occurs at the Glu441-Ala442 bond, a site that is cleaved by recombinant ADAMTS-1 and ADAMTS-4. J Biol Chem 276:13372–13378

Séguin CA, Pilliar RM, Roughley PJ, Kandel RA (2005) Tumor necrosis factor-alpha modulates matrix production and catabolism in nucleus pulposus tissue. Spine 30:1940–1948

Sengle G, Tsutsui K, Keene DR, Tufa SF, Carlson EJ, Charbonneau NL, Ono RN, Sasaki T, Wirtz MK, Samples JR, Fessler LI, Fessler JH, Sekiguchi K, Hayflick SJ, Sakai LY (2012) Microenvironmental regulation by fibrillin-1. PLoS Genet 8:e1002425

Shi S, Ciurli C, Cartman A, Pidoux I, Poole AR, Zhang Y (2003) Experimental immunity to the G1 domain of the proteoglycan versican induces spondylitis and sacroiliitis, of a kind seen in human spondylarthropathies. Arthritis Rheum 48:2903–2915

Sohn P, Cox M, Chen D, Serra R (2010) Molecular profiling of the developing mouse axial skeleton: a role for Tgfbr2 in the development of the intervertebral disc. BMC Dev Biol 10:29

Somerville RPT, Longpré J-M, Apel ED, Lewis RM, Wang LW, Sanes JR, Leduc R, Apte SS (2004) ADAMTS7B, the full-length product of the ADAMTS7 gene, is a chondroitin sulfate proteoglycan containing a mucin domain. J Biol Chem 279:35159–35175

Stankunas K, Hang CT, Tsun Z-Y, Chen H, Lee NV, Wu JI, Shang C, Bayle JH, Shou W, Iruela-Arispe ML, Chang C-P (2008) Endocardial Brg1 represses ADAMTS1 to maintain the microenvironment for myocardial morphogenesis. Dev Cell 14:298–311

Stanton H, Rogerson FM, East CJ, Golub SB, Lawlor KE, Meeker CT, Little CB, Last K, Farmer PJ, Campbell IK, Fourie AM, Fosang AJ (2005) ADAMTS5 is the major aggrecanase in mouse cartilage in vivo and in vitro. Nature 434:648–652

Tortorella MD, Arner EC, Hills R, Easton A, Korte-Sarfaty J, Fok K, Wittwer AJ, Liu R-Q, Malfait A-M (2004) Alpha2-macroglobulin is a novel substrate for ADAMTS-4 and ADAMTS-5 and represents an endogenous inhibitor of these enzymes. J Biol Chem 279: 17554–17561

Virtanen IM, Noponen N, Barral S, Karppinen J, Li H, Vuoristo M, Niinimäki J, Ott J, Ala-Kokko L, Männikkö M (2007) Putative susceptibility locus on chromosome 21q for lumbar disc disease (LDD) in the Finnish population. J Bone Miner Res 22:701–707

Wang J, Markova D, Anderson DG, Zheng Z, Shapiro IM, Risbud MV (2011) TNF-α and IL-1β promote a disintegrin-like and metalloprotease with thrombospondin type I motif-5-mediated aggrecan degradation through syndecan-4 in intervertebral disc. J Biol Chem 286: 39738–39749

Wylie JD, Ho JC, Singh S, McCulloch DR, Apte SS (2012) Adamts5 (aggrecanase-2) is widely expressed in the mouse musculoskeletal system and is induced in specific regions of knee joint explants by inflammatory cytokines. J Orthop Res 30:226–233

Yu H, Zhu Y (2012) Expression of ADAMTS-7 and ADAMTS-12 in the nucleus pulposus during degeneration of rat caudal intervertebral disc. J Vet Med Sci 74:9–15

Yurube T, Takada T, Suzuki T, Kakutani K, Maeno K, Doita M, Kurosaka M, Nishida K (2012) Rat tail static compression model mimics extracellular matrix metabolic imbalances of matrix metalloproteinases, aggrecanases, and tissue inhibitors of metalloproteinases in intervertebral disc degeneration. Arthritis Res Ther 14:R51

Zhao C-Q, Zhang Y-H, Jiang S-D, Li H, Jiang L-S, Dai L-Y (2011) ADAMTS-5 and intervertebral disc degeneration: the results of tissue immunohistochemistry and in vitro cell culture. J Orthop Res 29:718–725

第二部分

椎间盘病：致病机制和
目前治疗方法

腰椎间盘退变的流行病学

Yue Wang, Michele C. Battié

第

9

章

目录

Y. Wang (✉)
Department of Orthopedic Surgery,
The First Affiliated Hospital, College of Medicine, Zhejiang
University, Hangzhou, People's Republic of China
e-mail: wangyuespine@gmail.com

M.C. Battié
Faculty of Rehabilitation Medicine, University of Alberta,
8205 114St, Edmonton, AB T6G 2G4, Canada
e-mail: mc.battie@ualberta.ca

9.1 概述

世界卫生组织将流行病学定义为一门研究疾病和健康状况的分布及其决定因素的科学（WHO 2012）。本章首先简要概述早期人们对椎间盘退变的观察认识和当代对椎间盘退变越来越浓厚的兴趣，论述椎间盘退变的流行病学，包括"椎间盘退行性疾病"这一模棱两可术语的起源和演化。我们尤其强调病例的定义（case definition），因为它是流行病学和发病率研究的一个核心概念。学者们对椎间盘退变的定义大相径庭，并且在很大程度上取决于研究方法和影像学方法，因此，本章所报告的椎间盘退变的发生率均取自以一般人群为研究对象的磁共振图像（MRI）研究，为临床观察提供良好的参考。最后，我们简要地讨论加速椎间盘退变的相关因素，如环境因素、行为因素和体质因素等。近年来，人们对椎间盘退变致病因素的认识已经发生了巨大转变。

9.2 历史回顾

9.2.1 椎间盘退变

关于椎间盘退变的描述最早可以追溯到 19 世纪。1824 年，德国病理学家 Wenzel 首次记录了腰椎间盘的一些病理性改变（Wenzel 1824）。然而，在接下来长达一个世纪的时间内，椎间盘极少受到关注，椎间盘退变仅仅是零星地被少数几个病理学家提到，其中有 Luschka（Schmorl and Junghanns 1971）和 Rokitanski（Rokitansky 1855）等。然而在 20 世纪 20 年代，正如其他医学学科的迅猛发展，脊柱病理学和椎间盘退变的研究也突飞猛进。

在这个时期，众多探索脊柱的先驱中最杰出的科学家要数 Georg Christian Schmorl（1861—1932）。关于这位富有传奇色彩的脊柱先行者的学术生涯和开拓性贡献先前已有详细报道（Vernon-Roberts 1994），在这里我们只作简要概述。Schmorl 是一位多才多艺的德国病理学家，他创造性地发明了一系列的病理技术，其中有组织标本的处理和染色、显微摄影技术和硫酸钡椎间盘造影术。在对诸多非骨骼肌肉系统疾病的病理知识作出了巨大贡献的同时，1926 年 Schmorl 把研究的重点转移到脊柱，并将学术生涯的最后 6 年专心致志地奉献给了脊柱病理学。通过改良脊柱尸体解剖病理技术，Schmorl 在脊柱病理学方面所作的大量工作构成了众多脊柱疾患的基础知识，其中就包括椎间盘退变（Vernon-Roberts 1994）。例如，根据 4000 多例脊柱的解剖研究，Schmorl 系统地描述了椎骨和椎间盘的正常结构，包括与年龄相关的椎间盘退变的典型形态改变、各种类型的纤维环撕裂以及椎间盘的向后方和垂直方向的突出。后者以他的名字命名，称为 Schmorl 结节（Schmorl 和 Junghanns 1971）。所不幸的是 Schmorl 的作品都是用德文写的，直到 1959 年他的经典著作《人类正常脊柱和疾病》被翻译成英文并在北美出版发行，他开拓的脊柱科学知识才在学术界得以广泛认同。

Schmorl 对椎间盘的研究基本建立在尸体解剖的基础上，因此没有把椎间盘的病理改变与临床症状联系在一起。事实上，Schmorl 甚至认为椎间盘退变太常见了，以至于从临床角度看这种现象可能不是很重要（Parisien 和 Ball 1998）。随着 20 世纪 20 年代腰椎病理知识和临床观察的积累，外科医生开始怀疑病变的椎间盘可能会引起坐骨神经痛。1929 年，Walter Dandy（1886—1946），约翰·霍普金斯医院的一位神经外科医生，准确而详细地描述了腰椎间盘突出症，包括临床表现、手术以及病理发现（Dandy 1929；Weinstein 和 Burchiel 2009）。Dandy 虽然仅仅报道了 2 个病例，却是历史性的第一次。然而，William Mixter（1880—1958）发表于 1934 年的一篇关于腰椎间盘突出和坐骨神经痛相关关系的文章（Mixter 和

Barr 1934）却获得了极为广泛的关注。该文通常被认为是当代对椎间盘突出症和相关临床症状认识的基石，同时被誉为将当代对腰椎疾患的认识引入了一个所谓的"椎间盘时代"。就这样椎间盘被推到脊柱临床和科研的前沿，直到今天依然是脊柱疾患临床和科研的主要目标。

9.2.2 椎间盘退变性疾病

椎间盘退变性疾病作为一个概念和术语在过去数十年间蓬勃发展。词语"disease"在 14 世纪初源于"desaise"，"des"是"没有，远离"的意思，"aise"的意思是"轻松，舒适"。显然，disease 与症状相关。另一方面，"degeneration"本意是指从先前的某种状态滑落、下降的过程，尤其是指结构和功能的丧失。因此，普遍认为椎间盘退变是主要源于人体自然衰老、老化而出现的众多渐进性变化中的一种（Adams 和 Roughley 2006），它肯定不是一种疾病。然而，椎间盘退变的过程可以受其他致病因素影响而急剧加速，比如严重创伤。这种观点如果被一般化至程度相对较轻的物理性损伤或频繁的脊柱负重（如职业和休闲活动），则可能会引出另一个概念，即所有椎间盘退变都是损伤或病变引起，因此是一种"病"。重复性的或累积性的损伤模式曾经是椎间盘退变的发病机制的主流学说，然而近年的大量研究并不支持这个理论（Battie 等 2004）。此外，由于大部分椎间盘退变并没有症状，"椎间盘退变性疾病"或"degenerative disc diseases，DDD"作为椎间盘退变的同义词使用可能会误导。这种错误的用法可能对临床工作有所"贡献"，比如，在诊断非特异性下腰痛时，除了椎间盘退变，未能找到其他病变，于是干脆把腰痛归咎于退变的椎间盘。因此，DDD 这个缩写曾经被恶搞为"诊断缺如性疾病（Diagnostic Deficiency Disease）"。

为了更好地理解"椎间盘退变性疾病"这一术语的来龙去脉，我们追溯至 20 世纪 40 年代脊柱研究的早期。一位宾夕法尼亚州的军医 Gilbert Fletcher 上尉在 1947 年研究了 600 名因腰痛而退役的二战老兵，首次使用了"椎间盘退变性疾病

专栏 9.1　Herbert Junghanns

　　Herbert Junghanns是德国的一位外科医生和受人尊敬的研究员，主攻脊柱的生物力学研究。他是法兰克福脊柱研究所的负责人，德国脊柱学会会长，德国医学科学会创始人。德国医学科学会包含16个医学专业，现有超过150个德国医学分会。此外，他还担任德国《脊柱研究和临床》系列丛书总编。

　　作为Christian Georg Schmorl的杰出学生之一，Junghanns把Schmorl在脊柱病理学方面大量的开拓性成就带给世人，这也是他最为人所知的一面。Junghanns编译了《人类正常脊柱和疾病》一书，介绍了Schmorl在脊柱方面的大部分成就，并于1937年第一次出版。该书的第4版中囊括了Schmorl在脊柱领域的大量研究成果，在1959年被翻译成英语并在北美印刷出版。从此，该书在全球广为人知，并被视为现代脊柱研究的一个里程碑。

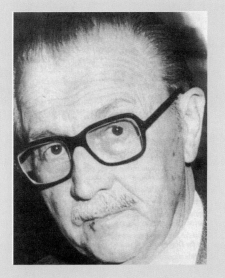

Herbert Junghanns (1902—1986)

专栏 9.2　Alf Nachemson

　　Alf Nachemson曾被誉为20世纪最有影响力的脊柱研究者。作为一名临床骨科医生和科学家，在长达超过45年的科研生涯中他的脊柱研究兴趣极其广泛，从基础科学到一般人群流行病学研究均有涉猎。在取得本章中所提及的腰椎间盘退变宏观评分和椎间盘的营养供应这些成就之前，Alf Nachemson的研究生涯始于生物力学。正是这些20世纪50年代的早期工作，引导他发明了椎间盘内压力测量的方法，至今仍是直接体内测量脊柱负荷的唯一方法，这也可能是他最为知名的研究成果。

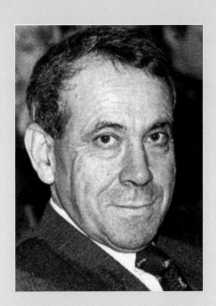

Alf Nachemson (1931—2006)

　　Alf是学术卓越和提高医疗服务的一位坦率而又充满激情的代言人，尤其是在他所在的骨科领域。他所担任过的瑞典或国际性学科领导职务不计其数。他是国际腰椎研究协会（International Society for the Study of the Lumbar Spine，ISSLS）的创始成员，后者逐渐发展成为本领域的世界顶级协会。通过ISSLS，他在1979年发起了著名的沃尔沃奖（现ISSLS奖），后者是公认的脊柱研究领域最著名的国际奖项。他为追求卓越真诚奉献，热情而又幽默，这些魅力感染所有有幸与他一起工作的人，让人心灵启发，精神享受。

　　DDD"这一术语（Fletcher 1947）。就算是现在，多数腰椎疾患的病理改变仍未完全明了。仅仅根据X线片，Fletcher上尉使用一些严重的腰椎间盘退变影像学表现如椎间隙狭窄、硬化、增生性改变（可能指骨赘）和关节突关节"半脱位"等来诊断"椎间盘退变性疾病"。文章的后半部分他得出结论：脊柱退行性改变的表现与腰椎后脱位高度相关。现在看来，Fletcher上尉是在描述退行性腰椎后滑脱的X线影像学表现，却称之为"椎间盘退变性疾病"。

在接下来的二三十年中，名词"退变性椎间盘疾病"仅偶尔被提及（Friedenberg 和 Miller 1963）。当它被使用时，通常仅指有症状的脊柱疾病患者，而椎间盘被认为是病源，如神经根损害（Weiner 和 Macnab 1970）、腰痛和腿痛（Dilke 等 1973；Macnab 1973）以及椎间盘突出症（Gertzbein 等 1975）。随着 20 世纪 70 年代对椎间盘退变和腰痛兴趣的日益浓厚，"退行性椎间盘疾病"的使用频率大幅增加。但是在 1975 年以后，这个术语的使用不再局限于有症状的椎间盘相关性疾病，却开始被作为椎间盘退变的同义词使用。在早期的十几篇论文中，我们注意到了将椎间盘退变的表现称为"椎间盘退变性疾病"这一倾向，典型的例子就是一篇被广泛引用的发表在美国版骨与关节外科杂志的论文（Torgerson 和 Dotter 1976）。该文定义腰椎侧位片上椎间隙狭窄为椎间盘退变，文章后来移形换位称之为"椎间盘退行性疾病"，并指出这是引发腰痛的一个病因。

20 世纪 80 年代，术语"椎间盘退变性疾病"被广泛应用于医学科学文献，并在随后的时间里使用率成倍增长。有时，该术语指的是怀疑或已知与椎间盘相关的疼痛性腰椎疾患。事实上，椎间盘退变性疾病是美国当前行腰椎融合术最常见的原因（Rajaee 等 2012）。然而，"椎间盘退变性疾病"同时逐渐成为椎间盘退变的一个常用代名词，不幸的是，它原本特指椎间盘相关的疼痛性疾患这一特殊性已不复存在。更为甚者，在一些大样本的基于一般人群的椎间盘退变流行病学研究中也以桃代李，以"椎间盘退变性疾病"代替"椎间盘退变"，无疑加剧了这种混乱的局面。（Mok 等 2010；Sambrook 等 1999）。

不精确的病例定义和互换使用的两个截然不同的术语在流行病学文献中很常见，如椎间盘退变、椎间盘退变性疾病和下腰痛等，因此将继续混淆当前研究的科学解读（Battie 等 2007a；Videman 和 Battie 2012）。使用更清晰的定义和更统一的术语将有助于医学科研的准确交流、避免不必要的混乱，并有利于不同研究之间的横向对比。椎间盘退变本身缺乏一个标准的定义，澄清概念和术语显得尤为重要。

9.3 病例定义：椎间盘退变的测量

在人体中，没有一个组织或器官像椎间盘那样会发生如此深刻的退变，而且发生退变出现得如此之早（一般在十多岁以后便开始出现退变）（Schmorl 和 Junghanns 1971）。尽管有广泛的临床兴趣和大量的科学研究，椎间盘退变仍然缺乏一个明确的标准定义。某种程度上，这在可能是因为不同学科的研究人员和临床医生使用了众多截然不同的研究方法来研究椎间盘。因此，以一个标准定义来阐明椎间盘退变的发病机制和特点似乎不现实。本书的其他章节中论述了椎间盘和椎间盘退变的组织学、生物化学、影像学和其他包括临床方面的内容，因此本章将从流行病学的角度专门阐述主要由影像学（尤其是磁共振）图像所定义的椎间盘退变。

病例的定义和测量的方法对任何关于椎间盘退变发生率、病因学和临床相关性的研究都至关重要。据一篇综述（Kettler 和 Wilke 2006）报道，至少有 22 种腰椎间盘退变的评分系统。根据所使用的材料和方法，这些评分方法可分为五类，包括大体解剖学、组织学、X 线平片、椎间盘造影和磁共振图像。由于 CT 在检测椎间盘内部变化的技术局限，未见基于 CT 图像的椎间盘退变评分系统。

早期关于椎间盘退变的描述均基于脊柱尸体解剖。大体解剖和组织学方法观察椎间盘退变主要发现髓核水分丧失、纤维环磨损、裂隙和椎间隙高度丢失。从 20 世纪 30 年代到 50 年代，虽然很多学者详细描述了腰椎间盘的退行性变化（Coventry 等 1945b；Friberg 和 Hirsch 1948；Schmorl 和 Junghanns 1971；Virgin 1951），但是都没有提出评分系统。在 1960 年的一项调查椎间盘退变对椎间盘内压力影响的研究中，Nachemson 创建了首个可靠的大体解剖评分系统用以评估椎间盘退变（Nachemson 1960）。基于组织学检查的椎间盘退变评分系统直到 20 世纪 90 年代才被引入（Gunzburg 等 1992）。不过，这些基于大体解剖和组织学的椎间盘退变测量方法不适用于非手术患者，因此临床价值有限。

20 世纪 20 年代，Schmorl 将 X 线广泛用于脊柱成像，并将影像学特点和病理结果相关联（Schmorl 和 Junghanns 1971）。然而，Schmorl 意识到，X 线片仅能显示继发于椎间盘退变的一些骨性改变，如松质骨皮质化（Schmorl 结节）、终板硬化和椎间隙狭窄。Schmorl 明确指出，"只有当椎间盘组织退变相对严重时，椎间隙高度才会降低"。因此，他得出结论，椎间盘高度丢失并不能发现早期的椎间盘退变。1950 年以后，随着下腰痛研究的临床需求急剧增加，急需一种非侵入性、简单易行并且廉价的设备来评价腰椎和腰椎间盘。结果，用脊柱 X 线平片测量椎间隙高度和椎体终板硬化评估椎间盘退变程度在 1952 年被引入临床（Kellgren 和 Lawrence 1952）。此后，X 线平片成为评估椎间盘退变的主流方法。到 20 世纪 90 年代，骨赘也作为一个指标被加入椎间盘退变的影像学评分（Mimura 等 1994；Lane 等 1993）。尽管有合理的可靠性（Kellgren 和 Lawrence 1952），但以 X 线平片测量椎间盘退变有其内在的局限性，正如前文所述。X 线平片仅能检测腰椎非特异性的骨结构的退变，并且不能发现早期的椎间盘退变。除此以外，如果同时测量椎间盘高度和椎体周围骨赘来评估椎间盘退变的程度本身就值得怀疑，因为一个的测量可能会导致另一个测量的偏倚（比如骨赘越大，椎间隙往往越狭窄）。

椎间盘造影术是另一种曾经流行一时的椎间盘退变评估方法，并一度被视为金标准。与 X 线片不同，椎间盘造影术通过注入造影剂观察其在椎间盘内的分布来反映椎间盘的形态学改变及程度，如纤维环中断等。第一例椎间盘造影是由 Schmorl 于 20 世纪 20 年代在尸体脊柱用硫酸钡完成的，结果展示了各种类型的纤维环撕裂（Vernon-Roberts 1994）。1948 年，Lindblom 和 Hirsch 将椎间盘造影术应用于临床腰痛患者，用以显示突出的腰椎间盘（Hirsch 1948；Lindblom 1948）。不过，令他们印象最深刻的是椎间盘造影术可以激发或复制患者的腰痛或坐骨神经痛。椎间盘造影术因此迅速发展，但后来发现它有非常高的假阳性率（Guyer 和 Ohnmeiss 2003）。在相当长的一段时间里，椎间盘造影术在临床被用于诊断所谓的"椎间盘源性"腰痛，而非用于检测椎间盘的形态变化。

直到 20 世纪 80 年代，椎间盘造影术中对比剂的分布情况才被用以评估椎间盘退变（Adams 等 1986；Videman 等 1987；Videman 等 1990）。MR 在临床普及之前，传统的椎间盘造影术被认为是评价椎间盘退变的最佳办法。它可以鉴别、区分椎间盘内连续性的形态变化，这一点连 MR 也无法做到。虽然椎间盘造影术可能无法检测到所有的纤维环病变（如纤维环与髓核不相时），但是据报道它在检测纤维环撕裂方面比 MRI 更敏感（Gunzburg 等 1992）。然而，由于椎间盘造影术本身是一种侵袭性的检查手段，并且有可能加速椎间盘退变（Carragee 等 2009），因此，椎间盘造影术在临床的应用逐渐减少，最终有可能淡出外科临床。

MRI 的问世及其自 20 世纪 90 年代初以来的广泛应用，是椎间盘临床和科研的一个巨大进步。MRI 无创、无电离辐射，能在多个平面上呈现椎间盘的形态，很快便成为椎间盘临床影像学检查的首选。MRI 也使得基于一般人群的大规模流行病学研究调查椎间盘退变的发病率、病因和临床意义成为现实。

通常，椎间盘退变在 MR 影像学表现有信号减低（水分丧失）、椎间盘膨出（前方或后方）、椎间隙高度降低、纤维环裂隙、骨赘形成和终板不规则等。这些征象中应该用哪个指标来评估椎间盘退变的严重程度目前仍有争议。一些学者综合了其中的一些指标或将所有测量结果相加汇总，而另一些学者使用个别指标（如椎间盘信号或椎间盘膨出）来解答特定的科学问题。椎间盘退变的这些影像学征象在一定程度上相互关联，将某种征象量化后很容易影响另一个指标的测量或评估。因此，将椎间盘退变的所有影像学征象分别测量并最后相加以一个总体得分来评估椎间盘退变很可能会放大椎间盘退变的程度。

椎间盘的 MR 成像在很大程度上依赖于水含量的变化（Modic 等，1984），这也是椎间盘退变过程中首先出现的病理变化。因此，MRI 能够远在形态学改变出现前即检测到椎间盘的退变。与此对应，在 MRI T2 加权像上的信号降低是椎间盘退变最显著的变化。有证据表明，MRI 标准成像上信号的数字化测量是椎间盘退变的最佳方法，且已经被证实与年龄直接相关（Videman 等 2008）。然而，信号强度的数字化测量需要专门的软件，并且不能直接应用于临床。因此，椎间盘信号改变的测量基本还是依靠视觉评估。

基于视觉观察的椎间盘退变评分系统有多种（Kettler 和 Wilke 2006）。椎间盘退变的 Pfirrmann 评分方法使用 MR 图像，目前最为常用，可信性和有效性均良好（Pfirrmann 等 2001）。基于椎间盘的结构、髓核和纤维环的差异、信号强度和椎间盘高度，该系统把椎间盘退变的严重程度分为 5 个等级。某种程度上是因为简单易行，该评分系统目前在脊柱临床和科研中的应用都比较广泛。然而，该系统虽然评估了椎间盘的多个方面，但或多或少都是主观判断，并且有时难以区分椎间盘退变相邻的两个评分阶段（Haughton 2006）。此外，该法的测量仅仅只是有序变量，这种属性限制了它在纵向随访研究中椎间盘退变测量的灵敏度。不过，目前它的广泛使用有助于不同研究之间的横向比较，这对推进椎间盘退变研究非常重要。

9.4 椎间盘退变的发生率

由于所用的定义、方法学和样本的不同，文献报道的椎间盘退变发生率相差很大（Battie 等 2004）。以 X 线和椎间盘造影等影像学方法评估椎间盘退变目前已不常用，本章节因此不再展开讨论。相反，本章将重点讨论运用临床首选的 MRI 方法的研究，因为这些研究的结果可直接为临床提供参考。此外，许多椎间盘退变的 MR 研究的对象是各类高度选择性的人群，如有腰痛或腿痛的患者，抑或某些特定职业的工人。因此我们排除此类研究，在本章中选择样本是一般人群的研究。此外，在以往的一些研究中，骨性结构的退变如骨赘、Schmorl 结节和终板不规则等都用以评估椎间盘退变。这些退变的征象虽然或多或少与椎间盘退变相关，但并非椎间盘的特异性表现，本节中因此也就不再讨论。相反，我们将在本章节的后面部分进一步讨论终板的一些流行病学特征和它与椎间盘退变之间的密切关系。

一项以一般人群为研究对象、用 MRI 评估椎

间盘退变的回顾性研究，发现椎间盘退变的发生率在不同退变征象、不同的脊柱节段及不同的年龄组之间差异巨大。腰椎间盘退变最常研究的征象是椎间盘 T2 加权像信号降低，它在不同研究之间的发生率也最一致，据报道约一半的青少年就已经有不同程度的椎间盘信号减退（表 9.1）。青少年和成年人之间发生率相差最大的是纤维环撕裂和高信号带（HIZ），在青少年和年轻人发生率不足 10%，而在中年人则达 30% ~ 50%。椎间隙狭窄的发生率在年轻人中相对较高，有近 40% 的青少年有一定程度的椎间隙狭窄，但这个结论仅仅源自一个研究（表 9.1）。

因为腰椎退变在不同节段的发生率差异显著，理想状态下发病率应该按腰椎的节段水平报道。大部分 MRI 上椎间盘特异性的退变表现，如椎间盘膨出、突出、椎间隙变窄及纤维环撕裂等在 L4/5 和 L5/S1 椎间盘远比腰椎上段更常见、更严重（图 9.1）（Videman 等 1995）。椎间盘退变的 MR 评估与此类似。一般情况下，L1/2、L2/3 和 L3/4 椎间盘之间的退变情况相似，而 L4/5 椎间盘和 L5/S1 椎间盘相似（表 9.1）。因此，在评估椎间盘退变时，建议至少将 5 个腰椎间盘分成上腰段（L1/2，L2/3 和 L3/4 椎间盘）和下腰段（L4/5 和 L5/S1 椎间盘）。此外，遗传因素对上、下腰段的影响似乎也有显著差异（Battie 等 2008）。因此，这些证据反对在评估腰椎间盘退变时将所有腰椎节段的测量值相加汇总。

9.5 致病因素（环境、行为和体质）

在 20 世纪 90 年代中后期之前，反复负重或者磨损撕裂是解释椎间盘退变致病的主流模式。这种模式认为椎间盘退变是重复性负重和相关结构外伤或损伤所致。相应地，行为和环境因素如工作中搬运物品，被认为是椎间盘退变的主要原因。因此，行为环境因素对椎间盘退变的影响成为研究和预防的重点。根据当时的知识，Frymoyer 总结"退行性椎间盘疾病"的临床流行病学如下："其发生率相关因素有年龄、性别、职业、吸烟以及暴露于机动车辆的振动，而身高、体重和遗传基因等因素的影响并不确定"（Frymoyer

表 9.1 一般人群腰椎 MRI 中腰椎间盘退变各个表型的发生率

作者（年代）	样本数	人种	年龄（岁）	性别	信号强度减少		椎间盘高度减少	椎间盘膨出	纤维环撕裂	高信号强度区
Videman（1995）[a]	232	Finnish	49.3（35~69）	100% 男	L1/2	41.6%	9.3%	58.6%	11.6%	
					L2/3	48.7%	13.6%	74.7%	17.5%	
					L3/4	57.7%	24.1%	81.9%	27.4%	
					L4/5	80.4%	51.3%	92.8%	53.1%	
					L5/S1	86.0%	55.6%	78.5%	49.8%	
Kjaer（2005b）[a]	439	Danish	13.1（12~14）	46.7% 男	L1/2	12%	3%	0%	1%	0%
					L2/3	8%	1%	0.3%	1%	0%
					L3/4	13%	6%	3%	2%	0%
					L4/5	31%	31%	10%	2%	1%
					L5/S1	50%	17%	12%	3%	4%
					57.6% of spine	38%	16.1%	7.3%	5%	
Kjaer（2005a）[a]	412	Danish	40	48.2% 男	45.2%		50.2%	52.4%	39.3%	40.8%
Takatalo（2009）[b]	558	Finnish	21（20~22）	58% 男	L1/2	2%				
					L2/3	3%				
					L3/4	5%				
					L4/5	22%				
					L5/S1	35%				
					47.2% of spine		24.9%	9.1%	6.8%	
Cheung（2009）[c]	1,043	Chinese	（18~55）	－						
			18~29		42%			27.3%	3.4%	
			30~39		48%			20.6%	8.2%	
			40~49		70%			27.3%	16.1%	
			≥50		88%			43.1%	29.0%	
Mok（2010）[c]	2,449	Chinese	40.4±10.9（9.7~88.4）	40% 男	L1/2	9.5%				
					L2/3	15.7%				
					L3/4	27.2%				
					L4/5	45.8%				
					L5/S1	51.0%				
Samartzis（2011）[c]	83	Chinese	18.3±2.1（13~20）	46% 男	34.9%			22.9%		3.6%

[a] 信号强度用一个 4 等评分方法评估，0 代表正常，1~3 依次代表信号下降的多少；

[b] 椎间盘退变用一个改良的 Pfirrmann 法评估，同时考虑信号和椎间隙的丢失。Pfirrmann 评分 1 分或者 2 分被认为是正常；3~5 分定义为退变；

[c] 这 3 个研究中，椎间盘退变用 Schneiderman 4 点评分法评估。该法同时评估信号强度和椎间隙狭窄程度。

1992）。十年后，上述观点历经重大转变。结合这十年所积累的新知识，Ala-Kokko 在 2002 年总结道："虽然一些环境和体质因素可能与椎间盘退变相关，但是它们的影响相对较小。近期一些家族和双胞胎研究表明，坐骨神经痛、椎间盘突出和椎间盘退变在很大程度上可能需要以遗传因素来解释"（Ala-Kokko 2002）。现在认为，椎间盘退变主要由遗传因素决定，而环境因素虽然捉摸不透，

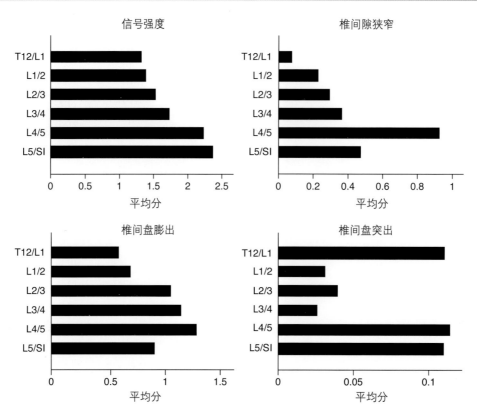

图 9.1 各节段椎间盘退变各种表现的平均值（改编自 Battié 等 2004，经许可）

但也起到了重要作用（Battie 等 2009）。接下来讨论椎间盘退变的一些主要致病因素。

9.5.1 年龄

除了将在后面讨论的遗传学因素，年龄可能是与椎间盘退变最相关的因素。年龄和椎间盘退变之间的明确关系，早在 20 世纪初就被早期的病理学家在尸检研究时观察到了。一些经典的大样本尸体解剖研究清楚地记载了椎间盘退变的发生率随着年龄的增大而呈现"线性"增长。例如，1926 年一项以 1000 例尸体解剖为基础的研究中，Heine 通过大体解剖观察到椎间盘退变（或所谓的变形性脊椎炎），随着年龄从 39 岁增加到 70 岁椎间盘退变的发生率从 0% 升高到 72%（Heine 1926）。Schmorl 和 Coventry 通过组织学研究进一步证实了椎间盘退变（如椎间盘细胞坏死、髓核裂隙、纤维环撕裂和软骨终板裂开）的发生率均一致性地随着年龄增长而升高。晚些时候，Miller 报道肉眼观察的椎间盘退变发生率，从 20 岁的 16% 升高到 70 岁的 98%

（Miller 等 1988）。后来，在一项与年龄相关的腰椎间盘变化的系统研究中，Boos 等人清晰地描述道：在年龄跨度从胎儿到 88 岁的样品中，几乎所有的椎间盘退行性组织学改变的发生率都随着年龄的增长而增加（Boos 等 2002）。

另一方面，组织学发现一些退行性改变可以发生在儿童早期，这使年龄在椎间盘退变中的角色变得更加复杂。例如，黏液样变性，髓核轻度撕裂可能在 2 岁前就出现了（Boos 等 2002）。在生命的第二个 10 年，髓核裂隙和径向撕裂常发生在椎间盘中心，软骨开裂也是如此（Boos 等 2002）。从 20 岁以后，椎间盘的退行性改变在频率和严重程度上都逐步增加。但是，在不同的年龄组间椎间盘退变的表现还是有相当大的差异。

MRI 的使用为调查年龄和椎间盘退变的关系提供了一个很好的机会。脑脊液可以校对椎间盘信号强度的测量，由此可反映髓核的含水量，它从幼儿到成年后期呈逐渐下降趋势（Videman 等 1994）。在一项年龄在 35 ~ 70 岁的 116 名男性研究中，MRI 上的不同退变表现与年龄相关。相比

专栏 9.3　定义

方差（variance）是测量一组数据或测量值变异程度的一种方法。集中趋势和离散趋势（变异性）是描述观测值分布情况的两个重要的统计学特征。一组从 N 个样本测得的连续性变量（X），均数（x）通常用以显示其集中趋势，而方差（S^2）或标准差（SD）用以显示其变异性。方差定义为：与均数差异的平方再取平均值，其计算公式为：

$$S^2 = \frac{\sum (X-\overline{X})^2}{n-1}$$

发病（prevalence）指在特定时间点一个群体的成员中存在的某种特定的状态（如疾病），而发病率（prevalence rate）指有这种状态的人数占总人口的比例。

家族聚集性（familial aggregation）指某种特征或表型在家族成员中聚集，其比例超过一般人群中该种特征或表型的预期发生率。虽然家族聚集性的现象往往会考虑来自遗传的影响，但家族聚集性也可以是由于家庭成员共享文化和环境因素影响所致。

遗传可能性（heritability）是某种特征由于个体间遗传变异的方差占总体方差的比例。换句话说，总体方差中可以由遗传作用解释的比例。

相关性（association）是指两个特征或状态一起发生的概率比随机发生的预期概率更高或更低。然而，所观察到的有显著统计学意义的危险因子与疾病之间的相关并不一定意味着两者一定有因果关系。

因果（causation）是指决定因素与疾病或结果之间有着因果关系。要判断所观察到暴露因子和疾病之间的相关关系是否为因果关系需全面的推论或用一系列标准来评判。

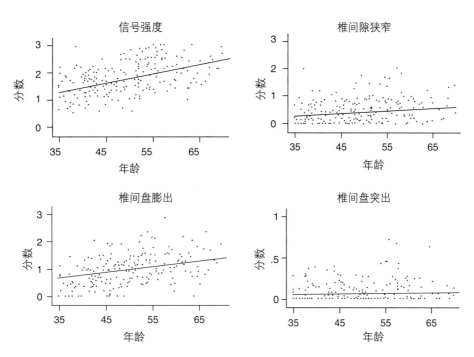

图 9.2　各年龄椎间盘退变各种表现的平均值（改编自 Battié 等 2004，经许可）

其他 MRI 表现，椎间盘信号强度的测量与年龄的关系更密切（图 9.2）。进一步的研究报道指出，年龄可以解释以信号（如脑脊液校对后的椎间盘信号）为基础的椎间盘退变量化测量变异，在上段腰椎间盘高达 31.7%，下段腰椎椎间盘达 11.5%（Videman 等 2008）。通过标准 MRI 获取的信号强度测量值的另一个优点是：相对于定性评估，它们在本质上是连续的，这样对变化有更好的敏感度以及便于统计分析。然而，这样的定量测量受扫描仪器变化的影响，并且目前只能用于科研。

在流行病学研究中，年龄可能是一个相对复杂的因素（Videman 等 2008）。年龄是自然老化的固有指标，年龄的增长与退行性改变的增多之间有剂量效应般的关系。然而，它不仅反映了自然老化，同时也是椎间盘退变和其他表型的一个复杂危险因素。因为它代表的不只是自然老化，还有其他相关因素。例如，年龄也同样反映了各种已知或未知的致病因子的累积，这种累积通常随着时间的推移而增加。事实上，许多因素被怀疑能加速椎间盘退变，如过度的机械负荷或脊柱的创伤，但它们不能被精确地测量，尤其是当一生都暴露于这些因素当中时。然而，这些因素的暴露或多或少与年龄有关，年龄越大，通常暴露于这些危险因素的时间也越长。

9.5.2 职业、休闲体力需求和脊柱负荷

20 世纪 90 年代中后期，在遗传因素被认为在椎间盘退变中发挥主导作用之前（Battie 等 1995b；Battie 等 1995a；Sambrook 等 1999），盛行着椎间盘退变磨损 - 撕裂学说。各种形式的体力需求和脊柱负荷，尤其是工作中重型物品的搬运，被认为是椎间盘退变的主要原因。根据这种受伤或机械磨损学说，自然就假设重体力劳动和较大的体力需求必将导致更为严重的椎间盘退变。然而，相关的流行病学证据却一直相互矛盾。

早期使用 X 线的研究即观察到椎间盘退变（以椎间隙狭窄和终板硬化来评判）在矿工和手工劳动者中比非体力劳动者中更多见（Lawrence 1955），并且前者出现椎间盘退变的年龄平均比后者早 10 年（Hult 1954）。相反，在一项 15160 名"腰椎病"患者的研究中发现，椎间盘退变（同样以椎间隙狭窄和骨赘形成判断）与重体力劳动无关（Friberg 和 Hirsch 1949）。同样，其他学者报道椎间盘退变与职业负重无关（Frymoyer 等 1984）。近年的研究结果继续相互矛盾，有些提示较大的体力需求对椎间盘不利（Seidler 等 2009），而其他一些学者并没有观察到体力劳动对椎间盘的不利影响（Porter 等 1989；Videman 等 2007）。事实上，Porter 曾经假设：体力活动能同时增强椎体和椎间盘（Porter 等 1989）。Videman 等的最近一项研究表明，在日常活动中椎间盘承受较大的负荷甚至可能对椎间盘有好处（椎间盘信号增高）（Videman 等 2010）。虽然在被认为源自椎间盘病变的腰痛患者中有职业负重史的比例比对照

组高（Seidler 等 2009），但大多数研究均未发现机械负荷与椎间盘退变之间有着明显的相关关系（Caplan 等 1966；Riihimaki 等 1990；Sairanen 等 1981），进一步质疑物理负荷和椎间盘退变之间是否有着很强的因果关系。

导致这些研究结果不相一致的原因众多，其中就有危险因素接触和结果的测量本身的局限性。机械负荷和椎间盘退变的流行病学研究特别具有挑战性，因为一生的体力活动和相关负荷无法进行准确测量，最终稀释物理负荷和椎间盘退变两者之间的真实联系。此外，也缺乏椎间盘退变的标准定义。虽然大多数椎间盘退变表现（如信号降低、椎间盘膨出和椎间隙狭窄）都在一定程度上相互关联，但他们未必代表同一种表象，重要信息也可能会因为汇总不同测量结果（这种做法很常见）而丢失。

未控制混淆因素是大多数流行病学研究的又一主要局限。致病因素暴露不相一致的双胞胎研究能最大程度地控制已知和未知的各种混淆因素，同时能最小化遗传因素相关的外源性变化，因此是一种非常优良的研究环境暴露影响的设计。我们已经使用这种研究设计澄清了许多椎间盘退变可疑危险因子的作用，如下所述。

众所周知，肌肉骨骼组织如骨、韧带、软骨和肌肉等，能顺应重复性的体力活动和增大的物理负荷而增强其生理功能和机械强度。适应或顺应机械学环境的变化是运动科学的一个规律，这也是我们体育锻炼和训练的目的。奇怪的是，这个规则却往往不"适用"于椎间盘。相反，无论是源自职业或源自运动的机械负荷却都被看做是一个加速椎间盘退变的危险因素。与机械应力和其他肌肉骨骼结构的关系相比，物理负荷和腰椎之间的关系显得如此似是而非。

虽然对累积性负荷和椎间盘退变磨损 - 撕裂学说的疑虑早已有之，但以实质性证据来挑战这种模式的还是致病因素暴露不相一致的双生子遗传性研究。同卵双生的双胞胎中，尽管暴露于致病因素极不一致，双胞胎之间椎间盘退变的变异仅有一少部分能以实质性的、长期的职业或运动体力需求和腰椎负荷来解释（Battié 2009）。

此外，以生活方式相似但体重差异很大（平

均体重差异约30磅）的同卵双生双胞胎为研究对象，以额外体重形式形成的长期物理负荷与椎间盘退变发生率之间没有相关关系。相反，体重较大者（不包括极端肥胖）上腰段的椎间盘髓核脱水程度稍微轻些，提示腰段脊柱的日常负载量较大并非对椎间盘有害（Videman 等 2010）。或许关键的因素是负荷的量以及负荷施加于脊柱的方式，后者在个体之间以及一生中的变化都很大。

专注于职业性的物理负荷而忽略工作之外的体力活动是椎间盘退变流行病学研究中的一个常见现象。考虑到有薪工作之外的活动通常比工作时间还长，因此将工作和休闲时间的物理负荷相结合可能会得到与单纯考虑职业负荷截然不同的结论，毕竟这种忽视不容小觑。

在一项迄今为止最全面地调查终身腰椎物理负荷等可疑危险因子在椎间盘退变中作用的流行病学研究中，物理负荷仅能解释上腰段7%和下腰段2%的椎间盘退变的变异量，提示职业和休闲等常见活动中的物理负荷在椎间盘退变的发病中作用有限（Battie 等 1995b）。有趣的是，休闲活动中的物理负荷，而不是工作中的物理负荷，更能解释下腰段腰椎间盘退变的差异。

9.5.3 驾驶和全身振动

全身振动（whole-body vibration，WBV）是操作或驾驶机动车辆所致，它是物理负荷的一种特殊形式，长期的全身振动被认为对腰椎及椎间盘特别有害。根据20世纪90年代初对全身振动与椎间盘退变研究热情高涨时期的一篇综述，椎间盘退行性表现在全身振动更频繁的个体中更常见（Kjellberg 等 1994）。然而，该综述的作者们依旧指出，"各项研究中未能控制的混淆因子可能影响结果，因此全身振动与所观察到的损伤和/或疾病之间的因果关系不可确定。"

此后的各研究结果相互矛盾，使得全身振动对椎间盘退变的影响更不能确定。一项接触震动不一致的双胞胎研究（可能是对终身机动车辆及相关全身震动与椎间盘退变研究中控制最好的一个流行病学研究）调查了45对在终身行驶车辆方面非常不一致的同卵双生兄弟。职业司机与他们

较少暴露于全身振动环境下的孪生兄弟相比，椎间盘退变（如椎间盘信号减退、膨出、突出、椎间隙狭窄等）并无明显不同（Battie 等 2002）。

机动车辆相关的全身振动是否会加重腰椎退变性疾病的症状或影响其他结构尚未明了（Lings 和 Leboeuf-Yde 2000），但这些与椎间盘退变并不是同一回事。有趣的是，最近正在用各种不同频率的振动治疗下腰痛（del Pozo-Cruz 等 2011；Rittweger 等 2002）。关于工作和休闲期间的机动车辆及相关全身震动是否对人类椎间盘退变有害一直没有定论。即使有，危害也是很小。然而，历经50余年的研究，对振动对椎间盘影响进行深入的生物力学研究的呼吁，无论好坏，都还在继续（Hill 等 2009）。这可能意味着需要更严谨的科学评估方法以澄清两者之间的因果关系，最好考虑振动的频率、振幅和振动的其他特征。另一方面，这也可能反映当前缺乏对椎间盘退变有实质性作用的环境因素用以研究和干预椎间盘退变。

9.5.4 创伤

实验和临床观察都显示明确的外伤是椎间盘退变的一个危险因素。有一个椎间盘退变动物模型就是通过外科手术造成周围纤维环损伤，可迅速诱发椎间盘出现各种退行性改变（Osti 等 1990）。最近的一项临床研究观察到了类似的、但程度上更为轻微的因果关系：椎间盘造影术中穿刺所致的纤维环损伤可以引起椎间盘退变。本身没有退变或健康的椎间盘在造影术后10年出现了相对严重的退变（Carragee 等 2009）。直接的创伤或损伤可能破坏椎间盘的内环境稳定、干扰椎间盘内细胞的新陈代谢、影响椎间盘的生物力学，并最终加速了椎间盘的退变过程。

椎间盘邻近组织如椎体和终板的损伤也可能会加速椎间盘退变。在动物模型中，终板的创伤可以直接引起椎间盘内细胞凋亡而引起椎间盘退变（Haschtmann 等 2008）。临床长期随访椎体压缩性骨折的年轻人，发现他们出现椎间盘退变的人数比无骨折病史的健康人更多，这同样支持终板损伤与椎间盘退变相关（Kerttula 等 2000）。

问题是，多大的创伤或力量会破坏体内的椎间

盘并加速其退变？最近的一项尸检研究发现，腰部外伤史（指特定的事故或非常规性的活动所引起的突发性腰痛）与腰椎终板病损相关，后者与椎间盘造影评估的椎间盘退变相关（Wang 等 2012；Wang 2011）。终板病损可能是创伤或损伤引发椎间盘退变的途径之一。虽然 MRI 对椎间盘破坏的灵敏度可以进一步提高，但是目前临床所使用的影像学工具尚不能同时清晰地显示终板和纤维环的病损。

另一项涉及运动、休闲活动或工作的回忆性"腰部受伤"与异常活动所致的突发性腰痛之间的相关关系的研究中使用了暴露不一致的双胞胎研究设计。该研究显示，通过追忆创伤性的事故所致的"腰部受伤"并不意味着随后椎间盘退变（椎间隙高度变窄或信号减低）就会增加（Hancock 等 2010）。各研究之间结论相互矛盾可能是因为各个研究所报道的创伤程度差异巨大，有的研究以腰痛作为测量"腰部外伤"的指标（腰痛未必有实质性的椎间盘组织损伤）。此外，一些腰部受伤史可能已被遗忘，引起回忆偏倚。

9.5.5 吸烟

吸烟是已知与腰椎间盘退变相关的唯一一个化学性因素。虽然普遍认为吸烟对椎间盘有害，并已开始探索相关病理机制（Vo 等 2011），但要记住，吸烟对椎间盘的影响可能非常微弱。使用同卵双生双胞胎的研究发现，吸烟超过 32 包 / 年的人，整个腰椎的总体椎间盘退变是比他不吸烟者的兄弟要高一些，但是吸烟对椎间盘退变的影响非常小，只能解释不到 2% 的椎间盘退变评分方差（Battie 等 1991）。

9.5.6 椎体终板形态和状态

尽管在对椎间盘退变发病机制的理解已取得实质性的进展，导致退变的病理机制或途径远未明了。新近的研究表明，致病因素可能通过椎体和椎间盘之间的交界性组织终板导致椎间盘退变（Wang 2011）。

终板对维持椎间盘结构完整和生理功能极其重要（Moore 2006）。它是防止髓核组织"逃逸"的物理屏障（Roberts 等 1996），同时也是协助椎体 - 椎间盘复合体内压力分布的机械界面（Brinckmann 等 1983；Setton 等 1993；Ferguson 和 Steffen 2003）。此外，它是椎体骨髓和椎间盘之间代谢物转运的通道（Benneker 等 2005；Nachemson 等 1970；Urban 等 2004）。

鉴于终板的多重功能，普遍认为终板的形态等与椎间盘退变相关。然而，由于研究材料的差异和测量方法的局限，终板形态学和椎间盘退变之间的关系在很大程度上仍未明了，并且存在争议。在一系列调查终板形态学在椎间盘退变中作用的研究中（Wang 2011），用精确的技术如激光扫描和显微 CT 在体外对大样本的腰椎终板进行了多种测量（Wang 2011）。所测量的终板形态学参数包括厚度、凹度、圆度、尺寸和骨密度，发现仅终板的厚度（Wang 等 2011a）和大小与椎间盘退变相关（Wang 2011）。然而，所观察到的相关性相对较弱，提示它们在椎间盘退变中的作用可能相对较小。

终板研究中一个更有趣的领域是终板病理学或终板病损（endplate lesions），它在脊柱研究的早期曾被广泛关注。许莫氏结节（Schmorl' nodes）即终板病损的一种，已经被研究了一个多世纪。它是髓核突出终板进入椎体而形成。然而，至今对 Schmorl 结节的了解仍然有限。所报告的 Schmorl 结节发生率差异巨大，从 9% 至 75% 不等（Hamanishi 等 1994；Hilton 等 1976；Saluja 等 1986；Williams 等 2007），而 Schmorl 结节与椎间盘退变之间的关系争议至今（Hilton 等 1976；Pfirrmann 和 Resnick 2001；Mok 等 2010）。

利用一个拥有超过 150 个腰段脊柱的标本库，王跃等系统地研究了终板病理学以明确终板病损的发病率以及其与椎间盘退变之间的关系（Wang 等 2011b）。令人吃惊的是，研究发现近一半的腰椎椎体终板存在某些病变，提示临床 MR 研究中终板病变的发生率被严重低估。此外，根据其形态学特征，四种终板病损被进一步确认，包括 Schmorl 结节、终板骨折、终板腐蚀和终板钙化。并且，各类终板病损有着不同的分布模式。例如，Schmorl 结节通常累及终板中央，在上段腰椎较为常见；而终板钙化往往累及整个终板，并主要位于下腰椎（Wang 2011）。年龄不仅仅与出现终板病变相关，而且与终板病损的数目和大小均相关，提示年龄及与年龄相关的其他因素可能在终板病变的发病机制中起着关键作用。进一步的分析表明，不同类型的终板病损可能有不同的病理起源，与相邻椎间盘退变的相关性强弱程度也不同（Wang 等 2012）。

总之，终板对椎间盘很重要。虽然终板形态对椎间盘退变的影响可能有限，但终板病损在椎间盘退变的发病机制中可能发挥着重要的作用。终板病损在中年男性脊柱中很常见，而且以临床标准的影像学方法评估其发病率似乎被严重低估。除外 Schmorl 结节，还有其他各种类型的终板病损，它们可能对相邻椎间盘病理效应程度不一。因此，鉴别 Schmorl 结节与其他类型的终板病变对进一步了解其病因以及在椎间盘退变中的作用很关键。这样的研究很可能将从活体成像技术的进展中受益。

9.5.7 遗传的影响

本章重点介绍广义上遗传和环境因素对椎间盘退变的影响，而遗传与椎间盘退变相关的特定基因及其作用机制详见第 10 章。

9.5.7.1 家族聚集性

研究遗传因素对疾病的影响通常从明确该疾病是否存在家族聚集性开始。如果家庭成员的患病率超出一般人群，那么鉴别是源自遗传因素抑或其他因家族聚集而共同拥有的因素就成为更好理解该疾病病因学的重点。

有许多关于椎间盘病变及相关疼痛症状的家族聚集性研究，尤其是椎间盘突出合并放射痛（Battié 和 Videman 2004）。然而，确诊为椎间盘突出症的患者通常是那些因为疼痛而就医并接受手术的患者，而脊柱手术的比例地区性差异显著，表明这种选择外科患者为基础的研究方法并不建立在纯粹的椎间盘病变基础上，而是很可能受其他多种因素的显著影响（Cherkin 等 1994）。

有很多椎间盘突出症家族聚集倾向的个案报道，包括青少年（Matsui 等 1990；Varlotta 等

1991）和成年人（Scapinelli 1993；Varughese 和 Quartey 1979；Scapinelli 1993）的病例。这种个案报告表明家族聚集性的确存在，但要明确它是否比预期中偶发的概率要高则往往需要对照组或参考组。当进行对照研究时，学者们同样发现，青少年椎间盘突出症患者的家族成员罹患症状性腰椎间盘突出症的发生率要高于对照组（Matsui 等 1990；Varlotta 等 1991），其中有一项研究报道青少年椎间盘突出症患者家族成员行腰椎间盘突出症手术的年龄校正相对危险度是对照组的 4.5 倍（Varlotta 等 1991）。此外，将这些行椎间盘切除术的年轻腰椎间盘突出症患者按 9～15 岁、16～19 岁及 20～25 岁分为三组，发现年龄越轻，腰部疾病家族史阳性的可能性越大（Nelson 等 1972）。这个结果与遗传流行病学文献所报道的遗传效应越强发病越早的现象相一致。病例对照研究也揭示了成人症状性腰椎间盘突出症的家族聚集性（Matsui 等 1998；Postacchini 等 1988；Richardson 等 1997；Simmons, Jr. 等 1996）。综合所有这些研究，可以得出一个令人信服的结论，也即接受治疗的青少年及成人椎间盘突出症受家庭因素的影响。

最早发现椎间盘退变的类型、程度及部位等方面家族聚集性的实质性证据来自发表于 1995 年的两篇同卵双生双胞胎研究（Battie 等 1995b；Battie 等 1995a）。第一个研究利用 20 对成年男性同卵双胞胎（基因完全相同）评估椎间盘退变表现（定性评估椎间盘水分丧失，椎间隙狭窄，上、下段腰段脊柱椎间盘的膨出或突出）的类似程度。双胞胎之间椎间盘退变的类似程度与总共 40 名受试者的发生率情况相比较，仅 0～15% 的椎间盘退变的方差可由年龄和吸烟解释，取决定于特定的椎间盘退变表型和腰椎水平。当考虑家族聚集性（双胞胎兄弟的调查结果）时，可解释的方差上升到 26%～72%。在下腰段可解释的椎间盘退变方差要比上腰椎水平少。

随后，一项 115 对同卵双胞胎成年男性的腰椎 MRI 的研究甚至揭示了椎间盘退变更强的家族聚集性，无论是以信号强度、椎间盘膨出和椎间隙高度变窄来评估退变的程度均是如此（图 9.3）（Battie 等 1995b）。在 230 名受试者的 T12～L4 区

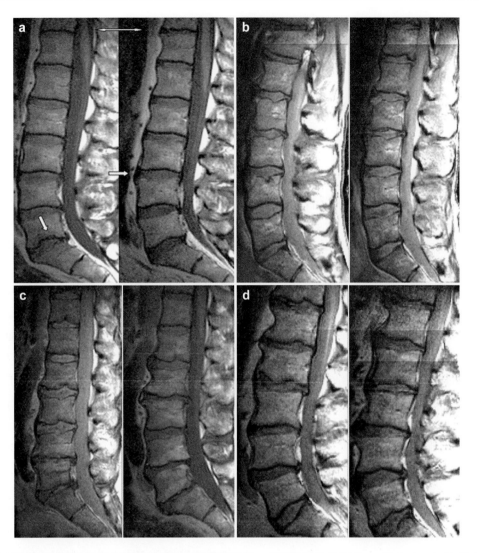

图 9.3　同卵双胞胎腰椎磁共振显示腰椎退行性改变高度相似。双胞胎年龄分别是 44 岁（**a**）、48 岁（**b**）、49 岁（**c**）、61 岁（**d**）（引自 Battié 等 2004，经许可）

域椎间盘退变的多变量分析中，物理负重情况可解释椎间盘退变评分中 7% 的方差，结合年龄则上升到 16%，再结合代表家族聚集性的变量则增加到了 77%。在 L4 ~ 5 和 L5 ~ S1 椎间盘，物理负重情况仅能解释椎间盘退变总体评分中 2% 的方差，结合年龄则上升到 9%，再结合家族聚集性则增加至 43%。

这些研究揭示了可疑环境危险因素对腰椎间盘退变的影响仅为中等程度，而家族性因素的影响则是实质性的，提示遗传因素可能对椎间盘退变起着强大的作用。然而，下段腰椎的椎间盘退变可解释的方差显著低于上段腰椎，令人费解。据推测，这可能是上、下腰段脊柱形态学的差异以及与环境因素交互作用的不同，导致这些因

素对下段腰椎椎间盘的影响不成比例（Battie 等 1995b）。此后进一步的研究表明，某些遗传因素似乎作用于所有的腰椎间盘，有些遗传因素对上、下段腰椎的影响却截然不同（Battie 等 2007b）。

9.5.7.2 遗传

一旦确定某种表现型有家族聚集性，研究的焦点便转移到了厘清遗传和共同环境因素的影响。经典的双胞胎研究比较同卵和异卵双胞胎对之间的一致性，是达成此目的的一种方法，它或多或少基于以下假设：同卵双胞胎之间的基因 100% 完全相同，而异卵双生的性别相同的双胞胎之间的基因平均 50% 相同，而且无论哪种双胞胎所经历的环境因素基本相同。经典的双胞胎研究能够

在总体上评估遗传因素和环境因素的影响。具体说，遗传性是某种表现型总体方差的百分比。由此可以估计椎间盘退变在个体之间的遗传差异。

在我们得出结论椎间盘退变可能受很强的遗传因素的影响之后，Sambrook 等用经典双胞胎研究研究了 86 对同卵和 154 对异卵双胞胎（主要是来自澳大利亚和英国的妇女），用脊柱 MR 探讨椎间盘退变的遗传性（Sambrook 等 1999）。同样也发现了遗传因素对椎间盘退变的实质性影响。该研究将椎间盘高度、信号强度、椎间盘膨出和椎体前骨赘形成的定性评级汇总成椎间盘退变的总体评分，腰椎的遗传可能性估计为 74%（95%CI 64% ~ 81%），颈椎为 73%（95%CI 64% ~ 80%）。有趣的是，在分析椎间盘退变的各项评分时，作者报道基因对椎间盘信号强度的影响并不明显，而后者是 MRI 上椎间盘退变的最根本性特征，并且与年龄最相关。

在随后的一项 600 个芬兰男性（300 对双胞胎）的经典双胞胎研究进一步证实了遗传因素在椎间盘退变中的实质性作用（Battie 等 2008），遗传性估计为 29% ~ 54%（取决于特定的椎间盘退变的表现型和腰椎的节段），并没有像澳大利亚和英国女性双胞胎研究报道的那么高。芬兰双胞胎研究中所发现的遗传因素对椎间盘退变的发生有着实质性的影响，但对椎间盘信号、椎间隙高度狭窄和椎间盘膨出的影响程度中等，这与早期的男性同卵双胞胎家族聚集性的研究基本一致。芬兰男性经典双胞胎研究有一定的优势，如分别研究不同椎间盘退变表型、考虑了遗传因素在不同脊柱节段的影响、多变量遗传分析研究表现型之间共同的遗传和环境因素的影响。

各项经典双胞胎研究之间遗传影响估计值的差异可能反映了椎间盘退变表型定义的不同、样本特征或人种之间的真实差异。Sambrook 等在研究中所使用的椎间盘退变表型定义为椎间隙狭窄、椎间盘信号、膨出和骨赘形成等单个定性评估值的总和，而且将各腰椎水平的评分相加。然而，椎间隙变窄和椎间盘膨出被认为是遗传可能性评估的主要指标，遗传作用估计值的差异主要是由于各研究之间所使用的表型定义的差异所引起的看起来不太可能。但是有一个例外，那就是研究

之间椎间盘信号及其遗传性的测量。椎间盘信号的遗传性在芬兰男性为 30% ~ 54%，取决于腰椎水平；而来自英国和澳大利亚的研究报道发现椎间盘信号改变不具有遗传性。我们猜测这主要可能是椎间盘信号测量方法的优劣所致。Sambrook 的女性双胞胎研究以 0 ~ 3 分的定性测量评估椎间盘信号，而芬兰的男性双胞胎研究中使用的是更精确的基于 MR 的量化测量。

两个双胞胎研究样本最明显的差异是样本的性别，一个主要是中年妇女，而另一个则是中年男人。由于遗传性的估计依赖于基因型和所暴露的环境因素，成年男性可能平均比女性更多地暴露于环境危险因素中，因此女性的椎间盘退变受遗传因素影响的比例可能比男性更大。此外，理论上说伴性遗传的差异影响椎间盘退变也是有可能的。

芬兰双胞胎研究的一个潜在的重要发现是上、下段腰椎区域之间共同的遗传和环境影响出奇的弱。虽然上下腰段之间的某些遗传因素是共同的，但似乎有很大一部分的遗传因素对上下段腰椎的腰椎间盘的影响具有特异性。这一发现对于研究基因、环境因素和生物力学因素对椎间盘退变的影响具有重要指导意义，强烈提示上、下腰段应该分开单独研究。据推测，除了对椎间盘结构组成和完整性的遗传效应，基因也可能影响腰椎的形态、神经肌肉控制、生物力学和其他因素，而这可能也会对上、下段腰椎的椎间盘退变产生不同的或不成比例的影响（Battie 等 2008）。相反，椎间盘信号强度改变、椎间隙狭窄以及膨出等退变表现型之间有高度相同的遗传影响，提示这些表型可能有着共同的病因学发病机制，并可能代表了椎间盘退变同一过程的不同方面或阶段。

在横向研究数据提示遗传因素对椎间盘退变有很强作用的同时，也有证据表明成年椎间盘退变的进展程度有着很强的家族聚集性和遗传性（Videman 等 2006；Williams 等 2011）。有一个纵向随访研究提示遗传对椎间盘退变进展的影响可能是各类影响因素中最为显著的，至少在 50 岁以下的女性中是如此。（Williams 等 2011）。

遗传因素影响椎间盘退变和突出可能有数种途径。椎间盘生化和结构组成成分的代谢可能在

一定程度上由遗传预先决定，导致某些人群对退行性改变的易感性与其他人不同。这已经在基因研究中引起了极大关注。基因也可能通过决定脊柱结构的大小和形状而影响脊柱的机械性能，从而决定其对内部和外部物理应力的易损性。鉴于基因的深远影响，椎间盘退变的遗传性估计可能源自无数相互关联的、受遗传影响的结构、功能和行为因素。

综上所述，椎间盘退变的经典双胞胎研究揭示了遗传的实质性作用，同时也强调环境因素的影响。然而，物品搬运和体力需求（以职业或定期休闲活动和体育运动评估）这些主要的可疑环境危险因素，几乎不能用以解释椎间盘退变。进一步鉴别环境因素对椎间盘退变的影响可能依赖于新的思路、重整环境因素的概念以及相关测量技术的进步。

9.6 本章要点总结

- 虽然"椎间盘退变性疾病"和椎间盘退变在科学文献中被许多学者作为同义词使用，但是椎间盘退变并不等同于椎间盘疾病，也未必导致腰痛。

- 目前对椎间盘退变没有统一的病例定义。椎间盘退变以及其严重程度通常是以腰椎 MRI 上椎间盘信号强度降低、椎间盘膨出、椎间隙高度变窄、纤维环裂隙和骨赘等影像学征象分别或组合应用来判断。

- 椎间盘退变始于青年，普遍存在于成年人，在下腰段的发病率比上腰段高且退变的程度更严重。

- 先前，椎间盘退变被认为是机械磨损—撕裂的结果。但目前的研究支持椎间盘退变主要受遗传的影响，同时环境因素也很重要这一观点。

- 年龄和年龄相关的因素在椎间盘退变的发病机制中也发挥着重要作用。

- 许多致病因素可能通过作用于终板而导致椎间盘退变。

（王 跃 译校）

参考文献

Adams MA, Roughley PJ (2006) What is intervertebral disc degeneration, and what causes it? Spine 31:2151–2161

Adams MA, Dolan P, Hutton WC (1986) The stages of disc degeneration as revealed by discograms. J Bone Joint Surg Br 68:36–41

Ala-Kokko L (2002) Genetic risk factors for lumbar disc disease. Ann Med 34:42–47

Battié M, Videman T (2004) Genetic transmission of common spinal disorders. In: Herkowitz H (ed) The lumbar spine. Lippincott Williams &Wilkins, Philadelphia, pp 98–106

Battie MC, Videman T, Gill K, Moneta GB, Nyman R, Kaprio J, Koskenvuo M (1991) 1991 Volvo Award in clinical sciences. Smoking and lumbar intervertebral disc degeneration: an MRI study of identical twins. Spine (Phila Pa 1976) 16:1015–1021

Battie MC, Haynor DR, Fisher LD, Gill K, Gibbons LE, Videman T (1995a) Similarities in degenerative findings on magnetic resonance images of the lumbar spines of identical twins. J Bone Joint Surg Am 77:1662–1670

Battie MC, Videman T, Gibbons LE, Fisher LD, Manninen H, Gill K (1995b) 1995 Volvo Award in clinical sciences. Determinants of lumbar disc degeneration. A study relating lifetime exposures and magnetic resonance imaging findings in identical twins. Spine (Phila Pa 1976) 20:2601–2612

Battie MC, Videman T, Gibbons LE, Manninen H, Gill K, Pope M, Kaprio J (2002) Occupational driving and lumbar disc degeneration: a case-control study. Lancet 360:1369–1374

Battie MC, Videman T, Parent E (2004) Lumbar disc degeneration: epidemiology and genetic influences. Spine (Phila Pa 1976) 29: 2679–2690

Battie MC, Videman T, Carragee EJ (2007a) Re: Virtanen IM, Karppinen J, Taimela S, et al. Occupational and genetic risk factors associated with intervertebral disc disease. Spine 2007;32:1129–34. Spine (Phila Pa 1976) 32:2926–2927

Battie MC, Videman T, Levalahti E, Gill K, Kaprio J (2007b) Heritability of low back pain and the role of disc degeneration. Pain 131:272–280

Battie MC, Videman T, Levalahti E, Gill K, Kaprio J (2008) Genetic and environmental effects on disc degeneration by phenotype and spinal level: a multivariate twin study. Spine (Phila Pa 1976) 33:2801–2808

Battié MC, Videman T, Kaprio J, Gibbons LE, Gill K, Manninen H, Saarela J, Peltonen L (2009) The Twin Spine Study: contributions to a changing view of disc degeneration. Spine J 9:47–59

Benneker LM, Heini PF, Alini M, Anderson SE, Ito K (2005) 2004 Young Investigator Award Winner: vertebral endplate marrow contact channel occlusions and intervertebral disc degeneration. Spine (Phila Pa 1976) 30:167–173

Boos N, Weissbach S, Rohrbach H, Weiler C, Spratt KF, Nerlich AG (2002) Classification of age-related changes in lumbar intervertebral discs: 2002 Volvo Award in basic science. Spine (Phila Pa 1976) 27:2631–2644

Brinckmann P, Frobin W, Hierholzer E, Horst M (1983) Deformation of the vertebral end-plate under axial loading of the spine. Spine (Phila Pa 1976) 8:851–856

Caplan PS, Freedman LM, Connelly TP (1966) Degenerative joint disease of the lumbar spine in coal miners–a clinical and x-ray study. Arthritis Rheum 9:693–702

Carragee EJ, Don AS, Hurwitz EL, Cuellar JM, Carrino JA, Herzog R (2009) 2009 ISSLS Prize Winner: does discography cause accelerated progression of degeneration changes in the lumbar disc: a ten-year matched cohort study. Spine (Phila Pa 1976) 34:2338–2345

Cherkin DC, Deyo RA, Loeser JD, Bush T, Waddell G (1994) An international comparison of back surgery rates. Spine (Phila Pa 1976) 19:1201–1206

Cheung KM, Karppinen J, Chan D, Ho DW, Song YQ, Sham P, Cheah KS, Leong JC, Luk KD (2009) Prevalence and pattern of lumbar magnetic resonance imaging changes in a population study of one thousand forty-three individuals. Spine (Phila Pa 1976) 34:934–940

Coventry M, Ghormley R, Kernohan JW (1945a) The intervertebral disc: its microscopic anatomy and pathology. Part II. Changes in the intervertebral disc concomitant with age. J Bone Joint Surg Am 27:233–247

Coventry M, Ghormley R, Kernohan JW (1945b) The intervertebral disc: its microscopic anatomy and pathology. Part III, Pathological changes in the intervertebral disc. J Bone Joint Surg Am 27:460–474

Dandy W (1929) Loose cartilage from intervertebral disc simulating tumor of the spinal cord. Arch Surg 660–672

del Pozo-Cruz B, Hernandez Mocholi MA, Adsuar JC, Parraca JA, Muro I, Gusi N (2011) Effects of whole body vibration therapy on main outcome measures for chronic non-specific low back pain: a single-blind randomized controlled trial. J Rehabil Med 43: 689–694

Dilke TF, Burry HC, Grahame R (1973) Extradural corticosteroid injection in management of lumbar nerve root compression. Br Med J 2:635–637

Ferguson SJ, Steffen T (2003) Biomechanics of the aging spine. Eur Spine J 12:S97–S103

Fletcher GH (1947) Backward displacement of fifth lumbar vertebra in degenerative disc disease; the significance of the difference in anteroposterior diameters of the fifth lumbar and first sacral vertebrae. J Bone Joint Surg Am 29:1019–1026

Friberg S, Hirsch C (1948) Anatomical studies on lumbar disc degeneration. Acta Orthop Scand 17:224–230

Friberg S, Hirsch C (1949) Anatomical and clinical studies on lumbar disc degeneration. Acta Orthop Scand 19:222–242

Friedenberg Z, Miller W (1963) Degenerative disc disease of the cervical spine. J Bone Joint Surg Am 45:1171–1178

Frymoyer JW (1992) Lumbar disk disease: epidemiology. Instr Course Lect 41:217–223

Frymoyer JW, Newberg A, Pope MH, Wilder DG, Clements J, MacPherson B (1984) Spine radiographs in patients with low-back pain. An epidemiological study in men. J Bone Joint Surg Am 66:1048–1055

Gertzbein SD, Tile M, Gross A, Falk R (1975) Autoimmunity in degenerative disc disease of the lumbar spine. Orthop Clin North Am 6:67–73

Gunzburg R, Parkinson R, Moore R, Cantraine F, Hutton W, Vernon-Roberts B, Fraser R (1992) A cadaveric study comparing discography, magnetic resonance imaging, histology, and mechanical behavior of the human lumbar disc. Spine (Phila Pa 1976) 17:417–426

Guyer RD, Ohnmeiss DD (2003) Lumbar discography. Spine J 3: 11S–27S

Hadler NM, Tait RC, Chibnall JT (2007) Back pain in the workplace. JAMA 297:1594–1596

Hamanishi C, Kawabata T, Yosii T, Tanaka S (1994) Schmorl's nodes on magnetic resonance imaging. Their incidence and clinical relevance. Spine (Phila Pa 1976) 19:450–453

Hancock MJ, Battie MC, Videman T, Gibbons L (2010) The role of back injury or trauma in lumbar disc degeneration: an exposure-discordant twin study. Spine (Phila Pa 1976) 35:1925–1929

Haschtmann D, Stoyanov JV, Gedet P, Ferguson SJ (2008) Vertebral endplate trauma induces disc cell apoptosis and promotes organ degeneration in vitro. Eur Spine J 17:289–299

Haughton V (2006) Imaging intervertebral disc degeneration. J Bone Joint Surg Am 88(Suppl 2):15–20

Heine J (1926) Ûber die Arthritis deformans. Virch Arch Pathol Anat 521–663

Hill TE, Desmoulin GT, Hunter CJ (2009) Is vibration truly an injurious stimulus in the human spine? J Biomech 42:2631–2635

Hilton RC, Ball J, Benn RT (1976) Vertebral end-plate lesions (Schmorl's nodes) in the dorsolumbar spine. Ann Rheum Dis 35:127–132

Hirsch C (1948) On lumbar facetectomies. Acta Orthop Scand 17:240–252

Hult L (1954) The Munkfors investigation; a study of the frequency and causes of the stiff neck-brachialgia and lumbago-sciatica syndromes, as well as observations on certain symptoms and signs from the dorsal spine and the joints of the extremities in industrial and forest workers. Acta Orthop Scand Suppl 16:1–76

Kellgren JH, Lawrence JS (1952) Rheumatism in miners. II. X-ray study. Br J Ind Med 9:197–207

Kerttula LI, Serlo WS, Tervonen OA, Paakko EL, Vanharanta HV (2000) Post-traumatic findings of the spine after earlier vertebral fracture in young patients: clinical and MRI study. Spine (Phila Pa 1976) 25:1104–1108

Kettler A, Wilke HJ (2006) Review of existing grading systems for cervical or lumbar disc and facet joint degeneration. Eur Spine J 15:705–718

Kjaer P, Leboeuf-Yde C, Korsholm L, Sorensen JS, Bendix T (2005a) Magnetic resonance imaging and low back pain in adults: a diagnostic imaging study of 40-year-old men and women. Spine 30: 1173–1180

Kjaer P, Leboeuf-Yde C, Sorensen JS, Bendix T (2005b) An epidemiologic study of MRI and low back pain in 13-year-old children. Spine (Phila Pa 1976) 30:798–806

Kjellberg A, WikstrÕm B-Q, LandstrÕm U (1994) Injuries and other adverse effects of occupational exposure to whole-body vibration: a review for criteria documentation. Arbete Och Hälsa vetenskaplig skriftserie 41:1–74

Lane NE, Nevitt MC, Genant HK, Hochberg MC (1993) Reliability of new indices of radiographic osteoarthritis of the hand and hip and lumbar disc degeneration. J Rheumatol 20:1911–1918

Lawrence JS (1955) Rheumatism in coal miners. III. Occupational factors. Br J Ind Med 12:249–261

Lindblom K (1948) Diagnostic puncture of intervertebral disks in sciatica. Acta Orthop Scand 17:231–239

Lings S, Leboeuf-Yde C (2000) Whole-body vibration and low back pain: a systematic, critical review of the epidemiological literature 1992-1999. Int Arch Occup Environ Health 73:290–297

Macnab I (1973) Chapter 14. Pain and disability in degenerative disc disease. Clin Neurosurg 20:193–196

Matsui H, Tsuji H, Terahata N (1990) Juvenile lumbar herniated nucleus pulposus in monozygotic twins. Spine (Phila Pa 1976) 15:1228–1230

Matsui H, Kanamori M, Ishihara H, Yudoh K, Naruse Y, Tsuji H (1998) Familial predisposition for lumbar degenerative disc disease. A case-control study. Spine (Phila Pa 1976) 23:1029–1034

Miller JA, Schmatz C, Schultz AB (1988) Lumbar disc degeneration: correlation with age, sex, and spine level in 600 autopsy specimens. Spine (Phila Pa 1976) 13:173–178

Mimura M, Panjabi MM, Oxland TR, Crisco JJ, Yamamoto I, Vasavada A (1994) Disc degeneration affects the multidirectional flexibility of the lumbar spine. Spine (Phila Pa 1976) 19:1371–1380

Mixter W, Barr J (1934) Rupture of the intervertebral disc with involvement of the spinal canal. N Engl J Med 210–215

Modic MT, Pavlicek W, Weinstein MA, Boumphrey F, Ngo F, Hardy R, Duchesneau PM (1984) Magnetic resonance imaging of intervertebral disk disease. Clinical and pulse sequence considerations. Radiology 152:103–111

Mok FP, Samartzis D, Karppinen J, Luk KD, Fong DY, Cheung KM (2010) ISSLS prize winner: Prevalence, determinants, and association of Schmorl nodes of the lumbar spine with disc degeneration: a population-based study of 2449 individuals. Spine (Phila Pa 1976) 35:1944–1952

Moore RJ (2006) The vertebral endplate: disc degeneration, disc regeneration. Eur Spine J 15:S333–S337

Nachemson A (1960) Lumbar intradiscal pressure. Experimental studies on post-mortem material. Acta Orthop Scand Suppl 43:1–104

Nachemson A, Lewin T, Maroudas A, Freeman MA (1970) In vitro diffusion of dye through the end-plates and the annulus fibrosus of human lumbar inter-vertebral discs. Acta Orthop Scand 41: 589–607

Nelson CL, Janecki CJ, Gildenberg PL, Sava G (1972) Disk protrusions in the young. Clin Orthop Relat Res 88:142–150

Osti OL, Vernon-Roberts B, Fraser RD (1990) 1990 Volvo Award in experimental studies. Anulus tears and intervertebral disc degeneration. An experimental study using an animal model. Spine (Phila Pa 1976) 15:762–767

Parisien RC, Ball PA (1998) William Jason Mixter (1880-1958). Ushering in the "dynasty of the disc". Spine (Phila Pa 1976) 23: 2363–2366

Pfirrmann CW, Resnick D (2001) Schmorl nodes of the thoracic and lumbar spine: radiographic-pathologic study of prevalence, characterization, and correlation with degenerative changes of 1,650 spinal levels in 100 cadavers. Radiology 219:368–374

Pfirrmann CW, Metzdorf A, Zanetti M, Hodler J, Boos N (2001) Magnetic resonance classification of lumbar intervertebral disc degeneration. Spine (Phila Pa 1976) 26:1873–1878

Porter RW, Adams MA, Hutton WC (1989) Physical activity and the strength of the lumbar spine. Spine (Phila Pa 1976) 14:201–203

Postacchini F, Lami R, Pugliese O (1988) Familial predisposition to discogenic low-back pain. An epidemiologic and immunogenetic study. Spine (Phila Pa 1976) 13:1403–1406

Rajaee SS, Bae HW, Kanim LE, Delamarter RB (2012) Spinal fusion in the United States: analysis of trends from 1998 to 2008. Spine (Phila Pa 1976) 37:67–76

Richardson JK, Chung T, Schultz JS, Hurvitz E (1997) A familial predisposition toward lumbar disc injury. Spine (Phila Pa 1976) 22:1487–1492

Riihimaki H, Mattsson T, Zitting A, Wickstrom G, Hanninen K, Waris P (1990) Radiographically detectable degenerative changes of the lumbar spine among concrete reinforcement workers and house painters. Spine (Phila Pa 1976) 15:114–119

Rittweger J, Just K, Kautzsch K, Reeg P, Felsenberg D (2002) Treatment of chronic lower back pain with lumbar extension and whole-body vibration exercise: a randomized controlled trial. Spine (Phila Pa 1976) 27:1829–1834

Roberts S, Urban JP, Evans H, Eisenstein SM (1996) Transport properties of the human cartilage endplate in relation to its composition and calcification. Spine (Phila Pa 1976) 21:415–420

Rokitansky C (1855) Lehrbuch der pathologische Anatomie. Braumüller, Wien Sairanen E, Brushaber L, Kaskinen M (1981) Felling work, low-back pain and osteoarthritis. Scand J Work Environ Health 7:18–30

Saluja G, Fitzpatrick K, Bruce M, Cross J (1986) Schmorl's nodes (intravertebral herniations of intervertebral disc tissue) in two historic British populations. J Anat 145:87–96

Samartzis D, Karppinen J, Mok F, Fong DY, Luk KD, Cheung KM (2011) A population-based study of juvenile disc degeneration and its association with overweight and obesity, low back pain, and diminished functional status. J Bone Joint Surg Am 93:662–670

Sambrook PN, MacGregor AJ, Spector TD (1999) Genetic influences on cervical and lumbar disc degeneration: a magnetic resonance imaging study in twins. Arthritis Rheum 42:366–372

Scapinelli R (1993) Lumbar disc herniation in eight siblings with a positive family history for disc disease. Acta Orthop Belg 59:371–376

Schmorl G, Junghanns H (1971) The human spine in health and disease. Grune and Stratton, New York Schneiderman G, Flannigan B, Kingston S, Thomas J, Dillin WH, Watkins RG (1987) Magnetic resonance imaging in the diagnosis of disc degeneration: correlation with discography. Spine (Phila Pa 1976) 12:276–281

Seidler A, Bergmann A, Jager M, Ellegast R, Ditchen D, Elsner G, Grifka J, Haerting J, Hofmann F, Linhardt O, Luttmann A, Michaelis M, Petereit-Haack G, Schumann B, Bolm-Audorff U (2009) Cumulative occupational lumbar load and lumbar disc disease–results of a German multi-center case-control study (EPILIFT). BMC Musculoskelet Disord 10:48

Setton LA, Zhu W, Weidenbaum M, Ratcliffe A, Mow VC (1993) Compressive properties of the cartilaginous end-plate of the baboon lumbar spine. J Orthop Res 11:228–239

Simmons ED Jr, Guntupalli M, Kowalski JM, Braun F, Seidel T (1996) Familial predisposition for degenerative disc disease. A case-control study. Spine (Phila Pa 1976) 21:1527–1529

Takatalo J, Karppinen J, Niinimaki J, Taimela S, Nayha S, Jarvelin MR, Kyllonen E, Tervonen O (2009) Prevalence of degenerative imaging findings in lumbar magnetic resonance imaging among young adults. Spine (Phila Pa 1976) 34:1716–1721

Torgerson WR, Dotter WE (1976) Comparative roentgenographic study of the asymptomatic and symptomatic lumbar spine. J Bone Joint Surg Am 58:850–853

Urban JP, Smith S, Fairbank JC (2004) Nutrition of the intervertebral disc. Spine (Phila Pa 1976) 29:2700–2709

Varlotta GP, Brown MD, Kelsey JL, Golden AL (1991) Familial predisposition for herniation of a lumbar disc in patients who are less than

twenty-one years old. J Bone Joint Surg Am 73:124–128

Varughese G, Quartey GR (1979) Familial lumbar spinal stenosis with acute disc herniations. Case reports of four brothers. J Neurosurg 51:234–236

Vernon-Roberts B (1994) Christian Georg Schmorl. Pioneer of spinal pathology and radiology. Spine (Phila Pa 1976) 19:2724–2727

Videman T, Battie MC (2012) Commentary: back pain epidemiology-the challenge of case definition and developing new ideas. Spine J 12:71–72

Videman T, Malmivaara A, Mooney V (1987) The value of the axial view in assessing discograms. An experimental study with cadavers. Spine 12:299–304

Videman T, Nurminen M, Troup JD (1990) 1990 Volvo Award in clinical sciences. Lumbar spinal pathology in cadaveric material in relation to history of back pain, occupation, and physical loading. Spine 15:728–740

Videman T, Nummi P, Battie MC, Gill K (1994) Digital assessment of MRI for lumbar disc desiccation. A comparison of digital versus subjective assessments and digital intensity profiles versus discogram and macroanatomic findings. Spine (Phila Pa 1976) 19:192–198

Videman T, Battie MC, Gill K, Manninen H, Gibbons LE, Fisher LD (1995) Magnetic resonance imaging findings and their relationships in the thoracic and lumbar spine. Insights into the etiopathogenesis of spinal degeneration. Spine (Phila Pa 1976) 20:928–935

Videman T, Battie MC, Ripatti S, Gill K, Manninen H, Kaprio J (2006) Determinants of the progression in lumbar degeneration: a 5-year follow-up study of adult male monozygotic twins. Spine (Phila Pa 1976) 31:671–678

Videman T, Levalahti E, Battie MC (2007) The effects of anthropometrics, lifting strength, and physical activities in disc degeneration. Spine 32:1406–1413

Videman T, Gibbons LE, Battie MC (2008) Age- and pathology-specific measures of disc degeneration. Spine (Phila Pa 1976) 33: 2781–2788

Videman T, Gibbons LE, Kaprio J, Battie MC (2010) Challenging the cumulative injury model: positive effects of greater body mass on disc degeneration. Spine J 10:26–31

Virgin W (1951) Experimental investigations into the physical properties of the intervertebral disc. J Bone Joint Surg Br 33-B: 607–611

Vo N, Wang D, Sowa G, Witt W, Ngo K, Coelho P, Bedison R, Byer B, Studer R, Lee J, Di YP, Kang J (2011) Differential effects of nicotine and tobacco smoke condensate on human annulus fibrosus cell metabolism. J Orthop Res 29:1585–1591

Wang Y (2011) The roles of vertebra and vertebral endplate in lumbar disc degeneration. Doctoral Thesis, University of Alberta Wang Y, Battie MC, Boyd SK, Videman T (2011) The osseous end-plates in lumbar vertebrae: thickness, bone mineral density and their associations with age and disk degeneration. Bone 48:804–809

Wang Y, Videman T, Battie M (2012a) ISSLS prize winner: Lumbar vertebral endplate lesions: associations with disc degeneration and back pain history. Spine (Phila Pa 1976) 37:1490–1496

Wang Y, Videman T, Battie MC (2012b) Lumbar vertebral endplate lesions: prevalence, classification and association with age. Spine (Phila Pa 1976) 37:1432–1439

Weiner DS, Macnab I (1970) The use of chymopapain in degenerative disc disease: a preliminary report. Can Med Assoc J 102:1252–1256

Weinstein JS, Burchiel KJ (2009) Dandy'S disc. Neurosurgery 65: 201–205

Wenzel C (1824) Uber die Krankbeiten am Ruckgrate. Wesche, Bamberg

WHO (2012) World Health Organization website. www.who.int/topics/epidemiology/en/. Access date Feb 2012

Williams FM, Manek NJ, Sambrook PN, Spector TD, MacGregor AJ (2007) Schmorl's nodes: common, highly heritable, and related to lumbar disc disease. Arthritis Rheum 57:855–860

Williams FM, Popham M, Sambrook PN, Jones AF, Spector TD, MacGregor AJ (2011) Progression of lumbar disc degeneration over a decade: a heritability study. Ann Rheum Dis 70:1203–1207

椎间盘退变的遗传学基础

Anita Yee, Danny Chan

第 10 章

目录

10.1 通过遗传学研究来认识疾病的发病机制

遗传学研究的主要内容是基因与功能、变异与表型以及突变与疾病之间的联系，而其中又以后者最受科学家和临床医师关注。人类孟德尔遗传数据库（Online Mendelian Inheritance in Man, OMIM）是一个在线的记录符合孟德尔遗传规律的遗传病与相关致病基因的目录册，目前有记录的"基因型 - 表现型"相配对的遗传疾病已超过 3000 种。这类数据库的直接用途便是用于诊断，其在产前诊断以及新生儿筛查中的应用已经非常普遍；并且这些知识有望在未来被用于指导疾病的预防以及个体化用药。显然我们对于一些罕见的骨骼疾病，如成骨不全症（osteogenesis imperfect, OI）、骨骺发育不良（spondyloepiphyseal dysplasia, SED）、软骨发育不全（achondroplasia）和 Ehlers-Danlos 综合征（Ehlers-Danlos syndrome, EDS）等的发病机制的理解首先有赖于知晓其致病基因，其后方能进行进一步的体内体外功能研究。尽管对于像椎间盘退变这类常见病的遗传学研究更加困难，但是研究原则是类似的，我们需要牢记效应量、相关基因的数量以及环境因素的影响等。而这些就是本章将要系统探讨的内容，

A. Yee • D. Chan (✉)

Department of Biochemistry,

The University of Hong Kong,

3/F Laboratory Block, LKS Faculty of Medicine,

21 Sassoon Road, Pokfulam, Hong Kong

e-mail: chand@hku.hk

即遗传学研究的意义，同时我们可以借着骨关节炎（osteoarthritis, OA）研究的经验来指导椎间盘退变研究的道路。

10.2 遗传学研究在椎间盘退变中的应用

10.2.1 人类遗传学研究的经典方法

格里哥·孟德尔（Gregor Mendel）被称为遗传学之父，他在19世纪进行的植物杂交相关的研究（VersucheüberPflanzen-Hybriden）为现代遗传学的发展奠定了基础。

10.2.1.1 孟德尔遗传学：单基因病

人类的遗传物质，除了性染色体以外，都是成对存在的，称为等位基因（专栏10.1）。同一位点的等位基因可以相同，也可不同。在一个简单的遗传病模式中，它们分别代表着正常和致病等位基因。致病等位基因（通常称为基因突变）与表现型相关；然而是否出现相关表型由携带的致病等位基因的数量以及该等位基因是显性或隐性遗传所决定。对于显性遗传的等位基因，单个致病等位基因即可引起相关表型，而对于隐性遗传的等位基因，两个等位基因才能导致相应表型。孟德尔遗传学表明，在遗传物质传递给下一代的过程中，父母双方各自的两个等位基因将分离，并随机将其中一个递给子代。在显性遗传时，父母一方携带有致病等位基因，得到该致病等位基因的子代即可出现相应表型（图10.1a）。而隐性遗传时，父母双方都必须携带至少一个致病等位基因，而且只有当子代同时得到两个致病等位基因时才会出现相应表型（图10.1b）。

专栏 10.1　术语表

等位基因：遗传物质在某一特定基因座的不同形式，这种差异可能也可能不导致不同的表现型。

突变：遗传物质的改变，可以仅涉及单个核苷酸（点突变），也可以是一段基因组序列的改变

（插入、缺失、重复、倒置和异位突变）。突变可能是有害的，并导致相应的疾病；然而也可能是无害甚至是有益的。

表现型：一种可被观察到的性状，由遗传物质决定，同时也受到环境因素的影响。

显性：在某一特定基因座的两个等位基因的关系表现为一个等位基因可掩盖另一个的作用而决定表现型。

隐性：在某一特定基因座的两个等位基因的关系表现为一个等位基因的作用可被另一个所掩盖，所以需要两个该等位基因同时存在时才会表现为相应的表现型。

连锁不平衡（Linkage disequilibrium, LD）：两个或以上的不同基因座上的等位基因在遗传时并不相互独立，从而在一定人群中，它们同时遗传的概率高于预期的随机频率的现象。

限制性片段长度多态性（Restriction fragment length polymorphism, RFLP）：基因突变可以创造新的或者毁坏原有的限制性酶切位点，从而产生不同的DNA片段。

可变串联重复序列（Variable number of tandem repeat, VNTR）：一段短小的核苷酸序列连续重复出现的一种基因变异类型。重复的数目是可变的，因此在某个人群中，在某个特定的基因座上可存在两个以上的等位基因。

单核苷酸多态性（Single nucleotide polymorphism, SNP）：是基因变异的最常见类型，仅与单个核苷酸的差异有关。在整个基因组上均可出现。与VNTR不同的是每个SNP仅有两个等位基因。

全基因组关联分析（Genome - wide association study, GWAS）：通过对多个个体全基因组遗传变异的检查来揭示它们是否与某个性状有关。研究的重点通常是常见的SNP和常见的疾病间的关系。

表观基因组关联分析（Epigenome - wide association study, EWAS）：是一个与GWAS类似的全新观念。即通过对多个个体全基因组后天性变异（如DNA甲基化）的检查来揭示它们与某个性状之间的联系。

有许多骨骼系统异常符合孟德尔遗传定律，典型的例子如成骨不全即是由于Ⅰ型胶原基因的两条α链（COL1A1和COL1A2）中的一条突变导致的骨脆性增加；而骨骺发育不全典型表现为

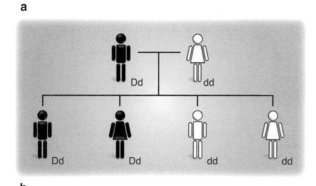

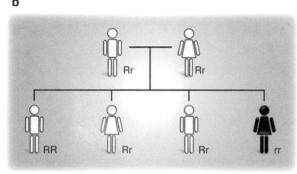

图10.1 孟德尔遗传学的概念。（**a**）显性遗传时，父母一方携带有致病的 D 等位基因，而且仅需一个致病基因即可出现相应表型。从父母遗传得到 D 等位基因的子代将表现出相应的表型。根据孟德尔遗传学，子代通过遗传获得和不获得 D 等位基因的比例为 1:1。（**b**）隐性遗传时，父母双方都必须携带有致病的 r 等位基因。只有从父母遗传到两个 r 等位基因的子代才会出现相应的表型。符合这种孟德尔遗传类型的子代中非携带者、携带者和患者的比例是 1:2:1

身材矮小和四肢短小，即由编码 Ⅱ 型胶原的基因（*COL2A1*）突变影响了脊柱及长骨骨骺发育所导致。很少有疾病是由于某个罕见的突变严重影响了正常基因产物的功能所引起的。相反，这些基因常见的变异可以引起更为温和的状况。例如，*COL1A1* 基因的变异与骨密度减低和骨质疏松症有关（Grant 等 1996），而 *COL2A1* 基因与骨性关节炎相关（Vikkula 等 1993）。总体来说，这些状况是由多个因素而非单个基因突变所导致的，这就引出了复杂性状疾病的概念。

10.2.1.2 复杂性状疾病

复杂性状疾病是由多因素决定的，可由多个基因决定或者由基因联合环境因素共同决定。以骨质疏松症为例，除了 *COL1A1* 基因以外，与骨丢失有关的基因，像载脂蛋白 E（apolipoprotein E, *APOE*）、维生素 D 受体（vitamin D receptor,

VDR）和白介素 6（interleukin 6, *IL6*），以及环境危险因素如年龄、性别、体质指数、吸烟和用药等，均与之有关。而且，*APOE* 和 *COL1A1* 的影响仅局限于未接受激素替代治疗的绝经后妇女，意味着环境因素可以对基因的作用进行调节（Mitchell 和 Yerges-Armstrong 2011）。OA 也与之类似，包括 *COL2A1*、*SMAD3*、生长分化因子 5（growth differentiation factor 5, *GDF5*）和 Ⅱ 型脱碘酶（type Ⅱ iodothyroninedeiodinase, *DIO2*）等的多个基因，以及像年龄、性别、体质指数等环境危险因素均与其发病有关。在这些例子中，与疾病相关的等位基因变异很常见，而这些等位基因也仅仅是增加了患病的风险。因此，在复杂性状疾病中，多基因易感性以及环境因素共同决定了疾病的发生；它们可以单独起作用，也可以通过基因与基因间或基因与环境间的相互作用对彼此的效应起到修饰作用（图 10.2）。这些相互作用可表现为叠加、协同或者拮抗效应。因此，复杂性状疾病不再表现为简单的孟德尔式的遗传，而椎间盘退变也是这样一种类型的疾病。

10.2.2 椎间盘退变是一个复杂性状

在引入遗传学研究之前，年龄、性别、吸烟以及与职业和体育运动相关的机械负荷已被报道

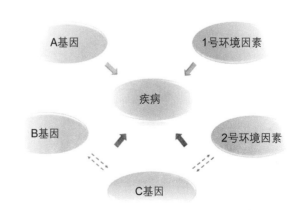

图10.2 复杂疾病的概念。一个复杂疾病可能涉及到多个遗传和环境因素。它们可以独立发挥作用（例如 A 基因和 1 号环境因素）。遗传因素之间可以发生相互作用（例如 B 基因和 C 基因），也可以通过和环境因素发生相互作用（例如 2 号环境因素和 C 基因）来导致疾病

可影响椎间盘的退变（在第 9 章有详细论述）。这些发现将椎间盘退变归入复杂性状。但是这些环境因素对于退变的作用仍有争议，因此这就引出了一个问题：遗传对于椎间盘疾病有什么作用？

10.2.3 遗传因素是导致椎间盘退变的一个主要影响因素

为了揭示与椎间盘退变相关的基因，有一种经典的遗传力检测（专栏 10.2）被用来鉴定家族聚集性的模式。在 1995 年的时候进行过两项这种类型的研究。其中一项研究对 20 对芬兰的男性同卵双生子进行 MRI 检查以评估在退变方面的相似程度，包括椎间盘脱水、椎间盘高度丢失和椎间盘膨出或突出；作者们总结认为其中吸烟和年龄对退变变异性的影响最多占到 15%，而将他们同卵双生子的身份纳入考虑后则可以解释 26%~72% 的变异（Battie 等 1995a）。另一项研究则评估了暴露于不同程度的环境危险因素的 115 对同卵双生子的脊柱的退变性改变和症候学。对于上腰椎的病变，职业相关的应力负荷只能解释 7% 的变异；当引入年龄因素可解释大概 16% 的变异，而当加入同卵双生子的身份后则可达到 77% 的比例。在下腰椎，应力负荷仅可解释 2% 的变异，而引入年龄后可解释大概 9% 的变异，当加入同卵双生子的身份后这个比例可上升到 43%（Battie 等 1995b）。这些研究为椎间盘退变中存在家族聚集性和潜在的基因影响提供了量化的依据。其后有一项研究比较了来自英国和澳大利亚的 86 对同卵双生子和 77 对异卵双生子中环境因素和遗传因素对于椎间盘退变的影响，它的结果进一步证实了上述观点（Sambrook 等 1999）。在腰椎退变中，当使用总体退变指数（包括对于椎间盘高度、膨出程度、骨赘和信号强度的评估）进行评估时，在调整年龄、体重、吸烟、职业和运动的影响后，遗传力达到 74%（Sambrook 等 1999）。这些结果显示遗传对于椎间盘退变有着重要的影响，而在 1997 年报道了第一个与椎间盘退变相关的基因维生素 D 受体（vitamin D receptor, VDR）（Videman 等 1998），其后又发现了一系列其他的相关基因。

专栏 10.2　遗传力检测

遗传力指的是表型变异中可归因于遗传变异的比例。它涉及到在一个密闭的家系内，例如亲子间、兄弟姐妹间和双生子间，对表型模式和不同水平的基因和环境背景进行观察和统计分析（Visscher 等 2008）。通常遗传力的评估可以通过对在不同环境中长大的同卵双生子的研究（收养研究）来实现。这种情况下，遗传因素相同但是环境因素不同，此时两种因素的作用可以得到分离。然而这类双生子并不多见，并且他们被分开时的年龄也会影响研究结果。另一种实验设计则是比较同卵双生子和异卵双生子。在这种情况下，两类双生子均暴露于类似的环境因素下，故通过比较两者间不同程度的遗传背景的一致性可以来评价遗传因素的作用。

10.3 用于椎间盘退变遗传学评估的表型参数

10.3.1 如何定义椎间盘退变

目前已知遗传因素在椎间盘退变中发挥作用，但是涉及的具体基因仍不清楚。为了解决这个问题，首先要严格定义什么是椎间盘退变。对于遗传研究来说，对表现型的精确定义很重要，这个定义需要包含可以辨别的性状并且能够较好地量化（Wagner 和 Zhang 2011）。椎间盘退变是贯穿人类一生的连续的过程：其可见的宏观改变包括环状纤维结构的紊乱、撕裂，髓核经纤维环裂口突出，终板结构的破坏，椎间高度的丢失，以及髓核脱水、细胞死亡率升高和细胞群集形成。从生物化学的角度来看，主要的生化改变包括胶原和蛋白聚糖的丢失、降解，从而分别引起抗张强度的降低和水合作用的破坏。虽然学者已经对椎间盘退变所涉及的改变做了大量的观察和研究，但是对于这些改变之间的关系及其在退变中的意义仍不明确，因此对于椎间盘退变的定义也仍然含糊不清。

10.3.2 目前用于定义椎间盘退变的参数

理论上，上述及本书其他章节提到的退变相

关的改变均可作为衡量椎间盘退变的指标，但仅有少部分可在活体内进行评估。目前对于椎间盘退变的评估依赖 X 线和 MRI。X 线的成像可表现不同组织的密度和构成，原理是基于不同组织器官对于 X 线的吸收度不同；它可以为我们提供椎间高度和有无骨赘形成等信息。然而，MRI 则是检测质子旋转形成的磁场，所以由于髓核是个水化的组织，故 MRI 对椎间盘的成像有着独特的优势。因此，MRI 可以提供关于椎间盘水化程度、膨出和突出，以及终板结构紊乱等的信息。MRI 上，正常椎间盘因含水而发亮且有一定的膨胀，随着退变时水分的丢失，MRI 上椎间盘颜色变黑。并且，本书第 12 章中提到 MRI 还可以显示椎间盘中蛋白多糖的含量，尽管精确度还有待提高（Benneker 等 2005；Marinelli 等 2009）。

目前已有多种方式评估椎间盘的退行性改变。第一个方法是给出椎间盘退变是否存在的确切的标志，这种方法比较简单，但缺点是忽略了退变是一个进行性的过程。另一个被广泛使用的方法是按某个量表对退变的严重程度进行分级，这就可以发展衍生出一系列的分级系统。例如，Kellgren 评分（Kellgren 等 1963）以 X 线为基础综合评估骨赘形成和关节间隙狭窄等特征，评分从 1 分到 4 分，从 1 分代表没有或很小的骨赘到 4 分代表大的骨赘形成和显著的椎间隙狭窄；Schneiderman 分级（Schneiderman 等 1987）以 MRI 上髓核的信号强度为基础将退变分为 4 个等级，等级越低，信号强度越高，椎间隙狭窄越轻微，反之亦然；Pfirrmann 分级（Pfirrmann 等 2001）也是以 MRI 为基础评估椎间盘结构、信号强度、髓核和纤维环的特点以及椎间隙高度，这些信息可被转化为 5 个等级，最低等级的退变表现为椎间盘结构正常、高信号、椎间高度正常，而最高等级的退变表现为椎间盘结构紊乱、低信号、髓核及纤维环特点丢失以及椎间隙变窄。这些评分方法包含了与椎间盘退变严重程度相关的信息并对其进行了半定量分析，但是由于对 MRI 的解读是一个主观的过程，故所有评分需要多个有经验的医师同时进行。第三种评估椎间盘退变程度的方法则是计算 MRI 上椎间盘信号强度的绝对值（Videman 等 1994），这种方法可以避免人工

评分的主观性所导致的偏倚，但是这种方法获得的数据需要进一步的统计分析。

上述方法均是用于评估单个椎间盘的退变状态，但是往往同时有多个椎间盘退变且各个椎间盘的退变程度也不尽相同。这就产生一个问题，我们是否应该将各个椎间盘退变的情况综合起来得出个总分来衡量患者的椎间盘退变程度？又或者我们是否应该将各个椎间盘退变情况分开单独衡量并按多种程度的椎间盘退变报告？同时，另一些参数像椎间盘膨出、椎间盘突出及终板结构紊乱是否应该单独分析或者作为退变过程中的一部分进行分析，也未确定。这些问题即由于对椎间盘退变认识的不足导致。

定义椎间盘退变状态的表型参数的多样性对遗传学研究造成了一定的混淆。很多情况下这是真实存在的，这就需要重复实验或者进行 meta 分析来确认研究结果，而对于效应量较小的尤其重要。重复实验可以增加初始的关联研究的可信性，而 meta 分析则可以增加统计功效从而发现关联基因。而两种研究均需要可比较的表型特征来得到有意义的结果（Chanock 等 2007；Nakaoka 和 Inoue 2009）。因此，要成功地识别椎间盘退变相关的基因成分，就需要对椎间盘退变的表型特点作出统一的定义。

10.3.3 衰老与椎间盘退变

椎间盘退变是一个正常的衰老过程。随着年龄增大，椎间盘退变的发生率和严重程度都在增加（Cheung 等 2009）。但是，什么才是"正常的衰老过程"仍不清楚，因为许多因素参与并改变了退变的过程。遗传是可以通过加速或减慢退变过程来改变这种"常态"的元素之一。这种改变在本书的其他部分也有提到，包括了由于参与基因或其附近基因的变异导致的细胞功能改变，像基因表达水平、mRNA 或蛋白的稳定性以及蛋白的结合能力的改变。在进行椎间盘退变的遗传学研究时，在招募受试者及数据分析时必须考虑到年龄因素的作用。统计学上，如果可以获得充分的人口学信息，就可以进行适当的调整。滑窗法（sliding window method）就是一个例子，这种方

法对退变分数进行取对数处理来减少偏度并使其在每 10 岁为一组的样本中符合均数为 0、标准差为 1 的标准正态分布（Virtanen 等 2007）。这种调整背后的理念就是鉴定出每个年龄组的"常态"，这样在分析中退变的"加速"或者"延缓"才能被显示出来。

10.4 通过表型信息识别致病基因

10.4.1 候选基因

这种方法运用生物学知识和疾病的病因学来鉴定兴趣基因和测定基因与表型变异之间的相关性。表型可以为候选基因的确定提供线索，而通过表达分析和动物模型获取的信息也可以帮助选择候选基因（Tabor 等 2002）。这种方法已经在多种骨骼疾病的基因定位上获得了成功。例如，尽管超过 90% 的成骨不全症患者是由于 *COL1A1* 和 *COL1A2* 基因的突变导致，但是其余病例的病因不明。直到最近才通过候选基因法鉴定出这些病例是由涉及胶原翻译后修饰的基因突变导致的，这些相关基因与胶原折叠和胶原的稳定性有关。其中一个修饰复合子由 3- 脯氨酸羟化酶 1（prolyl 3-hydroxylase 1, LEPRE1）、软骨相关蛋白（cartilageassociated protein, CRTAP）和亲环蛋白 B（cyclophilin B, PPIB）组成，对于胶原三聚结构的形成极为重要。其中 *Grtap* 基因敲除小鼠表现出的性状类似 OI 的一种亚型（Morello 等 2006），在这种 OI 亚型进行 *Grtap* 基因突变分析则显示该基因的突变与疾病相关联（Barnes 等 2006）。相似的，在 OI 患者中也可以检出 *LEPRE1* 基因和 *PPIB* 基因的突变（Cabral 等 2007；van Dijk 等 2009）。

除了少见的疾病，候选基因法对于常见骨科疾病的危险因素的鉴别也有帮助，其中骨关节炎就是一个很好的例子。目前已有多个基因被报道与骨关节炎相关（Valdes 和 Spector 2011），*GDF5* 就是其中之一，已在多个人群中证实它与 OA 相关，而 meta 分析也得出相似结果（Miyamoto 等 2007）。*GDF5* 被选为候选基因是因为它与关节形成有关（Francis-West 等 1999），因此 *GDF5* 的一个常见变异体即可致病（Miyamoto 等 2007）。类似的，与软骨内稳态相关的基因也被作为候选基因在进行研究，其中包括细胞外基质成分、基质降解酶以及与 TGF-β、Wnt 通路、炎症和凋亡相关的基因。仔细挑选那些与疾病有密切生物学相关性的候选基因是成功的关键。而且，这些结果以及下游的功能学实验有助于揭示疾病的分子机制。

10.4.2 家系连锁分析

经典的连锁分析与候选基因法不同之处在于前者没有那么依赖于所研究疾病的生物学知识，它所利用的是共分离的原则，即在一个家系内致病等位基因与邻近的标记物一起被遗传给子代。这些标记物与疾病相连锁，因为在一小段 DNA 上发生重组的概率很低。候选基因可表现为限制性内切酶片段长度多态性（restriction fragment length polymorphisms, RFLP）的形式，即某些特点的 DNA 片段与疾病相连锁。如果没有任何候选基因的线索，用微卫星标记的全基因组扫描可以定位疾病易感基因座，进一步的基因分型或测序则可鉴定致病的变异体。最近一些研究初始即使用高密度全基因组 SNP 阵列分析进行定位，已成功发现了几个新的 OI 的致病基因座（Alanay 等 2010；Lapunzina 等 2010；Martinez-Glez 等 2011）。总之，这种方法对于疾病表型定义清晰，在多代人中均有受累的大家系的检测最为准确。同样的，传统的家系连锁分析法主要用于少见疾病的受累基因区域的鉴定。

10.4.3 病例对照关联研究

这种方法主要适用于性状复杂的常见疾病的研究。这种研究方法并不依赖于家系的资料，而更多地依靠从普通人群中或是从有某个特定表现型的患者中挑选出来的一个大的队列。对病例和对照组之间等位基因或基因频率进行比较，并通过统计分析来辨别两者间是否有差异（Daly 2009）。卡方检验常被用于这种比较，而当样本量较小时，需要进行 Fisher's 精确性检验。另一方面，如果认为存在不同程度的效应，例如不同基因型之间的附加影响，则需进行回归分析。这种方法的不足之处是如果效应量过小，只有当队列够大（达到数千人以上）或者对多个中心、多个地区的队列进行 meta 分析时才能发现统计学差异。

10.5 椎间盘退变相关基因

尽管有多种策略可用于探索椎间盘退变的遗传危险因素，但主要的方法是通过病例-对照研究以及挑选合适的候选基因。这些基因的挑选主要基于我们对于正常及病态椎间盘的生物学特点的认识，这种选择背后的逻辑则以椎间盘组织的完整性为中心（图10.3）。胶原、蛋白聚糖以及其他的结构蛋白，形成了细胞外基质的基础，而细胞外基质是椎间盘不可或缺的一部分。它们不仅是椎间盘内最主要的分子，它们也为正常椎间盘提供必需的抗张强度和和渗透压。因此，细胞外基质相关基因作为主要研究的候选基因就毫不奇怪了。另外，组织内稳态，即合成与降解之间的平衡，是同等重要的。目前已有很多研究关注分解代谢相关的基因，即蛋白聚糖酶和基质金属蛋白酶（matrix metalloproteinases, MMPs）。事实上，在椎间盘退变时，许多这些基因的表达水平以及酶活性都会增高（Roberts 等 2000；Le Maitre 等 2004）。这些改变可由促炎因子，如白细胞介素等所引发（Millward-Sadler 等 2009）；而促炎因子本身在椎间盘退变过程中表达也会上调（Le Maitre 等 2005, 2007），导致退变整体的加速并对基质的完整性造成不利的影响。最终，对胞外基质的产生和维持起主要作用的是椎间盘细胞；因此，对于影响细胞功能、存活的基因与椎间盘退变之间的关系也进行了相关研究。本节内容将会强调一些特定基因，以加强我们对于这些基因在椎间盘及其退变过程中作用的认识。

10.5.1 细胞外基质蛋白

蛋白聚糖是椎间盘内主要的蛋白多糖，并可通过它含有大量负电荷的硫酸软骨素侧链来吸收和保持水分。位于蛋白聚糖第12号外显子处有一个可变串联重复序列（variable number of tandem repeat, VNTR），它编码了硫酸软骨素的附着区域，并决定了蛋白聚糖核心蛋白的长度以及潜在的可附着的硫酸软骨素链的数量（Doege 等 1997）。有一个基于 64 个年龄在 20～29 岁间的年轻的日本女性的研究发现这个蛋白聚糖的 VNTR 与腰椎间盘退变之间存在关联（Kawaguchi 等 1999）。在多种程度的椎间盘退变中发现含有 18 个和 21 个重复序列的较短的等位基因的比例较高，且这种情况与椎间盘退变的严重度有关（Kawaguchi 等 1999）。而含有 21 个重复序列的等位基因与多种程度椎间盘退变相关联的结果在韩国人群的研究中也得到了重复；该研究的实验对象年龄控制在 40 岁以内（Kim 等 2011）。另一项针对土耳其人群的研究则发现较短的等位基因（13～25 个重复序列）在年轻的椎间盘退变患者中出现的比例较高（Eser 等 2011）。另一方面，在中国汉族人群中，较短的等位基因（21 个和 25 个重复序列）也被证实与椎间盘突出相关联（Cong 等 2010a, b）；在土耳其人群中也有类似的发现，但相关联的等位基因的重复序列数为 13～25 个（Eser 等 2011）。综上，这些研究显示携带这些较短的等位基因的个体对于严重的椎间盘退变更为易感。有趣的是，对中国汉族人群的研究发现吸烟可以使有症状的椎间盘退变的风险升高 4.5 倍，提示基因多态性与吸烟间有相互作用（Cong 等 2010a, b）。可能的解释是烟草或是尼古丁的分解产物可以影响蛋白聚糖的代谢，而对于较短的蛋白聚糖影响尤为明显。然而类似的结果尚未在其他人群中得到验证，同时作者也指出该研究因样本量偏小（132 例）而有一定局限性（Cong 等 2010a, b）。尽管已有多项研究支持较短的等位基因（25 个重复序列以内）与椎间盘退变之间有关联性，一项由 132 位年龄在 40～45 岁间的芬兰男性组成的队列研究的结果显示只有含有 26 个重复序列的等位基因与"黑椎间盘"相关联（Solovieva 等 2007）。这种不同的研究结果可能是由人种间的变异导致的，也可能受到样本量大小的影响。无论如何，这些研究提示蛋白聚糖是椎间盘退变的一项遗传危险因素，值得进行进一步的 meta 分析。

Ⅰ 型胶原由 *COL1A1* 和 *COL1A2* 两个基因编

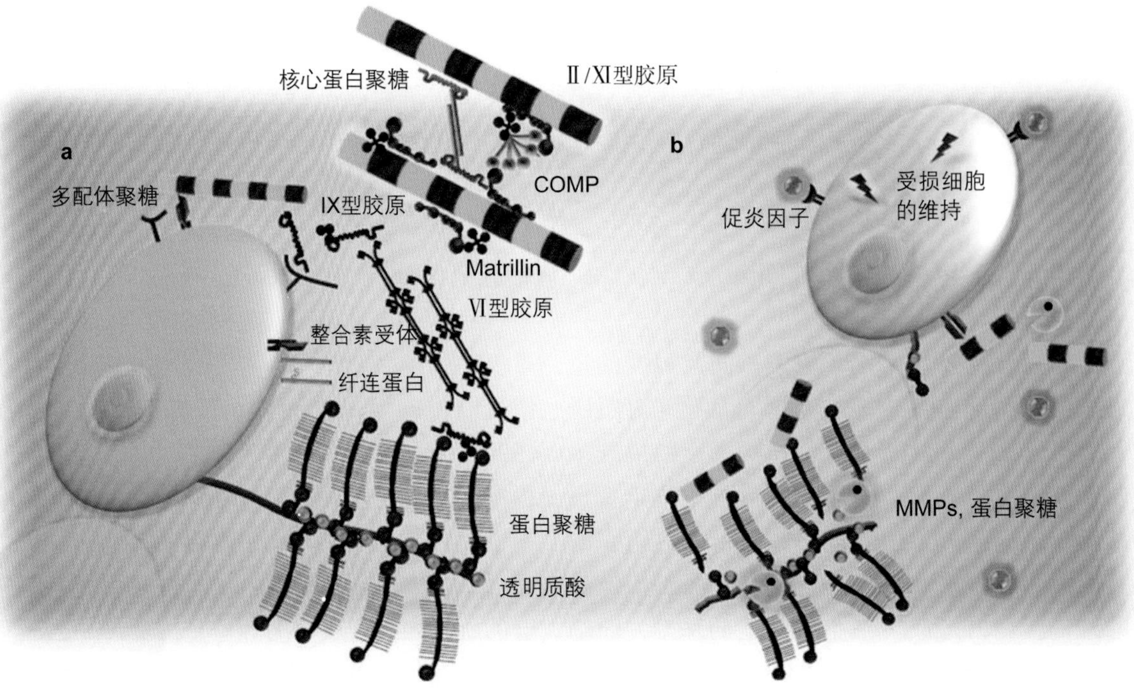

图 10.3　当前候选基因选择的观念。候选基因的选择要与正常椎间盘的生物学特性以及椎间盘退变紧密相关。（**a**）细胞外基质分子构成了椎间盘不可分割的一部分，提供机械强度、吸水性以及适合细胞生存的外环境。它们功能上的重要性以及数量上的丰富性使得它们成为主要的候选基因。（**b**）在退变过程中，MMP 和蛋白聚糖酶等酶类可促进基质的降解，而促炎因子的存在可以加速这个降解过程；同时细胞的存活和功能维持也会受到影响。以上就是目前对于退变机制的理解，其中涉及到的分子就是现在正在研究的重要的候选基因

码，是纤维环内主要的胶原成分，同时对于纤维环正常层状的结构和抗张强度的维持也极为重要。位于 *COL1A1* 基因第 1 号内含子的转录因子 Sp1（rs1800012）结合部位的一个 SNP 被发现与骨密度的降低和骨折风险的升高有关（Grant 等 1996；Garnero 等 1998；Uitterlinden 等 1998）。因为以往认为骨质疏松与椎间盘退变之间存在逆相关，一项包含了 517 个年龄在 65 岁以上的荷兰人组成的队列研究对 *COL1A1* 基因 Sp1 结合部位多态性进行了探索与分析（Pluijm 等 2004）。结果显示，校正年龄、性别和体重之后，TT 基因型较 GT 和 GG 基因型的个体患椎间盘退变的风险高出 3.6 倍（Pluijm 等 2004）。需要提醒注意的是这项研究是通过 X 线上骨赘的存在以及关节间隙变窄来定义椎间盘退变，而非 MRI 上信号强度的减低。尽管有这些局限，Sp1 多态性在一项由 40 位希腊新兵组成的小型研究中得到了重复。在这项研究中，TT 基因型中 33.3% 的人出现椎间盘退变，而在对照组中未发现 TT 基因型（Tilkeridis 等 2005）。关联研究还发现 Sp1 多态性与髋关节骨关节炎

（Lian 等 2005）、心肌梗死（Speer 等 2006）、交叉韧带断裂（Khoschnau 等 2008）以及应激性尿失禁（Skorupski 等 2006）有关。目前仍不清楚为何单个基因多态性能与这么多不同的疾病相关，但是 T 等位基因上 Sp1 结合力的增加可以引起 mRNA 和蛋白水平的上调已得到广泛的认可。这个可以反过来改变 I 型胶原 α1 链和 α2 链的比例，从而改变 I 型胶原的生物力学特性（Mann 等 2001）。

IX 型胶原是包裹在 II 或 XI 型胶原表面的小胶原分子，并可与其他基质分子相互作用来维持基质完整性（详见第 5 章）。IX 型胶原的作用很重要，IX 型胶原 α1 链短缩的小鼠（Kimura 等 1996）以及 *Col9a1* 基因失活的小鼠（Boyd 等 2008）与正常对照相比均表现为椎间盘退变的加速。IX 型胶原是由 *COL9A1*、*COL9A2* 和 *COL9A3* 三个基因编码合成的异源三聚体。对 *COL9A2* 基因的研究发现在其 19 号外显子上有两个连续的 SNP 多态性（rs12077871 和 rs2228564），可导致 326 号氨基酸由色氨酸被替换为谷氨酸或精氨酸（Annunen

等 1999）。有趣的是，在 157 个有椎间盘退变及相关的坐骨神经痛的芬兰受试者中有 6 个携带有这个色氨酸等位基因，然而所有 174 个对照组的成员没有这个等位基因（Annunen 等 1999）。因为这个基因多态性涉及Ⅸ型胶原 α2 链上的色氨酸（tryptophan, Trp）替换，因此它被命名为 Trp2 等位基因。一项针对由 804 名中国南方人构成的群体（40 ～ 49 岁）的年龄分层分析显示携带有 Trp2 等位基因的个体罹患椎间盘退变及椎间盘突出的风险增加了 2.4 倍（Jim 等 2005）。此外携带有 Trp2 等位基因的个体椎间盘退变的严重程度也较高（Jim 等 2005）。这一结果也在一项针对 84 例行腰椎间盘切除术的日本患者（年龄在 40 岁以下）的研究中得到验证（Higashino 等 2007）。然而，日本进行的另一项包含 658 例对照和 470 例病例的大规模研究未能重复上述发现（Seki 等 2006）。

除了 Trp2 等位基因，COL9A3 基因第 5 号外显子上的一个 SNP（rs61734651）使得第 103 号氨基酸上的精氨酸被替换为色氨酸（Paassilta 等 2001）。这个 Trp3 等位基因是在一个芬兰人群的队列研究中发现的，这项研究发现 171 名椎间盘退变的患者中 Trp3 等位基因检出率达到 12.2%，而 321 名对照中仅为 4.7%（Paassilta 等 2001）。在一项针对希腊人群的研究中也发现椎间盘退变的人群中 Trp3 等位基因的检出率较高，但是差异没有统计学意义（Kales 等 2004）。Trp3 等位基因可能与持续的肥胖有协同作用，这种相互作用可能增加了椎间盘退变的风险（Solovieva 等 2002）。另外，也对 Trp3 与白介素 -1β〔C（3954）-T〕基因多态性的相互作用进行了研究，结果显示携带有 Trp3 而同时没有白介素 -1β 3954T 等位基因时，"黑椎间盘"的风险将会明显增高（Solovieva 等 2006）。这些结果显示 Trp3 等位基因可能与环境因素以及遗传因素相互作用来调节自身的功能。其他研究也对 Trp2 和 Trp3 等位基因的关系进行了检测，其中 Trp2 在希腊人中缺失（Kales 等 2004），而在德国人中出现的频率也仅为 1.2%（Wrocklage 等 2000）；Trp3 在中国南方人（Jim 等 2005）和日本人（Higashino 等 2007）中均缺失，提示存在大量的种族间的多态性。

一项由 588 位芬兰男性同卵双生子和异卵双生子组成的队列研究分析了与椎间盘退变相关的 25 个候选基因，其中 COL9A1 基因就是其中之一，并被证实与椎间盘退变有相关（Videman 等 2009）。位于该基因 5' 端的一个特定的 SNP（rs696990）与椎间盘信号强度相关，而这在经验阈值水平有普遍的显著性差异。

Trp2 和 Trp3 等位基因的产物均参与形成人类软骨中相互交联的纤维网络（Matsui 等 2003）。因此，任何的病理性结果都可能是长期的，并可引起组织机械性能的改变（Matsui 等 2003）。在携带有 Trp2 等位基因人群的椎间盘样本中可发现膨胀压力和压缩模量的改变（Aladin 等 2007）。尽管精确的机制尚不明确，可能的解释是 Trp 残基的大量侧链可能影响Ⅸ型胶原与其他基质分子如Ⅱ型胶原的相互作用。这些可能破坏基质的稳定性并影响椎间盘的生物力学特性。

Ⅺ型胶原构成了Ⅱ/Ⅸ/Ⅺ胶原纤维复合物的核心并决定了胶原纤维的直径。它是由 COL11A1、COL11A2 和 COL2A1 基因编码的三条 α 链构成的（见第 5 章）。对这些基因的筛选发现在日本人群中 COL11A1 编码区域第 4603 位上 C 突变为 T 的一个 SNP（rs1676486）与椎间盘突出相关（Mio 等 2007）。对于 COL11A1 基因所有序列多态性的检测进一步证实这个 SNP 最为重要，而在一个含有 823 个病例和 838 个对照的大型队列研究中也发现了类似的结果。这就意味着这个 SNP 影响了 mRNA 的稳定性，因为含有 T 的等位基因表达水平明显低于含有 C 的等位基因（Mio 等 2007）。

软骨中间层蛋白（cartilage intermediate layer protein, CILP）是一种非胶原的基质成分，最初是在人类关节软骨中间层被发现的（Lorenzo 等 1998）。一项在日本人群中进行的包含 467 位椎间盘退变患者与 654 位正常对照的队列研究，发现该基因编码区域 1184 位点上 T → C（rs2073711）的突变形成的 SNP 被鉴定与椎间盘退变明显相关（Seki 等 2005）。这个 SNP 不是一个同义突变，它可以导致第 395 号残基上的异亮氨酸被替换为苏氨酸。作者进行的体外实验发现 CILP 可以抑制 TGF-β 诱导的转录活性，而这种抑制作用在含有 C 的等位基因产物存在时可被增强（Seki 等

2005）。这个 SNP 在不同性别人群中作用也不同，因为在日本大学生运动员中进行的一项小型研究发现男性运动员中这个 SNP 与椎间盘退变有相关性，而在女性运动员中则未发现这种关系（Min 等 2010）。另一方面，最近芬兰的一项队列研究则发现这种相关性只存在于女性（Kelempisioti 等 2011），但在中国人群中却没能重复出这种相关性（Virtanen 等 2007），这就提示像人种、性别和环境等其他因素对基因多态性也起到了调节作用。

无孢蛋白（Asporin, ASPN）属于小型富含亮氨酸蛋白聚糖（small leucinerich proteoglycans, SLRP）家族，该家族包括核心蛋白聚糖和二聚糖（见第 4 章）（Lorenzo 等 2001）。该蛋白在氨基末端含有一长串数量不定的天冬氨酸残基（Lorenzo 等 2001）。其中以 13 个天冬氨酸残基（D13）最为常见，而在日本人群的研究中发现骨关节炎患者以 14 个天冬氨酸残基（D14）最为常见（Kizawa 等 2005）。因为骨关节炎和椎间盘退变同为退变性"关节病"，ASPN 也被认为是椎间盘退变的一个候选基因（Song 等 2008a）。天冬氨酸重复序列分别在日本和中国人群中进行了检测（分别包含 1055 个和 1353 个样本），在病例组中 D14 等位基因出现概率最高。Meta 分析结果显示携带有这个等位基因的个体患椎间盘退变的风险更高，总体的比值比（odds ratio）达到 1.7（Song 等 2008a）。在退变的椎间盘中可发现无孢蛋白的表达上调（Kizawa 等 2005）；此外体外实验也发现 D14 等位基因产物较 D13 等位基因产物对于 TGF-β 介导的转录活性的抑制作用更强（Song 等 2008a；Gruber 等 2009）。而在本书其他章节中提到 TGF-β 信号负责调控像 Ⅱ 型胶原和蛋白聚糖等关键基质蛋白的表达。体外实验的结果支持风险等位基因对于基质分子的合成有负性作用（Kizawa 等 2005）。

Matrilins 是由 4 个成员组成的多亚基的胞外基质蛋白家族（见第 5 章）。它们在包括蛋白聚糖、Ⅱ 型胶原、SLRPs 和软骨寡聚基质蛋白（cartilage oligomeric matrix protein, COMP）等多种基质分子的装配中发挥调适功能（Klatt 等 2011）。在鹿特丹的一项研究中，发现了一个 matrilin-3 的一个非同义 SNP（rs28939676），其

303 号位点上的苏氨酸被替换为蛋氨酸，导致携带含有 T 等位基因的个体椎间盘退变的风险升高 2.9 倍（Min 等 2006）。但是这种相关性在一项在荷兰人群进行的同胞配对的队列研究中未能得到重复（Min 等 2006）。尽管这个基因多态性在椎间盘退变中的作用未知，但是它可能削弱了 matrilin-3 稳定胞外基质分子的作用（Min 等 2006）。与这些结果相关的，近期研究显示在人类原代软骨细胞中，matrilin-3 的存在能够诱导大量促炎因子如 IL6、IL8 和 TNFα 以及降解酶类如 MMP1、MMP3 和 MMP13 的表达（Klatt 等 2009）。这些分子在椎间盘退变过程中被激发，提示 matrilin-3 与炎症反应间存在一定联系。

血小板反应蛋白 -2（Thrombospondin-2, THBS2）由多个亚基组成，属于细胞外基质蛋白家族。这个蛋白被认为参与细胞 - 基质间相互作用、抑制血管形成、调控胶原纤维形成以及 MMP2 和 MMP9 的有效水平（Bornstein 等 2004）。THBS2 基因内含子区域的一个 SNP（rs9406328）在两个独立的由 847 个患者以及 896 个对照组成的日本人群中被证实与腰椎间盘突出有关（Hirose 等 2008）。TT 基因型与 CC 基因型比较跳过 11 号外显子的概率明显升高，且 MMP2 和 MMP9 的绑定也明显减少。这些数据提示 THBS2 可能涉及椎间盘中 MMP 表达的调控，而这反过来可以参与椎间盘突出的发病。此外，作者还鉴定出这个 SNP 与 MMP9 基因上一个非同义 SNP（rs17576）存在组合效应，使得比值比达到 3.03，提示存在潜在的基因与基因间的相互作用（Hirose 等 2008）。

10.5.2 基质金属蛋白酶和其他的蛋白酶

基质金属蛋白酶是包括大量细胞外基质成分的一个大型蛋白家族。按着它们的特性，可分为胶原酶（MMP1、MMP8 和 MMP13）、明胶酶（MMP2 和 MMP9）和间质溶解素（MMP3）等亚组（Goupille 等 1998）。关于这些酶类的详细信息在第 8 章有详细论述。在一项包含 691 个样本的中国南方人群的队列研究中，发现 MMP1 基因启动子区域第 1607 位点存在 G 碱基的插入 / 缺失突

变（G/D），从而形成一个 SNP。缺失突变（D）的等位基因与椎间盘退变显著相关；这种相关性在 40 岁以上人群中尤为明显（Song 等 2008b）。另外一项有 162 个病例和 318 个对照的中国的队列研究发现 MMP2 基因启动子区域第 1306 位碱基存在 C→T 的替换突变，由此形成的 SNP 与椎间盘退变相关，在严重退变的病例中 CC 基因型更为普遍（Dong 等 2007）。这个 SNP 可以通过影响 Sp1 结合区域而引起转录活性的下降（Price 等 2001）。

一项研究在 49 位日本老年人中对 MMP3 启动子区域的一个多态性位点［连续 6 个腺苷酸（6A）或 5 个腺苷酸（5A）］进行了评估（Takahashi 等 2001）。结果发现含有 5A 等位基因的个体较仅有 6A 等位基因的个体对椎间盘退变更为易感，且更严重；但是上述结果在 54 个年轻受试者中未能得到重复（Takahashi 等 2001）。对于 MMP9 基因，除了之前提到的可与 THBS2 SNP 相互作用外，一项含有 408 例患者和 451 例对照的中国北方人群的队列研究发现在该基因启动子区域第 1562 位碱基由 C 突变为 T 形成了一个 SNP，该 SNP 与椎间盘退变存在相关性。其中 TT 和 CT 基因型罹患椎间盘突出的风险及突出的严重程度均较高（Sun 等 2009）。对此可能的解释是 T 等位基因较 C 等位基因转录活性更高（Sun 等 2009）。这些集中于 MMP 基因启动子区域（主要影响转录活性）多态性位点的研究尽管存在一定局限性，但是为遗传研究成果提供了功能学方面的支持。可能启动子或顺式调控元件区域的基因变异在椎间盘退变中的作用更为重大，因此对于基因组进行更为彻底的分析研究十分必要。

10.5.3 促炎因子

业已证实促炎因子中 IL1 集群中的基因与椎间盘退变相关，从功能学的观点看，这些基因表达的上调可以增强 MMPs 的表达，而 MMPs 即为退变的始发因素。有一项在一个 133 个芬兰男性组成群组中进行的研究对大量 IL1 基因群集中的变异体进行了评估，发现 IL1α 基因 889 位点 C→T 的突变以及 IL1β 基因 3954 位点 C→T 的

突变与椎间盘突出相关，它们的比值比分别为 2.4 和 1.9（Solovieva 等 2004）。有趣的是，尽管 IL1β 3954T 与 COL9A3 Trp3 等位基因间的相互作用已经得到确认，但是其中的意义却不明朗。

一项包含有 320 例患者和 269 例对照的中国的队列研究对 IL10 基因启动子区域的两个 SNP（分别是 592 号位点 C→A 和 1082 号位点 G→A 的突变）进行了分析（Lin 等 2011）。两个 SNP 中的 AA 基因型在患者中出现的频率均较高。而 AA 基因型个体的椎间盘样本中 IL10 的 mRNA 水平较低提示这两个 SNP 影响了基因转录水平（Lin 等 2011）。

大量炎症通路中涉及到的其他基因的多态性与椎间盘退变之间的关系也进行了相关的研究。包括 IL6 基因中的三个 SNP rs1800797、rs1800796 和 rs1800795 中的 GGG 单倍体（Kelempisioti 等 2011），白介素 18 受体辅助蛋白（interleukin 18 receptor accessory protein, IL18RAP）第 2 号内含子中的 SNP rs1420100 和下游的 SNP rs917997（Videman 等 2009），以及环氧酶 2（cyclooxygenase 2, COX2）102 号位点的一个同义突变（rs5277）（Valdes 等 2005）。这些不同基因的不同变异如何影响椎间盘退变尚不清楚。

10.5.4 影响细胞功能与存活的基因

维生素 D 受体（Vitamin D receptor, VDR）是 1,25- 二羟维生素 D3 的胞内受体，1,25- 二羟维生素 D3 的代谢产物参与矿物质代谢。最早 VDR 在芬兰人群中发现与椎间盘退变相关（Videman 等 1998）。VDR 基因的两个变异体，即 2 号外显子的 FokI 多态性和 9 号外显子的 TaqI 多态性最初在 85 对同卵双生子中进行研究。TaqI 多态性中的 tt 基因型（有限制性内切酶位点）的个体椎间盘 MRI 信号强度明显低于另外两种基因型；FokI 多态性的研究也发现类似的结果（Videman 等 1998）。一项日本进行的含有 205 名受试对象的队列研究也证实了 TaqI 多态性与椎间盘退变之间的关系（Kawaguchi 等 2002）。该研究中 tt 基因型缺失，而 Tt 基因型与椎间盘退变及椎间盘突出明显相关（Kawaguchi 等 2002）。中国南方人群的

一项队列研究发现携带有 t 等位基因的个体发生椎间盘退变和椎间盘突出的风险高出 2.6 倍。此外，对于 40 岁以下人群，这种相关性更为明显（Cheung 等 2006）。TaqI 多态性是一个同义替换，被认为可与周围的多态性一起影响 mRNA 的稳定性（Uitterlinden 等 2004）。

胰岛素样生长因子 1 受体（Insulin-like growth factor 1 receptor, IGF1R）作为胰岛素样生长因子 1 的信号转导器，能促进椎间盘内基质的合成和细胞增殖。在对 434 名绝经后日本女性的队列研究中发现，*IGF1R* 基因内含子区域的一个 SNP（rs11247361）与 X 线片上椎间隙变窄相关联（Urano 等 2008）。但是这个基因多态性的作用尚不清楚。

镰状尾（Sickle tail, *SKT*）基因是近期在小鼠上通过基因陷阱法诱变鉴定出的一个基因。*SKT* 基因敲除小鼠表现为脊柱发育畸形，包括在孕 17.5 天的脱位和髓核缺陷，可引起成年后尾巴形态的异常（Semba 等 2006）。这些结果表明 *SKT* 在椎间盘的发育和维持中起到重要作用，因此它也是一个可能的候选基因。一项在两个独立的日本人群中进行的研究，总共有 862 名患者和 896 名对照，在 *SKT* 基因总共 68 个 tag SNP 中有两个位于 2 号内含子（rs16924573 和 rs2285592），这两个 SNP 与椎间盘突出关系密切。此外，rs16924573 在芬兰的队列研究中也发现了类似的结果（Karasugi 等 2009；Kelempisioti 等 2011）。SKT 的功能尚不清楚，需要进一步的研究来揭示它在椎间盘突出中的作用。

上文提到 GDF5 基因在关节形成过程中发挥重要作用（Francis-West 等 1999）（见第 3 章）。位于该基因 5' 非翻译区域的一个 SNP（rs143383）被认为是 OA 的一个关键的危险因素，体外研究也发现高危等位基因 T 可明显下调启动子活性（Miyamoto 等 2007）。5 项独立的欧洲的队列研究（总的样本量达到 5259 例）的结果也提示这个 SNP 与椎间盘退变相关。Meta 分析结果显示在女性患者中这个 SNP 与椎间隙狭窄以及骨赘形成有显著的相关性（Williams 等 2011）。上述结果表明，*GDF5* 是除了 *ASPN* 以外另一个椎间盘退变和 OA 共同的遗传危险因素，也进一步提示了不同疾病的发病机制存在一定的共性。

10.6 对椎间盘退变与其危险因素的解读

目前，文献报道与椎间盘退变有关的基因已经有超过 20 个。由于这些候选基因是经过挑选出来，可将这些基因根据影响椎间盘退变分子进程进行分组，并且可将它们轻易对应到各个生物学功能上。然而，这么多研究所得出的遗传数据的质量需要严密的评价和检查：由 HuGENet 工作组在 2008 年提议的临时指南指出一个优秀的评估需以下三条标准为基础：证据的数量、重复性以及对偏倚的预防和控制（Ioannidis 等 2008）。在每一条标准下，对这些基因的研究可划分为强（A）、中（B）、弱（C）三个等级。而可信性的程度可由一个标准化的 3×3 表格估算出来（图 10.4）：其中 AAA 代表可信度最高，而 CCC 提示可信度最低。此外，进一步的确证需要生物学数据和功能学研究。撇开表型的复杂性不谈，目前还没有关于椎间盘退变的研究能取得高的可信度，只有很少一部分在中等水平。究其原因，与队列规模相对较小和缺乏重复有关。

在三个不同人群的研究中，*VDR* 基因是椎间盘退变相关基因里最具有可重复性的。但相比较起来，*ASPN*（OR 1.70 [95 % CI 1.35～2.20], $P = 0.000013$）、*CILP*（OR 1.61 [95 % CI 1.31～1.98], $P = 0.0000068$）、*COL11A1*（OR 1.42 [95 % CI 1.23～1.65], $P = 0.0000033$）、*GDF5*（OR1.72 [95 % CI 1.15～2.57], $P = 0.008$）、*SKT*（OR 1.34 [95 %CI 1.14～1.58], $P = 0.0004$）、*THBS2*（OR 1.43 [95 % CI 1.20～1.70], $P = 0.00004$）和 *MMP9*（OR 1.29 [95% CI 1.12～1.48], $P = 0.00049$）等这些基因被认为是潜在的遗传危险因素，仅具有中等遗传学证据。基于这些有限的基因，可以清楚地看到这些基因的效应量只有中等水平，OR 值在 1.3 到 1.7 之间。由于椎间盘退变遗传力估计在 74% 左右，故可能存在更多与之相关的基因尚未发现。这些基因是否有强的效应仍有待研究，并且可能会通过更加科学无偏倚的全基因组技术对这些基因进行确认。

总之，应该把研究重点放在增加关联性研究

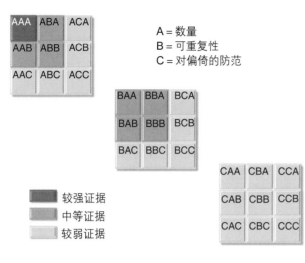

A = 数量
B = 可重复性
C = 对偏倚的防范

■ 较强证据
■ 中等证据
□ 较弱证据

图10.4 流行病学证据可信度的分类方法。A、B、C三个字母依次对应证据的"数量""可重复性"和"对偏倚的防范"。当三项评分均为A时，证据力度为强；当三项评分有一项或以上为C时，证据力度为弱。其他的组合证据力度为中（该图获得Springer授权使用，登记号：2938180337505；Ioannidis等2008）

的重复性上，并需在研究中采用可比较的表现型。这对于评估初始发现和最大限度降低假阳性率尤为重要（Neale和Sham 2004；Chanock等2007）。当样本量少或实验设计不合理时，假阳性很容易出现，并且导致统计学功效不足和统计学估计的不准确。病例和对照之间遗传学背景、环境暴露以及人群分层的异质性均会导致偏倚。技术和基因分型的失误是假阳性的另一个来源。理想情况下，需要进行功能学实验来揭示基因多态性与疾病之间的生物学联系。

10.7 椎间盘退变的遗传学研究中涉及的实验技术

遗传变异相关知识和基因分型技术上的进步为揭示基因如何影响椎间盘退变提供了一个有效的平台。国际人类基因组单体型图计划（International HapMap Project）旨在研究全基因组普遍存在的变异体及其出现频率以及在不同群体中的相关性（International HapMap Consortium 2003；Altshuler等2010）（专栏10.3）。SNP作为该研究最初的聚焦点，是人群中遗传变异的最主要的类型。从获取的数据来看，变异体及其发生频率提供了有用的参考信息，有助于那些存在等位基因共遗传或连锁不平衡的与疾病高度相关

的SNP区域的确认。连锁不平衡图谱能够使SNP的共同遗传形象化。它的一个实际应用就是在经过仔细的挑选后，仅需对一部分SNP（tag SNPs）进行基因分型即可涵盖大片目标区域的信息，而目标区域其余的SNP的信息可经推测获得，这种方法能显著减少基因分型的费用。最近，千人基因组计划（1000 Genomes Project）已经启动，其旨在更加深入地描述多种人群的遗传变异（1000 Genomes Project Consortium 2010）。通过高通量的测序技术，不仅可以确认超过95%的变异，并且有能力探测频率低至1%的变异。这些检测的变

专栏10.3　国际人类基因组单体型图计划

国际人类基因组单体型图计划（International HapMap Project）是由日本、英国、加拿大、中国、美国和尼日利亚多个研究中心协作的一个大规模科研项目，旨在鉴定非洲、亚洲和欧洲不同人群中人类基因组上常见遗传变异及其出现频率以及它们之间的相关性（International HapMap Consortium 2003）。该项目的初始理念如下：常见疾病被认为是由常见变异引起的，每个变异的效应是适度的。尽管我们可以将所有变异进行基因分型以此来检验它们与目的性状的相关性，但是因为耗费巨大而实际上并不可行。一个可行的替代方法是鉴定出所有变异中的一部分，并将其作为基因标记来定义整个关联区域，从而以此为基础进行进一步细致分析。但问题是该如何选择合适的基因标记？

随着遗传距离的增加发生重组的概率也在减少，因此邻近的等位基因趋向于共同遗传。这类等位基因就是单体型。相邻变异之间更高的关联性意味着更高水平的连锁不平衡，并且意味着人群中大多数变异是由该区域的数个单倍体型引起的。通过对单倍体型（"标签"）内这些关键变异的挑选和基因分型，就可以对剩下的变异进行推测和鉴定。不幸的是，在整个基因组上，邻近变异之间关联性的程度有差异。不管是随机或者等间距地挑选这些变异都不是一个识别这些"标签"的好方法。国际人类基因组单体型图计划通过研发人类基因组的单倍体型图谱（haplotype map，"HapMap"）来辅助关联研究的进行，该图谱含有常见SNP和它们之间关联性的大量信息。标签SNP即可通过这种方法获得，它们能很好地代表目标区域。

异类型也拓宽到短片段插入、缺失以及结构变异。

对于基因分型平台，相比限制性片段长度多态性的传统及劳动密集型方式，有更多新的选择出现。对于 SNP 基因分型，多通路的 Sequenom MassARRAY 系统能在一次实验中处理最多 384 个 DNA 样本的 40 个 SNP。IlluminaVeraCode 技术也是一个类似的多通路系统。在一个大的队列中挑选候选基因或特殊区域与大量的 SNP 进行绘制时，这些技术都极具效率并且成本效益合理。另一方面，全基因组手段也可以被用来确定新的候选基因。预先设计的针对 SNP 的遗传学标志和拷贝数变异的基因分型阵列在市场上是可以寻求到的。Illumina Omni array 可以检测到超过 430 万个标志，Affymetrix SNP array 则可以评估 180 万个。两个系统的目标都是覆盖频率最低到 1% 的变异。通过这些 array，大量的数据生成并且能直接检测基因型和表型的联系，这就是所谓的全基因组关联研究（genome-wide association study, GWAS）。

常见病的研究为了保证统计功效通常需要较大的样本量，主要缺点是花费高昂。为了解决这个问题，研究可以设计为利用 GWAS 在更小的更有代表性的病例和对照中进行。结果可以在更大的队列或者其他的 GWAS 里进行验证，以达到 meta 分析所需的样本量。另一问题就是预先设计的 array 缺乏灵活性，因为这个仅限于相对常见的变异和种族划分。这些局限性能够被一种新兴技术——新一代测序（next-generation sequencing, NGS）所克服，其能提供最广泛的遗传信息，同时鉴定罕见的 SNP、插入或缺失以及结构性变异（Metzker 2010）。其应用不仅受到基因分型的限制，同时可受到全基因组标志和变异的发现所局限（Davey 等 2011）。尽管 NGS 的花费在持续降低并且通量在增加，但对一个大的队列里每一个个体进行全基因组测序仍显得过于理想化，并不实际。依赖于研究的目的，各种能通过限制特殊区域、减少测序样本量的方法被提出来以最大化数据的同时将花费控制在合理范围（Davey 等 2011）。

在过去 10 年中，随着遗传信息的爆发性增长和基因分型技术的改进人类疾病遗传学研究的惯例一再发生改变。国际人类基因组单体型图计划中大量的资源可以被用来挑选关联研究所需的变异，而千人基因组计划则可为低频变异与疾病之间的相关性研究提供信息。多种多样的基因分型平台可以为涉及大量变异或样本的研究在短时间内完成提供保障。目前，椎间盘退变的遗传学研究的基础是候选基因法，即分析某些基因中特定的变异。GWAS 是脊柱学会需要考虑的一个方向，即使它在一些常见疾病如糖尿病、神经系统退变、心血管疾病和骨关节炎中已经是一种经典的研究方法（Bertram 等 2010；Loughlin 2011；Visscher 等 2012；Zeller 等 2012）。然而随着我们进入遗传学数据收集和通过其他 GWAS 获取信息的一个新纪元，我们应该为椎间盘退变的基因关联研究专门定制一些新的研究方法。

10.8 当今遗传学研究的阶段性目标

许多常见疾病的大规模遗传学研究为精炼研究设计和预测可能出现的潜在问题方面提供良好的基础。事实上，有超过 1100 个关于人类各种性状和疾病的全基因组关联研究已经发表，这些研究鉴定了超过 2700 个单核苷酸的多态性（$P<10^{-8}$）（Hindorff 等 2012）。已在多个人群中进行了关于骨性关节炎的大规模的全基因组关联研究，包括 2010 年 Kerkhof 等发表的关于荷兰人群的鹿特丹研究（Kerkhof 等 2010）、2010 年 Nakajima 等发表的关于日本人的研究（Nakajima 等 2010）及 2011 年 Panoutsopoulou 等发表的针对英国人群的研究（Panoutsopoulou 等 2011）。这些研究总的样本量已超过 17 000 例。尽管染色体 7q22 区域、人类白细胞抗原（HLA）在染色体 6p 上的位点及其他一些单核苷酸多态性位点等被发现会影响骨关节炎的易感性，但它们的影响力很弱，似乎只是骨关节炎的遗传易感性中的一小部分。So 等发现其他疾病中同样存在这种现象，如 2 型糖尿病、冠心病及精神分裂症等（So 等 2011）。那么遗传易感性中的其他影响因素是什么呢？Manolio、Eichler 等先后激烈地讨论了这个问题，并提出了许多可能的因素（Manolio 等 2009；Eichler 等 2010）。全基因组关联研究主要侧重于常见的单核苷酸多态性，而人类基因组则包含有很多低频的单核苷酸多态性位点和结构变异，包括缺失、重复和反转。虽

然单独看来这些变异很少见，它们却经常一起出现。关于它们对常见病影响的研究还没有得到广泛地开展。此外，基因之间的相互作用，以及这些作用对表型、表观遗传和跨代遗传的影响程度也是当代遗传学研究需要考虑的复杂因素。基因的变异也可能会对非编码微小RNA的转录调控造成影响，而这又反过来影响mRNA和蛋白质的表达及其之间的相互作用。这些复杂因素或许就是遗传易感性的其他部分，这也是今后研究需要重点考虑的方向。

罕见变异和常见变异之间通常并没有连锁不平衡关系，因为这些罕见变异经常出现在人群的近几代中，而可能不会被全基因组关联研究所检测（Bodmer和Bonilla 2008）。然后，从总体上来看，它们却又是大量存在的。越来越多的证据表明：这些罕见变异在常见疾病的发生中有中等强度的影响力。例如，3个基因的缺失突变和精神分裂症有关，其中一个突变的OR值为14.8（Stefansson等2008）；基因 *IFIH1* 中的4个罕见的单核苷酸多态性（SNPs）是1型糖尿病的独立危险因素，其中的一个SNPs的OR值为0.5（Nejentsev等2009）；同样，36种罕见的非同义变异与2型糖尿病的发生有关，其OR值为3.3（Bonnefond等2012）。这些研究结果揭示罕见变异常常与多发病的遗传易感性相关。尽管千人基因组计划可以为少见变异提供参考，但它仅能识别发生率＞1%的变异。发生率更低的遗传变异不可能被这个研究所识别。而且，罕见变异通常有人群特异性，即特定人群的研究结果并不适用于其他人群。测序是目前用来发现特定人群中罕见变异的最好方法，但价格昂贵。有确定可以降低成本的方法，如怀疑与某种疾病相关的变异位于外显子区域时，可以采用全基因组测序；或者当已通过全基因组关联研究（GWAS）发现了需要鉴定区域的潜在联系后，再采用测序的方法；或者直接对与病因相关的区域进行测序。另外，测序技术也适用于以下情况：识别家系中共同受到影响的成员中的孤立变异；在具有某种极端表象的特定的小样本人群中识别共同的少见变异。然后，通过大样本的队列研究来鉴定上述结果（Cirulli和Goldstein 2010）。除了如何设计测序

研究外，对罕见变异的研究需要克服的困难包括如何选择合适的对照组和如何采用正确的统计方法。

到目前为止重点讨论的是如何发现和鉴别那些可以导致疾病的遗传变异。然而，还有许多潜在的"调节者"，它们可以改变遗传易感性的外显率。表观遗传学的就是一个很好的例子。表观遗传学就是研究DNA序列以外的引起基因表达遗传学改变的机制（专栏10.4）。这些机制可以是基因的甲基化和组蛋白的修饰，它们可以重塑染色体，影响转录因子和启动子的结合。最近的一项关于精神分裂症和躁郁症的研究揭示了表观遗传因素在常见疾病中的影响机制，这个研究分析了具有不同表型的同卵双胞胎之间基因组中DNA甲基化模式。他们通过对重大差异的对比分析，指出表观遗传的变异导致了表型的改变（Dempster等2011）。这些研究结果可以推出一个关于常见疾病的遗传和表观遗传（CDGE）的新假说：表观遗传变异与遗传变异可以相互作用，从而作为一个潜在的遗传决定因素调节着疾病的转归（Bjornsson等2004；Feinberg 2007）。通过整合遗传和表观遗传的数据，我们发现以前被认为和2型糖尿病及肥胖相关的 *FTO* 基因位点中的DNA甲基化有增多。而甲基化的差异是由几个单核苷酸多态性的CpG位点引起的，但这对疾病产生的影响还要进一步的研究（Bell等2010）。这个研究在遗传和表观遗传的相互影响对疾病成因的影响方面提供了线索。将来需要一个全球范围的表观遗传学研究来阐明这一观点。和全基因组关联研究类似，表观基因组关联研究（Epigenome-wide association studies, EWAS）作为一个新的概念，它旨在全基因组方位内研究与疾病相关的表观遗传学变异（Rakyan等2011b）。这需要适当的实验设计与统计分析指导下的阵列分析或基因组的亚硫酸氢钠测序。尽管有这些方法，目前检测的唯一目标就是DNA甲基化。最初的EWAS已经应用于1型糖尿病的研究（Rakyan等2011a），这为EWAS在常见疾病研究中的应用开拓了道路。

作为一类大约仅有22个核苷酸长度的微小的非编码RNA，microRNA具有改变基因表达的能力，可以影响遗传。根据microRNA和mRNA的互补程度，它们可以通过引起mRNA降解或抑制

专栏 10.4 表观遗传学

表观遗传学就是研究DNA序列以外的引起基因表达遗传学改变的机制，如DNA甲基化和组蛋白修饰。DNA甲基化主要发生在富含GC序列的区域；然而，在某些特定的区域如CpG岛（CpG islands），甲基化的比例明显很低。CpG岛主要位于人类基因启动子区域。它们的甲基化形式可随着发育而改变，被认为可影响关联基因的转录活性。组蛋白是可以使DNA环绕在一起形成高度有序的染色体结构的一类分子。在组蛋白分子上可发生一系列的修饰形式，像甲基化、乙酰化和磷酸化。染色体结构可因修饰位点或类型的不同而打开或关闭，以此来改变转录因子与DNA的结合，继而引起相应基因表达水平的改变。

表观遗传可以像塑料一样稳定（Petronis 2010）。它可以被遗传给下一代（表观遗传跨代遗传稳定性），当然在受精和配子形成时也可以发生重新设定。这可以被用来解释散发病例和家族性聚集的病例，在这两种情况中病理性表观遗传标志分别发生和未发生重新设定。表观遗传改变可以因为环境刺激而诱发，当然也可以随机发生。在有丝分裂过程中表观遗传模式传递的保真度较DNA复制明显要低，从而导致了较高的变异，这就解释了同卵双生子之间的差异。表观遗传的所有这些特性都符合对于复杂疾病的理解，因此，目前也越来越重视表观遗传在复杂疾病病因学中的作用。

可以被用来识别新的易感位点，因为如果仅从椎间盘退变的生物学角度考虑，这些位点的影响可能不是很明显。这些罕见变异、表观遗传及非编码RNA的顺利研究是很重要的，它扩展了这方面研究的范围。鉴于有许多在DNA测序技术方面的进步，我们不应该局限于候选基因关联分析。相反，我们应该探索每一个可能性，从而最好地阐释影响椎间盘退变的遗传因素。

10.9 椎间盘退变的遗传学研究的前景

很难为未来椎间盘退变的遗传学研究指明一个具体的方向。然而，根据作者的经验，从以下几点出发，有希望充分利用以往的研究成果，最大限度地识别新的危险因素。为了在"什么构成了疾病状态"这个问题上达成一致，我们需要一个统一的表型定义，这样就可以在同一组内识别潜在危险因素。要仔细筛选实验组和对照组，这样可以避免选择偏倚和由潜在的人群构成导致的假阳性结果。更大的样本量可以较准确地评价研究中的变异。以上所有这些标准构成了遗传研究的重要基础。满足了这些标准的每一个研究都可以得到更加可靠的相关结果。此外，这些新的信息可以很容易地被整合，并在其他人群得到重复的结果，亦可通过meta分析来确认。以前认为有重要意义的边缘区域需要重新研究。例如，部分常见变异之间的弱关联实际上可能反映了相邻的稀有等位基因的因果关系。正如现在我们知道，罕见的变异也可以对常见疾病产生中等强度的影响，所以重新审视这些研究有助于更加全面地评估这些区域的作用。同时，相关的变异的功能分析不仅可以得到生物学方面的见解，而且能够进一步巩固原始的结果。

提供遗传信息技术正在快速地发展。这些技术在其他常见疾病的成功应用引起了以下问题：在椎间盘退变的遗传学研究领域是否同样有必要应用最新的技术，如果必要的话，那怎么才能实现？显然，每个新的技术都有其优点：全基因组关联研究使得单苷酸多态性分析能够在整个基因组中进行，有助于识别新的可疑位点；而序列分析有利于发现新的变异（图10.5）。两者都是有

转录起始来阻止基因的转录过程。microRNA的差异表达已在多个常见疾病的研究中有所报道，如骨关节炎（Jones等2009）、精神分裂症（Perkins等2007）和双相情感障碍（Moreau等2011）。当在mRNA上的microRNA结合位点发生变异时就导致基因调节出现了另一个水平的复杂性。它可以改变两者结合的亲和力，差异调节mRNA的翻译结果（Sethupathy等2007；Brest等2011）。而且，变异也可发生在microRNA的复制水平（Ripke等2011），这样就潜在地影响了多个mRNA。

目前，没有用于检测引起或促进椎间盘退变的遗传因素的金标准。根据本章及其他各章节所讨论的结果，椎间盘退变的遗传结构可能和其他常见疾病基本一致。大规模的全基因组关联研究的实例表明，一个更全面的全基因组的研究方法

力的技术手段。然而，相比盲目追求新技术，正在研究对象的遗传学方向及所需的信息类型才是我们更应该仔细考虑的。因此，使用合适的技术或联合应用各种技术手段以最小的成本得到最多的研究成果。我们不能忽略影响基因表达的表观遗传、非编码RNA以及基因之间、基因和蛋白质之间、基因和环境之间的相互作用等因素（图10.6）。所有的这些信息可以反馈给研究者，使他们对椎间盘的生物学及其退变的机制有更加全面的认识。

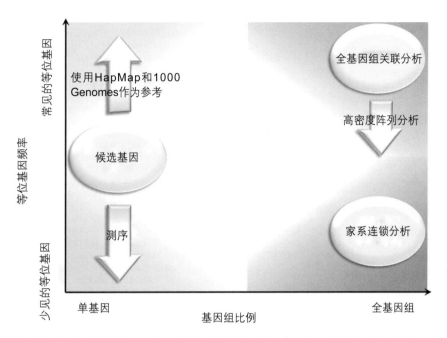

图10.5 遗传学研究方法总结。候选基因法是对基因进行逐个调查研究的主要方法。常见的等位基因（或较低频率的等位基因）很容易通过 HapMap 和 1000 Genomes 等数据库进行研究。另一方面，目的等位基因较为罕见，则需要使用测序方法进行研究。全基因组关联分析，就像它的名字一样，是对全基因组进行分析。总体上它主要用在常见等位基因的分析上，但现在较低频率的等位基因也一样适用。家系连锁分析也是针对全基因组进行研究，它对于易感基因座的定位需要有多个成员受累的大家系，以及更重要的是所涉及的变异要有较高的外显率和较大的效应量。因此它在检测常见疾病的遗传变异上有一定的局限性

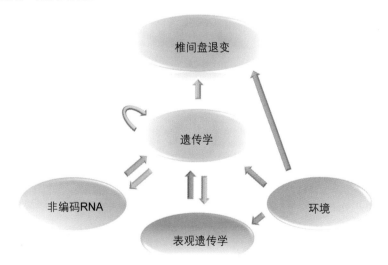

图10.6 椎间盘退变遗传学研究的现状和前景。以其他常见疾病的研究为基础，我可以知道遗传不仅本身是一个导致椎间盘退变的主要因素，它还可以和其他多种因素相互作用来发挥效应。非编码 RNA 和表观遗传学均可以调控表达的效果。另一方面，遗传变异可在表达水平、结合部位、甚至它们自身的序列等方面影响非编码 RNA，而遗传变异也可以调节表观遗传学的模式。环境因素可与基因和表观遗传学相互作用，同时它们也能直接导致椎间盘退变。最后，基因与基因间的相互作用一样存在，并可产生不同的效应。综上，这些构成了一个复杂的网络，有待进一步研究来更好地理解椎间盘退变；而遗传在其中并不是孤立的，它需要与其他因素结合起来进行研究

10.10 本章要点总结

- 引起椎间盘退变的原因很复杂，遗传以及包括年龄、性别、吸烟和应力负荷在内的多种环境因素都与之相关。

- 腰椎间盘退变的遗传率达 70%，提示了椎间盘退变的高度遗传相关性。

- 多个病例对照研究报道发现超过 20 个候选基因与椎间盘的退变相关。

- 根据 HuGENet 协作组提出的用于评估基因资料质量的临时指南，*VDR* 在不同人群的重复率最高；而 *ASPN*、*CILP*、*COL11A1*、*GDF5*、*SKT*、*THBS2* 和 *MMP9* 这些基因有中等强度的遗传学证据，被认为是潜在的危险因素。

- 国际人类基因组单体型图计划（The International HapMap Project）和千人基因组计划（1000 Genomes Project），以及最新的高通量的基因分型技术是宝贵的资源，可以与现有的方法结合，推动椎间盘退变的遗传学研究。

- 表观遗传、非编码 RNA，以及基因之间、基因和蛋白质之间、基因和环境之间的相互作用等因素不应该被忽视，因为它们可能会影响遗传的最终构成。

（连成杰 译 苏培强 审校）

参考文献

1000 Genomes Project Consortium GP (2010) A map of human genome variation from population-scale sequencing. Nature 467(7319): 1061–1073

Aladin DM, Cheung KM et al (2007) Expression of the Trp2 allele of COL9A2 is associated with alterations in the mechanical properties of human intervertebral discs. Spine 32(25):2820–2826

Alanay Y, Avaygan H et al (2010) Mutations in the gene encoding the RER protein FKBP65 cause autosomal-recessive osteogenesis imperfecta. Am J Hum Genet 86(4):551–559

Altshuler DM, Gibbs RA et al (2010) Integrating common and rare genetic variation in diverse human populations. Nature 467(7311):52–58

Annunen S, Paassilta P et al (1999) An allele of COL9A2 associated with intervertebral disc disease. Science 285(5426):409–412

Barnes AM, Chang W et al (2006) Deficiency of cartilage-associated protein in recessive lethal osteogenesis imperfecta. N Engl J Med 355(26):2757–2764

Battie MC, Haynor DR et al (1995a) Similarities in degenerative findings on magnetic resonance images of the lumbar spines of identical twins. J Bone Joint Surg Am 77(11):1662–1670

Battie MC, Videman T et al (1995b) 1995 Volvo Award in clinical sciences. Determinants of lumbar disc degeneration. A study relating lifetime exposures and magnetic resonance imaging findings in identical twins. Spine 20(24):2601–2612

Bell CG, Finer S et al (2010) Integrated genetic and epigenetic analysis identifies haplotype-specific methylation in the FTO type 2 diabetes and obesity susceptibility locus. PLoS One 5(11):e14040

Benneker LM, Heini PF et al (2005) Correlation of radiographic and MRI parameters to morphological and biochemical assessment of intervertebral disc degeneration. Eur Spine J 14(1):27–35

Bertram L, Lill CM et al (2010) The genetics of Alzheimer disease: back to the future. Neuron 68(2):270–281

Bjornsson HT, Fallin MD et al (2004) An integrated epigenetic and genetic approach to common human disease. Trends Genet 20(8): 350–358

Bodmer W, Bonilla C (2008) Common and rare variants in multifactorial susceptibility to common diseases. Nat Genet 40(6):695–701

Bonnefond A, Clement N et al (2012) Rare MTNR1B variants impairing melatonin receptor 1B function contribute to type 2 diabetes. Nat Genet 44(3):297–301

Bornstein P, Agah A et al (2004) The role of thrombospondins 1 and 2 in the regulation of cell-matrix interactions, collagen fibril formation, and the response to injury. Int J Biochem Cell Biol 36(6): 1115–1125

Boyd LM, Richardson WJ et al (2008) Early-onset degeneration of the intervertebral disc and vertebral end plate in mice deficient in type IX collagen. Arthritis Rheum 58(1):164–171

Brest P, Lapaquette P et al (2011) A synonymous variant in IRGM alters a binding site for miR-196 and causes deregulation of IRGM-dependent xenophagy in Crohn's disease. Nat Genet 43(3): 242–245

Cabral WA, Chang W et al (2007) Prolyl 3-hydroxylase 1 deficiency causes a recessive metabolic bone disorder resembling lethal/severe osteogenesis imperfecta. Nat Genet 39(3):359–365

Chanock SJ, Manolio T et al (2007) Replicating genotype-phenotype associations. Nature 447(7145):655–660

Cheung KM, Chan D et al (2006) Association of the Taq I allele in vitamin D receptor with degenerative disc disease and disc bulge in a Chinese population. Spine 31(10):1143–1148

Cheung KM, Karppinen J et al (2009) Prevalence and pattern of lumbar MRI changes in a population study of 1043 individuals. Spine 34(9): 934–940

Cirulli ET, Goldstein DB (2010) Uncovering the roles of rare variants in common disease through whole-genome sequencing. Nat Rev Genet 11(6):415–425

Cong L, Pang H et al (2010a) The interaction between aggrecan gene VNTR polymorphism and cigarette smoking in predicting incident symptomatic intervertebral disc degeneration. Connect Tissue Res 51(5):397–403

Cong L, Pang H et al (2010b) Association between the expression of aggrecan and the distribution of aggrecan gene variable number of tandem repeats with symptomatic lumbar disc herniation in Chinese Han of Northern China. Spine 35(14):1371–1376

Daly MJ (2009) Assessing significance in genetic association studies. Cold Spring Harb Protoc 2009(8):pdb top58 Davey JW, Hohenlohe PA et al (2011) Genome-wide genetic marker discovery and genotyping using next-generation sequencing. Nat Rev Genet 12(7):499–510

Dempster EL, Pidsley R et al (2011) Disease-associated epigenetic changes in monozygotic twins discordant for schizophrenia and bipolar disorder. Hum Mol Genet 20(24):4786–4796

Doege KJ, Coulter SN et al (1997) A human-specific polymorphism in the coding region of the aggrecan gene. Variable number of tandem repeats produce a range of core protein sizes in the general population. J Biol Chem 272(21):13974–13979

Dong DM, Yao M et al (2005) Association between the -1306C/T polymorphism of matrix metalloproteinase-2 gene and lumbar disc disease in Chinese young adults. Eur Spine J 16(11):1958–1961

Eichler EE, Flint J et al (2010) Missing heritability and strategies for finding the underlying causes of complex disease. Nat Rev Genet 11(6):446–450

Eser O, Eser B et al (2011) Short aggrecan gene repetitive alleles associated with lumbar degenerative disc disease in Turkish patients. Genet Mol Res 10(3):1923–1930

Feinberg AP (2007) Phenotypic plasticity and the epigenetics of human disease. Nature 447(7143):433–440

Francis-West PH, Abdelfattah A et al (1999) Mechanisms of GDF-5 action during skeletal development. Development 126(6):1305–1315

Garnero P, Borel O et al (1998) Collagen Ialpha1 Sp1 polymorphism, bone mass, and bone turnover in healthy French premenopausal women: the OFELY study. J Bone Miner Res 13(5):813–817

Goupille P, Jayson MI et al (1998) Matrix metalloproteinases: the clue to intervertebral disc degeneration? Spine 23(14):1612–1626

Grant SF, Reid DM et al (1996) Reduced bone density and osteoporosis associated with a polymorphic Sp1 binding site in the collagen type I alpha 1 gene. Nat Genet 14(2):203–205

Gruber HE, Ingram JA et al (2009) Asporin, a susceptibility gene in osteoarthritis, is expressed at higher levels in the more degenerate human intervertebral disc. Arthritis Res Ther 11(2):R47

Higashino K, Matsui Y et al (2007) The alpha2 type IX collagen tryptophan polymorphism is associated with the severity of disc degeneration in younger patients with herniated nucleus pulposus of the lumbar spine. Int Orthop 31(1):107–111

Hindorff LA, MacArthur J et al (2012) A catalog of published genome-wide association studies. Available at www.genome.gov/gwastudies. Accessed 24 Feb 2012

Hirose Y, Chiba K et al (2008) A functional polymorphism in THBS2 that affects alternative splicing and MMP binding is associated with lumbar-disc herniation. Am J Hum Genet 82(5):1122–1129

Internation HapMap Consortium (2003) The International HapMap Project. Nature 426(6968):789–796

Ioannidis JP, Boffetta P et al (2008) Assessment of cumulative evidence on genetic associations: interim guidelines. Int J Epidemiol 37(1):120–132

Jim JJ, Noponen-Hietala N et al (2005) The TRP2 allele of COL9A2 is an age-dependent risk factor for the development and severity of intervertebral disc degeneration. Spine 30(24):2735–2742

Jones SW, Watkins G et al (2009) The identification of differentially expressed microRNA in osteoarthritic tissue that modulate the production of TNF-alpha and MMP13. Osteoarthritis Cartilage 17(4):464–472

Kales SN, Linos A et al (2004) The role of collagen IX tryptophan polymorphisms in symptomatic intervertebral disc disease in Southern European patients. Spine 29(11):1266–1270

Karasugi T, Semba K et al (2009) Association of the tag SNPs in the human SKT gene (KIAA1217) with lumbar disc herniation. J Bone Miner Res 24(9):1537–1543

Kawaguchi Y, Osada R et al (1999) Association between an aggrecan gene polymorphism and lumbar disc degeneration. Spine 24(23):2456–2460

Kawaguchi Y, Kanamori M et al (2002) The association of lumbar disc disease with vitamin-D receptor gene polymorphism. J Bone Joint Surg Am 84-A(11):2022–2028

Kelempisioti A, Eskola PJ et al (2011) Genetic susceptibility of intervertebral disc degeneration among young Finnish adults. BMC Med Genet 12(1):153

Kellgren JH, Jeffrey MR et al (1963) The epidemiology of chronic rheumatism: atlas of standard radiographs. Blackwell Scientific, Oxford

Kerkhof HJ, Lories RJ et al (2010) A genome-wide association study identifies an osteoarthritis susceptibility locus on chromosome 7q22. Arthritis Rheum 62(2):499–510

Khoschnau S, Melhus H et al (2008) Type I collagen alpha1 Sp1 polymorphism and the risk of cruciate ligament ruptures or shoulder dislocations. Am J Sports Med 36(12):2432–2436

Kim NK, Shin DA et al (2011) The association of aggrecan gene polymorphism with the risk of intervertebral disc degeneration. Acta Neurochir (Wien) 153(1):129–133

Kimura T, Nakata K et al (1996) Progressive degeneration of articular cartilage and intervertebral discs. An experimental study in transgenic mice bearing a type IX collagen mutation. Int Orthop 20(3):177–181

Kizawa H, Kou I et al (2005) An aspartic acid repeat polymorphism in asporin inhibits chondrogenesis and increases susceptibility to osteoarthritis. Nat Genet 37(2):138–144

Klatt AR, Klinger G et al (2009) Matrilin-3 activates the expression of osteoarthritis-associated genes in primary human chondrocytes. FEBS Lett 583(22):3611–3617

Klatt AR, Becker AK et al (2011) The matrilins: modulators of extracellular matrix assembly. Int J Biochem Cell Biol 43(3):320–330

Lapunzina P, Aglan M et al (2010) Identification of a frameshift mutation in Osterix in a patient with recessive osteogenesis imperfecta. Am J Hum Genet 87(1):110–114

Le Maitre CL, Freemont AJ et al (2004) Localization of degradative enzymes and their inhibitors in the degenerate human intervertebral disc. J Pathol 204(1):47–54

Le Maitre CL, Freemont AJ et al (2005) The role of interleukin-1 in the pathogenesis of human intervertebral disc degeneration. Arthritis Res Ther 7(4):R732–R745

Le Maitre CL, Hoyland JA et al (2007) Catabolic cytokine expression in degenerate and herniated human intervertebral discs: IL-1beta and TNFalpha expression profile. Arthritis Res Ther 9(4):R77

Lian K, Zmuda JM et al (2005) Type I collagen alpha1 Sp1 transcription factor binding site polymorphism is associated with reduced risk of hip osteoarthritis defined by severe joint space narrowing in elderly women. Arthritis Rheum 52(5):1431–1436

Lin WP, Lin JH et al (2011) Interleukin-10 promoter polymorphisms associated with susceptibility to lumbar disc degeneration in a Chinese cohort. Genet Mol Res 10(3):1719–1727

Lorenzo P, Bayliss MT et al (1998) A novel cartilage protein (CILP) present in the mid-zone of human articular cartilage increases with age. J Biol Chem 273(36):23463–23468

Lorenzo P, Aspberg A et al (2001) Identification and characterization of asporin. A novel member of the leucine-rich repeat protein family closely related to decorin and biglycan. J Biol Chem 276(15):12201–12211

Loughlin J (2011) Osteoarthritis year 2010 in review: genetics. Osteoarthritis Cartilage 19(4):342–345

Mann V, Hobson EE et al (2001) A COL1A1 Sp1 binding site polymorphism predisposes to osteoporotic fracture by affecting bone density and quality. J Clin Invest 107(7):899–907

Manolio TA, Collins FS et al (2009) Finding the missing heritability of complex diseases. Nature 461(7265):747–753

Marinelli NL, Haughton VM et al (2009) T2 relaxation times of intervertebral disc tissue correlated with water content and proteoglycan content. Spine 34(5):520–524

Martinez-Glez V, Valencia M et al (2011) Identification of a mutation causing deficient BMP1/mTLD proteolytic activity in autosomal recessive osteogenesis imperfecta. Hum Mutat 33(2):343–350

Matsui Y, Wu JJ et al (2003) Matrix deposition of tryptophan-containing allelic variants of type IX collagen in developing human cartilage. Matrix Biol 22(2):123–129

Metzker ML (2010) Sequencing technologies – the next generation. Nat Rev Genet 11(1):31–46

Millward-Sadler SJ, Costello PW et al (2009) Regulation of catabolic gene expression in normal and degenerate human intervertebral disc cells: implications for the pathogenesis of intervertebral disc degeneration. Arthritis Res Ther 11(3):R65

Min JL, Meulenbelt I et al (2006) Association of matrilin-3 polymorphisms with spinal disc degeneration and osteoarthritis of the first carpometacarpal joint of the hand. Ann Rheum Dis 65(8):1060–1066

Min SK, Nakazato K et al (2010) Cartilage intermediate layer protein gene is associated with lumbar disc degeneration in male, but not female, collegiate athletes. Am J Sports Med 38(12):2552–2557

Mio F, Chiba K et al (2007) A functional polymorphism in COL11A1, which encodes the alpha 1 chain of type XI collagen, is associated with susceptibility to lumbar disc herniation. Am J Hum Genet 81(6):1271–1277

Mitchell BD, Yerges-Armstrong LM (2011) The genetics of bone loss: challenges and prospects. J Clin Endocrinol Metab 96(5):1258–1268

Miyamoto Y, Mabuchi A et al (2007) A functional polymorphism in the 5′ UTR of GDF5 is associated with susceptibility to osteoarthritis. Nat Genet 39(4):529–533

Moreau MP, Bruse SE et al (2011) Altered microRNA expression profiles in postmortem brain samples from individuals with schizophrenia and bipolar disorder. Biol Psychiatry 69(2):188–193

Morello R, Bertin TK et al (2006) CRTAP is required for prolyl 3-hydroxylation and mutations cause recessive osteogenesis imperfecta. Cell 127(2):291–304

Nakajima M, Takahashi A et al (2010) New sequence variants in HLA class II/III region associated with susceptibility to knee osteoarthritis identified by genome-wide association study. PLoS One 5(3):e9723

Nakaoka H, Inoue I (2009) Meta-analysis of genetic association studies: methodologies, between-study heterogeneity and winner's curse. J Hum Genet 54(11):615–623

Neale BM, Sham PC (2004) The future of association studies: gene-based analysis and replication. Am J Hum Genet 75(3):353–362

Nejentsev S, Walker N et al (2009) Rare variants of IFIH1, a gene implicated in antiviral responses, protect against type 1 diabetes. Science 324(5925):387–389

Paassilta P, Lohiniva J et al (2001) Identification of a novel common genetic risk factor for lumbar disk disease. JAMA 285(14):1843–1849

Panoutsopoulou K, Southam L et al (2011) Insights into the genetic architecture of osteoarthritis from stage 1 of the arcOGEN study. Ann Rheum Dis 70(5):864–867

Perkins DO, Jeffries CD et al (2007) microRNA expression in the prefrontal cortex of individuals with schizophrenia and schizoaffective disorder. Genome Biol 8(2):R27

Petronis A (2010) Epigenetics as a unifying principle in the aetiology of complex traits and diseases. Nature 465(7299):721–727

Pfirrmann CW, Metzdorf A et al (2001) Magnetic resonance classification of lumbar intervertebral disc degeneration. Spine 26(17):1873–1878

Pluijm SM, van Essen HW et al (2004) Collagen type I alpha1 Sp1 polymorphism, osteoporosis, and intervertebral disc degeneration in older men and women. Ann Rheum Dis 63(1):71–77

Price SJ, Greaves DR et al (2001) Identification of novel, functional genetic variants in the human matrix metalloproteinase-2 gene: role of Sp1 in allele-specific transcriptional regulation. J Biol Chem 276(10):7549–7558

Rakyan VK, Beyan H et al (2011a) Identification of type 1 diabetes-associated DNA methylation variable positions that precede disease diagnosis. PLoS Genet 7(9):e1002300

Rakyan VK, Down TA et al (2011b) Epigenome-wide association studies for common human diseases. Nat Rev Genet 12(8):529–541

Ripke S, Sanders AR et al (2011) Genome-wide association study identifies five new schizophrenia loci. Nat Genet 43(10):969–976

Roberts S, Caterson B et al (2000) Matrix metalloproteinases and aggrecanase: their role in disorders of the human intervertebral disc. Spine 25(23):3005–3013

Sambrook PN, MacGregor AJ et al (1999) Genetic influences on cervical and lumbar disc degeneration: a magnetic resonance imaging study in twins. Arthritis Rheum 42(2):366–372

Schneiderman G, Flannigan B et al (1987) Magnetic resonance imaging in the diagnosis of disc degeneration: correlation with discography. Spine 12(3):276–281

Seki S, Kawaguchi Y et al (2005) A functional SNP in CILP, encoding cartilage intermediate layer protein, is associated with susceptibility to lumbar disc disease. Nat Genet 37(6):607–612

Seki S, Kawaguchi Y et al (2006) Association study of COL9A2 with lumbar disc disease in the Japanese population. J Hum Genet 51(12):1063–1067

Semba K, Araki K et al (2006) A novel murine gene, Sickle tail, linked to the Danforth's short tail locus, is required for normal development of the intervertebral disc. Genetics 172(1):445–456

Sethupathy P, Borel C et al (2007) Human microRNA-155 on chromosome 21 differentially interacts with its polymorphic target in the AGTR1 3′ untranslated region: a mechanism for functional single-nucleotide polymorphisms related to phenotypes. Am J Hum Genet 81(2):405–413

Skorupski P, Krol J et al (2006) An alpha-1 chain of type I collagen Sp1-binding site polymorphism in women suffering from stress urinary incontinence. Am J Obstet Gynecol 194(2):346–350

So HC, Gui AH et al (2011) Evaluating the heritability explained by known susceptibility variants: a survey of ten complex diseases. Genet Epidemiol 35(5):310–317

Solovieva S, Lohiniva J et al (2002) COL9A3 gene polymorphism and obesity in intervertebral disc degeneration of the lumbar spine: evidence of gene-environment interaction. Spine 27(23):2691–2696

Solovieva S, Kouhia S et al (2004) Interleukin 1 polymorphisms and intervertebral disc degeneration. Epidemiology 15(5):626–633

Solovieva S, Lohiniva J et al (2006) Intervertebral disc degeneration in relation to the COL9A3 and the IL-1ss gene polymorphisms. Eur Spine J 15(5):613–619

Solovieva S, Noponen N et al (2007) Association between the aggrecan gene variable number of tandem repeats polymorphism and intervertebral disc degeneration. Spine 32(16):1700–1705

Song YQ, Cheung KM et al (2008a) Association of the asporin D14 allele with lumbar-disc degeneration in Asians. Am J Hum Genet 82(3):744–747

Song YQ, Ho DW et al (2008b) Association between promoter -1607 polymorphism of MMP1 and lumbar disc disease in Southern Chinese. BMC Med Genet 9:38

Speer G, Szenthe P et al (2006) Myocardial infarction is associated with Spl binding site polymorphism of collagen type 1A1 gene. Acta Cardiol 61(3):321–325

Stefansson H, Rujescu D et al (2008) Large recurrent microdeletions associated with schizophrenia. Nature 455(7210):232–236

Sun ZM, Miao L et al (2009) Association between the -1562 C/T polymorphism of matrix metalloproteinase-9 gene and lumbar disc disease in the young adult population in North China. Connect Tissue Res 50(3):181–185

Tabor HK, Risch NJ et al (2002) Candidate-gene approaches for studying complex genetic traits: practical considerations. Nat Rev Genet 3(5):391–397

Takahashi M, Haro H et al (2001) The association of degeneration of the intervertebral disc with 5a/6a polymorphism in the promoter of the human matrix metalloproteinase-3 gene. J Bone Joint Surg Br 83(4):491–495

Tilkeridis C, Bei T et al (2005) Association of a COL1A1 polymorphism with lumbar disc disease in young military recruits. J Med Genet 42(7):e44

Uitterlinden AG, Burger H et al (1998) Relation of alleles of the collagen type Ialpha1 gene to bone density and the risk of osteoporotic fractures in postmenopausal women. N Engl J Med 338(15):1016–1021

Uitterlinden AG, Fang Y et al (2004) Genetics and biology of vitamin D receptor polymorphisms. Gene 338(2):143–156

Urano T, Narusawa K et al (2008) Association of a single nucleotide polymorphism in the insulin-like growth factor-1 receptor gene with spinal disc degeneration in postmenopausal Japanese women. Spine 33(11):1256–1261

Valdes AM, Spector TD (2011) Genetic epidemiology of hip and knee osteoarthritis. Nat Rev Rheumatol 7(1):23–32

Valdes AM, Hassett G et al (2005) Radiographic progression of lumbar spine disc degeneration is influenced by variation at inflammatory genes: a candidate SNP association study in the Chingford cohort. Spine 30(21):2445–2451

van Dijk FS, Nesbitt IM et al (2009) PPIB mutations cause severe osteogenesis imperfecta. Am J Hum Genet 85(4):521–527

Videman T, Nummi P et al (1994) Digital assessment of MRI for lumbar disc desiccation. A comparison of digital versus subjective assessments and digital intensity profiles versus discogram and macroanatomic findings. Spine 19(2):192–198

Videman T, Leppavuori J et al (1998) Intragenic polymorphisms of the vitamin D receptor gene associated with intervertebral disc degeneration. Spine 23(23):2477–2485

Videman T, Saarela J et al (2009) Associations of 25 structural, degradative, and inflammatory candidate genes with lumbar disc desiccation, bulging, and height narrowing. Arthritis Rheum 60(2):470–481

Vikkula M, Palotie A et al (1993) Early-onset osteoarthritis linked to the type II procollagen gene. Detailed clinical phenotype and further analyses of the gene. Arthritis Rheum 36(3):401–409

Virtanen IM, Song YQ et al (2007) Phenotypic and population differences in the association between CILP and lumbar disc disease. J Med Genet 44(4):285–288

Visscher PM, Hill WG et al (2008) Heritability in the genomics era – concepts and misconceptions. Nat Rev Genet 9(4):255–266

Visscher PM, Brown MA et al (2012) Five years of GWAS discovery. Am J Hum Genet 90(1):7–24

Wagner GP, Zhang J (2011) The pleiotropic structure of the genotype-phenotype map: the evolvability of complex organisms. Nat Rev Genet 12(3):204–213

Williams FM, Popham M et al (2011) GDF5 single-nucleotide polymorphism rs143383 is associated with lumbar disc degeneration in Northern European women. Arthritis Rheum 63(3):708–712

Wrocklage C, Wassmann H et al (2000) COL9A2 allelotypes in intervertebral disc disease. Biochem Biophys Res Commun 279(2):398–400

Zeller T, Blankenberg S et al (2012) Genomewide association studies in cardiovascular disease – an update 2011. Clin Chem 58(1):92–103

椎间盘退变致病机制

第11章

Stephen M. Richardson, Anthony J. Freemont, Judith A. Hoyland

目录

11.1 引言

据估算，约高达 84% 的人群一生中会有下腰痛的经历，其中 10% 的患者因为反复下腰痛而丧失劳动力（Walker 2000）。下腰痛近几十年的发病率逐渐增高，已成为西方社会最普遍的肌肉骨骼疾病之一（Stewart 2003；Harkness 2005）。下腰痛的社会经济成本非常巨大，以丧失的生产力、伤残抚恤金及医疗保健费用来衡量，英国每年的相关费用约 120 亿英镑（Maniadakis 和 Gray 2000），美国每年超过 850 亿美元（Martin 2008）。更重要的是，如果没有新的治疗方法减轻疼痛和恢复脊柱的功能，随着人口数量增加和社会老龄化的加剧，下腰痛的发病率和相关花费会继续增加。但是，为了开发新的治疗方法，我们必须要对下腰痛的病因有更全面的了解。

下腰痛的病因复杂，其中约 40% 的病例显示椎间盘退变与下腰痛密切相关（Cheung 2009）。但是，直到现在，椎间盘退变的致病机制及其在

S.M. Richardson • J.A. Hoyland (⊠)
Centre for Regenerative Medicine,
Institute of Inflammation and Repair,
Faculty of Medical and Human Sciences,
The University of Manchester,
Stopford Building Oxford Road,
Manchester M13 9PT, UK
e-mail: s.ricahrdson@manchester.ac.uk;
judith.hoyland@manchester.ac.uk

A.J. Freemont
Centre for Regenerative Medicine,
Institute of Inflammation and Repair,
Faculty of Medical and Human Sciences,
The University of Manchester,
Stopford Building Oxford Road,
Manchester M13 9PT, UK

School of Medicine, The University of Manchester,
Stopford Building Oxford Road,
Manchester M13 9PT, UK
e-mail: tony.freemont@manchester.ac.uk

下腰痛中的具体作用仍未被完全阐明。本章将在分子、细胞、组织水平介绍正常椎间盘及椎间盘退变过程中的变化，并综述这些椎间盘变化在下腰痛发病中的临床意义。

11.2 正常人椎间盘的细胞生物学

椎间盘位于脊柱的椎骨之间，由形态学不同的三部分构成。髓核位于椎间盘的中心，为高度水化、凝胶状组织，其中小圆形髓核细胞分布在致密细胞外基质中。髓核细胞通常被描述为类软骨细胞样（Sive 等 2002），在某种程度上因为二者的形态及其合成分泌的基质成分极其相似。值得注意的是，最近的基因芯片研究进一步揭示髓核细胞和纤维环细胞的确切表型，阐明了髓核细胞与关节软骨细胞基因表达的明显差别（Lee 2007；Sakai 2009；Minogue 2010a, b）。髓核的细胞外基质富含蛋白聚糖，尤其是带有很多负电荷 GAG 侧链的 aggrecan 和 versican。GAG 可吸引阳性离子，在髓核内形成高渗透压，进而吸收了大量的水，使得髓核内的水含量在 70%～90%（Antoniou 1996）。此外，髓核内其他一些小的蛋白聚糖，如 biglycan、decorin 和 fibromodulin，也有很多生理作用，如细胞与细胞基质间的信号调节、生长因子结合（Roughley 2004，Feng 2006）。有关椎间盘蛋白聚糖更详细的介绍参见第 4 章。髓核也包含了一系列胶原蛋白，如胶原蛋白 Ⅱ、Ⅲ、Ⅴ、Ⅵ、Ⅸ 和 Ⅺ，其中胶原蛋白 Ⅱ 的含量最丰富（Nerlich 1998，Roughley 2004）。胶原蛋白 Ⅱ 原纤维在基质内随机分布，使得髓核细胞外基质缺少关节软骨细胞外基质的结构层次（见第 5 章）。虽然髓核与关节软骨的细胞外基质成分相似，但是髓核内蛋白聚糖 / 胶原蛋白比例较高，约为 27:1，而关节软骨内仅为 2:1（Mwale 2004）。髓核内含量丰富的蛋白聚糖和水分产生了较高的膨胀压力，可以有效地缓冲脊柱负荷（见第 2 章）。

纤维环位于椎间盘的四周，包绕着髓核。纤维环内包含有胶原蛋白 Ⅰ、Ⅱ 和 Ⅲ，其中胶原蛋白 Ⅰ 成 60° 交叉倾斜的层状排列（Marchand 和 Ahmed 1990）。纤维环内的胶原蛋白含量约为 80%，而髓核内仅为 20%（Roughley 2004；Le

Maitre 2007d）。纤维环细胞外基质中的蛋白聚糖以 versican 为主，与弹性纤维一起主要分布在不同的胶原蛋白层之间，其中弹性纤维在脊柱的屈伸活动中起重要作用（Yu 2002；Melrose 2008；Smith 2009）。从形态学和生物表型的角度来看，纤维环细胞似乎位于每层胶原蛋白层的胶原纤维之间。虽然髓核与纤维环之间的细胞和细胞外基质不同，但是它们之间并没有明显的分界。反而，内层纤维环通常被称为"过渡区"，其中既包括圆形的髓核细胞也包括扁平的纤维环细胞。细胞外基质的改变也是渐进性的，胶原蛋白 Ⅰ 和 Ⅱ 的含量是此消彼长（Eyre 和 Muir 1976）。椎间盘组织的完整性保证椎间盘在压力负荷下的膨胀受到限制，包括日常活动中常见的屈曲、牵拉、压缩、扭曲等。有关内容详见第 7 章。

终板位于椎间盘的上下方，毗邻脊椎骨。终板由一层薄的透明软骨构成，其内含有软骨细胞。纤维环的胶原纤维可直接嵌入相邻的终板和椎骨内，而终板阻止了髓核突入椎骨内（Humza 和 Soames 1988）。终板也被证明在椎间盘营养供给方面具有重要作用（Nachemson 1970，Roberts 1996）。

成人椎间盘内不含有血管与神经，仅在纤维环的最外层和终板邻近的椎体内可见有血管和神经组织（Yasuma 1993；Repanti 1998；Roughley 2004）。正是这些毛细血管为椎间盘内的细胞提供了营养物质，营养物质通过脊柱活动时产生的液体流动而扩散至椎间盘内。脊柱受压时，髓核内的水分被挤出，并将细胞的代谢废物，如乳酸，带至血管。脊柱负荷减少时，水分重新被吸收至髓核内，并为细胞提供营养物质，如葡萄糖与氧分。尽管如此，髓核中心的细胞距离最近的血管达 8mm，导致椎间盘组织的营养与氧分缺乏，并且由于乳酸的聚积而产生了相对较低的 pH（Urban 1982；Kate 1986）。椎间盘组织的细胞密度也远低于其他软骨组织。随着人体发育，成人髓核组织的细胞密度下降至 $4000/mm^3$，而纤维环的细胞密度在人体骨骼发育成熟时下降至 $9000/mm^3$（Maroudas 1975）。此外，髓核内形态较大呈空泡状的脊索细胞的比例下降，而形态较小、代谢活力较低的成熟髓核细胞比例增加（Guehring 2008）。椎间盘内新陈代谢速率相对较低，在某种程度上是由于相对较低的 pH 与氧浓度（Urban 2004）。

尽管椎间盘内细胞数与新陈代谢速率均较低，但是椎间盘细胞仍然可以通过分泌合成代谢因子与基质蛋白、分解代谢因子与蛋白降解酶来维持细胞外基质的更新。这个细胞外基质的稳态过程被精细调控保持平衡，否则将会导致细胞外基质的降解与组织完整性的破坏。虽然引起细胞外基质稳态失衡的确切原因仍未完全阐明，但椎间盘退变过程中的某些变化与组织降解有关。

11.3 椎间盘退变

椎间盘退变具有以下特征：细胞外基质合成代谢与分解代谢的改变，椎间盘细胞数目、表型、活力的变化。尽管以上变化在正常老化过程中也会发生，但椎间盘退变会加速它们的发生与进展，甚至导致椎间不稳相关的盘源性疼痛与神经根受压相关的根源性疼痛。

11.3.1 椎间盘退变的形态学特征

学者们通常都是描述椎间盘退变的影像学表现（Antoniou 1998；Pfirrmann 2001），其中 Thompson 分级系统描述了退变椎间盘的总体形态变化（Thompson 1990），如：髓核内水含量减少，椎间盘变窄和膨出，骨赘形成与终板硬化。组织学上，椎间盘退变具有一系列特征（Sive 2002）。髓核与纤维环的分界逐渐消失，在某种程度上可以归结为以下原因：髓核细胞分泌的胶原纤维由胶原纤维Ⅱ转变为胶原纤维Ⅰ；蛋白多糖减少导致髓核脱水化；髓核内产生组织裂隙并延伸至纤维环内；细胞更新异常并产生了细胞簇。纤维环裂隙导致了胶原纤维层状结构破坏，胶原纤维分叉或相互交叉（Lyons 1981）。椎间盘有限的自我修复能力使得髓核在椎间盘退变晚期被组织结构紊乱的肉芽组织与瘢痕组织代替，纤维环内出现神经血管长入和瘢痕组织（Peng 2006）。血管最终长入至髓核内，与引发盘源性疼痛的椎间盘内神经密切相关（Freemont 1997, 2002）。髓核组织内水含量的减少与纤维含量的增加产生了影像学上椎间盘变窄的表现。此外，胶原纤维与蛋白

多糖之间的交联聚合增加，使得椎间盘修复能力更差，更易于受到损伤（Hormel 和 Eyre 1991；Duance 1998；Pokharna 和 Phillips 1998；Wagner 2006）。重要的是，椎间盘高度减少明显地改变了脊柱运动节段的生物力学性质，使得髓核与纤维环内负荷减轻，并最终导致椎间盘的抗负荷能力减弱和脊柱不稳（Zhao 2005；Adams 和 Roughley 2006）。而椎弓负荷的增加导致了脊柱活动时的非盘源性神经痛表现（Pollintine 2004）。

虽然学者们对椎间盘退变的形态学变化描述较为清楚，但其细胞学与病理生理学变化仍不十分清楚。但学者们在努力探索新的治疗方法的过程中，仍对退变性椎间盘疾病的发病机制有了更深的认识。

11.3.2 基因的影响

年龄与环境因素，如吸烟、负荷过度和局部损伤都被视为危险因素（Holm 和 Nachemson 1988；Hirano 1988；Deyo 和 Bass 1989；Wilder 1996；Adams 1999, 2000）。但基因和遗传因素在椎间盘退变与下腰痛发生的个体易感性上也具有重要的作用。Postacchini 的一项家族遗传调查显示在盘源性下腰痛人群中，35% 的患者至少有一位家族成员有盘源性下腰痛病史，5% 的患者有一或二位家族成员既往有腰椎间盘手术史（Postacchini 1988）；而在无腰痛人群中，以上二组的比例分别为 12% 和 1%。另外一些关于同卵双生和异卵双生双胞胎的研究也证实了盘源性下腰痛患者具有家族易感性（Richardson 1997, MacGregor 2004, Frino 2006）。

除了家族遗传性研究之外，越来越多的研究开始关注腰椎间盘退变的基因相关性。已经证实与腰椎间盘退变相关的基因包括：collagen Ⅰ（COL1A1）、Ⅸ（COL9A2 和 COL9A3）、Ⅺ（COL11A2），aggrecan、MMP-3、IL-1、IL-6、维生素 D 受体（VDR）、软骨间层蛋白（CILP）、透明质酸和蛋白多糖链接蛋白 1（HAPLN1）（Videman 1998；Annunen 1999；Takahashi 2001；Kawaguchi 2002；Pluijm 2004；Solovieva 2004, 2006；Seki 2005；Kawakami 2005；Roughley

2006）。但是，迄今为止，在不同的种群中，仅COL1A1、COL9A2、MMP-3 和 VDR 的基因多态性被证实与椎间盘退变疾病有关。这部分内容详见第 10 章。学者们需要在椎间盘退变易感家族中进行更详细、更大范围的基因连锁分析去证实基因多态性与椎间盘退变的关系。如果椎间盘退变的遗传易感性及其与某特定基因多态性的相关性被证实，可以开发出新的诊断方法去评估人群中的椎间盘退变的易感性。但是，椎间盘退变也可能被证实是一种复杂的、多因素疾病，并没有明显的遗传易感性。

11.3.3 细胞外基质组成的改变

在椎间盘退变过程中，虽然很多细胞外基质的改变是由基质分解代谢增加所致，但是细胞外基质的合成与分布也发生了改变。椎间盘退变早期，胶原蛋白 II 的分泌增加被认为是一种修复反应机制（Takaishi 1997）。但是随着椎间盘退变加重，髓核细胞和内层纤维环细胞合成胶原蛋白 II 减少，而胶原蛋白 I 合成增加（Buckwalter 1995；Schollmeier 2000；Le Maitre 2007d）。此外，胶原蛋白 X 在严重退变椎间盘中被发现，尤其在组织裂隙和细胞簇周围（Boos 1997）。学者们认为胶原蛋白 X 的分泌是髓核细胞对于氧化应激的一种反应，且由于胶原蛋白 X 经常伴有成骨特异性转录因子 2（Runx2）、骨保护蛋白和碱性磷酸酶的分泌增高，所以胶原蛋白 X 可能预示着髓核细胞肥大（Boos 1997；Nerlich 1997；Rutges 2010）。

椎间盘退变过程中，胶原纤维的吡啶啉交联作用减少，导致胶原原纤维的稳定性下降。这种情况在髓核中尤其明显，使得髓核中的胶原纤维没有纤维环中的致密。此外，非酶糖基化作用的增强导致基质蛋白的交联聚合。在椎间盘自然老化或退变过程中，其内的糖基化终产物增多，导致椎间盘组织，尤其是纤维环硬度增高，易受机械损伤的影响（Hormel 和 Eyre 1991；Duance 1998；Pokharna 和 Phillips 1998；Wagner 2006；Adams 2010）。

除了胶原纤维表达的改变外，椎间盘内蛋白聚糖的含量也有所下降（Pearce 1987；Inkinen

1998；Cs-Szabo 2002；Sztrolovics 2002）。虽然退变髓核细胞可以合成更多的 aggrecan、versican、biglycan 和 decorin（Lyons 1981；Buckwalter 1995；Inkinen 1998；Le Maitre 2007d），但是 aggrecan 和 versican 的分解也同时增加，导致椎间盘内总的蛋白聚糖的含量降低。退变椎间盘内存在多种不同分子质量的 versican 同型物（Sztrolovics 2002）。但是，所有 versican 同型物中硫酸软骨素侧链的含量较 aggrecan 减少，并导致了 versican 聚合物中负电荷减少，渗透压降低。最终，椎间盘内总 aggrecan 含量的减少和 versican 表达的改变导致椎间盘内水含量的减少，而胶原蛋白 I 合成的增加使得组织更加纤维化，抗负荷能力降低。

退变椎间盘内其他一些变化，一部分是椎间盘退变过程本身所致；一部分是退变椎间盘的修复反应。例如，椎间盘退变过程中纤连蛋白与纤连蛋白片断的关系（Oegema 2000）。纤连蛋白是一种较大的细胞外糖蛋白，其包含有多种细胞膜蛋白和细胞外基质蛋白结合位点，如 integrins 和胶原纤维，因此纤连蛋白在细胞外基质构成方面具有重要作用。此外，不仅纤连蛋白的表达随着椎间盘退变增高，纤连蛋白片断的产生也有所增加。纤连蛋白片断已经被证实在体外可以促进 MMP 的表达，抑制 aggrecan 的合成（Anderson 2005；Aota 2005），在体内促进椎间盘退变（Greg 2003）。这与纤连蛋白片断促进了分解代谢因子分泌增多有关（Homandberg 1997）。

11.3.4 基质降解

一些蛋白水解酶可以降解细胞外基质，包括 MMP 和 ADAMTS（详见第 8 章）。MMP 可以裂解大部分椎间盘细胞外基质。最为显著的，MMP 1、8 和 13 降解完整的三螺旋胶原纤维，包括 collagen I 和 II，而 MMP2 和 MMP 9 降解不完整的三螺旋胶原纤维片断（Nagase 和 Woessner 1999）。

MMP 1、2、3、7、8、9、10、13、19 和 28 均已经在椎间盘中被发现，且表达水平随着椎间盘退变而增高（Roberts 2000；Weiler 2002；Le Maitre 2004, 2006b；Gruber 2005；Richardson 2009；Bachmeier 2009；Klawitter 2011）。尤其是，

退变椎间盘内 MMP1、3、7 和 13 免疫阳性的细胞显著增高（Le Maitre 2004, 2006b）。我们也证实了 MMP10 在疼痛椎间盘内表达显著增高，且 MMP10 与 IL-1、NGF 表达相关，而与 TNF-α 表达无关，这表明 MMP10 与椎间盘退变过程中的疼痛发生有关（Richardson 2009）。此外，MMP10 也可以激活 Pro-MMP，如 MMP1、7、8、9 和 13，其中 MMP1、8 和 13 的蛋白裂解能力显著提高，促进了椎间盘内的分解代谢（Barksby 2006）。

除了胶原纤维外，MMP 也可以在 G1-G2 和 G2-G3 的球间区域内裂解 aggrecan。对于 aggrecan 的裂解作用，ADAMTS 的蛋白酶活性更强。ADAMTS 家族包括 ADAMTS 1、4、5、8、9 和 15，虽然它们裂解 aggrecan 的作用位点与 MMP 不同，但是活性却显著高于 MMP（Tortorella 1999；Abbaszade 1999；Cal 2002；Nagase 和 Kashiwagi 2003；Somerville 2003；Collins-Racie 2004）。研究表明 ADAMTS 裂解形成的 aggrecan 片断存在于退变椎间盘组织中，且含量随着退变等级增高而增多（Sztrolovics 1997；Roberts 2000）。我们的研究表明在退变椎间盘内，ADAMTS1、4、5、9 和 15 的表达增加，且可能被 IL-1β 调节（Pockert 2009，Demircan 2005）。此外，体外实验表明 IL-1β 刺激可促进 ADAMTS 4 和 5 的表达，而 NO 在此过程中起到调节因子的作用（Le Maitre 2005a；Zhao 2011）。最近，ADAMTS 7 和 12 被发现在大鼠的退变模型中表达上调，并可以降解软骨低聚物基质蛋白；但 ADAMTS 7 和 12 在人椎间盘中的表达及其在退变过程中的作用有待进一步阐明（Yu 和 Zhu 2012）。

不仅上述因子，还包括其他蛋白降解酶，如组织蛋白酶 D、G、K 和 L，都对椎间盘细胞外基质的自我更新有作用（Konttinen 1999；Ariga 2001）。它们的表达和活力被调节因子紧密调控，如分解代谢炎性因子、合成代谢生长因子和 TIMP。TIMP 家族包含 TIMP 1、2、3 和 4，具有多种生理功能，如 MMP 的激活与抑制、血管生成的诱导（Brew 2000），但 MMP 与 ADAMTS 的抑制是其主要功能之一。TIMP 主要按照 1∶1 的比例与 MMP 进行不可逆地非共价结合，从而抑制 MMP 的活性（Cooper 1985；Stetler-Stevenson 1989）。TIMP 1、

2、3 均已经在椎间盘中被发现，其中 TIMP1、2 可抑制大部分 MMP 家族成员；而 TIMP 3 似乎只能抑制 ADAMTS（Kashiwagi 2001）。尽管如此，TIMP1、2 在退变椎间盘中表达上调（Le Maitre 2004），这表明不被 TIMP 抑制的 MMP（MMP7）可能在椎间盘退变过程中发挥更大的作用（Le Maitre 2006b）。相反地，TIMP3 在正常人髓核细胞中的表达水平高于 ADAMTS（Pockert 2009），但其表达在退变椎间盘中并未增高，可能暗示了 TIMP3 和 ADAMTS 之间相互作用的失衡，并进一步导致了退变椎间盘的基质降解。

11.4 血管和神经长入

出生时，虽然终板和纤维环都具有血管结构，但很快血管结构退化至只存在于纤维环的外环，最终导致正常成年人椎间盘都不具有血管和神经结构（Yasuma 等 1993；Repanti 等 1998；Roughley 2004；Roberts 等 2006b）。但是，在椎间盘退变过程中，血管和神经生成并逐渐浸润至纤维环甚至髓核（Freemont 等 1997, 2002；Coppes 等 1997；Nerlich 2007）。在绵羊纤维环损伤模型中，基质的改变尤其是血管的生成与长入，与蛋白多糖含量的减少相关（Melrose 等 2002a）。事实上，蛋白聚糖已经被证明可以浓度依赖的方式抑制内皮细胞的黏附和迁移（Johnson 等 2005），这可能是椎间盘退变过程加速的一个机制。丰富的毛细血管网也被发现与纤维环裂隙有关（Nerlich 等 2007），表明椎间盘细胞外基质的降解可以促进新血管的生成。然而血管生成的启动机制或因素尚未明确阐明。据报道，多效生长因子（pleiotrophin）在多种细胞代谢过程中参与了细胞的迁移和分化作用。此外，多效生长因子也被证实为椎间盘血管生成因子，因为多效生长因子阳性椎间盘细胞的数目与血管生成的数量显著相关（Johnson 等 2007）。此外，其他血管生成因子也参与了以上作用，包括血管内皮生长因子（VEGF）（Ohba 等 2009）、碱性成纤维细胞生长因子（FGF-2）、TGF-β 和骨粘连蛋白（Melrose 等 2002b）。最近，IL-1β 被发现能够通过刺激 VEGF、NGF 和 BDNF 的分泌而诱导血管生成。

尽管这些结果是基于免疫组化相关性研究，而不是来源于 IL-1β 的直接刺激作用（Lee 等 2011）。虽然血管生成的机制仍不清楚，但其可以促进各种细胞因子和生长因子以比扩散更快的速率进入椎间盘内部（Nerlich 等 2007），这可能是纤维环内层与髓核内基质降解酶生成增加和蛋白多糖分解加速的重要机制之一。

椎间盘退变过程中，伴随或远离新生成的血管处，神经纤维的长入也有所增加。大多数情况下，神经纤维伴随着新生血管长入。此外，在血管生成过程中，内皮细胞可以分泌 NGF。神经纤维具有高亲和力的 NGF 受体 TrkA，它可能在新生血管对于神经纤维的调节作用上发挥重要作用（Freemont 等 2002）。此外，这些神经纤维也可表达蛋白基因产物 9.5（PGP9.5）、乙酰胆碱酯酶、神经丝蛋白（NFP）、P 物质（SP）和降钙素基因相关肽（CGRP）。由此推断，这些神经纤维起源于背根神经节并可以感受疼痛刺激（Ashton 等 1994；Brown 等 1997；Ohtori 等 2002；Takahashi 等 2009；Garcia-Cosamalon 等 2010）。退变椎间盘组织的研究显示浸润至纤维环内层与髓核的神经纤维可以表达相似的蛋白，表明椎间盘内疼痛感受神经纤维的数目增加但类型并未改变（Ashto 等 1994；Freemont 等 1997；Brown 等 1997；Johnson 等 2002；Melrose 等 2002a；Takahashi 等 2009）。此外，退变组织内交感传入神经纤维增加，可能在下腰痛中发挥重要作用（Takebayashi 等 2006）。体外研究证明神经纤维生长可被人类蛋白聚糖浓度依赖性抑制表明退变椎间盘内蛋白多糖含量的减少有利于神经纤维的长入（Johnson 等 2002）。同一研究还表明，蛋白聚糖的去糖基化也很重要，因为蛋白聚糖的硫酸角质素和硫酸软骨素通过酶作用去除后，其对神经纤维的抑制作用减轻。因为软骨素酶 ABC 处理后的作用要大于角蛋白酶，因此在神经纤维生长抑制方面，硫酸软骨素比硫酸角质素作用更大。随着硫酸角质素/硫酸软骨素的比例增加，这种变化也有利于椎间盘内神经纤维的长入。

更重要的是，分解代谢因子、神经营养因子、神经营养因子受体和化学排斥分子之间复杂的相互作用可能诱导了椎间盘退变过程中神经纤维的长入，尤其是导向蛋白的作用。导向蛋白为分泌型和膜结合型轴突导向分子家族（Kolodkin 等 1993）。Sema3A 为第 3 类导向蛋白家族成员，当其浓度过高时会引起轴突瓦解。对于 Sema3A 的基因和蛋白表达研究表明，其在正常纤维环外层表达较高（Tolofari 等 2010）。导向蛋白阳性细胞的比例随着椎间盘退变等级增高而下降，特别是在椎间盘退变伴有腰痛的个体中，提示了 Sema3A 可以抑制神经纤维长入正常椎间盘组织中。

正常椎间盘的髓核和纤维环细胞均可表达少量的神经营养因子神经生长因子（NGF）和脑源性神经营养因子（BDNF），且表达水平随着椎间盘退变的发生而增加，特别是在椎间盘退变伴有腰痛的个体中（Abe 等 2007；Purmessur 等 2008；Gruber 等 2008）。有趣的是，这些椎间盘细胞也表达高亲和力的 NGF 受体 TrkA、高亲和力的 BDNF 受体 TrkB、低亲和力的 NGF/BDNF 受体 p75^{NTR} 以及 P 物质，提示椎间盘细胞的自分泌表达方式（Purmessur 等 2008）。然而，NGF 和 BDNF 的最主要功能可能是通过旁分泌的方式促进背根神经节神经纤维的生长。我们最近的研究表明，人退变椎间盘髓核细胞与神经细胞系 SH-SY5Y 细胞的共培养可引起轴突细胞的比例与轴突平均长度的增加（Richardson 等 2011）。类似地，Johnson 的早期研究也发现退变椎间盘细胞可以减轻蛋白聚糖对于轴突生长的抑制作用，表明退变椎间盘细胞可以释放神经营养因子（Johnson 等 2006）。事实上，我们自己的研究表明，抗 BDNF 抗体可以减少轴突细胞的比例与轴突平均长度。相反，抗 -NGF 抗体仅可以减少轴突细胞的比例（Richardson 等 2011）。

有趣的是，重组 IL-1β 和 TNF-α 可以刺激人髓核细胞 NGF 和 BDNF 表达增加，而 TNF-α 也可以诱导 P 物质的表达（Purmessur 等 2008）。体外研究结果表明，促炎细胞因子刺激神经营养因子和 P 物质的分泌，导致感觉神经纤维长入椎间盘，产生疼痛感觉。值得注意的是，NGF 和 BDNF 可以激活很多信号通路，包括 NF-κB 通路；并诱导一系列促炎细胞因子分泌，导致神经长入（Wallach 等 2002）。NGF 也可促进某些

MMPs 的表达（Richardson 等 2009），表明 NGF 可能促进椎间盘细胞外基质分解代谢，利于神经纤维长入椎间盘。重要的是，细胞因子和神经营养因子之间的相互作用很复杂，需要进一步的研究来阐明其具体机制。但是，这将会被以下因素所限制：无法在人体内研究椎间盘神经长入，以及人类与椎间盘退变研究常用动物模型之间的种属差异。

11.5 退行性变椎间盘的细胞生物学变化

多种因素参与了椎间盘退变的发生和发展（图 11.1）。尽管不同人的椎间盘源性腰痛的原因不尽相同，但分子和细胞生物学研究表明影响细胞功能和促进椎间盘退变的因素包括四个方面：可溶性细胞调节因子（主要为细胞因子和生长因子）；营养状况；细胞衰老和死亡；机械应力。

11.5.1 可溶性细胞调节因子

在退变过程中，多种促炎细胞因子和炎症介质表达增加，包括白介素家族：白介素 1（IL-1）、白介素 2（IL-2）、白介素 6（IL-6）、白介素 12（IL-12）、白介素 17（IL-17）、干扰素 γ（IF-γ）、肿瘤坏死因子 α（TNF-α）以及炎症介质前列腺素 E2（PGE2）和一氧化氮（NOx）（Kang 等 1996；Olmarker 和 Larsson 1998；Le Maitre 等 2005a，2007b；Bachmeier 等 2007；Akyol 等 2010；Gabr 等 2011；Studer 等 2011）。在基质分解代谢过程中，促炎细胞因子不仅可以独自发挥作用，而且可以相互协同增加作用。例如，IL-6 可以增强 IL-1 和 TNF-α 对髓核细胞的作用（Studer 等 2011）；IL-17 与 TNF-α 和 IFN-γ 产生协同作用，增强了人髓核和纤维环细胞的分解代谢，该因子可能是椎间盘退变过程关键的炎性调节因子（Gabr 等 2011）。

尽管研究表明多个促炎细胞因子参与了椎间盘退变的过程，但其中 IL-1 和 TNF-α 最为重要。两者对于椎间盘退变过程中的细胞和基质变化均有重要作用。

11.5.1.1 IL-1

IL-1 的两类亚型（IL-1α 和 IL-1β）及其受体（IL-1R1）和诱导受体（IL-1RII），还包括其抑制因子（IL-1 受体拮抗剂）均在椎间盘中被发现（Le Maitre 等 2005a）。在退变过程中，IL-1α 和 IL-1β 及其受体 IL-1R1 在髓核和纤维环内层中的表达均显著增加；但是，IL-1 受体拮抗剂的表达并未增加。二者的表达不均衡导致在退变组织中出现过量的 IL-1α 和 IL-1β。而体外研究表明，IL-1 可诱导多种椎间盘退变相关的细胞和分子变化。人髓核细胞被重组 IL-1 刺激后可诱导 MMPs 和 ADAMTSs 的表达，包括 MMP3、MMP13 和 ADAMTS4，并促进 II 型胶原向 I 型胶原的转化和蛋白聚糖的表达减少（Le Maitre 等 2005a）。正常和退变椎间盘细胞对 IL-1 刺激的反应明显不同，退变髓核细胞较正常细胞表现出更强的分解代谢能力。IL-1 刺激下退化髓核细胞中 IL-1 两种亚型表达显著升高而在正常髓核细胞中的表达却下降，提示椎间盘退变破坏了椎间盘内合成代谢与分解代谢之间的稳态。IL-1 在椎间盘组织中也可诱导血管生成（诱导血管内皮生长因子的表达）、神经生成（诱导神经营养因子）（Lee 等 2011）和刺激凋亡（Cui 等 2007；Zhao 等 2007a）。相反，IL-1Ra 可以抑制或逆转 IL-1 的以上作用，因此 IL-1Ra 被视为治疗椎间盘退变的一个重要手段（Le Maitre 等 2006a，2007c；专栏 11.1）。

11.5.1.2 TNF-α

和 IL-1 类似，TNF-α 也能够诱导神经向退变椎间盘内的生长。TNF-α 还可引起神经根损伤和坐骨神经疼痛（Igarashi 等 2000；Olmarker 和 Rydevik 2001）。TNF-α 在椎间盘神经长入中的作用比较明确，但其在退变过程中促进基质分解代谢方面的作用尚不清楚。虽然研究证实 TNF-α 的表达在退变组织中显著增加（Weiler 等 2005；Bachmeier 等 2007），但有些研究并未在退变组织中发现 TNF-α 受体 I 的表达，或其表达有所增高。这些结果提示椎间盘细胞在体内可能对 TNF-α 刺激没有反应（Le Maitre 等 2007b）。但也有部分研究显示重组 TNF-α 刺激髓核细胞后，MMP1、MMP3、MMP9、MMP13、ADAMTS4

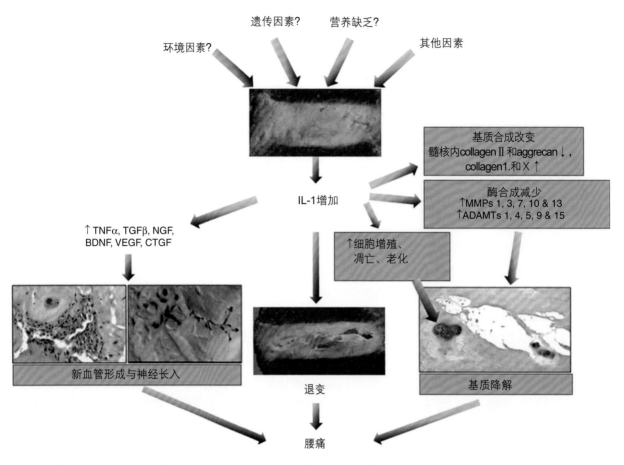

图 11.1 椎间盘退变发病机制的图解概要，表明 IL-1 可以引起椎间盘细胞生物学的改变，并参与了椎间盘基质分解代谢和腰痛发生的过程

和 ADAMTS5 的表达增高，尽管其增高的程度不如 IL-1 刺激后明显（Hoyland 等 2008）。相反，原位酶谱法研究显示正常和退变人髓核组织只有在 IL-1 刺激后才可以增强酶活性，而 TNF-α 刺激后则无明显变化。此外，IL-1 受体拮抗剂可引起的酶活性降低。退变椎间盘组织中，TNF-α 表达增高但其受体表达较低引出以下问题：髓核细胞分泌的 TNF-α 的作用靶点是什么？相对于细胞外基质分解代谢和组织降解，TNF-α 是否在椎间盘神经长入和盘源性疼痛发病中发挥更重要的作用？

11.5.1.3 合成代谢生长因子

生长因子能够对细胞产生多种作用，尤其是促进合成代谢和细胞增殖，以及防止细胞死亡。多种生长因子包括 TGF-β 超家族，在正常椎间盘中可以表达，但是体外细胞刺激研究和椎间盘退

变体内模型均证实其参与了退变性疾病的发生发展过程。很多学者的研究重点关注了生长因子可以刺激髓核和纤维环细胞分泌更多的蛋白多糖。椎间盘细胞经过转化生长因子（TGF-）β、表皮生长因子（EGF）、胰岛素样生长因子（IGF-1）、结缔组织生长因子（CTGF）和骨形态蛋白（BMPs）2、7（也称为成骨蛋白 -1 或 OP-1）、12、13［也称为生长和分化因子 6（GDF-6）或软骨形态蛋白 -2（CDMP-2）］和 14［也被称为生长和分化因子 5（GDF-5）或软骨形态蛋白 -1（CDMP-1）］的单独或联合刺激后均可促进合成代谢（Thompson 等 1991；Osada 等 1996；Gruber 等 1997；Masuda 等 2003；Tim 等 2003；Imai 等 2007a；Gilbertson 等 2008；Le Maitre 等 2009）。TGF-β 和 IGF-1 体外刺激可促进椎间盘细胞增殖，且它们与血小板衍生生长因子（PDGF）均可减少椎间盘细胞凋亡和分解代谢因子的分泌（Gruber

专栏 11.1 IL-1为椎间盘退变发病的主要诱导因素

　　既往较多研究的重点集中在椎间盘退变调节分子TNF-α，而我们的研究主要关注了IL-1的作用。研究证实，在退变过程中，IL-1的两种亚型（a和b）和受体（IL-1RI）的表达增高，然而，IL-1的拮抗剂IL-1Ra并没有明显增高。这种不平衡的表达可能诱导了椎间盘退变过程中的细胞与基质变化。这些变化包括：诱导MMPs与ADAMTSs的表达；减少细胞外基质分子的表达，尤其是蛋白聚糖；诱导细胞凋亡和衰老；诱导椎间盘内血管生成和神经长入。然而，目前的关键问题是：什么因素诱导了IL-1的表达并进而导致了椎间盘退变的一系列变化？这一机制的阐明可能会促使新疗法的发展或防止椎间盘的退变。

等1997, 2000）。

　　椎间盘退变体内模型显示，TGF-B、IGF-1、骨形态发生蛋白2和5、成纤维细胞生长因子-2（FGF-2）和OP-1可促进细胞增殖、细胞外基质合成，恢复椎间盘高度（Walsh 等2004；An 等2005；Masuda 等2006；Miyamoto 等2006）。其中，OP-1的相关研究最多，且体外和体内实验均证实了其促进合成代谢的作用。事实上，人髓核细胞经过IL-1和软骨素酶ABC体外处理后，OP-1也能刺激蛋白多糖和胶原纤维的合成（Takegami 等2005；Imai 等2007a）；椎间盘在体内经过纤维环针刺损伤或软骨素酶ABC化学溶核处理后，OP-1也可恢复椎间盘高度并减少基质降解（Miyamoto 等2006；Imai 等2007b）。此外，OP-1也可减少蛋白聚糖酶、MMP-13、P物质、TNF-α和IL-1β的合成，表明它具有合成代谢和抗分解代谢的作用（Chubinskaya 等2007）。由于分解代谢因子和疼痛标记物或者疼痛调节剂之间存在相互作用，因此我们推测，生长因子可能有助于退变过程中疼痛减轻以及基质恢复（Kawakami 等2005）。生长因子作用的多样性使得其生物治疗的临床转化很复杂。虽然生长因子如TGF-β和CTGF已确定可促进细胞外基质的合成，但人椎间盘临床研究也显示它们的过表达可引起纤维化和血管生成（Ali 等2008；

Peng 等2009）。生长因子受体分布的变化使得生长因子治疗的应用更加复杂。虽然相关研究并不多，但目前的研究证实主要的生长因子受体包括TGFβRⅡ、BMPRⅡ、FGFR3和IGFRⅠ的表达没有变化（Le Maitre 等2005b；Peng 等2006）。此外，部分生长因子受体包括TGFRⅡ、FGFR3、IGFRⅠ和VEGF受体Ⅰ和Ⅱ在疼痛退变椎间盘的新生血管（Haro 等2002；Le Maitre 等2005b）和肉芽组织（Peng 等2006）内有所表达，使得生长因子的应用必须严格控制，以避免产生相反的效果，如促进新生血管生成。因此，对于生长因子在椎间盘退变与修复中的作用还需要更多的研究明确。

　　此外，生长因子也可以刺激人间充质干细胞（mesenchymal stem cell, MSC）的分化。既往研究表明TGF-β可与BMP家族的成员协同，尤其是BMP2和BMP14，在体外诱导MSC向髓核样细胞分化（Stoyanov 等2011；McCanless 等2011）。随着关于髓核表型的研究越来越深入，将来的研究肯定会阐明生长因子在MSC分化过程中的作用，并将细胞移植和生长因子相结合应用到椎间盘退变的治疗中。

11.6 椎间盘营养和氧张力变化

　　正如前面提到的，椎间盘的营养主要由流经软骨终板的椎体血管提供。通过示踪剂扩散技术，结合MRI对比成像，使用荧光、放射性示踪剂和一氧化二氮等气体示踪剂，这一理论已经得到很好的学习和证实（Brodin 1955；Holm 和 Nachemson 1982, 1983；Adams 和 Hutton 1986；Urban 等2001）。动物实验表明吸食烟草会阻塞椎体微血管，阻碍椎间盘氧气的输入和乳酸的输出（Holm 和 Nachemson 1988），这一发现为吸烟导致人类椎间盘退化提供了依据。溶解物的体积和带电性同样影响它们在椎间盘内的渗透性，由于椎间盘的强正电性，负离子比正离子表现出更强的扩散率（Urban 等2004），而大分子如清蛋白，则几乎不会扩散（Urban 等2004）。葡萄糖分子量比单价或双价电解液大，因此，Urban 等提出葡萄糖在椎间盘内的渗透率是较低的（Urban 等2004）。

由于椎间盘中心几乎没有营养供应，这导致髓核表现出内外不一致的细胞分布：纤维环处（接近毛细血管）细胞数量明显多于髓核处，最接近毛细血管处甚至厚达 8mm。

随着年龄的增长，椎间盘的营养供应逐渐减少，部分由于椎体毛细血管密度和完整性的降低，另一部分归因于软骨终板的钙化（Bernick 和 Cailliet 1982；Roberts 等 1996）。软骨终板钙化会完全阻碍椎间盘内溶质交换，对于病情发展起着重要作用，然而软骨终板钙化是否由椎间盘退化导致，尚不清楚。目前，对椎间盘病情发展和退化的患者使用 μCT 检查发现，不同于传统观点，椎间盘退化会使椎体终板的气孔增加 130%，同时骨小梁厚度会减少 50% 之多（Rodriguez 等 2011，2012）。这些变化进一步导致细胞增生加速，髓核蛋白多糖减少。尽管作者并未对溶质运输情况作出评价，但提出椎间盘退变中的细胞的缺血变化反映毛细血管运输能力，并非终板渗透性降低。

无论原因如何，必需营养物质的减少会加速椎间盘退变进程。考虑到无论是否在有氧环境下，椎间盘细胞的主要供能途径均是糖酵解（Holm 等 1981；Ishihara 和 Urban 1999），而糖酵解过程需要保证摄取的糖和产生的乳酸在细胞内可以自由扩散。研究表明当细胞内的糖密度低于 0.5mmol/L，即便在较短时间内，也可以引起细胞死亡。类似的，pH 降至 6.4 之下时也有可能加速细胞死亡（Horner 和 Urban 2001；Bibby 和 Urban 2004）。此外，较轻微的 pH 下降可能影响细胞代谢（Ohshima 和 Urban 1992）。一系列研究包括生化分析和微电极测量显示，退变椎间盘内葡萄糖浓度和 pH 均有下降。因此，营养供应不足可能损害细胞活性和生存能力，但不会降低酶的活性。在这种情况下，基质合成代谢和分解代谢之间发生失衡，进而加速了退变椎间盘的基质降解。

氧气在椎间盘代谢中也发挥重要作用，尽管目前对氧气作用的研究还不如葡萄糖深入。椎间盘内氧含量波动范围很大，并且氧张力与椎间盘退变程度间无明显的相关性。尽管如此，椎间盘内存在有明显的氧含量梯度，以狗为实验对象的动物实验表明，氧含量从椎间盘 - 椎体交界处的 8%～10% 下降至髓核中央的 0.3%～0.5%（Holm 等 1981）。人类椎间盘与此类似，人退变椎间盘髓核中心的氧含量为 0.7%（Bartels 等 1998）。氧气被椎间盘细胞消耗的同时，相对较少的二氧化碳会被释放，椎间盘细胞可在无氧环境下生存至少 2 周（Horner 和 Urban 2001），提示氧化磷酸化并非椎间盘细胞的主要能量代谢途径。关于犬科和牛科动物椎间盘细胞的进一步研究显示，当氧含量由 21% 下降至 1% 时，细胞耗氧量会下降 75% 左右，而乳酸盐的产生会急剧增多（Ishihara 和 Urban 1999）。这一变化如同正性巴斯德效应，在低氧环境下糖酵解过程会被激活。但是，其他研究也发现当氧含量低至 5% 以下时，椎间盘细胞活性下降（Horner 和 Urban 2001），细胞外基质合成减少（Ishihara 和 Urban 1999）。低氧环境下，乳酸合成增加会降低 pH，进而减少基质合成（Ohshima 和 Urban 1992），最终造成细胞死亡（Horner 和 Urban 2001；Bibby 和 Urban 2004）。因此，低氧和低 pH 对椎间盘细胞的影响会产生累积效应，危害椎间盘细胞的存活。我们在第 6 章中详细探讨细胞如何感受并适应氧张力环境。

人类与动物组织的种属差异使得分析氧与营养物质缺乏对人椎间盘的影响更为复杂。因此，研究者越来越多地使用数学因素限定模型来探讨营养物质缺失对椎间盘微环境和细胞代谢的影响。然而，由于与椎间盘营养供应相关的因素并未完全阐明，而与此相关的研究相对简单，仅涉及椎间盘营养供应的一或二个方面。尽管如此，这些文献都表明营养供应的缺乏会影响椎间盘细胞生存能力和代谢能力（Selard 等 2003；Yao 和 Gu 2006；Mokhbi 等 2009；Malandrino 等 2011；Jackson 等 2011）。

和以上数学模型的结果一致，体外实验证实了在椎间盘退变过程中，葡萄糖缺乏和 pH 下降是影响细胞代谢的主要因素。尽管髓核细胞存在调节细胞内 pH 的机制，例如碳酸酐酶 9、12 的表达（Minogue 等 2010a），但我们的预实验结果表明，这些分子的表达会随着退变加重而减少，提示髓核细胞不能长期耐受低 pH（图 11.2）。同样的，退变椎间盘中髓核胞膜葡萄糖载体表达的变化，提示髓核细胞通过分子表达改变来代偿葡萄糖浓度的下降（Richardson 等 2008b）。尽管如此，

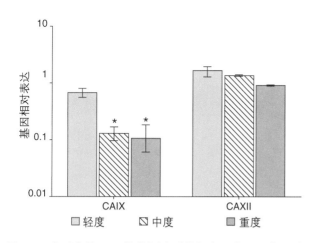

图11.2 实时定量 PCR 柱状图表明椎间盘退变过程中，髓核细胞内碳酸酐酶9（CA Ⅸ）和12（CA Ⅻ）的表达下降。随着椎间盘退变的进展，CA Ⅸ 和 CA Ⅻ 的表达明显下降。碳酸酐酶可以调节髓核细胞内的 pH，其表达下调使得髓核细胞不能耐受退变椎间盘内严酷的生理化学环境

退变椎间盘内严酷的微环境不仅可以损害椎间盘细胞，也会对移植入椎间盘内的细胞产生不利作用。因此，对于细胞移植治疗的方法，细胞植入过多或细胞不能耐受微环境的变化，不仅不会减轻反而会加重椎间盘退变程度。

11.7 细胞衰老和死亡

在发育过程中，髓核内存在有体积较大、含有液泡、代谢活跃、形态多样的脊索细胞，它们会产生大量蛋白多糖（Boos 等 2002；Cappello 等 2006）。然而，到出生后第 10 年，脊索细胞会被体积较小、类软骨细胞、代谢相对缓慢的髓核细胞取代（Wolfe 等 1965；Pazzaglia 等 1989；Boos 等 2002；Guehring 等 2008）。在出生后第 3～10 年，脊索细胞逐渐消失，同时伴有细胞大量死亡（Boos 等 2002）。这些变化标志着高度水化和胶质化的细胞外基质开始转变为纤维化、类软骨的髓核组织。其也与 MRI 上椎间盘退变的最早影像相一致。此外，组织学研究也证实了这一时期的细胞外基质变化，且持续整个成年阶段（Boos 等 2002）。尽管这些变化被认为是正常细胞老化过程的一部分，但如前面所讨论的，基质降解加速提示随着椎间盘的退变，细胞老化过程提前发生。

既往研究发现随着椎间盘衰老和椎间盘退变

加重，椎间盘内坏死细胞增多；但近期研究表明细胞凋亡才是椎间盘细胞死亡的主要机制。相关的大量研究检测了一系列凋亡标志物，如 TUNEL 技术染色（Gruber 和 Hanley 1998；Lotz 和 Chin 2000；Rannou 等 2004；Kim 等 2005；Risbud 等 2005；Heyde 等 2006；Park 等 2006；Loreto 等 2011）、碘化丙啶膜连蛋白 5- 流式细胞仪（Rannou 等 2004；Risbud 等 2005；Park 等 2006）、细胞凋亡蛋白酶分析（Rannou 等 2004；Heyde 等 2006；Park 等 2006；Tschoeke 等 2008）和凋亡相关标志物的基因表达（如 Bax、Bcl-2）（Heyde 等 2006；Tschoeke 等 2008；Loreto 等 2011）。无论体内实验还是体外实验，不同的实验方法对凋亡发生率的检测结果均有很大的影响。TUNEL 染色技术显示剥夺血清仅仅造成 1% 的细胞凋亡（Gruber 等 2000）；然而，碘化丙啶膜连蛋白 5- 流式细胞仪显示类似的处理条件可造成 56% 的大鼠纤维环细胞凋亡（Risbud 等 2005）。其他研究同样提示椎间盘细胞的凋亡率可高达 73%～74%（Gruber 和 Hanley 1998；Ha 等 2006），尽管这一结果有些夸大，因为如此高的凋亡率会导致椎间盘细胞很快全部死亡（Alvarez 和 Ortiz 1999）。相反地，新鲜椎间盘组织的荧光细胞活性分析显示，即便在退变和脊柱侧弯椎间盘组织中，也有 60%～90% 的细胞存活，进一步证明之前的研究过高地估计了细胞凋亡率（Bibby 等 2002；Johnson 和 Roberts 2007）。但是，由于细胞凋亡和细胞外基质降解增多之间并未发现明显的因果关系，因此，程序化细胞死亡可能在椎间盘疾病的发病中扮演着重要的角色。

细胞自噬是另一条引起细胞程序死亡的途径，其在大鼠髓核（Ye 等 2011）和纤维环（Shen 等 2011）均被发现。我们通过对关键标志物 LC-3 和 beclin-1 的免疫染色，证明在人类退变椎间盘组织内同样存在着细胞自噬现象（图 11.3）。虽然细胞自噬可以导致细胞死亡，但其也可以通过对细胞内细胞器、未折叠或者受损蛋白的降解来维持细胞在长期环境或者营养压力负荷下的活力。因此，关于细胞自噬在椎间盘退变中作用的探讨还需要更多的研究。

对椎间盘细胞数量的研究显示，细胞数量并

图 11.3　正常与退变人椎间盘细胞中细胞自噬标记物的表达。LC-3（**a ~ c**）和 beclin-1（**d ~ f**）的免疫组织化学染色结果显示此两种标记物在正常（**b**、**e**）和退变（**c**、**f**）髓核细胞中均可以表达，其中其在退变髓核细胞簇中表达较多。免疫组织化学染色的半定量分析表明，随着椎间盘退变程度的加重，髓核内 LC-3 和 beclin-1 的表达明显增加，内纤维环（IAF）内 beclin-1 的表达增加而外纤维环（OAF）内 beclin-1 的表达未见明显变化。以上发现虽然为预实验结果，但其表明了细胞自噬在椎间盘细胞中的作用，且在椎间盘退变过程中，自噬细胞的数目也有所增加

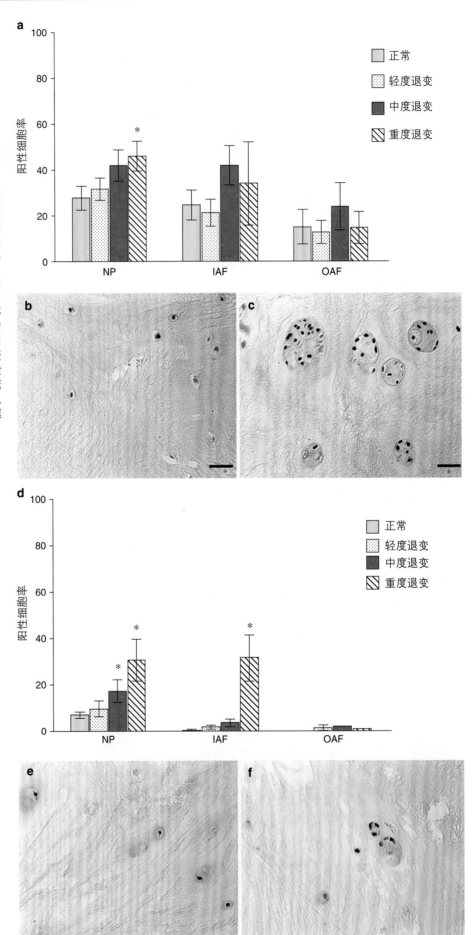

非随时间持续减少，细胞死亡与增殖可以交替循环发生。事实上，在经历了出生后 3 ~ 10 年细胞的大量死亡后，在出生后 11 ~ 16 年椎间盘细胞出现明显的增殖现象。作者推测细胞增殖现象是一种对之前细胞外基质变化的代偿反应机制（Boos 等 2002）。细胞聚集和增生是退变组织中的典型现象，可见于髓核中；且它们随着年龄的增长和退变程度的加重而逐渐增多（Boos 等 2002）。细胞聚集和增生常见于组织裂缝附近，可能因为这些区域的局部营养供给较多（相比于椎间盘整体的营养供给下降），而并非修复反应（Beard 等 1981；Boos 等 2002；Zhao 等 2007b）。这一理论在脊柱侧弯椎间盘研究中进一步得到证实，该研究发现纤维环内层的细胞增生与该部位的新生血管长入有关（Beard 等 1981）。在聚集的细胞内，增生细胞核抗原（PCNA）和增生相关标志物 Ki-67 的表达明显增高（Johnson 等 2001；Zhao 等 2007b）。

很多假说被提出来解释这一现象。营养供给增多使得细胞簇内的细胞得以抵抗凋亡，或者死亡的细胞在细胞簇中被更快地清除。一些学者在退变椎间盘的髓核细胞簇内发现了形态上类髓核细胞的 CD68+ 细胞。这些细胞具有吞噬凋亡小体的能力，它们被认为是变形的髓核细胞，而非浸润细胞。体外研究同样证明了牛髓核细胞具有吞噬凋亡小体的能力，提示椎间盘内细胞清除可由其本身的细胞完成，而不是依靠浸润的巨噬细胞或单核细胞（Jones 等 2008）。

在细胞簇内，细胞增殖使得椎间盘细胞不断地衰老。既往研究已经在退变椎间盘内发现细胞衰老的分子标志物（Roberts 等 2006a；Gruber 等 2007），且细胞衰老加速与椎间盘退变相关。Le Maitre（2007a）等发现在退变椎间盘细胞内，衰老相关的细胞周期抑制剂 p16^{INK4A} 表达增多，平均端粒长度和复制能力下降，衰老相关的 β-gal 染色增多。虽然随着年龄的增长，类似的变化也会出现，但这些细胞衰老变化与退变程度的正相关性不受年龄限制，提示细胞衰老在椎间盘退变中的重要作用。Kim 研究团队在退变椎间盘内发现衰老细胞增多，并且提出端粒相关的 p53-p21-pRB 信号通路在诱导髓核细胞衰老中具有重要作

用（Kim 等 2009）。除了复制性衰老以外，压力负荷诱导的未成熟衰老（stress-induced premature senescence, SIPS）标志物 caveolin-1 在椎间盘内也被发现。它的表达与 p16^{INK4A} 表达增多有关，而与年龄无关，提示 SIPS 在椎间盘退变中的潜在作用（Heathfield 等 2008）。有趣的是，各种刺激因素例如氧自由基（Homma 等 1994；Chen 等 1995）、机械负荷（Martin 等 2004）和细胞因子如 IL-1（Dai 等 2006），不仅与椎间盘退变有关，也会引起 SIPS，提示 SIPS 可能在椎间盘退变的发病中起作用。将来需要更多的研究来证实它们之间的相互联系。

Le Maitre 等研究发现细胞衰老标志物的表达与蛋白水解酶 MMP13 和 ADAMTS5 的表达有关，而 MMP13 和 ADAMTS5 在退变椎间盘组织中表达上调。这说明了细胞衰老可能诱导细胞外基质的降解（Le Maitre 等 2007a）。衰老的细胞除了抑制细胞增殖外，还可以将其表型改变为衰老相关分泌性表型（SASP）（Freund 等 2011）。这种表型的细胞会分泌一系列促进分解代谢的细胞因子，尤其是 IL-1，而 IL-1 则被发现在退变的椎间盘内

专栏 11.2　细胞表型的研究是认识退变过程和新型治疗方法发展的关键

尽管围绕着椎间盘髓核细胞的起源和确切表型的争论一直存在，但是成人髓核细胞还是被认为具有软骨细胞性质，因为它们具有圆形的形态，并可以表达 SOX-9、Ⅱ 型胶原蛋白和蛋白聚糖。然而，近期的研究采用微阵列芯片分析开始逐渐阐明髓核细胞的确切表型。研究发现了一些值得关注的基因，这些基因的功能尚未完全阐明。但是其中某些基因的表达（例如 FOXF1）显示成人髓核细胞有一部分是脊索来源细胞。脊索细胞可以产生比成熟椎间盘细胞更多的蛋白多糖，此外保留有脊索细胞的动物的髓核呈凝胶状而没有退变的迹象。在椎间盘退变过程中，新的标志物基因如何变化及它们在发病过程中的作用仍未完全阐明。但是，髓核细胞表型的明确对于干细胞再生医学疗法的应用有着重要的影响，因为它使研究者明确了干细胞分化的最终细胞类型，防止最终分化为类软骨细胞而不能生成合适的细胞外基质。

表达增多。衰老的软骨细胞同样可以分泌更多的细胞因子，以及 MMP（包括 MMP13）和其他蛋白水解酶。与椎间盘细胞类似，衰老的软骨细胞对于合成代谢刺激因素反应下降。虽然关于细胞衰老与椎间盘退变之间的因果关系仍然有待进一步研究，但是退变组织中细胞衰老加重及衰老细胞的表型改变仍然提示细胞衰老在椎间盘疾病发展中的重要作用。

11.8 对机械应力的反应

人体的椎间盘承受了多种物理应力，包括压应力，其主要影响椎间盘的髓核，还包括牵张、剪切以及扭转应力，这些应力主要影响纤维环。Nachemson 等把压力敏感针插入髓核以检测人体处于不同姿势下腰椎椎间盘所受到的应力，研究发现从平躺至弯腰（手提 10kg 重物），其载荷应力从 250N 上升至 1900N（Nachemson 1981）。然而，对这些数据进一步分析发现，若考虑腰背肌对椎间盘所施加的牵张应力，弯腰时椎间盘所承受的载荷应力可高达 9000N。Hutton 等认为压缩和弯曲的合应力是导致椎间盘突出的主要因素，并且发现过度弯曲同时适度压缩产生的合应力对椎间盘的损害远大于适度弯曲同时过度压缩导致的损害（Hutton 和 Adams 1982）。Wilke 等进一步证实，当人俯卧时椎间盘所承受的载荷应力为 0.1MPa，而当弯腰提重为 20kg 的物品时，则上升至 2.3MPa（Wilke 等 1999），然而该研究也未考虑腰背肌对椎间盘施加的牵张应力的影响。

上述研究表明，椎间盘内组织细胞承受着一定的载荷，并且可以预见的是，这些载荷应力对细胞行为学会产生重要的影响。事实上，采用动物体内实验和体外细胞培养技术进行的机械载荷研究证实，载荷类型、大小、频率以及持续时间在决定细胞反应方面起重要作用（MacLean 等 2004, 2005；Wang 等 2007；Wuertz 等 2009；Korecki 等 2009；Sowa 等 2011）。适度的、低频率的载荷作用于椎间盘细胞均可促进合成代谢，而大重量、高频率和持续静态载荷则能诱导分解代谢或拮抗合成代谢。Wilke 等发现，较低的压应力载荷作用于人体椎间盘细胞，可使基质蛋白

（Ⅰ型胶原蛋白和蛋白聚糖）表达增加，但是基质降解酶（基质金属蛋白酶 1~3 及 13）表达则没有任何变化；而较高的应力载荷不但导致基质蛋白表达量的下降，同时也使基质降解酶的表达增加（主要是 MMP3）（Neidlinger-Wilke 等 2006）。Handa 等也发现，载荷可影响离体髓核组织的蛋白多糖的合成以及基质金属蛋白酶的表达，低载荷可促进基质合成代谢，而高载荷则发生基质分解代谢（Handa 等 1997）。

机械载荷对非退变椎间盘细胞的影响已有据可查，但关于其对退变椎间盘髓核细胞影响的研究较少。而最近的研究则比较了退变和非退变的人髓核组织细胞对载荷的反应。Le Maitre 等发现，在生理性载荷下，非退变髓核细胞出现了合成代谢，而退变髓核细胞没有任何反应，该研究表明退变和非退变髓核细胞之间有不同的机械传导途径（Le Maitre 等 2008）。Gilbert 等的研究也支持了上述观点，发现退变和非退变人体纤维环细胞对于周期性牵张应力的反应存在差异（Gilbert 等 2010, 2011）。当 1Hz 周期性牵张应力作用于非退变纤维环细胞与退变纤维环细胞时，前者导致分解代谢基因表达的下降，而后者则出现合成代谢基因表达的下降。有证据表明退变纤维环细胞机械传导途径的改变不依赖于细胞因子的参与（Gilbert 等 2010, 2011）。然而这些变化的意义还需进一步阐明，不能忽视机械应力对于细胞行为学的深远影响，机械应力仍可能是椎间盘退变发生以及进展的始动因素。机械应力对细胞行为影响的论述详见第 7 章。

11.9 临床意义：理解细胞生物学与椎间盘退变发病机制的相关性有助于开发新疗法

目前临床上对于背痛的治疗，重点仍是缓解症状，而非去除病因。多数情况下，缓解症状的方法包括常规服用镇痛药物，如非甾体抗炎药；或者应用一些新的治疗方法，如经皮电神经刺激、物理治疗、锻炼疗法或行为疗法（Bogduk 2004）。然而，尽管这些疗法现已广泛使用，但其疗效仍有待商榷（van der Roer 等 2005）。对于

那些保守治疗无效、又有明确的影像学改变以及临床症状的患者，融合手术是最终的选择（Errico 2005）。融合性手术可以消除痛源，但却改变了脊柱的生物力学，不仅减少了脊柱活动度，同时增加邻近节段病变发生的概率（Hilibrand 和 Robbins 2004）。自体或者异体的全椎间盘或者髓核移植手术可替代脊柱整合术（Katsuura 和 Hukuda 1994；Luk 等 1997）。但其手术过程复杂，并产生组织完整性降低、组织不稳以及免疫原性等一系列问题（Alini 等 2002）。组织移植似乎并不理想，越来越多的人工椎间盘装置目前已开始应用于临床，这些装置包括人工髓核或者全人工椎间盘假体（Charite，ProDisc，Guyer，Delamarter）（Jin 等 2003；Guyer 等 2009；Delamarter 等 2011）。大样本量的临床实验正在进行，已有研究发现，全人工椎间盘置换可显著降低疼痛评分。然而，这些装置的并发症包括假体移位、松动等也随之出现，现有的研究未发现其优于融合手术（Errico 2005；Di 等 2005；Lindley 等 2010）。关于这些装置的论述详见第13、14章。

由于临床上缺乏长期成功治疗椎间盘源性背痛的方法，使得研究者将研究重心转向椎间盘细胞生物学功能调控、组织工程和再生医学。

随着对椎间盘退变过程中基质合成及分解代谢调控认识的不断深入，许多生物学活性调控剂的使用日益受到重视。这些活性调控剂包括细胞因子抑制剂，如白细胞介素1受体拮抗剂（IL-IRa），可以抑制基质降解（Le Maitre 等 2006a）；生长因子（如OP-1），可以促进基质合成（Masuda 等 2006）。同时，基于对退变椎间盘内部神经长入机制的不断理解，使得通过使用生物活性调控剂来阻止或抑制神经长入椎间盘，从而达到阻断椎间盘源性疼痛成为可能。虽然这些活性调控剂可以抑制椎间盘早期退变的进展，但尚不能实现椎间盘退变晚期的组织再生恢复。而绝大多数患者求医时主要集中于椎间盘退变晚期，因此开展适合椎间盘早期退变病人的队列研究是非常困难的。然而，对于基因易感性的更清晰的认识，使得个体能够在后背痛出现之前，进行有针对性的筛选和靶向干预治疗。

此外，生物活性调控剂可以与组织工程相结合，协同刺激细胞分化及基质形成。对于椎间盘组织工程来讲，采用髓核细胞作为种子细胞自然是最佳选择，在动物模型和小样本人体安全试验中也取得了较理想的结果（Meisel 等 2006）。然而，由于椎间盘退变过程中椎间盘细胞表型和功能会发生改变，使得研究者对采用从退变椎间盘分离的自体细胞移植的可行性提出了质疑。而从退变椎间盘相邻节段提取自体细胞，所造成的局部损伤已被证实会加速相邻节段的退变（Nomura 等 2001）。使用年轻健康捐献者的异体细胞也同样会出现免疫源性反应。基于上述原因，目前研究的重点已转向采用来源于骨髓或者脂肪组织自体成年干细胞，体内和体外实验均证实这些细胞能够分化成髓核样细胞，并且能够产生髓核样细胞外基质（Sakai 等 2005；Richardson 等 2006a, b, 2008a；专栏 11.2）。这些疗法的潜在价值在于，它们可以使椎间盘组织再生且能长期恢复椎间盘组织的功能。然而，治疗成功的另一关键因素在于要考虑到这些细胞植入人体后所处的微环境。因此，这些研究必须在高度模拟退变椎间盘的复杂微环境下进行，包括分解代谢细胞因子水平的增加、低营养以及微酸环境等。这些已知因素能够影响细胞功能，也可能会对干细胞的存活、分化以及分泌基质的能力产生深远影响。

采用微创手术植入先进的生物学材料，有助于干细胞植入后存活和发挥作用。这些生物学材料必须是可变形的，并且能够承受脊柱所能承受的正常压力，同时还必须能维持及促进细胞存活、分化和促进基质形成；最终，这些材料能够在合适的时间段内生物学降解成无毒产物。目前为止，还没有这种"理想"的生物学材料存在。但是随着生物学材料领域的快速发展，在未来的几十年内，基于细胞的再生医学很可能使椎间盘源性背痛的治疗发生革命性改变。

11.10 本章要点总结

- 椎间盘退变是一个复杂的、受多因素影响的过程，其中椎间盘细胞对退变的影响起了决定性的作用。虽然遗传因素与椎间盘退变密切相关，但其具体的遗传易感类型仍很难确定。

- 椎间盘退变过程中，椎间盘细胞基质中的蛋白多糖的减少导致了脊柱形态学、生物学、生物力学方面的改变和临床腰痛的发生发展。

- MMP 和 ADAMTS 家族引起细胞外基质降解，而 ADAMTS 和 TIMP 之间的表达失衡导致了蛋白聚糖的降解。

- 椎间盘退变过程中，蛋白聚糖的减少、versican 的增加可以减少椎间盘内的水含量；而Ⅰ型胶原纤维合成增加导致椎间盘组织更加纤维化，承受压力负荷的能力下降。

- 在疼痛性退变椎间盘内，NGF 和 BDNF 的表达增高。此外，椎间盘细胞可表达高亲和力的 NGF 和 BDNF 受体、低亲和力的 NGF/BDNF 受体 p75^{NTR} 和 P 物质，这些结果提示 NGF 和 BDNF 自分泌的作用方式。

- 分解代谢因子、神经营养因子和神经营养因子受体之间的相互作用可能导致了椎间盘退变中的神经长入。

- IL-1 和 TNF-α 是最主要的两个分解代谢因子。椎间盘退变过程中，白介素家族、IFN-γ、TNF-α、PGE2 和 NOx 表达均升高。

- TGF-β 和 BMP 2、BMP14 体外协同刺激 MSC 分化为髓核细胞。

- 营养物质供给减少诱导了椎间盘退变。椎间盘组织缺氧环境导致乳酸增多、pH 降低，进而减少了基质合成，引起细胞死亡。缺氧与低 pH 可协同促进椎间盘细胞死亡。

- 出生后第 3～10 年，脊索细胞逐渐减少消失；高度水化呈凝胶状的细胞外基质转变为纤维化呈软骨样的髓核。

- 细胞凋亡可能在椎间盘退变疾病的发病中扮演重要角色。细胞自噬在退变椎间盘中被发现。虽然细胞自噬可以导致细胞死亡，但它也可以在压力负荷下维持细胞活力。

- 椎间盘内存在细胞衰老的现象。衰老细胞可以产生衰老相关分泌型表型，并分泌分解代谢因子。

- 载荷应力对细胞行为学会产生重要的影响。适度的、低频率的载荷作用于椎间盘细胞可促进合成代谢，而大重量、高频率和持续静态载荷则能诱导分解代谢。

- 不断深入地了解椎间盘退变的发病机制可促进新型治疗方法的出现，并可能深刻影响盘源性腰痛的临床治疗。

（刘　辉　译　吕　游　郑召民　审校）

参考文献

Abbaszade I, Liu RQ, Yang F, Rosenfeld SA, Ross OH, Link JR, Ellis DM, Tortorella MD, Pratta MA, Hollis JM, Wynn R, Duke JL, George HJ, Hillman MC Jr, Murphy K, Wiswall BH, Copeland RA, Decicco CP, Bruckner R, Nagase H, Itoh Y, Newton RC, Magolda RL, Trzaskos JM, Burn TC et al (1999) Cloning and characterization of ADAMTS11, an aggrecanase from the ADAMTS family. J Biol Chem 274:23443–23450

Abe Y, Akeda K, An HS, Aoki Y, Pichika R, Muehleman C, Kimura T, Masuda K (2007) Proinflammatory cytokines stimulate the expression of nerve growth factor by human intervertebral disc cells. Spine (Phila Pa 1976) 32:635–642

Adams MA, Hutton WC (1986) The effect of posture on diffusion into lumbar intervertebral discs. J Anat 147:121–134

Adams MA, Roughley PJ (2006) What is intervertebral disc degeneration, and what causes it? Spine (Phila Pa 1976) 31:2151–2161

Adams MA, Mannion AF, Dolan P (1999) Personal risk factors for first-time low back pain. Spine (Phila Pa 1976) 24:2497–2505

Adams MA, Freeman BJ, Morrison HP, Nelson IW, Dolan P (2000) Mechanical initiation of intervertebral disc degeneration. Spine (Phila Pa 1976) 25:1625–1636

Adams MA, Stefanakis M, Dolan P (2010) Healing of a painful intervertebral disc should not be confused with reversing disc degeneration: implications for physical therapies for discogenic back pain. Clin Biomech (Bristol, Avon) 25:961–971

Akyol S, Eraslan BS, Etyemez H, Tanriverdi T, Hanci M (2010) Catabolic cytokine expressions in patients with degenerative disc disease. Turk Neurosurg 20:492–499

Ali R, Le Maitre CL, Richardson SM, Hoyland JA, Freemont AJ (2008) Connective tissue growth factor expression in human intervertebral disc: implications for angiogenesis in intervertebral disc degeneration. Biotech Histochem 83:239–245

Alini M, Roughley PJ, Antoniou J, Stoll T, Aebi M (2002) A biological approach to treating disc degeneration: not for today, but maybe for tomorrow. Eur Spine J 11(Suppl 2):S215–S220

Alvarez L, Ortiz A (1999) The study of apoptosis in spine pathology. Spine (Phila Pa 1976) 24:500

An HS, Takegami K, Kamada H, Nguyen CM, Thonar EJ, Singh K, Andersson GB, Masuda K (2005) Intradiscal administration of osteogenic protein-1 increases intervertebral disc height and proteoglycan content in the nucleus pulposus in normal adolescent rabbits. Spine (Phila Pa 1976) 30:25–31

Anderson DG, Li X, Balian G (2005) A fibronectin fragment alters the metabolism by rabbit intervertebral disc cells in vitro. Spine (Phila Pa 1976) 30:1242–1246

Annunen S, Paassilta P, Lohiniva J, Perala M, Pihlajamaa T, Karppinen J, Tervonen O, Kroger H, Lahde S, Vanharanta H, Ryhanen L, Goring HH, Ott J, Prockop DJ, la-Kokko L (1999) An allele of COL9A2 associated with intervertebral disc disease. Science 285:409–412

Antoniou J, Steffen T, Nelson F, Winterbottom N, Hollander AP, Poole RA, Aebi M, Alini M (1996) The human lumbar intervertebral disc: evidence for changes in the biosynthesis and denaturation of the extracellular matrix with growth, maturation, ageing, and degeneration. J Clin Invest 98:996–1003

Antoniou J, Pike GB, Steffen T, Baramki H, Poole AR, Aebi M, Alini M (1998) Quantitative magnetic resonance imaging in the assessment of degenerative disc disease. Magn Reson Med 40:900–907

Aota Y, An HS, Homandberg G, Thonar EJ, Andersson GB, Pichika R,

Masuda K (2005) Differential effects of fibronectin fragment on proteoglycan metabolism by intervertebral disc cells: a comparison with articular chondrocytes. Spine (Phila Pa 1976) 30:722–728

Ariga K, Yonenobu K, Nakase T, Kaneko M, Okuda S, Uchiyama Y, Yoshikawa H (2001) Localization of cathepsins D, K, and L in degenerated human intervertebral discs. Spine (Phila Pa 1976) 26:2666–2672

Ashton IK, Roberts S, Jaffray DC, Polak JM, Eisenstein SM (1994) Neuropeptides in the human intervertebral disc. J Orthop Res 12:186–192

Bachmeier BE, Nerlich AG, Weiler C, Paesold G, Jochum M, Boos N (2007) Analysis of tissue distribution of TNF-alpha, TNF-alpha-receptors, and the activating TNF-alpha-converting enzyme suggests activation of the TNF-alpha system in the aging intervertebral disc. Ann N Y Acad Sci 1096:44–54

Bachmeier BE, Nerlich A, Mittermaier N, Weiler C, Lumenta C, Wuertz K, Boos N (2009) Matrix metalloproteinase expression levels suggest distinct enzyme roles during lumbar disc herniation and degeneration. Eur Spine J 18:1573–1586

Barksby HE, Milner JM, Patterson AM, Peake NJ, Hui W, Robson T, Lakey R, Middleton J, Cawston TE, Richards CD, Rowan AD (2006) Matrix metalloproteinase 10 promotion of collagenolysis via procollagenase activation: implications for cartilage degradation in arthritis. Arthritis Rheum 54:3244–3253

Bartels EM, Fairbank JC, Winlove CP, Urban JP (1998) Oxygen and lactate concentrations measured in vivo in the intervertebral discs of patients with scoliosis and back pain. Spine (Phila Pa 1976) 23:1–7

Beard HK, Roberts S, O'Brien JP (1981) Immunofluorescent staining for collagen and proteoglycan in normal and scoliotic intervertebral discs. J Bone Joint Surg Br 63B:529–534

Bernick S, Cailliet R (1982) Vertebral end-plate changes with aging of human vertebrae. Spine (Phila Pa 1976) 7:97–102

Bibby SR, Urban JP (2004) Effect of nutrient deprivation on the viability of intervertebral disc cells. Eur Spine J 13:695–701

Bibby SR, Fairbank JC, Urban MR, Urban JP (2002) Cell viability in scoliotic discs in relation to disc deformity and nutrient levels. Spine (Phila Pa 1976) 27:2220–2228

Bogduk N (2004) Management of chronic low back pain. Med J Aust 180:79–83

Boos N, Nerlich AG, Wiest I, von der Mark K, Aebi M (1997) Immunolocalization of type X collagen in human lumbar intervertebral discs during ageing and degeneration. Histochem Cell Biol 108:471–480

Boos N, Weissbach S, Rohrbach H, Weiler C, Spratt KF, Nerlich AG (2002) Classification of age-related changes in lumbar intervertebral discs: 2002 Volvo Award in basic science. Spine (Phila Pa 1976) 27:2631–2644

Brew K, Dinakarpandian D, Nagase H (2000) Tissue inhibitors of metalloproteinases: evolution, structure and function. Biochim Biophys Acta 1477:267–283

Brodin H (1955) Paths of nutrition in articular cartilage and intervertebral discs. Acta Orthop Scand 24:177–183

Brown MF, Hukkanen MV, McCarthy ID, Redfern DR, Batten JJ, Crock HV, Hughes SP, Polak JM (1997) Sensory and sympathetic innervation of the vertebral endplate in patients with degenerative disc disease. J Bone Joint Surg Br 79:147–153

Buckwalter JA (1995) Aging and degeneration of the human intervertebral disc. Spine (Phila Pa 1976) 20:1307–1314

Cal S, Obaya AJ, Llamazares M, Garabaya C, Quesada V, Lopez-Otin C (2002) Cloning, expression analysis, and structural characterization of seven novel human ADAMTSs, a family of metalloproteinases with disintegrin and thrombospondin-1 domains. Gene 283:49–62

Cappello R, Bird JL, Pfeiffer D, Bayliss MT, Dudhia J (2006) Notochordal cell produce and assemble extracellular matrix in a distinct manner, which may be responsible for the maintenance of healthy nucleus pulposus. Spine (Phila Pa 1976) 31:873–882

Chen Q, Fischer A, Reagan JD, Yan LJ, Ames BN (1995) Oxidative DNA damage and senescence of human diploid fibroblast cells. Proc Natl Acad Sci U S A 92:4337–4341

Cheung KM, Karppinen J, Chan D, Ho DW, Song YQ, Sham P, Cheah KS, Leong JC, Luk KD (2009) Prevalence and pattern of lumbar magnetic resonance imaging changes in a population study of one thousand forty-three individuals. Spine (Phila Pa 1976) 34:934–940

Chubinskaya S, Kawakami M, Rappoport L, Matsumoto T, Migita N, Rueger DC (2007) Anti-catabolic effect of OP-1 in chronically compressed intervertebral discs. J Orthop Res 25:517–530

Collins-Racie LA, Flannery CR, Zeng W, Corcoran C, Annis-Freeman B, Agostino MJ, Arai M, DiBlasio-Smith E, Dorner AJ, Georgiadis KE, Jin M, Tan XY, Morris EA, LaVallie ER (2004) ADAMTS-8 exhibits aggrecanase activity and is expressed in human articular cartilage. Matrix Biol 23:219–230

Cooper TW, Eisen AZ, Stricklin GP, Welgus HG (1985) Platelet-derived collagenase inhibitor: characterization and subcellular localization. Proc Natl Acad Sci U S A 82:2779–2783

Coppes MH, Marani E, Thomeer RT, Groen GJ (1997) Innervation of "painful" lumbar discs. Spine (Phila Pa 1976) 22:2342–2349

Cs-Szabo G, Ragasa-San JD, Turumella V, Masuda K, Thonar EJ, An HS (2002) Changes in mRNA and protein levels of proteoglycans of the anulus fibrosus and nucleus pulposus during intervertebral disc degeneration. Spine (Phila Pa 1976) 27:2212–2219

Cui LY, Liu SL, Ding Y, Huang DS, Ma RF, Huang WG, Hu BS, Pan QH (2007) IL-1beta sensitizes rat intervertebral disc cells to Fas ligand mediated apoptosis in vitro. Acta Pharmacol Sin 28:1671–1676

Dai SM, Shan ZZ, Nakamura H, Masuko-Hongo K, Kato T, Nishioka K, Yudoh K (2006) Catabolic stress induces features of chondrocyte senescence through overexpression of caveolin 1: possible involvement of caveolin 1-induced down-regulation of articular chondrocytes in the pathogenesis of osteoarthritis. Arthritis Rheum 54:818–831

Delamarter R, Zigler JE, Balderston RA, Cammisa FP, Goldstein JA, Spivak JM (2011) Prospective, randomized, multicenter Food and Drug Administration investigational device exemption study of the ProDisc-L total disc replacement compared with circumferential arthrodesis for the treatment of two-level lumbar degenerative disc disease: results at twenty-four months. J Bone Joint Surg Am 93:705–715

Demircan K, Hirohata S, Nishida K, Hatipoglu OF, Oohashi T, Yonezawa T, Apte SS, Ninomiya Y (2005) ADAMTS-9 is synergistically induced by interleukin-1beta and tumor necrosis factor alpha in OUMS-27 chondrosarcoma cells and in human chondrocytes. Arthritis Rheum 52:1451–1460

Deyo RA, Bass JE (1989) Lifestyle and low-back pain. The influence of smoking and obesity. Spine (Phila Pa 1976) 14:501–506

Di MA, Vaccaro AR, Lee JY, Denaro V, Lim MR (2005) Nucleus pulposus replacement: basic science and indications for clinical use. Spine 30:S16–S22

Duance VC, Crean JK, Sims TJ, Avery N, Smith S, Menage J, Eisenstein SM, Roberts S (1998) Changes in collagen cross-linking in degenerative disc disease and scoliosis. Spine (Phila Pa 1976) 23:2545–2551

Errico TJ (2005) Lumbar disc arthroplasty. Clin Orthop Relat Res 435:106–117

Eyre DR, Muir H (1976) Types I and II collagens in intervertebral disc. Interchanging radial distributions in annulus fibrosus. Biochem J 157:267–270

Feng H, Danfelter M, Stromqvist B, Heinegard D (2006) Extracellular matrix in disc degeneration. J Bone Joint Surg Am 88(Suppl 2):25–29

Freemont AJ, Peacock TE, Goupille P, Hoyland JA, O'Brien J, Jayson MI (1997) Nerve ingrowth into diseased intervertebral disc in chronic back pain. Lancet 350:178–181

Freemont AJ, Watkins A, Le MC, Baird P, Jeziorska M, Knight MT, Ross ER, O'Brien JP, Hoyland JA (2002) Nerve growth factor expression and innervation of the painful intervertebral disc. J Pathol 197:286–292

Freund A, Patil CK, Campisi J (2011) p38MAPK is a novel DNA damage response-independent regulator of the senescence-associated secretory phenotype. EMBO J 30:1536–1548

Frino J, McCarthy RE, Sparks CY, McCullough FL (2006) Trends in adolescent lumbar disk herniation. J Pediatr Orthop 26:579–581

Gabr MA, Jing L, Helbling AR, Sinclair SM, Allen KD, Shamji MF, Richardson WJ, Fitch RD, Setton LA, Chen J (2011) Interleukin-17 synergizes with IFNgamma or TNFalpha to promote inflammatory mediator release and intercellular adhesion molecule-1 (ICAM-1) expression in human intervertebral disc cells. J Orthop Res 29:1–7

Garcia-Cosamalon J, del Valle ME, Calavia MG, Garcia-Suarez O, Lopez-Muniz A, Otero J, Vega JA (2010) Intervertebral disc, sensory nerves and neurotrophins: who is who in discogenic pain? J Anat 217:1–15

Gilbert HT, Hoyland JA, Millward-Sadler SJ (2010) The response of human anulus fibrosus cells to cyclic tensile strain is frequency-dependent and altered with disc degeneration. Arthritis Rheum 62:3385–3394

Gilbert HT, Hoyland JA, Freemont AJ, Millward-Sadler SJ (2011) The involvement of interleukin-1 and interleukin-4 in the response of human annulus fibrosus cells to cyclic tensile strain: an altered mechanotransduction pathway with degeneration. Arthritis Res Ther 13:R8

Gilbertson L, Ahn SH, Teng PN, Studer RK, Niyibizi C, Kang JD (2008) The effects of recombinant human bone morphogenetic protein-2, recombinant human bone morphogenetic protein-12, and adenoviral bone morphogenetic protein-12 on matrix synthesis in human annulus fibrosis and nucleus pulposus cells. Spine J 8: 449–456

Greg AD, Li X, Tannoury T, Beck G, Balian G (2003) A fibronectin fragment stimulates intervertebral disc degeneration in vivo. Spine (Phila Pa 1976) 28:2338–2345

Gruber HE, Hanley EN Jr (1998) Analysis of aging and degeneration of the human intervertebral disc. Comparison of surgical specimens with normal controls. Spine (Phila Pa 1976) 23:751–757

Gruber HE, Fisher EC Jr, Desai B, Stasky AA, Hoelscher G, Hanley EN Jr (1997) Human intervertebral disc cells from the annulus: three-dimensional culture in agarose or alginate and responsiveness to TGF-beta1. Exp Cell Res 235:13–21

Gruber HE, Norton HJ, Hanley EN Jr (2000) Anti-apoptotic effects of IGF-1 and PDGF on human intervertebral disc cells in vitro. Spine (Phila Pa 1976) 25:2153–2157

Gruber HE, Ingram JA, Hanley EN Jr (2005) Immunolocalization of MMP-19 in the human intervertebral disc: implications for disc aging and degeneration. Biotech Histochem 80:157–162

Gruber HE, Ingram JA, Norton HJ, Hanley EN Jr (2007) Senescence in cells of the aging and degenerating intervertebral disc: immunolo-calization of senescence-associated beta-galactosidase in human and sand rat discs. Spine (Phila Pa 1976) 32:321–327

Gruber HE, Ingram JA, Hoelscher G, Zinchenko N, Norton HJ, Hanley EN Jr (2008) Brain-derived neurotrophic factor and its receptor in the human and the sand rat intervertebral disc. Arthritis Res Ther 10:R82

Guehring T, Urban JP, Cui Z, Tirlapur UK (2008) Noninvasive 3D vital imaging and characterization of notochordal cells of the intervertebral disc by femtosecond near-infrared two-photon laser scanning micros-copy and spatial-volume rendering. Microsc Res Tech 71:298–304

Guyer RD, McAfee PC, Banco RJ, Bitan FD, Cappuccino A, Geisler FH, Hochschuler SH, Holt RT, Jenis LG, Majd ME, Regan JJ, Tromanhauser SG, Wong DC, Blumenthal SL (2009) Prospective, randomized, multicenter Food and Drug Administration investiga-tional device exemption study of lumbar total disc replacement with the CHARITE artificial disc versus lumbar fusion: five-year follow-up. Spine J 9:374–386

Ha KY, Koh IJ, Kirpalani PA, Kim YY, Cho YK, Khang GS, Han CW (2006) The expression of hypoxia inducible factor-1alpha and apop-tosis in herniated discs. Spine (Phila Pa 1976) 31:1309–1313

Handa T, Ishihara H, Ohshima H, Osada R, Tsuji H, Obata K (1997) Effects of hydrostatic pressure on matrix synthesis and matrix met-alloproteinase production in the human lumbar intervertebral disc. Spine (Phila Pa 1976) 22:1085–1091

Harkness EF, Macfarlane GJ, Silman AJ, McBeth J (2005) Is musculo-skeletal pain more common now than 40 years ago?: Two popula-tion-based cross-sectional studies. Rheumatology (Oxford) 44:890–895

Haro H, Kato T, Komori H, Osada M, Shinomiya K (2002) Vascular endothelial growth factor (VEGF)-induced angiogenesis in herni-ated disc resorption. J Orthop Res 20:409–415

Hatano E, Fujita T, Ueda Y, Okuda T, Katsuda S, Okada Y, Matsumoto T (2006) Expression of ADAMTS-4 (aggrecanase-1) and possible

involvement in regression of lumbar disc herniation. Spine (Phila Pa 1976) 31:1426–1432

Heathfield SK, Le Maitre CL, Hoyland JA (2008) Caveolin-1 expres-sion and stress-induced premature senescence in human interverte-bral disc degeneration. Arthritis Res Ther 10:R87

Heyde CE, Tschoeke SK, Hellmuth M, Hostmann A, Ertel W, Oberholzer A (2006) Trauma induces apoptosis in human thora-columbar intervertebral discs. BMC Clin Pathol 6:5

Hilibrand AS, Robbins M (2004) Adjacent segment degeneration and adjacent segment disease: the consequences of spinal fusion? Spine J 4:190S–194S

Hirano N, Tsuji H, Ohshima H, Kitano S, Itoh T, Sano A (1988) Analysis of rabbit intervertebral disc physiology based on water metabolism. II. Changes in normal intervertebral discs under axial vibratory load. Spine (Phila Pa 1976) 13:1297–1302

Holm S, Nachemson A (1982) Nutritional changes in the canine inter-vertebral disc after spinal fusion. Clin Orthop Relat Res 169: 243–258

Holm S, Nachemson A (1983) Variations in the nutrition of the canine intervertebral disc induced by motion. Spine (Phila Pa 1976) 8:866–874

Holm S, Nachemson A (1988) Nutrition of the intervertebral disc: acute effects of cigarette smoking. An experimental animal study. Ups J Med Sci 93:91–99

Holm S, Maroudas A, Urban JP, Selstam G, Nachemson A (1981) Nutrition of the intervertebral disc: solute transport and metabolism. Connect Tissue Res 8:101–119

Homandberg GA, Hui F, Wen C, Purple C, Bewsey K, Koepp H, Huch K, Harris A (1997) Fibronectin-fragment-induced cartilage chon-drolysis is associated with release of catabolic cytokines. Biochem J 321(Pt 3):751–757

Homma Y, Tsunoda M, Kasai H (1994) Evidence for the accumulation of oxidative stress during cellular ageing of human diploid fibroblasts. Biochem Biophys Res Commun 203:1063–1068

Hormel SE, Eyre DR (1991) Collagen in the ageing human interverte-bral disc: an increase in covalently bound fluorophores and chro-mophores. Biochim Biophys Acta 1078:243–250

Horner HA, Urban JP (2001) 2001 Volvo Award Winner in Basic Science Studies: effect of nutrient supply on the viability of cells from the nucleus pulposus of the intervertebral disc. Spine (Phila Pa 1976) 26:2543–2549

Hoyland JA, Le MC, Freemont AJ (2008) Investigation of the role of IL-1 and TNF in matrix degradation in the intervertebral disc. Rheumatology (Oxford) 47:809–814

Humzah MD, Soames RW (1988) Human intervertebral disc: structure and function. Anat Rec 220:337–356

Hutton WC, Adams MA (1982) Can the lumbar spine be crushed in heavy lifting? Spine (Phila Pa 1976) 7:586–590

Igarashi T, Kikuchi S, Shubayev V, Myers RR (2000) 2000 Volvo Award winner in basic science studies: exogenous tumor necrosis factor-alpha mimics nucleus pulposus-induced neuropathology. Molecular, histologic, and behavioral comparisons in rats. Spine (Phila Pa 1976) 25:2975–2980

Imai Y, Miyamoto K, An HS, Thonar EJ, Andersson GB, Masuda K (2007a) Recombinant human osteogenic protein-1 upregulates pro-teoglycan metabolism of human anulus fibrosus and nucleus pulpo-sus cells. Spine (Phila Pa 1976) 32:1303–1309

Imai Y, Okuma M, An HS, Nakagawa K, Yamada M, Muehleman C, Thonar E, Masuda K (2007b) Restoration of disc height loss by recombinant human osteogenic protein-1 injection into interverte-bral discs undergoing degeneration induced by an intradiscal injection of chondroitinase ABC. Spine (Phila Pa 1976) 32: 1197–1205

Inkinen RI, Lammi MJ, Lehmonen S, Puustjarvi K, Kaapa E, Tammi MI (1998) Relative increase of biglycan and decorin and altered chondroitin sulfate epitopes in the degenerating human interverte-bral disc. J Rheumatol 25:506–514

Ishihara H, Urban JP (1999) Effects of low oxygen concentrations and metabolic inhibitors on proteoglycan and protein synthesis rates in the intervertebral disc. J Orthop Res 17:829–835

Jackson AR, Huang CY, Gu WY (2011) Effect of endplate calcification and mechanical deformation on the distribution of glucose in inter-vertebral disc: a 3D finite element study. Comput Methods Biomech

Biomed Engin 14:195–204

Jin D, Qu D, Zhao L, Chen J, Jiang J (2003) Prosthetic disc nucleus (PDN) replacement for lumbar disc herniation: preliminary report with six months' follow-up. J Spinal Disord Tech 16:331–337

Johnson WE, Roberts S (2007) 'Rumours of my death may have been greatly exaggerated': a brief review of cell death in human intervertebral disc disease and implications for cell transplantation therapy. Biochem Soc Trans 35:680–682

Johnson WE, Eisenstein SM, Roberts S (2001) Cell cluster formation in degenerate lumbar intervertebral discs is associated with increased disc cell proliferation. Connect Tissue Res 42:197–207

Johnson WE, Caterson B, Eisenstein SM, Hynds DL, Snow DM, Roberts S (2002) Human intervertebral disc aggrecan inhibits nerve growth in vitro. Arthritis Rheum 46:2658–2664

Johnson WE, Caterson B, Eisenstein SM, Roberts S (2005) Human intervertebral disc aggrecan inhibits endothelial cell adhesion and cell migration in vitro. Spine (Phila Pa 1976) 30:1139–1147

Johnson WE, Sivan S, Wright KT, Eisenstein SM, Maroudas A, Roberts S (2006) Human intervertebral disc cells promote nerve growth over substrata of human intervertebral disc aggrecan. Spine (Phila Pa 1976) 31:1187–1193

Johnson WE, Patterson AM, Eisenstein SM, Roberts S (2007) The presence of pleiotrophin in the human intervertebral disc is associated with increased vascularization: an immunohistologic study. Spine (Phila Pa 1976) 32:1295–1302

Jones P, Gardner L, Menage J, Williams GT, Roberts S (2008) Intervertebral disc cells as competent phagocytes in vitro: implications for cell death in disc degeneration. Arthritis Res Ther 10:R86

Kang JD, Georgescu HI, Intyre-Larkin L, Stefanovic-Racic M, Donaldson WF III, Evans CH (1996) Herniated lumbar intervertebral discs spontaneously produce matrix metalloproteinases, nitric oxide, interleukin-6, and prostaglandin E2. Spine (Phila Pa 1976) 21:271–277

Kashiwagi M, Tortorella M, Nagase H, Brew K (2001) TIMP-3 is a potent inhibitor of aggrecanase 1 (ADAM-TS4) and aggrecanase 2 (ADAM-TS5). J Biol Chem 276:12501–12504

Katsuura A, Hukuda S (1994) Experimental study of intervertebral disc allografting in the dog. Spine 19:2426–2432

Katz MM, Hargens AR, Garfin SR (1986) Intervertebral disc nutrition. Diffusion versus convection. Clin Orthop Relat Res (210):243–245

Kawaguchi Y, Kanamori M, Ishihara H, Ohmori K, Matsui H, Kimura T (2002) The association of lumbar disc disease with vitamin-D receptor gene polymorphism. J Bone Joint Surg Am 84-A:2022–2028

Kawakami M, Matsumoto T, Hashizume H, Kuribayashi K, Chubinskaya S, Yoshida M (2005) Osteogenic protein-1 (osteogenic protein-1/bone morphogenetic protein-7) inhibits degeneration and pain-related behavior induced by chronically compressed nucleus pulposus in the rat. Spine (Phila Pa 1976) 30:1933–1939

Kim KW, Kim YS, Ha KY, Woo YK, Park JB, Park WS, An HS (2005) An autocrine or paracrine Fas-mediated counterattack: a potential mechanism for apoptosis of notochordal cells in intact rat nucleus pulposus. Spine (Phila Pa 1976) 30:1247–1251

Kim KW, Chung HN, Ha KY, Lee JS, Kim YY (2009) Senescence mechanisms of nucleus pulposus chondrocytes in human intervertebral discs. Spine J 9:658–666

Klawitter M, Quero L, Bertolo A, Mehr M, Stoyanov J, Nerlich AG, Klasen J, Aebli N, Boos N, Wuertz K (2011) Human MMP28 expression is unresponsive to inflammatory stimuli and does not correlate to the grade of intervertebral disc degeneration. J Negat Results Biomed 10:9

Kolodkin AL, Matthes DJ, Goodman CS (1993) The semaphorin genes encode a family of transmembrane and secreted growth cone guidance molecules. Cell 75:1389–1399

Konttinen YT, Kaapa E, Hukkanen M, Gu XH, Takagi M, Santavirta S, Alaranta H, Li TF, Suda A (1999) Cathepsin G in degenerating and healthy discal tissue. Clin Exp Rheumatol 17:197–204

Korecki CL, Kuo CK, Tuan RS, Iatridis JC (2009) Intervertebral disc cell response to dynamic compression is age and frequency dependent. J Orthop Res 27:800–806

Le Maitre CL, Freemont AJ, Hoyland JA (2004) Localization of degradative enzymes and their inhibitors in the degenerate human intervertebral disc. J Pathol 204:47–54

Le Maitre CL, Freemont AJ, Hoyland JA (2005a) The role of interleu-kin-1 in the pathogenesis of human intervertebral disc degeneration. Arthritis Res Ther 7:R732–R745

Le Maitre CL, Richardson SM, Baird P, Freemont AJ, Hoyland JA (2005b) Expression of receptors for putative anabolic growth factors in human intervertebral disc: implications for repair and regeneration of the disc. J Pathol 207:445–452

Le Maitre CL, Freemont AJ, Hoyland JA (2006a) A preliminary in vitro study into the use of IL-1Ra gene therapy for the inhibition of intervertebral disc degeneration. Int J Exp Pathol 87:17–28

Le Maitre CL, Freemont AJ, Hoyland JA (2006b) Human disc degeneration is associated with increased MMP 7 expression. Biotech Histochem 81:125–131

Le Maitre CL, Freemont AJ, Hoyland JA (2007a) Accelerated cellular senescence in degenerate intervertebral discs: a possible role in the pathogenesis of intervertebral disc degeneration. Arthritis Res Ther 9:R45

Le Maitre CL, Hoyland JA, Freemont AJ (2007b) Catabolic cytokine expression in degenerate and herniated human intervertebral discs: IL-1beta and TNFalpha expression profile. Arthritis Res Ther 9:R77

Le Maitre CL, Hoyland JA, Freemont AJ (2007c) Interleukin-1 receptor antagonist delivered directly and by gene therapy inhibits matrix degradation in the intact degenerate human intervertebral disc: an in situ zymographic and gene therapy study. Arthritis Res Ther 9:R83

Le Maitre CL, Pockert A, Buttle DJ, Freemont AJ, Hoyland JA (2007d) Matrix synthesis and degradation in human intervertebral disc degeneration. Biochem Soc Trans 35:652–655

Le Maitre CL, Frain J, Fotheringham AP, Freemont AJ, Hoyland JA (2008) Human cells derived from degenerate intervertebral discs respond differently to those derived from non-degenerate intervertebral discs following application of dynamic hydrostatic pressure. Biorheology 45:563–575

Le Maitre CL, Freemont AJ, Hoyland JA (2009) Expression of cartilage-derived morphogenetic protein in human intervertebral discs and its effect on matrix synthesis in degenerate human nucleus pulposus cells. Arthritis Res Ther 11:R137

Lee CR, Sakai D, Nakai T, Toyama K, Mochida J, Alini M, Grad S (2007) A phenotypic comparison of intervertebral disc and articular cartilage cells in the rat. Eur Spine J 16:2174–2185

Lee JM, Song JY, Baek M, Jung HY, Kang H, Han IB, Kwon YD, Shin DE (2011) Interleukin-1beta induces angiogenesis and innervation in human intervertebral disc degeneration. J Orthop Res 29:265–269

Lindley EM, Jaafar S, Noshchenko A, Baldini T, Nair DP, Shandas R, Burger EL, Patel VV (2010) Nucleus replacement device failure: a case report and biomechanical study. Spine (Phila Pa 1976) 35:E1241–E1247

Loreto C, Musumeci G, Castorina A, Loreto C, Martinez G (2011) Degenerative disc disease of herniated intervertebral discs is associated with extracellular matrix remodeling, vimentin-positive cells and cell death. Ann Anat 193:156–162

Lotz JC, Chin JR (2000) Intervertebral disc cell death is dependent on the magnitude and duration of spinal loading. Spine (Phila Pa 1976) 25:1477–1483

Luk KD, Ruan DK, Chow DH, Leong JC (1997) Intervertebral disc autografting in a bipedal animal model. Clin Orthop Relat Res 337:13–26

Lyons G, Eisenstein SM, Sweet MB (1981) Biochemical changes in intervertebral disc degeneration. Biochim Biophys Acta 673:443–453

MacGregor AJ, Andrew T, Sambrook PN, Spector TD (2004) Structural, psychological, and genetic influences on low back and neck pain: a study of adult female twins. Arthritis Rheum 51:160–167

MacLean JJ, Lee CR, Alini M, Iatridis JC (2004) Anabolic and catabolic mRNA levels of the intervertebral disc vary with the magnitude and frequency of in vivo dynamic compression. J Orthop Res 22:1193–1200

MacLean JJ, Lee CR, Alini M, Iatridis JC (2005) The effects of short-term load duration on anabolic and catabolic gene expression in the rat tail intervertebral disc. J Orthop Res 23:1120–1127

Malandrino A, Noailly J, Lacroix D (2011) The effect of sustained compression on oxygen metabolic transport in the intervertebral disc decreases with degenerative changes. PLoS Comput Biol 7:e1002112

Maniadakis N, Gray A (2000) The economic burden of back pain in the

UK. Pain 84:95–103

Marchand F, Ahmed AM (1990) Investigation of the laminate structure of lumbar disc anulus fibrosus. Spine 15:402–410

Maroudas A, Stockwell RA, Nachemson A, Urban J (1975) Factors involved in the nutrition of the human lumbar intervertebral disc: cellularity and diffusion of glucose in vitro. J Anat 120:113–130

Martin JA, Brown TD, Heiner AD, Buckwalter JA (2004) Chondrocyte senescence, joint loading and osteoarthritis. Clin Orthop Relat Res (427 Suppl):S96–103

Martin BI, Deyo RA, Mirza SK, Turner JA, Comstock BA, Hollingworth W, Sullivan SD (2008) Expenditures and health status among adults with back and neck problems. JAMA 299:656–664

Masuda K, Takegami K, An H, Kumano F, Chiba K, Andersson GB, Schmid T, Thonar E (2003) Recombinant osteogenic protein-1 upregulates extracellular matrix metabolism by rabbit annulus fibrosus and nucleus pulposus cells cultured in alginate beads. J Orthop Res 21:922–930

Masuda K, Imai Y, Okuma M, Muehleman C, Nakagawa K, Akeda K, Thonar E, Andersson G, An HS (2006) Osteogenic protein-1 injection into a degenerated disc induces the restoration of disc height and structural changes in the rabbit anular puncture model. Spine (Phila Pa 1976) 31:742–754

McCanless JD, Cole JA, Slack SM, Bumgardner JD, Zamora PO, Haggard WO (2011) Modeling nucleus pulposus regeneration in vitro: mesenchymal stem cells, alginate beads, hypoxia, BMP-2, and synthetic peptide B2A. Spine (Phila Pa 1976) 36:2275–2285

Meisel HJ, Ganey T, Hutton WC, Libera J, Minkus Y, Alasevic O (2006) Clinical experience in cell-based therapeutics: intervention and outcome. Eur Spine J 15(Suppl 3):S397–S405

Melrose J, Roberts S, Smith S, Menage J, Ghosh P (2002a) Increased nerve and blood vessel ingrowth associated with proteoglycan depletion in an ovine anular lesion model of experimental disc degeneration. Spine (Phila Pa 1976) 27:1278–1285

Melrose J, Smith S, Little CB, Kitson J, Hwa SY, Ghosh P (2002b) Spatial and temporal localization of transforming growth factor-beta, fibroblast growth factor-2, and osteonectin, and identification of cells expressing alpha-smooth muscle actin in the injured anulus fibrosus: implications for extracellular matrix repair. Spine (Phila Pa 1976) 27:1756–1764

Melrose J, Smith SM, Appleyard RC, Little CB (2008) Aggrecan, versican and type VI collagen are components of annular translamellar crossbridges in the intervertebral disc. Eur Spine J 17:314–324

Minogue BM, Richardson SM, Zeef LA, Freemont AJ, Hoyland JA (2010a) Characterization of the human nucleus pulposus cell phenotype and evaluation of novel marker gene expression to define adult stem cell differentiation. Arthritis Rheum 62:3695–3705

Minogue BM, Richardson SM, Zeef LA, Freemont AJ, Hoyland JA (2010b) Transcriptional profiling of bovine intervertebral disc cells: implications for identification of normal and degenerate human intervertebral disc cell phenotypes. Arthritis Res Ther 12:R22

Miyamoto K, Masuda K, Kim JG, Inoue N, Akeda K, Andersson GB, An HS (2006) Intradiscal injections of osteogenic protein-1 restore the viscoelastic properties of degenerated intervertebral discs. Spine J 6:692–703

Mokhbi SD, Shirazi-Adl A, Urban JP (2009) Investigation of solute concentrations in a 3D model of intervertebral disc. Eur Spine J 18:254–262

Mwale F, Roughley P, Antoniou J (2004) Distinction between the extracellular matrix of the nucleus pulposus and hyaline cartilage: a requisite for tissue engineering of intervertebral disc. Eur Cell Mater 8:58–63

Nachemson AL (1981) Disc pressure measurements. Spine (Phila Pa 1976) 6:93–97

Nachemson A, Lewin T, Maroudas A, Freeman MA (1970) In vitro diffusion of dye through the end-plates and the annulus fibrosus of human lumbar inter-vertebral discs. Acta Orthop Scand 41:589–607

Nagase H, Kashiwagi M (2003) Aggrecanases and cartilage matrix degradation. Arthritis Res Ther 5:94–103

Nagase H, Woessner JF Jr (1999) Matrix metalloproteinases. J Biol Chem 274:21491–21494

Neidlinger-Wilke C, Wurtz K, Urban JP, Borm W, Arand M, Ignatius A, Wilke HJ, Claes LE (2006) Regulation of gene expression in intervertebral disc cells by low and high hydrostatic pressure. Eur Spine J 15(Suppl 3):S372–S378

Nerlich AG, Schleicher ED, Boos N (1997) 1997 Volvo Award winner in basic science studies. Immunohistologic markers for age-related changes of human lumbar intervertebral discs. Spine (Phila Pa 1976) 22:2781–2795

Nerlich AG, Boos N, Wiest I, Aebi M (1998) Immunolocalization of major interstitial collagen types in human lumbar intervertebral discs of various ages. Virchows Arch 432:67–76

Nerlich AG, Weiler C, Zipperer J, Narozny M, Boos N (2002) Immunolocalization of phagocytic cells in normal and degenerated intervertebral discs. Spine (Phila Pa 1976) 27:2484–2490

Nerlich AG, Schaaf R, Walchli B, Boos N (2007) Temporo-spatial distribution of blood vessels in human lumbar intervertebral discs. Eur Spine J 16:547–555

Nomura T, Mochida J, Okuma M, Nishimura K, Sakabe K (2001) Nucleus pulposus allograft retards intervertebral disc degeneration. Clin Orthop Relat Res 389:94–101

Oegema TR Jr, Johnson SL, Aguiar DJ, Ogilvie JW (2000) Fibronectin and its fragments increase with degeneration in the human intervertebral disc. Spine (Phila Pa 1976) 25:2742–2747

Ohba T, Haro H, Ando T, Wako M, Suenaga F, Aso Y, Koyama K, Hamada Y, Nakao A (2009) TNF-alpha-induced NF-kappaB signaling reverses age-related declines in VEGF induction and angiogenic activity in intervertebral disc tissues. J Orthop Res 27:229–235

Ohshima H, Urban JP (1992) The effect of lactate and pH on proteoglycan and protein synthesis rates in the intervertebral disc. Spine (Phila Pa 1976) 17:1079–1082

Ohtori S, Takahashi K, Chiba T, Yamagata M, Sameda H, Moriya H (2002) Substance P and calcitonin gene-related peptide immunoreactive sensory DRG neurons innervating the lumbar intervertebral discs in rats. Ann Anat 184:235–240

Olmarker K, Larsson K (1998) Tumor necrosis factor alpha and nucleus-pulposus-induced nerve root injury. Spine (Phila Pa 1976) 23:2538–2544

Olmarker K, Rydevik B (2001) Selective inhibition of tumor necrosis factor-alpha prevents nucleus pulposus-induced thrombus formation, intraneural edema, and reduction of nerve conduction velocity: possible implications for future pharmacologic treatment strategies of sciatica. Spine (Phila Pa 1976) 26:863–869

Osada R, Ohshima H, Ishihara H, Yudoh K, Sakai K, Matsui H, Tsuji H (1996) Autocrine/paracrine mechanism of insulin-like growth factor-1 secretion, and the effect of insulin-like growth factor-1 on proteoglycan synthesis in bovine intervertebral discs. J Orthop Res 14:690–699

Park JB, Park IC, Park SJ, Jin HO, Lee JK, Riew KD (2006) Anti-apoptotic effects of caspase inhibitors on rat intervertebral disc cells. J Bone Joint Surg Am 88:771–779

Patel KP, Sandy JD, Akeda K, Miyamoto K, Chujo T, An HS, Masuda K (2007) Aggrecanases and aggrecanase-generated fragments in the human intervertebral disc at early and advanced stages of disc degeneration. Spine (Phila Pa 1976) 32:2596–2603

Pazzaglia UE, Salisbury JR, Byers PD (1989) Development and involution of the notochord in the human spine. J R Soc Med 82:413–415

Pearce RH, Grimmer BJ, Adams ME (1987) Degeneration and the chemical composition of the human lumbar intervertebral disc. J Orthop Res 5:198–205

Peng B, Hao J, Hou S, Wu W, Jiang D, Fu X, Yang Y (2006) Possible pathogenesis of painful intervertebral disc degeneration. Spine (Phila Pa 1976) 31:560–566

Peng B, Chen J, Kuang Z, Li D, Pang X, Zhang X (2009) Expression and role of connective tissue growth factor in painful disc fibrosis and degeneration. Spine (Phila Pa 1976) 34:E178–E182

Pfirrmann CW, Metzdorf A, Zanetti M, Hodler J, Boos N (2001) Magnetic resonance classification of lumbar intervertebral disc degeneration. Spine (Phila Pa 1976) 26:1873–1878

Pluijm SM, van Essen HW, Bravenboer N, Uitterlinden AG, Smit JH, Pols HA, Lips P (2004) Collagen type I alpha1 Sp1 polymorphism, osteoporosis, and intervertebral disc degeneration in older men and women. Ann Rheum Dis 63:71–77

Pockert AJ, Richardson SM, Le Maitre CL, Lyon M, Deakin JA, Buttle DJ, Freemont AJ, Hoyland JA (2009) Modified expression of the ADAMTS enzymes and tissue inhibitor of metalloproteinases 3 during human intervertebral disc degeneration. Arthritis Rheum 60:

482–491

Pokharna HK, Phillips FM (1998) Collagen crosslinks in human lumbar intervertebral disc aging. Spine (Phila Pa 1976) 23:1645–1648

Pollintine P, Przybyla AS, Dolan P, Adams MA (2004) Neural arch load-bearing in old and degenerated spines. J Biomech 37:197–204

Postacchini F, Lami R, Pugliese O (1988) Familial predisposition to discogenic low-back pain. An epidemiologic and immunogenetic study. Spine (Phila Pa 1976) 13:1403–1406

Purmessur D, Freemont AJ, Hoyland JA (2008) Expression and regulation of neurotrophins in the nondegenerate and degenerate human intervertebral disc. Arthritis Res Ther 10:R99

Rannou F, Lee TS, Zhou RH, Chin J, Lotz JC, Mayoux-Benhamou MA, Barbet JP, Chevrot A, Shyy JY (2004) Intervertebral disc degeneration: the role of the mitochondrial pathway in annulus fibrosus cell apoptosis induced by overload. Am J Pathol 164:915–924

Repanti M, Korovessis PG, Stamatakis MV, Spastris P, Kosti P (1998) Evolution of disc degeneration in lumbar spine: a comparative histological study between herniated and postmortem retrieved disc specimens. J Spinal Disord 11:41–45

Richardson JK, Chung T, Schultz JS, Hurvitz E (1997) A familial predisposition toward lumbar disc injury. Spine (Phila Pa 1976) 22:1487–1492

Richardson SM, Curran JM, Chen R, Vaughan-Thomas A, Hunt JA, Freemont AJ, Hoyland JA (2006a) The differentiation of bone marrow mesenchymal stem cells into chondrocyte-like cells on poly-L-lactic acid (PLLA) scaffolds. Biomaterials 27:4069–4078

Richardson SM, Walker RV, Parker S, Rhodes NP, Hunt JA, Freemont AJ, Hoyland JA (2006b) Intervertebral disc cell-mediated mesenchymal stem cell differentiation. Stem Cells 24:707–716

Richardson SM, Hughes N, Hunt JA, Freemont AJ, Hoyland JA (2008a) Human mesenchymal stem cell differentiation to NP-like cells in chitosan-glycerophosphate hydrogels. Biomaterials 29:85–93

Richardson SM, Knowles R, Tyler J, Mobasheri A, Hoyland JA (2008b) Expression of glucose transporters GLUT-1, GLUT-3, GLUT-9 and HIF-1alpha in normal and degenerate human intervertebral disc. Histochem Cell Biol 129:503–511

Richardson SM, Doyle P, Minogue BM, Gnanalingham K, Hoyland JA (2009) Increased expression of matrix metalloproteinase-10, nerve growth factor and substance P in the painful degenerate intervertebral disc. Arthritis Res Ther 11:R126

Richardson SM, Purmessur D, Baird P, Probyn B, Freemont AJ, Hoyland JA (2012) Degenerate human nucleus pulposus cells promote neurite outgrowth in neural cells. PLoS One 7(10):e47735. PubMed PMID: 23091643

Risbud MV, Fertala J, Vresilovic EJ, Albert TJ, Shapiro IM (2005) Nucleus pulposus cells upregulate PI3K/Akt and MEK/ERK signaling pathways under hypoxic conditions and resist apoptosis induced by serum withdrawal. Spine (Phila Pa 1976) 30:882–889

Roberts S, Urban JP, Evans H, Eisenstein SM (1996) Transport properties of the human cartilage endplate in relation to its composition and calcification. Spine (Phila Pa 1976) 21:415–420

Roberts S, Caterson B, Menage J, Evans EH, Jaffray DC, Eisenstein SM (2000) Matrix metalloproteinases and aggrecanase: their role in disorders of the human intervertebral disc. Spine (Phila Pa 1976) 25:3005–3013

Roberts S, Evans EH, Kletsas D, Jaffray DC, Eisenstein SM (2006a) Senescence in human intervertebral discs. Eur Spine J 15(Suppl 3):S312–S316

Roberts S, Evans H, Trivedi J, Menage J (2006b) Histology and pathology of the human intervertebral disc. J Bone Joint Surg Am 88(Suppl 2):10–14

Rodriguez AG, Slichter CK, Acosta FL, Rodriguez-Soto AE, Burghardt AJ, Majumdar S, Lotz JC (2011) Human disc nucleus properties and vertebral endplate permeability. Spine (Phila Pa 1976) 36:512–520

Rodriguez AG, Rodriguez-Soto AE, Burghardt AJ, Berven S, Majumdar S, Lotz JC (2012) Morphology of the human vertebral endplate. J Orthop Res 30:280–287

Roughley PJ (2004) Biology of intervertebral disc aging and degeneration: involvement of the extracellular matrix. Spine 29:2691–2699

Roughley P, Martens D, Rantakokko J, Alini M, Mwale F, Antoniou J (2006) The involvement of aggrecan polymorphism in degeneration of human intervertebral disc and articular cartilage. Eur Cell Mater 11:1–7

Rutges JP, Duit RA, Kummer JA, Oner FC, van Rijen MH, Verbout AJ, Castelein RM, Dhert WJ, Creemers LB (2010) Hypertrophic differentiation and calcification during intervertebral disc degeneration. Osteoarthritis Cartilage 18:1487–1495

Sakai D, Mochida J, Iwashina T, Watanabe T, Nakai T, Ando K, Hotta T (2005) Differentiation of mesenchymal stem cells transplanted to a rabbit degenerative disc model: potential and limitations for stem cell therapy in disc regeneration. Spine (Phila Pa 1976) 30:2379–2387

Sakai D, Nakai T, Mochida J, Alini M, Grad S (2009) Differential phenotype of intervertebral disc cells: microarray and immunohistochemical analysis of canine nucleus pulposus and anulus fibrosus. Spine (Phila Pa 1976) 34:1448–1456

Schollmeier G, Lahr-Eigen R, Lewandrowski KU (2000) Observations on fiber-forming collagens in the anulus fibrosus. Spine (Phila Pa 1976) 25:2736–2741

Seki S, Kawaguchi Y, Chiba K, Mikami Y, Kizawa H, Oya T, Mio F, Mori M, Miyamoto Y, Masuda I, Tsunoda T, Kamata M, Kubo T, Toyama Y, Kimura T, Nakamura Y, Ikegawa S (2005) A functional SNP in CILP, encoding cartilage intermediate layer protein, is associated with susceptibility to lumbar disc disease. Nat Genet 37:607–612

Selard E, Shirazi-Adl A, Urban JP (2003) Finite element study of nutrient diffusion in the human intervertebral disc. Spine (Phila Pa 1976) 28:1945–1953

Shen C, Yan J, Jiang LS, Dai LY (2011) Autophagy in rat annulus fibrosus cells: evidence and possible implications. Arthritis Res Ther 13:R132

Sive JI, Baird P, Jeziorsk M, Watkins A, Hoyland JA, Freemont AJ (2002) Expression of chondrocyte markers by cells of normal and degenerate intervertebral discs. Mol Pathol 55:91–97

Smith SM, Whitelock JM, Iozzo RV, Little CB, Melrose J (2009) Topographical variation in the distributions of versican, aggrecan and perlecan in the foetal human spine reflects their diverse functional roles in spinal development. Histochem Cell Biol 132:491–503

Solovieva S, Kouhia S, Leino-Arjas P, la-Kokko L, Luoma K, Raininko R, Saarela J, Riihimaki H (2004) Interleukin 1 polymorphisms and intervertebral disc degeneration. Epidemiology 15:626–633

Solovieva S, Lohiniva J, Leino-Arjas P, Raininko R, Luoma K, la-Kokko L, Riihimaki H (2006) Intervertebral disc degeneration in relation to the COL9A3 and the IL-1ss gene polymorphisms. Eur Spine J 15:613–619

Somerville RP, Longpre JM, Jungers KA, Engle JM, Ross M, Evanko S, Wight TN, Leduc R, Apte SS (2003) Characterization of ADAMTS-9 and ADAMTS-20 as a distinct ADAMTS subfamily related to Caenorhabditis elegans GON-1. J Biol Chem 278:9503–9513

Sowa GA, Coelho JP, Bell KM, Zorn AS, Vo NV, Smolinski P, Niyonkuru C, Hartman R, Studer RK, Kang JD (2011) Alterations in gene expression in response to compression of nucleus pulposus cells. Spine J 11:36–43

Stetler-Stevenson WG, Krutzsch HC, Liotta LA (1989) Tissue inhibitor of metalloproteinase (TIMP-2). A new member of the metalloproteinase inhibitor family. J Biol Chem 264:17374–17378

Stewart WF, Ricci JA, Chee E, Morganstein D, Lipton R (2003) Lost productive time and cost due to common pain conditions in the US workforce. JAMA 290:2443–2454

Stoyanov JV, Gantenbein-Ritter B, Bertolo A, Aebli N, Baur M, Alini M, Grad S (2011) Role of hypoxia and growth and differentiation factor-5 on differentiation of human mesenchymal stem cells towards intervertebral nucleus pulposus-like cells. Eur Cell Mater 21:533–547

Studer RK, Vo N, Sowa G, Ondeck C, Kang J (2011) Human nucleus pulposus cells react to IL-6: independent actions and amplification of response to IL-1 and TNF-alpha. Spine (Phila Pa 1976) 36:593–599

Sztrolovics R, Alini M, Roughley PJ, Mort JS (1997) Aggrecan degradation in human intervertebral disc and articular cartilage. Biochem J 326(Pt 1):235–241

Sztrolovics R, Grover J, Cs-Szabo G, Shi SL, Zhang Y, Mort JS,

Roughley PJ (2002) The characterization of versican and its message in human articular cartilage and intervertebral disc. J Orthop Res 20:257–266

Takahashi M, Haro H, Wakabayashi Y, Kawa-uchi T, Komori H, Shinomiya K (2001) The association of degeneration of the intervertebral disc with 5a/6a polymorphism in the promoter of the human matrix metalloproteinase-3 gene. J Bone Joint Surg Br 83:491–495

Takahashi Y, Ohtori S, Takahashi K (2009) Peripheral nerve pathways of afferent fibers innervating the lumbar spine in rats. J Pain 10:416–425

Takaishi H, Nemoto O, Shiota M, Kikuchi T, Yamada H, Yamagishi M, Yabe Y (1997) Type-II collagen gene expression is transiently upregulated in experimentally induced degeneration of rabbit intervertebral disc. J Orthop Res 15:528–538

Takebayashi T, Cavanaugh JM, Kallakuri S, Chen C, Yamashita T (2006) Sympathetic afferent units from lumbar intervertebral discs. J Bone Joint Surg Br 88:554–557

Takegami K, An HS, Kumano F, Chiba K, Thonar EJ, Singh K, Masuda K (2005) Osteogenic protein-1 is most effective in stimulating nucleus pulposus and annulus fibrosus cells to repair their matrix after chondroitinase ABC-induced in vitro chemonucleolysis. Spine J 5:231–238

Thompson JP, Pearce RH, Schechter MT, Adams ME, Tsang IK, Bishop PB (1990) Preliminary evaluation of a scheme for grading the gross morphology of the human intervertebral disc. Spine (Phila Pa 1976) 15:411–415

Thompson JP, Oegema TR Jr, Bradford DS (1991) Stimulation of mature canine intervertebral disc by growth factors. Spine (Phila Pa 1976) 16:253–260

Tim YS, Su KK, Li J, Soo PJ, Akamaru T, Elmer WA, Hutton WC (2003) The effect of bone morphogenetic protein-2 on rat intervertebral disc cells in vitro. Spine (Phila Pa 1976) 28:1773–1780

Tolofari SK, Richardson SM, Freemont AJ, Hoyland JA (2010) Expression of semaphorin 3A and its receptors in the human intervertebral disc: potential role in regulating neural ingrowth in the degenerate intervertebral disc. Arthritis Res Ther 12:R1

Tortorella MD, Burn TC, Pratta MA, Abbaszade I, Hollis JM, Liu R, Rosenfeld SA, Copeland RA, Decicco CP, Wynn R, Rockwell A, Yang F, Duke JL, Solomon K, George H, Bruckner R, Nagase H, Itoh Y, Ellis DM, Ross H, Wiswall BH, Murphy K, Hillman MC Jr, Hollis GF, Newton RC, Magolda RL, Trzaskos JM, Arner EC (1999) Purification and cloning of aggrecanase-1: a member of the ADAMTS family of proteins. Science 284:1664–1666

Tschoeke SK, Hellmuth M, Hostmann A, Robinson Y, Ertel W, Oberholzer A, Heyde CE (2008) Apoptosis of human intervertebral discs after trauma compares to degenerated discs involving both receptor-mediated and mitochondrial-dependent pathways. J Orthop Res 26:999–1006

Urban JP, Holm S, Maroudas A, Nachemson A (1982) Nutrition of the intervertebral disc: effect of fluid flow on solute transport. Clin Orthop Relat Res (170):296–302

Urban MR, Fairbank JC, Etherington PJ, Loh FL, Winlove CP, Urban JP (2001) Electrochemical measurement of transport into scoliotic intervertebral discs in vivo using nitrous oxide as a tracer. Spine (Phila Pa 1976) 26:984–990

Urban JP, Smith S, Fairbank JC (2004) Nutrition of the intervertebral disc. Spine (Phila Pa 1976) 29:2700–2709

van der Roer N, Goossens ME, Evers SM, van Tulder MW (2005) What is the most cost-effective treatment for patients with low back pain? A systematic review. Best Pract Res Clin Rheumatol 19:671–684

Videman T, Leppavuori J, Kaprio J, Battie MC, Gibbons LE, Peltonen L, Koskenvuo M (1998) Intragenic polymorphisms of the vitamin D receptor gene associated with intervertebral disc degeneration. Spine (Phila Pa 1976) 23:2477–2485

Wagner DR, Reiser KM, Lotz JC (2006) Glycation increases human annulus fibrosus stiffness in both experimental measurements and theoretical predictions. J Biomech 39:1021–1029

Walker BF (2000) The prevalence of low back pain: a systematic review of the literature from 1966 to 1998. J Spinal Disord 13:205–217

Wallach D, Arumugam TU, Boldin MP, Cantarella G, Ganesh KA, Goltsev Y, Goncharov TM, Kovalenko AV, Rajput A, Varfolomeev EE, Zhang SQ (2002) How are the regulators regulated? The search for mechanisms that impose specificity on induction of cell death and NF-kappaB activation by members of the TNF/NGF receptor family. Arthritis Res 4(Suppl 3):S189–S196

Walsh AJ, Bradford DS, Lotz JC (2004) In vivo growth factor treatment of degenerated intervertebral discs. Spine (Phila Pa 1976) 29:156–163

Wang DL, Jiang SD, Dai LY (2007) Biologic response of the intervertebral disc to static and dynamic compression in vitro. Spine (Phila Pa 1976) 32:2521–2528

Weiler C, Nerlich AG, Zipperer J, Bachmeier BE, Boos N (2002) 2002 SSE Award Competition in Basic Science: expression of major matrix metalloproteinases is associated with intervertebral disc degradation and resorption. Eur Spine J 11:308–320

Weiler C, Nerlich AG, Bachmeier BE, Boos N (2005) Expression and distribution of tumor necrosis factor alpha in human lumbar intervertebral discs: a study in surgical specimen and autopsy controls. Spine (Phila Pa 1976) 30:44–53

Wilder DG, Pope MH, Magnusson M (1996) Mechanical stress reduction during seated jolt/vibration exposure. Semin Perinatol 20:54–60

Wilke HJ, Neef P, Caimi M, Hoogland T, Claes LE (1999) New in vivo measurements of pressures in the intervertebral disc in daily life. Spine (Phila Pa 1976) 24:755–762

Wolfe HJ, Putschar WG, Vickery AL (1965) Role of the notochord in human intevertebral disk. I. Fetus and infant. Clin Orthop Relat Res 39:205–212

Wuertz K, Godburn K, MacLean JJ, Barbir A, Donnelly JS, Roughley PJ, Alini M, Iatridis JC (2009) In vivo remodeling of intervertebral discs in response to short- and long-term dynamic compression. J Orthop Res 27:1235–1242

Yao H, Gu WY (2006) Physical signals and solute transport in human intervertebral disc during compressive stress relaxation: 3D finite element analysis. Biorheology 43:323–335

Yasuma T, Arai K, Yamauchi Y (1993) The histology of lumbar intervertebral disc herniation. The significance of small blood vessels in the extruded tissue. Spine (Phila Pa 1976) 18:1761–1765

Ye W, Xu K, Huang D, Liang A, Peng Y, Zhu W, Li C (2011) Age-related increases of macroautophagy and chaperone-mediated autophagy in rat nucleus pulposus. Connect Tissue Res 52:472–478

Yu H, Zhu Y (2012) Expression of ADAMTS-7 and ADAMTS-12 in nucleus pulposus during degeneration of rat caudal intevetebral disc. J Vet Med Sci 74:9–15

Yu J, Winlove PC, Roberts S, Urban JP (2002) Elastic fibre organization in the intervertebral discs of the bovine tail. J Anat 201:465–475

Zhao F, Pollintine P, Hole BD, Dolan P, Adams MA (2005) Discogenic origins of spinal instability. Spine (Phila Pa 1976) 30:2621–2630

Zhao CQ, Liu D, Li H, Jiang LS, Dai LY (2007a) Interleukin-1beta enhances the effect of serum deprivation on rat annular cell apoptosis. Apoptosis 12:2155–2161

Zhao CQ, Wang LM, Jiang LS, Dai LY (2007b) The cell biology of intervertebral disc aging and degeneration. Ageing Res Rev 6:247–261

Zhao CQ, Zhang YH, Jiang SD, Li H, Jiang LS, Dai LY (2011) ADAMTS-5 and intervertebral disc degeneration: the results of tissue immunohistochemistry and in vitro cell culture. J Orthop Res 29:718–725

研究椎间盘病理的影像学方法

第
12
章

Ari Borthakur, Ravinder Reddy

目录

A. Borthakur, PhD (✉) • R. Reddy, PhD
Department of Radiology,
Center for Magnetic Resonance and Optical Imaging,
Perelman School of Medicine at the
University of Pennsylvania,
B1 Stellar-Chance Laboratories,
422 Curie Boulevard, Philadelphia, PA 19104-6100, USA
e-mail: borthaku@upenn.edu; URL: http://med.cmroi.upenn.edu;
krr@upenn.edu

12.1 引言

在美国，下腰痛已成为到医院就诊患者中排名第二位的常见疾病，超过5百万的美国人因下腰痛丧失了永久的肢体行动能力，每年花费的费用高达1000亿美元（Sheehan 2010；Chou等2007）。尽管对该疾病尚未完全了解，但是目前普遍认为椎间盘的退行性改变是直接导致轴性下腰痛的原因（Deyo 2002）。椎间盘的基质成分、组织结构以及机械性负荷等因素伴随着退变出现了渐进性的改变，从而导致了组织的降解和疼痛。我们推测出这样的结论似乎并不是毫无道理：（1）老化并不能完全解释退行性椎间盘疾病，因为那将意味着所有的老年患者都会出现椎间盘疼痛症状。（2）当椎间盘病变逐渐发展时，采用非创伤性方法来发现其早期的改变，会有助于治疗的成功，从而延缓与退行性椎间盘退变相关的慢性下腰痛的进程。

新的成像技术（Sheehan 2010）已经被证实对于制订手术方案，以及在神经根型（根性疼痛）和中央型（脊柱病变）的腰椎管狭窄症鉴别诊断时非常有用。然而大多数的慢性下腰痛患者却属于第三种类型，非特异性腰痛，即没有发现存在明确的病因。因此，采用先进的成像技术并没有能够改善治疗的效果（Chou等2007）。在某些病例中，影像报告会导致更多地发现一些偶然结果，造成一系列的诊断措施或治疗，不仅花费昂贵，甚至会给患者带来更多的风险（Deyo 2002；Lurie等2000）。因此，目前一致的意见是不推荐常规采用太先进的影像学检查，除非是怀疑存在严重的病理改变，或者当保守治疗的效果不理想时。

（Rubinstein 和 van Tulder 2008；Koes 等 2010）。

椎间盘退行性疾病经常会出现多种的病理改变。这对于医生明确患者疼痛的单一或主要原因的能力提出了挑战。因此，为了减少不必要的和不成功的治疗，有必要把传统的方法，即根据下腰痛的临床表现特点来发现和诊断晚期椎间盘病变，向新的方法进行转变。即把明确的相应的病理改变也作为诊断标准中的一部分，为了这个目的，非创伤性成像方法有可能增加诊断的确定性，特别是在椎间盘退变的起始阶段，对疾病的活动状态提供信息，在临床验证中可以用来测定治疗效果。

随之而来引人注目的则是以 MRI 为基础新颖的成像方法，其可以对椎间盘病理性退变所特有的功能特点进行定位，而不是像传统的 MRI、X线或者 CT 那样，只是迅速地发现简单的解剖学特点。这些新颖的方法不仅可以发现产生疼痛的脊柱节段，而且还可以灵敏地检测到那些为预防或修复病变椎间盘组织，而采用的新的实验性治疗方法的效果。我们首先讲述可以通过成像生物标记物进行靶向标记的退行性变化。

12.2 对退行性椎间盘病进行靶向标记

早期的椎间盘退行性疾病所表现的特点是髓核中的蛋白聚糖出现减少，导致其与水的结合能力下降，椎间盘的含水量减少，椎间盘内压力降低（Antoniou 等 1996；Sieber 和 Kostuik 2004）。在其晚期阶段，椎间盘退行性疾病所表现的特点是椎间盘高度降低、纤维环撕裂和周缘损伤，以及骨赘形成（Andersson 1998）。其与形成腰痛可能的原因密切相关（Erkintalo 等 1995；Luoma 等 2000；Urban 和 Maroudas 1979）。伴随着退变，其构造成分也出现了明显的改变：含水量和蛋白聚糖成分减少，蛋白聚糖的分布出现改变，总胶原成分增加，胶原种类的分布也出现改变（Eyre 1979；Roberts 等 1991；Antoniou 等 1996；Nerlich 等 1998）。最早出现结构性的退行性改变是在髓核和终板（Buckwalter 等 2000；Boos 等 2002）。甚至早在十几岁的阶段，髓核就表现出颗粒状变化、裂缝、撕裂和细胞死亡（Boos 等 2002）。含有少量纤维组织的髓核在此期间形态完整，没有任何

撕裂（Yu 等 1989）。也是在这同一早期阶段，髓核内的蛋白聚糖开始形成了集落样的聚集或非聚集的短链分子，葡胺聚糖的成分开始减少，水的成分开始下降（Antoniou 等 1996；Buckwalter 等 2000）。髓核是最早在形态上出现退行性改变的结构。其弹性模量增加，静水压减少，结果导致状态变化，由液样凝胶样转变成更近似固态样的物质（Urban 和 McMullin 1988；Iatridis 等 1997；Johannessen 和 Elliott 2005）。随着年龄的增长和退变的加重，整个椎间盘出现颗粒样改变、黏液样退变、裂缝和撕裂。衰变细胞出现的概率也开始增加。在各种负荷条件下，退变的运动节段的力学性能均受到了损害（Goel 1996；Pope 1992）。然而，如何去预测因退变所导致的力学性能改变却非常复杂，因为在各种负荷条件下，轻度的退变使得运动节段的刚度出现下降，而严重的退变则会使刚度增加（Berkson 等 1979；Fujiwara 等 2000；Haughton 等 2000；Reuber 等 1982）。

当椎间盘周缘基质的损伤超过身体的修复能力，就可能出现病理性、疼痛样的退变，由此而引发创伤反应。诸如成纤维细胞生长因子、胰岛素样生长因子和血小板衍生生长因子等各种生长因子的产物在纤维环裂缝中出现增多，则会促进肉芽组织的形成（Pratsinis 和 Kletsas 2008）。对椎间盘细胞的炎性刺激则引起神经营养性因子的分泌，诸如神经生长因子和脑源性神经营养性因子，随着蛋白聚糖减少，则会促进脊椎终板和纤维环周边形成新的神经和新的血管（Purmessur 等 2008）。炎性和神经营养性因子会通过终板裂缝扩散至邻近的脊柱，导致骨髓水肿（Ulrich 等 2007；Crock1986；Brown 等 1997；Ohtori 等 2006）。通过释放促炎症细胞产物，诸如 TNF-α 或乳酸，使得终板和纤维环伤害感受器更加敏感（Olmarker 等 1995）。

12.3 X线影像技术

椎间盘成像技术的目的就是为医生提供一种分级方案，在选择治疗方法时提供信息。完美的椎间盘退变分级系统应当是量化式的，其能够在椎间盘亚结构内对特定的区域进行评估，避免观察者的误差，能够发现早期轻微的变化，并且

与临床症状密切相关。采用 Thompson 分级标准
（Thompson 等 1990），通过 X 线影像技术来发现
椎间盘退变是目前最为采用的临床方法，但是它
只能发现形态方面大体上的畸形。而且，它不能
清晰地描绘软组织的结构，需要注射造影剂才能
发现诸如裂缝等轻微的椎间盘畸形。

12.4 计算机断层成像

　　计算机断层成像（CT）椎间盘造影术已经被
用于改善外科的治疗效果（Tehranzadeh 1998）。然
而，由于采用了放射技术，并且部分病例需要通过
纤维环置入针头并注射造影剂，所以它是一种创伤
性技术。使用 CT 的更进一步缺陷是其假阳性的高
发生率（An 和 Haughton 1993）。尽管 CT 可以准
确地辨识椎间盘的形态，但它却不能区分检查结果
究竟是否为产生症状的原因，或者仅仅是偶然发现
的结果。由于这些问题，对于那些没有明显神经根
受压的患者，CT 无法确定其疼痛的原因。在体内，
当施加一种负荷或扭矩时，可以采用"动态"CT
来准确地测量脊柱活动的范围。由于 CT 扫描仪高
速处理能力和影像处理工具的出现，使得这种技术
已经成为可能（Haughton 2004）。

12.5 采用磁共振的方法对脊柱的形态进行研究

　　磁共振因其能精细地显示软组织差异，具有
通过形态学和功能上的参数来表示椎间盘的特点
的巨大潜力。在传统的（T_2 加权）磁共振影像
中，正常的椎间盘其髓核表现为高亮，而纤维环
由于其短的 T_2 信号而不可见。通过髓核信号强
度减少的程度，对退变程度进行量化的定性分级
（Modic 等 1984）。当退变进入严重阶段时，髓核
和纤维环之间则没有明确的界限。目前广泛采用
的 Pfirrmann 分级系统（Pfirrmann 等 2001）则是
根据 T_2 加权的磁共振影像。根据形态结构，对椎
间盘采用了整数（Ⅰ～Ⅴ级）分级（例如，髓核
内质地的均匀性、髓核和纤维环之间的差异、信
号强度以及椎间盘的高度）。尽管这个分级系统
目前被最为广泛地认可并被加以使用（Kettler 和

Wilke 2005），其能够出色地发现加重阶段的椎间
盘退变，但是基于整数的分级系统对于早期的退
行性变化却难以区分（Bertagnoli 和 Kumar 2002；
Luoma 等 2001）。此外，这些分级系统都是定性
式的，容易造成观察者的误差，不能特定针对于
椎间盘的某些亚结构。由于 Pfirrmann 分级与临床
症状的出现或严重程度之间存在较少的相关，所

专栏 12.1　MRI 是什么？

　　磁共振成像（MRI）是一种诊断用的成像方
法，其采用射频（RF）波来激发并测定来自人体
的磁信号。MRI 系统由一台扫描仪构成，其产生
强大的磁场来对人体组织中水的氢原子核进行磁
化。MRI 的扫描仪通常外形为圆筒状，其含有磁
梯度线圈，通过电子控制来改变主磁场。一个由
计算机控制的操作台有多个"脉冲序列"软件，
用以动态操控射频和磁场梯度，使得随后所检
测的 MRI 信号可以被进行空间解码。磁共振"图
像"只不过是经过计算机处理的、人体组织内的
氢原子核的"地图"。2003 年的诺贝尔生理学或
医学奖授予给伊利诺伊州立大学的 Paul Lauterbur
和诺丁汉大学的 Peter Mans field 爵士，因其发明了
磁共振成像技术。

　　和其他的成像模式诸如 X 线、计算机断层成
像（CT）、正电子放射断层成像（PET）不同，
磁共振成像不使用任何电离辐射，因此理论上非
常适合临床研究。

　　不同的磁共振扫描仪在磁场强度、外形、空
间尺度和孔径的大小各不相同。医院所使用的临
床扫描仪通常为 1.5T 和 3T，以磁场强度的单位特
斯拉（tesla）来表示，而一些研究中心现在有 7T
全身扫描仪。磁场强度越高，其产生的磁化作用
就越强，就有可能生成更好品质的图像。孔径开
放式的扫描仪对一些患者来说更加舒适，但其不
足之处就是磁场强度过小。对于小动物所用的较
小孔径的扫描仪可以达到更高的磁场强度（4.7T
和 4.9T），与临床的扫描仪相比，是一个更具性
价比的选择。

　　T_1、T_2、T_2^* 和 $T_{1\rho}$ 在弛豫时间常数的差异，使
得其在不同组织内产生不同的磁共振成像的信号
衰减和恢复特征。一名 MRI 技师会利用预先制订
的操作方法，通过一次扫描过程生成多个图像。
协议通过调控 MRI 脉冲序列的参数，来实现临床
诊断和科学研究的需求。

以其在临床决策方面的实用性，则更多取决于该分级系统与其他临床和影像学结果之间的关系。

为了改善磁共振影像为基础的方法对于椎间盘退变进行客观量化测定时的性能，学者们对测量 T_1 和 T_2 弛豫时间和水的扩散系数进行了多项研究。在活体外的椎间盘标本中（Chatani 等 1993；Weidenbaum 等 1992；Chiu 等 2001）将 T_2 和水成分之间的关系进行了观察，发现人类的髓核和纤维环之间的弛豫速度存在着明显的差异（Marinelli 等 2009）。尽管在一项活体的研究中（Jenkins 等，1985）发现质子的密度和年龄之间没有明显的关系，而正常的和退变的椎间盘之间，T_1 和 T_2 均存在着明显的差异。然而，后来的一项研究（Boos 等 1994）显示正常和退变椎间盘的差异在 T_1 仅为 196ms，在 T_2 为 15ms，测量结果的可重复性很低，分别为 16.4% 和 13.4%。对于同一受试者，其从早晨至夜晚水成分的变化所造成的 T_2 昼间差异，使得 T_2 测量结果更为混乱。然而定量式的 T_2 测量结果可能与临床存在着某种关联，例如，如果具有下腰痛的患者群与无症状的对照组之间出现了昼间差异（Roberts 等 1998）。事实上，在这些椎间盘样本中，不论是人类的髓核还是纤维环的隔间内都发现这些参数出现了明显的下降，其

Thompson 分级上升，负荷出现了增加（Chiu 等 2001）。和健康的对照组相比，通过弥散加权磁共振影像发现其髓核内的水弥散出现下降，体内髓核的蛋白聚糖出现减少（Antoniou 等 2004），髓核在活体内出现退变（Kerttula 等 2001；Kealey 等 2005）。然而，由于弥散加权磁共振的图像受低信噪比和低分辨率的影响，易于出现运动人工伪迹，难以在活体内重复相同的测量结果。

12.6 基于生物化学的磁共振成像技术

我们前面曾讨论过，磁共振成像方法中有一个重大的缺陷，尽管它们可以有效地发现椎间盘形态方面的变化，但是对于椎间盘退变的早期阶段缺乏敏感性。目前出现了一种更新的基于磁共振成像的方法，它通过尝试发现和量化椎间盘细胞外基质的生化成分，来达到诊断的目的。为了最终的临床应用，最近几年数个研究小组总结出了下列的几项技术。

12.6.1 $T_{1\rho}$ 磁共振成像

通过使用 $T_{1\rho}$（"T-1-rho"）已经对肿瘤、

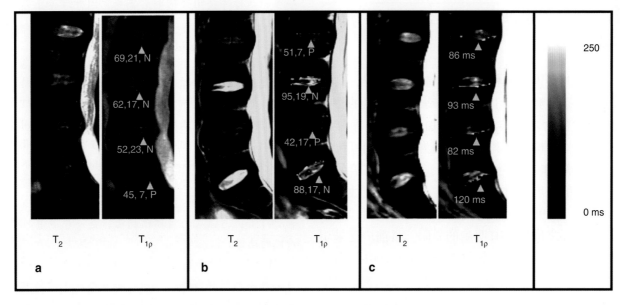

图 12.1　分别表示的是一位 52 岁女性（**a**），和一位诊断为腰痛的 35 岁男性（**b**）以及一位无症状的 38 岁男性（**c**），的腰间盘的质子 T_2 MRI（灰阶）和相应的 $T_{1\rho}$ 图（在灰阶的 $T_{1\rho}$ 加权影像上添加彩色的部分）。对椎间盘髓核的 $T_{1\rho}$ 时间（以 ms 表示）进行测定，其结果显示在每个椎间盘的下方，其后为开放压（以 psi 表示），腰痛患者的椎间盘是否为疼痛（P）或无痛（N），两者由椎间盘成像术来确定，均予以表明（Borthakur 等 2011）。这些数据表明非创伤性 $T_{1\rho}$ 的测量在专科医院中，可以用来替代对椎间盘压力的测量

肌肉、心肌、血流和软骨进行了成像（Santyr 等，1989；Lamminen 等 1993；Dixon 等 1996；Markkola 等 1997；Charagundla 等 1998；Mlynarik 等 1999；Grohn 等 2000；Poptani 等 2001；Duvvuri 等 2001；Borthakur 等 2004；Wheaton 等 2004；Hulvershorn 等 2005）。$T_{1\rho}$ 磁共振成像是传统的 T_1 和 T_2 磁共振成像的替代方法（Borthakur 等，2006），它采用一种持久、低功率的射频（RF），被称为"自旋锁定"（SL）脉冲对横断面进行磁化作用（图 12.1）。自旋锁定的磁化作用在

存在射频场（B_1）的情况下，在旋转框架内产生弛豫作用，这种情况类似于主磁场（B_0）内，纵向磁化作用下的弛豫作用。自旋锁定的磁化作用在旋转框架内按时间常数 $T_{1\rho}$ 出现弛豫现象，被称为自旋 - 晶格弛豫作用，在 B_1 场期间，它可以减弱信号丢失机制（例如，偶极弛豫作用、静态偶极耦合、化学交换和背景梯度）对磁共振成像信号的作用（Borthakur 等，2006）。由于这种原因，$T_{1\rho}$ 总是强于 T_2。在一个典型的 $T_{1\rho}$ 制图试验中，当自旋锁定脉冲的幅度（$\gamma B_1 \sim 0.1\text{-few}$

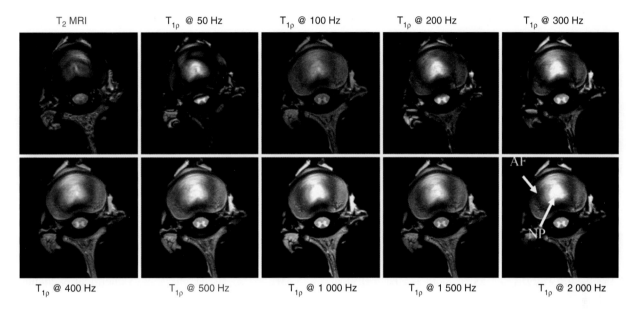

图 12.2 与 T_2 MRI（图像在上方左侧）相比，通过增强 $T_{1\rho}$ MRI 在脉冲序列的自旋锁定频率，在牛椎间盘样本的纤维环区域可以观察到增强的 MRI 信号。在采用临床 $T_{1\rho}$ MRI 方案的标准操作频率 500Hz 时，可以清晰可见 T_2 和 $T_{1\rho}$ 影像之间性质上的差异，特别是在纤维环处。与 T_2 MRI 相比，$T_{1\rho}$ MRI 在髓核处产生高 2 倍的信号，在纤维环处产生高 4 倍的信号

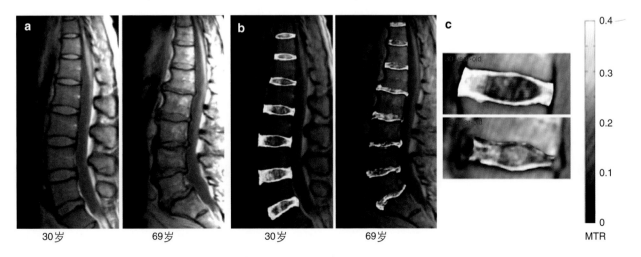

图 12.3 （**a**）一位 30 岁健康受试者和一位 69 岁无症状受试者的质子密度 MRI。（**b**）MTR 图（以彩色表示）。（**c**）L3/L2 椎间盘的 MTR 图（Wang 等 2010c）

kHz）固定不变，自旋锁定的持续时间则出现增加。$T_{1\rho}$ 磁共振成像最近已被用于作为退行性椎间盘病的生物标记物，其数值越低，则退变越严重，蛋白聚糖成分也越低，髓核内的膨胀压则减少（Johannessen 等 2006；Auerbach 等 2006；Nguyen 等 2008；Wang 等 2010b；Borthakur 等 2011）。

因为纤维环裂缝可以受神经支配，纤维环的退变可能成为退行性椎间盘病患者下腰痛的起源（Peng 等 2006）。不幸的是，由于与高度定向的胶原纤维相结合的水之间非均匀化的偶极相互作用，使得 T_2 变短，传统的磁共振成像中纤维环表现为暗区。在磁共振成像中，自旋锁定对软骨的层样外观的作用，采用依据方向的研究方法表明，当软骨表面的垂直线与 B_0 场相互平行时，T_2 加权的图像则出现典型的层样外观，但同一样本在 $T_{1\rho}$ 加权的图像却没有层样外观（Akella 等 2004）。在"神奇的角度"的方向上（当软骨表面的垂线与 B_0 场呈 54.7° 时），T_2 和 $T_{1\rho}$ 则均没有显示出层样外观。然而，所有软骨层在两种方向上的 $T_{1\rho}$ 的数值均大于 T_2 的数值。

在一项对牛的椎间盘样本进行的实验中（图 12.2），我们发现与 T_2 磁共振成像相比（图像位于左上方），仅仅增强 $T_{1\rho}$ 磁共振成像的脉冲序列可以强化纤维环的信号。这种 T_2 和 $T_{1\rho}$ 图像在性质上的差异，特别是位于纤维环，在临床 $T_{1\rho}$ 磁共振成像方案所采用的标准操作频率 500 Hz 时尤为明显。与 T_2 磁共振成像相比，$T_{1\rho}$ 磁共振成像在髓核上产生的信号比其高 2 倍，在纤维环产生的信号比其高 4 倍。这种途径成为一种克服磁共振成像信号丢失机制的方法。作为 B_1 幅度的函数，$T_{1\rho}$ 的测量结果被称之为"$T_{1\rho}$ 发散"，其差异取决于样本临近 γB_1 的光谱密度成分。究竟何种因素促使软骨产生 $T_{1\rho}$ 发散，目前相关的文献仍很少，图 12.2 清晰地支持这样的观点，那就是与胶原结合的水的质子，其非均匀化的偶极相互作用是导致 $T_{1\rho}$ 发散的主要因素。

12.6.2 磁化传递（MT）磁共振成像

磁化传递（magnetization transfer, MT）的脉冲序列通过施加一次脉冲，选择性地将与大分子如胶原相结合的水的磁化作用饱和化，由此使得磁共振成像的信号饱和化（Wolff 等 1991）。磁化传递比率（MT ratio, MTR）图可以通过采集磁化处理的（M_S）和非磁化处理的（M_0）的两种图像来生成。将偏共振饱和脉冲设置于自由水质子共振频率 6.4kHz 的低场处，来制作这些 MTR（图 12.3）。在一个 30 岁的健康个体和一个 69 岁无症状的受试者中，后者的椎间盘高度出现下降，髓核的水合作用减少，并且其下腰部的椎间盘出现疝样突出，可以看到两者之间腰椎间盘的质子密度磁共振成像的差异。在相应的 MTR 图中（以彩色显示），显示 69 岁受试者的髓核的数值出现增加，而 30 岁的受试者的纤维环与髓核之间的界限则被清晰地显示。高 MTR 值（白色部分）表明年轻个体的纤维环的胶原成分未受影响。对 L3/L2 椎间盘的 MTR 图进行更近的观测，例如，发现 30 岁受试者的髓核和纤维环之间的 MTR 有着明显的界限，而 69 岁受试者则呈弥漫样，说明纤维环的胶原结构受损，髓核出现胶原沉积（Wang 等 2010c）。

12.6.3 化学交换饱和传递（CEST）磁共振成像

化学交换饱和传递（chemical exchange saturation transfer, CEST）是一种通过进行不断的照射，并且将其化学移位的磁化作用饱和化，来直接发现组织内可交换的溶质质子的方法（Ward 等 2000；Ward 和 Balaban 2000）。在饱和自旋与水进行化学交换后（Forsen 和 Hoffman 1963），通过水信号减少的程度来测定化学交换饱和传递（CEST）的信号，其前提是其交换更快于两侧的 T_1。在对水的两侧进行对称性饱和化后，可以很容易地测定到不稳定质子在软骨中心水峰的非对称分布。需要一个非常均质的 B_0 场，才能对差异信号做出有力的评估。另外，对于不稳定种类的测试对象，因频率相近容易产生共振，所以要注意避免对水峰进行直接饱和化。

尽管有这些苛刻的要求，采用这种方法，在体外（Aime 等 1988；Zhang 等 2001；Goffeney 等 2001；Gilad 等 2007）以及在体内（Zhou 等 2003；van Zijl 等 2007）可以可靠地发现纳摩尔至毫摩尔范围的溶质。采用化学交换饱和传递（CEST）磁共振成像方法有效地检测体内的糖胺聚糖（GAG），将其膝关节软骨的结果（Schmitt 等 2011）与同一关节的钠磁共振成像的结果进行对比，以及 Kim 等的椎间盘研究中也将两种方法进行了对比，其可行性最近都得到了证实。利用一种新的水频率制图方法，其被称之为"水饱和移位参照"（water saturation shift referencing, WASSR），它为对 CEST 的效果进行量化提供了更为准确的方法（Kim 等 2011）。然而，"葡胺聚糖化学交换饱和传递"的方法（Ling 等 2008）应当仅限于如 7T 那些高场强扫描仪，因为软骨–OH 根的质子自水的共振场下移仅 1ppm，其交换速度为 ~ 1000s^{-1}（Schiller 等 2001）。因此，–OH 的化学位移在 3FT 时仅为 129Hz，化学交换饱和传递磁共振成像将会引入更为有效的直接水饱和。另外，对于化学交换饱和传递的最佳效果所需的慢速至中速的交换限制（例如，在交换位置与水之间的化学位移，$\Delta\omega >$ 交换速度，k），对于 3T 时 –OH 的质子却无法实现。然而，在 7T 和更高场强下，–OH 共振与水之间更大的频率间隔同时满足了两种（$\Delta\omega > k$）条件，同时也降低了直接水饱和效应，使得采用葡胺聚糖化学交换饱和传递方法在 7T 下可以更为可靠地对葡胺聚糖进行量化测定（Schmitt 等 2011）。

12.6.4 超短回音时间（UTE）磁共振成像

脊柱终板是由多个内层骨质、外层软骨的终板所构成。终板是无血管的椎间盘的营养和代谢物补充的途径，其与新陈代谢、代谢产物的交换以及椎间盘的生物机械作用有着密切的关系（Urban 和 Winlove 2007）。此前曾有人提出这样的假说，那就是终板受损引发了椎间盘机械作用的改变（Adams 和 Roughley 2006）。因此，将终板在形态上的缺陷可视化，可以有助于对椎间盘退变的原因作出诊断。

但是，由于终板在 T_2 下显示为暗区，在传统的 T_2 磁共振成像中难以辨别终板的完整性。这是因为在短 T_2 s（1 ~ 10ms）下，与胶原结合的水中的质子产生了强烈的偶极相互作用。超短

回音时间（ultrashort echo time, UTE）MRI 脉冲序列通过两种方式来克服这种阻碍，在射频脉冲时选择短 T_2 成分，或者将不同回波时间所获得的图像结合起来，切实地生成仅为短 T_2 类的磁共振图像（Robson 等 2003）。临床扫描仪有数种方法可以进行 UTE MRI 的操作。有些采用窄带宽激发射频脉冲在横断面内选择性地下垂长 T_2 成分，在横断面上它们外表上因梯度被逐渐去相位，而短 T_2 成分大部分则未受影响（Sussman 等 1998；Larson 等 2006）。其他的一些方法将多个成对的影像结合起来，诸如通过半射频激发所获得的图像，结合以或不结合以梯度逆转，然后采用放射状成像（Gatehouse 和 Bydder 2003）。而后一种方法被用来将富含胶原的人类椎间盘纤维环进行可视化处理（Hall-Craggs 等 2004），与正常相比，患有最严重退变的患者其终板则显示为不规则信号（图 12.5）；然而造成这种观察结果的原因目前尚不清楚。

12.6.5 钠磁共振成像

基于这样的事实，即软骨在非常稀释的溶液内取得平衡，处于 Donnan 平衡后，Maroudas 等提出软骨固定的带电密度与软骨的细胞外基质中蛋白聚糖成分密切相关（Maroudas 等 1969）。Gu 等提出在椎间盘退变的组织样本中，流动电位（一种与固定带电密度直接相关的测量方法）出现了下降（Gu 等 1999a, b）。因为带电密度被钠离子的活动所制衡，退变导致带负电荷的蛋白聚糖的减少，使得组织中的固定带电密度降低。因此，带有正电的钠离子浓度出现下降，组织的渗透压也降低。

钠（^{23}Na）是活体系统中最为"磁共振 - 可见"的原子核之一。作为一个非零四极力矩自旋 -3/2 原子核，^{23}Na 在组织内表现为二指数的弛豫现象，例如 T_2、T_2* 中的快速和慢速成分。尽管已经对脊柱进行过非量化的钠磁共振成像（Insko 等 2002），Wang 等（2010a）对牛椎间盘的钠进行了成像，发现其与通过 DMMB 分析所测量的蛋白聚糖之间有着密切的关系（图 12.6）。随后对活体人类的椎间盘的成像结果发现，无症状受试者和出现腰痛的受试者之间钠磁共振成像结

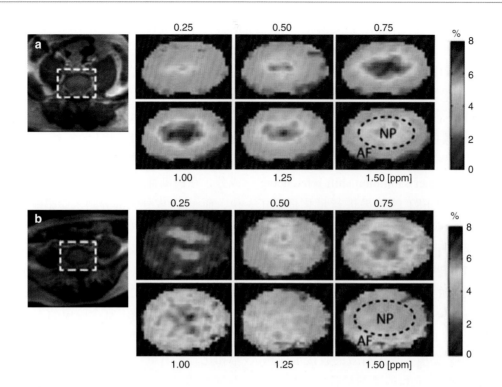

图 12.4　表示的是两位受试者在水饱和移位参考下（WASSR）的校正后，椎间盘（IVD）（被放大的）葡胺聚糖化学交换饱和传递（gagCEST）图：（**a**）25 岁女性的 L5/S1 椎间盘和（**b**）54 岁男性 L5/S1 椎间盘。显示的分别为 0.25、0.5、0.75、1、1.25 和 1.5ppm 下，葡胺聚糖化学交换饱和传递图。1.5 ppm 下的图中间的虚线环为髓核（NP）和纤维环（AF）的大致区域。两名受试者中，葡胺聚糖化学交换饱和传递的效果，在 0.75 ~ 1 ppm 频率范围内最为明显（Kim 等 2011）

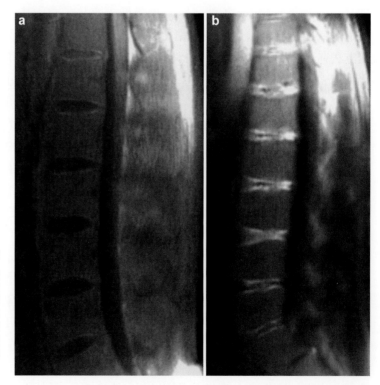

图 12.5　（**a**）一位 33 岁志愿者的正常脊柱 MRI。腰及下胸部椎间盘的矢状面脂肪和长 T_2 抑制超短弛豫时间的 MRI 显示出纤维环和终板区域模糊的高信号，以及髓核区域模糊的低信号。（**b**）29 岁男性，因重型 β 地中海贫血导致退行性椎间盘病。可以观察到所有节段与终板平行的强信号带，在某些平面的椎间盘近中心处也可以看到强信号带（Hall-Craggs 等 2004

果存在着差异（图 12.7）。出现背痛症状的患者的 L3 ~ L4 和 L4 ~ L5 两个椎间盘钠浓度较低，表明其蛋白聚糖出现丢失现象，其很可能是椎间盘病的一个早期体征。

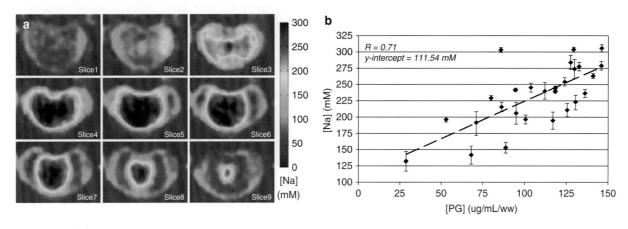

图 12.6 牛椎间盘样本的 9 个连续轴断面，在钠磁共振成像中计算出其钠浓度为 150～300 mM（a）。（b）图表显示出髓核的钠浓度与采用 DMMB 蓝色分析法所测量的蛋白聚糖之间存在着密切关系（Wang 等，2010a）

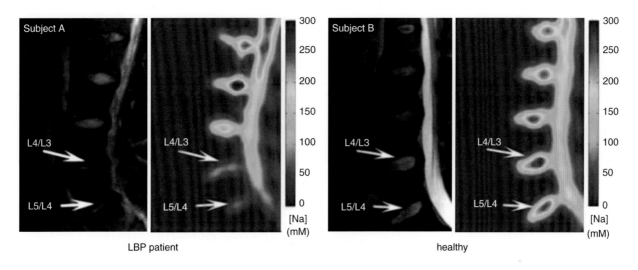

图 12.7 图示一位 22 岁因下腰部外伤导致慢性腰痛的男性与一位 26 岁健康男性，在活体下测定的质子 T_2 磁共振成像（灰阶）和对应的钠浓度图（彩色部分）(Wang 等 2010a)

由于其在组织中的回旋磁比率（γ）和浓度均较低，钠磁共振成像需要 ≥ 3T 的场强才可以获得高品质图像，使得对固定带电密度和蛋白聚糖进行准确的量化成为可能。^{23}Na 的短 T_2（～数 ms）表明钠磁共振成像在磁共振成像脉冲序列为超短回音时间时才有可能进行。因为 ^{23}Na 的回旋磁比率 γ 为质子的 1/4，所以钠磁共振成像需要 4 倍的梯度，才能获得质子磁共振成像的相同分辨率的图像。因此，钠磁共振成像脉冲序列只有在 ≥ 2 的长回音时间（TE）才能够成像，但是又因为其 T_2 过短，大量的磁共振成像信号在获得之前已经丢失。最近，由于出现了 7 特斯拉高场强的磁共振成像扫描仪，以及梯度技术的进步（梯度强度达 >4G/cm），应当使超短回音时间（<200μs）成为可能，由此可以显著改善分辨率和信号，为临床钠磁共振成像的临床应用带来希望。射频线圈技术（可多重通道）以及平行成像方法诸如 SENSE（Pruessmann 等，1999）、SMASH（Sodickson 和 Manning，1997）和调谐下预扩大器，可进一步促进钠磁共振成像在临床应用的可行性。

12.7 临床应用之路

我们这里要讨论的基于生化的磁共振成像生物标记物技术，其目的就是发现椎间盘退变中轻微的分子变化，因此它们具有相当的临床价值。然而，在它们的应用上仍存在着许多冲突（Lurie 等 2000），但新技术揭示微妙发现的自然过程仍需要仔细的考虑和研究（Deyo 2010）。另外成像的生物标记物要比生物化学的生物标记物复杂得多，即使在未来能够描述一种复合类的生物标记物，其对诊断疾病的影响，目前尚不清楚。一种可能的答案就是利用统计学和设备获知的运算方法，结合以生物标记物来建立一种适合于诊断的分类系统（Breiman 1996；Guyon 等 2002）：这种方法将会为退行性椎间盘病的病理性改变带来最为及时、可靠和准确的测量方法。

实验性的化学交换饱和传递（CEST）、磁化传递（MT）以及 $T_{1\rho}$ 脉冲序列等磁共振成像技术，代表着对常规临床成像过程进行了轻微的调整，而射频脉冲对软组织具有潜在的发热风险。一种先前被验证的方法已经被采用，来确定理论上和试验中这些脉冲序列所产生的热量，其并没有违反 FDA 的指导原则（Borthakur 等 2004）。在扫描仪软件中也置入了另外的防范措施，使扫描仪持续地检测射频功率，当超过 FDA 所规定的限度时，扫描仪能够自动停止工作。这种防范措施可以避免扫描过程中因任何无意中差错所造成的风险。另外，临近金属移植物的磁共振成像仍然是一种挑战，因为主要是由金属诱导的大范围场强的不均匀状态所造成的严重图像人工伪迹，会形成梯度所诱导的局部涡流（Guermazi 等 2003）。对于因先前的手术而带有如椎弓根螺钉等移植物的背痛患者，进行常规磁共振成像仍是一种障碍。为应对这种挑战，需要对当前的技术引入新的消除磁共振成像人工伪迹的方法（Glover1999；Liu 等 2009），从而促进这些基于磁共振成像的生物标记技术进入常规的临床应用。

12.8 本章要点总结

- 非创伤性成像方法很有可能会增加诊断的确定性，并且为疾病进展提供信息，用来为临床验证评价治疗效果。
- 目前的成像方法（X 线、CT 和 MRI）可以发现椎间盘中形态上的变化，但对椎间盘的早期退变缺乏敏感性。
- 新颖的磁共振成像技术如 $T_{1\rho}$、磁化传递（MT）、化学交换饱和传递（CEST）、超短回音时间（UTE）MRI 以及钠磁共振成像对诸如蛋白聚糖和胶原的基质大分子有着不同程度的敏感性。

- 这些基于磁共振成像、对于椎间盘退变的生物标记物，应当并入到现有的影像研究方案中，从而将这些技术融入到常规的临床应用中。

（杨惠林 译校）

参考文献

Adams MA, Roughley PJ (2006) What is intervertebral disc degeneration, and what causes it? Spine 31:2151–2161

Aime S, Nano R, Grandi M (1988) A new class of contrast agents for magnetic resonance imaging based on selective reduction of water-T2 by chemical exchange. Invest Radiol 23(Suppl 1):S267–S270

Akella SV, Regatte RR, Wheaton AJ, Borthakur A, Reddy R (2004) Reduction of residual dipolar interaction in cartilage by spin-lock technique. Magn Reson Med 52(5):1103–1109

An HS, Haughton VM (1993) Nondiscogenic lumbar radiculopathy: imaging considerations. Semin Ultrasound CT MR 14(6):414–424

Andersson GB (1998) What are the age-related changes in the spine? Baillieres Clin Rheumatol 12(1):161–173

Antoniou J, Goudsouzian NM, Heathfield TF, Winterbottom N, Steffen T, Poole AR et al (1996) The human lumbar endplate. Evidence of changes in biosynthesis and denaturation of the extracellular matrix with growth, maturation, aging, and degeneration. Spine 21(10):1153–1161

Antoniou J, Demers CN, Beaudoin G, Goswami T, Mwale F, Aebi M et al (2004) Apparent diffusion coefficient of intervertebral discs related to matrix composition and integrity. Magn Reson Imaging 22(7):963–972

Auerbach JD, Johannessen W, Borthakur A, Wheaton AJ, Dolinskas CA, Balderston RA et al (2006) In vivo quantification of human lumbar disc degeneration using T(1rho)-weighted magnetic resonance imaging. Eur Spine J 15(Suppl 3):S338–S344

Berkson MH, Nachemson A, Schultz AB (1979) Mechanical properties of human lumbar spine motion segments – part II: responses in compression and shear; influence of gross morphology. J Biomech Eng 101:53–57

Bertagnoli R, Kumar S (2002) Indications for full prosthetic disc arthroplasty: a correlation of clinical outcome against a variety of indications. Eur Spine J 11(Suppl 2):S131–S136

Boos N, Wallin A, Schmucker T, Aebi M, Boesch C (1994) Quantitative MR imaging of lumbar intervertebral disc and vertebral bodies: methodology, reproducibility, and preliminary results. Magn Reson Imaging 12(4):577–587

Boos N, Weissbach S, Rohrbach H, Weiler C, Spratt KF, Nerlich AG (2002) Classification of age-related changes in lumbar intervertebral discs (2002 Volvo Award in basic science). Spine 27(23): 2631–2644

Borthakur A, Wheaton A, Charagundla SR, Shapiro EM, Regatte RR, Akella SV et al (2003) Three-dimensional T1rho-weighted MRI at 1.5 Tesla. J Magn Reson Imaging 17(6):730–736

Borthakur A, Wheaton AJ, Gougoutas AJ, Akella SV, Regatte RR, Charagundla SR et al (2004) In vivo measurement of T1rho dispersion in the human brain at 1.5 tesla. J Magn Reson Imaging 19(4): 403–409

Borthakur A, Mellon E, Niyogi S, Witschey W, Kneeland JB, Reddy R (2006) Sodium and T1rho MRI for molecular and diagnostic imaging of articular cartilage. NMR Biomed 19(7):781–821

Borthakur A, Maurer PM, Fenty M, Wang C, Berger R, Yoder J et al (2011) T1ρ MRI and discography pressure as novel biomarkers for disc degeneration and low back pain. Spine 36:2190–2196

Breiman L (1996) Heuristics of instability and stabilization in model selection. Ann Statist 24(6):2350–2383

Brown MF, Hukkanen MV, McCarthy ID, Redfern DR, Batten JJ, Crock HV et al (1997) Sensory and sympathetic innervation of the vertebral endplate in patients with degenerative disc disease. J Bone

Joint Surg Br 79(1):147–153

Buckwalter JA, Boden SD, Eyre DR, Mow VC, Weidenbaum M (2000) Intervertebral disk aging, degeneration, and herniation. In: Buckwalter JA, Einhorn TA, Simon SR (eds) Orthopaedic basic science. American Academy of Orthopaedic Surgeons, Rosemont

Charagundla SR, Stolpen AH, Leigh JS, Reddy R (1998) Off-resonance proton T1r dispersion imaging of 17O-enriched tissue phantoms. Magn Reson Med 39(4):588–595

Chatani K, Kusaka Y, Mifune T, Nishikawa H (1993) Topographic differences of 1H-NMR relaxation times (T1, T2) in the normal intervertebral disc and its relationship to water content. Spine 18(15):2271–2275

Chiu EJ, Newitt DC, Segal MR, Hu SS, Lotz JC, Majumdar S (2001) Magnetic resonance imaging measurement of relaxation and water diffusion in the human lumbar intervertebral disc under compression in vitro. Spine 26(19):E437–E444

Chou R, Qaseem A, Snow V, Casey D, Cross JT, Shekelle P, Clinical Efficacy Assessment Subcommittee of the American College of Physicians, American College of Physicians, and American Pain Society Low Back Pain Guidelines Panel (2007) Diagnosis and treatment of low back pain: a joint clinical practice guideline from the American College of Physicians and the American Pain Society. Ann Intern Med 147(7):478–491

Crock HV (1986) Internal disc disruption. A challenge to disc prolapse fifty years on. Spine 11(6):650–653

Deyo RA (2002) Cascade effects of medical technology. Annu Rev Public Health 23:23–44

Deyo RA (2010) Treatment of lumbar spinal stenosis: a balancing act. Spine J 10(7):625–627

Dixon WT, Oshinski JN, Trudeau JD, Arnold BC, Pettigrew RI (1996) Myocardial suppression in vivo by spin locking with composite pulses. Magn Reson Med 36(1):90–94

Duvvuri U, Charagundla SR, Kudchodkar SB, Kaufman JH, Kneeland JB, Rizi R et al (2001) Human knee: in vivo T1(rho)-weighted MR imaging at 1.5 T–preliminary experience. Radiology 220(3):822–826

Erkintalo MO, Salminen JJ, Alanen AM, Paajanen HE, Kormano MJ (1995) Development of degenerative changes in the lumbar intervertebral disk: results of a prospective MR imaging study in adolescents with and without low-back pain. Radiology 196(2):529–533

Eyre DR (1979) Biochemistry of the intervertebral disc. Int Rev Connect Tissue Res 8:227–291

Forsen S, Hoffman RA (1963) Study of moderately rapid chemical exchange reactions by means of nuclear magnetic double resonance. J Chem Phys 39:2892–2901

Fujiwara A, Lim TH, An HS, Tanaka N, Jeon CH, Andersson GB et al (2000) The effect of disc degeneration and facet joint osteoarthritis on the segmental flexibility of the lumbar spine. Spine 25(23):3036–3044

Gatehouse PD, Bydder GM (2003) Magnetic resonance imaging of short T2 components in tissue. Clin Radiol 58(1):1–19

Gilad AA, McMahon MT, Walczak P, Winnard PT, Raman V, van Laarhoven HW et al (2007) Artificial reporter gene providing MRI contrast based on proton exchange. Nat Biotechnol 25(2):217–219

Glover GH (1999) 3D z-shim method for reduction of susceptibility effects in BOLD fMRI. Magn Reson Med 42(2):290–299

Goel VK (1996) Biomechanics of disk herniation and related issues. In: Weinstein JN, Gordon SL (eds) Low back pain: a scientific and clinical overview. American Academy of Orthopaedic Surgeons, Rosemont

Goffeney N, Bulte JW, Duyn J, Bryant LH, van Zijl PC (2001) Sensitive NMR detection of cationic-polymer-based gene delivery systems using saturation transfer via proton exchange. J Am Chem Soc 123(35):8628–8629

Grohn OHJ, Kettunen MI, Makela HI, Penttonen M, Pitkanen A et al (2000) Early detection of irreversible cerebral ischemia in the rat using dispersion of the magnetic resonance imaging relaxation time, T1rho. J Cereb Blood Flow Metab 20(10):1457–1466

Gu WY, Mao XG, Foster RJ, Weidenbaum M, Mow VC, Rawlins BA (1999a) The anisotropic hydraulic permeability of human lumbar anulus fibrosus. Influence of age, degeneration, direction, and water content. Spine 24(23):2449–2455

Gu WY, Mao XG, Rawlins BA, Iatridis JC, Foster RJ, Sun DN et al (1999b) Streaming potential of human lumbar anulus fibrosus is anisotropic and affected by disc degeneration. J Biomech 32(11):1177–1182

Guermazi A, Miaux Y, Zaim S, Peterfy CG, White D, Genant HK (2003) Metallic artefacts in MR imaging: effects of main field orientation and strength. Clin Radiol 58(4):322–328

Guyon I, Weston J, Barnhill S, Vapnik V (2002) Gene selection for cancer classification using support vector machines. Mach Learn 46(1):389–422

Hall-Craggs MA, Porter J, Gatehouse PD, Bydder GM (2004) Ultrashort echo time (UTE) MRI of the spine in thalassaemia. Br J Radiol 77(914):104–110

Haughton V (2004) Medical imaging of intervertebral disc degeneration: current status of imaging. Spine (Phila Pa 1976) 29(23):2751–2756

Haughton VM, Schmidt TA, Keele K, An HS, Lim TH (2000) Flexibility of lumbar spinal motion segments correlated to type of tears in the annulus fibrosus. J Neurosurg 92(1 Suppl):81–86

Hulvershorn J, Borthakur A, Bloy L, Gualtieri EE, Reddy R, Leigh JS, Elliott MA (2005) T1rho contrast in functional magnetic resonance imaging. Magn Reson Med 54(5):1155–1162

Iatridis JC, Setton LA, Weidenbaum M, Mow VC (1997) Alterations in the mechanical behavior of the human lumbar nucleus pulposus with degeneration and aging. J Orthop Res 15:318–322

Insko EK, Clayton DB, Elliott MA (2002) In vivo sodium MR imaging of the intervertebral disk at 4 T. Acad Radiol 9(7):800–804

Jenkins JP, Hickey DS, Zhu XP, Machin M, Isherwood I (1985) MR imaging of the intervertebral disc: a quantitative study. Br J Radiol 58(692):705–709

Johannessen W, Elliott DM (2005) Effects of degeneration on the biphasic material properties of human nucleus pulposus in confined compression. Spine 30(24):E724–E729

Johannessen W, Auerbach JD, Wheaton AJ, Kurji A, Borthakur A, Reddy R et al (2006) Assessment of human disc degeneration and proteoglycan content using T1rho-weighted magnetic resonance imaging. Spine 31(11):1253–1257

Kealey SM, Aho T, Delong D, Barboriak DP, Provenzale JM, Eastwood JD (2005) Assessment of apparent diffusion coefficient in normal and degenerated intervertebral lumbar disks: initial experience. Radiology 235(2):569–574

Kerttula L, Kurunlahti M, Jauhiainen J, Koivula A, Oikarinen J, Tervonen O (2001) Apparent diffusion coefficients and T2 relaxation time measurements to evaluate disc degeneration. A quantitative MR study of young patients with previous vertebral fracture. Acta Radiol 42(6):585–591

Kettler A, Wilke HJ (2005) Review of existing grading systems for cervical or lumbar disc and facet joint degeneration. Eur Spine J 15:705–718

Kim M, Chan Q, Anthony MP, Cheung KM, Samartzis D, Khong PL (2011) Assessment of glycosaminoglycan distribution in human lumbar intervertebral discs using chemical exchange saturation transfer at 3 T: feasibility and initial experience. NMR Biomed 24:1137–1144

Koes BW, van Tulder M, Lin CW, Macedo LG, McAuley J, Maher C (2010) An updated overview of clinical guidelines for the management of non-specific low back pain in primary care. Eur Spine J 19(12):2075–2094

Lamminen AE, Tanttu JI, Sepponen RE, Pihko H, Korhola OA (1993) T1rho dispersion imaging of diseased muscle tissue. Br J Radiol 66(789):783–787

Larson PE, Gurney PT, Nayak K, Gold GE, Pauly JM, Nishimura DG (2006) Designing long-T2 suppression pulses for ultrashort echo time imaging. Magn Reson Med 56(1):94–103

Ling W, Regatte RR, Navon G, Jerschow A (2008) Assessment of glycosaminoglycan concentration in vivo by chemical exchange-dependent saturation transfer (gagCEST). Proc Natl Acad Sci U S A 105(7):2266–2270

Lu W, Pauly KB, Gold GE, Pauly JM, Hargreaves BA (2009) SEMAC: slice encoding for metal artifact correction in MRI. Magn Reson Med 62(1):66–76

Luoma K, Riihimaki H, Luukkonen R, Raininko R, Viikari-Juntura E, Lamminen A (2000) Low back pain in relation to lumbar disc degeneration. Spine 25(4):487–492

Luoma K, Vehmas T, Riihimaki H, Raininko R (2001) Disc height and signal intensity of the nucleus pulposus on magnetic resonance imaging as indicators of lumbar disc degeneration. Spine 26(6):680–686

Lurie JD, Gerber PD, Sox HC (2000) Clinical problem-solving. A pain in the back. N Engl J Med 343(10):723–726

Marinelli NL, Haughton VM, Muñoz A, Anderson PA (2009) T2 relaxation times of intervertebral disc tissue correlated with water content and proteoglycan content. Spine (Phila Pa 1976) 34(5):520–524

Markkola AT, Aronen HJ, Paavonen T, Hopsu E, Sipila LM, Tanttu JI, Sepponen RE (1997) T1rho dispersion imaging of head and neck tumors: a comparison to spin lock and magnetization transfer techniques. J Magn Reson Imaging 7(5):873–879

Maroudas A, Muir H, Wingham J (1969) The correlation of fixed negative charge with glycosaminoglycan content of human articular cartilage. Biochim Biophys Acta 177(3):492–500

Mlynarik V, Trattnig S, Huber M, Zembsch A, Imhof H (1999) The role of relaxation times in monitoring proteoglycan depletion in articular cartilage. J Magn Reson Imaging 10(4):497–502

Modic MT, Pavlicek W, Weinstein MA, Boumphrey F, Ngo F, Hardy R et al (1984) Magnetic resonance imaging of intervertebral disk disease. Clinical and pulse sequence considerations. Radiology 152(1):103–111

Nerlich AG, Boos N, Wiest I, Aebi M (1998) Immunolocalization of major interstitial collagen types in human lumbar intervertebral discs of various ages. Virchows Arch 432(1):67–76

Nguyen AM, Johannessen W, Yoder JH, Wheaton AJ, Vresilovic EJ, Borthakur A et al (2008) Noninvasive quantification of human nucleus pulposus pressure with use of T1rho-weighted magnetic resonance imaging. J Bone Joint Surg Am 90(4):796–802

Ohtori S, Inoue G, Ito T, Koshi T, Ozawa T, Doya H et al (2006) Tumor necrosis factor-immunoreactive cells and PGP 9.5-immunoreactive nerve fibers in vertebral endplates of patients with discogenic low back Pain and Modic Type 1 or Type 2 changes on MRI. Spine 31(9):1026–1031

Olmarker K, Blomquist J, Strömberg J, Nannmark U, Thomsen P, Rydevik B (1995) Inflammatogenic properties of nucleus pulposus. Spine 20(6):665–669

Peng B, Hao J, Hou S, Wu W, Jiang D, Fu X et al (2006) Possible pathogenesis of painful intervertebral disc degeneration. Spine 31(5):560–566

Pfirrmann CW, Metzdorf A, Zanetti M, Hodler J, Boos N (2001) Magnetic resonance classification of lumbar intervertebral disc degeneration. Spine 26(17):1873–1878

Pope MH (1992) Intervertebral disk: mechanical changes that occur with age. In: Buckwalter JA, Goldberg VM, Woo SLY (eds) Musculoskeletal soft-tissue aging: impact on mobility. American Academy of Orthopaedic Surgeons, Rosemont

Poptani H, Duvvuri U, Miller CG, Mancuso A, Charagundla S, Fraser NW et al (2001) T1rho imaging of murine brain tumors at 4 T. Acad Radiol 8(1):42–47

Pratsinis H, Kletsas D (2008) Growth factors in intervertebral disc homeostasis. Connect Tissue Res 49(3):273–276

Pruessmann KP, Weiger M, Scheidegger MB, Boesiger P (1999) SENSE: sensitivity encoding for fast MRI. Magn Reson Med 42(5):952–962

Purmessur D, Freemont AJ, Hoyland JA (2008) Expression and regulation of neurotrophins in the nondegenerate and degenerate human intervertebral disc. Arthritis Res Ther 10(4):R99

Reuber M, Schultz A, Denis F, Spencer D (1982) Bulging of lumbar intervertebral disks. J Biomech Eng 104:187–192

Roberts S, Menage J, Duance V, Wotton S, Ayad S (1991) Collagen types around the cells of the intervertebral disc and cartilage end plate: an immunolocalization study (1991 Volvo Award in basic sciences). Spine 16(9):1030–1038

Roberts N, Hogg D, Whitehouse GH, Dangerfield P (1998) Quantitative analysis of diurnal variation in volume and water content of lumbar intervertebral discs. Clin Anat 11(1):1–8

Robson MD, Gatehouse PD, Bydder M, Bydder GM (2003) Magnetic resonance: an introduction to ultrashort TE (UTE) imaging. J Comput Assist Tomogr 27(6):825–846

Rubinstein SM, van Tulder M (2008) A best-evidence review of diagnostic procedures for neck and low-back pain. Best Pract Res Clin Rheumatol 22(3):471–482

Santyr GE, Henkelman RM, Bronskill MJ (1989) Spin locking for magnetic resonance imaging with application to human breast. Magn Reson Med 12(1):25–37

Schiller J, Naji L, Huster D, Kaufmann J, Arnold K (2001) 1H and 13C HR-MAS NMR investigations on native and enzymatically digested bovine nasal cartilage. MAGMA 13(1):19–27

Schmitt B, Zbyn S, Stelzeneder D, Jellus V, Paul D, Lauer L et al (2011) Cartilage quality assessment by using glycosaminoglycan chemical exchange saturation transfer and Na MR imaging at 7 T. Radiology 260:257–264

Sheehan NJ (2010) Magnetic resonance imaging for low back pain: indications and limitations. Ann Rheum Dis 69(1):7–11

Sieber AN, Kostuik JP (2004) Concepts in nuclear replacement. Spine J 4(6 Suppl):322S–324S

Sodickson DK, Manning WJ (1997) Simultaneous acquisition of spatial harmonics (SMASH): fast imaging with radiofrequency coil arrays. Magn Reson Med 38(4):591–603

Sussman MS, Pauly JM, Wright GA (1998) Design of practical T2-selective RF excitation (TELEX) pulses. Magn Reson Med 40(6):890–899

Tehranzadeh J (1998) Discography 2000. Radiol Clin North Am 36(3):463–495

Thompson JP, Pearce RH, Schechter MT, Adams ME, Tsang IK, Bishop PB (1990) Preliminary evaluation of a scheme for grading the gross morphology of the human intervertebral disc. Spine 15(5):411–415

Ulrich JA, Liebenberg EC, Thuillier DU, Lotz JC (2007) ISSLS prize winner: repeated disc injury causes persistent inflammation. Spine 32(25):2812–2819

Urban JPG, Maroudas A (1979) The measurement of fixed charged density in the intervertebral disc. Biochimica et Biophysica Acta (BBA) – General Subjects 586(1):166–178

Urban JP, McMullin JF (1988) Swelling pressure of the lumbar intervertebral discs: influence of age, spinal level, composition, and degeneration. Spine 13(2):179–187

Urban JP, Winlove CP (2007) Pathophysiology of the intervertebral disc and the challenges for MRI. J Magn Reson Imaging 25(2):419–432

van Zijl PC, Jones CK, Ren J, Malloy CR, Sherry AD (2007) MRI detection of glycogen in vivo by using chemical exchange saturation transfer imaging (glycoCEST). Proc Natl Acad Sci U S A 104(11):4359–4364

Wang C, McArdle E, Fenty M, Witschey W, Elliott M, Sochor M, Reddy R, Borthakur A (2010a) Validation of sodium magnetic resonance imaging of intervertebral disc. Spine 35(5):505–510

Wang C, Witschey W, Elliott MA, Borthakur A, Reddy R (2010b) Measurement of intervertebral disc pressure with T 1ρ MRI. Magn Reson Med 64(6):1721–1727

Wang C, Witschey W, Goldberg A, Elliott M, Borthakur A, Reddy R (2010c) Magnetization transfer ratio mapping of intervertebral disc degeneration. Magn Reson Med 64(5):1520–1528

Ward KM, Balaban RS (2000) Determination of pH using water protons and chemical exchange dependent saturation transfer (CEST). Magn Reson Med 44(5):799–802

Ward KM, Aletras AH, Balaban RS (2000) A new class of contrast agents for MRI based on proton chemical exchange dependent saturation transfer (CEST). J Magn Reson 143(1):79–87

Weidenbaum M, Foster RJ, Best BA, Saed-Nejad F, Nickoloff E, Newhouse J et al (1992) Correlating magnetic resonance imaging with the biochemical content of the normal human intervertebral disc. J Orthop Res 10(4):552–561

Wheaton AJ, Casey FL, Gougoutas AJ, Dodge GR, Borthakur A, Lonner JH et al (2004) Correlation of T1rho with fixed charge density in cartilage. J Magn Reson Imaging 20(3):519–525

Wolff SD, Chesnick S, Frank JA, Lim KO, Balaban RS (1991) Magnetization transfer contrast: MR imaging of the knee. Radiology 179(3):623–628

Yu S, Haughton VM, Sether LA, Ho KC, Wagner M (1989) Criteria for classifying normal and degenerated lumbar intervertebral disks. Radiology 170(2):523–526

Zhang S, Winter P, Wu K, Sherry AD (2001) A novel europium(III)-based MRI contrast agent. J Am Chem Soc 123(7):1517–1518

Zhou J, Lal B, Wilson DA, Laterra J, van Zijl PC (2003) Amide proton transfer (APT) contrast for imaging of brain tumors. Magn Reson Med 50(6):1120–1126

腰椎退变性疾病的手术指征

第 13 章

Ravi R. Patel, Jeffrey A. Rihn, Ravi K. Ponnoppan, Todd J. Albert

目录

R.R. Patel, MD
Department of Orthopaedic Surgery,
Emory University School of Medicine,
49 Jesse Hill Jr. Drive, #307, Atlanta, GA 30303, USA
e-mail: ravi.r.patel@gmail.com

J.A. Rihn, MD(✉) • T.J. Albert, MD
Department of Orthopaedic Surgery,
Thomas Jefferson University Hospital, The Rothman Institute,
925 Chestnut Street, 5th Floor, Philadelphia, PA 19107, USA
e-mail: jrihno16@yahoo.com; tjsurg@aol.com

R.K. Ponnoppan, MD
Private Orthopaedic Practice, Jersey Spine Associates,
110 Roosevelt Blvd #2w, Marmora, NJ 08223, USA
e-mail:rkp500@gmail.com

13.1 引言

　　腰椎退变性疾病是临床上的常见病，是指发生在脊柱上与年龄密切相关的病理学改变。在美国，每年腰椎退变性疾病占据极大比例的卫生保健支出，其造成的误工是导致间接经济损失的重要原因（Luo 等 2008）。Hanson 等评价了患骨科疾病且需手术治疗患者的健康状况，发现患腰椎疾病（如慢性腰背痛、椎管狭窄以及椎体滑脱等）的患者比患髋关节炎、膝关节炎等病的患者的残疾率更高（Hasson 等 2008）。

　　随着年龄增加，腰椎退变性疾病的病理改变主要包括椎间盘退变、小关节病、小关节肥厚以及黄韧带肥厚等，可导致椎间盘源性腰背痛、椎间盘突出、椎管狭窄以及腰椎滑脱等临床疾病。其可引起多种临床症状，包括下腰痛、神经源性跛行和神经根性症状（如疼痛、麻木、麻刺感以及受影响神经根支配区域的无力）。这些症状的病理生理机制通常是多方面的，且常涉及某些不能鉴别的特殊致痛因素。伴随着老化与退变，各脊柱功能单位的组成部分均发生了变化。然而，在临床上只有部分而不是所有患者出现了临床症状，该现象的原因目前仍不清楚。Boden 等对年龄在60 岁以下的无腰痛或坐骨神经痛病史患者的腰椎MRI 资料进行了回顾研究，发现在 MRI 上有 22%的患者出现了椎间盘突出、54% 的患者出现了椎间盘膨出、46%的患者出现了椎间盘退变。在60岁以上的患者中，上述三组数据分别上升至36%、79%和93%（Boden等1999a, b）。

本章的主要目的是对腰椎退行性疾病的常见临床症状及其相应的手术适应证进行介绍。

13.2 椎间盘源性腰痛

13.2.1 腰痛的流行病学

椎间盘退变与腰痛难以进行评估。在美国，慢性腰痛是就诊的最常见病因，同时也是引起慢性疼痛最常见的原因（Deyo等2006）。据估计，高达80%的人一生中至少经历过一次腰痛（Walker 2000）。在本书第9章与第16章中对腰痛的流行病学进行了详细讨论。大部分非特异性腰痛患者几乎无需治疗或仅需保守治疗，只有极少数患者具备手术指征。在无脊柱畸形或脊椎不稳等临床症状的前提下，如退变的椎间盘被认为是引起非神经根型椎间盘源性疼痛的主要病因，那么这种慢性腰痛通常采取保守治疗。

13.2.2 椎间盘疾病的发病机制

椎间盘源性腰痛是由与椎间盘退变相关的非常复杂的级联反应所造成的。椎间盘位于相邻的两个椎体之间，具有一定的活动能力。腰椎的椎间盘直径约4cm，高度为7～10mm（Twomey和Taylor 1987；Roberts等1986）。在解剖学上，椎间盘由两个独特的区域组成：外层的纤维环和内层的髓核。腰椎间盘纤维环由25层以上的纤维组成，其以一种紧密并行的模式排列，且每一层均含丰富的Ⅰ型胶原（Roberts 2002）。当腰椎弯曲及扭转运动时，纤维环胶原纤维的交联结构使椎间盘能够承受来自于腰椎的应力。椎间盘中央的髓核组织主要由Ⅱ型胶原及丰富的蛋白聚糖组成，这种结构使髓核成为一个具有高度黏弹性的核心，从而使椎间盘能够承受来自轴向的负荷（Buckwalter等2002）。椎间盘形态学上另一个独特的结构是软骨终板，其为一层不足1mm厚、连接椎间盘与椎体的水平状透明软骨（Johnson等2001）。更多椎

间盘结构的详细信息请参见本书第4、5章。

Kirkaldy-Willis等提出的腰椎间盘退变的分期方法得到了广泛认可。他们根据椎间盘受损的程度将腰椎间盘退变分为功能障碍、不稳定以及稳定三个阶段（Johnson等2001；Yong-Hing和Kirkaldy-Willis 1983）。值得注意的是，这三个阶段并不是独立的，而是连贯统一的，彼此间界限并不明确，其中L4～5与L5～S1椎间盘是最常见且具有代表性的，最先经历椎间盘退变的两个节段。椎间盘退变最初的改变是外层纤维环出现环形裂隙，而目前认为反复的微小损伤、椎间盘血供的破坏、正常椎间盘代谢紊乱是造成该裂隙的主要原因（Yong-Hing和Kirkaldy-Willis 1983）。随着时间推移，纤维环间的片层逐渐分离，且早期微小的环形裂隙逐渐融合形成半径更大的裂隙。同时，髓核中蛋白聚糖数量减少，椎体不稳更加剧了这一过程，从而导致髓核中的渗透压下降及水分的丢失（Yong-Hing和Kirkaldy-Willis 1983）。随着时间推移，在晚期的退变椎间盘组织中，破坏因素持续存在而修复因素逐渐失去效果，最终导致椎间隙狭窄、椎间盘纤维化、终板不齐以及骨赘形成。关于椎间盘退变的病理生理学改变在第11章中有详细介绍。

椎间盘退变过程中的病理生理改变对椎间盘功能及其负荷能力产生了巨大影响。随着髓核中细胞外基质的降解及蛋白聚糖的丢失，椎间盘内部的渗透压也相应下降，从而在承担应力时保持水分的能力下降（Yong-Hing和Kirkaldy-Willis 1983；Lyons等1981）。而软骨终板与纤维环则相应承受了更大的应力。

椎间盘退变与腰痛之间的关系尚不完全清楚。临床上，一部分严重椎间盘退变的患者会出现腰痛的症状，但另外一些病理学上退变程度相似的患者却无疼痛表现。磁共振扫描结果显示约三分之一无症状患者有明显的椎间盘退变（Boden等1999a, b）。易化疼痛的因素可能包括脊柱生物力学的改变、神经高敏感性以及神经与血管长入椎间盘。

13.2.3 椎间盘疾病的临床表现

腰椎间盘源性的疾病可能会导致腰痛，疼痛

持续时间小于 3 个月定义为急性腰痛，3 个月以上则称慢性腰痛。患者主诉通常是一些背部的非特异性症状，而典型的椎间盘源性疼痛与使椎间盘压力增高的活动相关，例如坐位和躯干弯曲。大部分急性腰痛的发作具有自限性，然而某些"危险信号"可能意味着存在潜在的严重疾病，例如骨折、感染或者恶变等，临床医生必须保持高度警惕。

13.2.4 影像学技术在脊柱疾病评估中的应用

在临床工作中，首先应使用脊柱正侧位 X 线片对患者腰椎病情进行大致评估。当患者下腰痛持续达到 6 周，则应对患者进行 X 线检查，但如果患者的症状可能与一些较为严重的疾病（"危险信号"）相关时，则应在早期对患者行 X 线检查。如保守治疗 3 个月以上的患者腰痛症状仍无缓解，则应对其进行 MRI 检查。X 线平片、MRI

和 CT 对临床上非特异性椎间盘退变均非常敏感（Boden 等 1999a, b；Wiesel 等 1984），如上文所述，Boden 等通过磁共振检查发现在无临床症状的患者中椎间盘退变的发生率很高（Boden 等 1999a, b）（图 13.1）。

椎间盘造影术是辨别椎间盘源性腰痛的责任节段的有用工具，检查时将造影剂打入椎间盘，使椎间盘内压力增加，以此刺激长入受损椎间盘中的神经末梢。椎间盘造影术能够提供退变椎间盘的形态学信息，且其还有助于鉴别疼痛产生的原因（图 13.2）。在进行检查时，患者表现出疼痛，从而重现之前的临床症状，这使得椎间盘造影术具有很大临床价值。一些研究认为椎间盘造影术具有高敏感性和特异性，而另一些研究则

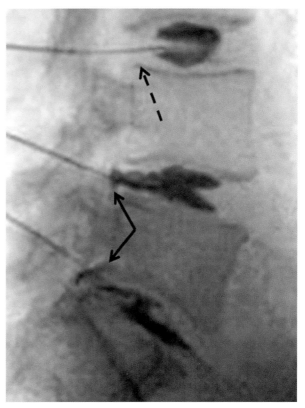

图 13.2 通过椎间盘造影获得的侧方腰椎荧光图像，穿刺针被插入 L3～4、L4～5、L5～S1 椎间盘（在该病例中），并向其中注入显影剂。L4～5、L5～S1 节段（实线黑箭头所示）发生后方显影剂渗漏，提示在这些节段存在纤维环撕裂。L3～4 节段（虚线黑箭头所示）无该现象，显影剂留存于椎间盘区，提示无明显纤维环撕裂。如果当显影剂注射入椎间盘时，患者出现与平时临床症状相似的疼痛感，表示患者的疼痛症状是该椎间盘引起的。这种方法在准备接受融合术的腰椎患者中被广泛使用，其用于判断需要融合的节段（椎间盘造影中出现与临床疼痛症状一致的节段）

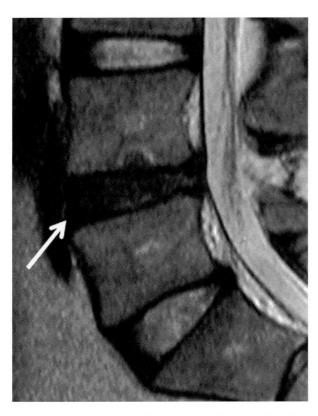

图 13.1 腰椎 MRI T2 加权像提示 L4～5 椎间盘退变（白色箭头）。水在 MRI 的 T2 加权像上呈高信号，随着椎间盘退变进展，水分丢失，从而较正常椎间盘信号低。退变的椎间盘呈现灰色或黑色，常被称作"黑间盘"。注意 L3～4、L5～S1 椎间盘的上部及 L4～5 椎间盘的下部仍呈高信号

持相反观点（Mooney 等 1988；Walsh 等 1990；Simmons 等 1988；Carragee 等 2000；Guyer 和 Ohnmeiss 1995）。Carragee 等的研究显示，理想状态下，椎间盘造影术在 50% ~ 60% 的病例中能够获得阳性的结果（Carragee 等 2006）。尽管操作中个人的主观因素无法完全克服，椎间盘造影术可能仍是目前唯一能够对椎间盘源性腰痛责任节段进行鉴别的方法。然而，在使用椎间盘造影术时应该仔细考虑其风险，有报道称经过 7 ~ 10 年的随访，与对照组相比，椎间盘造影术加速了椎间盘退变，更易导致椎间盘突出和椎间盘高度丢失（Carragee 等 2009）。

13.2.5 椎间盘源性腰痛的治疗

椎间盘源性腰痛的初期治疗以非手术治疗为主，但目前支持各种非手术治疗方案的证据非常有限（Ostelo 等 2009；Thomas 等 2006）。以非根性腰痛来说，系统评价已经证实目前没有充分证据支持一些非手术治疗方法的使用，包括肉毒毒素注射、局部注射、增生疗法、椎管内甾体类药物注射、硬膜外注射、小关节或破裂的椎间盘内甾体类药物注射、骶髂关节注射或内侧支封闭、破裂椎间盘电热治疗、射频消融以及脊髓刺激（Chou 等 2007, 2009）。而美国疼痛协会对另外一些非手术治疗方法给出的意见为"有限推荐"，包括运动、脊柱推拿、慢性腰痛或亚急性腰痛的跨学科康复治疗以及针灸治疗、按摩疗法和瑜伽（Chou 等 2007, 2009）。

尽管非手术治疗有一定局限性，但椎间盘源性腰痛的初期治疗仍采取以药物和理疗为主的非手术治疗。对乙酰氨基酚对缓解疼痛非常有效，但是其抗炎作用却很小，而且使用高剂量时可能导致肝中毒。非甾体抗炎药和环氧化酶抑制剂在治疗中也是非常有效的药物。止痛剂治疗慢性疼痛更加有效，而在急性疼痛的治疗中很少使用。骨骼肌松弛剂以及抗抑郁药物，尤其是能够阻滞去甲肾上腺素的药物可能也可以起到止痛的作用。理疗主要包括活动、伸展运动、健身训练以及有氧训练，就椎间盘源性腰痛来说，基于 McKenzie 伸展的运动项目是最有益的。这些运动能够恢复腰椎前凸并降低机械张力，从而减轻椎间盘负载。其他的建议包括戒烟、减肥、生活方式调整等。本书第 15 章对腰痛的非手术治疗进行了详细的介绍。

目前关于椎间盘源性疾病的外科手术仍有争议，且高质量随机对照研究的结果相互矛盾（Ostelo 等 2009；Thomas 2006；Chou 等 2007, 2009）。若患者经过 6 个月以理疗、NSAIDs 类药物以及改变行为等为主的彻底的保守治疗后，症状仍然没有得到改善，此时才应考虑手术治疗。此外，在考虑病情时必须排查某些可能是疼痛来源的潜在的严重疾病，对于某些继发疼痛、特殊区域的局部疼痛以及机械力作用于肌筋膜引起的疼痛必须进行筛查。Brox 等进行了一项单盲法随机研究，对椎间盘退变合并腰痛患者的融合手术治疗与认知干预及锻炼治疗的疗效进行了比较（Brox 等 2003）。结果显示，在术后一年随访时，腰椎融合手术对患者的改善与进行认知干预及锻炼等治疗对患者的改善相同（Brox 等 2003）。Fairbanks 等开展了一个随机对照试验，对脊柱融合与系统康复治疗慢性腰痛的疗效进行了比较，经过 2 年随访，统计学结果显示两种治疗方法在减少患者致残的效果上是相似的（Fairbanks 等 2005）。Fritzell 等开展的随机对照试验研究了对于严重慢性腰痛患者的腰椎融合手术治疗与非手术治疗在降低疼痛与减少残疾等方面的效果，其中非手术组的患者接受各种不同的物理治疗，2 年以后，手术组患者的腰痛症状减少了 33%，而非手术组只下降了 7%（63 至 58）（Fritzell 等 2001）。

目前腰椎融合术的入路选择主要在于前路、后路或者前后联合入路手术。其他选择包括动态固定和人工椎间盘置换，仍处于研究阶段。如患者经过长期保守治疗后症状没有改善且 X 线或者椎间盘造影的结果与患者临床症状有明显的相关性，此时应考虑手术治疗。目前，已经证实在特定群体中，后路融合术能够有效地控制慢性椎间盘源性腰痛（Parker 等 1996）。

13.3 椎间盘突出

13.3.1 椎间盘突出的流行病学

椎间盘突出是脊柱外科医生最常遇到的椎间

盘疾病之一。40 岁左右时是腰椎间盘突出的发病高峰，并且男性比女性的发病率更高（Weinstein 等 2008a, b）。但是据报道，只有 4% ~ 6% 的腰椎间盘突出症患者会产生症状（Weinstein 等 2008a, b）。

13.3.2 椎间盘突出的病理学改变

随着年龄的增长，腰椎发生一系列的退行性变化。髓核水分丢失，丧失压缩变形后的复原能力；而在纤维环，胶原纤维层中形成了许多裂隙。当椎间盘长期遭受扭转力、轴向压力以及屈曲张力后，髓核将会通过变弱的外层纤维环中的裂隙向外脱出。而髓核内容量的丧失改变了整个椎间盘的生物力学；纤维环承受了更高的负荷，这可能导致在椎间盘与椎体连接处出现软骨化骨的改变。椎间盘突出病理改变的细节在第 7 章和第 19 章有更详细的介绍。突出的髓核组织可以引起某些力学和（或）化学上的刺激，从而影响神经根并且导致严重的神经根性症状。

椎间盘突出可能会表现出以下三种形态学特征之一：（1）椎间盘膨出，定义为髓核组织异常膨隆，突出物进入完整但是变薄的纤维环内。（2）椎间盘突出，即髓核组织通过纤维环上的缺损穿透椎间盘，但是突出物仍然保持与椎间盘内部的髓核组织相连。（3）游离型椎间盘突出，指在椎间盘突出的基础上，突出物与内部的髓核组织不相连，形成游离的碎片。椎间盘突出也可依据椎间盘突出物与椎管之间的位置关系进行分类，例如中心型、偏中心型、椎间孔型、极外侧型。椎间盘突出症最常见的类型是偏中心型，突出的椎间盘压迫神经根（例如，L4 ~ L5 椎间盘压迫穿行于椎管内的 L5 神经根）。而椎间孔型或者极外侧型则会压迫相应平面穿出椎间孔的神经根（例如，L4 ~ L5 椎间盘压迫穿出椎间孔的 L4 神经根）。

13.3.3 椎间盘突出症的临床表现

大部分腰椎间盘突出症以不同程度、不同持续时间的腰痛和腿痛为特征，症状在起始时可能是隐伏的或者是通过一次创伤后才出现的，L4 ~ L5 或者 L5 ~ S1 椎间盘是最常见的受累椎间盘。腿痛的症状通常发生于受到压迫的神经根所支配的区域。在椎间盘突出后，腰痛的症状可能会有所缓解，这是因为椎间隙内的压力降低以及纤维环受到的张力减轻。当椎间盘突出累及神经根时，患者会表现出疼痛、感觉异常、运动缺陷、感觉缺陷和（或）反射抑制。而症状分布的区域（例如，特定的皮节或者肌节）通常提示了椎间盘突出的节段，并可以比较其是否与 MRI 结果相符。椎间盘突出的典型症状是在坐位时更加严重，而站立或者行走时症状会有所改善，因为坐下时腰部弯曲，不仅导致椎间盘压力增高，而且还导致相应的神经根被突出的椎间盘牵拉。通常，偏中心型与椎间孔型椎间盘突出主要以腿痛的症状为主，而中心型突出通常表现为腰痛，这是因为除非突出物特别巨大，否则一般的中心型突出并不会直接压迫穿出椎间孔或穿行于椎管内的神经根。

在临床上，如果怀疑患者有椎间盘疾病，则需要对他进行全面评估与彻底的检查。询问病史时应尽量详细，包括排查一些可能的潜在严重疾病，例如肿瘤、感染、骨折或者严重的神经损害。某些危险信号，例如发热、寒战、夜间痛、无法缓解的剧痛、无法解释的体重下降、进行性双下肢无力以及肠道或者膀胱的功能异常，都可能是某些更严重的潜在紧急情况的指征。并且这些症状出现时也提示医生应加快病情排查，包括使用一些先进的检查技术，例如 MRI。家族史也非常重要，它可以提示是否具有腰椎间盘突出症的家族遗传倾向。同时，也应对患者进行全面的神经系统评价，包括检测肌力、感觉、本体感觉、震颤以及腱反射。对患者的站姿和步态也应进行观察，有时可能也会获得重要的信息。此外，还可以通过各种检查手法，例如直腿抬高试验，来协助做出椎间盘突出的诊断。

13.3.4 椎间盘突出的影像学诊断

影像学检查对临床诊断非常有价值。不过，腰椎 X 线平片对椎间盘突出症的直接诊断价值并不高，因为平片上软组织是不显影的。但是，对于腰痛持续超过 6 周以及有过某些潜在的严重疾

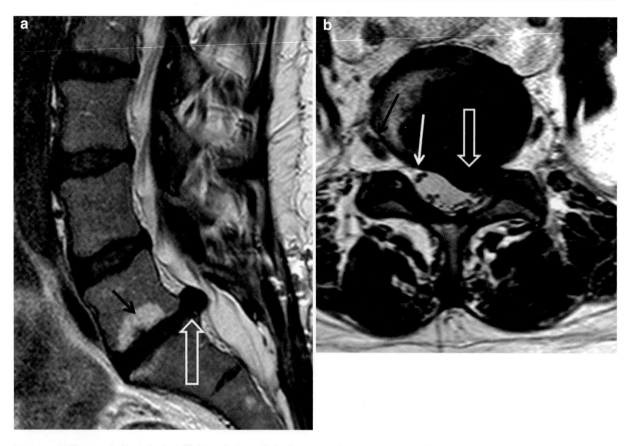

图 13.3 腰椎 MRI 矢状面（a）和横断面（b）T2 加权像显示左路 L5～S1 椎间盘旁中央突出。矢状面中（a）白色箭头所指为椎间盘突出的表现：可见突出的椎间盘向后突入椎管，L5～S1 椎间盘也有明显的退变，注意 L5 椎体下终板的骨髓水肿（黑色箭头），同时在 S1 椎体的上终板也有程度较轻的病变，这种水肿可能是椎间盘退变所导致的异常载荷分布下的骨反应。横断面（b）显示中央偏左的椎间盘突出，有些延伸到左 L5～S1 椎间孔处（空心白色箭头）。并可见右侧的 L5 神经根（黑色箭头）和右边移行的 S1 神经根（白色箭头）。L5 及左侧移行的 S1 神经根被突出的椎间盘明显压迫

病，例如癌症或者感染等病史的患者来说，腰椎平片具有提示作用。此外，X 线平片（正侧位、过屈过伸位）有助于整体评价患者的腰椎退变性疾病，可以为脊柱不稳、椎间盘塌陷以及脊柱畸形（例如脊柱侧弯）提供证据。MRI 是评价患者腰椎间盘突出情况的首选诊断性检查（图 13.3a，b）。但是，磁共振检查发现在没有症状的患者中椎间盘突出发生率也非常高（Boden 等 1999a, b），因此，检查结果与临床的关联性是非常重要的。对患者进行动态的 MRI 扫描目前已经开始得到普及。对某些特殊的情况，CT 扫描可能对疾病的诊断也非常有价值，比如，对以前接受融合手术的患者的骨骼解剖评估。若患者的情况不允许进行 MRI 检查，那么也可以对患者进行 CT 脊髓成像。此外，在对有症状的椎间盘突出患者进行治疗时，临床医生必须知晓 90% 以上患者的症状在起病的

前 3 个月内将会逐步缓解。因此，除非患者存在危险信号，否则影像学检查对起病 6 周之内的神经根病变和腰痛没有太多参考价值。

13.3.5 腰椎间盘突出的治疗

对于有急性根性症状表现的患者早期应做保守治疗，包括休息、制动以及抗炎镇痛治疗。肌松药物以及短程的口服类固醇药物也证明是有效的。此外，物理治疗包括脊柱推拿等也是常用的处理措施。透视下行硬膜外类固醇注射可减轻神经根炎症以及明显改善症状。一般来说，保守治疗的疗程为至少 6 周。

若根性症状通过非手术治疗不能缓解，则应考虑行手术来去除突出的椎间盘。相对手术指征包括：保守治疗不能缓解的顽固的神经根疼痛、

间歇性跛行、神经功能缺陷、保守治疗中症状反复发作以及明显的运动缺陷等。绝对手术适应证包括马尾神经疾病或进行性神经功能缺损。

脊柱患者疗效研究试验（SPORT）对于有症状的腰椎间盘突出患者的手术和非手术干预结果进行了前瞻性的评估。候选者为影像学上有明确腰椎间盘突出典型表现的患者，患者随机分为腰椎间盘突出开放手术组和保守治疗组。在 4 年随访时，结果显示，相对于保守治疗组患者，手术组患者的症状得到明显缓解（Weinstein 等 2008a，b）。这也证实了如果选择合适的患者（如症状、体格检查及相应的 MRI 结果），在 1～2 年内，相比于非手术治疗，手术可以快速缓解症状，并获得更快的恢复（Weinstein 等 2006；Peul 等 2007）。

微创椎间盘摘除术是手术治疗腰椎间盘突出症的"金标准"。该手术可以通过一个较小的切口在门诊施行。手术的并发症包括硬脊膜损伤、神经根损伤和感染。晚期并发症包括术后不稳及椎间盘突出复发，其发生率可达 7%（Weinstein 等 2008a，b）。一般从 MRI 上难以鉴别复发性椎间盘突出和硬膜外纤维化，因此在评估复发的椎间盘突出时，钆粉造影增强 MRI 可以用来鉴别椎间盘突出和纤维化。

13.4 腰椎管狭窄症

13.4.1 腰椎管狭窄症的流行病学研究

腰椎管狭窄症是指腰椎椎管和神经根管空间的缩小，是由晚期椎间盘退变与关节突与软骨终板的适应性变化相互作用所最终造成的。大多数腰椎管狭窄患者出现症状的年龄在 60～80 岁之间（Johnson 等 1992；Arbit 和 Pannullo 2001）。女性腰椎管狭窄症的患病率略高于男性，而多数腰椎管狭窄的患者有白种人血统（Johnson 等 1992；Arbit 和 Pannullo 2001）。退行性腰椎管狭窄症最常见的节段为 L3～4 和 L4～5，（Arbit 和 Pannullo 2001）。在临床上发现的具有影像学证据的腰椎管狭窄可能没有症状，然而，随着年龄的增长，出现症状的概率逐渐增高（Johnson 等 1992；Arbit 和 Pannullo 2001）。

13.4.2 腰椎管狭窄症的病因学

腰椎管狭窄症最常见的原因是年龄相关的脊柱退行性改变（Arbit 和 Pannullo 2001）。终末期腰椎椎间盘退变可改变关节突与椎间盘的生物力学，同时分别诱发关节突关节与椎体终板的过度增长以及肥厚。由此产生的骨赘侵犯和缩小神经孔，使椎间隙高度丢失；此外，肥大的黄韧带也会导致神经根的空间的明显减少。

导致腰椎管狭窄症的另一个原因是先天性腰椎管狭窄，这与患者椎弓根较短以及遗传性神经结构空间狭窄有关。导致椎管狭窄发生的不稳定因素大多是因为腰椎椎间盘和（或）关节突的退变以及椎体间的相对移位（腰椎滑脱）。腰椎峡部裂或脊柱侧凸同样可以导致这种不稳定的发生。椎体向前、向后或者侧方移位会进一步减少硬膜囊与椎间孔的空间。腰椎管狭窄症较少见的原因包括硬膜外脂肪增多症、肿瘤、感染和骨代谢疾病如 Paget 病等。腰椎管狭窄的主要解剖结构包括中央管、侧隐窝（关节突下方）、椎间孔及椎间孔外（Arbit 和 Pannullo 2001）。

13.4.3 腰椎管狭窄症的临床表现

腰椎管狭窄症的症状往往反映了狭窄区域的严重性和狭窄位置的解剖区域。因为狭窄是长时间逐渐造成的，所以病情常常隐匿，因此椎管狭窄可长期无症状（Orbit 和 Pannullo 2001）。早期症状可包括非神经根性间歇性腰痛及早期椎间盘退变的表现。伴随着空间的缩小和神经正常滑动和伸展的受限，神经根病和间歇性跛行症状会更加明显。患者常常抱怨腿痛，常与活动、直立姿势和（或）长时间走路有关（Paine 1976；Wilson 1969）。症状常沿着皮节区或被压迫神经相对应的肌节区分布，疼痛症状常伴随有无力、感觉异常及麻木等。

腰椎管狭窄症的典型临床表现是神经源性跛行（Paine 1976；Wilson 1969）。跛行是随着活动（如步行）的时间与重复，症状逐渐加重，这往往被认为是与直立姿势相关。患者常通过改变体位如坐位或前倾（腰椎前屈）来使神经根与椎管的空间增加。椎管狭窄的患者随着时间的推移可出现症状的加剧或急性的神经根病的症状。重度的狭窄有时可导致马尾神经综合征（大小便功能障碍）。目前尚无腰椎管狭窄症特异的体格检查或体征。通常患者的肌力以及感觉正常。改变姿势可改善疼痛症状（坐位或腰椎前屈）对于临床诊断可能会有进一步帮助。严重神经根病的患者可能会出现神经牵拉征阳性的表现。

13.4.4 腰椎管狭窄症的影像学表现

腰椎管狭窄既是影像学上的发现也是临床诊断，影像学检查常常用来确定和对应临床症状及病情的严重性。初步评估包括腰椎 X 线片检查以排除腰椎不稳及骨代谢疾病。CT 扫描对于了解骨骼解剖结构和排除骨折及检测骨缺损的存在很有帮助。CT 平扫不经常用于腰椎管狭窄症的诊断，CT 扫描结合脊髓造影对显影神经结构的受压及确认骨赘突出的部位非常有用，并且经常用于评估不能够进行 MRI 检查的患者。用于确诊腰椎管狭窄最常见的检查是 MRI 检查，MRI 可显示椎间盘退变、终板形态、关节突及黄韧带肥厚、神经结构及其活动空间（图 13.4）。通过对腰椎在矢状面和轴向平面连续图像的分析可以定位四个解剖部位（中央、侧隐窝、椎间孔和椎间孔外）特定区域的狭窄。相对狭窄的定义为中央管直径介于 10 ~ 13mm，椎管直径小于 10mm 则属于绝对椎管狭窄（Verbiest 1979）。

需要引起注意的是，影像学表现与患者临床症状之间的相关性很小（Sirvanci 等 2008）。影像学上的重度椎管狭窄可无临床症状出现，而对于部分患者，即使是呈影像学上的轻度狭窄也可导致严重的疼痛（Sirvanci 等 2008）。当患者的影像学表现与临床表现相符时，相应的治疗方法可获得较好的预期效果。

13.4.5 腰椎管狭窄症的治疗

保守治疗作为对于腰椎管狭窄症的一线治疗方式，其措施主要包括非甾体抗炎药、镇痛药以及改变生活方式等。口服类固醇也可以用来帮助

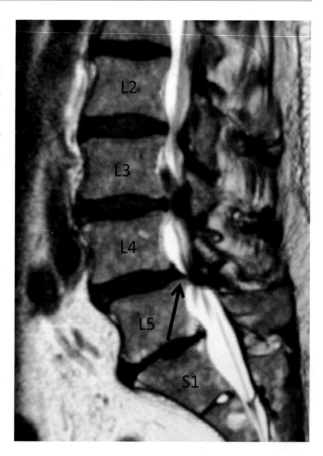

图 13.4 矢状面 T2 加权像腰椎 MRI 显示 L2 ~ 3 中度狭窄，L3 ~ 4 和 L4 ~ 5 重度狭窄。另外，L4 ~ 5 节段有轻度的退变性滑脱，即 L4 椎体位于 L5 椎体稍前的部位（黑色箭头所示）

减少急性炎症的症状和减少根性疼痛。此外，也可以尝试物理治疗，可进行腰背肌的锻炼、有氧锻炼和拉伸等。还可选择包括太极拳、水疗、脊椎护理以及室内健身自行车等锻炼方式。

硬膜外类固醇注射可以减轻神经根周围的炎症，并可能有助于治疗神经根病。选择性神经根阻滞可以在短期内有效地缓解疼痛，对于疾病的诊断同样有帮助，最近已有循证医学 1 级的证据证实其短期内缓解根性疼痛的有效性（Weinstein 等 2008a, b）。不同于用于椎间盘突出引起的根性症状注射治疗后的病情自发消退，腰椎管狭窄症的注射治疗不能够解除骨性狭窄所导致神经根的压迫，症状可能复发。

手术治疗是处理腰椎管狭窄症的主要手段之一，主要针对保守治疗失败的患者。针对退变性腰椎管狭窄症的标准外科手术为椎板切除减压术，通过移除脊柱后柱结构（棘突与椎板）来实现神

经减压的目标，从而给予神经足够的恢复空间，而内侧小关节切除术及椎间孔减压术分别能够对侧隐窝和椎间孔进行减压。椎板切除减压术的手术效果可靠，且在功能恢复方面优于保守治疗（Weinstein 等 2008a, b；Tosteson 等 2008）。腰椎椎板切除术的并发症包括硬脊膜撕裂、术后腰椎不稳、持续性腰背痛、顽固根性痛、狭窄再发等。

13.5 退变性腰椎滑脱症

13.5.1 腰椎滑脱症的流行病学

退行性腰椎滑脱是指由腰椎退变性疾病导致的脊柱不稳和平移，患者多于 50 岁以后发病，然而对于超过 65 岁的患者，随着年龄增长，病情会愈加严重（Valkenburg 和 Haanen 1982；Frymoyer 1994），女性与男性患病率之比为 3 ：1（Frymoyer 1994）。女性的退变性腰椎滑脱的发生与体质指数（BMI）、年龄和腰椎前凸角度均具有显著相关性。在男性中，没有发现退行性腰椎滑脱症的单独的风险因素（Jacobsen 等 2007）。

13.5.2 腰椎滑脱症的病因

退变性腰椎滑脱症常由小关节退变和椎间盘退变引起。最常见于 L4～5 水平（Frymoyer 1994）。小关节的退变导致其相应的形态学改变，使椎体出现平移以及继发的神经压迫，椎间高度的丢失同样也可造成椎体平移以及随之而来的神经压迫。在典型的退变性腰椎滑脱症中，椎体滑移的距离小于椎体前后径的 50%（Frymoyer 1994）。在退变性腰椎滑脱症中，小关节往往会增生、内聚，可进一步侵犯椎管，引起侧隐窝狭窄和根性症状的发生。

13.5.3 腰椎滑脱症的临床表现

应当注意的是滑脱的程度并不与临床症状严重程度直接相关，腰椎滑脱的症状主要表现为背部蔓延到臀部和大腿后侧（神经根性）的疼痛，患者可伴有神经源性跛行。神经根管狭窄常导致受累神经根的根性疼痛。

腰椎滑脱症的体格检查与腰椎管狭窄症类似，包括腰骶交界处的压痛及受限的腰椎活动范围。神经系统检查肌力及感觉一般无明显异常。当然，有明显神经根病变的患者会出现感觉异常及感觉减退。机械性腰背疼痛多见于合并腰椎管狭窄的腰椎滑脱患者。患者往往在过伸及过屈位时疼痛更加剧烈。

13.5.4 腰椎滑脱症的影像学表现

立位及动力位 X 线片对于椎间盘退变和不稳定的诊断有很大的帮助，侧位片可显示滑脱的椎体与下位椎体的关系，通常根据椎体后移的百分比来对滑脱进行分级（Meyerding 分级系统）（图 13.5）。

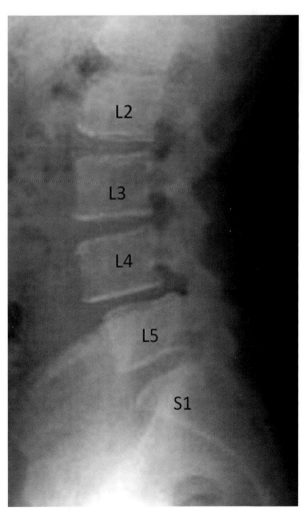

图 13.5 腰椎侧位 X 线片显示 L4～5 退行性腰椎滑脱，L4 椎体相对于 L5 椎体略向前滑移。多节段的腰椎间隙变窄，椎间盘塌陷，以 L4～5 最为显著

斜位片可被用来诊断是否存在峡部裂。MRI 或 CT 脊髓造影可以进一步确定神经压迫的部位与狭窄严重程度（图 13.6）。当 X 线不可用时，在横断面

评估脑脊液相对于关节突关节位置的改变也可表明不稳以及腰椎滑脱的存在（Rihn 等 2007）。

13.5.5 腰椎滑脱症的治疗

对于脊柱滑脱症首先应采取保守治疗。主要包括制动、非甾体抗炎药和低强度的锻炼等。减肥有助于缓解症状，但无法治愈或逆转该病。增加活动量可导致疼痛的加重。物理治疗有助于缓解椎体滑脱导致的机械性疼痛，但不能改善神经压迫和神经性症状。局部硬膜外类固醇注射有助于减轻炎症，缓解根性疼痛。

如果保守治疗无效，则应考虑手术治疗。主要手术操作应包括椎板切除及椎间孔切开来解除神经压迫，通常行融合术以减少椎体滑动的危险、症状复发率及获得较好的长期疗效。椎板切开减压融合术相比于单纯的减压术有更好的治疗效果（Herkowitz 和 Kurz 1991；Fischgrund 等 1997；Kornblum 等 2004）（图 13.7a, b）。临床研究结果显示对于退变性腰椎滑脱患者，减压融合术相比保守治疗可获得较高的成功率及更好的治疗效果（Weinstein 等 2009）。融合术的并发症包括未能达

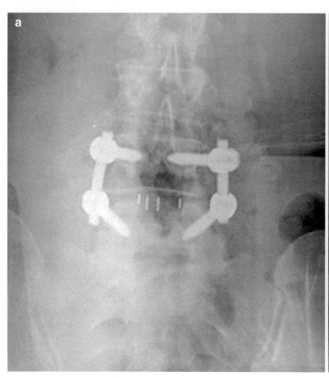

图 13.6 矢状面 T2 加权腰椎 MRI 横断面影像证实 L4～5 节段退行性腰椎滑脱及重度椎管狭窄

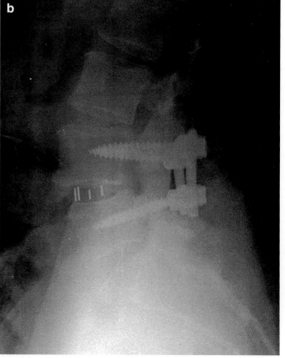

图 13.7 术后正（**a**）、侧（**b**）位 X 线片。图 13.6 所示患者行腰后路椎板切除减压椎间植骨融合内固定术

到骨性融合、腰背部僵硬及持续的腰背痛等。

13.6 总结评论

　　腰椎退变性改变会在很大年龄范围的人群中产生一系列潜在影响，包括椎间盘源性腰痛、腰椎间盘突出症、腰椎管狭窄症、退行性腰椎滑脱症等。在没有进行性神经功能障碍、大小便功能障碍、伴发全身症状等危险因素的情况下，应该首先选择保守治疗，主要包括药物、物理治疗、健康教育及硬膜外注射治疗等。如果患者在经过系统保守治疗后症状仍无法缓解甚至进行性加重，手术治疗可能会获得比保守治疗更加显著的收益。

13.7 本章要点总结

- 腰椎退变性疾病每年占据美国很大比例的医疗保健支出，因为腰痛而造成的误工可导致可观的非直接经济损失。

- 在美国，慢性腰痛是引起慢性疼痛及致残最普遍的病因。据估算大约 80% 的人在一生中有过腰痛经历。

- Kirkaldy-Willis 根据椎间盘受损的程度将腰椎间盘退变分为功能障碍、不稳定以及稳定三个阶段，该分期系统获得了广泛认可。

- 椎间盘退变与腰痛之间的关系尚未完全清楚。

- 大部分急性腰痛的发作具有自限性，然而某些"危险信号"可能意味着存在潜在的严重疾病，例如骨折、感染或者恶变等，临床医生必须保持高度警惕。

- 目前关于椎间盘源性疾病的外科手术仍有争议，且高质量随机对照研究的结果相互矛盾。

- 关于腰椎间盘突出症的治疗，相对于保守治疗，接受手术治疗的患者在术后 4 年随访时，可获得更为明显的症状缓解。研究证实通过筛选合适的患者（症状、体格检查及相应的 MRI 结果），在 1 ~ 2 年内，相比于非手术治疗，手术可以快速缓解症状，并获得更快的恢复。

- 腰椎管狭窄患者的影像学表现与其症状的相关性很小。

- 对于退变性腰椎滑脱症，减压融合手术比保守治疗有更高的成功率和更好的治疗效果。

（曹　鹏　田　野译　袁　文审校）

参考文献

Arbit E, Pannullo S (2001) Lumbar stenosis: a clinical review. Clin Orthop Relat Res 384:137–143

Boden SD, Davis DO, Dina TS, Patronas NJ, Wiesel SW (1999a) Abnormal magnetic-resonance scans of the lumbar spine in asymptomatic subjects: a prospective investigation. J Bone Joint Surg Am 72(3):403–408

Boden SD, McCowin PR, Davis DO, Dina TS, Mark AS, Wiesel S (1999b) Abnormal magnetic-resonance scans of the cervical spine in asymptomatic patients: a prospective investigation. J Bone Joint Surg Am 72:1178–1184

Brox JI, Sorenson R, Friis A et al (2003) Randomized clinical trial of lumbar instrumented fusion and cognitive intervention and exercises in patients with chronic low back pain and disc degeneration. Spine 28:1913–1921

Buckwalter JA, Mow VC, Boden SD, Eyre DR, Weidenbaum M (2002) Intervertebral disc structure, composition, and mechanical function. In: Buckwalter JA, Einhorn TA, Simon SR (eds) Orthopaedic basic science-biology and biomechanics for the musculoskeletal system, 2nd edn. American Academy of Orthopaedic Surgeons, Rosemont, pp 548–555

Carragee EJ, Chen Y, Tanner CM, Hayward C, Rossi M, Hagle C (2000) Can discography cause long-term back symptoms in previously asymptomatic subjects? Spine 25:1803–1808

Carragee EJ, Lincoln T, Parmar VS, Alamin T (2006) A gold standard evaluation of the "discogenic pain" diagnosis as determined by provocative discography. Spine 31(18):2115–2123

Carragee EJ, Don AS, Hurwitz EL, Cuellar JM, Carrino J, Herzog R (2009) Does discography cause accelerated progression of degeneration changes in the lumbar disc: a ten-year matched cohort study. Spine 34(21):2338–2345

Chou R, Qaseem A, Snow V et al (2007) Diagnosis and treatment of low back pain: a joint clinical practice guideline from the American College of Physicians and the American Pain Society. Ann Intern Med 147:478–491

Chou R, Loeser JD, Owens DK et al (2009) Interventional therapies, surgery, and interdisciplinary rehabilitation for low back pain. An evidence-based clinical practice guideline from the American Pain Society. Spine 34:1066–1077

Deyo RA, Mirza SK, Martin BL (2006) Back pain prevalence and visit rates: estimates from U.S. national surveys 2002. Spine 31(23):2724–2727

Fairbank J, Frost H, Wilson-MacDonald J, Yu LM, Barker K, Collins R (2005) Randomized controlled trial to compare surgical stabilization of the lumbar spine with an intensive rehabilitation programme for patients with chronic low back pain: the MRC spine stabilization trial. BMJ 330:1233

Fischgrund JS, Mackay M et al (1997) 1997 Volvo Award winner in clinical studies. Degenerative lumbar spondylolisthesis with spinal stenosis: a prospective, randomized study comparing decompressive laminectomy and arthrodesis with and without spinal instrumentation. Spine 22(24):2807–2812

Fritzell P, Hagg O, Wessberg P, Nordwall A, Swedish Lumbar Spine Study Group (2001) 2001 Volvo Award winner in clinical studies: lumbar fusion versus nonsurgical treatment for chronic low back pain: a multicenter randomized controlled trial from the Swedish Lumbar Spine Study Group. Spine 26:2521–2532

Frymoyer J (1994) Degenerative spondylolisthesis: diagnosis and treatment. J Am Acad Orthop Surg 2:9–15

Guyer RD, Ohnmeiss DD (1995) Lumbar discography: position statement from the North American Spine Society Diagnostic and Therapeutic Committee. Spine 20:2048–2059

Hansson T, Hansson E, Malchau H (2008) Utility of spine surgery: a comparison of common elective orthopaedic surgical procedures. Spine 33(25):2819–2830

Herkowitz HN, Kurz LT (1991) Degenerative lumbar spondylolisthesis with spinal stenosis. A prospective study comparing decompression with decompression and intertransverse process arthrodesis. J Bone Joint Surg Am 73(6):802–808

Jacobsen S, Sonne-Holm S, Rovsing H, Monrad H, Gebuhr P (2007) Degenerative lumbar spondylolisthesis: an epidemiological perspective: the Copenhagen Osteoarthritis Study. Spine 1(32):120–125

Johnson KE, Rosean I, Udean A (1992) The natural course of lumbar spinal stenosis. Clin Orthop Relat Res 279:82–86

Johnson WE, Evans H, Menage J, Eisenstein SM, El Haj A, Roberts S (2001) Immunohistochemical detection of Schwann cells in innervated and vascularized human intervertebral discs. Spine 26:2550–2557

Kornblum MB, Fischgrund JS et al (2004) Degenerative lumbar spondylolisthesis with spinal stenosis: a prospective long-term study comparing fusion and pseudarthrosis. Spine 29:726–733; discussion 733–724

Luo X, Pietrobon R, Sun SX, Liu GG, Hey L (2004) Estimates and patterns of direct health care expenditures among individuals with back pain in the United States. Spine 29(1):79–86

Lyons G, Eisenstein SM, Sweet MB (1981) Biochemical changes in intervertebral disc degeneration. Biochim Biophys Acta 673:443–453

Mooney V, Haldeman S, Nasca RJ et al (1988) Position statement on discography: the executive committee of the North American Spine Society. Spine 13:1343

Ostelo RWJG, van Tulder MW, Vlaeyen JWS, Linton SJ, Morley S, Assendelft WJJ (2009) Behavioral treatment for chronic low-back pain (Review). Cochrane Collab 2:1–49

Paine KWE (1976) Clinical features of lumbar spinal stenosis. Clin Orthop Relat Res 115:77–82

Parker LM, Murrell SE, Boden S, Horton WC (1996) The outcome of posterolateral fusion in highly selected patients with discogenic low back pain. Spine 21(16):1909–1916

Peul WC, van Houwelingen HC, van den Hout WB et al (2007) Surgery versus prolonged conservative treatment for sciatica. N Engl J Med 356:2245–2256

Rihn JA et al (2007) Does lumbar facet fluid detected on magnetic resonance imaging correlate with radiographic instability in patients with degenerative lumbar disease? Spine 32(14):1555–1560

Roberts S (2002) Disc morphology in health and disease. Biochem Soc Trans 30:864–869

Roberts S, Menage J, Urban JPG (1989) Biochemical and structural properties of the cartilage end-plate and its relation to the intervertebral disc. Spine 14:166–174

Simmons JW, Aprill CN, Dwyer AP, Brodsky AE (1988) A reassessment of Holt's data on: "the question of lumbar discography". Clin Orthop Relat Res 237:120–124

Sirvanci M, Bhatia M, Ganiyusufoglu KA, Duran C, Tezer M, Ozturk C, Aydogan M, Hamzaoglu A (2008) Degenerative lumbar spinal stenosis: correlation with Oswestry Disability Index and MR imaging. Spine J 17:679–685

Thomas KJ, MacPherson H, Thorpe L et al (2006) Randomised controlled trial of a short course of traditional acupuncture compared with usual care for persistent non-specific low back pain. BMJ 333:623

Tosteson AN, Lurie JD et al (2008) Surgical treatment of spinal stenosis with and without degenerative spondylolisthesis: cost-effectiveness after 2 years. Ann Intern Med 149(12):845–853

Twomey LT, Taylor JR (1987) Age changes in lumbar vertebrae and intervertebral discs. Clin Orthop Relat Res 224:97–104

Valkenburg HA, Haanen HCM (1982) The epidemiology of low back pain. In: White AA III, Gordon SL (eds) AAOS symposium on idiopathic low back pain. CV Mosby, St. Louis, pp 9–22

Verbiest H (1979) The significance and principles of computed axial tomography in idiopathic developmental stenosis of the bony lumbar vertebral canal. Spine 4:369–378

Walker BF (2000) The prevalence of low back pain: a systematic review of the literature from 1966 to 1998. J Spinal Disord 13(3):205–217

Walsh TR, Weinstein JN, Spratt KF, Lehmann TR, April C, Sayre H (1990) Lumbar discography in normal subjects: a controlled, prospective study. J Bone Joint Surg Am 72:1081–1088

Weinstein JN, Lurie JD, Tosteson TD, Skinner JS, Hanscom B, Tosteson AN, Herkowitz H, Fischgrund J, Cammisa FB, Albert T, Devo RA (2006) Surgical vs nonoperative treatment for lumbar disk herniation: the Spine Patient Outcomes Research Trial (SPORT) observational cohort. JAMA 296(20):2441–2459

Weinstein JN, Tosteson TD et al (2008a) Surgical versus nonsurgical therapy for lumbar spinal stenosis. N Engl J Med 358(8):794–810

Weinstein JN, Lurie JD, Tosteson TD et al (2008b) Surgical versus nonoperative treatment for lumbar disk herniation: four-year results for the Spine Patient Outcomes Research Trial (SPORT). Spine 33(25): 2789–2800

Weinstein JN, Lurie JD et al (2009) Surgical compared with nonoperative treatment for lumbar degenerative spondylolisthesis. Four-year results in the Spine Patient Outcomes Research Trial (SPORT) randomized and observational cohorts. J Bone Joint Surg Am 91:1295–1304

Wiesel SW, Tsoursmas N, Feffer HL, Citrin CM, Patronas N (1984) A study of computer-assisted tomography. Part I: the incidence of positive CAT scans in an asymptomatic group of patients. Spine 9:549–551

Wilson CB (1969) Significance of the small lumbar spinal canal: cauda equina compression syndromes due to spondylosis, 3: intermittent claudication. J Neurosurg 31:499–506. http://www.ncbi.nlm.nih.gov/pubmed/5351760

Yong-Hing K, Kirkaldy-Willis WH (1983) The pathophysiology of degenerative disease of the lumbar spine. Orthop Clin North Am 14:491–504

椎间盘退变的脊柱运动保留装置

Daniel G.Kang, Melvin D.Helgeson, Alexander R.Vaccaro

目录

D.G. Kang, MD(✉) • M.D. Helgeson, MD
Department of Orthopaedic Surgery and Rehabilitation,
Walter Reed National Military Medical Center,
8901 Wisconsin Avenue, Bethesda, MD 20889, USA
e-mail: daniel.g.kang@gmail.com; mel_helgeson@yahoo.com

A.R. Vaccaro, MD, PhD
Department of Orthopaedic Surgery,
Rothman Institute/Thomas Jefferson University,
925 Chestnut Street, 5th Floor, Philadelphia, PA 19107, USA
e-mail: alexvaccaro3@aol.com

14.1 引言

颈椎和腰椎间盘退变性疾病是当今社会多发病之一，常伴有疼痛和功能障碍（Taksali 等，2004）。脊柱融合术一直被认为是治疗颈腰椎退变性疾病最常用的手术治疗方式（Davis 1994；Lee 和 Langrana 2004）。融合手术也曾经被用于治疗髋和膝关节退变性关节炎，但随着手术技术的发展，很快被革命性的关节成形术所取代。关节成形术不仅能够缓解疼痛，而且在保留关节功能上取得了良好的临床效果（Santos 等，2004）。然而，由于椎间盘成形术刚刚兴起，尚无法取代脊柱融合术成为治疗颈椎腰椎间盘退行性疾病的"金标准"。有研究表明，脊柱融合术在治疗间盘退变性疾病上的临床疗效也存在差异，即使选择合适的患者及利用先进的脊柱融合技术和器械，相关结果也并没有显著性改变（Barrick 等 2000；Kleeman 等 2001；Madan 和 Boeree 2003；Bono 和 Lee 2004；Lee 和 Langrana 2004；Santos 2004）。

脊柱融合术不能重建脊柱正常生理功能，而且可能导致相邻节段退变及相邻节段疾病（Lehmann 等 1987；Gillet 2003；Lee 和 Langrana 2004；Santos 等，2004）。融合术后脊柱生物力学发生改变，脊柱活动范围缩小，吸收震荡能力丢失，这些改变使相邻节段代偿性活动与异常应力增加，引起相邻节段椎间盘压力升高（Lee 和 Langrana 1984，2004；Shono 等 1998；Akamaru 等 2003；Chang 等 2007；Gao 等 2011）。尽管相邻节段退变与相邻节段疾病可能是自然退变的结果而不是脊柱融合术所造成，但保留退变椎间盘活动的手术方式仍然被推崇（Santos 等 2004）。

目前手术治疗的基本前提是在保留被治疗的退变椎间盘的活动的同时，延缓或阻止相邻节段退变导致的相关症状的出现，这种改变代表着手术方式的潜在转变：从丧失活动的术式到保留活动的术式（Santos 等 2004；Madigan 等 2009）。

脊柱运动保留装置包含多种新技术和新手术方式，包括全椎间盘置换、棘突间动态稳定系统、后路动态钉棒系统、髓核置换甚至向退变间盘中注射某些聚合成分（Madan 和 Boeree 2003）。尽管如此，大多数的脊柱运动保留装置仍然处于实验阶段尚未运用于临床。20 世纪 90 年代早期全椎间盘置换已在欧洲常规运用，然而其中一些设备直到近期才被美国食品药品管理局（FDA）通过前瞻性随机临床试验加以验证并通过审批（Santos 等 2004；Mummaneni 等 2007；Sasso 等 2007；Zigler 等 2007；Guyer 等 2009；Murrey 等 2009；Burkus 等 2010；Garrido 等 2010；Delamarter 2011）。由于全椎间盘置换理想化的设计理念，其作为除脊柱融合外可供选择的手术方式被越来越多的人所接受，但该设备用于颈椎和腰椎患者的手术适应证仍存在争议。全椎间盘置换对临床结果和相邻节段退变疾病发生率的影响，需要通过进一步实验和长期临床随访加以证实（Hilibrand 和 Robbins 2004）。临床上成功的全椎间盘置换手术需要选择合适的患者、设计精良的内植入材料及相应成熟的手术技术，三者缺一不可。接下来我们将分别探讨颈椎和腰椎全椎间盘置换的发展历史和原理，描述全椎间盘置换的生物力学机制、生物材料和设计理念，并详细讲解全椎间盘置换的手术适应证和手术技术。同时，我们也会简要介绍新兴的腰椎运动保留装置。

14.2 相邻节段疾病：脊柱融合术后的必然改变?

在过去 100 年里，脊柱融合手术发展迅速，被用于治疗许多脊柱疾病，融合节段可以从枕骨到骨盆（Hilibrand 和 Robbins 2004）。1911 年 Hibbs 治疗脊柱畸形、Albee 治疗 Pott 疾病时第一次提出脊柱节段关节融合术的概念。之后脊柱融合被广泛用于治疗脊柱创伤、脊柱滑脱、椎管狭

窄或肿瘤，尤其适用于因椎间盘退变导致的颈部和下腰部疼痛的患者（Davis 1994；Hilibrand 和 Robbins 2004）。其治疗目的和四肢关节融合手术一样，主要是消除疼痛、保持关节稳定性和纠正畸形/高度丢失（Orret 等 2007）。

1929 年 Chandler（Chandler 1929）首次将脊柱融合术用于治疗下腰痛，1955 年 Robinson 和 Smith（Robinson 和 Smith 1955）首次报道应用颈椎前路减压融合术（ACDF）治疗退变性颈椎病（Lee 和 Langrana 2004）。实际在过去的几十年里，颈椎前路减压融合术（ACDF）被认为是最成功的脊柱手术之一（Murry 等 2009）。在颈椎前路减压融合（ACDF）术后患者随访中，90% 以上的患者术后放射痛症状和脊髓症状得到控制或改善（Hilibrand 和 Robbins 2004；Riew 等 2008；Murrey 等 2009）。然而应用脊柱融合治疗椎间盘源性腰痛仍存在争议，部分研究结果常互相矛盾（Frymoyer 等 1978；Lee 和 Langrana 2004）。2003 年 Fritzell 等（Fritzell 2003）报道的研究结果具有重大意义，研究结果显示对于椎间盘源性腰痛患者脊柱融合明显优于持续的保守治疗（McAfee 2004）。该研究是一项随机对照试验，由一名独立的研究者对 294 例患者随访 2 年，结果发现手术组患者 Oswertry 功能障碍指数（ODI）降低了 25%，而非手术组只降低了 6%（Fritzell 等）。除了这些研究，尽管融合相关的报道很多，显示该手术的成功率为 32%～99%，由于研究方法的不同，很难对脊柱融合术治疗的手术适应证下明确的结论（Jackson 等 1985；Lehmann 等 1987；O'Beime 等 1992；Bono 和 Lee 2004；Lee 和 Langrana 2004；Lin 和 Wang 2006）。

虽然目前对于有症状的椎间盘退变性疾病多采用手术治疗，但脊柱融合术后长期疗效仍存在争议，争议焦点集中在相邻节段退变和相邻节段疾病的问题上。相邻节段退变是指融合术后相邻节段无症状性影像学改变，而相邻节段疾病是影像学改变合并新的相应的临床症状（Hilibrand 等 1999；Hilibrand 和 Robbins 2004；Lee 和 Langrana 2004）。目前并没有文献明确证实相邻节段疾病的原因，究竟是因为手术融合节段活动丧失导致生物力学改变引起，还是手术技术的原因，或是自然退变的过程，亦或是由综合因素导致（Hiliband

等 1999；Hilibrand 和 Robbins 2004；Ishihara 等 2004；Robertson 等 2005；Yue 等 2005；Lin 和 Wang 2006）。然而，生物力学研究表明脊柱融合术后，相邻节段应力、活动度和椎间盘内压力明显增加，这就合理解释了相邻节段疾病产生的原因（Lee 和 Langrana 1984；Weinhoffer 等 1995；Matsunaga 等 1999；Reitman 等 2004；Murrey 等 2009）。颈椎和腰椎生物力学环境的不同导致了相应研究结果的差异。

颈椎融合术后的患者中，发生相邻节段疾病并需要手术治疗的比率为 9%～17%，平均每年发生率为 1.5%～4%（Williams 等 1968；Gore 和 Sepic 1984；Bohlman 等 1993；Hilibrand 和 Robbins 2004）。在一项重要研究中，Hilibrand 等（1999）研究显示颈椎前路融合术后相邻节段疾病的年发生率约为 3%，从而预测术后 10 年发生率为 25.6%。有趣的是，有报道表明超过一个节段颈椎前路融合的患者相邻节段疾病发生率明显低于单节段融合者。因此作者得出结论：相邻节段疾病是颈椎前路融合术后常见并发症，并且与颈椎关节自然退变相关联（Hilibrand 等 1999）。Herkowitz 等（1990）也支持相邻节段疾病的发生是自然退变的过程。因此，在后路椎间孔减压而不做融合的患者中，41% 的患者颈椎随机行前路融合，相邻节段退变的发生率约为 50%。

脊柱融合术对腰椎相邻节段疾病的影响依然存在争议。虽然腰椎融合后，随访发现 1/3～1/2 的患者出现相邻节段退变，但多数仅为影像学改变而不伴有临床症状（Lehmann 等 1987；Luk 等 1987；Hilibrand 和 Robbins 2004）。在邻椎病是否为椎间盘自然退变的问题上，Penta 等（1995）对非手术治疗患者和接受腰椎前路椎体融合术患者进行 10 年以上随访，两组患者之间相邻节段退变的发生率无差异（约 1/3 患者发生）。然而，Ghiselli 等（2004）研究显示约 27.4% 患者在术后 6.7 年发生相邻节段疾病并需要进一步手术治疗。

在脊柱融合疗效研究中，不同的学者得出了不同甚至矛盾的临床结果和结论，让人们进一步认识到，颈椎和腰椎椎间盘退变性疾病是十分复杂的疾病，要阐明其病因还需要进一步研究。即使严格把握手术指征，术后影像学显示融合非常成功，有时也很难获得理想的临床疗效。由于疼痛作为衡量手术成功与否的严格标准之一，融合手术可能会因为种种原因失败，比如髓核退变引起的疼痛、纤维环内的神经末梢引起的疼痛反应以及背根神经节、关节面、关节囊或周围韧带和肌肉结构引起的疼痛（Bono 和 Garfin 2004）。疼痛无法完全缓解是因为有时不能明确引起特定疼痛的病因而导致治疗失败，并且手术可能造成的社会心理机能障碍、假关节形成、相邻节段疾病等问题也将进一步影响疗效（Kumar 等 2001；Lin 和 Wang 2006；Orr 等 2007）。由于在椎间盘退变性疾病治疗中，脊柱融合手术的疗效存在不确定性，术后可能发生并发症，这更激发了人们研究椎间盘置换手术的热情。

14.3 椎间盘置换：历史和发展

椎间盘置换是治疗椎间盘退变的新兴技术。近些年随着对该技术深入理解，以及对其起源、历史及发展的逐步认识，我们认为其在治疗脊柱疾病中具有广阔的前景（Bono 和 Garfin 2004）。最早的椎间盘置换技术是由 Fernstrom 在 20 世纪 50 年代晚期报道的，基本上和 Charnley 最早报道全髋关节置换在同一时期（Fernstrom 1966；Bono 和 Garfin 2004）。摘除患者颈腰椎间盘中的髓核后，Fernstrom 将原始的椎间盘假体（金属球）植入纤维环内（Fernstrom 1966）。尽管该假体设计相对简单，但 Fernstrom 的金属球假体还是达到了预期的目标：通过去除髓核使得疼痛缓解并且维持了椎间隙的高度和活动。该技术短期随访取得了良好的效果，可在 4～7 年的长期随访中发现约 88% 的患者因为假体下沉突破椎体终板致使椎间隙高度丢失（Fernstrom 1966；Bono 和 Garfin 2004）。通过对这些病例进行分析及对椎间盘置换技术的进步，发现这些结果都是可以预测的，金属球与椎体终板有限的接触是导致该假体运用失败的主要原因。另外一个原因是金属球和骨组织弹性模量不匹配，并且该术式将金属球放入终板最薄弱的中央区域，导致应力过度集中（Bono 和 Garfin 2004）。虽然有这些不足，但外科医生预见性地将金属球放置在对脊柱矢状面运动和旋转影响较大的椎间盘中后 1/3 部位，放置部位与当今椎间盘置换设计的理念一致（Bono 和 Garfin 2004）。

　　鉴于这些生物学上的失败，Fassio 发明了一种椎间盘置换装置，该装置由具有吸收震荡特性的可压缩硅胶球和一个较大的不可压缩的平面组成（Fassio 和 Ginestie 1978）。Fassio 将该装置植入 3 名患者体内，然而该装置无法防止假体接触面下沉，术后 4 年随访发现所有患者均出现内植物移位和下沉（Fassio 和 Ginestie 1978）。Kostuik 也发明了一种具有吸收震荡特性的装置，但是并未将其植入体内，因此该装置仅具有较重要的历史意义（Kostuik 1997）。该设备是由嵌入在椎间盘后 1/3 部位的关节铰链及上下两块金属终板和插入中间的弹簧组成。尽管生物力学循环试验证明其前景良好，但是由于在植入动物体内后出现失败以至于未应用于临床（Kostuik 1997）。

　　20 世纪 80 年代 Büttner-Janz 和 Schellnack 提出了一个具有非常重要的设计理念的设备即 SB Charité 型（DePuy Spine，Raynham，MA）腰椎间盘置换装置。第一代设备设计是由两个瓶盖大小的终板和中间的聚乙烯核组成一个复合物关节界面（Link 2002）。然而，研究发现这种设计也有接触面积不充分和应力高度集中的问题，导致假体下沉进入椎体内（Lin 和 Wang 2006）。针对这些问题，第二代人工椎间盘设计了较薄的侧翼及较大的接触面积，但最终因出现侧翼应力骨折而失败。第三代进一步改良，利用钴铬钼合金制成更大的终板接触界面（Lin 和 Wang 2006）。

　　从早期假体设计理念中吸取的一些重要教训对目前椎间盘置换系统的发展提供了重要基础。早期设计中最常见的问题是假体下沉，人们通过设计尽可能大的椎体终板接触面积及避免假体直接接触骨面等措施来阻止相关并发症的发生。尽管目前还没有假体能真正重建正常的椎间盘，人们遵循这些原则努力地去发展和改进椎间盘置换装置。

14.4 全椎间盘置换设计的理念和生物力学机制

　　自从其产生以来，椎间盘置换主要的临床目的是缓解疼痛和恢复生理功能（Bono 和 Garfin 2004）。虽然目前椎间盘置换技术发展迅速，但在优化椎间盘设计和材料特性等方面还有值得改进的地方，以重建脊柱功能单位。

14.4.1 脊柱功能单位的生物力学机制

　　脊柱功能单位也称做脊柱运动节段，是由椎间盘和两个关节突关节三部分组成的一个复杂的关节系统，与其他关节具有明显的不同，是主管脊柱运动的结构复合体（Lee 和 Goel 2004；Lee 和 Langrana 2004）。在其他章节我们也提到，椎间盘由髓核、纤维环和终板三部分组成。椎间盘和脊柱功能单位在控制脊柱的活动和功能上所发挥的作用相对独立。在第 2 章和第 8 章我们也讨论过，脊柱功能单位在传递椎间盘载荷、维持椎间盘高度和节段稳定上发挥着十分重要的作用（Lee 和 Goel 2004；Lee 和 Langrana 2004）。从功能上看，脊柱每年重复承受 10 万次到 100 万次 3 倍以上体重的负荷（Silva 等 2002；Polly 2003；Santos 2004）。其中椎间盘承担着绝大部分轴向压力，关节面仅负担小部分（Lee 和 Goel 2004；Lee 和 Langrana 2004）。然而，处于较大的轴向压力和过度伸展位时，关节突关节将主要通过下位椎板与下关节突之间的接触发挥生物力学作用（Lee 和 Langranta 1984，2004；Luk 等 1987；Weinhoffer 等 1995）。这种载荷形式反映着椎间盘内部的应力分布，尤其是外部轴向负荷情况下，在屈曲位时椎间盘内部压力明显增加，单纯的伸展和旋转位时最小（Weinhoffer 等 1995；Lee 和 Goel 2004；Lee 和 Langrana 2004）。椎间盘退变后，其复杂的生物力学环境也发生改变，给小关节、韧带结构和相邻运动节段增加了额外的负荷（Lee 和 Langrana 1984，2004；Lee 和 Goel 2004）。

　　全椎间盘置换的目的是替换退变的髓核和纤维环，重建脊柱功能单位正常的生物力学环境。然而，随着椎间盘的退变，在假体设计或植入过程中任何偏差都可能对手术节段和相邻节段小关节造成损害（Lee 和 Goel 2004；Lee 和 Langrana 2004）。尸体生物力学研究显示正确放置人工椎间盘不仅能保持该节段生理活动度，而且能够降低相邻节段椎间隙的压力和应力（Cunningham 等 2003b；DiAngelo 等 2004；Puttlitz 等 2004；Dmitriev 等 2005）。

14.4.2 椎间盘置换的生物力学目标

随着人们对颈腰椎功能进一步的了解，明确了一些椎间盘置换的生物力学目标：保留运动功能、恢复椎间隙高度、维持稳定和吸收震荡的特性。保留运动功能包括保留压缩 - 弯曲和压缩 - 旋转偶联运动，以及瞬时轴向旋转功能（Lee 和 Geol 2004；Lee 和 Langrana 2004）。恢复椎间隙高度需要进行椎间孔间接减压、恢复脊柱正常序列并去除施加在关节面的异常应力。植入物即刻稳定性的目的是防止移位和移动，维持脊柱运动节段的稳定，阻止异常运动和假体磨损，避免所造成的早期假体植入失败（Lee 和 Geol 2004；Lee 和 Langrana 2004）。最终，通过吸收载荷使传递的震荡减弱，进而阻止周围组织和相邻运动节段异常应力的集中。开发椎间盘设备是以生物力学目标为依据，而不同的人工椎间盘可通过材料、受力面、关节数、限制度、旋转中心活动和固定情况加以区别（表 14.1）。目前缺少关于植入这些设备后对手术节段或相邻节段小关节的生物力学影响的研究以及不同人工椎间盘之间的类比研究。尽管如此，必须认识到腰椎间盘置换推动了人工颈椎间盘的发展。人工椎间盘的设计理念和生物力学目标十分类似，一些特别的不同之处将会在下文中进行讨论。

14.4.3 椎间盘置换：材料和受力面

成功开发一种具有较长使用寿命的人工椎间盘有赖于众多具有临床和技术经验的外科医生和工程师共同努力。本章的目的是为了更好地理解和改进脊柱运动保留装置，同时避免材料和内植物本身固有的缺陷和问题（Santos 等 2004）。基于对假体的需求确定假体材料的特性（Taksali 等 2004）。例如，腰椎相比颈椎承受更大的负荷，然而颈椎有不同的运动形式和更大的活动范围，因此，适用于颈椎的材料不一定适合腰椎。

现代人工椎间盘有一个由宽而坚硬的金属终板组成的假体 - 骨界面；大部分的假体是平的或轻度凸（圆顶）形。毫无疑问，在椎间盘置换中，假体的几何形态至关重要，其目的就是增加假体 - 骨接触面积以利于骨长入，从而防止假体的下沉。以前用于椎间盘置换设备的合金材料是不锈钢、钴铬钼合金和钛合金。钴铬钼合金抗磨损能力最强，钛合金抗磨损力和表面硬度均较差，因此很难用作关节面。但是钛合金具有有很好的生物相容性并且细菌很难在其表面生长。而且钛合金在 CT 和 MRI 下出现伪影较少（Arens 等 1996；Hallab 等 2003a；Santos 等 2004）。钛合金多做为终板接触面涂层以利于骨长入（Santos 等 2004）。

椎间盘负重面的基本需求如下：关节表面能够活动、负荷分布均匀、摩擦力低、抗磨损性能好、持久耐用以及具有良好的生物相容性（Taksali 等，2004；Lin 和 Wang 2006）。和全关

表 14.1 全椎间盘置换假体特性

植入物（FDA 接受年份）	材料	承受面	关节数	限制	旋转中心	固定方式
颈椎						
ProDisc-C（2007）	钴铬钼合金 超高分子量聚乙烯	金属 - 聚合物	1	半限制性	固定	骨长入中央嵴
Prestige（2007）	不锈钢	金属 - 金属	1	半限制性	移动	前方螺钉
Bryan（2009）	钛合金 聚氨酯	金属 - 聚合物	2	非限制性	移动	骨长入磨砂面
腰椎						
SB Charité Ⅲ（2004）	钴铬钼合金 超高分子量聚乙烯	金属 - 聚合物	2	非限制性	移动	骨长入小齿
ProDisc-L（2006）	钴铬钼合金 超高分子量聚乙烯	金属 - 聚合物	1	半限制性	固定	骨长入中央嵴

（引自 Lin 和 Wang 2006）

节置换术类似，人工椎间盘主要的受力面是金属对聚合物或金属对金属的关节。虽然陶瓷承重界面具有很好的抗磨损特性而广为接受，但是由于其易碎的特性可能导致神经损伤（Garino 2000；Santos 等 2004）。近期有一个个案报道，主题是关于陶瓷面椎间盘设备在患者身上出现严重后果的报道（Nguyen 等 2011）。

用于人工椎间盘的最主要的两种聚合物是聚乙烯和聚亚安酯。其中超高分子聚乙烯物质数十年前就运用于四肢关节置换假体中，并取得了满意的结果（Kurtz 等 1999a, b；Hallab 等 2003a；Taksali 等 2004）。聚亚安酯用于心血管装置也有多年，但在脊柱手术中却很少见。近年来，人们逐渐认识到聚亚安酯具有震荡吸收特性，将其应用于椎间盘置换设备中，尤其是 Bryan 颈椎间盘系统（Medtronic Sofamor Danek，Memphis，TN）。然而，评估轴向运动和负荷传递特性的研究却很少。正常健康的椎间盘有吸收震荡的功能，如果该功能缺失，就可能导致该节段或相邻节段周围组织应力异常集中（Dahl 等 2006）。Dahl 对比研究了金属 - 聚亚安酯颈椎间盘与融合装置及完整椎间盘的轴向僵硬度、能量吸收特性和黏滞阻力。研究显示：金属 - 聚亚安酯颈椎间盘具有良好的动态僵硬度，和完整椎间盘相似，而在能量吸收特性和减少黏滞阻力上远超完整椎间盘和融合装置。在另一个研究中，Dahl 等（2011）对假体承载面材料聚乙烯、聚亚安酯和钛合金的震荡吸收特性进行了研究，结果显示聚亚安酯相比聚乙烯和钛合金，具有更柔软、更好的能量吸收和减震特性。钛合金由于抗磨损能力低目前很少被用于假体承载面，学者们也一直担心聚亚安酯的抗磨损能力。然而，对比研究发现聚亚安酯比聚乙烯具有更好的抗磨损特性，并且磨损颗粒也不会导致严重的炎性反应（Anderson 等 2003,2004；Taksali 等 2004；Pitzen 等 2007）。理论上震荡吸收特性仍是椎间盘置换设备优势，但目前并没有临床研究对震荡吸收与非震荡吸收装置进行对比（LeHuec 等 2003）。

人工椎间盘聚合物内核的设计也很重要，目前常见的人工椎间盘聚合物内核包括单滑动面可固定的聚合物内核、单滑动面与金属终板结合的内核

（Prodisc；Synthes Spine，Paoli，PA）或具有双滑动面与两金属终板夹持的聚合物内核（Bryan 颈椎间盘，Medtronic Sofamor Danek，Memphis，TN）。因为金属 - 聚合物接触面持续的微动、应力集中和不同的弹性特性，容易导致固定聚合物内核置入的失败。而活动聚合物内核存在聚合物的挤出和关节面间磨损碎屑等问题。毫无疑问，目前需要不断努力去研究金属 - 聚合物接触面的最佳设计方案和良好的耐磨损功能。人工椎间盘相比人工髋膝关节活动范围要小而且使用率低，碎屑产生明显减少，但假体磨损碎屑引起的骨溶解仍然会导致椎间盘置换晚期植入物的失败（Santos 2004）。

尽管人们担心一些假体会出现（Bernthal 等 2012；Langton 等 2011）金属的系统性沉积（Wagner 和 Wagner 2000；Bisseling 等 2011）、有害的软组织反应（如假性肿瘤）（Williams 等 2011）、某些全髋关节置换早期失败率较高，但是全髋关节置换临床中仍在使用金属对金属关节。与金属对聚合物相比，金属对金属关节面承重面最大的优势是磨损率明显降低（接近 10 倍）（Goldsmith 等 2000；Santos 等 2004；Taksali 等 2004）。但是一些报道发现随访腰椎金属对金属的椎间盘置换患者金属粒子的水平呈上升趋势（Wagner 和 Wagner 2000）。近期关于金属对金属椎间盘置换设备并发症的综述报道表明：金属对金属的人工椎间盘可以导致异常炎症反应和软组织内淋巴细胞和巨噬细胞的渗出，这与金属对金属关节面的全髋关节置换患者的结果一样（Golish 和 Anderson 2012）。由于相关信息的匮乏，外科医生需要收集金属对金属的椎间盘置换的长期随访结果和相关并发症的结果，从而去进一步研究。

14.4.4 半限制性和非限制性椎间盘对比

与人工关节类似，限制程度是人工椎间盘设计的重要因素。随着人工关节限制性不断增加，假体与骨接触面之间的压力也就越大，其稳定性也越好。人工椎间盘分为半限制性和非限制性假体，不同假体具有不同的优缺点（Huang 等 2003；Santos 等 2004）。非限制性设计提供了一个可移动的瞬时旋转轴，可以更好地代替生理旋

转轴，Gertzbein 等于 1986 年报道这种生理轴轨迹呈椭圆形而非单纯一点。非限制性设备理论上能提供更大范围的活动和更好的耐受设备植入的小失误（Hallab 等 2003a；Huang 等 2003）。对比发现，非限制性关节增加了小关节和后方韧带的剪切与扭转负荷，而半限制性假体去除了关节突关节和韧带应力（Cunningham 等 2003a；Huang 等 2003；Polly 2003；Santos 等 2004）。半限制性人工椎间盘虽然增加了脊柱稳定性，但与关节置换类似，会将较大的压力传导至假体 - 骨接触面。目前尚不清楚假体理想的限制性程度，需要长期的临床研究去证实。

14.4.5 假体的固定

需要考虑的另一个重要问题是人工椎间盘的固定，同时需要顾及植入后早期及长期的稳定性（Santos 等 2004）。Charnley 最早倡导（Schulte 等 1993）应用骨水泥固定膝关节置换假体和股骨干假体。和全关节置换不同，人工椎间盘固定过程中因为离神经太近而不能行骨水泥固定（Santos 等 2004）。人工椎间盘不适合应用骨水泥固定的另一个原因是，椎间盘置换患者与关节置换患者相比更年轻，对体力劳动和运动的要求更高，可能增加骨水泥疲劳和无菌性松动的风险（MacWilliam 等 1996；McLaughlin 和 Lee 2000；Santos 等 2004）。

因此，部分人工椎间盘是通过金属终板上螺丝固定于椎体前缘，部分椎间盘则在终板正中处设计出长齿固定于椎体（Lee 和 Goel 2004）。对于螺钉固定，尤其在腰椎患者中，出现大血管损伤的风险可能最大，人们对此存在一些担心。对于颈椎患者，螺钉前方切迹的增加，可能导致吞咽困难，而且由于固定在椎体前方，可能会增加因相邻节段病而进行翻修手术的难度（Kulkarni 等 2003；van Ooij 等 2003；Bertagnoli 2005b；Patel 等 2008）。

实现假体植入后长期的稳定需要通过多孔的骨长入表面或含促骨生长涂层达到骨融合（Taksali 等 2004）。成功实现骨长入需要内植物的稳定、合适的孔径、合适的表面结构和面积

（Kienapfel 等 1999；Santos 等 2004）。促骨生长涂层关节面包括粗糙表面钛合金、钛丝网孔、原浆喷射钛和生物活性材料，如羟磷灰石和钙磷酸盐（Taksali 等 2004）。动物研究显示含钛或羟磷灰石涂层有助于形成关节面活动良好的骨融合（Cunningham 等 2002，2003a；Santos 等 2004）。Cunningham 等（2002）报道将含多孔涂层钛终板的人工椎间盘植入到动物模型腰椎内，12 个月后 56% 的终板表明有骨长入。与人工关节比较发现，非骨水泥型股骨和髋臼有 9.7%～33% 的骨长入假体（Sumner 等 1990；Harvey 等 1999），而 Pidhorz 等（1993）报道为 12%。然而，应该仔细评估这些涂层以确保其具有抗拉伸力、剪切力和疲劳应力。关节面涂层丧失完整性可能增加涂层碎屑在关节面间的移位，进一步加速假体的磨损（Taksali 等 2004）。

14.5 不同人工椎间盘的比较

颈椎和腰椎间盘置换被美国食品和药品管理局（FDA）归类为"显著危险装置"，需要相关临床前和临床证据，以确定其安全和有效性（Orr 等 2007）。早在数十年前大部分这些假体已在欧洲运用，直到最近才被美国接受，目前 FDA 发起了数个关于椎间盘置换术的临床研究，融合组作为对照组，以确定椎间盘置换的安全性。尽管目前有 100 多种人工椎间盘，但是只有两种人工腰椎间盘（SB Charité Ⅲ，DePuy Spine，Raynham，MA；和 ProDisc-L，Synthes Spine，Paoli，PA）和三种人工颈椎间盘（Prestige，Medtronic Sofamor Danek，Memphis，TN；ProDisc-C，Synthes Spine，Paoli，PA；Bryan，Medtronic Sofamor Danek，Memphis，TN）被 FDA 所批准。椎间盘置换设备治疗单节段椎间盘退变性疾病的疗效较融合组无明显差异（Orr 等 2007）。下面将进一步讨论 FDA 所批准的人工椎间盘置换系统。

14.5.1 腰椎人工椎间盘置换装置

SB Charité Ⅲ（DePuy Spine，Raynham，MA）型假体是第一个在美国用于临床，并被纳入随机

专栏 14.1　FDA临床试验器械豁免法规（IDE）、售前许可和510（k）通告

人工颈椎和腰椎间盘被美国食品和药品管理局（FDA）归类为"显著危险设备"，需要相关临床前及临床证据，在市场推广前以确定其安全和有效性。FDA批准一个研究器械豁免法规（inveseigational device exemption，IDE），允许设备用于临床研究来收集其安全性和有效性的数据，以支持上市前510（k）通告或上市前审批。如果处于IDE状态，该设备只能被用于临床观察和作为被观察对象参与临床试验而并未被FDA所接受。然而，FDA也允许未被正式接受的装置在上市审批前作为抢救病人生命所需"紧急使用"或为阻止不可逆的发病所用，也可以作为"同情使用"而在某些严重疾病无其他治疗方式可供选择情况下应用。应公众健康卫生需要，如果先前的证据显示设备安全而有效，这些设备在通过IDE后临床试验将作为其"可持续验证的通道"。

目前只有少数几种全椎间盘置换设备通过了FDA的上市前审批，需要严格的过程去评估第三类医疗用具的安全和有效性。一个设备成功完成上市前审批通常需要制造商倾注足够的时间、精力和资金投入。然而，FDA允许相关修改设备在510（k）通告下与已审批或相似设备进行比较，通常在90天内提供一份加快进展研究报告。510（k）通告指出修改装置不需要广泛的临床研究，因此避免了严格的上市前审批过程。许多制造商试图利用510（k）通告来加快该产品的市场推广，而这样的过程可能使得修改后的设备在其使用风险、失败率和并发症等问题尚未完全了解的情况下就广泛运用。

对照研究（2000 年），也是第一个被 FDA 审批的椎间盘置换装置（2004 年）。SB Charité 假体是从 20 世纪 80 年代早期 Shellnack 和 Büttner-Janz 设计的（SB Charité Ⅰ 和 Ⅱ）假体发展而来，早期假体是由小的贝壳状不锈钢终板组成，易引起植入物的下沉和移位（Buttner-Janz 等 2002；Link 2002）。SB Charité Ⅱ 型假体为了解决这个问题，设计了薄的侧翼以增加终板的接触面积，但是发现侧翼早期容易出现疲劳性骨折（Lin 和 Wang 2006）。目前应用的是第三代假体，研发于 1987 年，包括钴铬钼合金制造的宽大水平终板和固定于椎体终板的齿突（Lin 和 Wang 2006）。同时在保留 Charité Ⅲ 型假体本身特性的前提下提出了一种内部活动设计装置，其改进了原先齿突的方向

并增加了中心轨道允许假体滑向斜行插件的区域范围（Serhan 等 2011）。其终板的多孔涂层里含有促骨生长的原浆喷射钛和磷酸钙（TiCap）。假体有一个可滑动的非限制性双凸状结构聚乙烯内核，其在屈伸运动中瞬时旋转轴会围绕椎间盘中心前后移动，这被认为可以无限接近复制正常节段的运动功能（Lin 和 Wang 2006）。然而，在应用中发现人工椎间盘屈曲或伸展运动的瞬时轴较正常间盘更靠前（Bono 和 Garfin 2004）。Cunningham 通过尸体试验发现 Charité Ⅲ 型假体在屈曲 - 伸展和侧方弯曲运动中更加接近正常完整节段活动，但是轴向旋转却超出了正常范围（Cunningham 2004）。另外一个缺点是人工椎间盘具有两个关节面，理论上会增加聚乙烯磨损和碎屑生成，同时

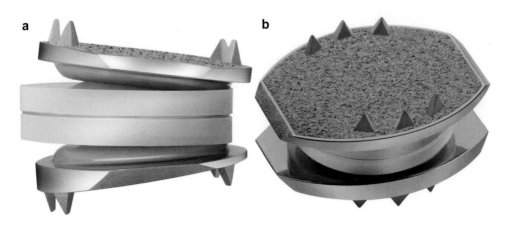

a　　　　　　　　　b

图 14.1　SB Charité Ⅲ腰椎人工间盘装置（图片由 DePuy Spine, Raynham, MA 提供）

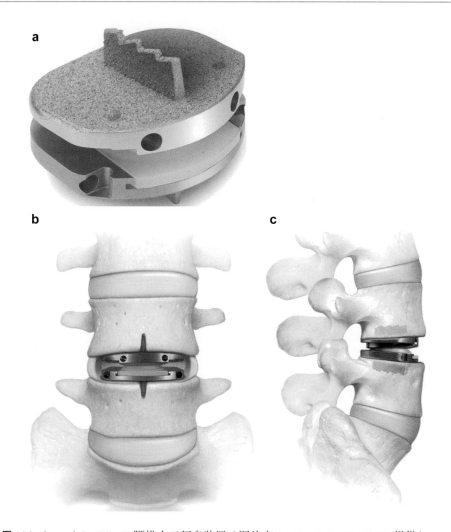

图14.2 （a～c）ProDisc-L 腰椎人工间盘装置（图片由 Synthes Spine, Paoli, PA 提供）

由于聚乙烯内核的非限制性，可能导致内核挤出这一灾难性并发症。

ProDisc-L（Synthes Spine, Paoli, PA）假体（图表14.2）由 Marnay 于20世纪80年代设计，1990年在法国第一次被植入。该设备经过一系列的修改后在2006年被 FDA 审批，主要修改包括：其终板材料从先前的钛发展到钴铬钼合金及含有超高分子聚乙烯承载面作为独立模块固定于下终板（Lin 和 Wang 2006）。和 SB Charité Ⅲ 上6个小齿不同，其钛上原浆喷射涂层和正中矢状嵴被用于增加即刻和长期终板固定功能，半限制性接触面设计是由固定于下终板关节面的聚乙烯内核和光滑金属上终板组成，以降低聚合物挤出的风险。然而，假体屈伸运动的旋转轴位于下位椎体的前上方，与解剖上的前后平动不相符（Lin 和 Wang 2006）。对于脊柱退变患者病变节段的运动范围是异常增加的，半限制性

设计用于对运动弧的进一步控制保持稳定和保护关节突关节免受剪切力的作用。然而，一些权威专家认为假体限制度的增加，可能会在骨与终板接触面间产生异常作用力进而引起假体过早的松动，小关节间产生异常作用力，或运动过程中神经根管大小出现变化（Huang 等 2003；Bono 和 Garfin 2004）。

14.5.2 颈椎椎间盘置换

ProDisc-C（Synthes Spine, Paoli, PA）（图14.3和图14.4）型颈椎假体和腰椎假体极其相似，并于2007年获 FDA 审批。该设备由三部分组成，包括上、下钴铬钼合金终板和用于锚定固定于椎体终板的中央嵴状突起。另外，在上、下合金终板间有非常光滑的关节面，与固定在下终板的超高分子聚乙烯材料的椭圆柱状凸面相关节（Lin 和 Wang

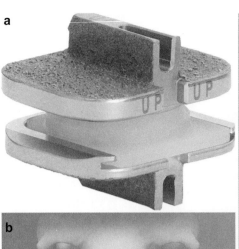

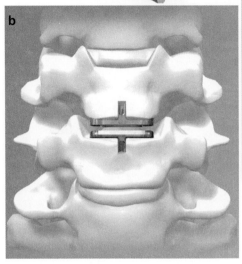

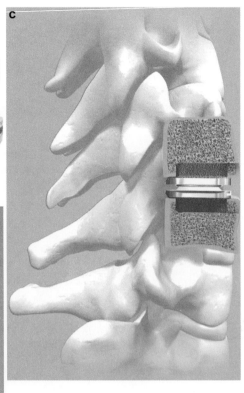

图 14.3 （a～c）ProDisc-C 颈椎人工间盘装置（图片由 Synthes Spine, Paoli, PA 提供）

2006）。但人们对半限制性关节如何保持颈椎固有的活动范围存在同样的顾虑，需要进一步评估。

Prestige ST（Medtronic Sofamor Danek, Memphis, N）（图 14.5 和图 14.6）型假体是 Gill 等在 2002 年发明的，2007 年该假体获得 FDA 审批。Prestige ST 型假体是从 Prestige Ⅰ（1989）和 Prestige Ⅱ（1989）演变而来，最早是 1989 年 Bristol-Cummins 设计并在 Frenchay 医院应用（Traynelis 2004）。Prestige Ⅰ 和 Prestige Ⅱ 型假体之间最主要的改善是终板设计更接近解剖结构，并有促进骨生长的涂层，而 Prestige Ⅱ 型假体发展到 Prestige ST 型假体其前方凸缘高度降低了 2mm。该设备是金属对金属的半限制性不锈钢假体，球槽设计原理是为了复制运动节段的生理活动（Traynelis 2004）。其通过独特的螺旋状螺纹固定于椎体上下终板前缘，以获得即时的稳定（Bone 和 Garfin 2004）。球槽状设计提供了半限制性运动，和 ProDisc 的球窝设计不一样，该设计在屈曲 - 伸展位置有双向平移功能。增加的平动功

能到底会带来什么样的后果目前还不得而知，需要进一步长期随访去确定剪切力对关节突关节是否造成不利影响。

Bryan 颈椎间盘（Medtronic Sofamor Danek, Memphis, TN）（图 14.7 和图 14.8）在 20 世纪 90 年代晚期发明，2009 年通过 FDA 审批。该设备为金属 - 聚氨酯双关节面限制性假体，由两个钛合金外壳、一个聚碳酸酯型聚氨酯内核和由钛固定丝围绕的聚醚型聚氨酯鞘组成。聚氨酯鞘分布于金属终板和内核周围，在形成的空腔内填满了碱金属，起着滑液或润滑剂的作用（Bono 和 Garfin 2004）。这样可使潜在磨损碎屑进入空腔内，并且阻止软组织长入关节面之间（Lin 和 Wang 2006）。该设备并没有螺纹或齿状突起用于固定于椎体，而是通过其独特的带有骨组织的钛涂层终板磨入椎体终板来达到长期稳定。正如先前讨论的一样，聚氨酯内核相比聚乙烯和金属承载面具有更好的吸收震动和负荷减震特性，但是临床效益还有待进一步研究。

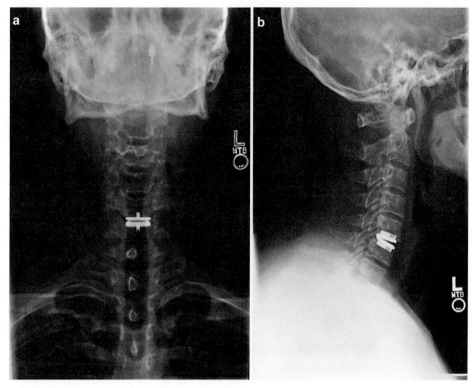

图 14.4 （a, b）单节段颈椎 ProDisc-C 人工间盘置换术后患者 X 线片

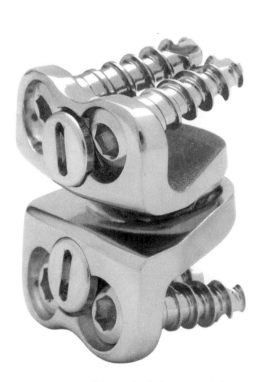

图 14.5　Prestige ST 颈椎人工间盘装置（图片由 Medtronic Sofamor Danek USA, Inc. 提供）

专栏 14.2　脊柱器械注册

在美国脊柱器械的研发必须要注册，尤其需要注册与其他医疗器械相区别的实际利益和潜在利益。目前已在世界范围内实现了人工髋关节和膝关节注册，包括瑞典、芬兰、挪威、澳大利亚、丹麦和新西兰等，已有接近15年的经验。注册后可以对该假体在目前临床应用和相关结果做出实时评估，及时地反馈，并且允许医疗保健机构干预医师的治疗。最重要的是器械注册能对内植物的早期失效进行预警，进而避免病人不必要的并发症发生。器械注册能确保医疗保健资源的利用价值和效果，并为临床实用指南的发展提供证据。

2005年3月，第一个国家级脊柱器械注册在瑞士建立，以搜集颈椎、腰椎全椎间盘置换术和椎体后凸成形术后患者结果、花费和使用信息。对135位瑞士外科医生开展的80%的全椎间盘置换术患者（925个颈椎间盘置换和497个腰椎间盘置换）进行3年的初步研究，注册数据的分析结果为联邦健康保险赔偿提供了足够的证据。瑞士脊柱器械注册的成功给美国脊柱器械注册的发展和在全国范围内搜集观察数据，加强患者护理质量及脊柱植入的追踪提供了先例。

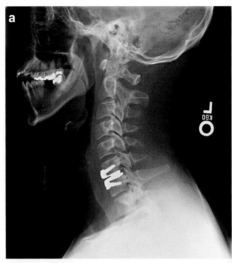
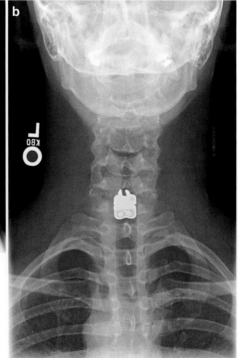

图 14.6 单节段 Prestige ST 颈椎人工间盘置换术后患者 X 线片

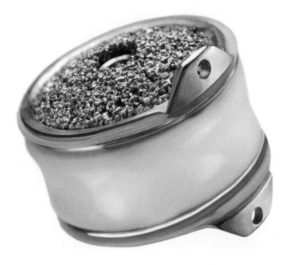

图 14.7 Bryan 颈椎人工间盘装置（图片由 Medtronic Sofamor Danek USA, Inc. 提供）

专栏 14.3　全椎间盘置换装置的发展和演变

20世纪50年代Fernstrom设计的球形装置，被认为是第一个不成熟的椎间盘假体

1978年Fassio设计了中央可压缩的硅橡胶球形椎间盘置换装置

1997年Kostuik设计的假体由铰链连接的两个金属终板及中间的弹簧组成，但未用于患者

SB Charité型腰椎间盘置换设备

20世纪80年代Büttner-Janz and Schellnack设计

了SB Charité Ⅱ型椎间盘

1987年SB Charité Ⅲ型假体，为第三代假体，当前的假体的研发基础

2000年第一个SB Charité Ⅲ型假体在美国应用

2004年SB Charité Ⅲ型假体通过了美国FDA审批

2011年SB Charité Ⅲ型假体被制造商从市场撤下

ProDisc-L和ProDisc-C 间盘置换设备

20世纪80年代Marnay设计了ProDisc-L型假体

1990年第一个ProDisc-L型假体在法国应用

2006年ProDisc-L型假体通过了美国FDA审批并上市

2007年ProDisc-C型假体通过了美国FDA审批并上市

Prestige Cervical Disc间盘置换设备

1989年Bristol-Cummins在Frenchay医院发明Prestige Ⅰ型假体

1999年Prestige Ⅱ型假体设计的终板更接近正常解剖结构

2002年Prestige ST型假体由Gill等设计，假体前方凸缘高度降低了2mm

2007年Prestige ST型假体通过了美国FDA审批并上市

Bryan 颈椎间盘系统

20世纪90年代Medtronic设计Bryan假体

2009年Bryan假体通过了美国FDA审批并上市

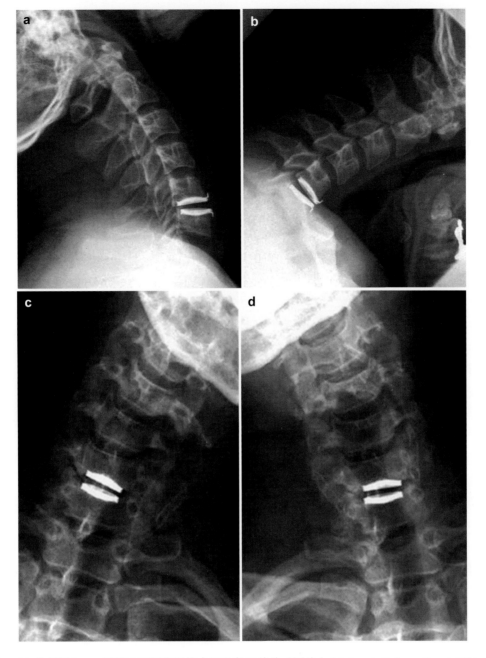

图 14.8 （a~d）单节段 Bryan 颈椎人工间盘置换术后患者 X 线片（图片由 Medtronic Sofamor Danek USA, Inc. 提供）

14.6 手术技术

　　对于每个病人都应该进行仔细的术前计划。因为现在还没有模板能对假体的尺寸和位置进行测量，所以手术医生应该对使用何种假体以及假体的尺寸非常熟悉。在罕见的情况下，如关节成形失败时，相应的工具和假体都应该准备齐全。无论是腰椎还是颈椎间盘置换，都采用的是前路技术。在腰椎手术中，前路操作需经腹膜后解剖以充分暴露椎间盘，可能需要一个普通外科或者

血管外科医生的帮助。在颈椎手术中，经典的 Smith-Robinson 入路能够很快显露病变椎体。一旦椎体充分显露，病变椎间盘就很容易摘除，将上下终板根据假体的形态塑形。有时需要复杂的终板准备操作，当然也有人建议尽量保留终板结构防止假体下沉。对于大多数假体来说一个很重要的步骤就是对后纵韧带进行充分减压使假体能够植入到正确的位置从而发挥最大的功能。在这一步中，由于不同假体采用的技术、器械迥异，假体尺寸与位置也不同，应使用术中透视来确

认腰椎前凸角（Lin 和 Wang 2006）。在放置假体的时候，轴向的旋转应该在置入假体后调整，但同时也要小心因为有损伤神经的风险（Santos 等 2004）。正确选择假体的尺寸有助于恢复椎间高度和间接减压，保持正常软组织和韧带的张力对于实现手术节段的稳定十分重要。当然，假体和椎体接触面积增大可以避免假体下沉同时可以获得更大的活动度（Cinotti 等 1996；Santos 等 2004）。

14.7 椎间盘置换术的时机

虽然假体的设计和手术技巧十分重要，但是手术指征的把握和疾病的诊断更为关键。确定症状来源非常重要，因为如果没有查明原因而处理所有存在的病变并不能得到最好的临床疗效。在确定病变部位时，病史和体格检查是至关重要的，X 线、CT、MRI 和脊髓造影可以作为辅助诊断手段。对于椎间盘退变相关疾病，最适合手术的是严重症状导致功能障碍且经保守治疗至少 6 个月（腰椎）或 6 周（颈椎）无效的患者（McAfee 2004；Santos 等 2004）。保守治疗包括理疗、小关节封闭、硬膜外激素治疗、针刺疗法、腰背肌锻炼、纠正不良生活习惯、超声理疗、抗炎药物、止痛药、肌松药、腰骶稳定治疗和矫正治疗（McAfee，2004）。

14.7.1 腰椎间盘置换术的适应证

患者选择是基于对手术适应证和禁忌证理解的基础上的，手术适应证是基于 FDA IDE 试验标准制定的（Mummaneni 等 2007；Sasso 等 2007；Zigler 等 2007；Guyer 等 2009；Murrey 等 2009）。对于 L3 ~ L4、L4 ~ L5 或 L5 ~ S1 腰椎节段，最初腰椎间盘置换术的手术指征是不对称的椎间盘源性腰痛，并且排除神经病变或者腰椎不稳。确定退行性椎间盘疾病是否为症状的主要来源需要结合 CT 或 MRI 检查（至少有以下一种以上得发现）：椎间盘的真空现象，髓核改变，排除腰椎侧凸和椎管狭窄，无小关节退行性病变，椎间盘高度丢失大于 4mm，神经根变粗，退变囊肿的形成，椎体边缘骨赘形成。椎间盘造影作为一种检查手段的应用及有效性还存在争论（Sandhu 等

2000；Carragee 和 Alamin 2001）。但是椎间盘造影可以用于进一步确定病变责任节段，阳性结果为可重复症状性疼痛并且至少在一个正常节段不能引出相似症状。另外，肥胖患者（比正常人体重指数大于 1 个标准差）、骨质疏松患者、长期使用激素治疗者、胰岛素依赖糖尿病患者、孕妇、前路融合术后、有证据表明神经根受压、脊柱骨折、脊柱滑脱（症）、脊柱侧弯、脊柱肿瘤、椎管狭窄或严重的小关节病患者都是 TDA 的禁忌证（McAfee 2004；Madigan 等 2009）。但唯一一例外是 TDA 可以用来治疗椎间孔狭窄引起的腰背痛，通过恢复椎间隙高度和椎间孔高度来解除神经受压达到治疗目的（表 14.2）。

表 14.2 腰椎间盘置换术的适应证

适应证	相对禁忌证
1 ~ 2 个节段的椎间盘源性腰痛不伴有神经根病和 L3 ~ L4、L4 ~ L5 或 L5 ~ S1 腰椎不稳	腰椎管狭窄症
与影像学表现一致的椎间盘退变疾病	小关节置换术
保守治疗 6 个月无效	肥胖（BMI 大于正常 1 个标准差）
特殊的影像学表现包括椎间盘真空现象，髓核突出，无侧隐窝狭窄，无小关节退变，椎间隙高度丢失大于 4mm，纤维环瘢痕形成，退变囊肿的形成，椎体边缘骨质增生	骨量减少
治疗部分由神经根管狭窄引起的根性疼痛的患者	长期使用类固醇激素，胰岛素依赖糖尿病，孕产妇，既往腰椎融合术后、感染、骨折，有明确神经根受压证据，腰椎滑脱，脊柱侧弯，脊柱肿瘤，腰椎管狭窄症

14.7.2 颈椎间盘置换术的适应证

颈椎间盘置换术的主要适应证是椎间盘突出或小关节增生导致的神经根病或脊髓病变，不伴颈椎不稳，因为要求在 C3 到 T1 节段行颈椎间盘切除或减压（Orr 等 2007）。查体时，病人有异常的神经根病或脊髓病变的神经系统体征，包括相应支配区的异常反射、感觉减退、肌力下降等改变。CT、脊髓造影和 MRI 也可以用来判断神经压迫的程度（McAfee 2004）。强直性脊柱炎、风湿性关节炎、后纵韧带骨化、弥漫性先天骨质

硬化患者是颈椎间盘置换的严格禁忌证。对于肥胖患者（体重指数大于正常 1 个标准差）、骨质疏松、长期使用类固醇激素、胰岛素依赖糖尿病患者、怀孕女性、既往颈椎感染、脊柱骨折或者严重的小关节骨性关节炎患者属于相对禁忌证。单独的颈部疼痛作为一个隐性症状也是颈椎 TDA 的相对禁忌证，但是对于腰背疼痛不伴有神经根病的患者，反而是腰椎 TDA 一个理想的适应证（McAfee 2004）。颈椎关节成形术的一个潜在的并发症是继发于椎关节进行性僵硬导致的复发性神经根病（Albert 和 Eichenbaum 2004）。相比于融合手术，关节活动度的保留可能导致关节僵硬的复发，有小关节增生导致的神经根病或者脊髓病变要求更大范围的钩突关节切除和减压。虽然没有经过 FDA 的 IDE 试验，目前还没有术后相邻阶段疾病的报道（Kim 等 2003），TDA 已经经过多层面研究（Cardoso 和 Rosner 2010）和混杂研究（Cardoso 等 2011）。目前还没有关于植入物相关的并发症和副反应事件的报道（表 14.3）。

表 14.3 颈椎间盘置换术的适应证

适应证	相对禁忌证
间盘突出或小关节增生导致的神经根病或脊髓病变，同时不伴有颈椎不稳，要求在 C3 到 T1 节段行颈椎间盘切除或减压（1～3 个病变节段）	单纯颈部疼痛
CT、脊髓造影和 MRI 表现一致的神经受压	强直性脊柱炎
保守治疗超过 6 个月无效	风湿性关节炎，后纵韧带骨化，弥漫性先天骨质硬化，颈椎不稳，既往颈椎融合术，感染、骨折，体重指数大于正常 1 个标准差，骨量减少，长期使用皮质激素，胰岛素依赖糖尿病，孕产妇，脊柱肿瘤，严重小关节病变

14.8 全间盘置换术的翻修策略

椎间盘置换术失败或出现并发症后需要进行翻修，严重者甚至需要去除假体。但是，尚不清楚其长期的失败率及潜在的并发症。而且目前还没有具体的关于翻修手术方案的注意事项（Lee 和 Goel 2004）。手术失败原因很多，包括手术技术的不成熟，植入物位置错误，手术适应证选择

错误，其他的还有机械假体原因与机体原因导致的失败（Kostuik 2004；Bertagnoli 等 2005b；Patel 等 2008）。Charité FDA 的 IDE 研究共评估了 304 名患者，发现有 17% 的患者假体位置不佳甚至错误，这和患者的 ODI、VAS 评分存在显著关联（McAfee 等 2005）。Van Ooji 等（2003）报道了 27 名患者植入 SB Charité 假体失败，其中所有主要检测是在其他机构进行的。假体手术的失败平均发生在术后 53 个月（11～277 个月）。所有的手术均位于 L4～5 或 L5～S1，最常见的失败原因为相邻节段病、假体下沉、小关节病。2 位患者发生了内置物前脱位，11 位患者行二次手术（Kostuik 2004）。其他短期随访（正在进行）报道存在较低发生率的有感染、椎体骨折、内置物位置错误、下沉、假体机械原因失败和椎旁异位性骨化（Delamarter 等 2003；Lin and Wang 2006；Guyer 等 2009）。

椎间盘置换术失败的翻修适应证包括假体松动、异位、移位、过早磨损和感染，但也不局限于此（Kostuik 2004）。目前对于磨屑和骨质溶解对假体影响的研究还比较少。而且长期效果未知，比如关节置换术后无菌性松动。金属 - 金属椎间盘置换术后，患者也会经历类似关节置换术后的炎症反应（Hallab 等 2003b；Golish 和 Anderson 2012）。

制定翻修的综合策略需要确定症状及假体的影像学情况（Patel 等 2008）。假体下沉或移位而不伴脱出的无症状患者可行非手术治疗。患者可能出现如下症状：（1）内植物相关的持续疼痛，（2）邻近节段病变引起的疼痛，（3）手术部位迟发感染引起的疼痛，（4）不明原因的疼痛（Kostuik 2004）。虽然鉴别这些疼痛来源很困难，但是区分疼痛或症状是否与置换术前相同十分重要。对于患者症状缓解之后出现的疼痛或不明原因导致持续的疼痛，应仔细询问病史并查体，屈伸位 X 线检查，假体 CT 扫描以确保假体位置合适。如果影像学无法明确病因，进一步的检查包括局部封闭、假体造影、手术节段小关节阻滞以及邻近节段椎间盘造影检查（Kostuik 2004）。这些检查可以提供更多的信息鉴别潜在的疼痛病因，而这些因素可能在术前就已经存在。如果假体周

围封闭后疼痛能够缓解，那么诊断很可能是植入物松动、位置错误或者移位（Kostuik 2004）。

感染引起的假体松动更难以鉴别，感染相关指标如白细胞数增多、ESR 与 CRP 升高有助于明确诊断思路。而穿刺液的细菌培养、生理盐水冲洗液培养不仅能为诊断感染提供更多证据，而且还能进行药敏试验，指导抗生素使用（Kostuik 2004）。CT 扫描骨质吸收可能是感染的另一表现，但这并不是特异性诊断指标（Kostuik 2004）。但是，由于体内存在金属或者塑料的假体，通过敏感抗生素等非手术治疗也可能难以治愈。如果患者不能耐受翻修手术那么应该考虑长效抗生素治疗。或者去除假体，术中仔细清创、冲洗，后行融合并应用敏感抗生素治疗。假体感染时，应用自体骨融合效果要比异体骨效果更好，有时还可以考虑行分期后路融合术（Kostuik 2004）。

椎间盘手术失败后手术方式可以选择翻修手术、前路椎间融合术、后路融合术。翻修手术或去除假体面临最重要的问题就是之前手术形成的瘢痕组织。在颈椎翻修术中，瘢痕组织可能使翻修的难度加大，而在腰椎的显露中，瘢痕组织即使对血管外科医生来说也是一个挑战（McAfee 2004；Patel 等 2008）。对于腰椎的前路翻修术，一些预防性措施可明显降低致命并发症的发生率。应该仔细辨别输尿管，输尿管撑开器应当在显露前放置好，以避免医源性损伤（Wagner 等 2006；Patel 等 2008）。血管造影术和静脉造影有助于辨认瘢痕组织包绕的血管。髂动脉球囊导管介入可以避免致命性的大出血（Patel 等 2008）。

值得注意的是假体取出后可能导致严重的骨量丢失，这对翻修手术很不利（Kostuik 2004）。如果发生感染或是假体移位、松动或位置错误，应当选择前路椎间融合术。如果不伴感染，取出假体后应当重新处理椎间隙，进行自体骨移植以促进融合；但是，有些病例可能需要进行后路融合术（Kostuik 2004）。对于椎间盘置换手术失败也可以行后路融合术或动态固定手术，但其作用尚不明确，而且可能无法完全缓解症状。应当说明一点，目前还没有关于椎间盘置换术失败的重要报道和经验分析，翻修手术治疗策略的选择目前还在摸索过程中。至少 5～10 年的连续长期随访，可能有助于进一步阐明对于椎间盘置换术后持续疼痛的治疗策略（Kostuik 2004）。

14.9 其他脊柱运动保留装置

14.9.1 髓核置换术

人们仍然在努力不断地改进人工髓核（Bono 和 Garfin 2004）。前面提到的 Fernstrom 球本质上是现在全椎间盘置换系统的原型。与现在的假体不同的是它缺少终板部分（Bono 和 Garfin 2004）。假体不仅替换髓核，而且在椎体间起到传递载荷的作用，尤其是在关节面和纤维环。因此，髓核置换术的前提是尽量保存终板结构和纤维环（Lee 和 Goel 2004）。目前有 4 种髓核假体的设计，其目的都是为了尽可能还原椎间盘的生物力学环境。第一种设计是一个内含气体、液体、胶体或油的球囊或者是一个软性的高分子聚合物。第二种设计是一个放置在髓核腔里的固体球状物，比如金属球或金属垫片（Fernstrom 1966）。第三种方法是将一种脱水的或部分含水的亲水高分子化合物移植到有渗透性的腔隙或纤维囊中，这样在髓核中形成了含水环境（Ray 2002）。最后一种方法是向髓核内原位注射聚合物让髓核增大。

髓核置换术目前仍停留在实验阶段，多为体外或是动物实验。临床上关于其疗效或者对椎间盘功能恢复的研究十分有限。还有一些初步研究报道了假体的移位、突出、终板变化或假体下沉等相关并发症（Bertagnoli 和 Schonmayr 2002；Klara 和 Ray 2002；Ray 2002；Lee 和 Goel 2004；Bertagnoli 等 2005b；Ahrens 等 2009）。假体的设计中假体和上下终板的接触面过小可能更容易出现这些并发症，因为这样会使应力更加集中而导致假体下沉。在运动过程中椎间盘内的假体异常移动会引起纤维环的损伤。为了解决这个问题，有的假体设计得非常贴合并且可以实现锁定（Lee 和 Goel 2004）。即便如此，全椎间盘置换术和髓核置换术对于病人的疗效哪个更好尚不清楚。髓核置换的禁忌证可能包括进行性的椎间盘退变（椎间隙高度小于 5mm）、终板病变和肥胖（BMI>30）（Ray 2002）。

14.9.2 腰椎后路动态内固定/小关节置换

保留腰椎活动的装置包括后路动态内固定和小关节置换。X-stop 是唯一被 FDA 批准的（2005年批准）棘突间固定装置（Zucherman 等 2005）。此装置是钛合金和聚醚醚酮树脂（PEEK）制作而成，从后路包绕棘突。在棘突之间植入此装置使脊柱保持在一个可轻度活动的位置，同时达到脊髓和神经根减压的作用。棘突间固定治疗腰椎管狭窄症的基本原理是可以理解的；但是是否适合治疗椎间盘退变疾病尚不得而知（Anderson 等 2006）。

随着小关节置换的发展，甚至可作为全椎间盘置换术的辅助治疗：椎板切除后的重建和小关节病变的治疗方法。前文也提到，椎间盘退变过程中，小关节的负重会显著增加（Yang 和 King 1984），可以导致小关节炎，引起疼痛。在关节炎和小关节疼痛的情况下，持续活动可以导致关节成形术失败，一个常见的椎间盘置换术的禁忌证就是小关节炎（Wong 等 2007）。到目前为止，FDA 尚未批准任何小关节置换装置，其在临床应用之前还需要进行大量临床研究。

14.10 本章要点总结

- 尽管人们对椎间盘置换充满信心，但是人工椎间盘长期临床随访，使用寿命及其并发症尚不完全清楚。
- 目前还没有研究全面对比融合与椎间盘置换的疗效。
- FDA IDE 临床试验结果很有前景，包括较低的并发症率，临床效果并不比融合差，但是，人们对人工椎间盘置换在脊柱手术中的地位还有很多问题。只有良好的手术技术、长期前瞻性研究及费用分析可以解答这些问题。
- 其他运动保留装置如后方稳定术和小关节置换术的指征和作用尚不清楚。
- 颈腰椎疼痛机制尚需要进一步研究，对不伴有神经根病或脊髓病的颈部腰疼痛，采用手术治疗与其可能失败的结论相矛盾。

（刘　铁　译　海　涌　审校）

参考文献

Ahrens M, Tsantrizos A et al (2009) Nucleus replacement with the DASCOR disc arthroplasty device: interim two-year efficacy and safety results from two prospective, non-randomized multicenter European studies. Spine (Phila Pa 1976) 34(13):1376–1384

Akamaru T, Kawahara N et al (2003) Adjacent segment motion after a simulated lumbar fusion in different sagittal alignments: a biomechanical analysis. Spine (Phila Pa 1976) 28(14):1560–1566

Albee FH (1911) Transplantation of a portion of the tibia into the spine for Pott's disease. JAMA 57:885

Albert TJ, Eichenbaum MD (2004) Goals of cervical disc replacement. Spine J 4(6 Suppl):292S–293S

Anderson PA, Rouleau JP et al (2003) Wear analysis of the Bryan Cervical Disc prosthesis. Spine (Phila Pa 1976) 28(20):S186–S194

Anderson PA, Sasso RC et al (2004) The Bryan Cervical Disc: wear properties and early clinical results. Spine J 4(6 Suppl):303S–309S

Anderson PA, Tribus CB et al (2006) Treatment of neurogenic claudication by interspinous decompression: application of the X STOP device in patients with lumbar degenerative spondylolisthesis. J Neurosurg Spine 4(6):463–471

Arens S, Schlegel U et al (1996) Influence of materials for fixation implants on local infection. An experimental study of steel versus titanium DCP in rabbits. J Bone Joint Surg Br 78(4):647–651

Barrick WT, Schofferman JA et al (2000) Anterior lumbar fusion improves discogenic pain at levels of prior posterolateral fusion. Spine (Phila Pa 1976) 25(7):853–857

Bernthal NM, Celestre PC et al (2012) Disappointing short-term results with the DePuy ASR XL metal-on-metal total hip arthroplasty. J Arthroplasty 27:539–544

Bertagnoli R, Schonmayr R (2002) Surgical and clinical results with the PDN prosthetic disc-nucleus device. Eur Spine J 11(Suppl 2):S143–S148

Bertagnoli R, Sabatino CT et al (2005a) Mechanical testing of a novel hydrogel nucleus replacement implant. Spine J 5(6):672–681

Bertagnoli R, Zigler J et al (2005b) Complications and strategies for revision surgery in total disc replacement. Orthop Clin North Am 36(3):389–395

Bisseling P, Zeilstra DJ et al (2011) Metal ion levels in patients with a lumbar metal-on-metal total disc replacement: should we be concerned? J Bone Joint Surg Br 93(7):949–954

Bohlman HH, Emery SE et al (1993) Robinson anterior cervical discectomy and arthrodesis for cervical radiculopathy. Long-term follow-up of one hundred and twenty-two patients. J Bone Joint Surg Am 75(9):1298–1307

Bono CM, Garfin SR (2004) History and evolution of disc replacement. Spine J 4(6 Suppl):145S–150S

Bono CM, Lee CK (2004) Critical analysis of trends in fusion for degenerative disc disease over the past 20 years: influence of technique on fusion rate and clinical outcome. Spine (Phila Pa 1976) 29(4):455–463; discussion Z455

Burkus JK, Haid RW et al (2010) Long-term clinical and radiographic outcomes of cervical disc replacement with the Prestige disc: results from a prospective randomized controlled clinical trial. J Neurosurg Spine 13(3):308–318

Buttner-Janz K, Hahn S et al (2002) Basic principles of successful implantation of the SB Charité model LINK intervertebral disk endoprosthesis. Orthopade 31(5):441–453

Cardoso MJ, Rosner MK (2010) Multilevel cervical arthroplasty with artificial disc replacement. Neurosurg Focus 28(5):E19

Cardoso MJ, Mendelsohn A et al (2011) Cervical hybrid arthroplasty with 2 unique fusion techniques. J Neurosurg Spine 15(1):48–54

Carragee EJ, Alamin TF (2001) Discography. A review. Spine J 1(5):364–372

Chandler FA (1929) Spinal fusion operations in the treatment of low back and sciatic pain. JAMA 93:1447

Chang UK, Kim DH et al (2007) Changes in adjacent-level disc pressure and facet joint force after cervical arthroplasty compared with cervical discectomy and fusion. J Neurosurg Spine 7(1):33–39

Cinotti G, David T et al (1996) Results of disc prosthesis after a minimum follow-up period of 2 years. Spine (Phila Pa 1976) 21(8):995–1000

Cunningham BW (2004) Basic scientific considerations in total disc arthroplasty. Spine J 4(6 Suppl):219S–230S

Cunningham BW, Lowery GL et al (2002) Total disc replacement arthroplasty using the AcroFlex lumbar disc: a non-human primate model. Eur Spine J 11(Suppl 2):S115–S123

Cunningham BW, Dmitriev AE et al (2003a) General principles of total disc replacement arthroplasty: seventeen cases in a nonhuman primate model. Spine (Phila Pa 1976) 28(20):S118–S124

Cunningham BW, Gordon JD et al (2003b) Biomechanical evaluation of total disc replacement arthroplasty: an in vitro human cadaveric model. Spine (Phila Pa 1976) 28(20):S110–S117

Dahl MC, Rouleau JP et al (2006) Dynamic characteristics of the intact, fused, and prosthetic-replaced cervical disk. J Biomech Eng 128(6): 809–814

Dahl MC, Jacobsen S, Metcalf N, Sasso R, Ching RP (2011) A comparison of the shock-absorbing properties of cervical disc prosthesis bearing materials. SAS J 5:48–54

Davis H (1994) Increasing rates of cervical and lumbar spine surgery in the United States, 1979–1990. Spine (Phila Pa 1976) 19(10): 1117–1123; discussion 1123–1114

Delamarter RB, Fribourg DM et al (2003) ProDisc artificial total lumbar disc replacement: introduction and early results from the United States clinical trial. Spine (Phila Pa 1976) 28(20):S167–S175

Delamarter R, Zigler JE et al (2011) Prospective, randomized, multicenter Food and Drug Administration investigational device exemption study of the ProDisc-L total disc replacement compared with circumferential arthrodesis for the treatment of two-level lumbar degenerative disc disease: results at twenty-four months. J Bone Joint Surg Am 93(8):705–715

DiAngelo DJ, Foley KT et al (2004) In vitro biomechanics of cervical disc arthroplasty with the ProDisc-C total disc implant. Neurosurg Focus 17(3):E7

Dmitriev AE, Cunningham BW et al (2005) Adjacent level intradiscal pressure and segmental kinematics following a cervical total disc arthroplasty: an in vitro human cadaveric model. Spine (Phila Pa 1976) 30(10):1165–1172

Eck JC, Humphreys SC et al (1999) Adjacent-segment degeneration after lumbar fusion: a review of clinical, biomechanical, and radiologic studies. Am J Orthop (Belle Mead NJ) 28(6):336–340

Fassio B, Ginestie JF (1978) Discal prosthesis made of silicone: experimental study and 1st clinical cases. Nouv Presse Med 7(3):207

Fernstrom U (1966) Arthroplasty with intercorporal endoprosthesis in herniated disc and in painful disc. Acta Chir Scand Suppl 357:154–159

Fritzell P, Hagg O et al (2003) Complications in lumbar fusion surgery for chronic low back pain: comparison of three surgical techniques used in a prospective randomized study. A report from the Swedish Lumbar Spine Study Group. Eur Spine J 12(2):178–189

Frymoyer JW, Hanley E et al (1978) Disc excision and spine fusion in the management of lumbar disc disease. A minimum ten-year followup. Spine (Phila Pa 1976) 3(1):1–6

Gao SG, Lei GH et al (2011) Biomechanical comparison of lumbar total disc arthroplasty, discectomy, and fusion: effect on adjacent-level disc pressure and facet joint force. J Neurosurg Spine 15(5): 507–514

Garino JP (2000) Modern ceramic-on-ceramic total hip systems in the United States: early results. Clin Orthop Relat Res (379):41–47

Garrido BJ, Taha TA et al (2010) Clinical outcomes of Bryan cervical disc arthroplasty a prospective, randomized, controlled, single site trial with 48-month follow-up. J Spinal Disord Tech 23(6):367–371

Gertzbein SD, Seligman J et al (1986) Centrode characteristics of the lumbar spine as a function of segmental instability. Clin Orthop Relat Res (208):48–51

Ghiselli G, Wang JC et al (2004) Adjacent segment degeneration in the lumbar spine. J Bone Joint Surg Am 86-A(7):1497–1503

Gillet P (2003) The fate of the adjacent motion segments after lumbar fusion. J Spinal Disord Tech 16(4):338–345

Goldsmith AA, Dowson D et al (2000) A comparative joint simulator study of the wear of metal-on-metal and alternative material combinations in hip replacements. Proc Inst Mech Eng H 214(1):39–47

Golish SR, Anderson PA (2012) Bearing surfaces for total disc arthroplasty: metal-on-metal versus metal-on-polyethylene and other biomaterials. Spine J 12:693–701

Gore DR, Sepic SB (1984) Anterior cervical fusion for degenerated or protruded discs. A review of one hundred forty-six patients. Spine (Phila Pa 1976) 9(7):667–671

Guyer RD, McAfee PC et al (2009) Prospective, randomized, multicenter Food and Drug Administration investigational device exemption study of lumbar total disc replacement with the CHARITE artificial disc versus lumbar fusion: five-year follow-up. Spine J 9(5):374–386

Hallab N, Link HD et al (2003a) Biomaterial optimization in total disc arthroplasty. Spine (Phila Pa 1976) 28(20):S139–S152

Hallab NJ, Cunningham BW et al (2003b) Spinal implant debris-induced osteolysis. Spine (Phila Pa 1976) 28(20):S125–S138

Harvey EJ, Bobyn JD et al (1999) Effect of flexibility of the femoral stem on bone-remodeling and fixation of the stem in a canine total hip arthroplasty model without cement. J Bone Joint Surg Am 81(1): 93–107

Herkowitz HN, Kurz LT et al (1990) Surgical management of cervical soft disc herniation. A comparison between the anterior and posterior approach. Spine (Phila Pa 1976) 15(10):1026–1030

Hibbs RA (1911) An operation for progressive spinal deformities. NY Med J 93:1013

Hilibrand AS, Robbins M (2004) Adjacent segment degeneration and adjacent segment disease: the consequences of spinal fusion? Spine J 4(6 Suppl):190S–194S

Hilibrand AS, Carlson GD et al (1999) Radiculopathy and myelopathy at segments adjacent to the site of a previous anterior cervical arthrodesis. J Bone Joint Surg Am 81(4):519–528

Huang RC, Girardi FP et al (2003) The implications of constraint in lumbar total disc replacement. J Spinal Disord Tech 16(4):412–417

Ishihara H, Kanamori M et al (2004) Adjacent segment disease after anterior cervical interbody fusion. Spine J 4(6):624–628

Jackson RK, Boston DA et al (1985) Lateral mass fusion. A prospective study of a consecutive series with long-term follow-up. Spine (Phila Pa 1976) 10(9):828–832

Kienapfel H, Sprey C et al (1999) Implant fixation by bone ingrowth. J Arthroplasty 14(3):355–368

Kim WJ, Lee SH et al (2003) Treatment of juxtafusional degeneration with artificial disc replacement (ADR): preliminary results of an ongoing prospective study. J Spinal Disord Tech 16(4):390–397

Klara PM, Ray CD (2002) Artificial nucleus replacement: clinical experience. Spine (Phila Pa 1976) 27(12):1374–1377

Kleeman TJ, Ahn UM et al (2001) Laparoscopic anterior lumbar interbody fusion with rhBMP-2: a prospective study of clinical and radiographic outcomes. Spine (Phila Pa 1976) 26(24):2751–2756

Kostuik JP (1997) Intervertebral disc replacement. Experimental study. Clin Orthop Relat Res (337):27–41

Kostuik JP (2004) Complications and surgical revision for failed disc arthroplasty. Spine J 4(6 Suppl):289S–291S

Kulkarni SS, Lowery GL et al (2003) Arterial complications following anterior lumbar interbody fusion: report of eight cases. Eur Spine J 12(1):48–54

Kumar MN, Jacquot F et al (2001) Long-term follow-up of functional outcomes and radiographic changes at adjacent levels following lumbar spine fusion for degenerative disc disease. Eur Spine J 10(4):309–313

Kurtz SM, Muratoglu OK et al (1999a) Advances in the processing, sterilization, and crosslinking of ultra-high molecular weight polyethylene for total joint arthroplasty. Biomaterials 20(18): 1659–1688

Kurtz SM, Pruitt LA et al (1999b) Radiation and chemical crosslinking promote strain hardening behavior and molecular alignment in ultra high molecular weight polyethylene during multi-axial loading conditions. Biomaterials 20(16):1449–1462

Langton DJ, Jameson SS et al (2011) Accelerating failure rate of the ASR total hip replacement. J Bone Joint Surg Br 93(8):1011–1016

Lee CK (1988) Accelerated degeneration of the segment adjacent to a lumbar fusion. Spine (Phila Pa 1976) 13(3):375–377

Lee CK, Goel VK (2004) Artificial disc prosthesis: design concepts and criteria. Spine J 4(6 Suppl):209S–218S

Lee CK, Langrana NA (1984) Lumbosacral spinal fusion. A biomechanical study. Spine (Phila Pa 1976) 9(6):574–581

Lee CK, Langrana NA (2004) A review of spinal fusion for degenerative disc disease: need for alternative treatment approach of disc arthroplasty? Spine J 4(6 Suppl):173S–176S

Lehmann TR, Spratt KF et al (1987) Long-term follow-up of lower lumbar fusion patients. Spine (Phila Pa 1976) 12(2):97–104

LeHuec JC, Kiaer T et al (2003) Shock absorption in lumbar disc prosthesis: a preliminary mechanical study. J Spinal Disord Tech 16(4): 346–351

Lin EL, Wang JC (2006) Total disk arthroplasty. J Am Acad Orthop Surg 14(13):705–714

Link HD (2002) History, design and biomechanics of the LINK SB Charité artificial disc. Eur Spine J 11(Suppl 2):S98–S105

Luk KD, Lee FB et al (1987) The effect on the lumbosacral spine of long spinal fusion for idiopathic scoliosis. A minimum 10-year follow-up. Spine (Phila Pa 1976) 12(10):996–1000

MacWilliam CH, Yood MU et al (1996) Patient-related risk factors that predict poor outcome after total hip replacement. Health Serv Res 31(5):623–638

Madan SS, Boeree NR (2003) Comparison of instrumented anterior interbody fusion with instrumented circumferential lumbar fusion. Eur Spine J 12(6):567–575

Madigan L, Vaccaro AR et al (2009) Management of symptomatic lumbar degenerative disk disease. J Am Acad Orthop Surg 17(2): 102–111

Matsunaga S, Kabayama S et al (1999) Strain on intervertebral discs after anterior cervical decompression and fusion. Spine (Phila Pa 1976) 24(7):670–675

McAfee PC (2004) The indications for lumbar and cervical disc replacement. Spine J 4(6 Suppl):177S–181S

McAfee PC, Cunningham B et al (2005) A prospective, randomized, multicenter Food and Drug Administration investigational device exemption study of lumbar total disc replacement with the CHARITE artificial disc versus lumbar fusion: part II: evaluation of radiographic outcomes and correlation of surgical technique accuracy with clinical outcomes. Spine (Phila Pa 1976) 30(14):1576–1583; discussion E1388–E1590

McLaughlin JR, Lee KR (2000) Total hip arthroplasty in young patients. 8- to 13-year results using an uncemented stem. Clin Orthop Relat Res (373):153–163

Mummaneni PV, Burkus JK et al (2007) Clinical and radiographic analysis of cervical disc arthroplasty compared with allograft fusion: a randomized controlled clinical trial. J Neurosurg Spine 6(3): 198–209

Murrey D, Janssen M et al (2009) Results of the prospective, randomized, controlled multicenter Food and Drug Administration investigational device exemption study of the ProDisc-C total disc replacement versus anterior discectomy and fusion for the treatment of 1-level symptomatic cervical disc disease. Spine J 9(4):275–286

Nguyen NQ, Kafle D et al (2011) Ceramic fracture following cervical disc arthroplasty: a case report. J Bone Joint Surg Am 93(22): e1321–e1324

O'Beirne J, O'Neill D et al (1992) Spinal fusion for back pain: a clinical and radiological review. J Spinal Disord 5(1):32–38

Orr RD, Postak PD et al (2007) The current state of cervical and lumbar spinal disc arthroplasty. J Bone Joint Surg Am 89(Suppl 3):70–75

Patel AA, Brodke DS et al (2008) Revision strategies in lumbar total disc arthroplasty. Spine (Phila Pa 1976) 33(11):1276–1283

Penta M, Sandhu A et al (1995) Magnetic resonance imaging assessment of disc degeneration 10 years after anterior lumbar interbody fusion. Spine (Phila Pa 1976) 20(6):743–747

Pidhorz LE, Urban RM et al (1993) A quantitative study of bone and soft tissues in cementless porous-coated acetabular components retrieved at autopsy. J Arthroplasty 8(2):213–225

Pitzen T, Kettler A et al (2007) Cervical spine disc prosthesis: radiographic, biomechanical and morphological post mortal findings 12 weeks after implantation. A retrieval example. Eur Spine J 16(7): 1015–1020

Polly DW Jr (2003) Adapting innovative motion-preserving technology to spinal surgical practice: what should we expect to happen? Spine (Phila Pa 1976) 28(20):S104–S109

Puttlitz CM, Rousseau MA et al (2004) Intervertebral disc replacement maintains cervical spine kinetics. Spine (Phila Pa 1976) 29(24): 2809–2814

Ray CD (2002) The PDN prosthetic disc-nucleus device. Eur Spine J 11(Suppl 2):S137–S142

Reitman CA, Hipp JA et al (2004) Changes in segmental intervertebral motion adjacent to cervical arthrodesis: a prospective study. Spine (Phila Pa 1976) 29(11):E221–E226

Riew KD, Buchowski JM et al (2008) Cervical disc arthroplasty compared with arthrodesis for the treatment of myelopathy. J Bone Joint Surg Am 90(11):2354–2364

Robertson JT, Papadopoulos SM et al (2005) Assessment of adjacent-segment disease in patients treated with cervical fusion or arthroplasty: a prospective 2-year study. J Neurosurg Spine 3(6):417–423

Robinson RA, Smith GW (1955) Anterolateral cervical disc removal and interbody fusion for cervical disc syndrome. Bull Johns Hopkins Hosp 96:223–224

Sandhu HS, Sanchez-Caso LP et al (2000) Association between findings of provocative discography and vertebral endplate signal changes as seen on MRI. J Spinal Disord 13(5):438–443

Santos EG, Polly DW Jr et al (2004) Disc arthroplasty: lessons learned from total joint arthroplasty. Spine J 4(6 Suppl):182S–189S

Sasso RC, Smucker JD et al (2007) Clinical outcomes of BRYAN cervical disc arthroplasty: a prospective, randomized, controlled, multicenter trial with 24-month follow-up. J Spinal Disord Tech 20(7): 481–491

Schulte KR, Callaghan JJ et al (1993) The outcome of Charnley total hip arthroplasty with cement after a minimum twenty-year follow-up. The results of one surgeon. J Bone Joint Surg Am 75(7): 961–975

Serhan H, Mhatre D, Defossez H, Bono CM (2011) Motion-preserving technologies for degenerative lumbar spine: the past, present, and future horizons. SAS J 5:75–89

Shono Y, Kaneda K et al (1998) Stability of posterior spinal instrumentation and its effects on adjacent motion segments in the lumbosacral spine. Spine (Phila Pa 1976) 23(14):1550–1558

Silva M, Shepherd EF et al (2002) Average patient walking activity approaches 2 million cycles per year: pedometers under-record walking activity. J Arthroplasty 17(6):693–697

Sumner DR, Bryan JM et al (1990) Measuring the volume fraction of bone ingrowth: a comparison of three techniques. J Orthop Res 8(3):448–452

Taksali S, Grauer JN et al (2004) Material considerations for intervertebral disc replacement implants. Spine J 4(6 Suppl):231S–238S

Traynelis VC (2004) The Prestige cervical disc replacement. Spine J 4(6 Suppl):310S–314S

van Ooij A, Oner FC et al (2003) Complications of artificial disc replacement: a report of 27 patients with the SB Charité disc. J Spinal Disord Tech 16(4):369–383

Wagner M, Wagner H (2000) Medium-term results of a modern metal-on-metal system in total hip replacement. Clin Orthop Relat Res (379):123–133

Wagner WH, Regan JJ et al (2006) Access strategies for revision or explantation of the Charite lumbar artificial disc replacement. J Vasc Surg 44(6):1266–1272

Weinhoffer SL, Guyer RD et al (1995) Intradiscal pressure measurements above an instrumented fusion. A cadaveric study. Spine (Phila Pa 1976) 20(5):526–531

Williams JL, Allen MB Jr et al (1968) Late results of cervical discectomy and interbody fusion: some factors influencing the results. J Bone Joint Surg Am 50(2):277–286

Williams DH, Greidanus NV et al (2011) Prevalence of pseudotumor in asymptomatic patients after metal-on-metal hip arthroplasty. J Bone Joint Surg Am 93(23):2164–2171

Wong DA, Annesser B et al (2007) Incidence of contraindications to total disc arthroplasty: a retrospective review of 100 consecutive fusion patients with a specific analysis of facet arthrosis. Spine J 7(1):5–11

Yang KH, King AI (1984) Mechanism of facet load transmission as a hypothesis for low-back pain. Spine (Phila Pa 1976) 9(6): 557–565

Yue WM, Brodner W et al (2005) Long-term results after anterior cervical discectomy and fusion with allograft and plating: a 5- to 11-year radiologic and clinical follow-up study. Spine (Phila Pa 1976) 30(19):2138–2144

Zigler J, Delamarter R et al (2007) Results of the prospective, randomized, multicenter Food and Drug Administration investigational device exemption study of the ProDisc-L total disc replacement versus circumferential fusion for the treatment of 1-level degenerative disc disease. Spine (Phila Pa 1976) 32(11):1155–1162; discussion 1163

Zucherman JF, Hsu KY et al (2005) A multicenter, prospective, randomized trial evaluating the X STOP interspinous process decompression system for the treatment of neurogenic intermittent claudication: two-year follow-up results. Spine (Phila Pa 1976) 30(12):1351–1358

第15章

腰背痛的非手术治疗

Isaac L.Moss, Howard S. An, Francis H. Shen, Zemin Li, Gunnar B.J. Andersson, Yejia Zhang

在整个医学领域，最常见的疾病最容易引起争议

Kochs（1925）

目录

I.L. Moss, MD
Comprehensive Spine Center,
New England Musculoskeletal Institute,
University of Connecticut Health Center,
263 Farmington Avenue, Farmington, CT 06030-5353, USA
e-mail: imoss@uchc.edu

H.S. An, MD • G.B.J. Andersson, MD, PhD
Y. Zhang, MD, PhD(✉)
Department of Orthopaedic Surgery,
Rush University Medical Center,
1735 W. Harrison St., Chicago, IL 60612, USA
e-mail: howard.an@rushortho.com;
gunnar_andersson@rush.edu; yejia_zhang@rush.edu

F.H. Shen, MD
Department of Orthopaedic Surgery,
University of Virginia,
Charlottesville, VA, USA
e-mail: fhs2g@hscmail.mcc.virginia.edu

Z. Li, MD
Department of Spine Surgery,
The First Affiliated Hospital of Sun Yat-sen University,
58 Zhongshan 2nd Road, #74, Guangzhou
510080, People's Republic of China
e-mail: sdlizemin@gmail.com

15.1 腰背痛的病因学

每个脊柱的运动节段都是由椎间盘、两个关节突关节和附着的肌肉及韧带组成的一个三关节复杂结构。这种复杂结构可以保证脊柱的多轴向运动和负荷，并同时可以保持直立姿势，保护神经组织。关节的解剖复杂性导致寻找下腰痛的病理原因复杂化。最常见的病因一直存在争议，其病因可以大致归类为神经、肌肉、骨骼、间盘源性以及小关节源性（Lutz 等 2003）。在 20 世纪的前几十年，神经功能障碍包括神经炎、神经痛和肌肉功能障碍被认为是腰背痛的主要原因。随着 X 线的广泛应用，在很多腰痛患者身上可以发现与间盘退变和脊柱退变相关的典型的骨骼改变；因此，病因来源于骨成为了当时流行的理论。最初，人们认为这些骨骼改变是由感染引起的，但是，由于没有发现感染相关的一致性标记，人们开始认为这是一种退变性疾病。在 20 世纪 30 年代末 40 年代初，椎间盘病变被认为是下腰痛的主要发生原因（Barr 1938；Key 1945），并且成为几十年来的主导理论。这导致了针对椎间盘的手术数量和种类的增加。在 20 世纪末，有证据表明放射科所见的解剖异常通常与临床症状不符（Boden 等 1990）。因此，大多数现代治疗下腰痛的方法都比较实用，而不是探寻具体解剖的病因（Lutz 等 2003），因此非手术治疗开始成为主角。

但是，存在一些需要及时手术的指征。尽管

只占手术患者的一小部分，除非已经确诊或治疗，否则可能导致发病率或死亡率显著上升。在病史和体格检查中发现这些症状，需要进一步检查。神经受损，包括鞍区麻木、尿潴留、尿失禁和进行性下肢无力应该及时快速评估马尾综合征。年轻患者，有严重创伤史或伴有骨质疏松病史的轻微创伤提示临床医生应当排除脊柱骨折。令患者睡眠时痛醒的非机械性腰背部疼痛，可能与脊柱肿瘤或者感染有关，尤其当伴有原发症状、肿瘤史或者传播感染时。

认识下腰痛的器质性病因对治疗非常重要而且需要专业技能（Waddell 等 1980）。其症状包括疼痛、麻木或者非解剖性分布区的无力。常规的体格检查不具有特异性，包括广泛的无力、负重时腰痛，直腿抬高试验加强试验阳性，运动和感觉检查不一致。对这种疼痛的心理评估团队包括心理学家以及社会工作者。

15.2 流行病学及自然史

腰背痛是一种极其常见的公共健康问题，具有重要的社会和经济学影响。据估计，在发达国家 70%～85% 的人在一生中的某些时刻会经历腰背痛（Andersson 1999）。在美国的一次全国调查中，有 26.4% 的人口在过去 3 个月里腰背痛持续至少 1 天（Deyo 等 2006）。在美国原住民和阿拉斯加原住民发生率最高，亚裔美国人发生率最低。腰背痛在年龄大于 45 岁的成年人更常见，与男性相比，女性患者更普遍。严重腰背痛的年发生率大约是 15%（Andersson 1999）。这些数据在过去的 30 年里相对稳定。腰背痛患者的医疗资源利用率以及护理费用是非常高的。就诊于外科医生者有 12%～15% 是由于腰背痛原因的（Deyo 等 2006）。在 2005 年，对于腰背部及颈部疾病的治疗在医疗保健支出中占 860 亿美元（Martin 等 2008）。它影响了大约 2% 的劳动力，腰背痛是导致缺席工作的最大的单一原因（占所有病假的 12.5%）（Andersson 1999）。更多关于下腰痛的流行病学知识详见第 9 章和第 16 章。

大多数急性腰背痛是自限性的，大多数患者恢复很快，不会残留功能丧失。症状严重、不能工作的患者，60%～70% 将在 6 周内返回工作，80%～90% 将在 12 周内返回工作（Andersson 等 1983）。不幸的是，20%～72% 的患者常常复发（Andersson 1999）。

慢性腰背痛模糊的定义为持续时间超过 3 个月，经常复发的腰背部疼痛，或者这种类型的疾病持续时间比预期恢复时间长。慢性腰背痛的原因具有多样性及不可预知性（Von Korff 和 Saunders 1996）。许多病例中，轻度疼痛可能会持续很长一段时间，对整体功能没有影响。因此，在评估治疗方法时，这一指标比疼痛程度能更好地反映治疗结果。

15.3 非手术治疗

尽管腰背痛的发生率极高，外科医生仍然没有找到行之有效的治疗方法。过去 20 年中手术干预率稳定显著增长（Deyo 等 2009），不伴有神经根症状的腰背痛的手术疗效仍然不可预测，根据手术方法的不同，成功率在 50%～70%（Chou 等 2009b；Mirza 和 Deyo 2007）。鉴于疗效有限，成本较高，手术风险大，手术只能用于具有严格手术适应证的患者。因此，非手术治疗是治疗急慢性腰背痛的主要治疗方法（表 15.1）。

15.3.1 教育、改善活动、行为疗法和运动疗法

15.3.1.1 患者教育

患者教育包括在正常活动和姿势下，关于脊柱正确的生物力学的知识，减轻疼痛的简单方法，这些都是处理急慢性腰背痛的关键因素。确保患者理解疾病的相关的自然史有助于使患者在治疗时发挥积极作用。过去发生率是预测未来腰背痛发生率最强的因素，因此，必须让患者意识到终生积极治疗的重要性。一些研究已表明在减少病假和致残率上，短期的教育比传统的护理更有效（Brox 等 2008）。

自从 1980 年对瑞典腰背部学校介绍后更加正式的教育干预开始成为研究主题（Forssell 1980）。原计划的目的是教会患者如何在日常活

表 15.1 治疗腰背痛的非手术治疗方法和基于现有证据的推荐治疗计划

治疗方式	具体疗法	症状分期
非手术疗法	患者教育	急性
	改善活动	急性
	行为疗法	急性和慢性
	运动疗法	亚急性和慢性
口服药物	非麻醉性镇痛剂	急性
	麻醉性镇痛剂	急性
	非甾体类抗炎药物	急性和慢性
	肌肉松弛剂	急性
	口服类固醇类药物	只伴有神经根病的急性期
	抗抑郁药	慢性
	局部治疗	急性和慢性
注射治疗	硬膜外激素治疗	只伴有神经根病的急性期
	软组织注射	亚急性和慢性
	关节突关节注射	亚急性和慢性
	骶髂关节注射	慢性
机械疗法	推拿	急性和慢性
	牵引	不详
	针灸	慢性
	经皮电神经刺激	不详
	矫正	未提及

动时保护脊柱，包括四个教育方面：脊柱解剖学、生物力学、人类工程学、最佳姿势以及一系列的背部锻炼。多年来腰背部学校表现为不同的形式和内容，而且，其基本概念已经作为一些调查和系统回顾的主题（Airaksinen 等 2006；Cohen 等 1994；Maier-Riehle 和 Härter 2001；Tveito 等 2004）。与其他干预措施组或者未予治疗组相比，这些研究结果与腰背部学校成功减轻疼痛、改善功能、尽快恢复工作等要求冲突。最近的系统评价（Airaksinen 等 2006；Brox 等 2008；Heymans 等 2005）可总结为：腰背部的团体教育形式对于短期改善疼痛及残疾很有效，特别是作为多学科计划的一部分。此外，在职业规划上，腰背部教育对于重返工作恢复功能有积极的影响。

15.3.1.2 改善活动

许多伴有急性腰背痛的患者为避免加重症状会不自觉地改变自己的活动方式。当与适当的教育相结合，这种潜意识的保护机制是很有帮助的。人们普遍认为，虽然运动可能使症状加剧，但是不太可能导致脊柱和周围组织的物理损伤（Indahl 等 1995）。因此，常常建议患者短期内限制活动（2～3 天）。然而，强有力的证据却不建议以往常

推荐的卧床休息作为急性腰痛的治疗方法，称其可产生负面影响。（Atlas 和 Volinn 1997；Waddell 等 1997）。调查结果支持的观点是在急性症状消失后，及时改善活动以避免由于长期固定和卧床休息带来的不良影响。继续适度活动的患者在急性疼痛发作期通常更快恢复，迅速恢复工作，并且降低了慢性残疾的风险（Mäkelä 等 2011；Waddell 等 1997）。

15.3.1.3 行为治疗

在 1983 年由夸大痛苦的模型中引入克服恐惧的概念（Lethem 等 1983）随后应用于慢性腰背痛及肌肉骨骼疼痛的治疗（Vlaeyen and Linton 2000；Waddell 等 1993）。这一模型的核心概念是：运动或活动后对疼痛可能加剧的恐惧，可能导致恐惧症状态并使身体功能下降而增加致残率。相反，通过活动或运动，抵抗对疼痛的恐惧可以快速减少恐惧。这一概念的应用，包括在初级护理条件下治疗腰痛可减少恐惧的技术，已经被证明可以增加活动量，但是不影响就业（Von Korff 等 2005）。此外，这种类型的认知干预措施与运动项目结合后，对腰背痛、残疾及病假的影响与脊柱融合相同（Brox 等 2003；Brox 等 2006）。

15.3.1.4 运动治疗

运动疗法，包括躯干或重心的稳定，恢复正常的腰骶部的运动，以及低强度的有氧运动，是治疗腰背痛患者无创性干预措施中最常见的方法。基于当前的文献，对于急性腰痛患者，在减轻疼痛或者改善功能方面，与运动疗法相比，姑息或者其他非手术方法没有明显差别（Chou 等 2007b；Hayden 等 2005）。然而，人们普遍认为低强度的心血管及有氧健身项目是有益的，它可以减少疲劳，改善情绪，防止一般的不适（Anshel 和 Russell 1994；Casazza 等 1998）。由于患者不能耐受躯干稳定和肌肉强化练习；因此，急性发作的腰背痛患者不建议做此锻炼。但在患者可耐受时，应尽早进行低强度的有氧运动锻炼，通常是腰痛急性发作期后 2 周，运动强度可以逐步增大。

与急性期相比，慢性腰痛运动疗法已被证明有很好的疗效（Chou 等 2007b）。与不治疗、一

般护理或其他无创性治疗方法相比，运动疗法对疼痛及功能的改善很小，但是非常重要（Hayden等 2005；Team 2004）。对于亚急性（<90 天病假）腰痛患者（尚未完全瘫痪），在一年疗程内，运动疗法也与减少病假、恢复工作的比例相关（Oesch等 2010）。通常建议加强核心肌群锻炼来提高机能，防止远期损伤（McGill 2010）。

15.3.2 药物治疗

很多伴有急慢性腰痛的患者会采取药物治疗措施。虽然口服给药途径是最常见的，但是通常也会采取注射方法。最常见的口服药物包括镇痛剂、非甾体类消炎药（NSAIDs）、肌松药和抗抑郁药。注射疗法通常使用糖皮质激素和局部麻醉剂。虽然有很多选择，但重要的是要区分特定的适应证、剂量、时间和潜在的副作用。培训患者关于如何使用安全有效的药物避免产生依赖，尤其是当使用处方麻醉止痛药物时，是一项非常重要的考虑，应当包括在治疗目标中。

15.3.2.1 镇痛药物

镇痛药物可以分为麻醉性镇痛药和非麻醉性镇痛药，很少患者需要麻醉性镇痛药物，非处方药物可以缓解大部分疼痛。

非麻醉性镇痛药

对乙酰氨基酚对缓解轻中度疼痛十分有效。尽管大剂量长期使用对乙酰氨基酚是禁忌，并且可能导致肝毒性，但是对乙酰氨基酚通常情况下是安全的，便宜，并且可从药店购买，因此，可以作为大部分急性腰痛患者的常用药物（Malanga和 Nadler 1999）。但是对于慢性腰痛并伴有因疾病或者酗酒造成的肝过敏患者，不推荐使用对乙酰氨基酚。有肾损害的患者，由于对乙酰氨基酚的肾毒性较低，因此推荐使用对乙酰氨基酚而不是NSAIDs。对乙酰氨基酚没有任何肌肉松弛作用，或者抗感染功能。

对于重度疼痛患者，作用于中枢系统的非鸦片镇痛药物曲马朵是一个非常好的选择，它具有更好的副作用属性，并且比麻醉剂发生依赖的可

能性低。基于一个包含 908 名接受治疗的慢性下腰痛患者的荟萃分析表明，曲马朵在减轻疼痛、改善功能方面优于安慰剂（Deshpande 等 2007）。曲马朵可以抑制 5- 羟色胺和去甲肾上腺素的吸收，因此应该小心应用于使用单胺氧化酶抑制剂的患者。对于年龄大于 75 岁或者伴有肝肾功能损害的患者应该减少使用剂量。

> **专栏 15.1　Robin McKenzie, CNZM, O.B.E., FCSP (Hon)，FNZSP (Hon)，NZCP (HLM)，Dip. MT, Dip.MDT**
>
>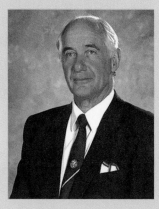
>
> Robin McKenzie 是一名出生于新西兰的物理治疗师，他彻底改变了腰背痛的非手术治疗方法。同科学和医学领域其他许多重要进展的例子一样，1956年当McKenzie治疗完一个患者后，要求下一名患者仰卧在治疗室内时，偶然发现了集中现象（centralization phenomenon）。治疗结束后，治疗床上升了，使患者被迫处于腰椎过伸状态，这一姿势之前被认为是有害的。当McKenzie回到房间后，看到患者的姿势，他非常惊讶地发现患者下肢的疼痛已经完全缓解，只残留轻微的疼痛，并且"集中"于腰部的中间位置，起床后，疼痛得到持续性缓解。随后，他对患者进行随访，发现根据患者不同位置进行评估，可以开发一个有效的患者运动治疗项目。这就是我们所知的"机械诊断和治疗"，并且成为"麦肯齐疗法"的精髓，且被广泛应用。一旦发现了适当的锻炼方法，患者被要求自行进行锻炼，因此，他们就可以控制疾病的发展。McKenzie毕生大部分时间都在向世界各地的从业人员推广他的方法，而且撰写了很多文章和书籍。他现在已经退休了，住在新西兰。

麻醉性镇痛药

尽管目前对应用麻醉药品（即阿片类药物）治疗慢性腰背痛仍存在争议，长效及短效麻醉药的处方仍有稳定的增长（Deyo 等 2011）。阿片类药物的关注焦点主要是药物依赖的高风险和与处方率同比上升的药物使用过量产生的相关并发症（Edlund 等 2010）。使用麻醉药物治疗慢性腰背痛与年龄、精神和人格障碍，以及治疗基础病理严重性的药物滥用有关。关于药效，有些证据表明短期使用麻醉类镇痛剂可能是有效的，但是长期

专栏 15.2　前列腺素（PG）的生物合成

PG生物合成的起始分子为磷脂磷脂酰肌醇脂肪酸，PG及相关分子属类花生酸类（eicosanoids），这个词来源于"eicosa"，意思是二十，指的是脂肪酸的二十个碳。

大多数前列腺素是由A2磷脂酶释放的花生四烯酸合成的。PG的生物合成有两个控制点。第一个控制点是由磷脂分解为脂肪酸。第二个是前列腺素合成酶，又称为环氧合酶（COX）。这种类花生酸由于半衰期较短一般只作用于局部。

专栏 15.3　环氧合酶抑制剂

非甾体类抗炎药的作用机制是基于它可以阻止前列腺素（PG）的合成，抑制可以催化花生四烯酸向前列腺素PGH$_2$转化的环氧合酶（COX）。1991年，Brigham Young大学的丹尼尔·西蒙斯发现了第二个环氧合酶，现称为COX-2（Xie等1991）。研究已经阐明，COX-1同型异构酶是维持肾功能、胃功能的最基本的酶。但是，COX-2同型异构酶是一种诱导酶，可以诱导炎症过程。经典的非甾体类抗炎药（如阿司匹林、布洛芬、萘普生）非特异性抑制两种

COX同型异构酶，因此会产生副作用，尤其是增加胃损伤和出血的风险。因此，自发现以来，已经在大力发展选择性抑制COX-2同型异构酶，主要通过限制胃肠道副作用而增加了这些重要药物的安全性。使

用计算机辅助药物设计方法来进行这类新药的开发，根据特定靶向结构用计算机建模模拟合成药物。COX-2抑制剂的引入引起了巨大的热情，它们很快成为最广泛使用的处方药。一项研究使得这种热情冷却下来，这项研究表明服用万络（一种更常用的COX-2抑制剂）的患者心肌梗死的发病率比服用传统非甾体类抗炎药萘普生增加了4倍。万络在2004年被药物制造商默克公司主动退出市场，自从2005年以来，美国没有新的COX-2抑制剂被批准上市。在市场上广泛应用的COX-2抑制剂主要是塞来昔布（西乐葆）和帕瑞昔布（只在欧洲有供应）。目前的研究是探索这类药物的新应用，包括预防或治疗神经母细胞瘤、结肠癌和神经精神系统紊乱（Lau等2007）。

第三种同工酶，COX-3，于2002年被发现，它被认为是COX-1的剪接变体，比较犬类COX-3的活性和小鼠的COX-1和COX-2表明，这种酶被止痛剂/解热药物例如对乙酰氨基酚选择性抑制，被非甾体类抗炎药强烈抑制。

COX抑制性一氧化氮（NO）供体（又称NO-NSAIDs）是另一类通过利用一些已知的NO的影响来进一步提高传统非甾体类抗炎药的安全性而研发的药物（Wallace等1994）。这些是由现有的NSAIDs化学融合成一氧化氮受体部分，发挥舒张血管、抑制白细胞黏附以及抑制半胱天冬酶的活性的作用，此外，还具有COX抑制作用（Keeble和

Moore 2002）。目前没有NSAIDs被批准使用，但是一些已经在进行临床试验。

脂氧合酶（LOX）/COX抑制剂是NSAIDs的最后形式，这些药物不仅可以抑制COX和前列腺素的生成，还可以抑制5-脂氧合酶防止白三烯的形成，白三烯参与炎症反应过程。在前瞻性研究中LOX/COX抑制剂被证实是有效的，并且在可允许的安全性范围内（Alvaro-Gracia 2004）。

参考文献

Alvaro-Gracia JM (2004) Licofelone – clinical update on a novel LOX/COX inhibitor for the treatment of osteoarthritis. Rheumatology (Oxford) 43(Suppl 1):i21–i25

Keeble JE, Moore PK (2002) Pharmacology and potential therapeutic applications of nitric oxide-releasing nonsteroidal anti-in fl ammatory and related nitric oxidedonating drugs. Br J Pharmacol 137(3):295–310

Lau L, Hansford LM, Cheng LS, Hang M, Baruchel S, Kaplan DR, Irwin MS (2007) Cyclooxygenase inhibitors modulate the p53/HDM2 pathway and enhance chemotherapy-induced apoptosis in neuroblastoma. Oncogene 26(13):1920–1931

Wallace JL, Reuter B, Cicala C, McKnight W, Grisham MB, Cirino G (1994) Novel nonsteroidal anti-in fl ammatory drug derivatives with markedly reduced ulcerogenic properties in the rat. Gastroenterology 107(1):173–179

Xie WL, Chipman JG, Robertson DL, Erikson RL, Simmons DL (1991) Expression of a mitogen-responsive gene encoding prostaglandin synthase is regulated by mRNA splicing. Proc Natl Acad Sci USA 88(7):2692–2696

使用对缓解疼痛（Martell 等 2007）或者改善功能（Deshpande 等 2007）没有效果或者效果不佳。当长期使用麻醉类镇痛药时，高达 24% 的患者会出现非正规用药（Martell 等 2007）。因此，使用此药物需要定期随访评估疗效，是否过度使用及其有无并发症。

15.3.2.2 非甾体类抗炎药物（NSAIDs）

非甾体类抗炎药是目前治疗腰背痛使用最广泛的一类药物。它的药物作用机制包括抑制环氧合酶（COX），COX 是前列腺素促炎介质合成的关键酶。存在两种类型的 COX 酶，COX-1 可以保护胃肠道黏膜，COX-2 参与疼痛的发生、发热以及感染通路。第一代 NSAIDs（如布洛芬、萘普生）非特异性抑制两种 COX 酶，第二代 NSAIDs（如塞来昔布、美洛昔康）可以选择性抑制 COX-2。为了减少第一代非甾体类抗炎药的胃肠道副作用，一些随机对照试验显示 NSAIDs 治疗急慢性腰背痛在改善疼痛和功能方面有显著影响（Chou 等 2007a；White 等 2011）。选择性抑制 COX-2 的非甾体类抗炎药的疗效可能与非选择性非甾体类抗炎药相同。值得注意的是，关于直接对比两种药物的研究很少（Pohjolainen 等 2000）。但是，处方药和非处方药都与副作用相关，包括胃肠道反应、出血和肾功能不全。因此，应该密切关注患者，尤其是长期使用该药的患者。

15.3.2.3 肌肉松弛剂

急性腰背部疼痛往往伴有肌肉痉挛，但是与疼痛的关系尚不清楚。尽管如此，经常把苯二氮䓬类药物（如地西泮）和非苯二氮䓬类药物（如环苯扎林、美索巴莫）等肌松药作为治疗的一部

分。对临床试验的系统回顾发现肌松药在治疗慢性下腰痛时的疗效优于安慰剂（Chou 等 2007a；Van Tulder 等 2003）。没有对照研究直接比较肌肉松弛剂和非甾体类消炎药的疗效。肌松药与其他类药物特别是非甾体类抗炎药和镇痛药相比，可能是最好的辅助治疗药物（Chou 等 2007a；Van Tulder 等 2003）。几乎没有证据表明支持优先选择肌松药，一项研究表明卡立普多（肌安宁）优于地西泮（安定）（Van Tulder 等 2003）。但是，当与麻醉药联合使用时会产生药物依赖和药物滥用，因此肌安宁的使用受到限制。已经证明肌松药可导致中枢神经系统不良反应，包括嗜睡和头晕。当与其他药物联合用药时这些副反应会增加，应由治疗医师密切监测。

15.3.2.4 口服糖皮质激素类药物

对伴有急性神经根病的患者系统应用糖皮质激素是有效的。但是，研究表明当腰背痛不伴有神经根病时，激素类药物的疗效与安慰剂相比没有显著差别（Chou 等 2007a）。长期或短期内大剂量全身使用糖皮质激素具有明显的副反应。因此，这类药物推荐用于伴有神经根病的腰背痛患者。

15.3.2.5 抗抑郁药

疼痛与情绪密切相关，尤其是长期疼痛患者（Fishbain 等 1997）。尽管机制不明，有证据表明三环类抗抑郁药（TCAs）可以有效缓解神经性疼痛、无助感或者抑郁状态（McQuay 等 1996）。5-羟色胺再摄取抑制剂（SSRIs）效果比三环类抗抑郁药效果较差，但其可用于治疗神经性疼痛（Jung 等 1997）。抗抑郁药治疗下腰痛的疗效尚不明确。三环类抗抑郁药和选择性 5-羟色胺抑制剂的药物疗效成为了最近一些系统回顾和研究的课题。用抗抑郁药治疗急性腰背痛没有得到一致的认可，对于慢性疼痛患者，三环类抗抑郁药与安慰剂相比可以适度缓解疼痛（Chou 等 2007a；Staiger 等 2003；White 等 2011）。对于伴有神经性疼痛的患者，5-羟色胺选择性抑制剂与三环类抗抑郁药相比疗效没有明显提高，与安慰剂相比没有明显差别。抗抑郁药对功能改善的效果尚不明确（Staiger 等 2003）。抗抑郁药有明显的副作用，包括嗜睡、口干、头晕

以及便秘。通过起始小剂量逐渐加至有效剂量可以减少不良反应的发生。由于 TCAs 具有镇静功能，应该晚上应用这些药物，实际上可以改善慢性腰背痛引起的睡眠障碍（Harman 等 2002）。

15.3.2.6 外用药

膏药、霜剂或者凝胶类的局部非甾体类抗炎药和局部麻醉剂可用于治疗腰痛。理论上局部应用非甾体类抗炎药物是有效的，因为它可以减少全身用药产生的不良反应发生率。但是，需要注意的是：有记录表明，与所有局部配方相比，系统性非甾体类抗炎药有不同程度的吸收，并且有副反应（Zimmerman 等 1995）。有证据表明局部应用非甾体类抗炎药治疗肌肉骨骼疼痛有效，尽管还没有证据表明这类药物对于治疗急慢性腰背痛有显著疗效（Haroutiunian 等 2010）。局部麻醉剂利多卡因凝胶贴剂经常用于治疗腰背痛，当然，其疗效也不确定。因此，局部用药作为其他治疗方法的辅助用药应当慎重使用。

15.3.3 注射治疗

注射治疗方法常常纳入治疗腰背痛的治疗方案，特别是在运动或口服药物方法治疗腰背痛失败后。注射疗法可用于中轴骨的解剖部位内或者周围组织。只有获得明确的病因学诊断后才可以考虑注射疗法，不能用于非特异性腰部疼痛。

15.3.3.1 硬膜外注射皮质类固醇激素及内侧支阻滞

皮质类固醇激素注射联合局部麻醉通常用于治疗急慢性脊柱病变。药物可以根据病理解剖或者特异性症状的不同通过椎板间、尾椎或者经椎间孔的途径扩散实现的。糖皮质激素类药物的强效抗炎作用加上局麻药物的镇痛作用是通过中断疼痛和痉挛周期以及阻断疼痛扩散实现的。临床试验表明糖皮质激素可以降低细胞膜的通透性，减少神经多肽的合成和神经元分泌，中和敏感的背角神经元（Byröd 等 2000；Devor 等 1985；Lee 等 1998）。尽管所有的硬膜外注射都需要特殊培训，但骶管注射技术要求最低，相比于其他硬膜

外注射方式风险较低。经皮注射必须针对特定的疾病，而椎板间注射可以导致药物的广泛分布。虽然透视经常用来提高穿刺位置的准确性，然而疗效提高尚不明确（Chou 等 2009a）。

硬膜外注射类固醇类激素的功效已经成为多项研究的主题。有一些微弱的证据表明伴有神经根病的腰背痛患者硬膜外注射类固醇激素可以短期缓解疼痛（Carette 等 1997；Karppinen 等 2001；Ng 等 2005）。然而，对不伴有神经根症状的腰背痛，没有证据表明硬膜外类固醇激素注射有效。因此，不推荐使用此类药物（Chou 等 2009a, b）。应用硬膜外注射治疗时，推荐一疗程使用 2～3 次。一般来说，治疗次数 6～12 个月不超过 3 次。有证据表明如果首次注射无效，那么急性期内再次注射也不可能有显著作用（Arden 等 2005）。硬膜外注射的并发症很罕见，但是，据报道有硬脑膜穿刺伤、硬膜外血肿、脊髓损伤和神经损伤（Chou 等 2009a）。

15.3.3.2 软组织注射

最常见的腰背部疼痛触发点的注射治疗位置应该是发生疼痛的软组织部位。这些疗法包括在特定的肌筋膜触发点局部注射麻醉药和（或）糖皮质激素类药物。人们认为这些触发点源于紧绷的肌肉痉挛造成的。这些痛点的局部压力可以产生局部抽搐反应并伴有远侧牵涉痛（Kraus 和 Fischer 1991）。这种所谓的肌筋膜综合征通常采用运动或者按摩疗法，以注射治疗作为辅助疗法。支持单独应用局部痛点注射疗法的证据还不很充分，显示对于亚急性或慢性腰背痛有短期疗效（Chou 等 2009a, b）。然而，一些研究表明与安慰剂相比，这种疗法没有显著区别。并且皮质类固醇的局部麻醉似乎也没有明显作用。因此，考虑到多次注射后的肌肉损伤、瘢痕组织以及功能改变，肌内注射的次数应有所限制。

有研究显示可以应用 A 型肉毒毒素静脉注射治疗慢性腰痛（Foster 等 2001）。研究表明 60% 的患者停止用药 3～4 个月后出现疼痛减轻以及短期致残率下降。

增生疗法是用硬化药物注射于腰背部和骨盆韧带。并没有显示这项具有争议的治疗方法在改善疼痛和减少致残率方面有持久作用（Chou 等 2009a, b）。

15.3.3.3 小关节注射

关节突关节丰富的神经支配滑膜关节，后者常导致关节炎的退行性变。因此，这些关节作为引起腰痛的发生点是非常复杂的，特别是当腰椎后伸时症状加重的疼痛。治疗腰背痛时常常联合采用关节腔内注射和内侧支阻滞和消融。然而，尽管应用较为广泛，但没有明确的证据证明其疗效。一个系统回顾发现关节突关节注射与短期改善有关（Boswell 等 2007）。相反，其他研究与安慰剂注射相比效果没有明显差别，尤其是长期随访结果（Slipman 等 2003；Staal 等 2009）。因此，小关节注射治疗极少用于急性腰背痛病例。

关于内侧支阻滞和消融（也称之为神经根切断术）的文献很少，尽管此方法治疗慢性腰背痛时有一定程度的短期缓解。

15.3.3.4 骶髂关节注射

一般不考虑骶髂关节为腰痛患者产生疼痛的原发部位，但是，它可能是牵涉痛发生的常见部位（Fortin 等 1994）。根据病史和体格检查，骶髂关节功能障碍的诊断非常困难（Dreyfuss 等 1996）。因此，骶髂关节功能障碍是一种排除性诊断，需要排除其他源性的疼痛。当有明显的功能障碍时，可以考虑皮质类固醇激素和局部麻醉剂诊治。但是，疗效尚不确切（Chou 等 2009a, b）。

15.3.4 物理治疗

15.3.4.1 手法治疗

脊柱按摩是最流行的治疗腰痛的非药物替代疗法之一（Carey 等 1995）。按摩师、正骨医生、物理治疗师和其他从业人员采取不同的手法治疗，通常包括按摩和关节推拿的联合应用。脊柱推拿的疗效尚不确切，最近的两个系统回顾性研究得出的结论是相反的（Assendelft 等 2004；Bronfort 等 2004）。有一些证据表明脊柱推拿短期可以缓解急性腰痛。在慢性腰痛的病例，脊柱推拿的效果可以和 NSAIDs 相媲美，并且短期疗效优于安慰剂，长期疗效与物理治疗相当。当推拿治疗联合其他非手术治疗方法包括运动疗法、药物治疗以及生活方式的改变时，其疗效可以增强，但是没有确切的证据表明这一结论。

如果患者选择脊柱按摩治疗，应该有明确的治疗目标。如果症状减轻，没有证据表明需要持续的维持治疗。但是，如果腰痛仍然存在或者神经根症状加剧，应该停止治疗，患者应该重新评估。一般认为不伴有严重椎管狭窄的患者受到严重损伤的风险很低，但是，全麻下的患者手法治疗损伤的风险很大（Koes 等 1996）。进行性神经功能障碍的患者禁忌行手法治疗。

15.3.4.2 牵引

患者寻找的另一种减轻神经根型或非神经根型腰背痛的物理治疗方法是牵引治疗。牵引治疗被认为可以牵开椎间盘空间扩大椎间孔。为了扩大椎间隙，牵引的力量必须充分克服肌肉收缩力、韧带阻力以及桌面的摩擦力和机械力，为身体总重量的 35% ~ 50%（Beurskens 等 1997）。根据一些已发表的文献回顾分析，目前没有证据表明牵引治疗对腰痛是有效的（Beurskens 等 1997；Borman 等 2003；Malanga and Nadler 1999；van der Heijden 等 1995；van Middelkoop 等 2011）。

15.3.4.3 针灸治疗

针灸治疗是一种传统的中医技术，已经有 2000 多年的历史，并且在西方世界已经得到普及。针灸治疗广泛应用于各种疾病，在全身各个特殊的穴位用坚硬、纤细的金属针进行扎针与运针。由于针灸疗法包括患者与医者的互动，这对其疗效可以产生积极的影响，并且缺乏适当的虚拟过程进行操控，因此对其疗效的评价尚无确切的证据（Madsen 等 2009）。目前没有有力的证据支持用针灸疗法治疗急性腰痛。对于慢性腰痛患者，有系统回顾性研究文献表明针灸治疗可以从某种程度上减轻疼痛以及短期内改善功能（Furlan 等 2005）。同一文献证明针灸治疗作为保守治疗的辅助疗法也有部分疗效。因此，通常不建议把针灸疗法作为治疗腰背痛的一线治疗方法，但是经常作为慢性疼痛的综合治疗方案的一部分。

15.3.4.4 经皮电神经刺激

经皮电神经刺激疗法用电刺激皮肤以缓解疼痛。普通高频（>50Hz）低强度刺激可以导致没有运动收缩的感觉刺激通过干扰神经传导通路而调节疼痛。没有可信证据表明经皮电神经刺激疗法对治疗急慢性腰背痛有显著疗效，但仍然缺乏优质的调查证据（van Middelkoop 等 2011）。

15.3.4.5 其他疗法

冷敷、浅层热疗、短波透热疗法、按摩以及超声波常常作为物理治疗和推拿治疗的一部分。此外，许多患者应用冷敷或者热敷来缓解症状，二者之间的选择取决于损伤的节段。冷敷可以减轻疼痛，减少血管收缩引起的急性损伤炎症反应。热敷可以使肌肉放松，提高运动的耐受性，可能是急性期过后的合理疗法。除了短期缓解疼痛，没有文献证明这种方法的疗效。

磁疗几个世纪来用于"治疗"各种疾病，包括腰背痛。磁疗对疼痛的缓解作用轻微，并且对循环以及组织温度没有影响。对照试验发现对慢性腰背痛患者没有明显疗效（Collacott 等 2000）。

15.3.4.6 矫形治疗

没有证据支持矫形器对急慢性腰痛的治疗的有效性（Million 等 1981）。有一些微弱的证据表明其可以减少缺勤率（van Poppel 等 1997, 1998；Walsh 和 Schwartz 1990）。矫形器的作用机制是有争议的，因为它不能改善腰骶部的生物力学并且增强其承载能力。其功效在于它具有本体感受的提醒能力，可以纠正脊柱在负重和弯曲活动时的力学（Reyna 等 1995；Woodhouse 等 1995）。

15.4 未来发展方向

与椎间盘退变相关的病理改变已经得到了很好的阐述。随着年龄的增长，椎间盘细胞浓度降低、细胞外基质失衡导致椎间盘结构和功能的分子和生物力学改变。目前还不明确这些病理变化与腰背痛症状的确切机制。现阶段的研究希望可以更好地描述病理学及症状之间的联系，从而可以找到更精确的诊断和治疗方法。本研究的最终目的是进一步研究治疗椎间盘源性疼痛的生物和机械疗法，这种疗法创伤小，却比现有疗法更加有效。生物治疗方法包括三个重要组成部分：应用治疗性分子、植入细胞重新填充椎间盘以及基质填充（Yoon 2005）。

15.5 本章要点总结

- 腰背痛最常见的病因可大致归类为神经、肌肉、骨骼、关节突相关以及椎间盘源性，并且是颇受争议的问题。

- 腰背痛具有相对良性的自然病程，是极其常见的公共健康问题。

- 通过彻底的体格检查和影像学检查以及教育、活动改善、行为疗法和运动疗法可以帮助患者痊愈。

- 药物治疗包括镇痛药、非甾体类抗炎药、肌松剂、抗抑郁药和局部用药。

- 类固醇类激素进行硬膜外、关节面、软组织及骶髂关节注射有助于缓解症状，促进康复。

- 常用的物理疗法例如推拿、牵引、正骨、针灸和经皮电神经刺激（TENS）治疗腰背痛的疗效有限。

- 研究投资促使发现新一代的非手术生物治疗方法以提供更可靠、安全、有效地减轻脊柱疼痛的方法。

（刘 铁 译 海 涌 审校）

参考文献

Airaksinen O, Brox J, Cedraschi C, Hildebrandt J, Klaber-Moffett J, Kovacs F, Mannion A, Reis S, Staal J, Ursin H, Zanoli G (2006) Chapter 4 European guidelines for the management of chronic nonspecific low back pain. Eur Spine J 15(S2): s192–s300

Andersson GB (1999) Epidemiological features of chronic low-back pain. Lancet 354(9178):581–585

Andersson GB, Svensson HO, Odén A (1983) The intensity of work recovery in low back pain. Spine 8(8):880–884

Anshel MH, Russell KG (1994) Effect of aerobic and strength training on pain tolerance, pain appraisal and mood of unfit males as a function of pain location. J Sports Sci 12(6): 535–547

Arden NK, Price C, Reading I, Stubbing J, Hazelgrove J, Dunne C, Michel M, Rogers P, Cooper C (2005) A multicentre randomized controlled trial of epidural corticosteroid injections for sciatica: the WEST study. Rheumatology (Oxford) 44(11):1399–1406

Assendelft WJ, Morton SC, Yu EI, Suttorp MJ, Shekelle PG (2004) Spinal manipulative therapy for low back pain. Cochrane Database Syst Rev (1):CD000447

Atlas SJ, Volinn E (1997) Classics from the spine literature revisited: a randomized trial of 2 versus 7 days of recommended bed rest for acute low back pain. Spine 22(20):2331–2337

Barr JS (1938) Intervertebral disk lesions as cause of sciatica. Br Med J 2(4067):1247–1251, 1274-1–1274-2

Beurskens AJ, de Vet HC, Köke AJ, Regtop W, van der Heijden GJ, Lindeman E, Knipschild PG (1997) Efficacy of traction for nonspecific low back pain. 12-week and 6-month results of a randomized clinical trial. Spine 22(23):2756–2762

Boden SD, Davis DO, Dina TS, Patronas NJ, Wiesel SW (1990) Abnormal magnetic-resonance scans of the lumbar spine in asymptomatic subjects. A prospective investigation. J Bone Joint Surg Am 72(3):403–408

Borman P, Keskin D, Bodur H (2003) The efficacy of lumbar traction in the management of patients with low back pain. Rheumatol Int 23(2):82–86

Boswell MV, Colson JD, Sehgal N, Dunbar EE, Epter R (2007) A systematic review of therapeutic facet joint interventions in chronic spinal pain. Pain Physician 10(1):229–253

Breckenridge J, Clark JD (2003) Patient characteristics associated with opioid versus nonsteroidal anti-inflammatory drug management of chronic low back pain. J Pain 4(6):344–350

Bronfort G, Haas M, Evans RL, Bouter LM (2004) Efficacy of spinal manipulation and mobilization for low back pain and neck pain: a systematic review and best evidence synthesis. Spine J 4(3): 335–356

Brox JI, Sørensen R, Friis A, Nygaard Ø, Indahl A, Keller A, Ingebrigtsen T, Eriksen HR, Holm I, Koller AK, Riise R, Reikerås O (2003) Randomized clinical trial of lumbar instrumented fusion and cognitive intervention and exercises in patients with chronic low back pain and disc degeneration. Spine 28(17):1913–1921

Brox JI, Reikerås O, Nygaard Ø, Sørensen R, Indahl A, Holm I, Keller A, Ingebrigtsen T, Grundnes O, Lange JE, Friis A (2006) Lumbar instrumented fusion compared with cognitive intervention and exercises in patients with chronic back pain after previous surgery for disc herniation: a prospective randomized controlled study. Pain 122(1–2):145–155

Brox JI, Storheim K, Grotle M, Tveito TH, Indahl A, Eriksen HR (2008) Systematic review of back schools, brief education, and fear-avoidance training for chronic low back pain. Spine J 8(6):948–958

Byröd G, Otani K, Brisby H, Rydevik B, Olmarker K (2000) Methylprednisolone reduces the early vascular permeability increase in spinal nerve roots induced by epidural nucleus pulposus application. J Orthop Res 18(6):983–987

Carette S, Leclaire R, Marcoux S, Morin F, Blaise GA, St-Pierre A, Truchon R, Parent F, Levésque J, Bergeron V, Montminy P, Blanchette C (1997) Epidural corticosteroid injections for sciatica due to herniated nucleus pulposus. N Engl J Med 336(23): 1634–1640

Carey TS, Evans A, Hadler N, Kalsbeek W, McLaughlin C, Fryer J (1995) Care-seeking among individuals with chronic low back pain. Spine 20(3):312–317

Casazza BA, Young JL, Herring SA (1998) The role of exercise in the prevention and management of acute low back pain. Occup Med 13(1):47–60

Chou R, Huffman LH, American Pain Society; American College of Physicians (2007a) Medications for acute and chronic low back pain: a review of the evidence for an American Pain Society/American College of Physicians clinical practice guideline. Ann Intern Med 147(7):505–514

Chou R, Huffman LH, American Pain Society; American College of Physicians (2007b) Nonpharmacologic therapies for acute and chronic low back pain: a review of the evidence for an American Pain Society/American College of Physicians clinical practice guideline. Ann Intern Med 147(7):492–504

Chou R, Atlas SJ, Stanos SP, Rosenquist RW (2009a) Nonsurgical interventional therapies for low back pain: a review of the evidence for an American Pain Society clinical practice guideline. Spine 34(10):1078–1093

Chou R, Loeser JD, Owens DK, Rosenquist RW, Atlas SJ, Baisden J, Carragee EJ, Grabois M, Murphy DR, Resnick DK, Stanos SP, Shaffer WO, Wall EM, American Pain Society Low Back Pain Guideline Panel (2009b) Interventional therapies, surgery, and interdisciplinary rehabilitation for low back pain: an evidence-based clinical practice guideline from the American Pain Society. Spine 34(10):1066–1077

Cohen JE, Goel V, Frank JW, Bombardier C, Peloso P, Guillemin F (1994) Group education interventions for people with low back pain. An overview of the literature. Spine 19(11):1214–1222

Collacott EA, Zimmerman JT, White DW, Rindone JP (2000) Bipolar permanent magnets for the treatment of chronic low back pain: a pilot study. JAMA 283(10):1322–1325

Deshpande A, Furlan A, Mailis-Gagnon A, Atlas S, Turk D (2007) Opioids for chronic low-back pain. Cochrane Database Syst Rev (3):CD004959

Devor M, Govrin-Lippmann R, Raber P (1985) Corticosteroids suppress ectopic neural discharge originating in experimental neuromas. Pain 22(2):127–137

Deyo RA, Mirza SK, Martin BI (2006) Back pain prevalence and visit rates: estimates from U.S. national surveys, 2002. Spine 31(23):2724–2727

Deyo RA, Mirza SK, Turner JA, Martin BI (2009) Overtreating chronic back pain: time to back off? J Am Board Fam Med 22(1):62–68

Deyo RA, Smith DH, Johnson ES, Donovan M, Tillotson CJ, Yang X, Petrik AF, Dobscha SK (2011) Opioids for back pain patients: primary care prescribing patterns and use of services. J Am Board Fam Med 24(6):717–727

Dreyfuss P, Michaelsen M, Pauza K, McLarty J, Bogduk N (1996) The value of medical history and physical examination in diagnosing sacroiliac joint pain. Spine 21(22):2594–2602

Edlund MJ, Martin BC, Fan MY, Devries A, Braden JB, Sullivan MD (2010) Risks for opioid abuse and dependence among recipients of chronic opioid therapy: results from the TROUP study. Drug Alcohol Depend 112(1–2):90–98

Fishbain DA, Cutler R, Rosomoff HL, Rosomoff RS (1997) Chronic pain-associated depression: antecedent or consequence of chronic pain? A review. Clin J Pain 13(2):116–137

Forssell MZ (1980) The Swedish back school. Physiotherapy 66(4):112–114

Fortin JD, Dwyer AP, West S, Pier J (1994) Sacroiliac joint: pain referral maps upon applying a new injection/arthrography technique. Part I: asymptomatic volunteers. Spine 19(13):1475–1482

Foster L, Clapp L, Erickson M, Jabbari B (2001) Botulinum toxin A and chronic low back pain: a randomized, double-blind study. Neurology 56(10):1290–1293

Furlan AD, van Tulder MW, Cherkin DC, Tsukayama H, Lao L, Koes BW, Berman BM (2005) Acupuncture and dry-needling for low back pain. Cochrane Database Syst Rev (1):CD001351

Harman K, Pivik RT, D'Eon JL, Wilson KG, Swenson JR, Matsunaga L (2002) Sleep in depressed and nondepressed participants with chronic low back pain: electroencephalographic and behaviour findings. Sleep 25(7):775–783

Haroutiunian S, Drennan DA, Lipman AG (2010) Topical NSAID therapy for musculoskeletal pain. Pain Med 11(4):535–549

Hayden JA, van Tulder MW, Malmivaara A, Koes BW (2005) Exercise therapy for treatment of non-specific low back pain. Cochrane Database Syst Rev (3):CD000335

Heymans MW, van Tulder MW, Esmail R, Bombardier C, Koes BW (2005) Back schools for nonspecific low back pain: a systematic review within the framework of the Cochrane Collaboration Back Review Group. Spine 30(19):2153–2163

Indahl A, Velund L, Reikeraas O (1995) Good prognosis for low back pain when left untampered. A randomized clinical trial. Spine 20(4):473–477

Jung AC, Staiger T, Sullivan M (1997) The efficacy of selective serotonin reuptake inhibitors for the management of chronic pain. J Gen Intern Med 12(6):384–389

Karppinen J, Malmivaara A, Kurunlahti M, Kyllönen E, Pienimäki T, Nieminen P, Ohinmaa A, Tervonen O, Vanharanta H (2001) Periradicular infiltration for sciatica: a randomized controlled trial. Spine 26(9):1059–1067

Key JA (1945) Intervertebral disk lesions are the most common cause of low back pain with or without sciatica. Ann Surg 121(4): 534–539

Kochs J (1925) Uber den objektiven tastbefund bei der myalgia. Dtsch Med Wochenschr 15:621

Koes BW, van Tulder MW, van der Windt WM, Bouter LM (1994) The efficacy of back schools: a review of randomized clinical trials. J Clin Epidemiol 47(8):851–862

Koes BW, Assendelft WJ, van der Heijden GJ, Bouter LM (1996) Spinal manipulation for low back pain. An updated systematic review of randomized clinical trials. Spine 21(24):2860–2871; discussion 2872–2873

Kraus H, Fischer AA (1991) Diagnosis and treatment of myofascial pain. Mt Sinai J Med 58(3):235–239

Leclaire R, Fortin L, Lambert R, Bergeron YM, Rossignol M (2001) Radiofrequency facet joint denervation in the treatment of low back pain: a placebo-controlled clinical trial to assess efficacy. Spine 26(13):1411–1416; discussion 1417

Lee HM, Weinstein JN, Meller ST, Hayashi N, Spratt KF, Gebhart GF (1998) The role of steroids and their effects on phospholipase A2. An animal model of radiculopathy. Spine 23(11): 1191–1196

Lethem J, Slade PD, Troup JD, Bentley G (1983) Outline of a Fear-Avoidance Model of exaggerated pain perception–I. Behav Res Ther 21(4):401–408

Lutz GK, Butzlaff M, Schultz-Venrath U (2003) Looking back on back pain: trial and error of diagnoses in the 20th century. Spine 28(16):1899–1905

Madsen MV, Gøtzsche PC, Hróbjartsson A (2009) Acupuncture treatment for pain: systematic review of randomised clinical trials with acupuncture, placebo acupuncture, and no acupuncture groups. BMJ 338:a3115

Maier-Riehle B, Härter M (2001) The effects of back schools – a meta-analysis. Int J Rehabil Res 24(3):199–206

Mäkelä KT, Peltola M, Sund R, Malmivaara A, Häkkinen U, Remes V (2011) Regional and hospital variance in performance of total hip and knee replacements: a national population-based study. Ann Med 43(Suppl 1):S31–S38

Malanga GA, Nadler SF (1999) Nonoperative treatment of low back pain. Mayo Clin Proc 74(11):1135–1148

Martell BA, O'Connor PG, Kerns RD, Becker WC, Morales KH, Kosten TR, Fiellin DA (2007) Systematic review: opioid treatment for chronic back pain: prevalence, efficacy, and association with addiction. Ann Intern Med 146(2):116–127

Martin BI, Deyo RA, Mirza SK, Turner JA, Comstock BA, Hollingworth W, Sullivan SD (2008) Expenditures and health status among adults with back and neck problems. JAMA 299(6):656–664

McGill SM (2010) Core training: evidence translating to better performance and injury prevention. Strength Cond J 32(3):33–46

McQuay HJ, Tramèr M, Nye BA, Carroll D, Wiffen PJ, Moore RA (1996) A systematic review of antidepressants in neuropathic pain. Pain 68(2–3):217–227

Million R, Nilsen KH, Jayson MI, Baker RD (1981) Evaluation of low back pain and assessment of lumbar corsets with and without back supports. Ann Rheum Dis 40(5):449–454

Mirza SK, Deyo RA (2007) Systematic review of randomized trials comparing lumbar fusion surgery to nonoperative care for treatment of chronic back pain. Spine 32(7):816–823

Ng L, Chaudhary N, Sell P (2005) The efficacy of corticosteroids in periradicular infiltration for chronic radicular pain: a randomized, double-blind, controlled trial. Spine 30(8):857–862

Niemistö L, Kalso E, Malmivaara A, Seitsalo S, Hurri H, Cochrane Collaboration Back Review Group (2003) Radiofrequency denervation for neck and back pain: a systematic review within the framework of the cochrane collaboration back review group. Spine 28(16):1877–1888

Oesch P, Kool J, Hagen KB, Bachmann S (2010) Effectiveness of exercise on work disability in patients with non-acute non-specific low back pain: systematic review and meta-analysis of randomised controlled trials. J Rehabil Med 42(3):193–205

Pohjolainen T, Jekunen A, Autio L, Vuorela H (2000) Treatment of acute low back pain with the COX-2-selective anti-inflammatory drug nimesulide: results of a randomized, double-blind comparative trial versus ibuprofen. Spine 25(12):1579–1585

Reyna JR, Leggett SH, Kenney K, Holmes B, Mooney V (1995) The effect of lumbar belts on isolated lumbar muscle. Strength and dynamic capacity. Spine 20(1):68–73

Slipman CW, Bhat AL, Gilchrist RV, Issac Z, Chou L, Lenrow DA (2003) A critical review of the evidence for the use of zygapophysial injections and radiofrequency denervation in the treatment of low back pain. Spine J 3(4):310–316

Staal JB, de Bie RA, de Vet HC, Hildebrandt J, Nelemans P (2009) Injection therapy for subacute and chronic low back pain: an updated Cochrane review. Spine 34(1):49–59

Staiger TO, Gaster B, Sullivan MD, Deyo RA (2003) Systematic review of antidepressants in the treatment of chronic low back pain. Spine (Phila Pa 1976) 28(22):2540–2545

Tveito TH, Hysing M, Eriksen HR (2004) Low back pain interventions at the workplace: a systematic literature review. Occup Med (Lond) 54(1):3–13

UK BEAMT Team (2004) United Kingdom back pain exercise and manipulation (UK BEAM) randomised trial: effectiveness of physical treatments for back pain in primary care. BMJ 329(7479):1377

van der Heijden GJ, Beurskens AJ, Koes BW, Assendelft WJ, de Vet HC, Bouter LM (1995) The efficacy of traction for back and neck pain: a systematic, blinded review of randomized clinical trial methods. Phys Ther 75(2):93–104

van Middelkoop M, Rubinstein SM, Kuijpers T, Verhagen AP, Ostelo R, Koes BW, Van Tulder M (2011) A systematic review on the effectiveness of physical and rehabilitation interventions for chronic non-specific low back pain. Eur Spine J 20(1):19–39

van Poppel MN, Koes BW, Smid T, Bouter LM (1997) A systematic review of controlled clinical trials on the prevention of back pain in industry. Occup Environ Med 54(12):841–847

van Poppel MN, Koes BW, van der Ploeg T, Smid T, Bouter LM (1998) Lumbar supports and education for the prevention of low back pain in industry: a randomized controlled trial. JAMA 279(22):1789–1794

Van Tulder M, Touray T, Furlan AD, Solway S, Bouter LM, Cochrane Back Review Group (2003) Muscle relaxants for nonspecific low back pain: a systematic review within the framework of the cochrane collaboration. Spine 28(17):1978–1992

Vlaeyen JW, Linton SJ (2000) Fear-avoidance and its consequences in chronic musculoskeletal pain: a state of the art. Pain 85(3):317–332

Von Korff M, Saunders K (1996) The course of back pain in primary care. Spine 21(24):2833–2837; discussion 2838–2839

Von Korff M, Balderson BH, Saunders K, Miglioretti DL, Lin EH, Berry S, Moore JE, Turner JA (2005) A trial of an activating intervention for chronic back pain in primary care and physical therapy settings. Pain 113(3):323–330

Waddell G, McCulloch JA, Kummel E, Venner RM (1980) Nonorganic physical signs in low-back pain. Spine 5(2):117–125

Waddell G, Newton M, Henderson I, Somerville D, Main CJ (1993) A fear-avoidance beliefs questionnaire (FABQ) and the role of fear-avoidance beliefs in chronic low back pain and disability. Pain 52(2):157–168

Waddell G, Feder G, Lewis M (1997) Systematic reviews of bed rest and advice to stay active for acute low back pain. Br J Gen Pract 47(423):647–652

Walsh NE, Schwartz RK (1990) The influence of prophylactic orthoses on abdominal strength and low back injury in the workplace. Am J Phys Med Rehabil 69(5):245–250

White AP, Arnold PM, Norvell DC, Ecker E, Fehlings M (2011) Pharmacologic management of chronic low back pain: synthesis of the evidence. Spine 36(21 Suppl):S131–S143

Woodhouse ML, McCoy RW, Redondo DR, Shall LM (1995) Effects of back support on intra-abdominal pressure and lumbar kinetics during heavy lifting. Hum Factors 37(3):582–590

Yoon ST (2005) Molecular therapy of the intervertebral disc. Spine J 5(6 Suppl):280S–286S

Zimmerman J, Siguencia J, Tsvang E (1995) Upper gastrointestinal hemorrhage associated with cutaneous application of diclofenac gel. Am J Gastroenterol 90(11):2032–2034

第 16 章

腰痛和椎间盘退变：它们真的相关联吗？

Kjell Olmarker

K. Olmarker, MD, PhD
Musculoskeletal Research,
Department of Medical Chemistry and Cell biology,
Institute of Biomedicine, Sahlgrenska Academy,
University of Gothenburg, 440, Medicinaregatan 9A,
SE-405 30 Gothenburg, Sweden
e-mail: kjell.olmarker@gu.se

16.1 背景概要

关于下腰痛的研究目前仍存在争议，其易感人群的基因和病理生理机制尚不明确。据报道，80% 的人在一生中会受到下腰痛的影响（Andersson 1995, 1999）。1996 年的一项研究表明，30% 的美国人患有下腰痛（Frank 等 1996）。下腰痛影响了如此庞大的人群，导致他们无法工作，并需治疗和康复，消耗了大量的社会资源。1991 年，美国在下腰痛方面共耗资约 500 亿美元（Frymoyer 和 Cats-Baril 1991）；1995 年，总人口 800 万的瑞典耗资约 50 亿美金（Nachemson 和 Jonsson 2000）。下腰痛的预后通常较好，大部分患者可在较短时间内恢复工作，但仍有约 20% 的患者在 6 个月内无法完全康复（Cassidy 等 2005），也有相当数量的患者长期受下腰痛的困扰。目前，由于对腰痛和坐骨神经痛的机制研究尚不完善，较难找到有效的治疗方法和模式。

基于上述观点，很多学者和医生对下腰痛的病因进行了研究。然而，有一种观点常被研究者所忽略，下腰痛并非一个具有确切病理机制的病种，而是类似于头痛或发热，仅仅是一种症状，有较多的潜在病因。但是，近期有很多学者认为"椎间盘退变"是下腰痛的潜在病理机制。

临床上对椎间盘退变的初次描述是在 20 世纪 40 年代（Epps 1942；Friberg 1948；Friberg 和 Hirsch 1949；Olsen 1950；Alvik 1950），与此同时，有学者认为椎间盘退变可能是下腰痛的诱因（Lindblom 1948）。此后，学者们对椎间盘退变和下腰痛的病理生理机制进行了大量研究。遗憾的是，这些研究并未得出完善的结论。本章通过对既往文献的回顾，对椎间盘退变和下腰痛的关系进行分析总结，并简要探讨其治疗策略。

16.2 定义

Pain（疼痛）来源于一个拉丁单词 *"poena"*，意思是罚款或惩罚。疼痛的产生通常是由于特定的神经末梢受刺激，进而出现或多或少的不适、悲伤或苦恼的感觉（Newman Dorland 2007）。因此，疼痛出现的必要条件之一是某些刺激传导至神经末梢或感受器，轴突出现特定的病理生理进程，进而被中枢神经系统识别为疼痛刺激（神经性疼痛）。

Degeneration（退变）也来源于一个拉丁单词 "degeneratio"，意思是一种高级到低级的变化，尤其是指组织变为一种功能效力较低的形态（Newman Dorland 2007）。退变通常由损伤或疾病引起，但也可能是一种正常的衰老过程。

16.3 争论

第一个争论是：椎间盘本身可以引起疼痛吗？基于上述疼痛的定义，疼痛一定是由神经传导引起，也就是说只有神经支配的组织才可以引发疼痛。而椎间盘的神经分布是比较稀少的，通常只出现在纤维环的外层。

第二个争论是关于所谓的"椎间盘退变"：它真的是一个病理生理的过程吗？出现椎间盘退变的人并不都会患有下腰痛，那么"退变"是否都存在病理生理的异常呢？在这种情况下，定义为椎间盘退变性疾病不太适宜，而只是椎间盘随着年龄增长而出现的一种状态。然而，在95%的下腰痛病例中，都会发现椎间盘处于异常状态的影像学证据。或许，随着年龄增加，某些"退变"仅仅是正常的生理过程，而某些"退变"则会导致椎间盘处于病理状态。关于"退变"的理解尚不完善，尽管如此，在本章中，椎间盘的这些相关变化均称为"退变"。

16.4 疼痛机制：椎间盘内的神经支配

腰椎间盘内的神经支配已有多年的研究基础。最早的研究可追溯至20世纪30年代，多位学者证实，在纤维环的最外层和后纵韧带中存在着游离的神经末梢和机械刺激感受器（Jung 和 Brunschwig 1932；Roofe 1940；Ehrenhaft 1943；Bogduk 等 1981；Bogduk 1983；Malinsky 1959；Roberts 等 1995；Cavanaugh 等 1997；Palmgren 等 1999；Fagan 等 2003）（图 16.1）。前、后两侧的神经丛相互交织重叠，分别支配椎间盘的前方和后方（Pedersen 等 1956；Edgar 和 Ghadially 1976；Bogduk 1983；Weinstein 等 1988；Groen 等 1988）。椎间盘后侧部分主要由窦椎神经（Luschka 神经）的分支所支配，此神经穿过椎间孔，并支配硬膜外组织（Luschka 1850）。最初，学者们认为窦椎神经仅支配后方纤维环及后纵韧带；然而进一步的研究表明，它还存在上行和下行的分支，支配小关节（Bogduk 和 Long 1979；Giles 和 Taylor 1987；McLain 1993；Masini 等 2005；Takahashi 等 2010）和终板（Brown 等 1997；Fagan 等 2003；Ohtori 等 2006；Bailey 等 2011；Bogduk 等 1981）等，并在椎管内相互交织重叠（Pedersen 等 1956；Edgar 和 Ghadially 1976；Bogduk 等 1981；Groen 等 1988）。另外，除受单纯的体感神经支配外，椎间盘还受某些自主神经纤维的支配（Nakamura 等 1996；Yamada 等 2001；van Roy 等 2001；Raoul 2003；Takebayashi 等 2006；Garcia-Cosamalon 等 2010）。

很多学者认为，椎间盘仅由纤维环最外侧的神经纤维支配，因此其本身不会将疼痛传导至中枢神经系统（Malinsky 1959；Hirsch 等 1963；Groen 等 1988；Ashton 等 1994；Roberts 等 1995；Palmgren 等 1999；Fagan 等 2003）。然而，这些学者的观点仅适用于没有退变的正常椎间盘。有研究发现，退变的椎间盘中神经会出现在更深层的部位。然而，这些研究仅涉及椎间盘的前侧部分，而且神经的内生长只存在于纤维环的内层结构，在某些情况下才可能长入髓核（Yoshizawa 等 1980；Ashton 等 1994；Coppes 等 1997；Freemont 等 1997；Johnson 等 2001）。而近期的一项研究表明，椎间盘的后侧部分与神经内生更加相关，并发现 P 物质和血管活性肠肽在髓核外侧的阳性表达（Peng 等 2005）。由于神经内生通常存在于肉芽组织或纤维裂隙，研究者认为在椎间盘

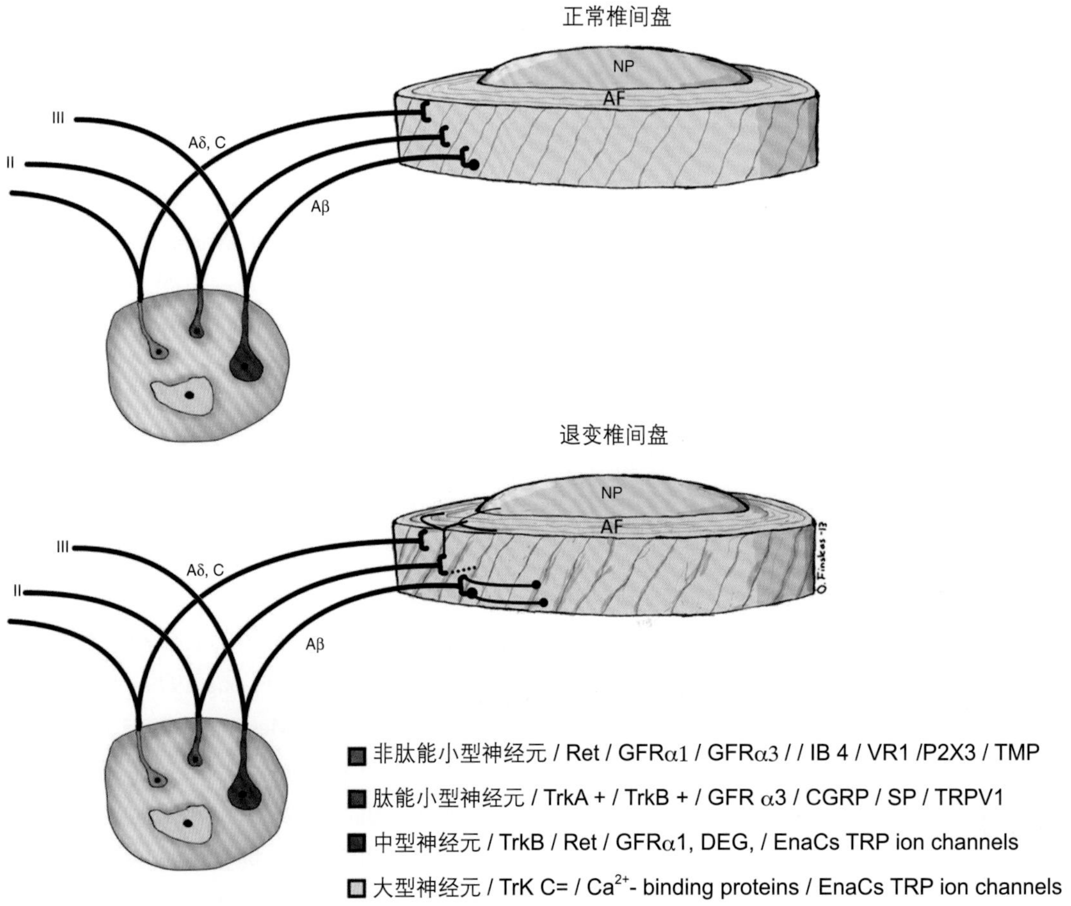

图 16.1　正常（上图）与退变（下图）椎间盘内神经分布示意图。在正常椎间盘内，神经分布仅局限于外层纤维环（AF）内，主要由较小的神经纤维（红色和绿色）和包含机械性刺激感受器的大神经纤维（棕色）构成。在退变椎间盘内，神经纤维数量增加，并长入内层纤维环甚至髓核（NP）。此外，纤维环表面机械性刺激感受器的密度增加。背根神经节（DRGs）包含不同类型的感觉神经元，并投射到椎间盘和脊髓的背角。薄髓 Aδ 纤维和无髓鞘 C 纤维产生于小神经元（红色和绿色），其中，在脊髓，板层 I 和 II 的突触在此介导疼痛。有髓鞘的 Aβ 纤维（棕色）产生于中间神经元；在外围，它们形成缓慢，迅速适应低阈值机械受体，在脊髓背角，板层 III 和 IV 中的突触形成于此；它们介导触觉、压力和振动的感觉。支配椎间盘的多数感觉神经纤维是 Aδ 纤维或 C 纤维。它们起源于小肽能神经元，并表达 TrkA/TrkB（神经生长因子 / 脑源性神经营养因子的受体，红色）；或起源于非肽能神经元，表达该普通信号受体的神经营养因子的胶质细胞源性神经营养因子家族（Ret）（红色）。DRG 中的神经元可根据神经营养因子受体的表达模式来区分，也可通过不同离子通道的表达模式区分，如退化蛋白 / 上皮钠通道（DEG/ E NaCs）（ENaCa、ENaCb 和 ENaCc），酸敏感离子通道（ASIC）（ASIC1、ASIC2 和 ASIC3），瞬时受体电位家族（TRP）（TRPA1、TRPC1、TRPC6 和 TRPV1–4）和多肽含量。CGRP：降钙素基因相关肽；GFRa1 和 GFRa3：神经胶质细胞系衍生的神经营养受体亚型 A1 和 A3；P2X3：三磷酸腺苷门控离子通道亚型 P2X3；SP：P 物质；TM：硫胺素单磷酸酶；VR1：香草素受体亚型 1（修改自 Garcia-Cosamalon 等 2010）

内，具有神经长入的肉芽组织，可能是导致椎间盘源性痛的重要原因（Peng 等 2005）。近期一项动物实验发现，通过将猪的髓核组织自体移植至皮下，神经和血管均会内生入髓核。此研究还发现，细胞因子抑制剂将会抑制血管和神经的内生（Olmarker 2005）。另外，bFGF（碱性成纤维细胞生长因子）、TGF-β1（转化生长因子 β1）、巨噬细胞和肥大细胞也被证实与神经和血管在椎间盘内的生长相关，并认为这种现象是由纤维环的损伤修复机制引起的（Peng 等 2006a）。

Semaphorin 是一种可以抑制轴突生长的分子（Rohm 等 2000；Nakamura 等 2000；Liu 和 Strittmatter 2001）。近期，有研究发现这种分子存在于正常的椎间盘内，主要分布于外层纤维环，并被认为可以防止轴突向内生长（Tolofari 等 2010）。此研究同时还发现，在退变的椎间盘内，semaphorin 的表达降低，从而间接地促进神经长入（Tolofari 等 2010）。此外，神经营养因子家族成员被认为在神经长入椎间盘的过程中发挥重要作用（Purmessur 等 2008；Garcia-Cosamalon 等 2010）。在人体中，此家族成员包括 NGF、BDNF、NT-3 和 NT4/5（Ebendal 1992；Barbacid 1995；Lessmann 1998）。这些神经营养因子通过 Trk 或 p75-NTR 调节细胞增殖和分化（Dechant 和 Barde 1997；Lu 等 2005；Skaper 2008）。神经生长因子通常在退变的椎间盘中表达升高，有研究认为在椎间盘退变的过程中，神经生长因子可以促进新生的神经纤维向椎间盘内部生长（Freemont 等 2002）。总之，根据现有的知识，确实是有理由认为纤维环和髓核内有新生的神经和血管形成，这种神经血管的向内生长可能与纤维裂隙修复时生物活性物质的产生相关。

目前，神经纤维长入退变的椎间盘已被多项研究证实，但这些神经纤维的具体功能和特性仍是未知的（图 16.1）。通常，长入椎间盘的多是痛觉神经纤维，与机械刺激或交感神经相关（Garcia-Cosamalon 等 2010）。既往文献证明，长入椎间盘的神经纤维通常会产生 PGP 9.5、P 物质、CGRP（降钙素基因相关肽）、乙酰胆碱酯酶、血管活性肠肽、神经肽 Y、C 端肽和突触素等（Garcia-Cosamalon 等 2010）。有趣的是，在椎间盘损伤与修复的过程中，神经纤维长入纤维环，并形成与纤维结构类似的分布（Takahashi 等 2009）。纤维环内新生的神经纤维和血管通常同时形成，有研究认为这些新生的神经纤维在功能上主要受血管调节（Freemont 等 1997, 2002；Johnson 等 2001, 2007）。然而，也有研究证明神经纤维与血管在解剖结构上并无相关性（Ashton 等 1994）。此外，在退变椎间盘内，神经纤维会产生与疼痛传感相关的因子，并在功能上与血管相关，因此这些神经纤维或许与疼痛的发生发展密切相关（Yamada 等 2001）。

基于上述理论，读者可能会有如下疑问：这些可以分泌疼痛相关因子的神经纤维是否在椎间盘内部被激活而发挥作用？还是它们一直保持静止，作用轻微？关于椎间盘神经长入的研究已证实"神经末梢"或轴突的存在（McCarthy 等 1991；Palmgren 等 1999；Fagan 等 2003；Aoki 等 2004），而感受器主要为机械刺激型（Roberts 等 1995；

Dimitroulias 等 2010；Cavanaugh 等 1995）。这些感受器也被发现存在于纤维环表层（Roberts 等 1995；Cavanaugh 等 1995）。然而，这些机械刺激感受器是否产生疼痛仍存在较多争议；因此，疼痛的产生可能与椎间盘内的轴突或神经末梢相关。

在髓核退变过程中，会产生一系列的生化改变。其中，退变过程会导致乳酸盐等代谢产物积聚，并伴随有 pH 降低（Diamant 等 1968；Nachemson 1969；Buckwalter 1995；Bartels 等 1998；Keshari 等 2008；Rajasekaran 等 2010）。因此，疼痛可能由神经纤维受到化学刺激引起。同时，神经生长因子等生物活性物质的表达升高，可能会激活疼痛感受器（Freemont 等 2002；Purmessur 等 2008；Sugiura 等 2008；Garcia-Cosamalon 等 2010；Orita 等 2011）。活动节段间的生物力学不稳定性会进一步导致椎间盘的不稳定性。这种不稳定性可能进一步激活椎间盘内神经纤维的信号传导，从而诱发疼痛（Morgan 和 King 1957；Kirkaldy-Willis 和 Farfan 1982；Pope 和 Panjabi 1985；Bradford 1994；Kim 等 2005）。最终，损伤的轴突可被临近轴突的信号所激活，并产生"交叉激发"（Rasminsky 1987；Lisney 和 Devor 1987；Devor 和 Wall 1990；Amir 和 Devor 1992）。损伤可以产生电子隔离效应的丢失，而导致髓磷脂缺失：轴突冲动引起相邻轴突冲动的生物电现象。不管轴突最初传导的是本体感受、温度或压力信息，这种异位的神经冲动均可以被中枢神经系统解读为疼痛（Burchiel 1984；Zimmermann 1984；Devor 1991, 2006；Han 等 2000；Costigan 等 2009）。鉴于椎间盘内较为稀疏的神经分布，这种情况应很难在椎间盘内出现。

综上，近年来关于椎间盘内神经分布的研究数量众多，椎间盘源性疼痛的概念可能确实存在。然而，关于疼痛的机制还需更为深入的研究证明。

16.5　椎间盘退变：一个正常的衰老进程

椎间盘被认为是人体内最大的无血供结构（Holm 等 1982；Horner 和 Urban 2001；Roberts 2002；Grunhagen 等 2011）。椎间盘细胞的营养主要依靠终板的扩散。因此，当营养供应不足时，髓核可能会出现退变。这种现象最早可出现于 10 余岁时，随着年龄的增长逐渐加重（Takatalo 等 2009；Samartzis 等 2011）。有研究证明，30 岁的人群中有 40% 的个体会出现至少一个椎间盘退变的表现，30～35 岁时的概率 53%，而 50～55 岁的概率则为 90%（Kanayama 等 2009；Cheung 等 2009）。退变可导致椎间盘生化成分和机械性能的变化。最终，椎间盘内水分逐步丢失，形成更为"固态"而缺乏缓冲力的结构，椎间隙高度变窄（Burton 等 1996；Benneker 等 2005；Inoue 和 Espinoza Orias 2011）。在椎间盘由正常状态变为"固态"的过程中，包含各种生物活性物质的"液态"髓核可能穿透过纤维环裂隙而进入椎管内。这种类似的"渗漏"也可能发生于椎间盘的腹侧，或通过终板进入临近椎体形成 Schmorl 结节（Schmorl 1929）。而这种"渗漏"或"突出"是否会产生临床症状并未明确（Sward 等 1990；Takahashi 等 1995；Zhang 等 2010）。更为重要的是，这些椎间盘结构的改变是一个正常的老龄化进程，还是退变进程？

如前述，"退变"通常与时间进程密切相关，因此，这个过程中的病理生理改变不可忽略。如果这种老龄化进程会导致疼痛，那么"退变"将会是一个恰当的定义。然而，椎间盘"退变"的影像学表现又可出现在无症状的人群中（Boden 等 1990；Jensen 等 1994；Boos 等 1995；Stadnik 等 1998）。就这点而言，将此过程定义为病理性 / 症状性椎间盘老化更为合适。本章作者认为，"退变"这个定义是不恰当的，特别是对于无症状人群而言，容易产生误解。

16.6 腰痛与椎间盘退变的临床研究

既往研究认为，椎间盘退变与腰痛之间存在较强的相关性（Lindblom 1948；Kelsey 和 White 1980；Lutz 等 2003；Chou 等 2011）。然而，两者之间的因果关系并未被确认，且大量有椎间盘退变表现的个体并未出现腰痛；因此，两者之间不可能是单纯的因果关系。类似于椎体的 Modic 改变与腰痛的关系，两者之间同样没有必然的病理生理学关联（Braithwaite 等 1998；Kjaer 等 2005；

Jensen 等 2008；Thompson 等 2009）。Modic 改变和腰痛可以共存，并且可能有共同的致病源：椎间盘损伤。膝关节也有类似的情况，在膝关节炎发生后，股骨也会出现类似于 Modic 改变的情况，并与膝关节软骨损伤密切相关（Alerander 1960；Rose 和 Cock Shott 1982；Pattrick 等 1993）。 此外，椎间盘损伤后出现纤维环裂隙，"液态"的髓

专栏 16.1　Modic 改变

　　Michael Modic 等在 1988 年首次描述 Modic 改变（Modic 等 1998）。他们回顾分析了 474 例患者的椎体 MRI，有 4% 的患者出现 T1 像信号降低及 T2 像信号增高，被定义为 1 级；16% 的患者出现 T1 像及 T2 像信号类似程度的增高，被定义为 2 级；而 3 级被定义为骨伤痕组织。作者认为，这种椎体内骨髓信号的改变可能与椎间盘退变密切相关。目前研究认为，Modic 改变与腰痛密切相关（Braithwaite 等 1998；Kjaer 等 2005；Jensen 等 2008；Thompson 等 2009）。然而，两者间并无直接的因果关系。Modic 改变和腰痛可以共存，并且可能有共同的致病源：椎间盘损伤。有研究证明，在椎间盘突出的患者，Modic 改变出现的概率明显增高（Albert 和 Manniche 2007）。Modic 改变是否是引起腰痛的直接条件尚存在争议，但这种改变可能直接提示椎间盘损伤的发生。

参考文献

Albert HB, Manniche C (2007) Modic changes following lumbar disc herniation. Eur Spine J 16:977–982

Braithwaite I, White J, Saifuddin A et al (1998) Vertebral end-plate (Modic) changes on lumbar spine MRI: correlation with pain reproduction at lumbar discography. Eur Spine J 7:363–368

Jensen TS, Karppinen J, Sorensen JS et al (2008) Vertebral end-plate signal changes (Modic change): a systematic literature review of prevalence and association with non-specific low back pain. Eur Spine J 17:1407–1422

Kjaer P, Leboeuf-Yde C, Korsholm L et al (2005) Magnetic resonance imaging and low back pain in adults: a diagnostic imaging study of 40-year-old men and women. Spine (Phila Pa 1976) 30:1173–1180

Modic MT, Steinberg PM, Ross JS et al (1998) Degenerative disk disease: assessment of changes in vertebral body marrow with MR imaging. Radiology 166:193–199

Thompson KJ, Dagher AP, Eckel TS et al (2009) Modic changes on MR images as studied with provocative diskography: clinical relevance – a retrospective study of 2457 disks. Radiology 250:849–855

核物质渗出至纤维环表面并刺激神经，可能是腰痛的来源之一。在这种情况下，椎间盘退变或损伤可能仅是腰痛发生的必要条件，而非直接因果关系。后面章节将介绍，椎间盘退变所继发的其他病理改变，可能也是导致腰痛的原因。

16.7 椎间盘退变后可导致疼痛的继发改变

据流行病学研究显示，超过 80% 的人在一生中曾有腰痛的经历（Andersson 1995, 1999）。然而，仅仅有一少部分病例，腰痛的诊断是明确的，比如椎体骨折、感染或肿瘤等（Staiger 等 1999；Goupille 等 2000；Della-Giustina 和 Kilcline 2000；Henschke 等 2009）。而 95% 的患者并未得到明确诊断。因此，对于 95% 的患者而言，一定有特殊的机制导致腰痛的发生。椎间盘源性腰痛是目前较为公认的机制之一，然而，椎间盘退变所产生的继发改变也是导致腰痛的重要因素。

椎间隙高度减少是椎间盘退变后较常出现的改变，而椎间隙变窄可以引起椎间关节的关系异常（Ghomley 1993；Eisenstein 和 Parry 1987；Mooney 和 Robertson 1976），从而造成关节软骨及关节囊的损伤（Fujiwara 等 2000a, b；Kong 等 2009）。小关节富含神经（Bogduk 和 Long 1979；Bogduk 1983），因此小关节的异常极有可能导致疼痛。根据此理论，临床医生试图用小关节局部注射的方法进行治疗（Carrera 1980；Manchikanti 等 2007, 2008）。然而，当出现关节炎以及小关节内炎症反应后，炎性物质可以渗出损伤的关节囊进而刺激相邻的神经根以及椎间盘后方的神经末梢，从而产生更为顽固的下腰痛（Hasue 1993；Willburger 和 Wittenberg 1994；Igarashi 等 2004）。

椎间盘退变后的另一个重要改变是纤维环的撕裂（Hilton 等 1980；Videman 和 Nurminen 2004；Ross 等 1989；Osti 等 1992），这些裂隙往往引起椎间盘内或髓核内的物质向外渗漏（Stadnik 等 1998；Saifuddin 等 1999；Derby 等 2005；Peng 等 2006b）。退变髓核内产生的生物学物质可以扩散至外层纤维环甚至椎管内，进而在外层纤维环形成局部的活动性炎症。在 MRI 上表现为纤维环表面的高强度信号区，即 HIZ（high-intensity zone）（Schellhas 等 1996；Peng 等 2006b；Carragee 等 2000）。近期的多项研究表明，HIZ 和疼痛的发生有密切关系，然而也有研究获得了阴性结果，因此 HIZ 与腰痛的关系尚存争议（Weishaupt 等 1998；Stadnik 等 1998；Carragee 等 2000；Wang 等 2008）。

神经末梢和机械性感受器存在于纤维环的后方，它们可被炎性刺激所激活（Rang 等 1991；Dray 1995；Ozaktay 等 1994；Cavanaugh 1995；Coutaux 等 2005）。因此，退变髓核中的生物活性物质有可能通过纤维环裂隙渗出，从而刺激纤维环后方的神经以产生疼痛。椎间盘源性腰痛的常用诊断方法为椎间盘造影术，其原理是向椎间盘内部注射造影剂并激发疼痛（Moneta 等 1994；Schellhas 等 1996；Carragee 2000；Stout 2010）。作者认为，这种疼痛可能不是由椎间盘内新生的神经被刺激而产生的，而是由显影液的"冲刷"作用，使髓核内的生物活性物质渗出至有神经支配的椎间盘后方、后纵韧带、关节囊以及椎管内所引起。

之前的一项研究中，Kuslich 等对椎间盘突出的患者实施局部浸润麻醉方式，并通过刺激不同部位的脊柱结构以测试患者的疼痛反应（Kuslich 等 1991）。结果发现刺激未被压迫的神经根并未引起疼痛，而刺激突出椎间盘后方的神经根则可引起下肢的放射痛。更重要的是，他们还发现刺激后方纤维环可以引起显著的腰痛。该作者认为，后方纤维环是腰痛的"责任区"（Kuslich 等 1991）。因此，刺激纤维环后方的痛觉神经末梢或感受器可以引起确切的腰痛症状（Weber 等 2006）；其原因则是髓核内生物活性物质的渗漏（图 16.2）。

作者所在团队通过啮齿类动物模型，将髓核组织置于纤维环的表面，并观测是否会引发腰痛。如第 18 章中所提，对动物模型的腰痛评估是十分困难的。虽然某些特定神经的激发或活动可以通过神经生理学进行分析，但是疼痛本身是由中枢神经系统控制的。对于动物而言，明确某些传导信号是否被感知为疼痛的方法是十分有限的。目前较常用于疼痛评估的方法包括功能性 MRI（Hsu 等 1998；Weber 等 2006；Adamczak 等 2010）（见第 12 章）和动物行为学评估（Kawakami 等

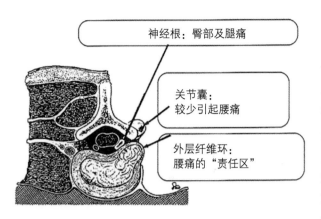

神经根：臀部及腿痛

关节囊：
较少引起腰痛

外层纤维环：
腰痛的"责任区"

图 16.2 局部浸润麻醉下，探针刺激患者不同部位的脊柱结构时的疼痛反应。刺激突出椎间盘后方的神经根则可引起臀部疼痛和下肢放射痛。刺激关节囊较少引起腰痛，而刺激后方纤维环较多引起腰痛。结论为后方纤维环是腰痛的"责任区"（Kuslich 等 1991）

1994；Abbott 等 1995；Olmarker 和 Myers 1998）。

在啮齿动物中，本作者研究了椎间盘突出模型建立后的自发性行为学变化（Olmarker 等 2002）。与其他行为学评估方法相比，自发性行为学分析曾用于评估精神、心理学参数（Wuttke 和 Hoffmeister 1968；Monti 和 Carlini 1975；Rodriquez-Enchandia 等 1986；Garcia-Cabrera 和 Berge 1990），并可观测动物本能或无意识的行为变化。尽管动物的行为千变万化，通过对自发性行为变化的观测，可以评估动物的不适或焦虑等，这也是其他方法难以达成的。通过与挪威卑尔根大学的合作，作者建立了适用于研究动物椎间盘突出模型的自发性行为评估方法。动物模型通过椎间盘穿刺，并将髓核置于相邻的神经根而建立（Olmarker 和 Myers 1998；Olmarker 等 1998, 2003）；结果发现椎间盘突出模型建立后，动物向手术侧后足部扭头及抬起足部的频率明显增高（Olmarker 和 Myers 1998）。这两种行为的发生在术后第 1 天明显增多，在术后 14 天内逐渐下降。在术后 21 天时，可以观测到大鼠更多处于"静止"状态，而"活动"减少。这些行为学变化表明，在术后 14 天内，动物"聚焦"于手术侧后足部的较局部的疼痛或不适；而在术后 14 ~ 21 天内，动物后足部的局部疼痛感减弱，而出现更为"慢性"的疼痛，表现为活动力的降低。随后，作者通过大鼠椎间盘穿刺，模拟髓核渗至纤维环后方的临床情景（髓核不接触临近神经根），并通过自发

性行为学进行评估。作者对预期结果的设想是动物会出现活动力下降的"腰痛症状"，类似于上一研究中坐骨神经痛的"慢性期"表现。然而，穿刺组大鼠并未出现活动力下降的表现，却表现为增多的"擦脸"动作（grooming），以及非典型的头部和上肢抖动（Olmarker 2008）。既往研究认为，大鼠的"擦脸"动作是焦虑、紧张和慢性神经痛的表现（Millan 和 Emrich 1981；Crawley 和 Moody 1983；Vos 等 1994；Deseure 和 Adriaensen 2002；Eriksson 等 2005）。而抖动行为通常在神经药理学研究中出现，并被定义为"湿狗样抖动"（wet-dog shakes，WDS），是阿片类、苯二氮䓬类和巴比妥类等药物的常见撤药反应（Colasanti 和 Khazan 1975；Baldino 等 1979；Horowitz 和 Allan 1982；Martin 等 1982）。这种抖动行为也被认为是紧张（Treptow 等 1986；Deschamps 和 Couture 2005；Brotto 等 1999）和疼痛（Papir-Kricheli 等 1987；Kitamura 等 2007）状态的表现。因此，椎间盘穿刺后大鼠会出现某种不适感。然而，目前无法确定这种不适是腰痛的表现。

在随后的研究中，作者团队继续采用此种行为学评估法，研究大鼠的行为变化是由椎间盘损伤引起，还是由髓核组织作用于纤维环后方引起。结果发现，椎间盘穿刺或将髓核置于纤维环后方出现了类似的行为学变化。而椎间盘前方穿刺或椎间盘表面划伤（不穿透纤维环，不造成髓核渗出）后，并未出现同样的行为学变化（Olmarker 2011）。同时，作者团队发现 TNF 抑制剂可明显减弱动物异常行为的出现（Nakamae 等 2011）。有趣的是，最近的一项临床研究表明，硬膜外注射 TNF 抑制剂不仅可以缓解坐骨神经痛，对腰痛也有明显的治疗效果（Cohen 等 2009）。综上，一系列基础实验和临床研究证明，椎间盘内的物质渗出至纤维环后方或许是腰痛产生的真正原因，而 TNF 可能在此过程中发挥重要作用。

16.8 治疗策略：应当把髓核的退变做为治疗目标吗？

讨论椎间盘退变与下腰痛的章节必须关注到可能的治疗策略。尽管目前并不完全清楚椎间盘

专栏 16.2　椎间盘退变进程中的典型分子机制

椎间盘正常退变（老龄化）进程的典型机制尚不明确。然而，椎间盘与软骨在退变过程中的基因或分子机制有一定的类似性，如下：

- 关节表面的纤维化或软化
- 骨赘形成
- 基质抗张强度和刚度丢失
- 炎性刺激反应性
- 新陈代谢变化
- 活性氧和糖化产物积聚
- IGF、胰岛素及生长激素水平的变化
- 软骨细胞衰老进程加速
- 细胞表型变化
- 蛋白多糖单体尺寸减小
- 蛋白多糖聚合能力减弱
- 衰老相关酶 β- 半乳糖苷酶的表达
- 线粒体退变

组织本身是否会导致疼痛症状的产生，大部分研究还是把椎间盘当做疼痛的来源，其目的都在于控制退变的过程。临床上常见的手术也是融合可能导致疼痛产生的椎间盘运动单元，其成功率结果报道不一（Gibson 和 Waddell 2005；Carreon 等 2008；Glassman 等 2009）。也有许多研究尝试通过注射干细胞或其他生物活性成分的方法再生椎间盘（Wehling 等 1997；Nishida 等 2000；Yoon 等 2004；Sakai 等 2003；Brisby 等 2004；Risbud 等 2004）（见第 23、24 章）。尽管将来可能取得成功，但这些研究也存在新的问题。就目前所知，很难准确判断采取这些治疗方法的时机、频次及具体节段。我们知道，椎间盘存在一段"危险时期（dangerous years）"，从退变 / 老化启动开始，椎间盘开始破裂、突出、产生疼痛，直到晚期转变为一种不太可能引起疼痛的、致密的结缔组织。因此，一个有争议但合理的问题是：采取加速椎间盘退变 / 老化的方法来缩短这种"危险时期"的时间岂不是更好的策略吗？这种设想由 Hirsch 在 50 年前所提出，他建议向椎间盘内注射一种软骨溶解酶来增加退变的进程，将椎间盘变成一个致密的、不引起症状的结构（Hirsch 1959）。这个起初的设想后来被 Smith 所发展，他指出木瓜蛋白酶可以分解椎间盘的内层结构，因此可以在临床上用于坐骨神经痛的治疗；这项技术后来被称为"髓核化学溶解术"（Smith 1964）。鉴于此，应谨慎地考虑利用生物学方法来延缓椎间盘退变 / 老化进程的风险所在。正常情况下绝大部分引起症状的椎间盘疾病都发生于 60～70 岁的年龄，而使用生物学治疗以后，椎间盘引起症状的年龄可能比原来正常的情况大得多。因此，作者认为这种与抑制椎间盘退变有关的潜在问题尚未得到充分认识，需要进一步深入研究。

另一种改变退变 / 老化进程的策略是控制疼痛的通路。目前对于疼痛产生的确切来源尚不太清楚，因此这种"针对症状的"治疗可能跟"水中捞月"相似。事实上，既然椎间盘产生疼痛并不明确，其继发的改变（如椎间盘高度的丧失）可能会被证明有关（Twomey 和 Taylor 1985；Berlemann 等 1998；Shao 等 2002）。例如，椎间盘高度丧失可能影响关节突关节功能。小关节表面对位不良可能导致骨性关节炎的改变并释放某些生物活性分子。与此前所讨论的机制类似，这些物质可能弥散入脊柱的神经结构中导致疼痛产生（Hasue 1993；Willburger 和 Wittenberg 1994；Igarashi 等 2004）。

退变所产生的另外一种必然结果就是纤维环结构的紊乱和部分液态的退变髓核渗漏。作者认为，这种情况很可能是引起"特发性"下腰痛的原因。下腰痛将来可能的治疗策略可能由两方面组成：第一是硬膜外注射药物以抑制某些关键的生物反应；第二是封闭"破损"的纤维环，必要时可能也会联合手术固定运动节段并保留椎间盘的高度。

16.9 椎间盘退变及其与腰痛的关系：结论

尽管新近的证据表明退变可能引起椎间盘深层部分神经纤维化，但退变过程本身可能不会导致疼痛产生。症状更可能是退变相关的继发性改变引起（图 16.3）。与以往一样具有挑战性的问题包括：未来的治疗策略是应该直接针对退变过程本身（也是控制继发性改变的重点），还是应该使椎间盘恢复活力以及如何达到这一点？由于目前

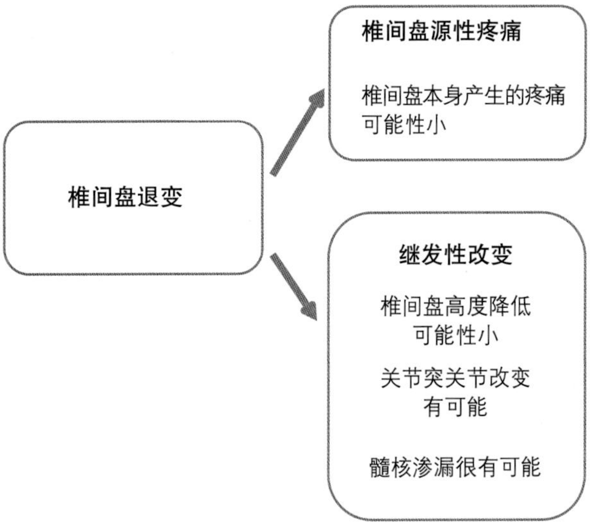

图 16.3 作者对疼痛产生机制的观点及与椎间盘退变关系的分析

对下腰痛的病理生理机制尚缺乏深入理解，因此本章的内容主要是思考推理、抛砖引玉；我们希望这些内容能够激发进一步的讨论，并从基础和临床两方面进行深入的研究。

16.10 本章要点总结

- 椎间盘疼痛的来源目前尚不清楚。疼痛最有可能是来源于椎间盘后部表面神经纤维的受体。

- 疼痛可能是由椎间盘渗漏到纤维环破损处的生物活性分子所激发。

- 椎间盘中心区域缺乏神经纤维支配，因此可能不是导致疼痛的来源。

- "椎间盘退变"与"退变性椎间盘疾病"对于椎间盘所发生的改变可能并不是非常合适的名称，它们可能仅仅是正常老化过程中的一个阶段。

- 通过注射细胞或生物活性物质来再生椎间盘的努力有可能是无益的，因为它可能延长了退变的进程。

（李泽民　张奎渤 译　郑召民 审校）

参考文献

Abbott FV, Franklin KB, Westbrook RF (1995) The formalin test: scoring properties of the first and second phases of the pain response in rats. Pain 60(1):91–102

Adamczak JM, Farr TD, Seehafer JU, Kalthoff D, Hoehn M (2010) High field BOLD response to forepaw stimulation in the mouse. Neuroimage 51(2):704–712. doi:10.1016/j.neuroimage.2010.02.083

Alexander C (1960) Erosion of the femoral shaft due to patellofemoral osteoarthritis. Clin Radiol 11:110–113

Alvik I (1950) Degeneration of the lumbar intervertebral disks. Nord Med 44(32):1271–1274

Amir R, Devor M (1992) Axonal cross-excitation in nerve-end neuromas: comparison of A- and C-fibers. J Neurophysiol 68(4):1160–1166

Andersson GBJ (1995) Intervertebral disc herniation: epidemiology and natural history. In: Weinstein JN, Gordon SL (eds) Low back pain. A scientific and clinical overview. American Academy of Orthopaedic Surgeons, Rosemont, pp 7–21

Andersson GB (1999) Epidemiological features of chronic low-back pain. Lancet 354(9178):581–585. doi:10.1016/s0140-6736(99)01312-4

Aoki Y, Ohtori S, Takahashi K, Ino H, Takahashi Y, Chiba T, Moriya H (2004) Innervation of the lumbar intervertebral disc by nerve growth factor-dependent neurons related to inflammatory pain. Spine 29(10):1077–1081

Ashton IK, Roberts S, Jaffray DC, Polak JM, Eisenstein SM (1994) Neuropeptides in the human intervertebral disc. J Orthop Res 12(2):186–192. doi:10.1002/jor.1100120206

Bailey JF, Liebenberg E, Degmetich S, Lotz JC (2011) Innervation patterns of PGP 9.5-positive nerve fibers within the human lumbar vertebra. J Anat 218(3):263–270. doi:10.1111/j.1469-7580.2010.01332.x

Baldino F Jr, Cowan A, Geller EB, Adler MW (1979) Effects of antipsychotic and antianxiety drugs on the morphine abstinence syndrome in rats. J Pharmacol Exp Ther 208(1):63–66

Barbacid M (1995) Structural and functional properties of the TRK family of neurotrophin receptors. Ann N Y Acad Sci 766:442–458

Bartels EM, Fairbank JC, Winlove CP, Urban JP (1998) Oxygen and lactate concentrations measured in vivo in the intervertebral discs of patients with scoliosis and back pain. Spine (Phila Pa 1976) 23(1):1–7; discussion 8

Benneker LM, Heini PF, Anderson SE, Alini M, Ito K (2005) Correlation of radiographic and MRI parameters to morphological and biochemical assessment of intervertebral disc degeneration. Eur Spine J 14(1):27–35. doi:10.1007/s00586-004-0759-4

Berlemann U, Gries NC, Moore RJ (1998) The relationship between height, shape and histological changes in early degeneration of the lower lumbar discs. Eur Spine J 7(3):212–217

Boden SD, Davis DO, Dina TS, Patronas NJ, Wiesel SW (1990) Abnormal magnetic-resonance scans of the lumbar spine in asymptomatic subjects. A prospective investigation. J Bone Joint Surg Am 72(3):403–408

Bogduk N (1983) The innervation of the lumbar spine. Spine (Phila Pa 1976) 8(3):286–293

Bogduk N, Long DM (1979) The anatomy of the so-called "articular nerves" and their relationship to facet denervation in the treatment of low-back pain. J Neurosurg 51(2):172–177. doi:10.3171/jns.1979.51.2.0172

Bogduk N, Tynan W, Wilson AS (1981) The nerve supply to the human lumbar intervertebral discs. J Anat 132(Pt 1):39–56

Boos N, Rieder R, Schade V, Spratt KF, Semmer N, Aebi M (1995) 1995 Volvo Award in clinical sciences. The diagnostic accuracy of magnetic resonance imaging, work perception, and psychosocial factors in identifying symptomatic disc herniations. Spine 20(24):2613–2625

Bradford DS (1994) Surgical treatment of low back pain in spine instability. Chir Organi Mov 79(1):63–68

Braithwaite I, White J, Saifuddin A, Renton P, Taylor BA (1998) Vertebral end-plate (Modic) changes on lumbar spine MRI: correlation with pain reproduction at lumbar discography. Eur Spine J 7(5):363–368

Brisby H, Tao H, Ma DD, Diwan AD (2004) Cell therapy for disc degeneration–potentials and pitfalls. Orthop Clin North Am 35(1):85–93. doi:10.1016/s0030-5898(03)00104-4

Brotto LA, Hanson LA, Gorzalka BB (1999) Nefazodone attenuates the stress-induced facilitation of wet dog shaking behaviour but not the facilitation of sexual behaviour in female rats. Eur J Pharmacol 381(2–3):101–104

Brown MF, Hukkanen MV, McCarthy ID, Redfern DR, Batten JJ, Crock HV, Hughes SP, Polak JM (1997) Sensory and sympathetic innervation of the vertebral endplate in patients with degenerative disc disease. J Bone Joint Surg Br 79(1):147–153

Buckwalter JA (1995) Aging and degeneration of the human intervertebral disc. Spine (Phila Pa 1976) 20(11):1307–1314

Burchiel KJ (1984) Spontaneous impulse generation in normal and denervated dorsal root ganglia: sensitivity to alpha-adrenergic stimulation and hypoxia. Exp Neurol 85(2):257–272

Burton AK, Battie MC, Gibbons L, Videman T, Tillotson KM (1996) Lumbar disc degeneration and sagittal flexibility. J Spinal Disord 9(5):418–424

Carragee EJ (2000) Is lumbar discography a determinate of discogenic low back pain: provocative discography reconsidered. Curr Rev Pain 4(4):301–308

Carragee EJ, Paragioudakis SJ, Khurana S (2000) 2000 Volvo Award winner in clinical studies: lumbar high-intensity zone and discography in subjects without low back problems. Spine 25(23):2987–2992

Carreon LY, Glassman SD, Howard J (2008) Fusion and nonsurgical treatment for symptomatic lumbar degenerative disease: a systematic review of Oswestry Disability Index and MOS Short Form-36 outcomes. Spine J 8(5):747–755. doi:10.1016/j.spinee.2007.06.013

Carrera GF (1980) Lumbar facet joint injection in low back pain and sciatica: preliminary results. Radiology 137(3):665–667

Cassidy JD, Cote P, Carroll LJ, Kristman V (2005) Incidence and course of low back pain episodes in the general population. Spine (Phila Pa 1976) 30(24):2817–2823

Cavanaugh JM (1995) Neural mechanisms of lumbar pain. Spine 20(16):1804–1809

Cavanaugh JM, Kallakuri S, Ozaktay AC (1995) Innervation of the rabbit lumbar intervertebral disc and posterior longitudinal ligament. Spine (Phila Pa 1976) 20(19):2080–2085

Cavanaugh JM, Ozaktay AC, Yamashita T, Avramov A, Getchell TV, King AI (1997) Mechanisms of low back pain: a neurophysiologic and neuroanatomic study. Clin Orthop Relat Res 335:166–180

Cheung KM, Karppinen J, Chan D, Ho DW, Song YQ, Sham P, Cheah KS, Leong JC, Luk KD (2009) Prevalence and pattern of lumbar magnetic resonance imaging changes in a population study of one thousand forty-three individuals. Spine (Phila Pa 1976) 34(9):934–940. doi:10.1097/BRS.0b013e3181a01b3f

Chou D, Samartzis D, Bellabarba C, Patel A, Luk KD, Kisser JM, Skelly AC (2011) Degenerative magnetic resonance imaging changes in patients with chronic low back pain: a systematic review. Spine (Phila Pa 1976) 36(21 Suppl):S43–S53. doi:10.1097/BRS.0b013e31822ef700

Cohen SP, Bogduk N, Dragovich A, Buckenmaier CC 3rd, Griffith S, Kurihara C, Raymond J, Richter PJ, Williams N, Yaksh TL (2009) Randomized, double-blind, placebo-controlled, dose–response, and preclinical safety study of transforaminal epidural etanercept for the treatment of sciatica. Anesthesiology 110(5):1116–1126. doi:10.1097/ALN.0b013e3181a05aa0

Colasanti B, Khazan N (1975) Imipramine-induced changes in the rapid eye movement sleep rebound and wet dog shakes of morphine-abstinent rats. Neuropharmacology 14(5–6):361–367

Coppes MH, Marani E, Thomeer RT, Groen GJ (1997) Innervation of "painful" lumbar discs. Spine 22(20):2342–2349; discussion 2349–2350

Costigan M, Scholz J, Woolf CJ (2009) Neuropathic pain: a maladaptive response of the nervous system to damage. Annu Rev Neurosci 32:1–32. doi:10.1146/annurev.neuro.051508.135531

Coutaux A, Adam F, Willer JC, Le Bars D (2005) Hyperalgesia and allodynia: peripheral mechanisms. Joint Bone Spine 72(5):359–371. doi:10.1016/j.jbspin.2004.01.010

Crawley JN, Moody TW (1983) Anxiolytics block excessive grooming behavior induced by ACTH1-24 and bombesin. Brain Res Bull 10(3):399–401

Dechant G, Barde YA (1997) Signalling through the neurotrophin receptor p75NTR. Curr Opin Neurobiol 7(3):413–418

Della-Giustina D, Kilcline BA (2000) Acute low back pain: a comprehensive review. Compr Ther 26(3):153–159

Derby R, Kim BJ, Lee SH, Chen Y, Seo KS, April C (2005) Comparison of discographic findings in asymptomatic subject discs and the negative discs of chronic LBP patients: can discography distinguish asymptomatic discs among morphologically abnormal discs? Spine J 5(4):389–394

Deschamps K, Couture R (2005) The ventral tegmental area as a putative target for tachykinins in cardiovascular regulation. Br J Pharmacol 145(6):712–727

Deseure KR, Adriaensen HF (2002) Comparison between two types of behavioral variables of non-evoked facial pain after chronic constriction injury to the rat infraorbital nerve. Comp Med 52(1):44–49

Devor M (1991) Chronic pain in the aged: possible relation between neurogenesis, involution and pathophysiology in adult sensory ganglia. J Basic Clin Physiol Pharmacol 2(1–2):1–15

Devor M (2006) Sodium channels and mechanisms of neuropathic pain. J Pain 7(1 Suppl 1):S3–S12. doi:10.1016/j.jpain.2005.09.006

Devor M, Wall PD (1990) Cross-excitation in dorsal root ganglia of nerve-injured and intact rats. J Neurophysiol 64(6):1733–1746

Diamant B, Karlsson J, Nachemson A (1968) Correlation between lactate levels and pH in discs of patients with lumbar rhizopathies. Experientia 24(12):1195–1196

Dimitroulias A, Tsonidis C, Natsis K, Venizelos I, Djau SN, Tsitsopoulos P (2010) An immunohistochemical study of mechanoreceptors in lumbar spine intervertebral discs. J Clin Neurosci 17(6):742–745. doi:10.1016/j.jocn.2009.09.032

Dray A (1995) Inflammatory mediators of pain. Br J Anaesth 75(2):125–131

Ebendal T (1992) Function and evolution in the NGF family and its receptors. J Neurosci Res 32(4):461–470. doi:10.1002/jnr.490320402

Edgar MA, Ghadially JA (1976) Innervation of the lumbar spine. Clin Orthop Relat Res 115:35–41

Ehrenhaft JL (1943) Development of the vertebral column as related to certain congenital and pathological changes. Surg, Gyn Obstr 76:282–292

Eisenstein SM, Parry CR (1987) The lumbar facet arthrosis syndrome. Clinical presentation and articular surface changes. J Bone Joint Surg Br 69(1):3–7

Epps PG (1942) A case of degeneration of the intervertebral disc following lumbar puncture: (section of orthopaedics). Proc R Soc Med 35(3):220–221

Eriksson J, Jablonski A, Persson AK, Hao JX, Kouya PF, Wiesenfeld-Hallin Z, Xu XJ, Fried K (2005) Behavioral changes and trigeminal ganglion sodium channel regulation in an orofacial neuropathic pain model. Pain 119(1–3):82–94

Fagan A, Moore R, Vernon Roberts B, Blumbergs P, Fraser R (2003) ISSLS prize winner: the innervation of the intervertebral disc: a quantitative analysis. Spine (Phila Pa 1976) 28(23):2570–2576. doi:10.1097/01.brs.0000096942.29660.b1

Frank JW, Kerr MS, Brooker AS, DeMaio SE, Maetzel A, Shannon HS, Sullivan TJ, Norman RW, Wells RP (1996) Disability resulting from occupational low back pain. Part I: what do we know about primary prevention? A review of the scientific evidence on prevention before disability begins. Spine (Phila Pa 1976) 21(24):2908–2917

Freemont AJ, Peacock TE, Goupille P, Hoyland JA, O'Brien J, Jayson MI (1997) Nerve ingrowth into diseased intervertebral disc in chronic back pain. Lancet 350(9072):178–181

Freemont AJ, Watkins A, Le Maitre C, Baird P, Jeziorska M, Knight MT, Ross ER, O'Brien JP, Hoyland JA (2002) Nerve growth factor expression and innervation of the painful intervertebral disc. J Pathol 197(3):286–292. doi:10.1002/path.1108

Friberg S (1948) Anatomical studies on lumbar disc degeneration. Acta Orthop Scand 17(3–4):224–230

Friberg S, Hirsch C (1949) Anatomical and clinical studies on lumbar disc degeneration. Acta Orthop Scand 19(2):222–242, illust

Frymoyer JW, Cats-Baril WL (1991) An overview of the incidences and costs of low back pain. Orthop Clin North Am 22(2):263–271

Fujiwara A, Lim TH, An HS, Tanaka N, Jeon CH, Andersson GB, Haughton VM (2000a) The effect of disc degeneration and facet joint osteoarthritis on the segmental flexibility of the lumbar spine. Spine (Phila Pa 1976) 25(23):3036–3044

Fujiwara A, Tamai K, An HS, Kurihashi T, Lim TH, Yoshida H, Saotome K (2000b) The relationship between disc degeneration, facet joint osteoarthritis, and stability of the degenerative lumbar spine. J Spinal Disord 13(5):444–450

Garcia-Cabrera I, Berge OG (1990) Interaction of high pressure and a narcotic dose of ethanol on spontaneous behavior in rats. Pharmacol Biochem Behav 37(3):577–581

Garcia-Cosamalon J, del Valle ME, Calavia MG, Garcia-Suarez O, Lopez-Muniz A, Otero J, Vega JA (2010) Intervertebral disc, sensory nerves and neurotrophins: who is who in discogenic pain? J Anat 217(1):1–15. doi:10.1111/j.1469-7580.2010.01227.x

Ghomley RK (1993) Low back pain with special reference to the articular facets with presentation of an operative procedure. JAMA 101:1773–1777

Gibson JN, Waddell G (2005) Surgery for degenerative lumbar spondylosis.CochraneDatabaseSystRev(4):CD001352.doi:10.1002/14651858. CD001352.pub3

Giles LG, Taylor JR (1987) Innervation of lumbar zygapophyseal joint synovial folds. Acta Orthop Scand 58(1):43–46

Glassman SD, Carreon LY, Djurasovic M, Dimar JR, Johnson JR, Puno RM, Campbell MJ (2009) Lumbar fusion outcomes stratified by specific diagnostic indication. Spine J 9(1):13–21. doi:10.1016/j. spinee.2008.08.011

Goupille P, Avimadje AM, Zerkak D, Valat JP (2000) Clinical elements of the diagnostic guidelines for low back pain. Rev Prat 50(16):1760–1764

Groen GJ, Baljet B, Drukker J (1988) The innervation of the spinal dura mater: anatomy and clinical implications. Acta Neurochir (Wien) 92(1–4):39–46

Grunhagen T, Shirazi-Adl A, Fairbank JC, Urban JP (2011) Intervertebral disk nutrition: a review of factors influencing concentrations of nutrients and metabolites. Orthop Clin North Am 42(4):465–477. doi:10.1016/j.ocl.2011.07.010

Han HC, Lee DH, Chung JM (2000) Characteristics of ectopic discharges in a rat neuropathic pain model. Pain 84(2–3):253–261

Hasue M (1993) Pain and the nerve root. An interdisciplinary approach. Spine (Phila Pa 1976) 18(14):2053–2058

Henschke N, Maher CG, Refshauge KM, Herbert RD, Cumming RG, Bleasel J, York J, Das A, McAuley JH (2009) Prevalence of and screening for serious spinal pathology in patients presenting to primary care settings with acute low back pain. Arthritis Rheum 60(10):3072–3080. doi:10.1002/art.24853

Hilton RC, Ball J, Benn RT (1980) Annular tears in the dorsolumbar spine. Ann Rheum Dis 39(6):533–538

Hirsch C (1959) Studies on the pathology of low back pain. J Bone Joint Surg Br 41-B(2):237–243

Hirsch C, Ingelmark BE, Miller M (1963) The anatomical basis for low back pain. Studies on the presence of sensory nerve endings in ligamentous, capsular and intervertebral disc structures in the human lumbar spine. Acta Orthop Scand 33:1–17

Holm S, Selstam G, Nachemson A (1982) Carbohydrate metabolism and concentration profiles of solutes in the canine lumbar intervertebral disc. Acta Physiol Scand 115(1):147–156

Horner HA, Urban JP (2001) 2001 Volvo Award Winner in Basic Science Studies: effect of nutrient supply on the viability of cells from the nucleus pulposus of the intervertebral disc. Spine (Phila Pa 1976) 26(23):2543–2549

Horowitz GP, Allan AM (1982) Morphine withdrawal in mice selectively bred for differential sensitivity to ethanol. Pharmacol Biochem Behav 16(1):35–39

Hsu EW, Hedlund LW, MacFall JR (1998) Functional MRI of the rat somatosensory cortex: effects of hyperventilation. Magn Reson Med 40(3):421–426

Igarashi A, Kikuchi S, Konno S, Olmarker K (2004) Inflammatory cytokines released from the facet joint tissue in degenerative lumbar spinal disorders. Spine (Phila Pa 1976) 29(19):2091–2095

Inoue N, Espinoza Orias AA (2011) Biomechanics of intervertebral disk degeneration. Orthop Clin North Am 42(4):487–499. doi:10.1016/j.ocl.2011.07.001

Jensen MC, Brant-Zawadzki MN, Obuchowski N, Modic MT, Malkasian D, Ross JS (1994) Magnetic resonance imaging of the lumbar spine in people without back pain. N Engl J Med 331(2):69–73. doi:10.1056/nejm199407143310201

Jensen TS, Karppinen J, Sorensen JS, Niinimaki J, Leboeuf-Yde C (2008) Vertebral endplate signal changes (Modic change): a systematic literature review of prevalence and association with non-specific low back pain. Eur Spine J 17(11):1407–1422. doi:10.1007/s00586-008-0770-2

Johnson WE, Evans H, Menage J, Eisenstein SM, El Haj A, Roberts S (2001) Immunohistochemical detection of Schwann cells in innervated and vascularized human intervertebral discs. Spine (Phila Pa 1976) 26(23):2550–2557

Johnson WE, Patterson AM, Eisenstein SM, Roberts S (2007) The presence of pleiotrophin in the human intervertebral disc is associated with increased vascularization: an immunohistologic study. Spine 32(12):1295–1302

Jung A, Brunschwig A (1932) Rescherches histologique des articulations des corps vertebeaux. La presse Medicale 40:316–317

Kanayama M, Togawa D, Takahashi C, Terai T, Hashimoto T (2009) Cross-sectional magnetic resonance imaging study of lumbar disc degeneration in 200 healthy individuals. J Neurosurg Spine 11(4):501–507. doi:10.3171/2009.5.spine08675

Kawakami M, Weinstein JN, Chatani K, Spratt KF, Meller ST, Gebhart GF (1994) Experimental lumbar radiculopathy. Behavioral and histologic changes in a model of radicular pain after spinal nerve root irritation with chromic gut ligatures in the rat. Spine 19(16): 1795–1802

Kelsey JL, White AA 3rd (1980) Epidemiology and impact of low-back pain. Spine (Phila Pa 1976) 5(2):133–142

Keshari KR, Lotz JC, Link TM, Hu S, Majumdar S, Kurhanewicz J (2008) Lactic acid and proteoglycans as metabolic markers for discogenic back pain. Spine (Phila Pa 1976) 33(3):312–317. doi:10.1097/BRS.0b013e31816201c3

Kim CW, Perry A, Garfin SR (2005) Spinal instability: the orthopedic approach. Semin Musculoskelet Radiol 9(1):77–87. doi:10.1055/s-2005-867098

Kirkaldy-Willis WH, Farfan HF (1982) Instability of the lumbar spine. Clin Orthop Relat Res 165:110–123

Kitamura Y, Kitagawa K, Fujitani Y, Shibata K, Araki H, Sendou T, Gomita Y (2007) The 5-HT(1A) receptor full agonist, 8-OH-DPAT inhibits ACTH-induced 5-HT(2A) receptor hyperfunction in rats: involvement of 5-HT(1A) receptors in the DOI-induced wet-dog shakes in ACTH-treated rats. Biol Pharm Bull 30(1):117–120

Kjaer P, Leboeuf-Yde C, Korsholm L, Sorensen JS, Bendix T (2005) Magnetic resonance imaging and low back pain in adults: a diagnostic imaging study of 40-year-old men and women. Spine (Phila Pa 1976) 30(10):1173–1180

Kong MH, Morishita Y, He W, Miyazaki M, Zhang H, Wu G, Hymanson HJ, Wang JC (2009) Lumbar segmental mobility according to the grade of the disc, the facet joint, the muscle, and the ligament pathology by using kinetic magnetic resonance imaging. Spine (Phila Pa 1976) 34(23):2537–2544. doi:10.1097/BRS.0b013e3181b353ea

Kuslich SD, Ulstrom CL, Michael CJ (1991) The tissue origin of low back pain and sciatica: a report of pain response to tissue stimulation during operations on the lumbar spine using local anesthesia. Orthop Clin North Am 22(2):181–187

Lessmann V (1998) Neurotrophin-dependent modulation of glutamatergic synaptic transmission in the mammalian CNS. Gen Pharmacol 31(5):667–674

Lindblom K (1948) Diagnostic puncture of intervertebral disks in sciatica. Acta Orthop Scand 17(3–4):231–239

Lisney SJ, Devor M (1987) Afterdischarge and interactions among fibers in damaged peripheral nerve in the rat. Brain Res 415(1): 122–136

Liu BP, Strittmatter SM (2001) Semaphorin-mediated axonal guidance via Rho-related G proteins. Curr Opin Cell Biol 13(5):619–626

Lu B, Pang PT, Woo NH (2005) The yin and yang of neurotrophin action. Nat Rev Neurosci 6(8):603–614. doi:10.1038/nrn1726

Luschka H (1850) Die Nerven des menschlichen Wirbelkanales. Laupp und Siebeck, Tübingen

Lutz GK, Butzlaff M, Schultz-Venrath U (2003) Looking back on back pain: trial and error of diagnoses in the 20th century. Spine (Phila Pa 1976) 28(16):1899–1905. doi:10.1097/01.brs.0000083365.41261.cf

Malinsky J (1959) The ontogenetic development of nerve terminations in the intervertebral discs of man. (Histology of intervertebral discs, 11th communication). Acta Anat (Basel) 38:96–113

Manchikanti L, Manchikanti KN, Manchukonda R, Cash KA, Damron KS, Pampati V, McManus CD (2007) Evaluation of lumbar facet joint nerve blocks in the management of chronic low back pain: preliminary report of a randomized, double-blind controlled trial: clinical trial NCT00355914. Pain Physician 10(3):425–440

Manchikanti L, Singh V, Falco FJ, Cash KA, Pampati V (2008) Lumbar facet joint nerve blocks in managing chronic facet joint pain: one-year follow-up of a randomized, double-blind controlled trial: clinical trial NCT00355914. Pain Physician 11(2):121–132

Martin WR, McNicholas LF, Cherian S (1982) Diazepam and pentobarbital dependence in the rat. Life Sci 31(8):721–730

Masini M, Paiva WS, Araujo AS Jr (2005) Anatomical description of the facet joint innervation and its implication in the treatment of recurrent back pain. J Neurosurg Sci 49(4):143–146; discussion 146

McCarthy PW, Carruthers B, Martin D, Petts P (1991) Immunohistochemical demonstration of sensory nerve fibers and endings in lumbar intervertebral discs of the rat. Spine 16(6):653–655

McLain RF (1993) Mechanoreceptor endings in human cervical facet joints. Iowa Orthop J 13:149–154

Millan MJ, Emrich HM (1981) Endorphinergic systems and the response to stress. Psychother Psychosom 36(1):43–56

Moneta GB, Videman T, Kaivanto K, Aprill C, Spivey M, Vanharanta H, Sachs BL, Guyer RD, Hochschuler SH, Raschbaum RF et al (1994) Reported pain during lumbar discography as a function of anular ruptures and disc degeneration. A re-analysis of 833 discograms. Spine (Phila Pa 1976) 19(17):1968–1974

Monti JM, Carlini EA (1975) Spontaneous behavior and sleep-wakefulness cycle in isolated and paired REM sleep deprived marihuana treated rats. Pharmacol Biochem Behav 3(6):1025–1029

Mooney V, Robertson J (1976) The facet syndrome. Clin Orthop Relat Res 115:149–156

Morgan FP, King T (1957) Primary instability of lumbar vertebrae as a common cause of low back pain. J Bone Joint Surg Br 39-B(1):6–22

Nachemson A (1969) Intradiscal measurements of pH in patients with lumbar rhizopathies. Acta Orthop Scand 40(1):23–42

Nachemson A, Jonsson E (2000) Ont i ryggen, ont i nacken. – En evidensbaserad kunskapssammanställningom orsaker, diagnostik och Behandling. SBU Statens Berednings för medicinsk Utvärdering, Stockholm, Sweden

Nakamae T, Ochi M, Olmarker K (2011) Pharmacological inhibition of tumor necrosis factor may reduce pain behavior changes induced by experimental disc puncture in the rat: an experimental study in rats. Spine 36(15):232–236. doi:10.1097/BRS.0b013e3181d8bef3

Nakamura S, Takahashi K, Takahashi Y, Morinaga T, Shimada Y, Moriya H (1996) Origin of nerves supplying the posterior portion of lumbar intervertebral discs in rats. Spine (Phila Pa 1976) 21(8):917–924

Nakamura F, Kalb RG, Strittmatter SM (2000) Molecular basis of semaphorin-mediated axon guidance. J Neurobiol 44(2):219–229

Newman Dorland WA (2007) Dorland's illustrated medical dictionary, 31st edn. Saunders/Elsevier, Philadelphia

Nishida K, Gilbertson LG, Robbins PD, Evans CH, Kang JD (2000) Potential applications of gene therapy to the treatment of intervertebral disc disorders. Clin Orthop Relat Res (379 Suppl):S234–S241

Ohtori S, Inoue G, Ito T, Koshi T, Ozawa T, Doya H, Saito T, Moriya H, Takahashi K (2006) Tumor necrosis factor-immunoreactive cells and PGP 9.5-immunoreactive nerve fibers in vertebral endplates of patients with discogenic low back pain and Modic Type 1 or Type 2 changes on MRI. Spine (Phila Pa 1976) 31(9):1026–1031. doi:10.1097/01.brs.0000215027.87102.7c

Olmarker K (2005) Neovascularization and neoinnervation of subcutaneously placed nucleus pulposus and the inhibitory effects of certain drugs. Spine 30(13):1501–1504

Olmarker K (2008) Puncture of a lumbar intervertebral disc induces changes in spontaneous pain behavior: an experimental study in rats. Spine 33(8):850–855

Olmarker K (2011) Puncture of a disc and application of nucleus pulposus induces disc herniation-like changes and osteophytes. An experimental study in rats. Open Orthop J 5:154–159

Olmarker K, Myers RR (1998) Pathogenesis of sciatic pain: role of herniated nucleus pulposus and deformation of spinal nerve root and dorsal root ganglion. Pain 78(2):99–105

Olmarker K, Iwabuchi M, Larsson K, Rydevik B (1998) Walking analysis of rats subjected to experimental disc herniation. Eur Spine J 7(5):394–399

Olmarker K, Storkson R, Berge OG (2002) Pathogenesis of sciatic pain: a study of spontaneous behavior in rats exposed to experimental disc herniation. Spine 27(12):1312–1317

Olmarker K, Nutu M, Storkson R (2003) Changes in spontaneous behavior in rats exposed to experimental disc herniation are blocked by selective TNF-alpha inhibition. Spine 28(15):1635–1641; discussion 1642

Olsen AK (1950) Disc degeneration: a distinct clinical entity. J Nerv Ment Dis 112(3):262–263

Orita S, Eguchi Y, Kamoda H, Arai G, Ishikawa T, Miyagi M, Inoue G, Suzuki M, Toyone T, Aoki Y, Takahashi K, Ohtori S (2011) Brain-derived neurotrophic factor inhibition at the punctured intervertebral disc downregulates the production of calcitonin gene-related peptide in dorsal root ganglia in rats. Spine (Phila Pa 1976) 36(21):1737–1743. doi:10.1097/BRS.0b013e31821d7b9f

Osti OL, Vernon-Roberts B, Moore R, Fraser RD (1992) Annular tears and disc degeneration in the lumbar spine. A post-mortem study of 135 discs. J Bone Joint Surg Br 74(5):678–682

Ozaktay AC, Cavanaugh JM, Blagoev DC, Getchell TV, King AI (1994) Effects of a carrageenan-induced inflammation in rabbit lumbar facet joint capsule and adjacent tissues. Neurosci Res 20(4):355–364

Palmgren T, Gronblad M, Virri J, Kaapa E, Karaharju E (1999) An immunohistochemical study of nerve structures in the anulus fibrosus of human normal lumbar intervertebral discs. Spine 24(20):2075–2079

Papir-Kricheli D, Frey J, Laufer R, Gilon C, Chorev M, Selinger Z, Devor M (1987) Behavioural effects of receptor-specific substance P agonists. Pain 31(2):263–276

Pattrick M, Hamilton E, Wilson R, Austin S, Doherty M (1993) Association of radiographic changes of osteoarthritis, symptoms, and synovial fluid particles in 300 knees. Ann Rheum Dis 52(2):97–103

Pedersen HE, Blunck CF, Gardner E (1956) The anatomy of lumbosacral posterior rami and meningeal branches of spinal nerve (sinu-vertebral nerves); with an experimental study of their functions. J Bone Joint Surg Am 38-A(2):377–391

Peng B, Wu W, Hou S, Li P, Zhang C, Yang Y (2005) The pathogenesis of discogenic low back pain. J Bone Joint Surg Br 87(1):62–67

Peng B, Hao J, Hou S, Wu W, Jiang D, Fu X, Yang Y (2006a) Possible pathogenesis of painful intervertebral disc degeneration. Spine (Phila Pa 1976) 31(5):560–566. doi:10.1097/01.brs.0000201324.45537.46

Peng B, Hou S, Wu W, Zhang C, Yang Y (2006b) The pathogenesis and clinical significance of a high-intensity zone (HIZ) of lumbar intervertebral disc on MR imaging in the patient with discogenic low back pain. Eur Spine J 15(5):583–587

Pope MH, Panjabi M (1985) Biomechanical definitions of spinal instability. Spine (Phila Pa 1976) 10(3):255–256

Purmessur D, Freemont AJ, Hoyland JA (2008) Expression and regulation of neurotrophins in the nondegenerate and degenerate human intervertebral disc. Arthritis Res Ther 10(4):R99. doi:10.1186/ar2487

Rajasekaran S, Vidyadhara S, Subbiah M, Kamath V, Karunanithi R, Shetty AP, Venkateswaran K, Babu M, Meenakshi J (2010) ISSLS prize winner: a study of effects of in vivo mechanical forces on human lumbar discs with scoliotic disc as a biological model: results from serial postcontrast diffusion studies, histopathology and biochemical analysis of twenty-one human lumbar scoliotic discs. Spine (Phila Pa 1976) 35(21):1930–1943. doi:10.1097/BRS.0b013e3181e9a156

Rang HP, Bevan S, Dray A (1991) Chemical activation of nociceptive peripheral neurones. Br Med Bull 47(3):534–548

Raoul S, Faure A, Robert R, Rogez JM, Hamel O, Cuillere P, Le Borgne J (2003) Role of the sinu-vertebral nerve in low back pain and anatomical basis of therapeutic implications. Surg Radiol Anat 24(6):366–371. doi:10.1007/s00276-002-0084-8

Rasminsky M (1987) Spontaneous activity and cross-talk in pathological nerve fibers. Res Publ Assoc Res Nerv Ment Dis 65:39–49

Risbud MV, Shapiro IM, Vaccaro AR, Albert TJ (2004) Stem cell regeneration of the nucleus pulposus. Spine J 4(6 Suppl):348S–353S. doi:10.1016/j.spinee.2004.07.031

Roberts S (2002) Disc morphology in health and disease. Biochem Soc Trans 30(Pt 6):864–869. doi:10.1042/BST0300864

Roberts S, Eisenstein SM, Menage J, Evans EH, Ashton IK (1995) Mechanoreceptors in intervertebral discs. Morphology, distribution, and neuropeptides. Spine (Phila Pa 1976) 20(24):2645–2651

Rodriquez-Enchandia EL, Broitman ST, Foscolo M, Gonzales A (1986) Gamma-vinyl-GABA injection in the locus coeruleus region of the rat. Effect on spontaneous behavior and stress responses. Adv

Biochem Psychopharmacol 42:93–102

Rohm B, Ottemeyer A, Lohrum M, Puschel AW (2000) Plexin/neuropilin complexes mediate repulsion by the axonal guidance signal semaphorin 3A. Mech Dev 93(1–2):95–104

Roofe PG (1940) Innervation of annulus fibrosusand posterior longitudinal ligament. Arch Neurol Psychiatry 44:110–113

Rose CP, Cockshott WP (1982) Anterior femoral erosion and patello-femoral osteoarthritis. J Can Assoc Radiol 33(1):32–34

Ross JS, Modic MT, Masaryk TJ (1989) Tears of the anulus fibrosus: assessment with Gd-DTPA-enhanced MR imaging. AJNR Am J Neuroradiol 10(6):1251–1254

Saifuddin A, Mitchell R, Taylor BA (1999) Extradural inflammation associated with annular tears: demonstration with gadolinium-enhanced lumbar spine MRI. Eur Spine J 8(1):34–39

Sakai D, Mochida J, Yamamoto Y, Nomura T, Okuma M, Nishimura K, Nakai T, Ando K, Hotta T (2003) Transplantation of mesenchymal stem cells embedded in Atelocollagen gel to the intervertebral disc: a potential therapeutic model for disc degeneration. Biomaterials 24(20):3531–3541

Samartzis D, Karppinen J, Mok F, Fong DY, Luk KD, Cheung KM (2011) A population-based study of juvenile disc degeneration and its association with overweight and obesity, low back pain, and diminished functional status. J Bone Joint Surg Am 93(7):662–670. doi:10.2106/jbjs.i.01568

Schellhas KP, Pollei SR, Gundry CR, Heithoff KB (1996) Lumbar disc high-intensity zone. Correlation of magnetic resonance imaging and discography. Spine 21(1):79–86

Schmorl G (1929) Über knorpelknoten an der Hinterfläsche der Wirbelbandscheiben. Fortschr Geb Rontgenstr 40:629–634

Shao Z, Rompe G, Schiltenwolf M (2002) Radiographic changes in the lumbar intervertebral discs and lumbar vertebrae with age. Spine (Phila Pa 1976) 27(3):263–268

Skaper SD (2008) The biology of neurotrophins, signalling pathways, and functional peptide mimetics of neurotrophins and their receptors. CNS Neurol Disord Drug Targets 7(1):46–62

Smith L (1964) Enzyme dissolution of the nucleus pulposus in humans. JAMA 187:137–140

Stadnik TW, Lee RR, Coen HL, Neirynck EC, Buisseret TS, Osteaux MJ (1998) Annular tears and disk herniation: prevalence and contrast enhancement on MR images in the absence of low back pain or sciatica. Radiology 206(1):49–55

Staiger TO, Paauw DS, Deyo RA, Jarvik JG (1999) Imaging studies for acute low back pain. When and when not to order them. Postgrad Med 105(4):161–162, 165–166, 171–162

Stout A (2010) Discography. Phys Med Rehabil Clin N Am 21(4):859–867. doi:10.1016/j.pmr.2010.07.002

Sugiura A, Ohtori S, Yamashita M, Inoue G, Yamauchi K, Koshi T, Suzuki M, Norimoto M, Orita S, Eguchi Y, Takahashi Y, Watanabe TS, Ochiai N, Takaso M, Takahashi K (2008) Existence of nerve growth factor receptors, tyrosine kinase a and p75 neurotrophin receptors in intervertebral discs and on dorsal root ganglion neurons innervating intervertebral discs in rats. Spine (Phila Pa 1976) 33(19):2047–2051. doi:10.1097/BRS.0b013e31817f8d58

Sward L, Hellstrom M, Jacobsson B, Peterson L (1990) Back pain and radiologic changes in the thoraco-lumbar spine of athletes. Spine (Phila Pa 1976) 15(2):124–129

Takahashi K, Miyazaki T, Ohnari H, Takino T, Tomita K (1995) Schmorl's nodes and low-back pain. Analysis of magnetic resonance imaging findings in symptomatic and asymptomatic individuals. Eur Spine J 4(1):56–59

Takahashi Y, Ohtori S, Takahashi K (2009) Peripheral nerve pathways of afferent fibers innervating the lumbar spine in rats. J Pain 10(4):416–425. doi:10.1016/j.jpain.2008.10.012

Takahashi Y, Ohtori S, Takahashi K (2010) Dorsoventral organization of sensory nerves in the lumbar spine as indicated by double labeling of dorsal root ganglion neurons. J Orthop Sci 15(4):578–583. doi:10.1007/s00776-010-1482-0

Takatalo J, Karppinen J, Niinimaki J, Taimela S, Nayha S, Jarvelin MR, Kyllonen E, Tervonen O (2009) Prevalence of degenerative imaging findings in lumbar magnetic resonance imaging among young adults. Spine (Phila Pa 1976) 34(16):1716–1721. doi:10.1097/BRS.0b013e3181ac5fec

Takebayashi T, Cavanaugh JM, Kallakuri S, Chen C, Yamashita T (2006) Sympathetic afferent units from lumbar intervertebral discs. J Bone Joint Surg Br 88(4):554–557. doi:10.1302/0301-620X.88B4.17194, 88-B/4/554 [pii]

Thompson KJ, Dagher AP, Eckel TS, Clark M, Reinig JW (2009) Modic changes on MR images as studied with provocative diskography: clinical relevance – a retrospective study of 2457 disks. Radiology 250(3):849–855. doi:10.1148/radiol.2503080474

Tolofari SK, Richardson SM, Freemont AJ, Hoyland JA (2010) Expression of semaphorin 3A and its receptors in the human intervertebral disc: potential role in regulating neural ingrowth in the degenerate intervertebral disc. Arthritis Res Ther 12(1):R1. doi:10.1186/ar2898

Treptow K, Bondarenko NA, Waldmann AW, Oehme P (1986) The effect of substance P on the swimming behavior of rats under stressing and nonstressing conditions. Pharmazie 41(8):578–580

Twomey L, Taylor J (1985) Age changes in lumbar intervertebral discs. Acta Orthop Scand 56(6):496–499

van Roy P, Barbaix E, Clarijs JP, Mense S (2001) Anatomical background of low back pain: variability and degeneration of the lumbar spinal canal and intervertebral disc. Schmerz 15(6):418–424. doi:10.1007/s004820100026

Videman T, Nurminen M (2004) The occurrence of anular tears and their relation to lifetime back pain history: a cadaveric study using barium sulfate discography. Spine 29(23):2668–2676

Vos BP, Strassman AM, Maciewicz RJ (1994) Behavioral evidence of trigeminal neuropathic pain following chronic constriction injury to the rat's infraorbital nerve. J Neurosci 14(5 Pt 1):2708–2723

Wang ZX, Hu YG, Chen XM (2008) Significance of the high-intensity zone located in the posterior annulus fibrosus for diagnosing discogenic low back pain. Zhonghua Yi Xue Za Zhi 88(35):2478–2481

Weber R, Ramos-Cabrer P, Wiedermann D, van Camp N, Hoehn M (2006) A fully noninvasive and robust experimental protocol for longitudinal fMRI studies in the rat. Neuroimage 29(4):1303–1310. doi:10.1016/j.neuroimage.2005.08.028

Wehling P, Schulitz KP, Robbins PD, Evans CH, Reinecke JA (1997) Transfer of genes to chondrocytic cells of the lumbar spine. Proposal for a treatment strategy of spinal disorders by local gene therapy. Spine (Phila Pa 1976) 22(10):1092–1097

Weinstein J, Claverie W, Gibson S (1988) The pain of discography. Spine (Phila Pa 1976) 13(12):1344–1348

Weishaupt D, Zanetti M, Hodler J, Boos N (1998) MR imaging of the lumbar spine: prevalence of intervertebral disk extrusion and sequestration, nerve root compression, end plate abnormalities, and osteoarthritis of the facet joints in asymptomatic volunteers. Radiology 209(3):661–666

Willburger RE, Wittenberg RH (1994) Prostaglandin release from lumbar disc and facet joint tissue. Spine (Phila Pa 1976) 19(18):2068–2070

Wuttke W, Hoffmeister F (1968) Changes in the spontaneous behavior of cats induced by chlordiazepoxide and chlorpromazine. Naunyn Schmiedebergs Arch Exp Pathol Pharmakol 260(2):221–222

Yamada H, Honda T, Yaginuma H, Kikuchi S, Sugiura Y (2001) Comparison of sensory and sympathetic innervation of the dura mater and posterior longitudinal ligament in the cervical spine after removal of the stellate ganglion. J Comp Neurol 434(1):86–100

Yoon ST, Park JS, Kim KS, Li J, Attallah-Wasif ES, Hutton WC, Boden SD (2004) ISSLS prize winner: LMP-1 upregulates intervertebral disc cell production of proteoglycans and BMPs in vitro and in vivo. Spine (Phila Pa 1976) 29(23):2603–2611

Yoshizawa H, O'Brien JP, Smith WT, Trumper M (1980) The neuropathology of intervertebral discs removed for low-back pain. J Pathol 132(2):95–104

Zhang N, Li FC, Huang YJ, Teng C, Chen WS (2010) Possible key role of immune system in Schmorl's nodes. Med Hypotheses 74(3):552–554. doi:10.1016/j.mehy.2009.09.044

Zimmermann M (1984) Basic concepts of pain and pain therapy. Arzneimittelforschung 34(9A):1053–1059

脊索瘤的临床特点及病理学特征

John A. Abraham, Brian Neuman, Francis J. Hornicek

第 17 章

目录

J.A. Abraham, MD(⊠)
Division of Orthopedic Oncology, Rothman Institute,
Philadelphia, PA, USA

Department of Orthopedic Surgery and Radiation Oncology,
Thomas Jefferson University,
925 Chestnut Street, Philadelphia, PA 19107, USA
e-mail: john.abraham@rothmaninstitute.com

B. Neuman, MD
Department of Orthopedic Surgery,
Thomas Jefferson University,
925 Chestnut Street, Philadelphia, PA 19107, USA
e-mail: bneumy@gmail.com

F.J. Hornicek, MD, PhD
Division of Orthopedic Oncology,
Center for Sarcoma and Connective Tissue Oncology,
Massachusetts General Hospital Cancer Center,
Massachusetts General Hospital,
Boston, MA, USA

Department of Orthopedic Surgery,
Harvard Medical School,
55 Fruit Street, Boston, MA 02114, USA
e-mail: fhornicek@partners.org

17.1 概述及历史展望

脊索瘤是脊柱和骶骨最常见的原发性恶性骨肿瘤。虽然这些肿瘤的生长相对来说比较缓慢，但它们有可能出现复发和转移。在很早以前，脊索瘤在组织学上被认为来源于脊索前体细胞。早期的报道可追溯到 1857 年，Virchow 在这些肿瘤中发现空泡状的细胞类型。这些细胞被认为是含空泡的，由希腊语"有气泡的"的意思演变而来。这种肿瘤在早期被认为是软骨肿瘤，这可能是对软骨样变肿瘤评估的结果。1923 年，Burrow 和 Stewart 发现脊索瘤是一种"生长缓慢且低度恶性，具有局部浸润和破坏性，只有很少引起转移"的肿瘤。在那时，该肿瘤位于脊柱末端的位置与当时 Muller 描述的退化脊索残留物的位置有很好的相关性。这些观察结果引出了一个假说：脊索瘤并不是椎间盘的肿瘤，而是脊索残留物的恶性病变。1858 年，Muller 提出以下假设："这些增生与脊索的直接关系不容忽视，我认为它们是脊索残留物的过度增生，凡喜欢这个名字的人可定义这些包块为脊索肿瘤或脊索瘤"，从而创造出"脊索瘤"这个名称。虽然缺乏直接证据，由于有这些早期的描述，这个概念已经得到大量间接证据的支持。

脊索瘤的早期治疗以手术切除为主，但很快发现这些肿瘤难以完全切除。从 20 世纪 70 年代开始，放疗辅以手术或不辅以手术的治疗方案开始被人研究，并持续至今（Pearlman 和 Friedman 1970；Pearlman 等 1972）。目前对脊索瘤的医学治疗未见任何显著的疗效，至今仍在寻求一种有效的治疗方法。本章对脊索瘤的临床特点及其当前病理学分子机制研究进行综述。

17.2 流行病学

脊索瘤是脊柱最常见的原发性骨肿瘤。然而，脊索瘤是罕见的，其年龄调整发病率为 0.08/100 000（McMaster 等 2001）。脊索瘤在所有骨肿瘤中占 1%～4%（Healey 和 Lane 1989；Unni 1996；Papagelopoulos 等 2004）。大约有 50% 的脊索瘤位于骶骨（图 17.1），其余的位于颅底与蝶枕区（35%）、运动范围大的脊柱节段（15%）（Bohlman 等 1986；Bjornsson 等 1993；Bergh 等 2000）。Boriani 等（2006）在一项超过 50 年的研究中评估得出脊索瘤在运动脊柱的分布，他们研究得出腰椎的发病率最高（57.5%），其次是颈椎（29%），发病率最低的是胸椎（13.5%）。发生在骶骨的原发性骨肿瘤中，脊索瘤的比例超过 50%（Boriani 等 2006）。最近一项研究分析了加利福尼亚癌症登记中心 409 位脊索瘤患者，其种族分布为：白种人占 65%，23% 为拉丁裔人，10% 为亚洲人或其他种族，非洲人占 1.7%。Lee 等对脊索瘤幸存者进行评估，发现拉丁裔人的死亡率最低（Lee 等 2012），他们发现，脊索瘤生存率的高低与早期诊断、颅脑疾患和手术成功率的高低有关。令人惊讶的是，拉丁裔人中低经济社会状态的反而有较高的生存率，然而单靠这个因素应该增加死亡风险。Ashwood 等（1994）与 Forsyth 等（1993）对脊索瘤的性别分布进行研究，一致发现男女比为 2：1。诊断出脊索瘤的年龄中位数为 58.5 岁，然而很少患者在 30 岁前就诊断出脊索瘤（McMaster 等 2001；Weber 和 Sim 2002）。脊索瘤在儿童人群中非常罕见，所占比少于 5%，其中大部分位于颅底（McMaster 等 2001）。

17.3 临床特征

脊索瘤最常见的症状是疼痛，且与肿瘤所在位置无关（Bergh 等 2000；Boriani 等 1996，2006）。其次为进展性的神经症状以及可触及的包块（Bergh 等 2000；Soo 等 2001）。在诊断为脊索瘤之前，症状平均持续 2 年，这说明了该肿瘤生长缓慢的性质（Bergh 等 2000）。如未经治疗，疼痛可进一步发展为丧失活动能力，其中一项研究发现从症状开始到丧失活动能力的时间大约为 50 个月（Boriani 等 2006）。

高达 60% 的脊索瘤可侵犯到椎管内，部分病例可造成严重的神经系统症状，如脊髓压迫或马尾压迫（Meyer 等 1984）（图 17.2）。神经症状通常与运动脊柱的脊索瘤有关，而神经症状的范围大小取决于肿瘤的位置。严重的脊髓压迫是导致瘫痪的晚期并发症。肿瘤侵犯神经孔可引起一系列根性症状，包括肌无力以及特定神经根分布的感觉障碍（Sundaresan 等 1990；Mindell, 1981）。

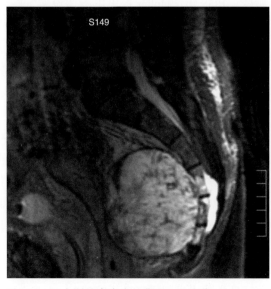

图 17.1　巨大骶骨脊索瘤的典型 MR 影像

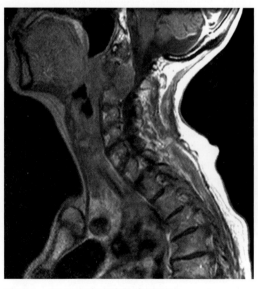

图 17.2　C2 巨大脊索瘤伴脊髓压迫

无神经症状的脊索瘤大多因其肿瘤包块而引起局部症状。例如，脊索瘤侵犯到颈椎可能引起咽喉刺激、吞咽困难、食管压迫、发音困难或者重要局部组织压迫造成的气道阻塞（Singh 等 2007；Nicoucar 等 2008），有报道称低位颈椎脊索瘤可引起 Horner 综合征（Leone 等 2002）。位于骶骨的脊索瘤可引起膀胱或直肠的压迫和移位，造成张力性尿失禁、便秘或肠梗阻。巨大骶骨脊索瘤可通过直肠指检发现（Fourney 和 Gokaslan 2003；Atalar 等 2006）。

17.4 肿瘤影像学

X 线平片是腰痛患者首要的影像学检查，然而，单纯的脊柱 X 线平片很难观察到其中的细节。由于骶骨的倾斜、肠气及其他腹腔内容物的遮挡，通常会影响 X 线平片的效果（Manaster 和 Graham 2003）。尽管如此，在评估骶骨 X 线平片时，有一些重要的特征应该注意：成对的骶孔，并且在骶孔的边缘有明显的边界线；清晰的前后位骶髂关节；髂骨翼后缘应位于骶骨的下方。缺少以上任何一项特征的骨盆平片应视为骶骨病变。50%～70% 脊索瘤患者的 X 线平片可观察到无定形的瘤内钙化灶，而 CT 影像可达到 90%，但这对预后无太大意义（图 17.3）。一些大的软组织包块也可在 CT 或 MRI 上观察到。

评估中央椎管、脊髓或者神经根的状态以 MRI 最佳，这种形式对评估脊索瘤也极为重要。相对于肌肉来说，MRI 上显示脊索瘤在 T1 加权像上为等信号或低信号包块，而在 T2 加权像为高信号强度包块（图 17.4）。若存在钙化灶，其在 T1 和 T2 加权像上为低信号强度。钆可增强脊索瘤的显影强度（Manaster 和 Graham，2003）。原发性肿瘤和转移病灶在扩散加权像上都显示为高信号强度，这可帮助区分其他无关病因引起的转移性结节（Kishimoto 等 2012）。MRI 与 CT 均可观察到骨质破坏和肿瘤侵犯椎管的程度（图 17.5），MRI 可根据钆吸收缺乏、骨硬化程度和良性脊索细胞瘤骨内的位置来区分脊索瘤和良性脊索细胞瘤（Nishiguchi 等 2011）。脊索瘤也可通过 F-18 正电子发射层析扫描来证明氟脱氧葡萄糖的活性（Lin 等 2006；Miyazaway 等 2008；Park 和 Kim，2008）。碳 -11- 蛋氨酸正电子放射断层造影术（MET-PET）通常用来评估碳离子放射治疗对直肠癌和其他肿瘤的效果，如今也用于研究脊索瘤的治疗。这种技术对脊索瘤治疗前后的影像学观察带来了希望（Zhang 等 2004）。

17.5 组织病理学和免疫组织化学

Virchow 对空泡细胞的原始描述为，"一大片聚集在一起像"肥皂泡"样的空泡细胞群，并呈小叶状生长"，描述了脊索瘤的经典组织学特征（图 17.6）。这些细胞的胞核小而圆，呈深染，带有少量的有丝分裂象，有显著的异型性。这些细胞被纤维性间隔隔开，并伴有钙化或出血坏死区（Weber 和 Sim 2002）。这些肿瘤细胞可分为三类：经典细胞（或传统细胞）、软骨样细胞和未分化细胞（Chugh 等 2007）。经典形式的细胞最常见的是典型的空泡特征，软骨样肿瘤细胞表现出软骨肉瘤状软骨的特征以及经典脊索瘤的特征；而未分化肿瘤细胞具有高度侵袭性肉瘤的组织学表现，未分化肿瘤细胞可观察到核内包涵体，双核或多核，有时可看到有丝分裂象（Crapanzano 等 2001）。免疫组织化学染色法通常用于检测脊索瘤，可观察到在脊索瘤细胞中 S-100、膜抗原（MUC-1）和细胞角蛋白有显著的免疫反应性。

软骨样脊索瘤很难与软骨肉瘤相区别，这强调了特殊免疫组织化学标记物的必要性。Brachyury 是一个在大多数散发的脊索瘤中表达的脊索转录因子，但不在软骨肉瘤中表达（Vujovic 等 2006）。有趣的是，只有在极少数家族性脊索瘤病例中才发现包含 brachyury 基因的 T 基因位点会被复制，提示这个基因在脊索瘤发病机制中的关键作用（Yang 等 2009）。在生物标记物板上增加 brachyury 标记，使这个过去通过确认细胞类型来诊断脊索瘤的方法的敏感性和特异性分别增加到 98% 和 100%（Oakley 等 2008）。近年来，其他重要的生物标记物如 ezrin、MMP-9 和 COX-2 都被用来研究，并有用以诊断的希望（Froehlich 等 2012）。对这些标记物的下一步研究是研究它们作为潜在的治疗靶点的价值。

17.6 鉴别诊断

在脊柱肿瘤的鉴别诊断中，需要考虑骨髓瘤、浆细胞瘤、良性脊索细胞瘤、淋巴瘤、骨髓炎、巨细胞瘤以及软骨肉瘤（Sciubba 等 2009）。

主要临床特征、X 线片以及组织学检查结果有助于区分脊索瘤与每种肿瘤类型。浆细胞瘤与脊索瘤可能有相似的 X 线片表现。脊索瘤的闪烁扫描阳性表现可以将其与这些肿瘤区分（Greenspan 等 2006）。影像学上，脊髓炎和淋巴瘤很难与脊索瘤

专栏 17.1　马尾

马尾，从解剖上来说，由经过椎管的脊髓末端以下的神经根聚集而成。人类的脊髓大约终止于L1水平，脊髓已经在这个水平分出L1～5和S1～5神经根。然而，这些神经根相继穿出椎管的部位在腰椎和骶椎更低的水平，它们在椎管内共同穿行一段距离，形成神经根束，称之为马尾神经。受伤或者其他病变造成的马尾神经的损伤可引起与重要神经根功能障碍相关的一系列特殊的临床症状，其被认为是一个外科急症。

任何原因引起的马尾综合征的症状包括下肢无力、逼尿肌无力造成的尿潴留、肛门括约肌无力造成的直肠功能障碍，继而发展成大便失禁，还可能出现性功能障碍、鞍区麻木、下肢疼痛及下肢反射减弱或消失等症状。马尾综合征的原因是多种多样的，从本质上来说就是各种原因造成的马尾受压。

急性椎间盘突出一般可造成马尾综合征，其他脊柱退变性疾病如椎管狭窄或腰椎滑脱也可造成马尾综合征。创伤也是一种常见的原因，如骨折、脱位、穿透伤或原发性创伤引起的继发性血肿。还有肿瘤，如脊索瘤或其他常见的转移瘤，都可引起马尾综合征，因肿瘤生长较为缓慢，需很长时间才发展为马尾综合征。

治疗马尾综合征的首要原则是手术治疗，对受压的神经根进行减压，即对造成神经根压迫的因素实行移除或复位。对于退变或创伤造成的马尾综合征，应尽力保留受损的神经根；对于转移性肿瘤，病灶切除加辅助性治疗（如放疗）是理想的治疗手段。骶骨脊索瘤需要大范围切除病灶，如此易将骶神经切除，所以该神经损伤无法恢复。因此，对于脊索瘤患者行骶骨切除术后神经功能损害情况的讨论是非常重要的。

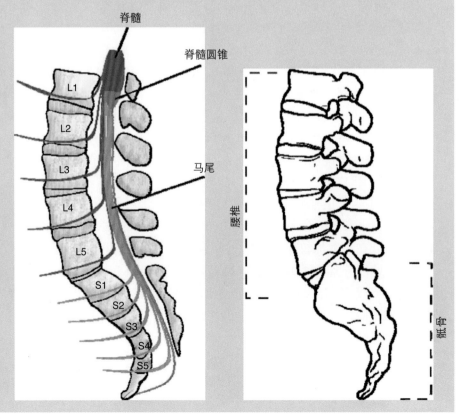

左侧为马尾、右侧为腰椎和骶骨的骨性解剖图

相鉴别；然而，它们的临床过程以及实验数据通常用于区别它们（Sciubba 等 2009）。良性脊索细胞瘤通常是没有临床症状的，可以表现为更加硬化的外观，而无软组织团块。巨细胞瘤是良性的，但是也是一种局部侵袭性肿瘤，常常侵犯骶骨，并可出现与脊索瘤相似的临床表现。脊索瘤更多地发生在中线，而巨细胞瘤通常发生在包围软组织团块的周围骨的薄边缘上，这在脊索瘤上不常见。软骨肉瘤和软骨样脊索瘤有相似的临床表现，因而上述讨论的生物标记物在区别这些肿瘤方面具有重要的作用。

17.7 肿瘤分期

分期是一种用以定义癌性疾病进程中局部和远处扩散的方法，在脊索瘤的例子中，MRI 是用于评估肿瘤位置和范围的首要影像方法。通过静脉注射或口服显影剂，以 CT 扫描胸腔、腹腔和骨盆来评估转移性肿瘤疾病的情况。核医学骨显像技术可以显示其他骨骼病灶。PET 代谢成像能够用以显示氟脱氧葡萄糖在病灶的亲和力，但基于病灶范围，这个方法有一些局限性，故并不用以评估肿瘤分期的首要方法。前面所述中，F-18 PET 或 ME-PET 是潜在的有前景的技术。

17.8 治疗

17.8.1 外科手术

脊索瘤的首要治疗是广泛切除术（图 17.7）而手术的目的是广泛切除至边缘为肿瘤细胞阴性。由于这个肿瘤的位置难以通过手术处理，尤其是斜坡区、颅底肿瘤或高位骶椎肿瘤，这个目的有时是不切实际的。尽管如此，众多研究已经证明复发率与边缘为肿瘤细胞阳性的相关性（Boriani 等 2006；Bilsky 等 2004；Fuchs 等 2005）。Boriani 等（2006）研究显示，单独使用放疗、姑息治疗或病灶内切除，边缘非肿瘤细胞阴性，复发率为 70% ~ 100%。

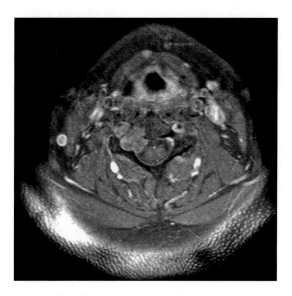

图 17.4 颈椎脊索瘤的典型 MR 影像，此病例中病灶侵及右侧椎弓根

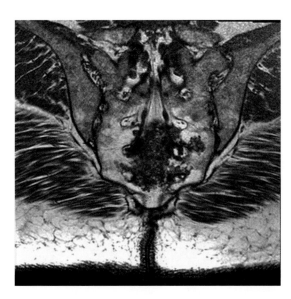

图 17.3 骶骨脊索瘤的冠状位 MR 影像示组织广泛钙化，有些钙化见于脊索瘤

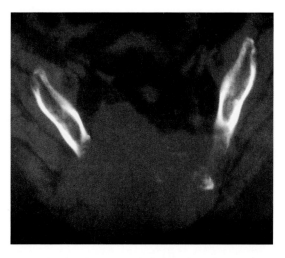

图 17.5 轴向 CT 扫描显示脊索瘤造成的广泛骶骨破坏。注意该肿瘤是位于中线部位的肿瘤，可与其他肿瘤区别

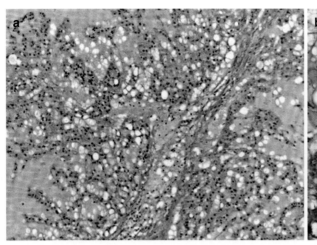
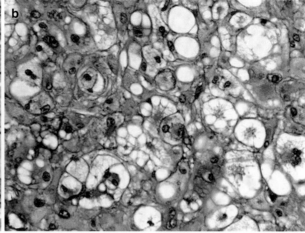

图 17.6 脊索瘤的组织学显微照片显示有液泡的空泡细胞。（**a**）低倍镜（100×），（**b**）高倍镜（400×）

当广泛切除足够的边缘时，术后 65～94 个月诊断其复发率为 20%。在一组骶尾部脊索瘤全切除的病人中，Fuchs 等（2005）证明其 5 年总体生存率为 74%，10 年为 52%，15 年为 47%。有趣的是，当采用切除至边缘为肿瘤细胞阴性这种手术方法时，这组病人的生存率显著地提高，最有意义的生存率预测指标是边缘为肿瘤细胞阴性的广泛程度。而肿瘤的大小、切除的范围以及手术路径对生存率并无显著影响。

骶骨切除术可通过前后路联合或后路的方式完成。一般来说，对在前路有重要软组织团块的肿瘤或高位骶骨切除术，首先进行前路切除手术比后路切除手术更加有益。Fuchs 等（2005）在 Mayo Clinic 中收集的一系列临床病例很好地体现了这一点，其中做前后路联合手术的病人中，81% 存在阴性边缘。基于这些结果，我们推荐 S3 以上的肿瘤病人应使用前后路联合手术。

脊索瘤切除术后，功能的缺失取决于手术范围。为了使生存率最大化和让患者对术后功能缺失有所准备，认真进行术前计划和对可能的神经学问题的讨论十分重要。实行部分或全骶骨切除术，通常会牺牲一侧或更多的骶神经根，这将导致运动缺陷、感觉损伤、括约肌功能丧失和（或）性功能障碍。Fourney 等（2005）基于骶神经根切除的水平，提出一种分级系统用以描述骶骨切除术的类型，这与截骨术的位置相反。手术切除的类型定义为低位、中位、高位骶骨切除，全骶骨切除术或半体切除术。如果至少有一侧 S4 神经根被切除，则考虑为低位骶骨切除术；如果至少有一侧 S3 神经根被切除则认为是中位骶骨切除术；如果至少有一侧 S2 神经根被切除则认为是高位骶骨切除术；如果 S1 神经根也不保留，则认为是全骶骨切除术。当肿瘤侵犯到腰椎时则采用半体切除术（经腰椎切除）。从功能上来说，如果两侧 S2 神经根都能够保留，则一半或以上的病人将会保留正常的肠道和膀胱功能。如果 S3 也被保留，则保留上述功能的概率增加。然而，会阴部感觉障碍和性功能障碍还是很常见，而后者在老年人中则更为普遍。如果一侧 S2 神经根被切除，则通常损伤一些自主控制功能。在高位骶骨切除术中，一侧 S1 或 S2 神经根和全部低位神经根被切除，通常会导致大小便失禁，这将导致留置导尿管、间歇性导尿、结肠造口术或手指刺激排便的可能性增加（Hulen 等 2006）。而 S1 神经根切除

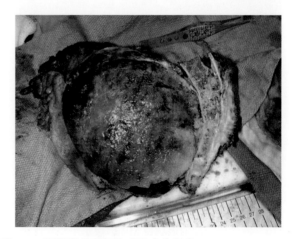

图 17.7 骶骨脊索瘤切除后的术中照片

后也会出现踝关节跖屈功能的丧失。

在骶骨切除时是否要求切除腰椎或骨盆，需对脊柱骨盆不稳进行评估。如果观察到有不稳定性，则需要器械固定（图17.8）。一般来说，在不稳定出现前约50%的骶髂关节可以切除，前提是保留剩余关节的韧带结构（Gunterberg等1976；Atener和Gunteberg 1978）。在运动范围大的脊柱节段，脊索瘤最好的治疗也是切除至边缘为肿瘤细胞阴性。为了达到这个目标，选择的手术方式为全脊椎切除术，且通常采用前后路联合入路（Boriani等2006）。

在颅底，虽然有很多手术方法，但行广泛切除手术仍不太可能实行（Singh等2010；Holzmann等2010）。然而，放疗能有效处理微小的或局限的全部残余肿瘤（Potluri等2011）。由于这个原因，对这些复杂的解剖学区域所推荐的手术方法是积极进行病灶内切除，可最大限度地保留神经功能。

17.8.2 放射治疗

放射治疗在脊索瘤治疗中变得越来越重要。由于放疗技术和形式的进步，如今可以高剂量照射肿瘤同时保留关键的周围结构。其限制因素是脊髓的承受能力，尤其是上端脊髓，它的剂量低于有效治疗肿瘤的需要剂量。一般来说，传统的单独外照射，其剂量为40~60Gy，对脊索瘤的治疗来说，未达标最佳标准，这将导致5年局部控制率为10%~40%（Cstton等1996；Cummings等

1983）。而当剂量达到80Gy时，放疗引起的相关脊髓病变会有很高的发病率。

使用高剂量的质子或带电粒子如碳原子、氦原子或氖离子（统称为强子）能够使更高的剂量被传递到肿瘤同时，对重要的周围结构产生的放射损伤也有限。事实上，由于质子治疗没有可测量的出射剂量，而周围结构得到保留。当联合一期外科切除手术时，无论对脊索瘤进行单独的质子照射治疗或结合光子照射，其对肿瘤局部控制已被证明是很好的方法（Hug等1999；Noël等2001；Fuji等2011）。这尤其是与颅底肿瘤有关，因为它的承受能力比骶骨周围区域要低。对于骶骨，当与治疗复发脊索瘤对比时，一期外科手术和放疗能达到更好的结果，因此这种方法被认为是一种有效的一线治疗选择（Park等2006）。

碳离子放疗在脊索瘤治疗中也已被研究。由于碳离子比质子重，这种方法被认为能提供更好的生物学效果。有趣的是，生物学效应随照射深度加深而升高，在照射范围的尽头达到其顶点。这是对局部控制癌症的一种很有吸引力的性质，正是如此，碳离子治疗已运用于治疗脊索瘤。在运用碳离子治疗颅底肿瘤的报道中，5年局部控制率为70%~88%，10年局部控制率为80%~82%（Schulz-Ertner等2007；Mizoe等2009；Tsujii和Kamada 2012）。

另一种使用强子来治疗脊索瘤的方法已经运用高度共形传送技术，例如调强放射治疗（IMRT）或者立体定向放射外科（SRS）。在北美伽玛刀联盟最近的一项研究中，SRS被发现为是治疗小型脊索瘤一个很好的选择，尤其对年轻患者而言，当联合外科手术时，其5年局部控制率达到总体的80%（Kano等2011）。

17.8.3 系统治疗和未来发展方向

脊索瘤通常被认为对传统化疗不敏感。许多传统药物已被试用，包括蒽环类抗生素、顺铂、烷基化剂以及喜树碱类似物，它们有着各种不同程度的反应，但是没有任何一个单独药物可以作为可靠的一线药物。有个别的报道称未分化脊索瘤会对积极的化疗增加敏感性（Fleming等1993），但是总的来说化疗对治疗局限性疾病没有

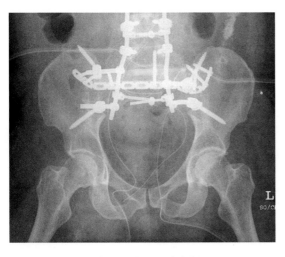

图17.8 全骶骨切除术后的术后重建病例

作用。目前，对转移性肿瘤而言，开始治疗的时机和化疗方案的选择通常基于个体化治疗基础，且充分考虑限制其副作用。

根据脊索瘤高表达血小板衍生生长因子受体（PDGFRB 和 PDGFRA）和 KIT 受体 (Tamborini 等 2006) 这一发现，酪氨酸激酶抑制剂已经用于治疗转移性脊索瘤。伊马替尼是一种对 PDGFRB 和 KIT 受体具有特异性的酪氨酸激酶抑制剂，最初在一些晚期脊索瘤患者中研究（Casali 等 2005），这项研究中有前景的结果引出了一项有 50 个患者的二期研究（Stacchiotti 等 2012）。这项研究称在 6 个月内只有一部分病人有反应；然而，有 35 个患者病情稳定并有 64% 的临床受益率，从而肯定了这一小规模研究的发现，且为进一步的研究提供保证。EGFR 通路与脊索瘤发病机制有密切关系（Dewaele 等 2011），引起对这个通路抑制剂的研究，包括西妥昔单抗、吉非替尼以及厄洛替尼（Hof 等 2006；Singhal 等 2009）。一项对舒尼替尼的多中心试验中（脊索瘤占研究群体的 19%），证实了 44% 的病情稳定率（16 周）（George 等 2009）。目前正在进行的系统试验包括尼洛替尼、达沙替尼、拉帕替尼和依维替尼。

临床前研究也正在加紧进行，主要因为几种已被描述出特性的细胞系的发展，包括 CH8、GP60 和 U-CH-1（Yang 等 2010）以及最近的 CH22（Liu 等 2012）。这些细胞系的发展和特征描述会有助于识别目前还不被了解的靶点及阐明可疑靶点的作用，如 brachyury（Hsuetal, 2011），从而促进未来临床试验的发展。

17.9 本章要点总结

- 脊索瘤是脊索来源的罕见肿瘤。
- 广泛切除的手术治疗是主要的治疗方式。
- 局部复发和生存率取决于肿瘤边缘。
- 放疗是重要的治疗手段，通常作为手术的辅助治疗。
- 放疗的其他形式，如质子治疗、强子治疗或立体定向放射都发挥日益重要的作用。
- 血小板衍生生长因子受体信号通路对脊索瘤的形成具有重要作用。
- 化疗的作用是有限的，但使用靶向酪氨酸激酶通路药物的全身性治疗的进展显示了良好的前景。

专栏 17.2　RTK抑制剂在脊索瘤中的作用

酪氨酸激酶受体抑制剂在治疗多种肉瘤的作用引起了极大的关注。特别的是，脊索瘤表达有活性的血小板衍生生长因子受体（PDGFRB）已被证明（Tamborini等2006）。此外，一部分脊索瘤被认为表达EGRF和c-MET，这两者都通过酪氨酸激酶通路传递信号（Weinberger等2005）。mTOR是酪氨酸激酶受体下游分子，它通过MAPK或PI3K/AKT通路激活。图中所示，mTOR的下游分子，40S核糖体蛋白S6激酶（p70^{S6K}）及真核起始因子4E-结合蛋白-1（4E-BP1）启动蛋白质合成和促进细胞成长及增殖。eIF4E是一个与mRNA帽结合的起始因子，当它磷酸化时，4E-BP1与eIF4E结合从而抑制它的翻译起始。

最近有一项对RTK抑制剂在脊索瘤的作用的研究（Tamborini等2010）。值得注意的是，激活的PDGFR、FLT3、CSF1-R、全部PDGRF家族成分和EGFR家族成员EGFR、Her/neu以及HER4均在脊索瘤组织样本中有表达。这些结果有力地支持

一个观点，即在脊索瘤中PDGFR和EGFR通路被激活。另外一个发现是EGFR和PDGFRB都是共免疫沉淀反应，提示异源二聚体的形成。这些信息可以解释为什么有些脊索瘤对伊马替尼的治疗产生抵抗作用。运用抗-PDGFR和抗-EGFR药物的双峰治疗方法要求充分沉默脊索瘤中mTOR的活化是有可能的。有趣的是，有2例脊索瘤患者对西妥昔单抗（抗-EGFR单克隆抗体）有临床反应（Hof等2006）。

关于mTOR的下游效应器，Western blot分析发现22例脊索瘤中，有14例证明eIF4E从4E-BP1的翻译抑制中释放出来。其中有13个病例是由于4E-BP1的过度磷酸化，有1个病例缺乏4E-BP1。同时，在11个病例中磷酸化S6只表现出低的或很低的水平；在3个病例中发现非磷酸化S6处于低水平而在另外8例中根本没有表达。这是否提示S6可作为肿瘤抑制剂或脊索瘤中mTOR的大部分下游效应是由4E-BP1/4eIF4E调控尚不清楚，但是这个矛盾确实需要进一步的研究。

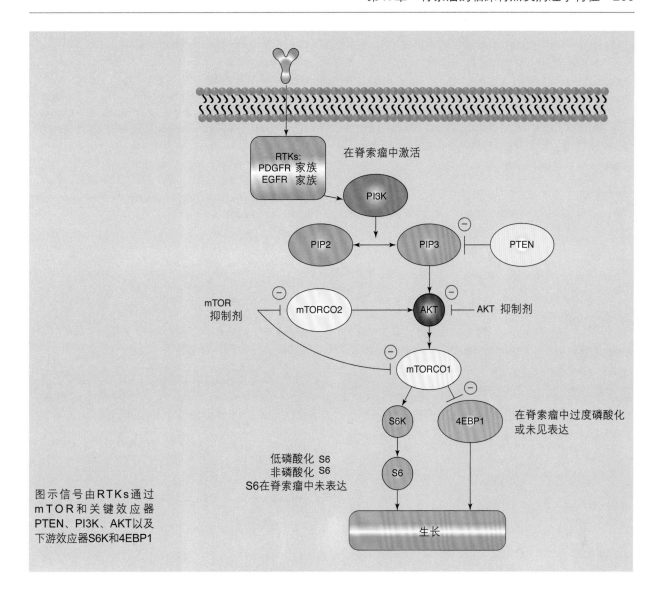

RTKs:
PDGFR 家族
EGFR 家族

在脊索瘤中激活

PI3K

PIP2　PIP3　PTEN

mTOR
抑制剂

mTORCO2　AKT　AKT 抑制剂

mTORCO1

S6K　4EBP1

在脊索瘤中过度磷酸化
或未见表达

低磷酸化 S6
非磷酸化 S6
S6在脊索瘤中未表达

S6

生长

图示信号由RTKs通过
mTOR和关键效应器
PTEN、PI3K、AKT以及
下游效应器S6K和4EBP1

专栏 17.3　脊索瘤的遗传学

　　对家族性脊索瘤综合征家族进行的肿瘤分子研究已经为脊索瘤的遗传学提供一些启发。Yang等（2009）的最近一项研究详细描述了T（brachyury）基因复制的识别以及它在赋予家族性脊索瘤易感性中的作用。这些研究在每个家族超过3个脊索瘤病例的4个家族中进行，采用联合遗传连锁和高分辨率阵列CGH（比较基因组杂交）分析识别6q27区域的独特复制。该位点被发现含有T（brachyury）基因。Brachyury是表达于脊索细胞核中的组织特异性的转录因子。脊索瘤brachyury基因的表达已被证实，且在非肿瘤组织和42个其他肿瘤类型中并未发现其表达。它在脊索瘤发病机制的确切作用还不清楚，但该发现代表了对脊索瘤生物学理解的重要进步。

　　然而大多数脊索瘤是散发的。散发性脊索瘤不表现出brachyury基因的复制或扩增。散发性脊索瘤的染色体组型分析证明几个不寻常点，确定该疾病的发生是由于其中一个重要基因的不稳定性，这在Le等（2011）的一项研究中证明了这一点。涉及到复制数量减少的复制数量的变异比复制数量增多更常见。相关染色体的丢失包括1p、3、4、9、10、13、14和18。PTEN是一个重要的肿瘤抑制基因，位于10q23.3，在被研究的散发性脊索瘤中，发现有80%存在半合子的缺失。有趣的是，在散发性骶骨脊索瘤中，Akt/mTORC1信号通路的过度活化已被阐明，这与PTEN的丢失相一致（Han等2009，另见专栏17.2对脊索瘤中RTK信号通路的综述）。CDKN2A是一种肿瘤抑制基因，抑制cdk4-和cdk6-细胞周期蛋白D复合物的功能。这些cdk-细胞周期蛋白复合物调节视网膜母细胞瘤蛋白，由此控制了G1-S 细胞周期进程的检查点。这在被研究的散发性肿瘤中，也发现80%存在该基因的缺陷。

虽然脊索瘤发展的准确遗传机制还不清楚，但是至少在这些家族性脊索瘤病例中，这些数据共同表明T/短尾基因在发病机制中扮演重要角色。T/短尾基因很可能在散发性脊索瘤中也很重要，但如果是这种情况，那么基于这些发现，该机制必须是其他原因而不是拷贝数的变异。

参考文献

Han S, Polizzano C, Neilsen GP, Hornicek FJ, Rosenberg AE, Ramesh V (2009) Aberrant hyperactivation of akt and Mammalian target of rapamycin complex 1 signaling in sporadic chordomas. Clin Cancer Res 15:1940–1946

Le LP, Nielsen GP, Rosenberg AE, Thomas D, Batten JM, Deshpande V, Schwab J, Duan Z, Xavier RJ, Hornicek FJ, Iafrate AJ (2011) Recurrent chromosomal copy number alterations in sporadic chordomas. PLOS One 6:e18846

Yang XR, Ng D, Alcorta DA, Liebsch NJ, Sheridan E, Li S, Goldstein AM, Parry DM, Kelley MJ (2009) T (brachyury) gene duplication confers major susceptibility to familial chordoma. Nat Genet 41:1176–1178

（林 焘 廖鸿益 译 陈柏龄 审校）

参考文献

Ashwood N, Hoskin PJ, Saunders MI (1994) Metastatic chordoma: pattern of spread and response to chemotherapy. Clin Oncol (R Coll Radiol) 6:341–342

Atalar H, Selek H, Yildiz Y, Sağlik Y (2006) Management of sacrococcygeal chordomas. Int Orthop 30(6):514–518

Bergh P, Kindblom LG, Gunterberg B, Remotti F, Ryd W, Meis-Kindblom JM (2000) Prognostic factors in chordoma of the sacrum and mobile spine: a study of 39 patients. Cancer 88:2122–2134

Bilsky MH, Yamada Y, Yenice KM, Lovelock M, Hunt M, Gutin PH, Leibel SA (2004) Intensity-modulated stereotactic radiotherapy of paraspinal tumors: a preliminary report. Neurosurgery 54:823–830

Bjornsson J, World LE, Ebersold MJ, Laws ER (1993) Chordoma of the mobile spine. A clinicopathological analysis of 40 patients. Cancer 71:735–740

Bohlman HH, Sachs BL, Carter JR, Riley L, Robinson RA (1986) Primary neoplasms of the cervical spine. Diagnosis and treatment of twenty-three patients. J Bone Joint Surg Am 68:483–494

Boriani S, Chevalley F, Weinstein JN, Biagini R, Campanacci L, De Iure F, Piccill P (1996) Chordoma of the spine above the sacrum. Treatment and outcome in 21 cases. Spine 21:1569–1577

Boriani S, Bandiera S, Biagini R, Bacchini P, Boriani L, Cappuccio M, Chevalley F, Gasbarrini A, Picci P, Weinstein JN (2006) Chordoma of the mobile spine: fifty years of experience. Spine 31:493–503

Burrow JF, Stewart MJ (1923) Malignant spheno-occipital chordoma. J Neurol Psychopathol 4(15):205–217

Casali PG, Messina A, Stacchiotti S, Tamborini E, Crippa F, Gronchi A, Orlandi R, Ripamonti C, Spreafico C, Bertieri R, Bertulli R, Colecchia M, Fumagalli E, Greco A, Grosso F, Olmi P, Pierotti MA, Pilotti S (2005) Imatinib mesylate in 18 advanced chordoma patients. J Clin Oncol 23:9012

Catton C, O'Sullivan B, Bell R, Laperriere N, Cummings B, Fornasier V, Wunder J (1996) Chordoma: long-term follow up after radical photon irradiation. Radiother Oncol 41:67–72

Chugh R, Tawbi H, Lucas DR, Biermann JS, Schuetze SM, Baker LH (2007) Chordoma: the nonsarcoma primary bone tumor. Oncologist 12:1344–1350

Crapanzano JP, Ali SZ, Ginsberg MS, Zakowski MF (2001) Chordoma: a cytologic study with histologic and radiologic correlation. Cancer 93:40–51

Cummings BJ, Hodson DI, Bush RS (1983) Chordoma: the results of megavoltage radiation therapy. Int J Radiat Oncol Biol Phys 9:633–642

Dewaele B, Maggiani F, Floris G, Ampe M, Vanspauwen V, Wozniak A, Debiec-Rychter M, Sciot R (2011) Frequent activation of EGFR in advanced chordomas. Clin Sarcoma Res 1(1):4

Fleming GF, Heimann PS, Stephens JK, Simon MA, Ferguson MK, Benjamin RS, Samuels BL (1993) Dedifferentiated chordoma. Response to aggressive chemotherapy in two cases. Cancer 72(3):714–718

Forsyth PA, Cascino TL, Shaw EG, Scheithauer BW, O'Fallon JR, Dozier JC, Piepgras DG (1993) Intracranial chordomas: a clinicopathological and prognostic study of 51 cases. J Neurosurg 78:741–747

Fourney DR, Gokaslan ZL (2003) Current management of sacral chordoma. Neurosurg Focus 15:E9

Fourney DR, Rhines LD, Hentschel SJ, Skibber JM, Wolinsky JP, Weber KL, Suki D, Gallia GL, Garonzik I, Gokaslan ZL (2005) En bloc resection of primary sacral tumors: classification of surgical approaches and outcome. J Neurosurg Spine 3:111–122

Froehlich EV, Scheipl S, Lazàry A, Varga PP, Schmid C, Stammberger H, Beham A, Bodo K, Schroettner H, Quehenberger F, Windhager R, Liegl B, Leithner A (2012) Expression of ezrin, MMP-9, and COX-2 in 50 chordoma specimens: a clinical and immunohistochemical analysis. Spine 37(13):E757–E767

Fuchs B, Dickey I, Yaszemski MJ, Inwards CY, Sim FH (2005) Operative management of sacral chordoma. J Bone Joint Surg Am 87:2211–2216

Fuji H, Nakasu Y, Ishida Y, Horiguchi S, Mitsuya K, Kashiwagi H, Murayama S (2011) Feasibility of proton beam therapy for chordoma and chondrosarcoma of the skull base. Skull Base 21(3):201–206

George S, Merriam P, Maki RG, Van den Abbeele AD, Yap JT, Akhurst T, Harmon DC, Bhuchar G, O'Mara MM, D'Adamo DR, Morgan J, Schwartz GK, Wagner AJ, Butrynski JE, Demetri GD, Keohan ML (2009) Multicenter phase II trial of sunitinib in the treatment of nongastrointestinal stromal tumor sarcomas. J Clin Oncol 27(19):3154–3160

Greenspan A, Jundt G, Remagen W (2006) Chordoma, in differential diagnosis in orthopaedic oncology, 2nd edn. Lippincott Williams & Wilkins, Philadelphia, pp 445–446

Gunterberg B, Stener B, Romanus B (1976) Pelvic strength after major amputation of the sacrum. An experimental study. Acta Orthop Scand 47:635–642

Healey JH, Lane JM (1989) Chordoma: a critical review of diagnosis and treatment. Orthop Clin North Am 20:417–426

Hof H, Welzel T, Debus J (2006) Effectiveness of cetuximab/gefitinib in the therapy of a sacral chordoma. Onkologie 29(12):572–574

Holzmann D, Reisch R, Krayenbuhl H, Hug E, Bernays RL (2010) The transnasal transclival approach for clivus chordoma. Minim Invasive Neurosurg 53:211–217

Hsu W, Mohyeldin A, Shah SR, Rhys CM, Johnson LF, Sedora-Roman NI, Kosztowski TA, Awad OA, McCarthy EF, Loeb DM, Wolinsky JP, Gokaslan ZL, Quiñones-Hinojosa A (2011) Generation of chordoma cell line JHC7 and the identification of Brachyury as a novel molecular target. J Neurosurg 115(4):760–769

Hug EB, Loredo LN, Slater JD, DeVries A, Grove RI, Schaefer RA, Rosenberg AE, Slater JM (1999) Proton radiation therapy for chordomas and chondrosarcomas of the skull base. J Neurosurg 91(3):432–439

Hulen CA, Temple HT, Fox WP, Sama AA, Green BA, Eismont FJ (2006) Oncologic and functional outcome following sacrectomy for sacral chordoma. J Bone Joint Surg Am 88:1532–1539

Kano H, Iqbal FO, Sheehan J, Mathieu D, Seymour ZA, Niranjan A, Flickinger JC, Kondziolka D, Pollock BE, Rosseau G, Sneed PK, McDermott MW, Lunsford LD (2011) Stereotactic radiosurgery for chordoma: a report from the North American Gamma Knife Consortium. Neurosurgery 68(2):379–389

Kishimoto R, Omatsu T, Hasegawa A, Imai R, Kandatsu S, Kamada T (2012) Imaging characteristics of metastatic chordoma. Jpn J Radiol 30(6):509–516

Lee J, Bhatia NN, Hoang BH, Ziogas A, Zell JA (2012) Analysis of prognostic factors for patients with chordoma with use of the California Cancer Registry. J Bone Joint Surg Am 94(4):356–363

Leone A, Cerase A, Tarquini E, Mulè A (2002) Chordoma of the low cervical spine presenting with Horner's syndrome. Eur Radiol 12(Suppl 3):S43–S47

Lin CY, Kao CH, Liang JA, Hsieh TC, Yen KY, Sun SS (2006) Chordoma detected on F-18 FDG PET. Clin Nucl Med 31(8):506–507

Liu X, Nielsen GP, Rosenberg AE, Waterman PR, Yang W, Choy E, Sassi S, Yang S, Harmon DC, Yang C, Schwab JH, Kobayashi E, Mankin HJ, Xavier R, Weissleder R, Duan Z, Hornicek FJ (2012) Establishment and characterization of a novel chordoma cell line: CH22. J Orthop Res. doi:10.1002/jor.22113

Manaster BJ, Graham T (2003) Imaging of sacral tumors. Neurosurg Focus 15(2):E2

McMaster ML, Goldstein AM, Bromley CM, Ishibe N, Parry DM (2001) Chordoma: incidence and survival patterns in the United States, 1973–1995. Cancer Causes Control 12:1–11

Meyer JE, Lepke RA, Lindfors KK, Pagani JJ, Hirschy JC, Hayman LA, Momose KJ, McGinnis B (1984) Chordomas: their CT appearance in the cervical, thoracic and lumbar spine. Radiology 153(3):693–696

Mindell E (1981) Chordoma. J Bone Joint Surg Am 63:501–505

Miyazawa N, Ishigame K, Kato S, Satoh Y, Shinohara T (2008) Thoracic chordoma: review and role of FDG-PET. J Neurosurg Sci 52(4):117–121

Mizoe JE, Hasegawa A, Takagi R, Bessho H, Onda T, Tsujii H (2009) Carbon ion radiotherapy for skull base chordoma. Skull Base 19(3):219–224

Muller H (1858) Uber das Vorkommen von Resten der Chorda dorsalis bei Menschen nach der Geburt und iiber ihr Verhiiltniss zu den Gallertgeschwiilsten am Clivus. Zeitschr f rat Med ii:202–229

Nicoucar K, Rausch T, Becker M, Dulguerov P (2008) Cervical chordoma with retropharyngeal extension presenting with impaired voice. Tumori 94:873–876

Nishiguchi T, Mochizuki K, Ohsawa M, Inoue T, Kageyama K, Suzuki A, Takami T, Miki Y (2011) Differentiating benign notochordal cell tumors from chordomas: radiographic features on MRI, CT, and tomography. AJR Am J Roentgenol 196(3):644–650

Noël G, Habrand JL, Mammar H, Pontvert D, Haie-Méder C, Hasboun D, Moisson P, Ferrand R, Beaudré A, Boisserie G, Gaboriaud G, Mazal A, Kérody K, Schlienger M, Mazeron JJ (2001) Combination of photon and proton radiation therapy for chordomas and chondrosarcomas of the skull base: the centre de Protonthérapie D'Orsay experience. Int J Radiat Oncol Biol Phys 51(2):392–398

Oakley GJ, Fuhrer K, Seethala RR (2008) Brachyury, SOX-9, and podoplanin, new markers in the skull base chordoma vs chondrosarcoma differential: a tissue microarray-based comparative analysis. Mod Pathol 21:1461–1469

Papagelopoulos PJ, Mavrogenis AF, Currier BL, Katonis P, Galanis EC, Sapkas GS, Korres DS (2004) Primary malignant tumor of the cervical spine. Orthopedics 27:1067–1075

Park SA, Kim HS (2008) F-18 FDG PET/CT evaluation of sacrococcygeal chordoma. Clin Nucl Med 33(12):906–908

Park L, Delaney TF, Liebsch NJ, Hornicek FJ, Goldberg S, Mankin H, Rosenberg AE, Rosenthal DI, Suit HD (2006) Sacral chordomas: impact of high-dose proton/photon-beam radiation therapy combined with or without surgery for primary versus recurrent tumor. Int J Radiat Oncol Biol Phys 65(5):1514–1521

Pearlman AW, Friedman M (1970) Radical radiation therapy of chordoma. Am J Roentgenol Radium Ther Nucl Med 108(2):332–341

Pearlman AW, Singh RK, Hoppenstein R, Wilder J (1972) Chordoma: combined therapy with radiation and surgery: case report and new

operative approach. Bull Hosp Joint Dis 33(1):47–57

Potluri S, Jeffries SJ, Jena R, Harris F, Burton KE, Prevost AT, Burnet NG (2011) Residual postoperative tumor volume predicts outcome after high-dose radiotherapy for chordoma and chondrosarcoma of the skull base and spine. Clin Oncol 32:199–208

Schulz-Ertner D, Karger CP, Feuerhake A, Nikoghosyan A, Combs SE, Jäkel O, Edler L, Scholz M, Debus J (2007) Effectiveness of carbon ion radiotherapy in the treatment of skull-base chordomas. Int J Radiat Oncol Biol Phys 68(2):449–457

Sciubba D, Cheng JJ, Petteys RJ, Weber KL, Frassica DA, Gokaslan ZL (2009) Chondroma of the sacrum and vertebral bodies. J Am Acad Orthop Surg 17(11):708–717

Singh N, Soo M, De Cruz M, Gomes L, Maclean F, Dandie G (2007) Cervical chordoma presenting as retropharyngeal mass and dysphonia: case report and literature review. Australas Radiol 51(suppl):B183–B188

Singh H, Harrop J, Schiffmacher P, Rosen M, Evans J (2010) Ventral Surgical approaches to craniovertebral junction chordomas. Neurosurgery 66(suppl 3):96–103

Singhal N, Kotasek D, Parnis FX (2009) Response to erlotinib in a patient with treatment refractory chordoma. Anticancer Drugs 20(10):953–955

Soo MY (2001) Chordoma: review of clinicoradiological features and factors affecting survival. Australas Radiol 45:427–434

Stacchiotti S, Longhi A, Ferraresi V, Grignani G, Comandone A, Stupp R, Bertuzzi A, Tamborini E, Pilotti S, Messina A, Spreafico C, Gronchi A, Amore P, Vinaccia V, Casali PG (2012) Phase II study of imatinib in advanced chordoma. J Clin Oncol 30(9):914–920

Stener B, Gunterberg B (1978) High amputation of the sacrum for extirpation of tumors. Principles and technique. Spine 3:351–366

Sundaresan N, Schmidek HH, Schiller AL, Rosenthal D (1990) Tumors of the spine: diagnosis and clinical management. W.B. Saunders, Philadelphia

Tamborini E, Miselli F, Negri T et al (2006) Molecular and biochemical analyses of platelet-derived growth factor receptor (PDGFR) B, PDGFRA, and KIT receptors in chordomas. Clin Cancer Res 12:6920–6928

Tamborini E, Virdis E, Negri T, Orsenigo M, Brich s, Conca E, Gronchi A, Stacchiotti S, Manenti G, Casali PG, Pierotti MA, Pilotti S (2010) Analysis of receptor tyrosine kinases (RTKs) and downstream pathways in chordomas. Neuro Oncol 12(8):776–789.

Tsujii H, Kamada T (2012) A review of update clinical results of carbon ion radiotherapy. Jpn J Clin Oncol 42(8):670–685

Unni KK (1996) Chordoma. In: Unni KK (ed) Dahlin's bone tumors: general aspects and data on 11,087 cases, 5th edn. Lippincott-Raven, Philadelphia, pp 291–305

Virchow RL (1857) Untersuchungen ueber die Entwicklung des Schaedelgrundes. G Rimer, Berlin

Vujovic S, Henderson S, Presneau N, Odell E, Jacques TS, Tirabosco R, Boshoff C, Flanagan AM (2006) Brachyury, a crucial regulator of notochordal development, is a novel biomarker for chordomas. J Pathol 209:157–165

Weber K, Sim FH (2002) Chordoma. In: Bulstrode C, Buckwalter J, Carr A et al (eds) Oxford textbook of orthopaedics and trauma. Oxford University Press, New York, pp 294–299

Weinberger PM, Yu Z, Kowalski D, Joe J, Manger P, Psyrri A, Sasaki CT (2005) Differential expression of epidermal growth factor receptor, c-Met, and HER2/neu in chordoma compared with 17 other malignancies. Arch Otolaryngol Head Neck Surg 131(8):707–711.

Yang XR, Ng D, Alcorta DA, Liebsch NJ, Sheridan E, Li S, Goldstein AM, Parry DM, Kelley MJ (2009) T (brachyury) gene duplication confers major susceptibility to familial chordoma. Nat Genet 41(11):1176–1178

Yang C, Hornicek FJ, Wood KB, Schwab JH, Choy E, Iafrate J, Rosenberg A, Nielsen GP, Xavier RJ, Mankin H, Duan Z (2010) Characterization and analysis of human chordoma cell lines. Spine 35(13):1257–1264

Zhang H, Yoshikawa K, Tamura K, Sagou K, Tian M, Suhara T, Kandatsu S, Suzuki K, Tanada S, Tsujii H (2004) Carbon-11-methionine positron emission tomography imaging of chordoma. Skeletal Radiol 33(9):524–530

第三部分

椎间盘病的动物模型及其
生物学再生

椎间盘退变的大动物模型

Shyam A. Patel, Christopher K. Kepler, Thomas P. Schaer,
D. Greg Anderson

第
18
章

目录

S.A. Patel, BS
Drexel University College of Medicine,
Philadelphia, PA 19107, USA
e-mail: sap.0521@gmail.com

C.K. Kepler, MD
Department of Orthopaedic Surgery,
Thomas Jefferson University, Rothman Institute,
Philadelphia, PA 19107, USA
e-mail: chris.kepler@gmail.com

T.P. Schaer, VMD(⊠)
Department of Clinical Studies,
University of Pennsylvania,
School of Veterinary Medicine, New Bolton Center,
Kennett Square, PA 19348, USA
e-mail: tpschaer@vet.upenn.edu

D.G. Anderson, MD
Departments of Orthopaedic Surgery and Neurological Surgery,
Thomas Jefferson University, Rothman Institute,
Philadelphia, PA 19107, USA
e-mail: greg.anderson@rothmanisntitute.com

18.1 概述

椎间盘主要由胚胎中的脊索发育形成，在脊椎动物的脊柱中具有特殊的生物力学功能（Singh 等 2005）。在解剖结构上，椎间盘主要由两个部分组成：内层富含蛋白多糖的髓核和外层富含 I 型胶原蛋白的纤维环（Singh 等 2005）。两者能够有效地分散脊柱的机械负荷并控制邻近椎体节段的运动。由于椎间盘无血管分布，代谢活跃的椎间盘细胞与营养源之间的距离长，因此其生物环境条件苛刻。目前，对椎间盘组织退变过程的认知已达成共识，包括细胞外基质中黏蛋白长链断裂、水合能力丧失、细胞质减少和环状解体 / 断裂（Lotz 2004）。

如书中其他章节所述，椎间盘内部的退变现象很普遍，然而椎间盘退变与下腰痛之间的关系仍不可预知（Lotz 2004；Alini 等 2008）。椎间盘退变造成腰痛的确是一个较为普遍的现象；但是大部分人在椎间盘退变的过程中几乎未出现腰痛症状。这种椎间盘退变和临床症状之间关联的缺失，使椎间盘退变的研究极具挑战性（Lotz 2004）。尽管面临诸多的挑战，脊柱学者们还是致力于探索有效的生物治疗方法来治疗椎间盘源性腰痛。

人类的椎间盘受到特定的生理及生物力学因素影响，而这些因素在动物模型上不易复制。第一，人类是双足动物，脊柱会受到独特的直立姿势应力负荷的影响。第二，人类的椎间盘比通常的研究对象如鼠、兔的椎间盘体积大得多。这意味着营养物质或药物向椎间盘中央部分扩散也困难得多。此外由于体积更大，理论上对人类有效的生理治疗方法在小型动物模型上难以复制。第三，椎间盘源性腰痛在人类的主要症状是疼痛，而对动物脊柱源性疼痛的研究则较为困难。第四，不同的生物个体椎间盘的分子组成也不尽相同，如大空泡细胞，这种维持椎间盘正常状态的细胞，在人类椎间盘中并不存在，而在其他动物中却很常见，这可能也会影响椎间盘对各种实验干预的效果。

动物实验对于理解、改进以及测试生物干预对人类椎间盘退变的影响非常重要。目前，大多数动物实验都采用小型动物，但是由于此类动物的椎间盘的体积及分子组成与人类椎间盘的差异，造成这些实验均有一定的局限性。因此，大动物的椎间盘研究对于开发椎间盘疾患治疗方法非常必要和重要，而且一般先于人体研究。大动物模型通常需要向专门的机构提出特殊监管审批申请，如食品药品监督管理局（FDA）、实验伦理委员会中央办公室（COREC）、英国药物和健康产品管理局（MHRA）。这一章对大动物在椎间盘退变的研究及治疗进行总结。

18.2 历史

从历史上讲，兽医对大动物的治疗在我们目前对椎间盘的病理变化及术后重建方面的认识起到重要作用。例如，Wagner 等（1979）利用同种异体髂骨行颈椎融合手术治疗有颈椎疾患的马。在 12 匹马中，11 匹马的手术节段均融合成功并康复，随访尸检显示颈椎融合节段的活动受到限制（Wagner 等 1979）。他们认为这种技术可以用于治疗人类脊柱脱位、骨折以及溶骨性疾病（Wagner 等 1979）。现在应用于脊柱融合的椎间融合器就渊源于此（Wagner 等 1979）。

18.3 用于椎间盘研究的动物模型类型

对脊柱不同节段的椎间盘进行研究有助于明确椎间盘在生理学、组织学以及生物力学方面的各种特性（Panjabi 1998）。体外模型也对椎间盘特有分子生物学行为的认识起着重要作用。但是，由于缺乏复杂的完整体系，研究者很难从其科学结果中得到明确的临床结论。另外，体外实验也通常不能提供某项干预措施的远期实验效果。

计算机技术的进步促进了一些芯片模型的发展。计算机模拟技术适合提出早期的理论假设，为进一步实验提供理论依据。计算机模拟技术可以使研究者在一定程度上控制实验变量，而这种情况在体外或体内实验中是无法实现的。然而在椎间盘研究中，芯片模型通过有限元分析或椎间盘材料学建模对脊柱机械性能研究的应用价值仍十分有限（Galbusera 等 2011）。

一般情况下，在人体上应用的新疗法需要进行动物体内实验。通过体内实验，研究者可以评估该治疗方法对活体生物系统的影响（Panjabi 1998）。由于椎间盘组织结构的复杂性及椎间盘退变中的多因素性，动物体内实验在人体新疗法的研发中具有重要作用（Lotz 2004；Singh 等 2005）。另外，大部分治疗方法在人体上应用前，均需要选取与人类条件类似的动物模型进行体内研究；此时往往就需要用到大动物模型（Alini 等 2008）。

18.3.1 临床观点

从临床的观点来看，由于大多椎间盘退变并非与患者临床症状直接相关，因此只针对椎间盘退变本身的治疗，其疗效是有限的（该概念在 16 章已经详细讨论）。然而，椎间盘退变往往伴随明显疼痛，治疗目的就是为了减轻疼痛及所引起的生活质量下降。

然而，目前仍无法建立可靠的动物模型去量化由椎间盘退变而诱发的疼痛。因此，动物实验对于椎间盘在生理、分子及生化环境的潜在疗效的研究往往是有限的。这些实验方式是通过对评价椎间盘健康状态指标的改善去假设从而缓解了由椎间盘退变所诱发的疼痛。因此，尽管动物实验对于检验人类潜在治疗方法非常重要，但是理想的结果仍需要在人体上得以验证。所以动物模型试验只是某一项治疗方法进入临床应用过程中的一步（An 等 2003）。

专栏 18.1 脊柱融合网笼：Bagby网笼

非常有趣的一件事，脊柱椎间融合器的历史起源于马。40年前，Dr. George Bagby首次发明了椎间融合器，也被称为"Bagby 网笼"。与华盛顿州立大学的兽医Barrie Grant合作，两人采用外科手术方式治疗马颈椎不稳或"Wobbler病"，该疾病主要由于马的颈椎发育畸形或退变而造成颈髓受压所引起神经症状。尽管人类颈椎融合技术发展迅速，然而利用不锈钢网笼颈椎椎间融合仍是治疗马此类疾病的唯一方式。放射线片[1]（A～D）示1周岁的阿拉伯小马，患有Ⅲ度运动功能障碍。实验室检查EPM（马原虫性脑脊髓膜炎）阴性。全麻下脊髓造影示C6～7节段存在静态压迫（B图，实线箭头）。C3～4和C4～5节段存在动态压迫（B图，虚线箭头）。确诊后1个月，行C6～7（C图和D图）的前路固定手术。术后，佩戴1个月的颈部护套，1个月的环形行走训练。以后锻炼强度逐渐加强，运动功能得到显著改善（术后9个月时，左前/右前/左后0.5级，右后2级），目前已经完全康复。

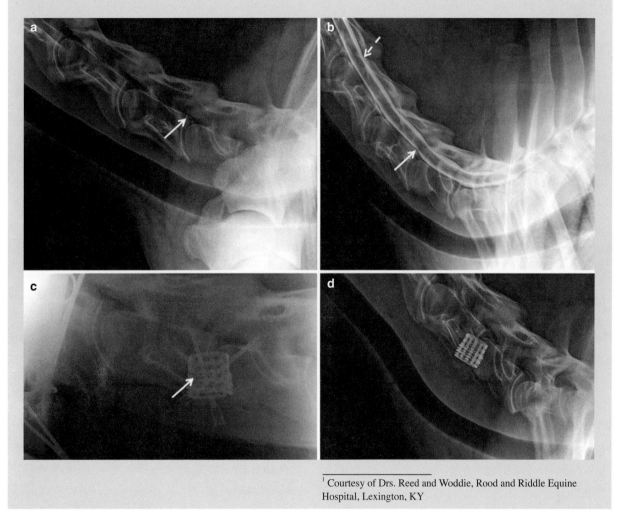

[1] Courtesy of Drs. Reed and Woddie, Rood and Riddle Equine Hospital, Lexington, KY

18.3.2 动物模型概述

如前所述，动物模型在转化研究中具有重要作用，是新疗法应用于人体前，确保其安全性、有效性的关键步骤。

18.3.2.1 标准化和可靠性

首次引进一种新的动物模型，评价其安全性非常重要。对于新的模型，独立研究者从同一实验中获得的结果应具有可比性和可重复性。如果在重复实验中，研究者之间的结果出现显著差异或超出预期，表明该模型可靠性差。

对于椎间盘研究的动物模型，实验动物年龄的标准化对获得可靠的结果非常重要。其他因素如品种、性别、体积、饲养环境、节段部位和营养状况也会对研究结果造成潜在的影响，因此在实验设计中应严格控制这些因素。研究者需要把这些因素作详细的总结汇报，以便其他的研究者可以参考实验条件。

18.3.2.2 模型精确度/有效性

在动物实验设计中，有效性和精确度的问题也应值得注意。如果一个动物模型与人类疾患临床发病机制严重不相符，则无法从实验中获得有价值的信息。由于所有的动物模型与人体的条件不相同，这也是实验设计缺陷重要因素之一。尽管不能完全匹配，研究者应当尽量选取能够准确符合人类条件的动物模型。

对于多数涉及治疗干预措施的研究，保证模型的椎间盘体积、形状等特征统一是一个重要的因素（Beckstein 等 2008）。不同物种间的椎间盘体积差别非常明显，对椎间盘的生理和生物学特性造成影响（Elliott 和 Sarver 2004；O'Connell 等 2007）。然而，Beckstein 等（2008）研究发现各物种间机械组织性能在进化过程中相对较为保守，椎间盘的生物力学特性并不像之前认为的差异明显。然而，目前文献无大规模的不同物种之间动物模型综合性比较的相关报道。大部分文献报道的是某一特定物种与人类之间椎间盘特性的比较结果。

18.3.2.3 有效性/精确度的复杂性

造成在动物模型选择时困难的一个因素是椎间盘发育情况。在胚胎时期，髓核源自脊索细胞。人类在刚出生时椎间盘内脊索细胞较多，但在 10 岁后基本消失（Urban 等 2000）。脊索细胞比其他的椎间盘细胞产生更多的黏蛋白，并有助于维持椎间盘细胞外基质的完整性（Palmer 和 Lotz 2004；Aguiar 等 1999；Kalichman 和 Hunter 2008）。除了不同物种之间脊索细胞的数量差异较大之外，高强度的生物力学负荷可以加速椎间盘中的脊索细胞消亡（Lotz 等 1998；Iatridis 等 1999；Palmer 和 Lotz 2004）。

不同物种之间脊索细胞的存在和数量之间的差异在防止椎间盘退变潜在作用方面是十分重要的（Lotz 2004）。事实上，Berry（1961）用针尾鼠证实，椎间盘中脊索细胞有丝分裂效率低下

的品种比具有较快细胞复制速度的品种可以更早地发生椎间盘退变。这种脊索细胞和椎间盘退变之间的关系使现有许多动物模型的有效性变得更为复杂（Omlor 等 2009），某些物种，特别在小动物（Higuchi 等 1982）和一些犬类（Aguiar 等 1999），一生中大部分时间椎间盘内无脊索细胞。不同物种之间脊索细胞在数量和质量上的差异可能表明椎间盘退变发生机制具有多样性（Hunter 等 2004）。

不同动物模型椎间盘退变的发生机制也不尽相同。一般来讲，按椎间盘退变病因学分类可以分为自发型和实验诱导型动物模型（Lotz 2004），后者可再分为物理诱导和结构改变两种。物理诱导包括椎间盘上载荷的分布及大小变化，而结构改变则分为对椎间盘手术损伤或化学损伤（Lotz 2004）。相比而言，人类椎间盘退变通常是自发性（Lotz 2004）或不明原因的损伤机制造成的。尽管许多动物均存在自发性椎间盘退变，但是通常伴有明显椎间盘退变特征的自发性退变模型均是小动物模型如地中海沙鼠（Silberberg 1988）和转基因小鼠（Lotz 2004）。沙鼠在椎间盘研究中的应用价值将在第 20 章进行详细论述。然而，也有特例如软骨营养障碍的犬类，由于软骨细胞异常增殖及营养不良也会对髓核细胞造成影响。由于软骨营养障碍，这些犬类椎间盘退变加速，从而使它们成为人体临床应用的前期动物模型。

18.4 大动物模型

绵羊、山羊、猪、小型猪、矮牛、非人灵长类、狗、鸡、袋鼠和鸵鸟等大物种均曾在椎间盘研究中应用或探讨。然而，到目前为止最常用的动物模型是猪、绵羊、山羊和狗（Wike 等 1997）。

在上述常用的动物模型中，四足动物特性的问题需要考虑（Wilke 等 1997a, b）。与四足动物不同，人类属于双足动物，在休息和活动的时候保持独特的姿势和体位（Zhang 等 2011a, b）。因此需要认识到研究四足动物将在生物力学方面有所不足。尽管有些动物也采用双足活动（如袋鼠和鸵鸟），有些动物可以认为是不全双足动物（非人灵长类动物），但是它们均无法达到对人类姿势

完全模拟，包括直立的躯干姿势，脊柱的矢状位平衡，以及行走时椎间盘几乎呈水平位置。而且有时大动物脊柱标本处理也具有挑战性。为了获得独立的运动节段通常需要借助于塑料包埋的未脱钙组织学方法。良好的组织取材首先需要恰当的组织固定制作出高质量的组织学切片，平均厚度为8μm。图18.1、18.2和18.3示绵羊腰椎不同退变程度的椎间盘重要特征。尽管无法证实手术干预后（使用软骨素酶ABC进行髓核溶解）椎间盘发生退变时的具体天数，在6个月和18个月时，椎间盘退变有明显进展。样本采用我们实验室改进的天狼猩红/阿利辛蓝染色法，可用于胶原和蛋白多糖类的形态学标记。未脱钙的椎间盘样本包埋于异丁烯酸甲酯，利用旋转切片机切成4~8μm。

18.4.1 猪模型

许多椎间盘研究都采用猪模型。大量数据表明猪是研究人类椎间盘的可靠动物模型。在基因表达方面，随着年龄老化，猪与人类的椎间盘变化过程相似（Choet等2011）。猪椎间盘在髓核摘除后，与人类退变的椎间盘在形态学上极为相似。Omlor等（2009）发现，髓核摘除后猪椎间盘的高度、MRI信号强度以及脊索细胞数量均显著下降（Omlor等2009）。Kaapa等（1994b, c）研究猪椎间盘手术损伤后对胶原蛋白的含量和新陈代谢的影响，发现随着椎间盘内水分减少，胶原蛋白的表达水平和胶原蛋白的合成均发生了显著的变化。Holm等（2007）利用猪椎间盘穿刺损伤模型，并通过测量椎间盘内压力评估其退变。Holm等采用两组不同的穿刺方式（一组穿刺纤维环，另一组穿刺终板），然后测量在生物力学载荷下椎间盘内压力的变化（Holm等2007）。他们发现在纤维环损伤模型中，邻近椎间盘压力损伤的比例较大，表明终板损伤可以造成椎间盘更为严重的损伤。尽管这种损伤可以模拟人体椎间盘退变的形态学和生物力学变化，但椎间盘损伤的创伤作用可以诱发其他意外的结果，从而限制了该椎间盘退变模型的应用。

还有其他研究利用猪模型评估各种干预措施的治疗效果和观察与椎间盘退变有关的特征性改变。Buser等（2011）通过对摘除髓核后的椎间盘进行纤维蛋白胶封堵，评估其对椎间盘退变的治疗疗效。他们发现椎间盘内纤维化被抑制，而蛋白多糖表达水平明显提高（Buser等2011）。同样，Chiang等（2011）证实通过荷包缝合纤维环缺口能够减缓椎间盘损伤后发生退变。

Kaapa等研究了猪椎间盘的神经支配以及椎间盘退变对神经分布的影响。他们发现猪椎间盘神经密度与人类椎间盘相似，多数的神经末梢分布在纤维环的外层（Kaapa等1994a）。有趣的是，该研究发现椎间盘损伤并不会影响神经的分布（Kaapa等1994c）。

18.4.2 绵羊模型

绵羊也是一种被广泛应用于椎间盘研究的动物模型。Melrose等（2012）通过纤维环切开构建绵羊脊柱不稳和椎间盘退变动物模型。术后3个月MRI示椎间盘高度降低。同时还完成生物力学测验以评估脊柱运动范围并通过组织病理学测量中心区域。聚合蛋白聚糖随蛋白多糖和胶原蛋白表达变化而逐渐降解，意味着椎间盘渐进行的退变。在一项较早的实验中，Melrose等（1992）发现绵羊腰椎间盘纤维环损伤8个月后，椎间盘内非胶原蛋白含量随着蛋白多糖和胶原蛋白含量下降而有所增加。这些变化主要发生在髓核，而不是在纤维环（Melrose等1992）。在后期研究中研究者还发现核心蛋白多糖和二聚糖的表达在纤维环损伤后也有所增加。在体外研究中发现这些蛋白可以阻止椎间盘细胞增殖从而限制了椎间盘损伤后的自我修复能力（Melrose等1997）。Melrose等（2002）通过随后的实验提出，绵羊纤维环损伤模型还可以用于研究在椎间盘退变过程中神经和血管向椎间盘内生长的情况，这种现象被猜测与一些患者的腰痛症状有关。

18.4.3 犬类模型

椎间盘研究中使用犬类模型也很常见。多种的诱导机制均可用于构建犬类椎间盘退变模型。

Hutton 等（2004）设想通过在终板灌注骨水泥阻止营养物质供应构建犬类椎间盘退变模型；然而，术后 70 周椎间盘未发生退变（Hutton 等 2004）。在其他的研究中，利用弹簧对犬类腰椎间盘进行压缩（Hutton 等 1998，2000）。尽管持续压缩 1 年，仍未发现椎间盘发生严重退变。但是通过实验组和对照组比较发现，椎间盘内蛋白多糖和胶原蛋白含量存在差异。Hasegawa 等（1995）通过与对照组比较发现，疲劳载荷对于邻近椎间盘髓核切除的椎体损害更加严重。持续的压缩负荷可以导致邻近椎间盘髓核切除的椎体发生微小骨裂，表明在椎间盘退变过程中可能存在微损伤机制（Hasegawa 等 1995）。

还有一些实验试图通过犬类模型移植自体椎间盘细胞而减缓或逆转椎间盘退变（Ganey 和 Meisel 2002；Ganey 等 2003，2009）。还有实验通过移植自体脂肪干细胞评估干细胞在椎间盘损伤治疗中的应用价值（Ganey 等 2009）。每条狗连续 3 个节段椎间盘髓核部分切除，邻近的两个椎间盘设为空白对照节段（Ganey 等 2009）。在 3 个髓核

部分切除的椎间盘中，1 个注射透明质酸凝胶 - 干细胞复合物，1 个注射透明质酸，最后 1 个不做任何干预。通过评估干预后实验椎间盘形态及细胞外基质产物，Ganey 称透明质酸凝胶 - 干细胞复合物取得更好的治疗效果。在另一项研究中，Ganey（2003）选取犬类自体椎间盘细胞，经体外培养后，再经皮重新注回犬类椎间盘中。这些椎间盘细胞不仅成功整合到椎间盘中，并且还产生了细胞外基质。通过随访中 MRI 对椎间盘内的水分的测定也证实椎间盘发生了再生。同样，Hiyama 等（2008）对髓核摘除术后的犬类模型注射经体外培养的自体椎间盘细胞也证实了椎间盘的再生。

与犬类椎间盘损伤模型相比，软骨营养障碍的犬类具有构建自发性椎间盘退变动物模型的潜力。由于基因缺陷影响椎间盘细胞的增殖和发育成熟，从而加速椎间盘退变。这些犬类在早期发生脊索细胞缺失，在髓核中由纤维软骨替代（Melrose 等 1996）。因此，这些犬类提供了一个可以研究自发性椎间盘退变的特殊动物模型。另外，通过对椎间盘神经支配观察发现，椎间盘内

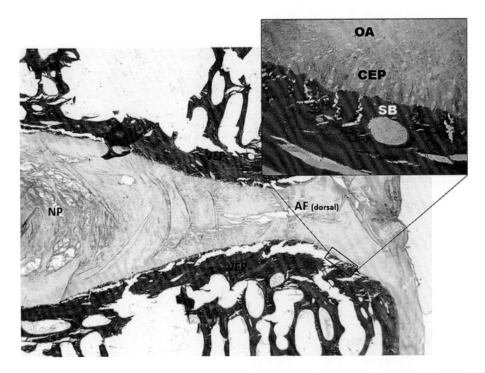

图 18.1　绵羊的 2 个椎体和椎间盘的切片（L4 ~ L5）。低倍镜（原始倍数 ×1）视野下，天狼猩红 / 阿利辛蓝染色切片显示正常的椎间盘形态，包括椎体终板（vetebral endplates, VEP）、纤维环（annulus fibrosus, AF）和髓核（nucleus pulposus, NP）。软骨板为深蓝色。注意皮质骨和骨小梁中高含量的胶原蛋白（红色）及椎间盘中清晰的异质性染色的胶原蛋白（红）和蛋白多糖（蓝）。插图：高倍镜（x40）视野下天狼猩红 / 阿利辛蓝染色。蛋白多糖阳性颗粒和周围的细胞外基质染为蓝色。残留的胶原蛋白染为红色。（SB 软骨下骨质，CEP 软骨终板，OA 外层纤维环）；未染色的区域（苦味酸）显示为黄色

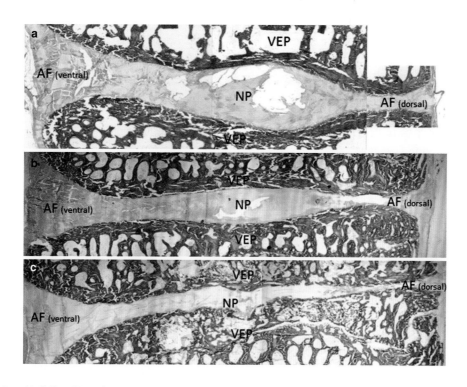

图 18.2 塑胶包埋的绵羊腰椎运动节段（L4～5）矢状位切片，术后0天（**a**）、6个月（**b**）、18个月（**c**）天狼猩红/阿利辛蓝染色。选择左外侧经皮入路，利用19-g对接针，经22-g脊柱穿刺针通道从背外侧角向L4-5椎间盘中心注射300μl 软骨素酶 ABC。图（**a～c**）示随着髓核（NP）中蛋白多糖含量减少，椎间盘高度丢失以及椎体终板完整性破坏并伴有软骨下骨质的增厚（**b**、**c**）。VEP 终板。切片以 ×4 倍放大拍摄

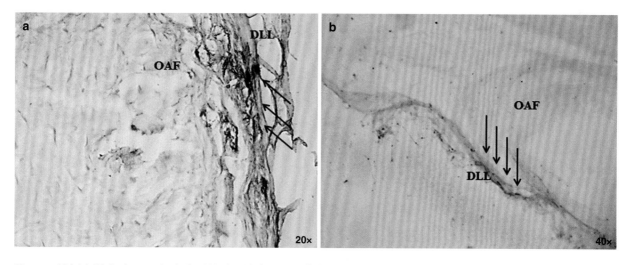

图 18.3 椎间盘退变（IVDD）本身不是需要临床干预的依据：鉴别椎间盘源性腰痛的特征对提高目前的治疗水平和评估新疗法疗效至关重要。但是大动物模型（绵羊、山羊和牛）关键不足在于对手术诱导的 IVDD 缺乏可靠的疼痛评估。椎间盘退变引起的症状可分为两类：（1）椎管狭窄以及脊髓或神经根刺激引起的根性疼痛；（2）椎间盘内部破裂引起的椎间盘源性疼痛。这些症状可能存在截然不同的病因学基础。某些狗品种由于存在潜伏性的 IVDD 发作可能为椎间盘源性疼痛的病理生理学提供线索。一个与人类 IVDD 临床发病过程相符的临床前期动物模型能在很大程度上帮助预测临床预后及新疗法的临床疗效。图（**a**）和（**b**）示选取的无腰痛的狗腰椎椎间盘后纵韧带（DLL）和外层纤维环（OAF）中 CGRP 和 SP 的免疫反应阳性较少（箭头所示）。这些结果与健康人类和犬类的椎间盘在神经解剖结构方面相似的理论相符

痛觉神经纤维稀少（图 18.3）。证实在椎间盘损伤或退变中是否存在痛觉神经纤维增加是下一步研究的目标。

18.4.4 山羊模型

山羊模型也用来尝试诱导产生椎间盘疾病。Hoogendoorn 等（2008）将软骨素酶 ABC 注入山羊椎间盘内成功获得椎间盘退变模型。随后的研究中，Zhang 等（2011a, b）利用 4～5mm 直径钻头在椎间盘上钻入 15mm 深度，诱导椎间盘退变，并出现与椎间盘退变一致的组织学变化，明显优于手术刀割伤诱导的椎间盘退变模型。该研究小组还报道了注射山羊骨髓间质细胞对退变椎间盘的影响，可增加椎间盘内蛋白多糖的含量。值得注意的是，该实验中注射前的椎间盘退变程度相对较轻。

18.5 大动物模型椎间盘研究优缺点

18.5.1 猪/小型猪模型

猪获取相对容易，易于日常管理，价格适中（Cho 等 2011）。作为理想的动物模型，小型猪的其他优点包括体积、颈椎前凸与人类颈椎相似（Chiang 等 2011）。而且，生物力学研究表明猪与人类在脊柱的灵活性和椎间盘容积上相似（Lundin 等 2000；Park 等 2005）。尽管猪属于四足动物，但生物力学研究证实其脊柱力学基本沿长轴传导，也与人类脊柱相似（Alini 等 2008）。

猪的脊柱和人类的脊柱在 T6～T10 节段相似度最高，这些节段成为理想的胸椎动物模型（Sheng 等 2010）。而且，猪的椎间盘相对较大，便于手术操作（Omlor 等 2009）。从生物化学方面讲，猪与人类的椎间盘细胞外基质的成分、硫酸软骨素和硫酸角质素的比例均较为相似（Kaapa 等 1994b）。与犬类一样，猪在成年时期椎间盘中仍保留脊索细胞，因此与人类相比，其椎间盘抵抗退变能力、再生能力更强（Omlor 等 2009）。

全尺寸猪模型的主要劣势在于多数品种生长速度过快；由于体重增加，长期实验费用昂贵，

并对手术干预造成困难（Sheng 等 2010）。为了克服这些不足，有些研究者转而使用小型猪模型。Yoon 等（2008）通过纤维环损伤诱导椎间盘缓慢退变的小型猪动物模型，并通过组织学及 MRI 验证建模成功。

猪模型的另一个缺陷（和其他多数大动物一样）为年幼动物通常不会发生自发性椎间盘退变。因此，椎间盘退变的发生需要通过纤维环或终板的损伤诱导实现（Yoon, 等 2008；Omlor 等 2009）。

18.5.2 绵羊模型

绵羊也相对容易获取，费用中等。绵羊在成年时期椎间盘内无脊索细胞，同猪和狗相比，绵羊与人类更为相似（Osti 等 1990；Melrose 等 1992；Alini 等 2008）。而且绵羊椎间盘内水分、胶原蛋白含量和纤维环排列方向角度也与人类相似（Reid 等 2002）。尽管在细胞成分上相似，但与人类相比，绵羊脊柱体积较小，很多解剖结构也不一样。通过比较羊与人类椎间盘解剖结构，Wilke 等（1997a, b）发现，在胸椎和腰椎区域二者最为相似；然而，二者之间各部位的椎间盘高度均不一致：人类腰椎椎间盘高度最大，而绵羊颈椎椎间盘高度最大。另外，基本的解剖结构也有所差异，包括寰椎、枢椎、椎弓根及椎体后缘高度的变化（Wilke 等 1997a, b）。绵羊脊柱各节段的活动度（如颈椎、胸椎、腰椎）与人类相似（Wilke 1997a, b）。Kandziora 等（2001）通过对比 20 例人与美利奴羊的脊柱，认为尽管二者在解剖结构上有明显差异，但仍有足够的相似性，可以用来作为人类疾病的体内实验研究的动物模型，特别是 C3～4 运动节段，可以作为人类颈椎活动的可靠动物模型。

18.5.3 犬类模型

尽管狗数量多，并且维护廉价，但将它们用于实验研究仍会引起道德伦理的审查。而且，由于人类和狗的特殊关系，人们对于使用狗作为动物模型开展实验研究的态度不同（Zhang 等 2011a, b）。在某些情况下，社会道德准则使得利用狗进

行生物医学研究变得复杂化，同时伦理审查也增加了用狗实验的监管负担（Zhang 等 2011）。

尽管如此，由于狗的椎间盘和人类具有很多的相似性，犬类模型已经广泛应用（Nguyen 等 1989）。Nguyen 等（1989）曾经对狗与人类脊柱的主要区别进行了描述，包括狗的脊柱体积较小、椎间盘形状不同（Nguyen 等 1989；Zhang 等 2011a, b）。

在活动度方面，人类与狗在 C4～5 节段的侧曲和轴向旋转偶联上有所不同。与人类相比，狗的颈椎在侧曲和轴向旋转上的偶联运动更多（Hofstette 等 2009）。然而，与脊柱后方结构、椎间盘和韧带有关的抗压和抗扭刚度上，狗与人类比较相似（Zimmerman 等 1992）。

如前所述，无软骨营养障碍的犬类椎间盘内保留了脊索细胞，可以保护对抗椎间盘退变及促进轻微损伤后的椎间盘修复再生。尽管以基因缺陷病因的椎间盘退变与人类正常椎间盘退变有很大不同，软骨营养不良的犬类也可以自发椎间盘退变（Sakai 等 2009）。

18.5.4 山羊模型

山羊体格健壮，相对容易获取，价格适中。山羊动物模型的一个优势是某些品种的椎间盘高度、大小和形状与人类相似（Zhang 等 2011a, b）。山羊的 C3～4 节段椎间盘在模拟人类 C5～6 椎间盘时非常有用（Hu 等 2006）。一般地讲，尽管山羊脊柱在形状、解剖和载荷特点上均与人类脊柱相似，但是髓核的机械性能还是有所不同（Zhang 等 2011a, b）。

山羊的体重与人类相似，能够很好地耐受手术和麻醉，而且也不会由于体重增长过快而影响手术操作（Zhang 等 2011a, b）。由于山羊躯干的形状，两侧的宽度远小于前后的厚度，腰椎侧旁入路相对容易操作，可以应用微创入路（Zhang 等 2011a, b）。山羊模型的一个缺点是它还尚未同其他大动物模型一样广泛应用于椎间盘研究。

18.5.5 非人灵长类动物模型

从进化角度讲，非人灵长类动物与人类的基因相似度最高，理论上应该具有最接近的椎间盘生物学特性。而且也确实，狒狒与人类颈椎在形状和解剖上都非常相似（Sheng 等 2010）。

然而，由于人类的直立姿势和步态，二者在腰椎区域存在显著的差别。非人灵长类动物不存在人类的腰椎前凸。另外，人类腰椎椎间盘（尤其是最下两个节段腰椎）呈楔形，椎间盘前缘高度大。这就造成人类在该区域后伸幅度增大，而前屈幅度减小（Farfan 等 1978）。

虽然在基因方面相似，利用非人灵长类动物开展椎间盘研究的主要困难在于此类动物稀少且群居，难以获取，饲养费用相对昂贵，并且对这些具有高智能动物进行生物医学实验需要通过道德伦理审查。

18.6 选择最适用动物模型的依据

动物模型的选择需要根据具体研究的特殊实验目的。没有任何一种实验动物模型能够完全复制与人类椎间盘相关的所有临床数据（Alini 等 2008）；然而，不同的动物模型与人类的解剖及生物学相似特点使得各自在某些特定的研究中具有共享性。如果在研究的重点范围内，大动物模型与人类的解剖结构、生物力学或生物化学特点均相似，则该动物模型的选择就是正确的（Alini 等 2008）。

通过评估不同物种之间椎间盘扭转生物力学和胶原蛋白含量，Showalter 等（2012）提供了一些大致的指导建议，从而确定哪种动物模型最适合研究人类椎间盘退变。对于扭转力学来讲，他们发现 11 种物种中，9 种与人类相似；然而，绵羊和猪的椎间盘明显具有更高的抗扭转强度。小牛、猪、狒狒、山羊、绵羊的腰椎椎间盘及牛尾椎间盘均可作为研究脊柱抗扭转力的理想模型。对于胶原蛋白含量，尽管 Showalter 提出在不同的物种之间，不同节段的椎间盘存在差异，但一般情况下，不同物种之间的差别相对比较小。然而，到目前为止其他类似跨物种间的研究几乎没有。

性价比是选择动物模型时需要考虑的一个重要因素。动物体积越大、智能越高的动物在获取和饲养时的费用就越昂贵，这类动物需要专门的饲养房舍及训练有素的动物管理者。此外，一些动物在实验干预后需要较长的时候才会发生明显的退变，同样会增加研究的经费和周期（Singh 等 2005）。

评估实验结果的方法也在模型的选择上具有重要的作用。组织学检查、生物力学检测以及基因表达分析均需要不同层面的信息，从而反映椎间盘退变的程度以及治疗干预的疗效（Chan 等 2011）。在体内动物研究中，术后监测非常重要，有助于减少实验所需的动物数量。方法学包括 X 线片、CT 和 MRI。X 线片是一种性价比高的观测工具，如观测椎间隙变化可作为评估实验干预效果的有效方式。椎间隙塌陷是椎间盘退变在 X 线片上的特征性标志。主观的影像学评估需要良好清晰的侧位片。一种可靠的评估影像学方法可

以作为一个强大的工具证实临床前的动物实验结果（图 18.4）。实验前制订详细的实验计划非常必要，能够确保使用最小的动物数量并且足以解决实验中的问题，并避免开展无法完成的实验研究。基因表达研究通常需要 DNA 序列信息，这在一些物种中都比较容易获得。在研究中，实验目的可以利用先进的影像学设备完成，不需要处死动物，只要不对其他的实验结果造成混淆，这些动物可以用于另外的实验研究（Chan 等 2011）。

当为一个特定的目的选择动物模型时，诸如医疗设备改进，解剖结构也具有特殊的重要性。例如，为测试一种新型的后路固定系统，研究者就需要使用椎弓根形态及椎体大小与人类相似的动物模型。为测试椎间融合器或椎间盘假体，椎间盘及椎体尺寸就需要着重考虑（Mclain 等 2002）。

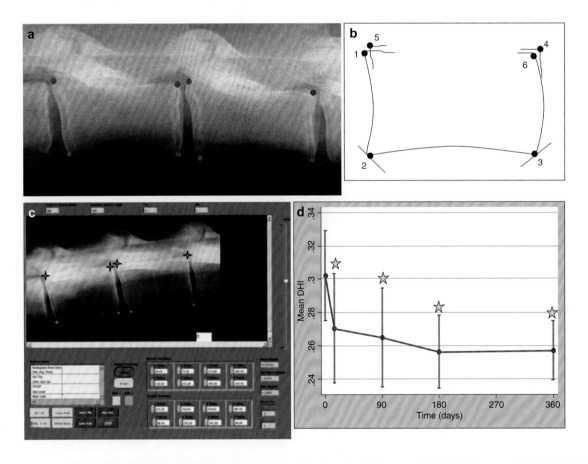

图 18.4　为观测随时间变化椎间盘高度的改变情况，Frobin 等（1997）通过一组利用软骨素酶 ABC 进行胶原酶溶解术诱导 L4-5 节段 IVDD 的羊动物模型，研发并验证了一种可靠的评估方法。术后 0、2、12、26 和 52 周拍摄腰椎侧位 X 线片（a）。将 X 线片的数据导入 Labview（c），根据具体的解剖标志测量椎间盘高度变化（b），椎间盘高度指数（DHI）由双盲观察者进行统计。对于大多数观察者，正常的椎间盘 DHI 具有一致性和可靠性。术后 12 周，12% 的注射 C-ABC 椎间隙发生塌陷，术后 6 个月，椎间隙塌陷的发生率最高，达到 18%（d）。在注射 C-ABC 后各时间点 DHI 值均低于注射后 0 时间段（$P<0.01$）。这个图像分析系统在临床前期椎间盘研究中能够有效地观测在体椎间盘高度变化

为研究脊柱运动度，选取的动物模型与人类具有相似的生物力学特性非常重要。比如，Schmide 等（2005）发现猪动物模型在前屈 / 后伸活动的生物力学性质上与人类相似，但是在侧曲和轴向旋转方面却明显不同。因此，猪动物模型适合用来研究脊柱的前屈 / 后伸运动，而不适合研究脊柱侧曲及旋转运动。

最后，在研究大动物模型过程中，应该注意保证安全。最主要的是注意防止潜在的受伤危险（咬伤、踢伤）；然而，还有其他不易注意的危险（Langley 1999）。这些危险包括但不仅限于大动物模型，如针刺伤、手术刀切割伤、对动物皮毛的过敏反应，以及由于动物的食物、粪便、尿液造成地板湿滑引起的摔伤等（Langley 1999）。动物的传染病也是需要考虑的（Weigler 等 2005）。实验场所需要制定适当的制度，并进行规范训练，及时与所有管理动物的工作人员进行沟通，确保采取预防措施从而将受伤和感染疾病的风险降到最低（Weigler 等 2005）。

18.7 本章要点总结

- 许多小动物模型均可用于椎间盘疾病研究；然而，对于一些特定类型的研究或验证相关监管部门批准的特定医疗设备，则需要使用大动物模型。

- 大动物模型可以用来研究椎间盘的生物学、生物力学、再生机制以及医疗设备的改进。

- 每个动物模型的验证非常有必要。由于各物种之间的脊索细胞数量、椎间盘退变的生物变化趋势、椎间盘的解剖和生理特性方面均存在差别。因此，应该根据研究目的选取恰当的动物模型开展研究。

- 可能用于椎间盘退行性疾病研究的大动物模型包括绵羊、山羊、猪 / 小型猪、矮牛、非人灵长类动物、犬、鸡、袋鼠和鸵鸟等。

- 对于某项特定的研究，在选择合适的动物模型时应首先考虑研究目的、道德伦理、预算及动物模型的可行性。

（李亚伟 译 吕国华 审校）

参考文献

Aguiar DJ, Johnson SL et al (1999) Notochordal cells interact with nucleus pulposus cells: regulation of proteoglycan synthesis. Exp Cell Res 246(1):129–137

Alini M, Eisenstein SM et al (2008) Are animal models useful for studying human disc disorders/degeneration? Eur Spine J 17(1):2–19

An H, Boden SD et al (2003) Summary statement: emerging techniques for treatment of degenerative lumbar disc disease. Spine (Phila Pa 1976) 28(15 Suppl):S24–S25

Beckstein JC, Sen S et al (2008) Comparison of animal discs used in disc research to human lumbar disc: axial compression mechanics and glycosaminoglycan content. Spine (Phila Pa 1976) 33(6): E166–E173

Berry RJ (1961) Genetically controlled degeneration of the nucleus pulposus in the mouse. J Bone Joint Surg Br 43:387–393

Buser Z, Kuelling F et al (2011) Biological and biomechanical effects of fibrin injection into porcine intervertebral discs. Spine (Phila Pa 1976) 36(18):E1201–E1209

Chan DD, Khan SN et al (2011) Mechanical deformation and glycosaminoglycan content changes in a rabbit annular puncture disc degeneration model. Spine (Phila Pa 1976) 36(18):1438–1445

Chiang CJ, Cheng CK et al (2011) The effect of a new anular repair after discectomy in intervertebral disc degeneration: an experimental study using a porcine spine model. Spine (Phila Pa 1976) 36(10): 761–769

Cho H, Park SH et al (2011) Snapshot of degenerative aging of porcine intervertebral disc: a model to unravel the molecular mechanisms. Exp Mol Med 43(6):334–340

Elliott DM, Sarver JJ (2004) Young investigator award winner: validation of the mouse and rat disc as mechanical models of the human lumbar disc. Spine (Phila Pa 1976) 29(7):713–722

Farfan HF (1978) The biomechanical advantage of lordosis and hip extension for upright activity. Man as compared with other anthropoids. Spine (Phila Pa 1976) 3(4):336–342

Frobin W et al (1997) Precision measurement of disc height, vertebral height and sagittal plane displacement from lateral radiographic views of the lumbar spine. Clin Biomech 12:S1–S63

Galbusera F, Schmidt H et al (2011) The mechanical response of the lumbar spine to different combinations of disc degenerative changes investigated using randomized poroelastic finite element models. Eur Spine J 20(4):563–571

Ganey TM, Meisel HJ (2002) A potential role for cell-based therapeutics in the treatment of intervertebral disc herniation. Eur Spine J 11(Suppl 2):S206–S214

Ganey T, Libera J et al (2003) Disc chondrocyte transplantation in a canine model: a treatment for degenerated or damaged intervertebral disc. Spine (Phila Pa 1976) 28(23):2609–2620

Ganey T, Hutton WC et al (2009) Intervertebral disc repair using adipose tissue-derived stem and regenerative cells: experiments in a canine model. Spine (Phila Pa 1976) 34(21):2297–2304

Hasegawa K, Turner CH et al (1995) Effect of disc lesion on microdamage accumulation in lumbar vertebrae under cyclic compression loading. Clin Orthop Relat Res 311:190–198

Higuchi M, Kaneda K et al (1982) Age-related changes in the nucleus pulposus of intervertebral disc in mice. An electronmicroscopic study. Nihon Seikeigeka Gakkai Zasshi 56(4):321–329

Hiyama A, Mochida J et al (2008) Transplantation of mesenchymal stem cells in a canine disc degeneration model. J Orthop Res 26(5): 589–600

Hofstetter M, Gedet P et al (2009) Biomechanical analysis of the three-dimensional motion pattern of the canine cervical spine segment C4-C5. Vet Surg 38(1):49–58

Holm S, Ekstrom L et al (2007) Intradiscal pressure in the degenerated porcine intervertebral disc. Vet Comp Orthop Traumatol 20(1): 29–33

Hoogendoorn RJ, Helder MN et al (2008) Reproducible long-term disc degeneration in a large animal model. Spine (Phila Pa 1976) 33(9): 949–954

Hu N, Cunningham BW et al (2006) Porous coated motion cervical disc replacement: a biomechanical, histomorphometric, and biologic wear analysis in a caprine model. Spine (Phila Pa 1976) 31(15): 1666–1673

Hunter CJ, Matyas JR et al (2004) Cytomorphology of notochordal and chondrocytic cells from the nucleus pulposus: a species comparison. J Anat 205(5):357–362

Hutton WC, Toribatake Y et al (1998) The effect of compressive force applied to the intervertebral disc in vivo. A study of proteoglycans and collagen. Spine (Phila Pa 1976) 23(23):2524–2537

Hutton WC, Ganey TM et al (2000) Does long-term compressive loading on the intervertebral disc cause degeneration? Spine (Phila Pa 1976) 25(23):2993–3004

Hutton WC, Murakami H et al (2004) The effect of blocking a nutritional pathway to the intervertebral disc in the dog model. J Spinal Disord Tech 17(1):53–63

Iatridis JC, Mente PL et al (1999) Compression-induced changes in intervertebral disc properties in a rat tail model. Spine (Phila Pa 1976) 24(10):996–1002

Kaapa E, Gronblad M et al (1994a) Neural elements in the normal and experimentally injured porcine intervertebral disk. Eur Spine J 3(3): 137–142

Kaapa E, Holm S et al (1994b) Collagens in the injured porcine intervertebral disc. J Orthop Res 12(1):93–102

Kaapa E, Holm S et al (1994c) Proteoglycan chemistry in experimentally injured porcine intervertebral disk. J Spinal Disord 7(4):296–306

Kalichman L, Hunter DJ (2008) Diagnosis and conservative management of degenerative lumbar spondylolisthesis. Eur Spine J 17(3):327–335

Kandziora F, Pflugmacher R et al (2001) Comparison between sheep and human cervical spines: an anatomic, radiographic, bone mineral density, and biomechanical study. Spine (Phila Pa 1976) 26(9): 1028–1037

Langley R (1999) Physical hazards of animal handlers. Occup Med 14(2):181–194

Lotz JC (2004) Animal models of intervertebral disc degeneration: lessons learned. Spine (Phila Pa 1976) 29(23):2742–2750

Lotz JC, Colliou OK et al (1998) Compression-induced degeneration of the intervertebral disc: an in vivo mouse model and finite-element study. Spine (Phila Pa 1976) 23(23):2493–2506

Lundin O, Ekstrom L et al (2000) Exposure of the porcine spine to mechanical compression: differences in injury pattern between adolescents and adults. Eur Spine J 9(6):466–471

McLain RF, Yerby SA et al (2002) Comparative morphometry of L4 vertebrae: comparison of large animal models for the human lumbar spine. Spine (Phila Pa 1976) 27(8):E200–E206

Melrose J, Ghosh P et al (1992) A longitudinal study of the matrix changes induced in the intervertebral disc by surgical damage to the annulus fibrosus. J Orthop Res 10(5):665–676

Melrose J, Taylor TK et al (1996) Variation in intervertebral disc serine proteinase inhibitory proteins with ageing in a chondrodystrophoid (beagle) and a non-chondrodystrophoid (greyhound) canine breed. Gerontology 42(6):322–329

Melrose J, Ghosh P et al (1997) Elevated synthesis of biglycan and decorin in an ovine annular lesion model of experimental disc degeneration. Eur Spine J 6(6):376–384

Melrose J, Roberts S et al (2002) Increased nerve and blood vessel ingrowth associated with proteoglycan depletion in an ovine anular lesion model of experimental disc degeneration. Spine (Phila Pa 1976) 27(12):1278–1285

Melrose J, Shu C et al (2012) Mechanical destabilization induced by controlled annular incision of the intervertebral disc dysregulates metalloproteinase expression and induces disc degeneration. Spine (Phila Pa 1976) 37(1):18–25

Nguyen CM, Haughton VM et al (1989) A model for studying intervertebral disc degeneration with magnetic resonance and a nucleotome. Invest Radiol 24(5):407–409

O'Connell GD, Vresilovic EJ et al (2007) Comparison of animals used in disc research to human lumbar disc geometry. Spine (Phila Pa 1976) 32(3):328–333

Omlor GW, Nerlich AG et al (2009) A new porcine in vivo animal model of disc degeneration: response of anulus fibrosus cells, chondrocyte-like nucleus pulposus cells, and notochordal nucleus pulposus cells to partial nucleotomy. Spine (Phila Pa 1976) 34(25): 2730–2739

Osti OL, Vernon-Roberts B et al (1990) 1990 Volvo Award in experimental studies. Anulus tears and intervertebral disc degeneration. An experimental study using an animal model. Spine (Phila Pa 1976) 15(8):762–767

Palmer EI, Lotz JC (2004) The compressive creep properties of normal and degenerated murine intervertebral discs. J Orthop Res 22(1): 164–169

Panjabi MM (1998) Cervical spine models for biomechanical research. Spine (Phila Pa 1976) 23(24):2684–2700

Park C, Kim YJ et al (2005) An in vitro animal study of the biomechanical responses of anulus fibrosus with aging. Spine (Phila Pa 1976) 30(10):E259–E265

Reid JE, Meakin JR et al (2002) Sheep lumbar intervertebral discs as models for human discs. Clin Biomech (Bristol, Avon) 17(4): 312–314

Sakai D, Nakai T et al (2009) Differential phenotype of intervertebral disc cells: microarray and immunohistochemical analysis of canine nucleus pulposus and anulus fibrosus. Spine (Phila Pa 1976) 34(14): 1448–1456

Schmidt R, Richter M et al (2005) Limitations of the cervical porcine spine in evaluating spinal implants in comparison with human cervical spinal segments: a biomechanical in vitro comparison of porcine and human cervical spine specimens with different instrumentation techniques. Spine (Phila Pa 1976) 30(11): 1275–1282

Sheng SR, Wang XY et al (2010) Anatomy of large animal spines and its comparison to the human spine: a systematic review. Eur Spine J 19(1):46–56

Showalter BL, Beckstein JC et al (2012) Comparison of animal discs used in disc research to human lumbar disc: torsion mechanics and collagen content. Spine (Phila Pa 1976) 37(15):E900–E907

Silberberg R (1988) Histologic and morphometric observations on vertebral bone of aging sand rats. Spine (Phila Pa 1976) 13(2): 202–208

Singh K, Masuda K et al (2005) Animal models for human disc degeneration. Spine J 5(6 Suppl):267S–279S

Smith LJ, Nerurkar NL et al (2011) Degeneration and regeneration of the intervertebral disc: lessons from development. Dis Model Mech 4(1):31–41

Urban JP, Roberts S et al (2000) The nucleus of the intervertebral disc from development to degeneration. Am Zool 40:53–61

Wagner PC, Bagby GW et al (1979) Surgical stabilization of the equine cervical spine. Vet Surg 8(1):7–12

Weigler BJ, Di Giacomo RF et al (2005) A national survey of laboratory animal workers concerning occupational risks for zoonotic diseases. Comp Med 55(2):183–191

Wilke HJ, Kettler A et al (1997a) Are sheep spines a valid biomechanical model for human spines? Spine (Phila Pa 1976) 22(20): 2365–2374

Wilke HJ, Kettler A et al (1997b) Anatomy of the sheep spine and its comparison to the human spine. Anat Rec 247(4):542–555

Yoon SH, Miyazaki M et al (2008) A porcine model of intervertebral disc degeneration induced by annular injury characterized with magnetic resonance imaging and histopathological findings. Laboratory investigation. J Neurosurg Spine 8(5):450–457

Zhang Y, Drapeau S et al (2011a) Histological features of the degenerating intervertebral disc in a goat disc-injury model. Spine (Phila Pa 1976) 36(19):1519–1527

Zhang Y, Drapeau S et al (2011b) Transplantation of goat bone marrow stromal cells to the degenerating intervertebral disc in a goat disc injury model. Spine (Phila Pa 1976) 36(5):372–377

Zimmerman MC, Vuono-Hawkins M et al (1992) The mechanical properties of the canine lumbar disc and motion segment. Spine (Phila Pa 1976) 17(2):213–220

椎间盘突出：病理生理和最新治疗方法

第
19
章

Beth A. Winkelstein, Kyle D. Allen, Lori A. Setton

目录

B.A. Winkelstein, PhD
Departments of Bioengineering and Neurosurgery,
University of Pennsylvania,
Philadelphia, PA, USA
e-mail: winkelst@seas.upenn.edu

K.D. Allen, PhD
J. Crayton Pruitt Family Department of Biomedical Engineering,
University of Florida, Gainesville, FL, USA
e-mail: kyle.allen@bme.ufl.edu

L.A. Setton, PhD (⊠)
Departments of Biomedical Engineering and Orthopaedic Surgery,
Duke University, 136 Hudson Hall, 90281,
Durham, NC 27708, USA
e-mail: setton@duke.edu

19.1 引言

每年大约有 2.6% 的美国人口因为脊柱疾病而就医寻求治疗（Fraser 2009），单单因为不能工作造成的损失就达 71 亿美元（Ricci 等 2006）。椎间盘"突出"是造成这种高发病率的几个脊柱疾病之一，这种疾病可能导致受累者产生严重疼痛、神经功能损伤和残疾。椎间盘突出表现为间盘组织突起或被挤压进入硬膜外腔，使得神经根受压和间盘组织外露（图 19.1）。机械压迫和组织外露都是椎间盘突出症相关性疼痛的原因（Goupill 等 1998；Mixter 等 1934；Olmarker 和 Rydevik 1991）。在受累神经所支配的区域，通常表现为下腰痛、放射性腿痛（如神经根病或坐骨神经痛）、肌无力、步态异常、肌肉萎缩、腱反射不对称或者功能丧失（Atlas 等 2005；Frymoyer 1988；Hart 等 1995）。坐骨神经痛高发年龄在 40 ~ 50 岁之间，且最常与 L3 ~ S1 节段的间盘突出有关（Atlas 等 2005；Awad 和 Moskovich2006）。已经证实颈椎和腰椎间盘突出导致的症状严重程度与突出片段的大小和性质密切相关，不论是简单的膨出、突出还是完全脱垂到神经管内。

椎间盘突出的发生也可能与间盘退变有关，其中退变的髓核碎片可能转移到已经破裂的纤维环内（Moore 等 1996）。一个丧失水分和纤维化的髓核经常伴随着间盘高度丢失和轴向载荷的增加（Adams 和 Roughley 2006）；这种改变后的组织会对纤维环产生不良应力导致组织的膨出。因此，由于椎间盘退变明确与椎间盘突出有关，所以就很难识别生物力学、环境或遗传因素在其中的具体作用。已经有证据表明一旦间盘组织发生膨出

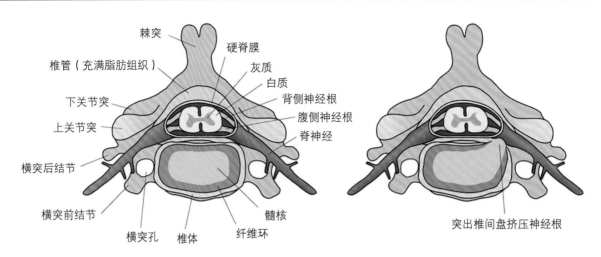

图19.1 图中显示的是椎间盘和脊髓及椎体后部棘突解剖的横断面。（左）椎间盘纤维环和髓核的正常解剖结果，以及出椎间孔时神经根汇合成为脊神经。（右）图示一个后外侧椎间盘突出症典型的解剖改变，提示神经根受压（符合 CCL3.0, http://en.wikipedia.org/wiki/File:Cervical_vertebra_english.png）

或者突出，那么在接下来的数月到数年内，组织内的血管生成、巨细胞吞噬以及蛋白水解酶作用均会加快，以促进其吸收（Komori 等 1996）。

上述因素也被认为在椎间盘突出症的病因和病理生理中起重要作用（Adams 和 Roughley 2006；Battie 和 Videman 2006）。在与工作相关的负荷条件下，足以引起椎间盘突出。流行病学研究进一步表明力学因素和养分运输在椎间盘突出症的高发病率中起重要作用，而坐骨神经痛与肥胖、吸烟和重体力工作有关（这一话题在第 9 章中有相当详细的讨论）（Battie 等 2009；Bostman 1993；Heliovaara 1987a, b；Heliovaara 等 1987a, b）。也可能存在遗传易感性腰椎神经根病变，有数据表明椎间盘突出症可能与Ⅸ型胶原或调节性细胞因子白介素 -1β（IL-1β）和白介素 -6 的 α2 和 α3 链的基因突变有关（见第 11 章）。

对于椎间盘突出症，第一选择是保守治疗，除非出现明显肌力减退或丧失功能。改变生活方式，特别是运动和物理疗法，可缓解症状并减少手术治疗的需求，然而这些通常不被认为是能改善疾病的疗法（Weinstein 等 2006a, b）。此外，传统的药物干预被广泛用于治疗坐骨神经痛，包括口服消炎类和阿片类镇痛药。还有硬膜外注射麻醉药，如丁哌卡因，和 / 或甲泼尼龙或曲安西龙之类的皮质类固醇药物，在症状缓解方面显示出一定的疗效，然而同样没有疾病改善的证据（Buenaventura 等 2009；Staal 等 2008）。

虽然非手术治疗是第一选择（见第 15 章），椎间盘切除手术仍是美国最常见的骨骼肌系统手术，累及全美 0.3% 的人口并产生 95 亿美元的住院费用（Fraser 2009；Ricci 等 2006）。对于疼痛性椎间盘突出症的简单手术处理是去除炎性物质，松解并减压相邻的神经组织（Loupasis 等 1999）。尽管对疼痛的缓解成功率较高，但椎间盘切除性的减压手术并不能防止疼痛复发且可能需要再次手术，或者有 20% ~ 60% 的患者可能再次发生椎间盘突出（Weinstein 等 2006a, b）。

19.2 椎间盘突出症的疼痛与病理生理

化学和力学因素被广泛认为是造成椎间盘突出后神经根性疼痛的原因（Olmarker 2001）。突出的组织碎片可能压迫走行的脊神经并产生各种有害影响。神经根由脊神经的前支和后支组成，后支和前支分别形成具有感觉功能的背根和运动功能的腹根（图 19.2）。前后根在神经孔区域汇合并继续向外周延伸形成脊神经以支配脊柱区以外的结构。和神经不同，神经根没有厚厚的神经鞘膜包裹，所以对周边伴行的组织缺乏力学弹性，因此，它们的解剖特点使得在椎间盘突出时容易受到伤害。另外，外周神经元位于背根神经节（DRG）内，即使轻微的压迫也可以使其产生不间断的神经活动和疼痛（Hanai 等 1996；Hu 和 Xing 1998；Van Zundert 等 2006）。对椎间盘突出症和神

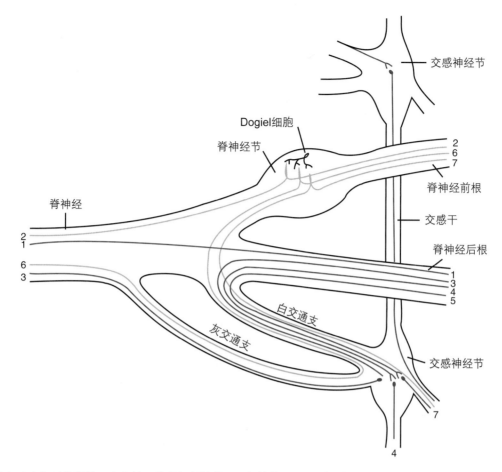

图19.2 图中显示典型的脊神经和脊神经节的解剖结构。1 躯体传出，2 躯体感觉，3、4、5 交感神经传出，6、7 交感神经传入 [引自格氏解剖学（符合 CCL3.0, http://en.wikipedia.org/wiki/File:Gray799.svg ）]

经根受压患者的研究显示，术中刺激受损的神经根发现其复合肌肉诱发电位的波幅减低（Morishita 等 2006；Takamori 等 2011），该研究为神经功能损害与椎间盘有关的临床观察提供了直接的证据。对手术中的患者行直腿抬高诱发疼痛表明，诱发动作电位的振幅早在 1 分钟时下降 41%，3 分钟后下降 63%（Takamori 等 2011）。在神经根受挤压期间，诱发动作电位的变化不断进展，表明神经根受压后发生了时间依赖性的电生理反应。这些神经信号的变化可能和根性症状有关。同时，神经压迫的幅度、持续时间和速率决定了局部组织损伤程度和疼痛症状的程度及持续时间（Kobayashi 等 2005b；Olmarker 等 1989；Rothman 等 2010；Rydevik 等 1991；Winkelstein 等 2002）。

如上所示，椎间盘突出可以产生一种神经性疼痛，作为其最常见的特征性症状，如神经根痛或神经根病。自我认定的疼痛和残疾量表，如视

觉模拟评分法（VAS）或 Oswestry 功能障碍指数，常用以测量评估与椎间盘突出症相关的疼痛或功能丧失。临床上，直腿提高试验（SLR）被认为是用于评估来源于腰部的根性疼痛最敏感的量化指标，如疼痛随着腿的抬高程度而加剧（van der Windt 等 2010）。类似地，那些可以再现疼痛的体位如前屈、过伸和下蹲等有时也被用来确认根性疼痛的结果，虽然通常需要影像学资料来证实疼痛和椎间盘突出的关系。在某些患者中，物理检查如发现肌无力、腱反射受损和感觉障碍或过敏也可以证实与神经根病有关的损害。那些能定性和定量评估相关方法只适用于动物模型，目前尚没有可涵盖人类和动物模型的有关椎间盘突出神经根病的标志性诊断方法（Brisby 等 2002；Gajendran 等 2011；Tokunaga 等 2010）。对非伤害性刺激（痛觉异常）和伤害性刺激（痛觉过敏）的过敏测试可以作为检查椎间盘突出症后感觉变

化的替代方法，并可以作为评判人类和动物模型神经病理性疼痛的指标。对轻划皮肤的过敏反应被认为是触痛觉异常的表现，而对拍（捏）的过敏反应被认为是触痛觉过敏的征象。患有椎间盘突出症的患者可能会单独表现为触觉或者温度觉异常，也可能两者都有异常，而这也是椎间盘突出症动物模型中评价疼痛相关行为的重要指标。

除了神经根受压，突出的椎间盘组织还可能在受累及的神经根周围引发炎症反应和免疫反应（Olmarker 和 Larsson 1998）。事实上，破碎的髓核组织是许多炎症介质和促炎细胞因子，如 IL-1α、IL-6 和 TNF-α 的诱发因素（表 19.1）。这些分子的表达升高可激活免疫系统，并上调对碎片吸收起重要作用的蛋白酶的表达；单纯神经根受压也可能上调诸多类似炎症介质的表达（Kobayashi 等 2005b）。许多介质也是公认的疼痛诱发因子，因此也成为新的治疗研究的靶目标（在本章结尾时讨论）。

19.3 椎间盘突出症的动物模型

为了改进可以改变椎间盘突出症临床预后的治疗方法，理解疼痛调节、肌肉变化和功能障碍的分子机制就显得至关重要。基于此目的，椎间盘突出症的动物模型被广泛用于研究。这些模型分为两类：（1）采用控制良好的柱塞、收缩或梯度压缩的设计方法模拟神经根直接受压的模型（Hou 等 2003；Kallakuri 等 2005；Kawakami 等 2003；Onda 等 2005；Sekiguchi 等 2009）；（2）通过使用化学刺激物模拟化学损伤，引起炎症反应的模型（Colburn 等 1999；Hashizume 等 2000a；Hubbard 和 Winkelstein 2005；Kajander 等 1996；Kawakami 等 1994a, b；Maves 等 1993；Olmarker 等 1993；Winkelstein 和 DeLeo 2004）；或者（3）直接使用髓核组织作用于神经根（Allen 等 2011；Brisby 等 2000；Cuellar 等 2005；Kawakami 等 1999；

表 19.1 神经根病时在椎间盘组织中明确存在的分子介质。表达结果见脚注注释

介质	注释	引自
TNF-a	1~3,6	Weiler et al.（2005），Takahashi（1996），Demircan（2007），Ahn（2002），Le Maitre et al.（2007），Nygaard（2007）
ICAM-1	1	Doita et al.（1996）
白介素 -1α	1,2	Le Maitre（2005），Takahashi（1996），Ahn（2002）
白介素 -1β	1,3,7	Demircan（2007），Takahashi（1996），Le Maitre et al.（2005，2007）
白介素 -17	3	Shamji et al.（2010）
白介素 -4	3,5	Shamji et al.（2010），Park（2002）
白介素 -6	1,3,6	Demircan（2007），Takahashi（1996），Kang（1997），Burke et al.（2002），Shamji et al.（2010），Specchia（2002），Nygaard（2007）
白介素 -8	1,2,4	Demircan（2007），Ahn（2002），Burke et al.（2002）
白介素 -12	3,4	Shamji et al.（2010），Park（2002）
白介素 -20	1	Huang（2008）
干扰素 -γ	1,3,4	Demircan（2007），Shamji et al.（2010），Park（2002）
白三烯 -B4		Demircan（2007），Nygaard（2007），Willburger（1994）
血栓烷 -B2	1,4,7	Demircan（2007），Nygaard（2007）
磷脂酶 A	1	Saal（1990）
前列腺素 E2	1,3	O'Donnell（1996），Kang（1997），Wilburger（1994）

1. 在退变和（或）突出的椎间盘中表达
2. 仅在椎间盘突出中表达蛋白或 mRNA
3. 椎间盘突出或退变 > 未退变或尸检对照
4. 破裂脱垂型 > 膨出型或无退变对照
5. 破裂脱垂型的表达量 < 膨出型
6. 在突出椎间盘中没有蛋白或 mRNA 表达的证据
7. 在突出的椎间盘中表达很少或没有自发的表达

McCarron 等 1987；Olmarker 等 1997；Olmarker 和 Myers 1998；Otani 等 1997；Sekiguchi 等 2008；Shamji 等 2009）。所有这些动物模型都用于模拟痛性神经根病变的关键特征，即肢体痛觉异常或痛觉过敏。最常用于检测临床前椎间盘突出症动物模型肢体感觉过敏的指标是机械性刺激所致的痛觉异常，该方法使用 von Frey 纤维丝连接到动物的爪趾区域进行检测（参见图 19.5）（Colburn 等 1999；Kallakuri 等 2005；Kobayashi 等 2005b；Shamji 等 2009；Rothman 等 2010；van der Windt 等 2010）。通过测量对特定纤维撤出后的反应和频率，可以计算出肢体对非伤害性机械刺激的敏感程度。机械性痛觉过敏也是肢体敏感度的量表，通过记录针刺后诱发动物用在梳理毛发的时间或用力捏时诱发疼痛所需的力度来确定（Randall–Selitto 痛觉测试仪）。这些措施都和疼痛有一定的关系并可以作为替代椎间盘突出症相关神经病理学检查的方法。

疼痛或感觉迟钝也可以在动物模型中引发梳理毛发、行走、感觉运动功能的改变。椎间盘突出症动物模型的疼痛已经可以通过记录一段时间内某些特征性的动物行为来加以确认，这些行为包括头部转向各个肢体的频率、抬腿动作、自发性给特定肢体梳理毛发行为的持续时间和"湿狗甩头"等（见第 16 章）（Nakamae 等 2011；Nilsson 等 2011；Olmarker 2008；Olmarker 等 2002, 2003）。此外，对步态的定量测量也用于明确椎间盘突出症所导致的功能障碍及代偿（Allen 等 2011；Shamji 等 2009），近期推出的数字化步态分析系统如 CatWalk™、Treadscan™ 和 Digigait™ 使得测量变得更加容易（Beare 等 2009；Berryman 等 2009；Gensel 等 2006；Piesla 等 2009；Vrinten 和 Hamers 2003）。追踪步态的空间和时间参数，如肢体的几何位置和爪子与地面的接触时间，可以获得诸如步长、步宽、脚趾分开角度、姿势维持时间、步态对称性（跛行的测量）和爬行速度等数据（图 19.3）。动态数据可以描述每个步态周期中产生的作用力和力矩，包括作用于地板的反作用力和力矩（Crawley 2007；Whishaw 和 Kolb 2005）。这些参数是研究骨骼肌肉损伤和病理的标准分析工具，且最近又被用于对椎间盘突出症动物模型中疼痛相关行为的客观定量分析。在此，我们描述了用于研究椎间盘突出症症状产生机制的主要模型，随后阐述在非手术治疗领域的新进展。

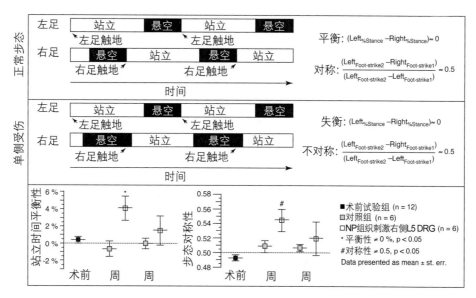

图19.3 从定量步态分析中获得的时空参数的定义。大鼠在一个简洁的步态室里自由活动，通过数字化视频测量每个步态周期中后爪的几何位置。如图所示，可以测量站立时间、步态对称性以及自选定的速度、步态宽度、步幅长度和其他更多的参数。（上方）图示一个正常的步态过程，左右后肢站立时间相同，在两次左足着地的中间有一次右足着地。（中间）单侧下肢受伤时，站立时可以看到左肢用力的时间增多而右肢用力的时间减少。同样的，足部触地在时间上也变得不连贯，右足的触地时间并不在两次左足触地时间的中间点。（底部）来自髓核损伤神经根病大鼠模型和对照组比较的有关站立时间失衡和步态对称性的数据（由 Hwang 等 2012 绘制，符合 CCL3.0）

专栏 19.1 背根神经节和神经元细胞培养

椎间盘突出症可以诱发背根神经节（DRG）神经元和传入（感觉）纤维细胞水平的变化。由于许多神经元改变可以导致中枢敏化，并在脊髓诱导产生持续伤害性的反应和疼痛，因此背根神经节的培养与研究是调查椎间盘突出症病理生理的重要代表方法。特别是，细胞培养系统可以潜在地模拟背根神经节受化学和（或）机械性刺激后初级传入纤维的细胞环境。在某些情况下，多间室的体外系统使得采用更复杂的系统方法来建立突触连接模型成为可能，而整合这些多极阵列的设备也使得神经功能水平的评估具有可行性。此外，培养制剂也被用于评估神经元对刺激的反应，如参与调节椎间盘介导疼痛的细胞因子和其他炎症介质。

随着各种各样专门技术的发展，从啮齿类动物分离、维持并培养独立的神经元和完整的背根神经节已经成为可能。简要地说，在灌注Krebs-Ringer碳酸氢盐缓冲液后，立即进行椎板和关节突切除术以暴露并取出背根神经节，取出后立即放置于冰上的Krebs缓冲液内。为了分离完整的神经元，将背根神经节放在含有胶原酶的无菌Hank平衡盐溶液中消化，用胰蛋白酶处理并研磨分解。在用胰蛋白酶分解后，将细胞重悬浮于含有小牛血清、生长因子和抗生素的改良Eagle培养基（DMEM）上。完整的啮齿类动物背根神经节也可以在组织培养基（加入葡萄糖和神经生长因子的DMEM及血清）中培养。分离的神经元细胞可以在不同的底物中培养，并由于底物硬度不同而反应各异。通常，细胞被种植于涂有聚-D-赖氨酸硼酸盐缓冲液和层粘连蛋白硼酸盐缓冲液的玻璃底培养皿中。还能对背根神经节进行表型培养，以确定传入纤维的类型，通过免疫组化技术来分辨A纤维（NF200阳性）、C纤维（NF200阴性）、肽能（P物质阳性）和非肽能纤维（IB4阳性）。

尽管这些培养技术已经在神经科学领域广泛应用有一段时间了，但直到它们被发现可用于提供与椎间盘突出症相关刺激的细胞水平特征性的神经反应后，才越来越普遍地用于研究椎间盘介导疼痛的研究。它们使得剂量-反应研究和实时功能评估成为可能，并为人们提供了一个用于筛选潜在治疗方法的平台。

19.3.1 椎间盘突出症的力学因素

伴随于椎间盘突出的神经根压迫可以导致急性轴突、结缔组织和神经根血管组织损伤，并引发神经综合征、炎症和退行性改变等级联反应（Kobayashi 等 2004b；Rydevik 等 1984, 1994；Winkelstein 等 2002）。从这个角度看，机械损伤和炎症损伤不是独立的、毫无关联的事件。由急性力学负荷所致的神经根受压可以导致长期的神经根病理生理改变，如水肿、炎症和结缔组织变厚（Beck 等 2010；Jancalek 和 Dubovy 2007；Kobayashi 等 2004b；Mosconi 和 Kruger1996），以及由于脊髓信号传导通道改变所诱发的疼痛的进一步发展。在机械性创伤和压迫之后，受伤的轴突表现为轴索肿胀、细胞骨架蛋白丢失、脱髓鞘改变、轴突运输受损、Wallerian 变性和轴突密度下降（Guertin 等 2005；Jancalek 和 Dubovy 2007；Kobayashi 等 2004a,b, 2005a,b,c,d；Mosconi 和 Kruger 1996；Myers 等 1993）。和压迫期间及压迫后神经功能改变一样，轴突的退行性改变也是发生在压迫之后的一段时间，并且也取决于受压迫的程度（Hubbard 等 2008b；Kobayashi 等 2005b；Nicholson 等 2011）。

参与损伤反应的细胞包括小胶质细胞（驻留在中枢神经系统的巨噬细胞）和星形胶质细胞。这些细胞在外周神经系统和中枢神经系统中都起着不同的作用，包括维持神经突触的动态平衡。这两种类型的神经胶质细胞通过改变细胞形态、增殖、上调细胞表面标志物和释放多种炎症介质对损伤进行反应（Cao 和 Zhang 2008；DeLeo 等 2004；Saab 等 2008；Suter 等 2007）。某些神经递质/神经调质（如兴奋性氨基酸、P 物质、ATP）（Cao 和 Zhang 2008；Marriott 2004）的外周刺激可以激活并提前释放促炎细胞因子以及一氧化氮、前列腺素和神经生长因子（DeLeo 等 2004；Inoue 2006）。这些介质反过来促进突触前神经元的神经递质释放，使突触后膜敏化，从而激活相邻的星形胶质细胞和小胶质细胞（DeLeo 等 2004；Inoue 2006）。这种正反馈机制使得疼痛介质持续释放，导致神经元处于过敏状态，最终产生和椎间盘突出或炎症神经根有关的持续性疼痛。在这种神经

图19.4 神经根受压后产生的电刺激诱发脊髓细胞外电位（蓝线）和波峰的数量（绿线）都受压迫时间的影响。越长时间（15分钟）的压迫越有可能产生疼痛症状，同时也导致诱发反应的停止和EC反应的减少。此外，在这种条件下，也使得神经根的无髓鞘神经纤维产生轴索肿胀，而在3分钟（非疼痛性）压迫下，这种情况并没有发生

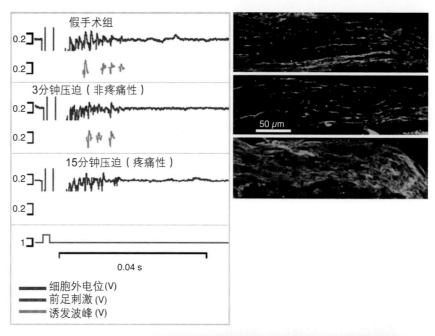

损伤状态下，脊髓神经胶质细胞被激活并通过细胞因子和神经生长因子调节免疫性改变，导致持续的疼痛（DeLeo和Yezierski2001；Hashizume等2000a；Obata等2004；Winkelstein等2001a）。特别要提到的是，越严重的神经根压迫可以导致脊髓星形胶质细胞的活性越强，这种现象在1天之内就很明显了，并且伴有持续性的机械痛（Rothman和Winkelstein 2007）。这些现象表明，脊髓星形胶质细胞可以对由初级传入的损伤信号所诱导的脊髓后角信号改变形成直接反应（Hogan 2007；Sapunar等2005）（图19.4）。

重度弥漫性轴突损伤也可以诱发由轴突远端到细胞体的Wallerian变性（Stoll和Jander 1999；Stoll和Muller 1999）。对于构成背侧神经根的中央轴突的初级传入纤维，Wallerian变性可以发生在损伤部位的近端（Hubbard和Winkelstein 2008；Kobayashi等2008）。轴突变性表现为神经纤维的退变和轴突完整性的丧失，早在在创伤之后的15分钟就很明显了，但更常见于接下来的几周内（Kobayashi等2008；Ramer等2004）。变性的程度取决于压迫神经根的力学干扰并产生持续的疼痛和过敏反应（Dyck等1990；Hubbard等2008a，b；Kobayashi等2008；Nicholson等2011）（图19.5）。负荷刺激越大、持续时间越长，其对轴突结构的干扰程度就越明显（Dyck等1990；

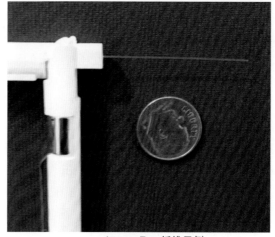

4g von Frey纤维示例

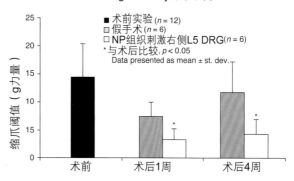

图19.5 用于测量啮齿类动物模型机械性痛觉异常的仪器和典型结果。（上）von Frey纤维是根据其对屈曲载荷的反应进行对数分级的（如图示为4g）。（下）利用髓核组织暴露于背根神经节建模的大鼠模型，用不同强度的纤维刺激动物后爪，在多个试验和多种纤维前提下记录动物的缩爪行为。比较髓核损伤引起神经根病大鼠模型和对照组的缩爪数据，数据显示，在利用髓核组织暴露于裸露的背根神经节模型中，更低强度的纤维丝刺激即可诱发动物的缩爪行为，提示对无害性刺激有持久的敏感性（机械性痛觉异常）（由Hwang等绘制2012，符合CCL3.0）

Hubbard 等 2008a；Kobayashi 等 2005a, 2008；Nicholson 等 2011）。此外，受压神经根的损伤和 Wallerian 变性程度直接与持续性过敏反应的发展密切相关（Hubbard 等 2008a, b；Hubbard 和 Winkelstein 2008）。

神经根损伤的严重性和疼痛的程度与背根神经节内神经肽耗竭及脊髓轴突变性密切相关（Hubbard 等 2008a, b；Rothman 等 2005）。例如，源于背侧神经根严重受压产生的持续性痛觉异常在 1 周或 1 周后变得更加敏感（Hubbard 等 2008a, b）。这常伴随着有害性神经肽，P 物质的反应性耗竭，在背根神经节，同样与初始的压迫力度有关（Hubbard 等 2008b；Kobayashi 等 2005b）。在脊髓中另一个与疼痛调节高度相关的神经肽，降钙素基因相关肽（CGRP），也随着神经根疼痛性载荷的增加而表达下降（Hubbard 等 2008a, b）。在神经根的压迫过程中，随着机械性压迫程度的加大，痛觉异常的水平也越高，而受压神经根的轴突运输也相应减少（Kobayashi 等 2005a；Winkelstein 等 2002）。尽管神经根受压的动物模型已经表明持续的压迫可以导致患肢疼痛过敏（Colburn 等 1999；Hashizume 等 2000a；Kobayashi 等 2005a；Winkelstein 和 DeLeo 2004；Winkelstein 等 2002），但这种过敏也可以被短至只有 2 秒的机械压迫所诱发（Sekiguchi 等 2003, 2009）。此外，腰椎神经根受压可诱发受压的神经纤维信号传导立即发生改变（Fumihiko 等 1996；Morishita 等 2006；Pedowitz 等 1992；Rydevik 等 1991；Takahashi 等 2003）。压迫的频率和幅度都和神经根水肿发生有关，例如，在高频率压迫的情况下，只需更小的压迫幅度就可以产生神经根水肿（Hubbard 等 2008b；Hubbard 和 Winkelstein 2008；Nicholson 等 2011, 2012；Olmarker 等 1989；Rothman 等 2010；Rydevik 等 1991）。而且，特定负荷参数，如幅度和持续时间，有可能参与调节电生理反应。马尾神经根受压的动物模型表明，在压迫时和压迫后诱发神经信号发生改变（Fumihiko 等 1996；Garfin 等 1990；Pedowitz 等 1992；Rydevik 等 1991），并且由于马尾神经受压所致的复合神经动作电位的幅度也减小，在压迫外力去除一段时间内，这种改变还会持续（Pedowitz 等 1992；Rydevik 等 1991）。这种改变也

在椎间盘突出症人类患者身上得到证实，通过直腿抬高试验可以测得类似的神经诱发动作电位变化。

对神经根受压及其普遍的分子改变的研究结果可以整合到一个通用的框架内。即使短暂的神经根压迫，在接下来的 1 小时也会产生持久的细胞行为敏感性反应，在同侧的背根神经节和脊髓内，炎性细胞因子、IL-6、TNF-α 和 mRNA 表达水平均升高（Rothman 等 2009b）。在受伤后的 1 天内，细胞行为敏感性的改变表现为包括小胶质细胞激活和增殖在内的脊髓炎性变化（Rothman 等 2009a）。在受伤后的第 7 天，受伤神经根的轴突表现出退变的迹象，脊髓炎性改变也愈发明显，胶质细胞和小神经胶质细胞都被激活（Hubbard 和 Winkelstein 2005, 2008）。这些改变以及脊髓内神经肽的同期减少（Hubbard 等 2008b），可能导致继发于疼痛性损伤的脊髓神经信号改变。

19.3.2 化学及炎症介质在椎间盘突出症中的作用

如前所述，和受累神经根受损有关级联化学损害表现为炎症介质表达水平升高，巨噬细胞浸润和神经胶质细胞的激活。为了进一步研究这些效应，已经开发出了可以同时模仿椎间盘突出症后炎症及免疫系统反应的动物模型。将带铬盐的肠缝合线和神经根接触而无任何机械性压迫的情况下，同样可以诱发行为过敏反应和全面的免疫反应（Colburn 等 1999；Hashizume 等 2000a；Hou 等 2003；Hubbard 和 Winkelstein 2005；Kajander 等 1996；Kawakami 等 1994a,b；Maves 等 1993；Murata 等 2004a, b；Olmarker 等 1993；Rothman 和 Winkelstein；Rutkowski 等 2002；Winkelstein 和 DeLeo 2004）。肠道缝合结扎压迫神经根，而缝线上的铬盐和邻苯三酚作为刺激物（Colburn 等 1999；Hashizume 等 2000a；Kajander 等 1996；Kawakami 等 1994a, b；Maves 等 1993；Robinson 和 Meert 2005；Winkelstein 和 DeLeo 2004；Xu 等 1996）。对铬制肠线缝合所致神经根损伤的一致反应是暂时的热痛觉过敏（对热刺激撤出的延迟时间缩短），并且呈剂量依赖性；这种形式的痛觉过敏在通过压迫刺激来模拟椎间盘突出症的动物模

型中并不始终存在（Maves 等 1993；Yamamoto 和 Nozaki-Taguchi 1995）。这种对带铬肠线的神经反应机制似乎与早期的免疫激活有关，表现为施万细胞的增殖巨噬细胞浸润和小胶质细胞活化。伴随着这些变化的分子活动包括衰弱的神经肽表达以及细胞黏附分子如 ICAM-1 和 PECAM 的早期表达。这些黏附分子将有助于促进循环中单核细胞向损伤的神经根集聚（Chang 和 Winkelstein2011；Hashizume 等 2000a；Rothman 等 2010；Rutkowski 等 2002；Xu 等 1996；Yamamoto 和 Nozaki-Taguchi 1995）。这些研究表明，尽管在对带铬肠线和机械压迫的敏感性反应有相似之处，但在过敏和分子变化模式上反应的差异也可以仅仅体现出损伤病因的不同。然而，使用带铬肠线缝合作为神经根化学损伤的模型很流行，它可以用于评估椎间盘突出症相关疼痛治疗干预后的感官变化。

椎间盘软组织被认为是具有免疫豁免特性的，在正常情况下，椎间盘的内部结构与体循环不相接触并通过表达 Fas 配体促进自身免疫反应。在退变和受损的情况下，椎间盘的内部结构可以与邻近组织接触并产生广泛的免疫应答。椎间盘组织含有高水平的 CD68+ 免疫相关性巨噬细胞，以及较少量的 T 和 B 淋巴细胞（Doita 等 1996；Freemont 等 2002；Gronblad 等 1994；Roberts 等 2006；Shamji 等 2010）。此外，椎间盘组织还分泌大量的炎性细胞因子和炎症介质，如白介素 -1（IL-1）、白介素 -17（IL-17）和肿瘤坏死因子 -α（TNF-α）；这些细胞因子通过初级的椎间盘细胞或单核浸润细胞产生（Bachmeier 等 2009；Burke 等 2002；Le Maitre 等 2007；Murata 等 2004a；Saal 1995；Shamji 等 2010；Weiler 等 2005, 2011）（表 19.1）。有许多的研究已经证明突出间盘组织的分子效应（Mulleman 等 2006a, b）。这些研究中用到的模型包括提取尾椎间盘髓核组织放置腰椎或者马尾神经根（Allen 等 2011；Aoki 等 2002；Brisby 等 2000；Cuellar 等 2005；Kawakami 等 1999；Shamji 等 2009；Skouen 等 1999；Yabuki 等 1998），或者通过腰椎间盘穿刺以促进髓核突出（Olmarker 等 1998；Olmarker 和 Myers 1998；Otani 等 1997）。在这些模型中提到的生理变化包括降低神经传导速度，降低后角或者感觉神经元内膜压力和在椎间盘组织暴

专栏 19.2 坐骨神经痛的历史资料

我们现在所理解的"坐骨神经痛"在早期文明的书面记录中被认为是"邪恶魔法的展示"（Sigerist 1934）。希腊人公元前5世纪记录了早期尝试治疗常见的脊柱-髋-关节复合体的突然放射性疼痛。在希波克拉底时代，经常使用矫形性牵引，或者更为保守治疗，如按摩、热敷、饮食调整、卧床休息和"驱除疼痛"的音乐等。公元4世纪，一个名为Caelius Aurelianus的罗马医生尝试着解释坐骨神经痛的发病机制和解剖学根源（Drabkin 1950）。这位医生相信，坐骨神经痛的发作诱因可能是锻炼时突然的加速动作或运动、举起重物、突然的撞击或摔倒，且这种表现在中年人最为常见。出人意料的是，这些来源于罗马的早期观察与我们今天的理解非常一致。此外，Caelius Aurelianus医生认为坐骨神经痛是由于"深部的冻结物"造成的，并提到了切断挤压的神经组织。在Caelius Aurelianus时期，坐骨神经痛的患者可能会接受用"甜马郁兰、迷迭香叶、葡萄酒和橄榄油"等混合而成的"药物"治疗，以及卧床休息、按摩、热敷和被动的功能锻炼。如果治疗失败，罗马人还会尝试用水蛭、热煤、皮肤挂钩和放血进行治疗。

参考文献

Aurelianus, Caelius. Edited by Israel E. Drabkin, New ed., based on the fi rst printed editions, of Caelii Aureliani Methodici Siccensis celerum vel acutarum passionum and Caelii Aureliani Methodici Siccensis tardarum passionum, Chicago : University of Chicago Press 1950.

Sigerist HE. A history of medicine (German). Oxford U.P, 1951. Source : Adapted from Karampelas et al. Neurosurgery Focus V16: pp. 1–4, 2004

露后的 1～4 周内，升高脊髓神经根型一氧化氮合酶的活性。此外，在受累的背根神经节附近区域的髓核组织或者神经元内及神经元之间，神经营养因子的表达增加，如 IL-1β、TNF-α、磷脂酶 -1，和（或）一氧化氮合酶（Kallakuri 等 2005；Kawakami 等 1999；Murata 等 2004a；Onda 等 2002）。与髓核碎片分泌细胞因子相反的是，椎间盘相关的细胞因子（IL-1β，TNF-α，IFN-γ）直接作用于神经根，并显示能诱导电生理变化，具有高度的敏感一致性等特性（Ozaktay 等 2002；2006）。这些细胞因子很可能与感觉神经元的 TNF-α 和 IL-1β 受体相结合

专栏 19.3 专业术语

Schober指数 用于衡量患者腰背部的弯曲能力。在正常的站立姿势下，由髂前上棘以上5cm和以下10cm处分别作标记，患者尽力屈曲，分别测量两个标记之间的距离，距离超过20cm认为是正常，如果屈曲距离在20cm以下，则提示运动范围受限。

Oswestry功能障碍指数 是一个经过验证的调查问卷，通常用来评估患有脊柱疾病的主要健康状况。这一量表通过自我评价疼痛程度、情感状况和日常生活能力来进行评估。

视觉模拟评分量表（VAS） 通常用于问卷和调查的分级统计，其主观半定量的分级可用于评估患者相对改善还是恶化。

神经根病 由于一条或多条神经功能紊乱所致的根性疼痛、麻木、无力以及功能障碍。

坐骨神经痛 一种或一系列影响到背部、臀部或腿部的尖锐疼痛或痛感。坐骨神经痛可由腰背部的脊神经压迫或炎症反应所致，常常被形容为向下到腿部的"放射痛"。

N-甲基-D-天冬氨酸（NMDA）受体 是一种离子型谷氨酸受体，帮助控制突触的塑性和调节痛觉。NMDA受体已经被确认为腰椎神经根病中周围和中枢神经敏化的关键调节因子。

痛觉异常 是指对那些通常情况下不会导致疼痛的刺激产生了疼痛反应。机械性痛觉异常，指对轻触觉的高敏反应。冷性痛觉异常，指对寒冷的高敏反应。这些痛觉异常已经在数种腰椎神经根病的模型中观察到。

痛觉过敏 是指对通常会引起疼痛的刺激产生延长或夸大的反应。热痛觉过敏，对热的高敏反应。机械性痛觉过敏，对针刺或者掐的高敏反应。上述几种痛觉过敏已经在数种腰椎神经根病的模型中观察到。

感觉迟钝 是一种令人不快或不正常的感觉，通常不会视为疼痛。感觉迟钝是源于神经病变的诸多症状之一，通常和肢体无力、麻木有关。

地面反作用力 发生在运动中肢体与地面接触时，通常由三部分组成。垂直地面反作用力帮助运动时支撑身体重量。制动和推进地面反作用力发生在行进的方向，帮助运动中向前推进身体。内外侧地面反作用力直接指向动物或人的中线，帮助在运动中维持稳定和平衡身体。

湿狗甩头 一个类似于湿狗甩动皮毛的特征性抖动动作。在腰椎神经根病的大鼠模型中，湿狗甩头的动作频率明显增加。

（Binshtok 等 2008；Verri 等 2006）。虽然这些发现清楚地表明炎症及炎症介质在调节椎间盘突出症神经敏感性的作用，但必须指出在髓核诱导性或化学损伤神经根病模型中，很多病理性改变都和文献报道的直接用受压导致的神经病变有重叠。

不管是直接神经根压迫还是暴露于带铬盐的肠缝线中，使用髓核组织作用于一裸露的神经根诱导产生肢体感觉过敏，这种过敏最大的特点是触觉过敏（Hou 等 2003；Mulleman 等 2006a, b）（图 19.5）。许多通过椎间盘穿刺诱导椎间盘突出或直接用髓核组织作用于神经根的髓核诱导性神经根性病变的研究证明，早在 2 天时就能出现痛觉过敏，并且能够持续达 3 周之久（Kawakami 等 1999；Obata 等 2002）。早期研究也报告了髓核诱导性神经根病变的功能改变，包括步态改变、肉眼可见的跛行表现、抬爪或转头等（Olmarker 等 1998, 2002）。随着定量步态分析技术的应用，我们实验室已经进一步证明了术后 3 或 4 周出现同侧和对侧的后肢步态不对称，提示跛行的存在（Shamji 等 2009）（图 19.3）。静态和动态的步态分析表明，有神经根性病变的动物在站立和运动中，会让受累的后肢承担更小的重量（Allen 等 2012）。

上面的讨论结果表明，通过将髓核组织作用于背根神经节以诱导神经根性病变的椎间盘突出症动物模型，可以重复模拟人类患者长时间痛觉过敏这一关键性特征（Allen 等 2011；Shamji 等 2009）。持续的敏感性改变的发现支持这一概念，即在发生椎间盘突出症时，炎症性椎间盘的分子反应可能对敏感性的改变有影响。即使在碎片去除或重吸收以后，敏感性改变仍持续，意味着模仿中枢神经系统甚至全身的广泛反应并没有改善。神经免疫的级联反应一旦启动，就涉及包括外周组织内许多非神经元细胞的活化（DeLeo 和 Yezierski 2001；Julius 和 Basbaum 2001；Moalem 和 Tracey 2006）。这些常驻的细胞，包括肥大细胞和施万细胞，释放介质如组胺、前列腺素、细胞因子、趋化因子，导致其他免疫细胞浸润和聚集（如中性粒细胞、巨噬细胞、淋巴细胞）（DeLeo 和 Yezierski 2001；Moalem 和 Tracey 2006；Verri 和 2006）。促炎细胞因子还会引发其他许多炎症介质的释放，使伤害性感受器变敏感，促进并维持神经细胞的兴奋性和敏感性，最终导致功能障碍和疼痛（Moalem 和 Tracey 2006；Verri 等 2006）。尽管如此，在某些关于人的椎间盘突出症的研究中观察到的那种可以持续数月甚至数年的持续性疼痛还没有在动物模型中得到复制，其中的触痛觉异常和热痛觉过敏可以通过后面的手术恢复到正常或者术前阈值。我们需要更多关于椎间盘突出后中枢神经系统敏感化的人类和动物模型的研究，以更好地理解这些重要通路改变在椎间盘疼痛发病机制中的作用。

总之，有关直接神经根压迫的研究使得我们更清楚地认识到和椎间盘突出症相关的敏化和功能改变可能同时来源于压迫损伤和炎症因子的作用。虽然有些直观，比起较小的组织压迫，更严重的神经损伤（更大程度的组织压迫）能产生更多的疼痛相关性行为敏化（Hubbard 等 2008b；Hubbard 和 Winkelstein 2005；Winkelstein 等 2001b, 2002）。不管存不存在分子方面的未解之谜，这种等级关系已经得到证实（Winkelstein 和 DeLeo 2004）。事实上，机械性创伤的持续时间调控着的几个不同疼痛通路这一证据强烈支持了这一观点，即更持久的机械性损害会产生类似甚至更持续有害的临床效果。基于这些认识，临床干预特别是非手术治疗，主要集中在如何减少由短时或相对慢性压迫性创伤所致的神经根敏化的持续时间和减轻其相关的炎症反应。这一话题将在接下来关于新兴的用于治疗椎间盘突出症相关神经根疾病的药物疗法的章节中简要讨论。

19.4 椎间盘相关根性症状最新治疗方法

如同在 19.1 部分提到的，在没有肌无力或功能丧失的情况下，治疗由椎间盘突出症导致的疼痛和神经根性症状的首选方法是保守治疗。保守治疗最常用的方法包括改变生活方式以及口服非甾体类或阿片类镇痛药。常用的选择性或非选择性非甾体类药物包括布洛芬、吲哚美辛、双氯芬酸、吡罗昔康、二氟尼柳、塞来昔布，这些药物中很少有被证明对治疗椎间盘突出症所致的神经根性疼痛效果显著的（Chou 和 Huffman 2007）

（也可参考第 15 章）。在动物模型中已经证明，吲哚美辛、布洛芬、双氯芬酸和塞来考昔可以逆转由外周神经或神经根受压导致的痛觉异常，这种作用可能是通过降低前列腺素并抑制由于神经传导速度降低和神经内部血流量较少所带来的后果而得到的（见表 19.2）。通过硬膜外给药，如丁哌卡因和（或）皮质类固醇，包括甲泼尼龙，也被广泛用于治疗根性症状，而且通过客观的（如直腿抬高）和主观的（如 VAS）评价方法也证明了它们似乎具有一定的疗效（Buenaventura 等 2009；Staal 等 2008）。甲泼尼龙和其他皮质类固醇可能通过抑制由于神经根暴露于髓核组织或化学损伤所带来的神经内膜血管渗透性增加和神经传导速度减少来起作用的（Byrod 等 2000；Olmarker 等 1994）。不管其机制如何，NSAIDs 和糖皮质激素通常被考虑作为治疗椎间盘相关疼痛安全的一线用药。当前的治疗标准并不很重视椎间盘突出症的基本病理机制，这种机制很明确地包括了炎症、蛋白酶和免疫介导等通路。因为动物实验有了新发现，大家开始认识到炎症介质在介导对神经根损伤的反应中的重要作用。研究的重点集中在参与免疫调节的细胞因子上，如 TNF-α，或那些调节疼痛敏感性的肾上腺素 α₂ 受体和血清素受体拮抗剂。药物治疗方法以神经根病所致的疼痛感知和恢复丧失的功能为目标，同时可以影响疾病发生的通路，在减少椎间盘突出症相关症状持续时间方面有很大的潜力，并且可能在减少手术治疗中起重要作用。这里，我们将简要地回顾正在进行的有关椎间盘突出症相关根性病变药物治疗的研究，以确定那些最具潜力的治疗方法。

19.4.1 细胞因子拮抗作用

鉴于已经证明在退变和突出的间盘组织内，TNF-α 和 IL-1β 表达升高。以及动物模型中细胞因子 TNF-α 能重现许多根性症状的确凿证据（Allen 等 2011；Olmarker 2001；Onda 等 2002；Rothman 和 Winkelstein 2010；Winkelstein 等 2001a），细胞因子的拮抗作用已经得到相当的重视。在我们之前的研究中已经证实了 IL-1β 拮抗剂（IL-1 受体拮抗剂或 Kineret™）具有部分逆转神经根受压后

表 19.2 正在研究用于治疗椎间盘突出相关根性症状药物的总结

试剂	用法	模型介绍	参考文献	观察结果
抗炎药物				
吲哚美辛	口服	犬腰椎神经损伤	Arai 等（2004）	逆转神经内部血流量和神经传导的变化
酮洛芬	全身（肌注）	猪神经根压迫或髓核组织刺激	Cornefjord 等（2001）	神经根压迫时可部分逆转神经传导速度的降低，但髓核组织暴露刺激时不会
双氯芬酸	全身（肌注）	猪神经根压迫或髓核组织刺激	Cornefjord 等（2001）	部分逆转神经传导速度的降低
布洛芬	口服	大鼠坐骨神经压迫性损伤	Schafers 等（2004）	减轻受伤后短时间内的触痛，降低神经内和背根神经节内前列腺素 E2 的水平
COX-2 抑制剂塞来昔布	口服	大鼠坐骨神经压迫性损伤	Schafers 等（2004）	减轻受伤后短时间内的触痛，降低神经内前列腺素 E2 的水平
NO 合酶抑制剂（L-NAME）	鞘内注射	大鼠背根神经节压迫损伤	Ding 等（2010）	逆转部分热痛觉过敏，减少背根神经节内的亚硝酸盐
前列腺素 E2 受体拮抗剂（EP1-RA）	口服	大鼠腰椎背根神经节暴露于髓核组织	Sekiguchi 等（2011）	减轻触痛觉异常，较少由髓核刺激引起的活化转录因子 3（AFT3）免疫反应阳性细胞的增加
血栓素 A2 合成酶抑制剂	硬膜外注射	大鼠腰椎背根神经节暴露于髓核组织	Kawakami 等（2001）	减轻触痛觉异常
白三烯 B4 受体拮抗剂（LTB4 受体拮抗剂）	硬膜外注射	大鼠腰椎背根神经节暴露于髓核组织	Kawakami 等（2001）	减轻触痛觉异常
COX-2 的抗体	鞘内注射	大鼠腰椎背根神经节暴露于髓核组织	Ohtori 等（2004）	减轻触痛觉异常
神经元受体调节剂				
NMDA 受体拮抗剂 MK-801	椎管内或全身（腹膜内）	大鼠脊髓神经或坐骨神经压迫性损伤	Chaplan 等（1997），Uceyler 等（2008）	逆转中枢神经系统的分子变化，部分逆转运动改变
加巴喷丁	全身腹膜内或局部（神经周围）给药	大鼠坐骨神经或腰椎神经根压迫性损伤	Abe 等（2002），Zanella 等（2008）	部分逆转触痛觉异常
沙格雷酯盐酸盐（5-HT2A 受体拮抗剂：5-HTRA）	全身	犬或大鼠背根神经节暴露于髓核组织	Sekiguchi 等（2008），Hashizume 等（2007）	减小血管内径并增加髓核刺激后炎性神经根的血流量，部分逆转触痛觉异常
细胞周期调节剂				
米诺环素	全身静脉注射和预防性给药	大鼠颈神经根压迫和铬肠线刺激	Rothman 等（2009b）	逆转部分触痛觉异常，脊髓小胶质细胞增殖无变化
甲氨蝶呤	鞘内注射或局部用药	铬肠线压迫大鼠腰椎背根神经节	Hashizume 等（2000b）	减轻痛觉异常，脊髓神经胶质活性没改变
通路抑制剂				
钌红（TRPV4 拮抗剂）或 TRPV4 反义寡核苷酸（TRPV4 AS）	鞘内注射	大鼠腰椎背根神经节压迫损伤	Ding 等（2010）	部分逆转热痛觉过敏，减少背根神经节内的亚硝酸盐
可溶性鸟苷酸环化酶抑制剂（1H-[1,2,4] 噁二唑 [4,3-α] 喹喔啉 -1- 酮，ODQ）	鞘内注射或神经周围	大鼠腰椎背根神经节压迫性损伤，钢棒压迫大鼠腰椎神经根	Song 等（2006），Ding 等（2010）	部分逆转热痛觉过敏
8-（4- 氯苯基）- 鸟苷 3'，5'- 环单磷酸酯	鞘内注射	大鼠腰椎背根神经节压迫性损伤	Ding 等（2010）	部分逆转热痛觉过敏
PKA 拮抗剂（SQ22536）	神经周围	钢棒压迫大鼠腰椎神经根	Song 等（2006）	部分逆转热痛觉过敏

续表

NF-κB 的引诱物——FITC	鞘内注射	大鼠 L5 背根神经节压迫和髓核暴露刺激	Suzuki 等（2009）	逆转背根神经节的分子改变，部分逆转触觉异常和热痛觉过敏
PKG 抑制剂 Rp- 异构体的钠盐（RP-8-pCPT-cGMPS）	鞘内注射	用钢棒压迫大鼠腰椎神经根，大鼠腰椎背根神经节压迫性损伤	Song 等（2006），Ding 等（2010）	部分逆转热痛觉过敏
蛋白酶或细胞因子抑制剂				
异羟肟酸基金属蛋白酶抑制剂，TAPI	硬膜外注射	大鼠坐骨神经压迫性损伤	Sommer 等（1997）	减轻热痛觉过敏和触痛觉异常，减轻神经外膜中 TNF 的免疫反应
sTNFRⅠ	鞘内注射或全身给药	用或者不用铬肠线压迫腰椎或颈椎神经根	Winkelstein 等（2001a），Rothman 等（2009b，2010）	部分逆转触痛觉异常，降低脊髓星形胶质细胞活性
sTNFRⅡ	全身腹膜内或局部（神经周围）	大鼠神经压迫性损伤，髓核组织暴露刺激大鼠背根神经节	Schafers 等（2003），Allen et al.（2011），Zanella et al.（2008）	部分逆转痛觉异常，恢复正常步态
IL-1Ra	鞘内注射或全身给药	用或者不用铬肠线压迫腰椎或颈椎神经根	Winkelstein 等（2001b），Rothman 等（2009b，2010）	部分逆转痛觉异常，并减少脊髓星形细胞的反应性
鲑鱼纤维蛋白和凝血酶	神经周围	大鼠颈椎神经根压迫	Weisshaar 等（2011）	部分逆转触痛觉异常，减少巨噬细胞的集聚

机械性疼痛异常和脊髓星形胶质细胞反应性的能力（Rothman 和 Winkelstein2010；Winkelstein 等 2001a，表 2）。在坐骨神经损伤模型中发现，TNF 拮抗剂（阻断抗体）可以影响外周神经损伤（DeLeo 等 2000；Lindenlaub 等 2000；Sommer 等 2001）和减轻痛觉异常，而 TNF 的过度表达可以在同一模型当中加重痛觉异常，这些发现引起了人们对这类化合物的浓厚兴趣。对大鼠神经根应用外源性 TNF-α，可以再现前面所述的由神经根压迫所致的许多神经生理改变，包括神经传导速度降低、胶质细胞激活和神经节的炎症性改变（Aoki 等 2002；Igarashi 等 2000；Onda 等 2002；Ozaktay 等 2002）。此外，用 TNF 阻断抗体 REMICADE®（英夫利昔单抗，静脉内或腹膜内给药）行系统性治疗，可以减少大鼠的疼痛相关行为以及背根神经节和脊髓内关键神经营养因子的表达（Murata 等 2004b；Olmarker 等 2003；Olmarker 和 Rydevik 2001；Onda 等 2004；Sasaki 等 2007）。在包括我们在内的其他动物研究中已经显示，局部传导的可溶性肿瘤坏死因子受体Ⅱ型类似物（依那西普或 Enbrel®）可以在由髓核置于背根神经节致椎间盘突出症模型中使步态恢复正常并逆转疼痛异常的高反应性（Allen 等 2011；Cuellar 等 2004）。这些研究结果补充证明了这一概念，即 TNF 抑制剂

可以在短时间内（<7 天）减轻或逆转由髓核突出所致的动物运动功能、神经电生理及病理学等方面的改变。基于这些原因，研究假设已经演变为：细胞因子 TNF-α 在椎间盘突出症后调节神经敏感性和炎症反应中起到关键的作用。在退变椎间盘中 TNF-α 的表达水平升高以及突出碎片组织中分泌细胞因子的活化巨噬细胞和淋巴细胞数量的增加均进一步支持了该机制的合理性。因此，TNF-α 在一定程度上促进椎间盘突出症中对疼痛的感知和神经炎症反应，这一假设是合理的。目前针对椎间盘突出症相关根性症状的临床研究主要集中在 TNF 拮抗剂上。

在首次用 TNF 抑制剂阻断椎间盘突出症相关疼痛的研究中，对患有坐骨神经疼痛病史的患者（平均出现症状的时间为 7 周）分别单次静脉注射英夫利昔（n=10，3mg/kg，Karppinen 等 2003）或（神经）根周盐水注射作为"病史对照"（n=62）。分别测量术前基线和术后 3 个月的视觉模拟评分（VAS）、直腿抬高试验、腰背痛的严重程度以及 Oswestry 功能障碍指数（ODI）等结果。所有的结果优于生理盐水对照组，一个例外的是在输液后 1 小时自述腿痛减轻，并且持续达 3 个月（英夫利昔对比生理盐水分别为 88% 和 55% 基线变化）。在英夫利昔治疗组中，在腰背疼

痛严重程度、直腿抬高试验结果、Schöber 指数和 Oswestry 指数等方面可见类似的改变。在 1～3 个月内患者的运动和感觉功能障碍得到恢复，没有患者需要手术治疗，也未见英夫利昔有关的不良反应。在后续的一项研究中，10 例急性的坐骨神经痛患者（平均症状持续时间 2～7 周）接受皮下注射依那西普（每 3 天 25mg，共 3 次）（Genevay 等 2004），注射后 10 天和 6 周后收集有关腿痛和背痛的 VAS 评分、改良的 Roland–Morris 残疾问卷等结果。尽管该研究中没有设立对照组，但是治疗后 6 个月，在 9 或 10 个患者中观察到良好的临床效果。多年来，许多临床医生分别报道了他们应用英夫利昔或依那西普治疗对其他方法无效的椎间盘突出症相关根性症状的经验的病例报告（Atcheson 和 Dymeck 2004；Tobinick 和 Britschgi-Davoodifar 2003），普遍认为均可以降低疼痛评分、改善功能障碍指数，这也导致了 TNF 抑制剂成为临床上治疗椎间盘突出症相关疼痛的可行策略。

第一个关于 TNF 抑制剂的随机对照研究（也叫 FIRST II，芬兰英夫利昔相关研究）报告于 2006 年（Korhonen 等 2006；Korhonen 等 2005），研究（共收纳经 MRI 明确并有症状的椎间盘突出症患者 40 例，腿痛小于 12 周，直腿抬高试验小于或等于 60°）单次静脉注射英夫利昔（5mg/kg），并和安慰剂进行对照，比较治疗组和对照组在治疗 1 年后在直腿抬高、运动和感觉功能障碍、腰腿痛评分（VAS）、Oswestry 功能障碍、生活质量（RAND-36）以及其他参数等方面的改善程度。结果并不支持英夫利昔组，尽管英夫利昔组和对照组的无痛率分别为 67% 和 63%。在其他治疗组中也可以观察到相似的结果，虽然有一个针对某个亚组患者（L4～L5 或 L3～L4 椎间盘突出并在出现症状的水平有 Modic 改变）用英夫利昔治疗似乎可以带来额外的好处。作者认为对这一亚组的患者做进一步研究可能会对 TNF 拮抗剂在改善椎间盘突出症临床结果的潜力有更深的理解。

最近一项用硬膜外注射依那西普治疗神经根病的研究得出了更为乐观的结果（Cohen 等 2009），对症状不能缓解的患者（n = 12，持续时间大于 2 个月）注射依那西普 2 次（2、4 或

6mg）。在硬膜外注射依那西普 3 个月后，大多数患者表示疼痛彻底缓解，这一比率远比硬膜外注射生理盐水（安慰剂组）17% 的缓解率高得多。尽管只是一个小样本量的研究，它仍然显示出了局部使用 TNF 拮抗剂在治疗椎间盘突出症根性症状方面的潜力。

19.4.2 神经受体阻滞剂

围绕阻断参与神经激活的受体，又提出了另一个治疗腰椎间盘突出症相关疼痛的靶目标。如表 19.2 所示的化合物，一般通过与控制神经元兴奋性和下游效应的受体竞争性结合来起作用。当进行系统性传导时，它们的活性并不局限于受影响的神经，而是可以影响到中枢神经系统和其他区域。在坐骨神经结扎的临床前期模型中，NMDA 受体拮抗剂的全身性给药可以逆转由外周神经压迫所致的 mRNA 变化（Uceyler 等 2008）。而当局部给药时，NMDA 受体拮抗剂也能够部分逆转腰椎脊神经结扎所导致的运动功能障碍和痛觉异常（Chaplan 等 1997）。在动物模型中，γ- 氨基丁酸类似物，加巴喷丁，无论是局部还是全身给药，也都可以得到类似的结果（Abe 等 2002；Zanella 等 2008）。确实，通过测量 VAS 评分或自我评价功能障碍指数，口服加巴喷丁能缓解椎间盘突出症相关的根性症状，但另一方面，全身用药与服用频率有关，且可以引起副作用（Kasimcan 和 Kaptan 2010；Yildirim 等 2009）。然而，这种受体阻滞剂似乎对神经根病有效且效果优于非甾体类抗炎药，特别是局部用药时。

血清 5-HT（2A）受体阻滞剂，盐酸沙格雷酯已经被用于动物模型和临床研究，以治疗坐骨神经痛。在通过放置髓核组织于神经根诱发炎症反应的大鼠模型中，5-HT（2A）受体阻滞剂可以降低神经根的血流量并逆转感觉异常（Hashizume 等 2007；Sekiguchi 等 2008）。对大部分患者，口服高剂量（300mg）的盐酸沙格雷酯可以明显改善坐骨神经痛的 VAS 评分，只有少部分（<20%）的患者需要手术治疗（Kanayama 等 2003）。对于"破裂的椎间盘突出"或者已经游离的椎间盘突出症患者，5-HT（2A）受体阻滞剂的治疗效果更

好，且副作用更少，这些都提示该治疗方法可能对缓解椎间盘突出症相关疼痛有效。

19.4.3 细胞周期调节剂

已经提出了许多以小胶质细胞为靶目标的治疗方法，这种小胶质细胞在神经根受压或受化学损伤的早期可以被炎症级联反应所激活。神经保护性抗生素如米诺环素以及抗代谢剂甲氨蝶呤可以减轻背根神经节压迫性损伤带来的痛觉异常，但不会减弱损伤后胶质细胞的活化（表 19.2）。

19.4.4 通路抑制剂

以 NF-κB 或蛋白激酶通路为治疗靶目标的疗法已经被提出来（表 19.2），动物研究结果表明，通路抑制剂可以部分逆转由背根神经节受压或髓核暴露所带来的热痛觉异常。重要的是，NF-κB 抑制剂作为 TNF-α 信号转导关键的调节因子，似乎也能逆转背根神经节受压后下游的 mRNA 表达。作为细胞周期调节剂，需要进一步的研究以证明任何特异性的抑制剂都可以影响椎间盘突出症相关的神经炎症反应。

19.5 评论

本章着重介绍了与椎间盘突出症相关的病理性变化，特别是在不同程度的神经根压迫和髓核组织破裂暴露时。椎间盘突出症的影响不只是一个方面，而应该看成两或三种不同功能紊乱，这些功能紊乱可以从完全不同的治疗方式中受益。膨隆或突出的椎间盘导致长时间的神经根压迫并引起神经电生理改变，这种改变可以通过早期干预，如使用药物减少神经胶质细胞活化和调节疼痛敏感性而受益（如神经受体调节剂）。破裂或游离脱垂的椎间盘突出症同时包含了神经根受压和组织介导的炎症反应，最好联合使用包括细胞因子拮抗剂和蛋白激酶或 NF-κB 抑制剂在内的抗炎治疗。从所有病例来看，全身用药似乎比局部用药具有更低的疗效和更高风险的副作用；随着硬膜外使用免疫抑制剂如 TNF 拮抗剂的增加以及

新的以软件为基础的给药设备的发展，这一观点也得到证实（Hubbard 等 2009；Shamji 等 2008；Zanella 等 2008）。当然，手术清除突出碎片组织仍然是那些对药物或其他治疗方法无效的患者的一个选择。然而，大家已经越来越清楚地认识到长期神经根压迫导致的残留和持续的过敏反应是有害的，同时也是剧烈疼痛的始终来源。因此，对于减轻椎间盘突出症相关神经病变、缩短症状维持时间和促进功能恢复的治疗策略的需求将持续存在。

19.6 本章要点总结

在多数患者中，椎间盘组织碎片"突入"到盘外空间并撞击或接触脊神经根可能会引起严重疼痛、神经功能障碍。

- 由于突出椎间盘撞击神经根可以导致神经根发生如下病理生理改变：水肿、炎症反应、髓鞘瓦解、轴索包被减少、外周神经轴突 Wallerian 变性、轴突运输损耗和诱发动作电位振幅降低。
- 在人和动物模型的研究中，由无害性刺激所致的神经根超敏反应（痛觉异常）和有害性刺激所致的神经根超敏反应（痛觉过敏）可以作为判断神经性疼痛的有用指标。
- 神经根受压的幅度、持续时间和频率决定了神经根局部损伤程度和疼痛症状的严重性及持续时间。
- 在突出的椎间盘组织中，血管生成增加，巨噬细胞和淋巴细胞浸润、炎症细胞因子和蛋白酶活性均增强，这些可以导致持续数月甚至数年的疼痛症状。
- 突出的髓核组织与体循环接触后，可能会激活免疫系统、受累神经的胶质细胞以及中枢神经系统（小胶质细胞和星形胶质细胞）。活化的小胶质细胞提高突触前神经元释放神经递质的水平，敏化突出后膜，激活邻近的星形胶质细胞和小胶质细胞。因此，椎间盘突出所致的神经根损伤可以启动一个正反馈通路，促进持续的神经性疼痛。
- 尽管手术切除突出椎间盘组织碎片可以减轻许多病理症状，药物治疗和改变生活方式仍然是

椎间盘突出症疼痛的一线治疗方法。

- 使用非甾体类消炎药和糖皮质激素治疗椎间盘突出症相关根性症状是安全的，但并不能改善病理改变和临床预后。新兴的药物治疗为此提供了一些希望，这种治疗集中在拮抗许多神经根病变的促炎细胞因子，其中最值得一提的就是肿瘤坏死因子（TNF-α）。

- 对治疗椎间盘突出症相关根性症状有效的药物干预包括如下几类受体的竞争性抑制剂：神经细胞受体（如血清受体拮抗剂）抑制剂、胶质细胞增生（如米诺环素）或代谢（如甲氨蝶呤）抑制剂和细胞炎症通路抑制剂（如 NF-κB 或 PKC 抑制剂）。

- 需要更多的工作以揭示椎间盘突出症中枢神经系统敏化和重构中的作用，以更好地了解其在持续性神经病变中扮演的角色。

总之，对那些可以减轻椎间盘突出症相关的神经病变、缩短疼痛持续时间和恢复功能的治疗方法的需求在不断增加。

（王华锋 叶福标 译 王建儒 郑召民 审校）

参考文献

Abe M, Kurihara T, Han W, Shinomiya K, Tanabe T (2002) Changes in expression of voltage-dependent ion channel subunits in dorsal root ganglia of rats with radicular injury and pain. Spine (Phila Pa 1976) 27:1517–1524; discussion 1525

Adams MA, Roughley PJ (2006) What is intervertebral disc degeneration, and what causes it? Spine (Phila Pa 1976) 31:2151–2161

Ahn SH, Cho YW, Ahn MW, Jang SH, Sohn YK, Kim HS (2002) mRNA expression of cytokines and chemokines in herniated lumbar intervertebral discs. Spine 27(9):911–917

Allen KD, Shamji MF, Mata BA, Gabr MA, Sinclair SM, Schmitt DO, Richardson WJ, Setton LA (2011) Kinematic and dynamic gait compensations in a rat model of lumbar radiculopathy and the effects of tumor necrosis factor-alpha antagonism. Arthritis Res Ther 13:R137

Allen KD, Mata BA, Gabr MA, Huebner JL, Adams SB Jr, Kraus VB, Schmitt DO, Setton LA (2012) Kinematic and dynamic gait compensations resulting from knee instability in a rat model of osteoarthritis. Arthritis Res Ther 14:R78

Aoki K, Rydevik B, Kikuchi S, Olmarker K (2002) Local application of disc-related cytokines on spinal nerve roots. Spine 27:1614–1617

Arai I, Mao GP, Otani K, Konno S, Kikuchi S, Olmarker K (2004) Indomethacin blocks the nucleus pulposus-induced effects on nerve root function. An experimental study in dogs with assessment of nerve conduction and blood flow following experimental disc herniation. Eur Spine J 13(8):691–694

Atcheson SG, Dymeck T (2004) Rapid resolution of chronic sciatica with intravenous infliximab after failed epidural steroid injections. Spine 29:E248–E250

Atlas SJ, Keller RB, Wu YA, Deyo RA, Singer DE (2005) Long-term outcomes of surgical and nonsurgical management of lumbar spinal stenosis: 8 to 10 year results from the maine lumbar spine study. Spine (Phila Pa 1976) 30:936–943

Awad JN, Moskovich R (2006) Lumbar disc herniations: surgical versus nonsurgical treatment. Clin Orthop Relat Res 443:183–197

Bachmeier BE, Nerlich A, Mittermaier N, Weiler C, Lumenta C, Wuertz K, Boos N (2009) Matrix metalloproteinase expression levels suggest distinct enzyme roles during lumbar disc herniation and degeneration. Eur Spine J 18:1573–1586

Battie MC, Videman T (2006) Lumbar disc degeneration: epidemiology and genetics. J Bone Joint Surg Am 88(Suppl 2):3–9

Battie MC, Videman T, Kaprio J, Gibbons LE, Gill K, Manninen H, Saarela J, Peltonen L (2009) The twin spine study: contributions to a changing view of disc degeneration. Spine J 9:47–59

Beare JE, Morehouse JR, DeVries WH, Enzmann GU, Burke DA, Magnuson DS, Whittemore SR (2009) Gait analysis in normal and spinal contused mice using the treadscan system. J Neurotrauma 26:2045–2056

Beck KD, Nguyen HX, Galvan MD, Salazar DL, Woodruff TM, Anderson AJ (2010) Quantitative analysis of cellular inflammation after traumatic spinal cord injury: evidence for a multiphasic inflammatory response in the acute to chronic environment. Brain 133:433–447

Berryman ER, Harris RL, Moalli M, Bagi CM (2009) Digigait quantitation of gait dynamics in rat rheumatoid arthritis model. J Musculoskelet Neuronal Interact 9:89–98

Binshtok AM, Wang H, Zimmermann K, Amaya F, Vardeh D, Shi L, Brenner GJ, Ji RR, Bean BP, Woolf CJ, Samad TA (2008) Nociceptors are interleukin-1beta sensors. J Neurosci 28:14062–14073

Bostman OM (1993) Body mass index and height in patients requiring surgery for lumbar intervertebral disc herniation. Spine (Phila Pa 1976) 18:851–854

Brisby H, Byrod G, Olmarker K, Miller VM, Aoki Y, Rydevik B (2000) Nitric oxide as a mediator of nucleus pulposus-induced effects on spinal nerve roots. J Orthop Res 18:815–820

Brisby H, Olmarker K, Larsson K, Nutu M, Rydevik B (2002) Proinflammatory cytokines in cerebrospinal fluid and serum in patients with disc herniation and sciatica. Eur Spine J 11:62–66

Buenaventura RM, Datta S, Abdi S, Smith HS (2009) Systematic review of therapeutic lumbar transforaminal epidural steroid injections. Pain Physician 12:233–251

Burke JG, Watson RW, McCormack D, Dowling FE, Walsh MG, Fitzpatrick JM (2002) Intervertebral discs which cause low back pain secrete high levels of proinflammatory mediators. J Bone Joint Surg Br 84:196–201

Byrod G, Otani K, Brisby H, Rydevik B, Olmarker K (2000) Methylprednisolone reduces the early vascular permeability increase in spinal nerve roots induced by epidural nucleus pulposus application. J Orthop Res 18:983–987

Cao H, Zhang YQ (2008) Spinal glial activation contributes to pathological pain states. Neurosci Biobehav Rev 32:972–983

Chang YW, Winkelstein BA (2011) Schwann cell proliferation and macrophage infiltration are evident at day 14 after painful cervical nerve root compression in the rat. J Neurotrauma 28:2429–2438

Chaplan SR, Malmberg AB, Yaksh TL (1997) Efficacy of spinal NMDA receptor antagonism in formalin hyperalgesia and nerve injury evoked allodynia in the rat. J Pharmacol Exp Ther 280:829–838

Chou R, Huffman LH (2007) Medications for acute and chronic low back pain: a review of the evidence for an American Pain Society/American College of Physicians clinical practice guideline. Ann Intern Med 147:505–514

Cohen SP, Bogduk N, Dragovich A, Buckenmaier CC 3rd, Griffith S, Kurihara C, Raymond J, Richter PJ, Williams N, Yaksh TL (2009) Randomized, double-blind, placebo-controlled, dose–response, and preclinical safety study of transforaminal epidural etanercept for the treatment of sciatica. Anesthesiology 110:1116–1126

Colburn RW, Rickman AJ, DeLeo JA (1999) The effect of site and type of nerve injury on spinal glial activation and neuropathic pain behavior. Exp Neurol 157:289–304

Cornefjord M, Olmarker K, Otani K, Rydevik B (2001) Effects of diclofenac and ketoprofen on nerve conduction velocity in experimental nerve root compression. Spine (Phila Pa 1976)

26(20):2193–2197

Crawley JN (2007) What's wrong with my mouse? Behavioral phenotyping of transgenic and knockout mice. Wiley-Interscience, Hoboken

Cuellar JM, Montesano PX, Carstens E (2004) Role of TNF-alpha in sensitization of nociceptive dorsal horn neurons induced by application of nucleus pulposus to L5 dorsal root ganglion in rats. Pain 110:578–587

Cuellar JM, Montesano PX, Antognini JF, Carstens E (2005) Application of nucleus pulposus to L5 dorsal root ganglion in rats enhances nociceptive dorsal horn neuronal windup. J Neurophysiol 94:35–48

DeLeo JA, Yezierski RP (2001) The role of neuroinflammation and neuroimmune activation in persistent pain. Pain 90:1–6

DeLeo JA, Rutkowski MD, Stalder AK, Campbell IL (2000) Transgenic expression of TNF by astrocytes increases mechanical allodynia in a mouse neuropathy model. Neuroreport 11:599–602

DeLeo JA, Tanga FY, Tawfik VL (2004) Neuroimmune activation and neuroinflammation in chronic pain and opioid tolerance/hyperalgesia. Neuroscientist 10:40–52

Demircan MN, Asir A, Cetinkal A, Gedik N, Kutlay AM, Colak A et al. (2007) Is there any relationship between proinflammatory mediator levels in disc material and myelopathy with cervical disc herniation and spondylosis? A non-randomized, prospective clinical study. Eur Spine J 16(7):983–986

Ding XL, Wang YH, Ning LP, Zhang Y, Ge HY, Jiang H, Wang R, Yue SW (2010) Involvement of TRPV4-NO-cGMP-PKG pathways in the development of thermal hyperalgesia following chronic compression of the dorsal root ganglion in rats. Behav Brain Res 208(1):194–201

Doita M, Kanatani T, Harada T, Mizuno K (1996) Immunohistologic study of the ruptured intervertebral disc of the lumbar spine. Spine 21:235–241

Dyck PJ, Lais AC, Giannini C, Engelstad JK (1990) Structural alterations of nerve during cuff compression. Proc Natl Acad Sci U S A 87:9828–9832

Fraser I (2009) Statistics on hospital-based care in the United States. Agency for Healthcare Research and Quality, Rockville

Freemont AJ, Watkins A, Le Maitre C, Jeziorska M, Hoyland JA (2002) Current understanding of cellular and molecular events in intervertebral disc degeneration: implications for therapy. J Pathol 196:374–379

Frymoyer JW (1988) Back pain and sciatica. N Engl J Med 318:291–300

Fumihiko H, Nobuo M, Nobuo H (1996) Changes in responses of wide dynamic range neurons in the spinal dorsal horn after dorsal root or dorsal root ganglion compression. Spine (Phila Pa 1976) 21:1408–1414

Gajendran VK, Reuter MW, Golish SR, Hanna LS, Scuderi GJ (2011) Is the fibronectin-aggrecan complex present in cervical disk disease? PM R 3:1030–1034

Garfin SR, Cohen MS, Massie JB, Abitbol JJ, Swenson MR, Myers RR, Rydevik BL (1990) Nerve-roots of the cauda equina. The effect of hypotension and acute graded compression on function. J Bone Joint Surg Am 72:1185–1192

Genevay S, Stingelin S, Gabay C (2004) Efficacy of etanercept in the treatment of acute, severe sciatica: a pilot study. Ann Rheum Dis 63:1120–1123

Gensel JC, Tovar CA, Hamers FP, Deibert RJ, Beattie MS, Bresnahan JC (2006) Behavioral and histological characterization of unilateral cervical spinal cord contusion injury in rats. J Neurotrauma 23:36–54

Goupille P, Jayson MI, Valat JP, Freemont AJ (1998) The role of inflammation in disk herniation-associated radiculopathy. Semin Arthritis Rheum 28:60–71

Gronblad M, Virri J, Tolonen J, Seitsalo S, Kaapa E, Kankare J, Myllynen P, Karaharju EO (1994) A controlled immunohistochemical study of inflammatory cells in disc herniation tissue. Spine (Phila Pa 1976) 19:2744–2751

Guertin AD, Zhang DP, Mak KS, Alberta JA, Kim HA (2005) Microanatomy of axon/glial signaling during Wallerian degeneration. J Neurosci 25:3478–3487

Hanai F, Matsui N, Hongo N (1996) Changes in responses of wide dynamic range neurons in the spinal dorsal horn after dorsal root or dorsal root ganglion compression. Spine 21:1408–1414; discussion 1414–1415

Hart LG, Deyo RA, Cherkin DC (1995) Physician office visits for low back pain. Frequency, clinical evaluation, and treatment patterns from a US national survey. Spine (Phila Pa 1976) 20: 11–19

Hashizume H, DeLeo JA, Colburn RW, Weinstein JN (2000a) Spinal glial activation and cytokine expression after lumbar root injury in the rat. Spine (Phila Pa 1976) 25:1206–1217

Hashizume H, Rutkowski MD, Weinstein JN, DeLeo JA (2000b) Central administration of methotrexate reduces mechanical allodynia in an animal model of radiculopathy/sciatica. Pain 87(2):159–169

Hashizume H, Kawakami M, Yoshida M, Okada M, Enyo Y, Inomata Y (2007) Sarpogrelate hydrochloride, a 5-HT2a receptor antagonist, attenuates neurogenic pain induced by nucleus pulposus in rats. Spine (Phila Pa 1976) 32:315–320

Heliovaara M (1987a) Body height, obesity, and risk of herniated lumbar intervertebral disc. Spine (Phila Pa 1976) 12:469–472

Heliovaara M (1987b) Occupation and risk of herniated lumbar intervertebral disc or sciatica leading to hospitalization. J Chronic Dis 40:259–264

Heliovaara M, Impivaara O, Sievers K, Melkas T, Knekt P, Korpi J, Aromaa A (1987a) Lumbar disc syndrome in Finland. J Epidemiol Community Health 41:251–258

Heliovaara M, Knekt P, Aromaa A (1987b) Incidence and risk factors of herniated lumbar intervertebral disc or sciatica leading to hospitalization. J Chronic Dis 40:251–258

Hogan QH (2007) Role of decreased sensory neuron membrane calcium currents in the genesis of neuropathic pain. Croat Med J 48:9–21

Hou SX, Tang JG, Chen HS, Chen J (2003) Chronic inflammation and compression of the dorsal root contribute to sciatica induced by the intervertebral disc herniation in rats. Pain 105:255–264

Hu SJ, Xing JL (1998) An experimental model for chronic compression of dorsal root ganglion produced by intervertebral foramen stenosis in the rat. Pain 77:15–23

Huang KY, Lin RM, Chen WY, Lee CL, Yan JJ, Chang MS (2008) IL-20 may contribute to the pathogenesis of human intervertebral disc herniation. Spine 33(19):2034–2040

Hubbard RD, Winkelstein BA (2005) Transient cervical nerve root compression in the rat induces bilateral forepaw allodynia and spinal glial activation: mechanical factors in painful neck injuries. Spine (Phila Pa 1976) 30:1924–1932

Hubbard RD, Winkelstein BA (2008) Dorsal root compression produces myelinated axonal degeneration near the biomechanical thresholds for mechanical behavioral hypersensitivity. Exp Neurol 212:482–489

Hubbard RD, Chen Z, Winkelstein BA (2008a) Transient cervical nerve root compression modulates pain: load thresholds for allodynia and sustained changes in spinal neuropeptide expression. J Biomech 41:677–685

Hubbard RD, Quinn KP, Martinez JJ, Winkelstein BA (2008b) The role of graded nerve root compression on axonal damage, neuropeptide changes, and pain-related behaviors. Stapp Car Crash J 52:33–58

Hubbard RD, Martinez JJ, Burdick JA, Winkelstein BA (2009) Controlled release of GDNF reduces nerve root-mediated behavioral hypersensitivity. J Orthop Res 27:120–127

Hwang PY, Allen KD, Shamji MF, Jing L, Mata BA, Gabr MA, Huebner JL, Kraus VB, Richardson WJ, Setton LA (2012) Changes in midbrain pain receptor expression, gait and behavioral sensitivity in a rat model of radiculopathy. Open Orthop J 6:383–391. PubMed Central PMCID: PMC3434701

Igarashi T, Kikuchi S, Shubayev V, Myers RR (2000) 2000 Volvo Award winner in Basic Science Studies: exogenous tumor necrosis factor-alpha mimics nucleus pulposus-induced neuropathology. Molecular, histologic, and behavioral comparisons in rats. Spine 25:2975–2980

Inoue K (2006) The function of microglia through purinergic receptors: neuropathic pain and cytokine release. Pharmacol Ther 109: 210–226

Jancalek R, Dubovy P (2007) An experimental animal model of spinal root compression syndrome: an analysis of morphological changes of myelinated axons during compression radiculopathy and after decompression. Exp Brain Res 179:111–119

Julius D, Basbaum AI (2001) Molecular mechanisms of nociception. Nature 413:203–210

Kajander KC, Pollock CH, Berg H (1996) Evaluation of hindpaw position in rats during chronic constriction injury (CCI) produced with different suture materials. Somatosens Mot Res 13:95–101

Kallakuri S, Takebayashi T, Ozaktay AC, Chen C, Yang S, Wooley PH, Cavanaugh JM (2005) The effects of epidural application of allografted nucleus pulposus in rats on cytokine expression, limb withdrawal and nerve root discharge. Eur Spine J 14:956–964

Kanayama M, Hashimoto T, Shigenobu K, Yamane S (2003) Efficacy of serotonin receptor blocker for symptomatic lumbar disc herniation. Clin Orthop Relat Res (411):159–165

Kang JD, Stefanovic-Racic M, McIntyre LA, Georgescu HI, Evans CH (1997) Toward a biochemical understanding of human intervertebral disc degeneration and herniation. Contributions of nitric oxide, interleukins, prostaglandin E2, and matrix metalloproteinases. Spine 22(10):1065–1073

Karppinen J, Korhonen T, Malmivaara A, Paimela L, Kyllonen E, Lindgren KA, Rantanen P, Tervonen O, Niinimaki J, Seitsalo S, Hurri H (2003) Tumor necrosis factor-alpha monoclonal antibody, infliximab, used to manage severe sciatica. Spine 28:750–753; discussion 753–754

Kasimcan O, Kaptan H (2010) Efficacy of gabapentin for radiculopathy caused by lumbar spinal stenosis and lumbar disk hernia. Neurol Med Chir (Tokyo) 50:1070–1073

Kawakami M, Weinstein JN, Chatani K, Spratt KF, Meller ST, Gebhart GF (1994a) Experimental lumbar radiculopathy. Behavioral and histologic changes in a model of radicular pain after spinal nerve root irritation with chromic gut ligatures in the rat. Spine (Phila Pa 1976) 19:1795–1802

Kawakami M, Weinstein JN, Spratt KF, Chatani K, Traub RJ, Meller ST, Gebhart GF (1994b) Experimental lumbar radiculopathy. Immunohistochemical and quantitative demonstrations of pain induced by lumbar nerve root irritation of the rat. Spine (Phila Pa 1976) 19:1780–1794

Kawakami M, Matsumoto T, Kuribayashi K, Tamaki T (1999) mRNA expression of interleukins, phospholipase A2, and nitric oxide synthase in the nerve root and dorsal root ganglion induced by autologous nucleus pulposus in the rat. J Orthop Res 17:941–946

Kawakami M, Matsumoto T, Tamaki T (2001) Roles of thromboxane A2 and leukotriene B4 in radicular pain induced by herniated nucleus pulposus. J Orthop Res 19(3):472–477

Kawakami M, Hashizume H, Nishi H, Matsumoto T, Tamaki T, Kuribayashi K (2003) Comparison of neuropathic pain induced by the application of normal and mechanically compressed nucleus pulposus to lumbar nerve roots in the rat. J Orthop Res 21:535–539

Kobayashi S, Yoshizawa H, Yamada S (2004a) Pathology of lumbar nerve root compression. Part 1: intraradicular inflammatory changes induced by mechanical compression. J Orthop Res 22:170–179

Kobayashi S, Yoshizawa H, Yamada S (2004b) Pathology of lumbar nerve root compression. Part 2: morphological and immunohistochemical changes of dorsal root ganglion. J Orthop Res 22:180–188

Kobayashi S, Baba H, Uchida K, Kokubo Y, Kubota C, Yamada S, Suzuki Y, Yoshizawa H (2005a) Effect of mechanical compression on the lumbar nerve root: localization and changes of intraradicular inflammatory cytokines, nitric oxide, and cyclooxygenase. Spine 30:1699–1705

Kobayashi S, Kokubo Y, Uchida K, Yayama T, Takeno K, Negoro K, Nakajima H, Baba H, Yoshizawa H (2005b) Effect of lumbar nerve root compression on primary sensory neurons and their central branches: changes in the nociceptive neuropeptides substance P and somatostatin. Spine (Phila Pa 1976) 30:276–282

Kobayashi S, Meir A, Baba H, Uchida K, Hayakawa K (2005c) Imaging of intraneural edema by using gadolinium-enhanced MR imaging: experimental compression injury. AJNR Am J Neuroradiol 26:973–980

Kobayashi S, Sasaki S, Shimada S, Kaneyasu M, Mizukami Y, Kitade I, Ogawa M, Kawahara H, Baba H, Yoshizawa H (2005d) Changes of calcitonin gene-related peptide in primary sensory neurons and their central branch after nerve root compression of the dog. Arch Phys Med Rehabil 86:527–533

Kobayashi S, Uchida K, Kokubo Y, Takeno K, Yayama T, Miyazaki T, Nakajima H, Nomura E, Mwaka E, Baba H (2008) Synapse involvement of the dorsal horn in experimental lumbar nerve root compression: a light and electron microscopic study. Spine (Phila Pa 1976) 33:716–723

Komori H, Shinomiya K, Nakai O, Yamaura I, Takeda S, Furuya K (1996) The natural history of herniated nucleus pulposus with radiculopathy. Spine (Phila Pa 1976) 21:225–229

Korhonen T, Karppinen J, Paimela L, Malmivaara A, Lindgren KA, Jarvinen S, Niinimaki J, Veeger N, Seitsalo S, Hurri H (2005) The treatment of disc herniation-induced sciatica with infliximab: results of a randomized, controlled, 3-month follow-up study. Spine 30:2724–2728

Korhonen T, Karppinen J, Paimela L, Malmivaara A, Lindgren KA, Bowman C, Hammond A, Kirkham B, Jarvinen S, Niinimaki J, Veeger N, Haapea M, Torkki M, Tervonen O, Seitsalo S, Hurri H (2006) The treatment of disc-herniation-induced sciatica with infliximab: one-year follow-up results of first ii, a randomized controlled trial. Spine 31:2759–2766

Le Maitre CL, Freemont AJ, Hoyland JA (2005) The role of interleukin-1 in the pathogenesis of human intervertebral disc degeneration. Arthritis Res Ther 7(4):R732–R745

Le Maitre CL, Hoyland JA, Freemont AJ (2007) Catabolic cytokine expression in degenerate and herniated human intervertebral discs: IL-1beta and TNFalpha expression profile. Arthritis Res Ther 9:R77

Lindenlaub T, Teuteberg P, Hartung T, Sommer C (2000) Effects of neutralizing antibodies to TNF-alpha on pain-related behavior and nerve regeneration in mice with chronic constriction injury. Brain Res 866:15–22

Loupasis GA, Stamos K, Katonis PG, Sapkas G, Korres DS, Hartofilakidis G (1999) Seven- to 20-year outcome of lumbar discectomy. Spine (Phila Pa 1976) 24:2313–2317

Marriott I (2004) The role of tachykinins in central nervous system inflammatory responses. Front Biosci 9:2153–2165

Maves TJ, Pechman PS, Gebhart GF, Meller ST (1993) Possible chemical contribution from chromic gut sutures produces disorders of pain sensation like those seen in man. Pain 54:57–69

McCarron RF, Wimpee MW, Hudkins PG, Laros GS (1987) The inflammatory effect of nucleus pulposus. A possible element in the pathogenesis of low-back pain. Spine (Phila Pa 1976) 12:760–764

Mixter CG, Blumgart HL, Berlin DD (1934) Total ablation of the thyroid for angina pectoris and congestive heart failure: results of eighteen months' experience. Ann Surg 100:570–577

Moalem G, Tracey DJ (2006) Immune and inflammatory mechanisms in neuropathic pain. Brain Res Rev 51:240–264

Moore RJ, Vernon-Roberts B, Fraser RD, Osti OL, Schembri M (1996) The origin and fate of herniated lumbar intervertebral disc tissue. Spine 21:2149–2155

Morishita Y, Hida S, Naito M, Arimizu J, Matsushima U, Nakamura A (2006) Measurement of the local pressure of the intervertebral foramen and the electrophysiologic values of the spinal nerve roots in the vertebral foramen. Spine (Phila Pa 1976) 31:3076–3080

Mosconi T, Kruger L (1996) Fixed-diameter polyethylene cuffs applied to the rat sciatic nerve induce a painful neuropathy: ultrastructural morphometric analysis of axonal alterations. Pain 64:37–57

Mulleman D, Mammou S, Griffoul I, Watier H, Goupille P (2006a) Pathophysiology of disk-related low back pain and sciatica. II. Evidence supporting treatment with TNF-alpha antagonists. Joint Bone Spine 73:270–277

Mulleman D, Mammou S, Griffoul I, Watier H, Goupille P (2006b) Pathophysiology of disk-related sciatica. I – Evidence supporting a chemical component. Joint Bone Spine 73:151–158

Murata Y, Onda A, Rydevik B, Takahashi K, Olmarker K (2004a) Distribution and appearance of tumor necrosis factor-alpha in the dorsal root ganglion exposed to experimental disc herniation in rats. Spine (Phila Pa 1976) 29:2235–2241

Murata Y, Onda A, Rydevik B, Takahashi K, Olmarker K (2004b) Selective inhibition of tumor necrosis factor-alpha prevents nucleus pulposus-induced histologic changes in the dorsal root ganglion. Spine 29:2477–2484

Myers RR, Yamamoto T, Yaksh TL, Powell HC (1993) The role of focal nerve ischemia and wallerian degeneration in peripheral nerve injury producing hyperesthesia. Anesthesiology 78:308–316

Nakamae T, Ochi M, Olmarker K (2011) Pharmacological inhibition of tumor necrosis factor may reduce pain behavior changes induced by experimental disc puncture in the rat: an experimental study in rats. Spine (Phila Pa 1976) 36:E232–E236

Nicholson KJ, Quindlen JC, Winkelstein BA (2011) Development of a duration threshold for modulating evoked neuronal responses after nerve root compression injury. Stapp Car Crash J 55:1–24

Nicholson KJ, Guarino BB, Winkelstein BA (2012) Transient nerve root compression load and duration differentially mediate behavioral sensitivity and associated spinal astrocyte activation and mGLuR5 expression. Neuroscience 209:187–195

Nilsson E, Nakamae T, Olmarker K (2011) Pain behavior changes following disc puncture relate to nucleus pulposus rather than to the disc injury per se: an experimental study in rats. Open Orthop J 5:72–77

Nygaard OP, Mellgren SI, Osterud B (1997) The inflammatory properties of contained and noncontained lumbar disc herniation. Spine 22(21):2484–2488

Obata K, Tsujino H, Yamanaka H, Yi D, Fukuoka T, Hashimoto N, Yonenobu K, Yoshikawa H, Noguchi K (2002) Expression of neurotrophic factors in the dorsal root ganglion in a rat model of lumbar disc herniation. Pain 99:121–132

Obata K, Yamanaka H, Dai Y, Mizushima T, Fukuoka T, Tokunaga A, Noguchi K (2004) Activation of extracellular signal-regulated protein kinase in the dorsal root ganglion following inflammation near the nerve cell body. Neuroscience 126:1011–1021

O'Donnell JL, O'Donnell AL (1996) Prostaglandin E2 content in herniated lumbar disc disease. Spine 21(14):1653–1655; discussion 1655–1656

Ohtori S, Takahashi K, Aoki Y, Doya H, Ozawa T, Saito T, Moriya H (2004) Spinal neural cyclooxygenase-2 mediates pain caused in a rat model of lumbar disk herniation. J Pain 5(7):385–391

Olmarker K (2001) Radicular pain – recent pathophysiologic concepts and therapeutic implications. Schmerz 15:425–429

Olmarker K (2008) Puncture of a lumbar intervertebral disc induces changes in spontaneous pain behavior: an experimental study in rats. Spine 33:850–855

Olmarker K, Larsson K (1998) Tumor necrosis factor alpha and nucleus-pulposus-induced nerve root injury. Spine (Phila Pa 1976) 23:2538–2544

Olmarker K, Myers R (1998) Pathogenesis of sciatic pain: role of herniated nucleus pulposus and deformation of spinal nerve root and dorsal root ganglion. Pain 78:99–105

Olmarker K, Rydevik B (1991) Pathophysiology of sciatica. Orthop Clin North Am 22:223–234

Olmarker K, Rydevik B (2001) Selective inhibition of tumor necrosis factor-alpha prevents nucleus pulposus-induced thrombus formation, intraneural edema, and reduction of nerve conduction velocity: possible implications for future pharmacologic treatment strategies of sciatica. Spine 26:863–869

Olmarker K, Rydevik B, Holm S (1989) Edema formation in spinal nerve roots induced by experimental, graded compression. An experimental study on the pig cauda equina with special reference to differences in effects between rapid and slow onset of compression. Spine (Phila Pa 1976) 14:569–573

Olmarker K, Rydevik B, Nordborg C (1993) Autologous nucleus pulposus induces neurophysiologic and histologic changes in porcine cauda equina nerve roots. Spine (Phila Pa 1976) 18:1425–1432

Olmarker K, Byrod G, Cornefjord M, Nordborg C, Rydevik B (1994) Effects of methylprednisolone on nucleus pulposus-induced nerve root injury. Spine (Phila Pa 1976) 19:1803–1808

Olmarker K, Brisby H, Yabuki S, Nordborg C, Rydevik B (1997) The effects of normal, frozen, and hyaluronidase-digested nucleus pulposus on nerve root structure and function. Spine 22:471–475; discussion 476

Olmarker K, Iwabuchi M, Larsson K, Rydevik B (1998) Walking analysis of rats subjected to experimental disc herniation. Eur Spine J 7:394–399

Olmarker K, Storkson R, Berge OG (2002) Pathogenesis of sciatic pain: a study of spontaneous behavior in rats exposed to experimental disc herniation. Spine 27:1312–1317

Olmarker K, Nutu M, Storkson R (2003) Changes in spontaneous behavior in rats exposed to experimental disc herniation are blocked by selective TNF-alpha inhibition. Spine 28:1635–1641; discussion 1642

Onda A, Hamba M, Yabuki S, Kikuchi S (2002) Exogenous tumor necrosis factor-alpha induces abnormal discharges in rat dorsal horn neurons. Spine (Phila Pa 1976) 27:1618–1624; discussion 1624

Onda A, Murata Y, Rydevik B, Larsson K, Kikuchi S, Olmarker K (2004) Infliximab attenuates immunoreactivity of brain-derived neurotrophic factor in a rat model of herniated nucleus pulposus. Spine 29:1857–1861

Onda A, Murata Y, Rydevik B, Larsson K, Kikuchi S, Olmarker K (2005) Nerve growth factor content in dorsal root ganglion as related to changes in pain behavior in a rat model of experimental lumbar disc herniation. Spine (Phila Pa 1976) 30:188–193

Otani K, Arai I, Mao GP, Konno S, Olmarker K, Kikuchi S (1997) Experimental disc herniation: evaluation of the natural course. Spine (Phila Pa 1976) 22:2894–2899

Ozaktay AC, Cavanaugh JM, Asik I, DeLeo JA, Weinstein JN (2002) Dorsal root sensitivity to interleukin-1 beta, interleukin-6 and tumor necrosis factor in rats. Eur Spine J 11:467–475

Ozaktay AC, Kallakuri S, Takebayashi T, Cavanaugh JM, Asik I, DeLeo JA, Weinstein JN (2006) Effects of interleukin-1 beta, interleukin-6, and tumor necrosis factor on sensitivity of dorsal root ganglion and peripheral receptive fields in rats. Eur Spine J 15:1529–1537

Park JB, Chang H, Kim YS (2002) The pattern of interleukin-12 and T-helper types 1 and 2 cytokine expression in herniated lumbar disc tissue. Spine (Phila Pa 1976) 27(19):2125–2128

Pedowitz RA, Garfin SR, Massie JB, Hargens AR, Swenson MR, Myers RR, Rydevik BL (1992) Effects of magnitude and duration of compression on spinal nerve root conduction. Spine (Phila Pa 1976) 17:194–199

Piesla MJ, Leventhal L, Strassle BW, Harrison JE, Cummons TA, Lu P, Whiteside GT (2009) Abnormal gait, due to inflammation but not nerve injury, reflects enhanced nociception in preclinical pain models. Brain Res 1295:89–98

Ramer LM, Richter MW, Roskams AJ, Tetzlaff W, Ramer MS (2004) Peripherally-derived olfactory ensheathing cells do not promote primary afferent regeneration following dorsal root injury. Glia 47:189–206

Ricci JA, Stewart WF, Chee E, Leotta C, Foley K, Hochberg MC (2006) Back pain exacerbations and lost productive time costs in United States workers. Spine (Phila Pa 1976) 31:3052–3060

Roberts S, Evans H, Trivedi J, Menage J (2006) Histology and pathology of the human intervertebral disc. J Bone Joint Surg Am 88(Suppl 2):10–14

Robinson I, Meert TF (2005) Stability of neuropathic pain symptoms in partial sciatic nerve ligation in rats is affected by suture material. Neurosci Lett 373:125–129

Rothman SM, Winkelstein BA (2007) Chemical and mechanical nerve root insults induce differential behavioral sensitivity and glial activation that are enhanced in combination. Brain Res 1181:30–43

Rothman SM, Winkelstein BA (2010) Cytokine antagonism reduces pain and modulates spinal astrocytic reactivity after cervical nerve root compression. Ann Biomed Eng 38(8):2563–2576

Rothman SM, Kreider RA, Winkelstein BA (2005) Spinal neuropeptide responses in persistent and transient pain following cervical nerve root injury. Spine (Phila Pa 1976) 30:2491–2496

Rothman SM, Guarino BB, Winkelstein BA (2009a) Spinal microglial proliferation is evident in a rat model of painful disc herniation both in the presence of behavioral hypersensitivity and following minocycline treatment sufficient to attenuate allodynia. J Neurosci Res 87:2709–2717

Rothman SM, Huang Z, Lee KE, Weisshaar CL, Winkelstein BA (2009b) Cytokine mRNA expression in painful radiculopathy. J Pain 10(1):90–99

Rothman SM, Nicholson KJ, Winkelstein BA (2010) Time-dependent mechanics and measures of glial activation and behavioral sensitivity in a rodent model of radiculopathy. J Neurotrauma 27:803–814

Rutkowski MD, Winkelstein BA, Hickey WF, Pahl JL, DeLeo JA (2002) Lumbar nerve root injury induces central nervous system neuroimmune activation and neuroinflammation in the rat: relationship to painful radiculopathy. Spine (Phila Pa 1976) 27:1604–1613

Rydevik B (1994) Sciatica and herniated disk. Current aspects of pathophysiology and pain mechanisms. Nord Med 109:74–76, 80

Rydevik B, Brown MD, Lundborg G (1984) Pathoanatomy and pathophysiology of nerve root compression. Spine (Phila Pa 1976) 9:7–15

Rydevik BL, Pedowitz RA, Hargens AR, Swenson MR, Myers RR, Garfin SR (1991) Effects of acute, graded compression on spinal nerve root function and structure. An experimental study of the pig cauda equina. Spine (Phila Pa 1976) 16:487–493

Saab CY, Waxman SG, Hains BC (2008) Alarm or curse? The pain of neuroinflammation. Brain Res Rev 58:226–235

Saal JS (1995) The role of inflammation in lumbar pain. Spine (Phila Pa 1976) 20:1821–1827

Saal JS, Franson RC, Dobrow R, Saal JA (1990) High levels of inflammatory phospholipase A2 activity in lumbar disc herniations. Spine 15:674–678

Sapunar D, Ljubkovic M, Lirk P, McCallum JB, Hogan QH (2005) Distinct membrane effects of spinal nerve ligation on injured and adjacent dorsal root ganglion neurons in rats. Anesthesiology 103:360–376

Sasaki N, Kikuchi S, Konno S, Sekiguchi M, Watanabe K (2007) Anti-TNF-alpha antibody reduces pain-behavioral changes induced by epidural application of nucleus pulposus in a rat model depending on the timing of administration. Spine (Phila Pa 1976) 32:413–416

Schafers M, Svensson CI, Sommer C, Sorkin LS (2003) Tumor necrosis factor-alpha induces mechanical allodynia after spinal nerve ligation by activation of p38 MAPK in primary sensory neurons. J Neurosci 23(7):2517–2521

Schafers M, Marziniak M, Sorkin LS, Yaksh TL, Sommer C (2004) Cyclooxygenase inhibition in nerve-injury- and TNF-induced hyperalgesia in the rat. Exp Neurol 185(1):160–168

Sekiguchi Y, Kikuchi S, Myers RR, Campana WM (2003) ISSLS prize winner: erythropoietin inhibits spinal neuronal apoptosis and pain following nerve root crush. Spine (Phila Pa 1976) 28:2577–2584

Sekiguchi M, Otoshi K, Kikuchi S, Konno S (2011) Analgesic effects of prostaglandin E2 receptor subtype EP1 receptor antagonist: experimental study of application of nucleus pulposus. Spine 36(22):1829–1834

Sekiguchi M, Konno S, Kikuchi S (2008) The effects of a 5-HT2A receptor antagonist on blood flow in lumbar disc herniation: application of nucleus pulposus in a canine model. Eur Spine J 17:307–313

Sekiguchi M, Sekiguchi Y, Konno S, Kobayashi H, Homma Y, Kikuchi S (2009) Comparison of neuropathic pain and neuronal apoptosis following nerve root or spinal nerve compression. Eur Spine J 18:1978–1985

Shamji MF, Whitlatch L, Friedman AH, Richardson WJ, Chilkoti A, Setton LA (2008) An injectable and in situ-gelling biopolymer for sustained drug release following perineural administration. Spine (Phila Pa 1976) 33:748–754

Shamji MF, Allen KD, So S, Jing L, Adams SB Jr, Schuh R, Huebner J, Kraus VB, Friedman AH, Setton LA, Richardson WJ (2009) Gait abnormalities and inflammatory cytokines in an autologous nucleus pulposus model of radiculopathy. Spine (Phila Pa 1976) 34:648–654

Shamji MF, Setton LA, Jarvis W, So S, Chen J, Jing L, Bullock R, Isaacs RE, Brown C, Richardson WJ (2010) Proinflammatory cytokine expression profile in degenerated and herniated human intervertebral disc tissues. Arthritis Rheum 62:1974–1982

Skouen J, Brisby H, Otani K, Olmarker K, Rosengren L, Rydevik B (1999) Protein markers in cerebrospinal fluid in experimental nerve root injury. A study of slow-onset chronic compression effects or the biochemical effects of nucleus pulposus on sacral nerve roots. Spine 24:2195–2200

Sommer C, Schmidt C, George A, Toyka KV (1997) A metalloprotease-inhibitor reduces pain associated behavior in mice with experimental neuropathy. Neurosci Lett 237(1):45–48

Sommer C, Schafers M, Marziniak M, Toyka KV (2001) Etanercept reduced hyperalgesia in experimental painful neuropathy. J Peripher Nerv Syst 6:67–72

Song XJ, Wang ZB, Gan Q, Walters ET (2006) cAMP and cGMP contribute to sensory neuron hyperexcitability and hyperalgesia in rats with

dorsal root ganglia compression. J Neurophysiol 95(1):479–492

Specchia N, Pagnotta A, Toesca A, Greco F (2002) Cytokines and growth factors in the protruded intervertebral disc of the lumbar spine. Eur Spine J 11:145–151

Staal JB, de Bie R, de Vet HC, Hildebrandt J, Nelemans P (2008) Injection therapy for subacute and chronic low-back pain. Cochrane Database Syst Rev (3):CD001824

Stoll G, Jander S (1999) The role of microglia and macrophages in the pathophysiology of the CNS. Prog Neurobiol 58:233–247

Stoll G, Muller HW (1999) Nerve injury, axonal degeneration and neural regeneration: basic insights. Brain Pathol 9:313–325

Suter MR, Wen YR, Decosterd I, Ji RR (2007) Do glial cells control pain? Neuron Glia Biol 3:255–268

Suzuki M, Inoue G, Gemba T, Watanabe T, Ito T, Koshi T, Yamauchi K, Yamashita M, Orita S, Eguchi Y, Ochiai N, Kishida S, Takaso M, Aoki Y, Takahashi K, Ohtori S (2009) Nuclear factor-kappa B decoy suppresses nerve injury and improves mechanical allodynia and thermal hyperalgesia in a rat lumbar disc herniation model. Eur Spine J 18(7):1001–1007

Takahashi H, Suguro T, Okazima Y, Motegi M, Okada Y, Kakiuchi T (1996) Inflammatory cytokines in the herniated disc of the lumbar spine. Spine (Phila Pa 1976) 21(2):218–224

Takahashi N, Yabuki S, Aoki Y, Kikuchi S (2003) Pathomechanisms of nerve root injury caused by disc herniation: an experimental study of mechanical compression and chemical irritation. Spine (Phila Pa 1976) 28:435–441

Takamori Y, Arimizu J, Izaki T, Naito M, Kobayashi T (2011) Combined measurement of nerve root blood flow and electrophysiological values: intraoperative straight-leg-raising test for lumbar disc herniation. Spine (Phila Pa 1976) 36:57–62

Tobinick EL, Britschgi-Davoodifar S (2003) Perispinal TNF-alpha inhibition for discogenic pain. Swiss Med Wkly 133:170–177

Tokunaga S, Yamanokuchi K, Yabuki A, Fujiki M, Misumi K (2010) Cartilage oligomeric matrix protein in canine spinal cord appears in the cerebrospinal fluid associated with intervertebral disc herniation. Spine (Phila Pa 1976) 35:4–9

Uceyler N, Tscharke A, Sommer C (2008) Early cytokine gene expression in mouse CNS after peripheral nerve lesion. Neurosci Lett 436(2):259–264

van der Windt DAWM, Simons E, Riphagen II, Ammendolia C, Verhagen AP, Laslett M, Deville W, Deyo RA, Bouter LM, de Vet HCW, Aertgeerts B (2010) Physical examination for lumbar radiculopathy due to disc herniation in patients with low-back pain. Cochrane Database Syst Rev (2):CD007431

Van Zundert J, Harney D, Joosten EA, Durieux ME, Patijn J, Prins MH, Van Kleef M (2006) The role of the dorsal root ganglion in cervical radicular pain: diagnosis, pathophysiology, and rationale for treatment. Reg Anesth Pain Med 31:152–167

Verri WA Jr, Cunha TM, Parada CA, Poole S, Cunha FQ, Ferreira SH (2006) Hypernociceptive role of cytokines and chemokines: targets for analgesic drug development? Pharmacol Ther 112:116–138

Vrinten DH, Hamers FF (2003) 'Catwalk' automated quantitative gait analysis as a novel method to assess mechanical allodynia in the rat; a comparison with von Frey testing. Pain 102:203–209

Weiler C, Nerlich AG, Bachmeier BE, Boos N (2005) Expression and distribution of tumor necrosis factor alpha in human lumbar intervertebral discs: a study in surgical specimen and autopsy controls. Spine (Phila Pa 1976) 30:44–53; discussion 54

Weiler C, Lopez-Ramos M, Mayer HM, Korge A, Siepe CJ, Wuertz K, Weiler V, Boos N, Nerlich AG (2011) Histological analysis of surgical lumbar intervertebral disc tissue provides evidence for an association between disc degeneration and increased body mass index. BMC Res Notes 4:497

Weinstein JN, Lurie JD, Tosteson TD, Skinner JS, Hanscom B, Tosteson AN, Herkowitz H, Fischgrund J, Cammisa FP, Albert T, Deyo RA (2006a) Surgical vs nonoperative treatment for lumbar disk herniation: the spine patient outcomes research trial (sport) observational cohort. JAMA 296:2451–2459

Weinstein JN, Tosteson TD, Lurie JD, Tosteson AN, Hanscom B, Skinner JS, Abdu WA, Hilibrand AS, Boden SD, Deyo RA (2006b) Surgical vs nonoperative treatment for lumbar disk herniation: the spine patient outcomes research trial (sport): a randomized trial. JAMA 296:2441–2450

Weisshaar CL, Winer JP, Guarino BB, Janmey PA, Winkelstein BA (2011) The potential for salmon fibrin and thrombin to mitigate pain subsequent to cervical nerve root injury. Biomaterials 32(36):9738–9746

Whishaw IQ, Kolb B (2005) The behavior of the laboratory rat: a handbook with tests. Oxford University Press, Oxford/New York

Willburger RE, Wittenberg RH (1994) Prostaglandin release from lumbar disc and facet joint tissue. Spine (Phila Pa 1976) 19(18):2068–2070

Winkelstein BA, DeLeo JA (2004) Mechanical thresholds for initiation and persistence of pain following nerve root injury: mechanical and chemical contributions at injury. J Biomech Eng 126:258–263

Winkelstein BA, Rutkowski MD, Sweitzer SM, Pahl JL, DeLeo JA (2001a) Nerve injury proximal or distal to the DRG induces similar spinal glial activation and selective cytokine expression but differential behavioral responses to pharmacologic treatment. J Comp Neurol 439(2):127–139

Winkelstein BA, Rutkowski MD, Weinstein JN, DeLeo JA (2001b) Quantification of neural tissue injury in a rat radiculopathy model: comparison of local deformation, behavioral outcomes, and spinal cytokine mRNA for two surgeons. J Neurosci Methods 111:49–57

Winkelstein BA, Weinstein JN, DeLeo JA (2002) The role of mechanical deformation in lumbar radiculopathy: an in vivo model. Spine (Phila Pa 1976) 27:27–33

Xu J, Pollock CH, Kajander KC (1996) Chromic gut suture reduces calcitonin-gene-related peptide and substance P levels in the spinal cord following chronic constriction injury in the rat. Pain 64:503–509

Yabuki S, Kawaguchi Y, Nordborg C, Kikuchi S, Rydevik B, Olmarker K (1998) Effects of lidocaine on nucleus pulposus-induced nerve root injury: a neurophysiologic and histologic study of the pig cauda equina. Spine 23:2383–2389

Yamamoto T, Nozaki-Taguchi N (1995) Role of cholecystokinin-B receptor in the maintenance of thermal hyperalgesia induced by unilateral constriction injury to the sciatic nerve in the rat. Neurosci Lett 202:89–92

Yildirim K, Deniz O, Gureser G, Karatay S, Ugur M, Erdal A, Senel K (2009) Gabapentin monotherapy in patients with chronic radiculopathy: the efficacy and impact on life quality. J Back Musculoskelet Rehabil 22:17–20

Zanella JM, Burright EN, Hildebrand K, Hobot C, Cox M, Christoferson L, McKay WF (2008) Effect of etanercept, a tumor necrosis factor-alpha inhibitor, on neuropathic pain in the rat chronic constriction injury model. Spine (Phila Pa 1976) 33(3):227–234

第20章

沙鼠（*Psammomys obesus obesus*）自发性年龄相关椎间盘退变动物模型

Helen E. Gruber, Edward N. Hanley Jr.

目录

H.E. Gruber, PhD (✉)
Department of Orthopaedic Surgery,
Cannon Research Center, Room 304, Carolinas Medical Center,
32861, Charlotte, NC 28232, USA
e-mail: helen.gruber@carolinashealthcare.org

E.N. Hanley Jr., MD
Department of Orthopaedic Surgery, Carolinas Medical Center,
1025 Morehead Medical Drive, Suite 300, Charlotte, NC, USA
e-mail: edward.hanley@carolinashealthcare.org

20.1 引言

20.1.1 一种可靠的、经济的小动物模型对椎间盘退变研究的必要性

下腰痛的发生与椎间盘退变密切有关，给患者日常生活和劳动带来严重影响，一直以来也颇受医疗界广泛关注。在美国，下腰痛的治疗对医疗、社会和经济结构的布局具有重要意义。下腰痛的发生严重影响着数以万计患者的生活质量。80% 的人一生中曾经历过下腰痛，每年造成的直接经济损失高达 860 亿美元。统计学研究表明在下腰痛人群中，每年的医疗费用、就诊次数及失业率均显著高于无腰痛人群。因此，非常有必要寻找一种合适的动物模型开展转化研究，从而更加深入地了解椎间盘退变发生机制，并对潜在的、新的治疗方法开展前期临床研究。

1995 年 11 月，美国国立卫生研究院（NIH）举办"下腰痛新视野"研讨会。该研讨会着重探讨了公共医疗资源消耗的问题，并对未来的研究方向提出指导性意见，其中包括强调了在研究椎间盘退变中建立动物模型的重要性。Krag 曾在动物模型的综述文章中称："一个特定动物模型的有效性不是取决于对某疾病演化模拟的真实程度（因其不可预知性），而是取决于是否有利于对该疾病的机制研究提出新的思路或验证此前提出的假说，从而可以进一步理解疾病的发生发展过程"（Krag 1996）。

为寻求可靠而经济的动物模型，笔者对椎间盘退变研究中各个动物模型的应用价值进行评估。通过讨论分析，从中选择利用沙鼠（*Psammomys obesus obesus*）作为实验的研究对象。沙鼠是分布于地中海东部沙漠中的一种哺乳动物，是目前唯一与年龄相关的自发性椎间盘退变小动物模型。

20.1.2 利用穿刺技术诱导椎间盘退变的动物模型不是最佳选择

本章节对沙鼠模型过往相关文献和研究现状进行复习总结。沙鼠动物模型在椎间盘退变研究中具有极其重要的价值。首先，如前所述，沙鼠动物模型符合与年龄相关的自发性椎间盘退变特点。目前较常见的椎间盘退变模型采用手术刀片穿刺兔纤维环构建。Sobajima 等（2005）提出这种经典的穿刺模型可造成髓核即刻突出，但并不能真实地模拟人类髓核和纤维环退变缓慢发生、发展的过程。同样，也不适合对椎间盘的早期退变开展研究。第二，作为一种小型啮齿动物，与一些大型动物模型如犬，甚至兔相比，沙鼠具有价格低廉、节省费用的优点。第三，通过制订科学的摄食计划，如笔者实验室采用的低热量饮食（见下文），可避免沙鼠发生营养相关的 2 型糖尿病。已有研究证实沙鼠株系均有糖尿病倾向，摄食不规律及高热量食物可诱发其发生。

20.2 沙鼠椎间盘退变早期文献复习

沙鼠（*Psammomys obesus*）动物模型具有极高的应用价值，可以避免胶原酶溶解或手术损伤诱导的椎间盘退变带来的相关问题。在较早发表的文献中，关于沙鼠脊柱方面的研究主要来自同一个研究小组，由下述成员组成（Adler 等 1983；Moskowitz 等 1990；Silberberg 等 1979，1989；Silberberg 1988a, b；Silberberg 和 Adler 1983；Ziran 等 1994；Ziv 等 1992），在随后的文献中多次被引用（Krag 1996；Matsuzaki 和 Wakabayashi 1999）。已报道的研究主要观察 2、3、6 和 18～30 月龄沙鼠椎间盘的组织学和影像学变化，并记录发生髓核内出现颗粒状的碎片、纤维环撕裂、椎间盘嵌入终板软骨或椎体以及韧带钙化情况。

20.3 沙鼠椎间盘退变最新研究成果

20.3.1 椎间盘老化的形态学变化

通过正中矢状位组织学观察对老龄动物椎间盘中的退变征象进行了系统的描述，包括椎间盘边界不清、椎间隙变窄和终板钙化（Gruber 等 2005）。然而，针对幼龄动物椎间盘的形态学改变则关注较少。通过早前的影像学分析，发现下腰椎椎间盘发生椎间盘退变征象的时间较早（Gruber 等 2002a）。图 20.1 表明髓核形态随沙鼠老化发生显著变化。3 周龄（图 20.1a），脊索合胞体构成髓核。2～3 月龄，上腰椎椎间盘中主要成分仍为脊索细胞。图 20.1b 示高分辨率下的脊索细胞。而在下腰椎椎间盘中，3 月龄时脊索细胞开始发生分裂和细胞死亡（图 20.1c）；至 11.7 月龄时，纤维环和髓核开始分界不清，出现纤维环细胞浸润富含蛋白多糖的髓核（图 20.1d、e）。至 17 月龄时，髓核发生显著退行性改变。至 18～36 月龄，发现髓核物质向椎间盘后方区域突出（图 20.1g）。通常，这些髓核的变化是被分室隔开的（图 20.1h），但也可发生大块髓核（图 20.1i）向脊髓突出（图 20.1j）。

利用荧光素酶标记法分析沙鼠衰退椎间盘中的存活细胞和凋亡细胞（Gruber 等 2008a）。该研究选取 2～6、13～19 和 26～38 月龄三组沙鼠，发现凋亡细胞分别占各自髓核细胞的 46.1%、48.1% 和 76.8%。同时，发现凋亡细胞所占比率与终板骨密度呈显著正相关（$P<0.02$）（骨密度测定研究在后面章节中将详细介绍）。该研究也验证了此前髓核形态学研究的结果，即髓核中的脊索细胞随沙鼠老化逐渐发生凋亡。

沙鼠椎间盘组织可替代人类椎间盘组织进行特殊研究和免疫组化观察，具有极高的应用价值。与人类椎间盘组织类似（Gruber 和 Hanley 1998），沙鼠椎间盘组织内可出现细胞程序性死亡（凋亡）和细胞衰老（Gruber 等 2007b）。免疫组织学研究发现，沙鼠椎间盘同人类椎间盘内的调控模式亦相似，存在血小板（Gruber 等 2006b）、myocilin 蛋白（Gruber 等 2006a）以及妊娠相关血浆蛋白 A（PAPP-A），即暴露在细胞外基质的胰岛素样生长因子结合蛋白4（Gruber等2008b）。同样，沙鼠椎间盘表达脑源性神经生长因子（BDNF）。Asporin是一种细胞外基质蛋白，属于富含亮氨酸（SLRP）重复序列的小分子蛋白多糖（SLRP）家族，均存在于人类和沙鼠椎间盘内（Gruber等2009b）。骨膜蛋白（periostin）属成束蛋白家族成员，在机械应力持续作用的人类或沙鼠的椎间盘组织中也均有发现（Gruber等2011a）。

20.3.2 影像学和 Micro-CT

20.3.2.1 腰椎

沙鼠共有7个腰椎椎间盘（表20.1）。相关

横向和纵向研究已报道椎间盘退变影像学特征（Gruber等2002a, 2007a）（表20.1）。横向研究发现，随机体衰退椎间盘逐渐发生变化，包括椎间盘边界不规则、椎间盘楔形变、椎间盘高度丢失、终板和韧带钙化以及骨赘形成。图20.2示沙鼠分别在12、29和30月龄椎间盘影像学变化，包括楔形变（图20.2a）、骨赘形成（图20.2b）以及骨赘间形成骨桥（图20.2c）。雄性较雌性沙鼠易形成骨赘，但在其他影像学特征变化方面，二者无差别。

在一项纵向研究中，对22只沙鼠（雌雄各11只）从2月龄至12月龄进行X线观察（Gruber等2002a）。经统计分析发现，在12月龄时，沙鼠椎间盘楔形变、高度丢失、终板钙化以及椎间盘边界

表 20.1 按年龄组分析影像学异常发生率（%）

	1组：1~3.9月龄（$n=36$）	2组：4.0~11.9月龄（$n=18$）	3组：12~23.9月龄（$n=19$）	4组：24~46月龄（$n=26$）	P^a
高度丢失					
L_{1-2}	4.0	5.8	38.8	34.6	0.01
L_{2-3}	29.4	17.6	55.5	42.3	NS (0.08)
L_{3-4}	29.4	35.2	55.5	88.4	<0.001
L_{4-5}	35.2	47.0	61.1	88.4	0.0005
L_{5-6}	38.2	41.1	66.6	96.1	<0.001
L_{6-7}	50.0	94.1	88.8	100.0	<0.001
L_{7-S}	44.1	82.3	88.8	100.0	<0.001
楔形变					
L_{1-2}	11.7	5.8	33.3	26.9	NS (0.08)
L_{2-3}	14.7	29.4	55.5	46.1	0.01
L_{3-4}	29.4	41.1	50.0	65.3	0.04
L_{4-5}	55.8	70.5	72.2	88.4	NS (0.056)
L_{5-6}	70.5	70.5	94.4	100.0	0.005
L_{6-7}	64.7	76.4	83.3	92.3	NS (0.075)
L_{7-S}	82.3	70.5	88.8	100.0	0.04
终板钙化					
L_{1-2}	2.9	100.0	44.4	100.0	<0.001
L_{2-3}	2.9	100.0	61.1	96.1	<0.001
L_{3-4}	2.9	29.4	83.3	96.1	<0.001
L_{4-5}	8.8	58.8	88.8	100.0	<0.001
L_{5-6}	26.4	70.5	100.0	100.0	<0.001
L_{6-7}	47.0	94.1	100.0	100.0	<0.001
L_{7-S}	47.0	82.3	100.0	100.0	<0.001

[a] Analysis by chi-square

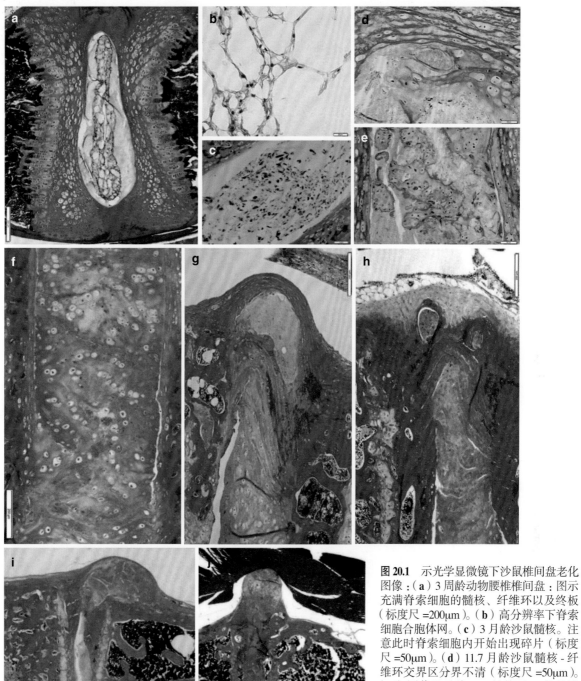

图20.1 示光学显微镜下沙鼠椎间盘老化图像：（**a**）3周龄动物腰椎椎间盘：图示充满脊索细胞的髓核、纤维环以及终板（标度尺=200μm）。（**b**）高分辨率下脊索细胞合胞体网。（**c**）3月龄沙鼠髓核。注意此时脊索细胞内开始出现碎片（标度尺=50μm）。（**d**）11.7月龄沙鼠髓核-纤维环交界区分界不清（标度尺=50μm）。（**e,f**）图像显示从11.7月龄至17月龄椎间盘细胞和细胞外基质进行性退变（**e**标度尺=50μm；f标度尺=200μm）。（**g~j**）低分辨率下腰椎椎间盘背侧突出图像。尤其是髓核面积大幅度减小。（**g**）18月龄沙鼠椎间盘图像（标度尺=200μm）。（**h**）28月龄沙鼠椎间盘部分髓核隔离在突出区域（标度尺=200μm）。（**i**）30月龄沙鼠。（标度尺=500μm）。（**j**）36月龄沙鼠（标度尺=500μm）（*sp*,脊髓；Masson trichrome染色）

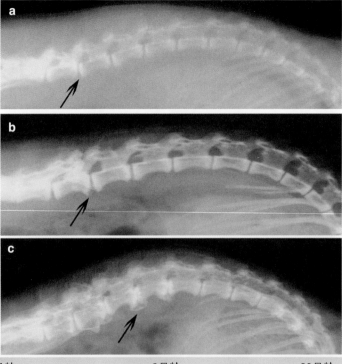

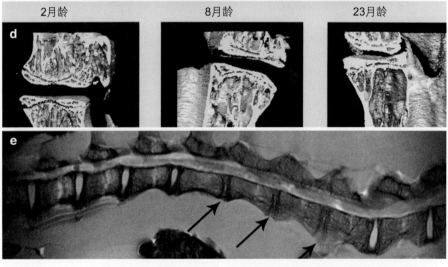

图 20.2 （a ~ c）示腰椎影像学变化，椎间盘楔形变（箭头处，a）、骨赘形成（箭头处，b）、骨赘间形成骨桥（箭头处，c）。（a）12月龄动物；（b）29月龄动物；（c）30月龄动物。（d）Micro-CT揭示2、8和23月龄动物终板内部形态学变化。值得注意的是，终板内的孔隙逐渐减少。（e）高分辨率自旋锁（T_{1r}）图像示老龄动物腰椎退变。箭头所示椎间隙变窄及椎间盘内蛋白多糖含量减少（图片引自纽约大学医学院骨科及放射科 Dr. Ravinder Regatte）

不规则发生率显著高于 2 月龄（P = 0.0001）。分别对 2、3、6 和 12 月龄雌雄沙鼠的椎间盘影像学特征进行分析发现，雄性沙鼠在 6 月龄（6.4 ± 1.6 vs. 4.8 ± 1.1，P = 0.024）和 12 月龄（7.8 ± 0.6 vs. 6.3 ± 1.3，P = 0.004）椎间盘楔形变的发生率高于雌性沙鼠，雄性沙鼠在 2 月龄（1.5 ± 1.6 vs. 0.3 ± 0.5，P = 0.028）和 6 月龄（5.8 ± 1.8 vs. 4.1 ± 1.6，P = 0.025）椎间盘高度丢失大于雌性沙鼠。在 2 月龄，雄性沙鼠终板钙化的发生率也大于雌性沙鼠。然而，在 6 月龄时，雌性沙鼠终板钙化的发生率大于雄性沙鼠（5.5 ± 1.2 vs. 3.9 ± 0.2，P = 0.009）。椎间盘边界不清发生率在 2、3、6 和 12 月龄雌雄沙鼠之间无差异。

沙鼠腰椎椎间盘退变的影像学特征已被用于研发计算机自动辅助程序对椎间盘退变 X 线表现进行数字化分析（Wilson 等 2003）。通过技术更新，已实现对椎间盘退变的影像学资料进行量化处理，以便应用于人类椎间盘退变模型研究。Micro-CT 已应用于椎体和椎间盘 3D 模型的构建（Gruber 等 2005）。

到目前为止，对人类和沙鼠椎间盘退变和终板钙化（硬化）已经开展了深入的研究。尤其 Modic 等对人类椎间盘退变过程中终板的变化做出了卓越的贡献（Modic 等 1988）。如前所述，沙鼠老化椎间盘中细胞的死亡率与终板骨密度呈正相关。

作为一种先进的无创技术，Micro-CT 对沙鼠终板内终板 - 椎间盘界面及椎管血管丛可进行精确的评估（Gruber 等 2005）。通过该技术揭示了营养物质不通过血管而是经坚硬的骨表面直接渗透抵达终板。构建的老龄动物模型显示终板由表面粗糙化向虫蚀样破坏、不规则进展。图 20.2d 所示为矢状位终板内的孔隙。值得注意的是，从 2 月龄至 6 月龄、23 月龄，终板内孔隙通道逐渐减少。

20.3.2.2 颈椎

目前已有沙鼠颈椎椎间盘退变的数据（Gruber 等 2011b）。最新的研究发现，在沙鼠老化的颈椎椎间盘中存在和人类或沙鼠腰椎椎间盘退变一样的影像学征象。利用数字化 X 射线评分，对同一动物体内颈椎和腰椎进行对比发现，在幼龄动物中，颈椎椎间盘边界不清的发生率高于腰椎椎间盘（96.5% *vs.* 86.2%，*P* = 0.001），而在老龄动物中，颈椎椎间盘骨赘的发生率大于腰椎椎间盘（4.9% *vs.* 0.7%，*P* < 0.0001）。通常颈椎椎间盘退变的动物模型较为少见，而沙鼠动物模型弥补了该方面的不足，目前颈椎和腰椎自发性年龄相关椎间盘退变模型均可制备。图 20.3 所示为 2.1 月龄和 22.7 月龄时椎间盘影像学对比变化。箭头所示为数字 X 线摄片下老龄动物的椎间盘骨赘。

20.3.3 自旋锁（T$_{1r}$）成像

Regatte 等利用自旋锁（T$_{1r}$）成像技术对沙鼠椎间盘退变模型进行相关研究（Regatte 等 2004；

另见第 12 章）。高空间分辨率的图像显示椎间盘退变在矢状面和横截面均发生变化。图 20.2e 所示为 4～5 月龄动物椎间盘矢状面图像出现明显的椎间隙变窄（箭头）。研究人员还对纤维环和髓核区域的 T$_{1r}$ 弛豫时间变化进行量化分析发现，在 500Hz 下纤维环和髓核分别为 100～120ms 和 50～60ms。由于质子可以在糖胺和散水中交换，有利于蛋白聚糖呈现较好的显像效果。

20.3.4 椎间盘细胞死亡和终板骨密度

如前所述，椎间盘退变常伴有终板钙化。沙鼠腰椎近端和远端终板骨密度（bone mineral density，BMD）在老龄动物中明显增高（表 20.2），一般情况下远端终板骨密度显著高于近端终板（Gruber 等 2008a）。对同一标本中纤维环的活 / 死细胞活力检测发现，坏死细胞的百分比与终板 BMD 呈显著相关性（*P* = 0.02，*r* = 0.347）。作为成人缺血组织，椎间盘的营养物质只能通过终板和椎间盘边缘渗透，因此，椎间盘细胞的生存活性与椎体终板硬化程度有关。已有报道一旦终板发生钙化，被硬质骨替代，会阻碍营养物质向椎间盘扩散（Bernick 等 1991；Bernick 和 Caillet 1982）。在这些研究中，沙鼠模型为人类椎间盘退变相关研究提供直接的、有价值的生物信息。

20.3.5 椎间盘血供

为更加详细、精确研究终板血供与椎间盘退

表 20.2 按年龄分组分析终板平均骨密度（g/cm^2）

节段	1组：1～3.9月龄（n = 36）	2组：4.0～11.9月龄（n = 18）	3组：12～23.9月龄（n = 19）	4组：24～46月龄（n = 26）	P^a
L$_{1-2}$	0.064 ± 0.013	0.102 ± 0.016	0.113 ± 0.014	0.128 ± 0.022	<0.001
L$_{2-3}$	0.068 ± 0.015	0.101 ± 0.020	0.118 ± 0.016	0.134 ± 0.023	<0.001
L$_{3-4}$	0.084 ± 0.016	0.120 ± 0.019	0.133 ± 0.019	0.153 ± 0.028	<0.001
L$_{4-5}$	0.094 ± 0.018	0.138 ± 0.022	0.146 ± 0.023	0.177 ± 0.027	<0.001
L$_{5-6}$	0.100 ± 0.018	0.145 ± 0.026	0.159 ± 0.026	0.197 ± 0.031	<0.001
L$_{6-7}$	0.108 ± 0.019	0.157 ± 0.028	0.167 ± 0.032	0.204 ± 0.036	<0.001
L$_{7-S}$	0.121 ± 0.024	0.180 ± 0.029	0.199 ± 0.033	0.214 ± 0.030	<0.001

^{a} 数据采用均数 ± 标准差表示，利用方差分析对 4 组间各节段椎间盘数据进行统计。注：各节段椎间盘上或下终板 BMD 值比较均 *P* < 0.001。4 组组间不同节段椎间盘均进行方差分析，结果显示：组 1 与组 2、3 和组 4 间，以及组 3 与组 4 之间均有统计学差异（*P* = 0.05）

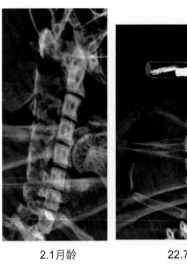
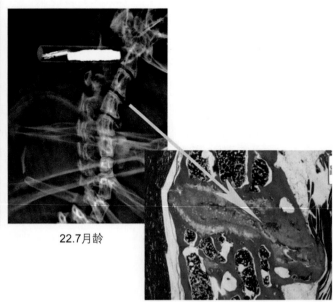

2.1月龄   22.7月龄

图 20.3 示 2.1 月龄和 22.7 月龄沙鼠颈椎影像学特点。箭头所示在老龄动物组织切片染色中明显有骨赘形成（Masson trichrome 染色，标度尺 = 500μm）

变之间的关系，有研究报道，在 UV 显微镜下追踪观察动物体内标记的血管荧光示踪剂（Gruber 等 2005），发现除了腹侧和背侧部分纤维环区域外，血管示踪剂并未渗透入椎间盘组织，并通过血管免疫组织学研究得以证实。

20.4 脊柱融合模型

在临床上，脊柱融合术后造成远期邻近节段退变的潜在风险一直是一个复杂而有争议的话题。经济的小动物模型可作为一种非常有用的研究工具，观察腰椎融合术后由于机械应力改变而导致邻近节段椎间盘和小关节退变的发生情况。最近，有报道利用沙鼠进行该方面的研究（Gruber 等 2009a）。该研究将腰椎间盘纤维环外层手术切除一小部分，不采取任何干预措施，观察术后 1 ~ 26 个月期间邻近节段退变情况。对结果分析发现，动物的年龄和术后不同观察时间点，对近端和远端邻近节段退变均无显著影响。

20.5 自体椎间盘细胞移植和纤维环细胞培养

Gruber/Hanley 实验室同其他研究人员一起，对椎间盘退变的生物学治疗充满了极高的热情，尤其是细胞学治疗（见第 6、23 和 27 章以 及 An 等 2003；Anderson 等 2005；Fassett 等 2009；Ganey 和 Meisel 2002；Gruber 和 Hanley 2003；Phillips 等 2003）。沙鼠已被证实是研究自体椎间盘细胞移植疗法的良好动物模型（Gruber 等 2002b）。实验首先从健康的椎间盘中获取椎间盘细胞，在体外扩增培养，再植入老龄动物退变的椎间盘内。免疫组化观察发现，移植 8 个月后，移植细胞顺利与宿主细胞整合。虽然此项研究工作极具挑战性，但证明了沙鼠可作为极具研究价值的细胞移植动物模型。

沙鼠纤维环细胞琼脂糖凝胶单层和三维培养（专栏 20.1）纤维环细胞具有良好的贴附性，并在三维明胶海绵中细胞增殖，培养 10 天后产生的细胞外基质中包含胶原蛋白 I、II 以及硫酸角质素和硫酸软骨素等（Gruber 等 2002b）。

20.6 沙鼠模型应用与挑战

除了在年龄老化诱发的自发椎间盘退变中应用以外，沙鼠模型在其他类型研究中也极具价值。许多实验室利用沙鼠特殊的营养性糖尿病倾向，诱导 2 型糖尿病（见 Collier 等 2002 综述）和白内障研究（Chenault 等 2002；Pollack 等 1999）。

专栏20.1　沙鼠纤维环细胞培养

　　沙鼠已经证实可用于研究自体细胞移植治疗（Gruber等2002b）。图（a）示术中无菌条件下轻柔刮取椎间盘纤维环片段进行培养。纤维环片段切碎后置于35% 改良 Eagle 培养基中培养，加入35% F-12营养混合物和 30% 的胎牛血清。无菌滤网过滤后（网孔104μm，Spectrum Laboratories Inc.），接种于 24 孔培养板。每 48 小时细胞换液，直至细胞完全汇合（培养6～8周）。然后，细胞进行免疫组化鉴定（CFSE 或 BrdU 标记），漂洗，胰蛋白酶消化，仔细滴入2mm³ 3D载体（明胶海绵，Pfizer）置入供体动物体内。每次平均经载体植入10000～21000个细胞。单层细胞观察，沙鼠纤维环细胞呈梭形（图B），但在3D琼脂糖上呈圆形（图C）。在琼脂糖上培养，细胞增殖的速度远远慢于单层细胞培养；琼脂糖上培养10天后，才可看到 40% 的培养细胞形成细胞集落。值得特别关注的是，依据我们的经验，年幼动物（2～3.9月龄）的纤维环细胞经长时间培养每次 60% 的细胞可成功获取，而年老动物（8～10月龄）的纤维环细胞则少于 20%（图b和c，放大倍数×200）。

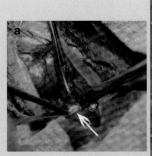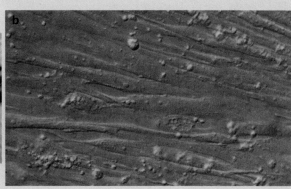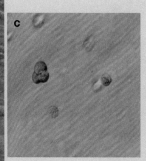

专栏20.2　沙鼠动物模型椎间盘研究的优缺点

沙鼠动物模型的优点：

- 自发性年龄相关唯一的椎间盘退变自然动物模型。
- 经济性的小动物模型可以通过哈伦实验公司（Harlan Laboratories, Inc）购买。
  - 需要注意的是哈伦公司要求研究者签署协议，保证所购买的动物及后代只能在允许的机构内用于实验研究目的，不可转售第三方机构或者在其他机构进行动物繁殖活动。
- 放射学和组织学变化与老化 / 人类退化的腰椎和颈椎椎间盘相似（见下文）。
- 放射学和组织学变化可以提供可靠的横向和前瞻性研究分析结果。
- 动物模型体积小，可以在一个影像学或组织学视野内观察整个腰椎或颈椎。

沙鼠动物模型的不足：

- 作为非传统物种群较少用于实验研究。
- 与其他啮齿类动物模型（如大鼠和小鼠）相比，费用昂贵。
- 动物需要特殊的低热量饮食。
- 动物需要单独的室舍饲养并设定进出权限。
- 产仔数目少（一般 4 个 / 窝）。
- 基因组尚未完成测序。
- 动物体型小对椎间盘的外科干预带来挑战。

符合人类腰椎和颈椎椎间盘退变过程：

- 年龄相关的椎间盘退变。
- 颈椎和腰椎均发生椎间盘退变。
- 具备人类腰椎和颈椎椎间盘退变的影像学特点，包括：
  - 椎间隙变窄、楔形变、终板钙化和椎间盘分界不清。
- 具备人类腰椎和颈椎椎间盘退变的组织学特点，包括：
  - 椎间盘细胞死亡、衰老和凋亡进展。
  - 腰椎较低的节段髓核的脱水 / 丢失逐渐加重。
- MRI 扫描显示也存在人类腰椎和颈椎椎间盘退变过程中椎间盘内水分丢失的特点。

20.6.1 非传统物种

沙鼠也称为肥沙鼠或脂肪沙鼠、沙漠沙鼠或者昼夜沙鼠，因为这些动物属于肥沙鼠属，常见的命名易使人误解，鼠样沙鼠体态肥重，全身有毛覆盖，小耳，短后足（Harrison 1964）。图 20.4a 为一只成年雌性沙鼠及其幼崽。沙鼠分布于阿尔及利亚、利比亚、埃及、苏丹、以色列和沙特阿拉伯等国家（Strasser 1968）。

沙鼠通常性格温顺，便于动物管理员管理。除配偶或者断奶后始终共居的同性个体以外，沙鼠应当分单笼饲养。所有成年沙鼠应被植入微型芯片，以便保证对个体正确识别。

20.6.1.1 隔离饲养及进出权限

沙鼠这类非传统物种，饲养室应限制人员随意出入。应配备专门的饲养室并制定特殊物种处理规范程序。常规情况下，动物管理员应将该饲养室列为每日最后的工作产所，并穿戴实验室一次性防护服和防护靴。

20.6.1.2 动物监控的挑战性

沙鼠饲养区的哨兵沙鼠疾病血清学检查偶尔表现假阴性，使得沙鼠非特异性血清学检测的应用价值仍值得探讨。由于缺乏特异性，该检测可能不准确。

20.6.1.3 繁殖

在人工饲养下，春季是沙鼠最好的繁殖季节，可能与动物接触空气中的孢粉有关。当沙鼠配对繁殖或者母鼠怀孕时，动物可以随意摄食。一般认为，该动物在 12 周龄时性发育成熟。在第一次配对时，应当检查雌雄动物两者的性格是否相容。已有较早文献报道如何解决沙鼠的繁殖问题（Adler 等 1976；Frenkel 等 1972；Strasser 1968）。

20.6.1.4 产仔数目

该动物产仔数目较少；4 个幼崽较为常见，而 6 个幼崽则少见。配对繁殖应当始终在同一饲养区域内完成。

20.6.1.5 低热量饮食的重要性

所有动物应喂食特别配制的普瑞纳沙鼠饮食（普瑞纳定制的沙鼠食谱 #5L09 等于 2.42kcal/g 代谢能量）。每次喂食 100～120g 且每周两次（50～60 克 / 只）。这种低热量饮食可以防止成年沙鼠、哺乳期沙鼠及幼鼠发生糖尿病（El Aoufi 等 2007），因为原料在沙鼠的肠道内可再次发酵，肠壁对营养可进行再吸收。

20.6.2 与动物养殖业相关的其他问题

20.6.2.1 体重是最好的健康指标

经验表明，体重是沙鼠健康最好的观察指标（图 20.4b，表 20.3）。对于成年哺乳期动物，如果体重丢失原来的 20%，可认为符合实施安乐死。体重、体内水分消耗及皮毛外观应当每周定期进行检

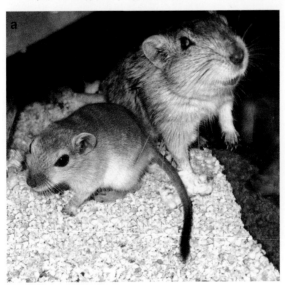
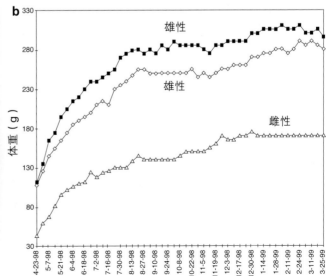

图 20.4 （a）母鼠（右）和幼鼠（左）。注意，耳朵小，尾巴有毛覆盖，尾尖毛呈簇绒状。（b）示正常雌雄沙鼠体重

表 20.3 沙鼠体重和年龄统计学

组别	平均月龄 ± 标准差	平均体重（g）± 标准差	性别[a]
1组：1～3.9月	2.13 ± 0.50 (36)	137.86 ± 23.41 (36)	15F, 21M
2组：4.0～11.9月	6.92 ± 1.57 (18)	189.72 ± 30.22 (18)	5F, 13M
3组：12～23.9月	16.05 ± 4.06 (19)	212.37 ± 53.76 (19)	9F, 10M
4组：24～46月	33.54 ± 5.01 (26)	175.04 ± 33.74 (26)	20F, 6M

[a]F 雌性，M 雄性。卡方检验示各组间沙鼠性别有统计学差异，$P = 0.0069$

测和观察（动物外观不整洁，看起来"邋遢"）。

20.6.2.2 牙齿应当定期修剪

如果动物体重持续减轻，应进一步检查是否因为门牙过长而影响了动物的咀嚼功能。一旦发现牙齿咬合不齐，经过修整后体重可逐渐恢复正常。老龄沙鼠其他有关的牙齿问题也已有相关报道（Ulmansky 等 1984）。

20.6.2.3 血液检测

由于沙鼠尾巴被体毛完全覆盖，一般经眼窝窦后或大隐静脉途径穿刺采血。

20.7 动物模型的重要性，如沙鼠椎间盘研究

研究人员应对人类疾病相关的动物模型研发和改进给予高度重视。尽管基因工程技术已经广泛应用（Schulhof 2000），但动物模型仍然十分重要，应当鼓励动物模型的开发和改进。与人类发病过程密切相符的动物模型，如沙鼠自发性年龄相关椎间盘退变模型，是骨科研究中一个特别重要的工具。另外，如沙鼠自体椎间盘细胞移植动物模型，可以作为联系体外研究和人体早期临床研究的纽带（An 和 Friedman 1999；Gruber 等 2002b）。

随着利用沙鼠动物模型的增多，可以获得更多的沙鼠分子生物学信息。这将有助于各个糖尿病研究中心基因检测的持续性研究（IREN cDNA libraries of insulin-producing cells 2011）。

20.8 本章要点总结

- 利用沙鼠可以构建自发性年龄相关椎间盘退变

模型。这对避免使用胶原酶溶解术或手术损伤，构建经济、可靠的椎间盘退变模型十分重要。
- 通过横向性和纵向性研究，对沙鼠衰退过程中椎间盘退变的影像学特点进行了系统性描述。这些变化与人类椎间盘退变过程相似，包括椎间盘楔形变、椎间隙变窄、终板钙化及骨赘形成。
- Micro-CT 模型和自旋锁（T_{1r}）成像研究可以对椎间盘楔形变、椎间隙变窄、终板钙化和骨赘形成进一步确认。
- Micro-CT 模型也为研究终板孔隙率和血管通道提供了一种良好的实验方法。
- 由于细胞移植在治疗椎间盘退变方面具有重要意义，已证实沙鼠对研究自体椎间盘细胞移植非常具有实用性。
- 沙鼠衰退的椎间盘形态学改变和人类椎间盘退变极其相符，均可出现细胞程序性死亡和细胞衰老，并围绕椎间盘细胞和细胞簇出现同心圆排列的细胞外基质层。束蛋白、妊娠相关血浆蛋白 -A 和脑源性神经营养因子也均在人类和沙鼠椎间盘内存在。
- 重现非传统物种繁殖方面的问题。

（李亚伟 译　吕国华 审校）

参考文献

Adler JH, Roderig C, Gutman Z (1976) Breeding sand rats (Psammomys obesus) with a diabetic predisposition for laboratory investigation. Refuah Vet 33:1–8

Adler JH, Schoenbaum M, Silberg R (1983) Early onset of disk degeneration and spondylosis in sand rats (Psammomys obesus). Vet Pathol 20:13–22

An YH, Friedman RJ (1999) Animal selections in orthopaedic research. In: An YH, Friedman RJ (eds) Animal models in orthopaedic research, 1st edn. CRC Press LLC, Boca Raton, pp 39–57

An HS, Thonar EJ, Masuda K (2003) Biological repair of intervertebral disc. Spine 28:S86–S92

Anderson DG, Yoon T, Shen F, Kang J, Phillips F, An H (2005) Summary statement: biologic repair or regeneration of the intervertebral disc. Spine J 5:304s

Bernick S, Caillet R (1982) Vertebral end-plate changes with aging of human vertebrae. Spine 7:97–102

Bernick S, Walker JM, Paule WJ (1991) Age changes to the anulus fibrosus in human intervertebral discs. Spine 16:520–524

Chenault VM, Ediger MN, Ansari RR (2002) In vivo assessment of diabetic lenses using dynamic light scattering. Diabetes Technol Ther 4:651–659

Collier G, Walder K, De Silva A, Tenne-Brown J, Sanigorski A, Segal D, Kantham L, Augert G (2002) New approaches to gene discovery with animal models of obesity and diabetes. Ann N Y Acad Sci 967:403–413

El Aoufi S, Gendre P, Sennoune SR, Rigoard P, Maxixent JM, Griene L (2007) A high calorie diet induces type 2 diabetes in the desert sand rat (Psammomys obesus). Cell Mol Biol 53:943–953

Fassett DR, Kurk MF, Vaccaro AR (2009) Biologic solutions for degenerative disk disease. J Spinal Disord Tech 22:297–308

Frenkel G, Shaham Y, Kraicer PF (1972) Establishment of conditions for colony-breeding of the sand-rat Psammomys obesus. Lab Anl Sci 22:40–47

Ganey TM, Meisel HJ (2002) A potential role for cell-based therapeutics in the treatment of intervertebral disc herniation. Eur Spine J 11(suppl 2):S206–S214

Gruber HE, Hanley EN Jr (1998) Analysis of aging and degeneration of the human intervertebral disc – comparison of surgical specimens with normal controls. Spine 23:751–757

Gruber HE, Hanley EN Jr (2003) Biologic strategies for the therapy of intervertebral disc degeneration. Expert Opin Biol Ther 3:1209–1214

Gruber HE, Johnson T, Norton HJ, Hanley EN Jr (2002a) The sand rat model for disc degeneration: radiologic characterization of age-related changes. Cross-sectional and prospective analyses. Spine 27:230–234

Gruber HE, Johnson TL, Leslie K, Ingram JA, Martin D, Hoelscher G, Banks D, Phieffer L, Coldham G, Hanley EN Jr (2002b) Autologous intervertebral disc cell implantation: a model using Psammomys obesus, the sand rat. Spine 27:1626–1633

Gruber HE, Ashraf N, Kilburn J, Williams C, Norton HJ, Gordon BE, Hanley EN (2005) Vertebral endplate architecture and vascularization: application of micro-computerized tomography, a vascular tracer, and immunocytochemistry in analyses of disc degeneration in the aging sand rat. Spine 30:2593–2600

Gruber HE, Ingram JA, Hanley EN Jr (2006a) Cellular immunohistochemical localization of the matricellular protein myocilin in the intervertebral disc. Biotech Histochem 81:119–124

Gruber HE, Ingram JA, Hanley EN Jr (2006b) Immunolocalization of thrombospondin in the human and sand rat intervertebral disc. Spine 31:2556–2561

Gruber HE, Gordon B, Williams C, Norton HJ, Hanley EN (2007a) Vertebral endplate and disc changes in the aging sand rat lumbar spine: cross-sectional analyses of a large male and female population. Spine 32:2529–2536

Gruber HE, Ingram JA, Hoelscher G, Norton HJ, Hanley EN (2007b) Senescence in cells of the aging and degenerating intervertebral disc: immunolocalization of senescence associated-ß-galactosidase in human and sand rat discs. Spine 32:321–327

Gruber HE, Gordon B, Norton HJ, Kilburn J, Williams C, Zinchenko N, Heath J, Ingram J, Hanley EN Jr (2008a) Analysis of cell death and vertebral endplate bone mineral density in the annulus of the aging sand rat. Spine J 8:475–481

Gruber HE, Hoelscher GL, Ingram JA, Hanley EN (2008b) Immunolocalization and biochemical evidence of pregnancy-associated plasma protein-A (PAPP-A) in the intervertebral disc. Spine 33:E447–E454

Gruber HE, Ingram JA, Hoelscher G, Zinchenko N, Norton HJ, Hanley EN Jr (2008c) Brain-derived neurotrophic factor and its receptor in the human and the sand rat intervertebral disc. Biomed Cent Arthritis Res Ther 10:R82

Gruber HE, Gordon B, Williams C, Ingram JA, Norton HJ, Hanley EN Jr (2009a) A new small animal model for the study of spine fusion in the sand rat: pilot studies. Lab Anim 43:272–277

Gruber HE, Ingram JA, Hoelscher GL, Zinchenko N, Hanley EN Jr, Sun Y (2009b) Asporin, a susceptibility gene in osteoarthritis, is

expressed at higher levels in the more degenerated human intervertebral disc. Arthritis Res Ther 11:R47

Gruber HE, Norris RA, Kern MJ, Hoelscher GL, Ingram JA, Zinchenko N, Hanley EN Jr (2011a) Periostin is expressed by cells of the human and sand rat intervertebral discs. Biotech Histochem 86:199–206

Gruber HE, Phillips R, Zinchenko N, Ingram JA, Norton HJ, Hanley EN (2011b) Spontaneous, age-related cervical spine degeneration in the sand rat: a new research application for this animal model. Cervical Spine Research Society, Scottsdale

Harrison DL (1964) The mammals of Arabia, 1st edn. Stechert-Hafner Service Agency, New York, pp 597–602

IREN cDNA libraries of insulin-producing cells (2011) Sand rat islet cDNA library. http://www99.mh-hannover.de/institute/clinbiochemistry/iren/libraries.htm.

Krag M (1996) In: Weinstein JN, Gordon SL (eds) Low back pain: a scientific and clinical overview, 1st edn. American Academy of Orthopaedic Surgeons, Rosemont, pp 479–492

Matsuzaki H, Wakabayashi K (1999) In: An YH, Friedman RJ (eds) Animal models in orthopaedic research, 1st edn. CRC Press, Boca Raton, pp 539–547

Modic MT, Steinberg PM, Ross JS, Masaryk TJ, Carter JR (1988) Degenerative disk disease: assessment of changes in vertebral body marrow with MR imaging. Radiology 166:193–199

Moskowitz RW, Ziv I, Denko CW, Boja B, Jones PK, Adler JH (1990) Spondylosis in sand rats: a model of intervertebral disc degeneration and hyperostosis. J Orthop Res 8:401–411

Phillips FM, An H, Kang JD, Boden SD, Weinstein J (2003) Biologic treatment for intervertebral disc degeneration – summary statement. Spine 28:S99

Pollack A, Oren P, Stark AH, Eisner Z, Nyska A, Madar Z (1999) Cataract development in sand and galactosemic rats fed a natural tomato extract. J Agric Food Chem 47:5122–5126

Regatte RR, Akella SVS, Dodge GR, Reddy R (2004) Spin-lock ($T_{1\rho}$) MRI of the sand rat: A new approach to study this model of disc degeneration. 5th Combined Meeting of the Orthopaedic Research Societies of Canada, USA, Japan and Europe, podium presentation No. 048

Schulhof J (2000) Restocking the ark: supporting the discovery, creation, and maintenance of new animal models. Lab Anim 29:25–29

Silberberg R (1988a) Histologic and morphometric observations on vertebral bone of aging sand rats. Spine 13:202–208

Silberberg R (1988b) The vertebral column of diabetic sand rats (Psammomys obesus). Expt Cell Biol 56:217–220

Silberberg R, Adler JH (1983) Comparison of truncal and caudal lesions in the vertebral column of the sand rat (Psammomys obesus). Isr J Med Sci 19:1064–1071

Silberberg R, Aufdermaur M, Adler JH (1979) Degeneration of the intervertebral disks and spondylosis in aging sand rats. Arch Pathol Lab Med 103:231–235

Silberberg R, Meier-Ruge W, Odermatt B (1989) Age-related changes in fibronectin in annulus fibrosus of the sand rat (Psammomys obesus). Expl Cell Biol 57:233–237

Sobajima S, Kompel JF, Kim JS, Wallach CJ, Robertson DD, Vogt MT, Kang JD, Gilbertson LG (2005) A slowly progressive and reproducible animal model of intervertebral disc degeneration characterized by MRI, x-ray, and histology. Spine 30:15–24

Strasser H (1968) A breeding program for spontaneously diabeti experimental animals: Psammomys obesus (sand rat) and acomys cahirinus (spiny mouse). Lab Anim Care 18:328–338

Ulmansky M, Ungar H, Adler JH (1984) Dental abnormalities in aging sand rats (Psammomys obesus). J Oral Pathol 13:366–372

Wilson C, Brown D, Najarian K, Hanley EN Jr, Gruber HE (2003) Computer aided vertebral visualization and analysis: a methodology using the sand rat, a small animal model of disc degeneration. BMC Musculoskelet Disord 4:4

Ziran BH, Pineda S, Pokharna H, Esteki A, Mansour JM, Moskowitz RW (1994) Biomechanical, radiologic, and histopathologic correlations in the pathogenesis of experimental intervertebral disc disease. Spine 19:2159–2163

Ziv I, Moskowitz RW, Kraise I, Adler JH, Maroudas A (1992) Physicochemical properties of the aging and diabetic sand rat intervertebral disc. J Orthop Res 10:205–210

椎间盘研究中基因敲除和转基因鼠的应用

Laura Mangiavini, Rita Gerard-O'Riley, Ernestina Schipani

目录

L. Mangiavini, MD • R. Gerard-O'Riley, BS
E. Schipani, MD, PhD(✉)
Department of Medicine,
Cancer Center, Indiana University, 980 W. Walnut Street, R3 C102,
Indianapolis, IN 46202, USA

Department of Anatomy and Cell Biology,
Cancer Center, Indiana University,
980 W. Walnut Street, R3 C102, Indianapolis, IN 46202, USA
e-mail: laumangi@iu.edu; rloriley@iu.edu; eschipan@iu.edu

21.1 引言

21.1.1 椎间盘的简要解剖概述和胚胎起源

椎间盘为位于椎骨间的纤维软骨状结构，其主要功能为传导脊柱应力负荷，同时保证脊柱的弯曲和扭转。椎间盘由外部纤维软骨组成的纤维环和内部的凝胶状髓核构成。髓核呈凝胶状，主要包括高度含水的蛋白聚糖胶质以及散布在其中的类软骨细胞（Raj 2008）。关于更多的椎间盘解剖介绍请参阅第 4、5 章。纤维环外层主要含 I 型胶原，内层主要含 II 型胶原。胶原纤维呈层样平行排列，弹性蛋白纤维则位于平行的胶原纤维层之间。

纤维环和髓核的发育过程是不同的。纤维环由聚集的骨原细胞发育而成，来自脊索的信号诱导骨原细胞迁移、聚集并分化为纤维环和椎体（Risbud 等 2010）。尽管实验已经发现小鼠的髓核由脊索发育而成（Choi 等 2008），但人类的髓核发育来源还有待进一步证实。有资料显示脊索细胞可能通过肥大化发育为髓核（Aszódi 等 1998；Hunter 等 2004；Sakai 等 2009），但是，脊索细胞具体通过哪些机制分化为髓核细胞仍不明确。

因此脊索有两项功能：直接形成髓核组织；间接调控椎体和纤维环形成。关于椎间盘发育在第 3 章有详细介绍。

21.1.2 人椎间盘退变中的遗传因素

衰老可导致椎间盘结构的多种变化，如形状、血供、基质成分包括蛋白多糖积累和水含量。随着退变和衰老，髓核中的细胞外基质逐渐减少。衰老的髓核组织中蛋白多糖减少使其含水量下降，脊柱压力不均衡分布，最终引起椎间盘突出。关于这方面的具体介绍见第 2、7、19 章。

在现代社会，椎间盘退变性疾病和椎间盘突出是导致下腰痛的主要原因（Frymoyer 1988；Frymoyer 和 Cats-Baril 1991；Wisneski 等 1992；Anderson 和 Weinstein 1996；Komori 等 1996）。然而，令人奇怪的是，它们的具体病因仍不明确（Sambrook 等 1999；Ala-Kokko 2002；Battie 等 2004）。家族性研究已经证实椎间盘突出受遗传和家族的影响（Varlotta 等 1991；Battie 1995；Matsui 等 1997；Zhang 等 2008）。在过去 10 年间，人类椎间盘退变性疾病已被证明与多种基质蛋白基因突变有关，如 I 型胶原（Pluijm 等 2004；Tilkeridis 等 2005）、VI 型胶原（Annunen 等 1999；Paassilta 等 2001）和蛋白聚糖（Kawaguchi 等 1999；Roughley 等 2006）。此外，软骨形成的三大转录因子 Sox5、Sox6 和 Sox9，细胞因子如白细胞介素 -1（Solovieva 等 2004）和白细胞介素 -6（Noponen-Hietala 等 2005）以及维生素 D 受体（Videman 等 2001）也与椎间盘退变性疾病密切相关。这些基因的具体作用在第 10 章有详细介绍。

21.2 动物模型

21.2.1 概述

近几年，为了进一步阐明人类椎间盘发育与功能，人们建立了多种相关动物模型。大体而言，在选择合适的动物模型研究髓核时，许多因素需要考虑在内，如可行性、动物大小和费用。但是，在生物力学和生物化学特性上，人椎间盘与动物模型之间的异同是最重要的选择要素。大型动物的优势在于其椎间盘在生物力学结构与人类相似，但是，在大型动物实验研究中，我们需要较长的时间来分析产生退变的不同发展阶段。另外，动物饲养与管理通常需要较多经费（Singh 等 2005）。关于大型动物模型的优缺点讨论请见第 18 章。

另一方面，小型动物模型如大鼠和小鼠相对费用较低且容易操作。同时，由于其椎间盘发育

和退变时间较短，这类动物实验模型建立更加方便。另外，目前有多种鼠科动物的标记物和探针可供选择。最后，鼠类转基因模型的建立使其在椎间盘研究中成为理想的工具。总之，转基因鼠为证明椎间盘功能、退变机制和非手术治疗方面的设想提供了一个重要的新途径。当然，其应用也存在多种局限性：首先，人类与鼠具有解剖学差异；其次，由于费用问题，年幼鼠类常被用于研究而这往往不符合人类椎间盘退变的实际年龄状况（Alini 等 2008）。在这一章，我们将总结用于人椎间盘研究的鼠类动物模型。

21.2.2 转基因小鼠

转基因小鼠在研究基因调控椎间盘发育机制方面发挥了重要作用（表 21.1）。

转基因鼠为基因组被基因工程技术改变的鼠。多种基因技术可用于检测突变基因的功能以及它们在椎间盘中的作用。在接下来的部分，我们将对其中一些技术进行简要介绍。

21.2.2.1 转基因和全基因敲除技术

目前有两种技术用于培育转基因鼠或基因突变鼠。在转基因方面，通过向鼠受精卵注射目标基因下游特定启动子 cDNA 序列，以及该序列在宿主基因组中的随机整合，可将基因信息导入。该类技术的主要局限在于过表达模型通常表达非生理水平的目标蛋白，以致干扰对该基因正常生理功能的研究。同时，转基因整合区域可对组织特异性和转基因表达产生影响。另外，即使非靶器官中有较低的启动子作用，严格的分析也应该包含较大范围的组织基因检测。

同源重组为第二种方法，它通过在胚胎干细胞中构建包含与目标基因同源的基因序列修饰特定基因。选取携带有重组基因组 DNA 的胚胎干细胞注入雌鼠囊泡，可培育出功能缺失或功能获得的基因型（图 21.1，见 p318）。

如果突变基因为无效等位基因，则产生全敲除基因型。全敲除基因型为直接观察敲除基因的生理功能创造了可能。另外，与转基因模型所不同的是，由于不限定在某特定组织或系统，全基

表 21.1 椎间盘研究中基因敲除和转基因大小鼠的应用

靶基因	敲除	纤维环	髓核	文献
GDF-5	全敲除	异常	异常	Li et al.（2004）
Col2a1	全敲除	异常	正常	Sahlman et al.（2001）
Col1a1	全敲除	异常	正常	Sarver and Elliott（2004）
Col9a1	全敲除	异常	正常	Boyd et al.（2008）Allen et al.（2009）
Biglycan	全敲除	异常	异常	Furukawa et al.（2009）
Danforth's short tail（Sd）	全敲除	异常	缺失	Lane and Birkenmeiser（1993），Alfred et al.（1997）
Sickle tail（Skt）	全敲除	异常	异常	Semba et al.（2006）
Sox5 和 Sox6	全敲除	纤维环内部缺失	缺失	Smits and Lefebvre（2003）
Pax-1	全敲除	异常	异常	Wallin et al.（1994）
Pax-9	全敲除	异常	异常	Peters et al.（1998）
Has2	特异性敲除（软骨）	异常	异常	Roughley et al.（2011）
c-Jun	特异性敲除（中轴骨、骨节、脊索）	正常	异常	Behrens et al.（2003）
Ext1	特异性敲除（发育中的关节）	异常	异常	Mundy et al.（2011）
Smoothened	特异性敲除（脊索）	正常	异常	Choi and Harfe（2011）
Tgfbr2	特异性敲除（出生后的关节软骨及纤维环内部）	纤维环内部缺失	正常	Jin et al.（2011）
Wnt/β-catenin	特异性敲除（中轴骨）	异常	由生长软骨退变导致的异常	Kondo et al.（2011）

因敲除模型可发现目标基因的新功能。全基因敲除的缺点在于，如果敲除的基因在胚胎发育的前期发挥重要作用，可导致模型早期死亡。另一方面，由于功能冗余，许多敲除型并未有明显的表型。在这种情况下，可能需要双次敲除甚至 3 次敲除。另一个需要考虑的情况是全基因敲除型通常含有修改的等位基因，其用于扫描 ES 聚落的可选择性序列盒常被保留在目标位点。这可能影响临近基因的表达。

如果突变基因携带功能缺失或功能获得突变，会产生靶基因的全敲除。

除了应用定向的方法，可通过高通量诱变来培养全基因敲除模型。最广泛使用的策略包括通过在 ES 细胞中应用包含无启动子接受子基因的病毒来制造随机插入突变胚胎干细胞。

21.2.2.2 组织特异性基因敲除模型

常规基因靶向技术培育出的模型所有细胞在受精后都含有修改的等位基因。因此，这在发育

和成年个体中研究基因的功能发挥重要作用。但是，如果靶基因失活导致胚胎早期死亡，我们将无法研究基因在特定组织中的功能。而且，全基因靶向将使区分基因在某特定组织敲除和在全组织敲除的作用变得困难。在活体鼠中，人们创建了 Cre-loxP 系统（Cre-loxP），通过条件性抑制基因来克服这些困难（Orban 等 1992；Sauer 1998）。条件性基因靶向指的是模型体内的基因修改仅被限定在某特定细胞类型（组织特异性）或某特定发育阶段（阶段特异性）或两者兼顾（Lewandoski 2001）。

条件性基因靶向的组织特异性和阶段特异性为通过不同途径更好地分析基因作用提供了可能。由于胚胎其他部位为野生型，组织特异性可以研究基因在某细胞系的功能而不受周围组织基因缺失所造成的影响。同时，由于野生型基因产物在之前是存在的，阶段特异性不会使机体对基因改变产生适应。因此，影响传统种系突变的代偿性反应受到限制，这为研究基因型与表达型的关系

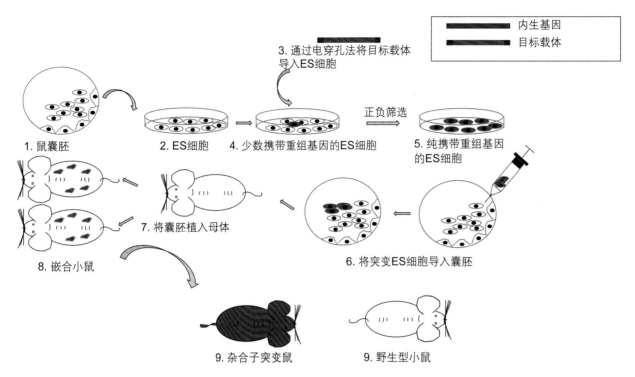

图21.1 基因重组小鼠模型图示。从小鼠囊胚中获取胚胎干细胞（ES 细胞）（1）。体外培养 ES 细胞（2）并通过电穿孔法将目标载体导入 ES 细胞。目标载体包含与内生基因同源的基因片段（3）。目标载体与内生基因发生同源重组（4）。选择携带有重组基因的 ES 细胞（5）。将目标 ES 细胞注入囊胚（6）。将囊胚植入母体（7）并生产嵌合子小鼠（8）。嵌合子小鼠间进行交配繁殖出目标基因的杂合子小鼠和野生型小鼠（9）

提供了更精确的分析方法。最后，如果缺失突变导致胚胎发育中严重或致命的表型，可应用条件性基因靶向在胚胎发育末期或模型成年期研究基因功能。

到今天为止，Cre-loxP 系统是小鼠基因条件性失活最优方法（Wilson 和 Kola 2001；Le 和 Sauer 2001）。Cre-loxP 系统由两部分组成：Cre 重组酶和重组酶识别的小 DNA（loxP site）（Stark 等 1992；Van Duyne 2001）。Cre 重组酶由 P1 噬菌体产生，它是整合酶家族中位点特异性重组酶的一员，可切割 DNA 特异性序列，并且可将切割的 DNA 连接到第二个特异的位点，重新组成一条完整序列。loxP 位点由 34 个碱基对组成，这个大小在最大的椎体基因组也不会发生随机排列，并且足够小，能在进行基因操作时放置在染色体 DNA，有效调控基因表达。关于每个 DNA 片段中这些目标点的定向性决定了由重组酶催化的修改类型。更具体而言，为了切除干预 DNA，必须同向定位两个 loxP 位点。

人们培养了两个独立代表性小鼠品系，并通过将其杂交进行条件性基因打靶研究。基于所选择的介导重组酶表达的启动子，一个品系的鼠在特定组织中表达有 Cre 重组酶。它携带由 loxP 加装的基因片段（图 21.2）。为了使基因功能不受影响，需选择合适的 loxP 位点的位置。加装基因片段的消除会导致靶基因的转录和（或）翻译抑制，也可能导致非功能性蛋白的产生。在其后代中，表达有重组酶的细胞切除靶基因片段，同时在其他未表达重组酶的组织中靶基因发挥其正常的功能（Schipani 2002）。

定点重组的突破对骨骼细胞的基因分析研究产生了革命性的影响。需要注意的是找到合适的启动子来介导 Cre 表达以完全切除靶基因并非易事。

21.2.3 应用转基因小鼠研究椎间盘发育与功能

21.2.3.1 自发性基因突变导致椎间盘功能或结构受损

目前已发现许多自发性椎间盘退变动物模型。在这些动物中，病理过程自然形成而非人工诱

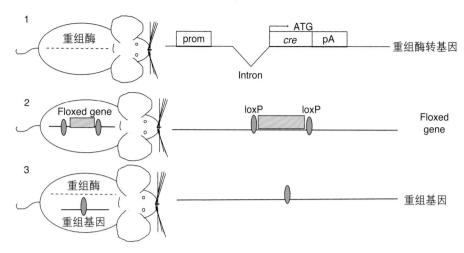

图 21-2 Cre-loxP 步骤。分别培育两个不同的小鼠品系，将其杂交用于条件性基因敲除实验。一个品系小鼠在特定组织表达 Cre 重组酶（1）。另一品系小鼠携带被 loxP 点位 floxed 的基因片段（2）。在其后代（3），表达重组酶的细胞消除了目标基因片段

导。首次报道的自发性退变模型是沙鼠和针尾鼠（Singh 等 2005）。如在第 20 章中指出的，目前已发现沙鼠（肥胖沙鼠）的纤维环存在囊肿和裂痕，甚至存在髓核突出。这些现象与人椎间盘退变中的病理现象很类似。该类表型可能与衰老有关，但更可能是新陈代谢改变导致。实际上，糖尿病型沙鼠椎间盘含水量降低，引起不良的生物力学改变，最终导致椎间盘退变（Silberberg 等 1979；Ziv 等 1992）。

另一个自发性椎间盘退变模型是针尾鼠。与退变人椎间盘类似的是，其颈椎椎间盘髓核中的黏多糖含量降低。这种表现在其纯合子中更为突出。这个模型首次提示人椎间盘病变可能与遗传有关。Pax 家族中的转录因子在椎间盘形成中发挥了重要作用。Pax-1 参与多种哺乳动物的器官发生（Chalepakis 等 1992）。其在生骨节中表达并与腹部椎体形成密切相关。在胚胎早期，Pax-1 参与介导脊索与生骨节之间的联系（Wallin 等 1994）。关于该基因的其他内容请参考第 3 章。

携带有自然突变的 Pax-1 小鼠存在椎骨和椎间盘的病理改变（Wallin 等 1994），具体表现为椎骨和椎间盘缺失或畸形，在腰椎和尾椎较为常见。畸形在胚胎早期阶段出现，影响脊索和生骨节。但是，由于精确 Pax-1 敲除会引起较轻的表现，所以这种表型可能存在其他基因改变（见下文）。

Watanabe 等（1997）以及其后的 Wai 等（1998）报道 "cmd"（cartilage matrix deficiency，软骨基质缺失）鼠携带编码蛋白聚糖基因的常染色体隐性突变，使蛋白聚糖在髓核和纤维环中都

有表达。该类型鼠的纯合子表现为侏儒和腭裂，出生后即死亡。杂合子表现为中度侏儒、脊柱过度前凸以及椎间盘突出。蛋白多糖可能在椎间盘发育和功能中发挥了重要作用。

Li 等（2004）对生长分化因子 -5（GDF-5）的自发性功能缺失突变型鼠进行研究。GDF-5 在骨骼肌肉组织的发育中发挥了重要作用，如关节形成、软骨内骨化、肌腱韧带维护修复（Francis-West 等 1999）。携带有 GDF-5 功能缺失突变型的小鼠表现为四肢短小、关节畸形、第 2～5 趾骨数目减少（Merino 等 1999）。更重要的是，该类小鼠存在髓核和纤维环畸形，这与许多椎间盘退变动物模型类似。具体而言，年轻成年鼠在 MRI 中表现为髓核含水量降低。另外，尽管其总胶原含量并未改变，但是突变的髓核变小，黏多糖含量降低，并且其纤维环的层状结构消失。以上所有畸形均可通过应用重组 GDF-5 治疗得到改善。与这些发现一致的是，条件性敲除 GDF-5（见下一段）也证明了 GDF-5 在椎间盘中的重要性。

21.2.3.2 全基因敲除细胞外基质蛋白基因

Sahlman 等（2001）报道 Col2a1 基因缺失杂合子小鼠表现为椎体和椎间盘畸形。具体表现为其软骨终板过早骨化，这与椎间盘的轻度退变有关。并且导致严重的爬行能力下降，这可能是解剖畸形所引起的不适所致。值得注意的是，尽管 II 型胶原是形成纤维环的经典标志物，但在髓核中表达较少。Col2a1 基因缺失纯合子小鼠表现为椎体和椎间盘畸形：椎体逐渐扩大，但是无软骨

内骨化启动；另外，脊索残留可使椎间盘发育受阻（Aszódi 等 1998）。

根据这些理论，Sarver 和 Elliott（2004）建立了Ⅰ型胶原低表达的转基因鼠模型（Mov13 系）。Ⅰ型胶原在纤维环的外层基质内表达较高。力学实验表明在压力下 Mov13 系鼠相对于正常组应对压力的能力差。这个发现表明椎间盘中的Ⅰ型胶原对于吸收旋转压力尤为重要。

另一种重要的纤维环基质蛋白为Ⅸ型胶原。其功能为连接胶原纤维与其他的基质成分。它与Ⅱ型和Ⅺ型胶原一起组成可以维持软骨组织稳定的胶原混合物。Nakata 等（1993）报道通过基因工程培养的Ⅸ型胶原 α1 链缩短的小鼠存在关节炎、软骨发育异常和角膜异常。具体讲，其纯合子小鼠表现为以椎骨缩短、纤维环基质松散和终板不齐为特点的脊柱畸形（Kimura 等 1996）。

最近，另一项实验表明 Col9a1 缺失的纯合子小鼠在 6 月龄即出现纤维环和终板退变导致的骨关节炎。有趣的是，此模型小鼠在 3 月龄即可检测到椎间盘退变，其退变在终板退变之前。值得注意的是，该退变主要发生在纤维环中，以纤维环裂缝为主，而髓核基本不受影响（Boyd 等 2008；Allen 等 2009）。

Furukawa 等（2009）通过敲除双链蛋白聚糖基因来研究椎间盘中另一类基质成分的功能。双链蛋白聚糖为多亮氨酸蛋白聚糖家族（SLRPs）一员。SLRPs 交联 TGF-βs、胶原以及其他基质蛋白。在人体，双链蛋白聚糖多分布在纤维环外层，在髓核中含量较低。在早期退变中，年龄增长会导致双链蛋白聚糖含量升高，继而进行性降低（Cs-Szabo 等 2002）。过去研究显示双链蛋白聚糖缺失的小鼠存在早期骨关节炎（Ameye 等 2002）。作者在这项研究中证明双链蛋白聚糖缺失可导致早期椎间盘退变。作者通过形态和组织学检查发现突变小鼠的髓核组织随年龄减小。值得注意的是，在 6 月龄时，其髓核中的类软骨细胞异常增殖，之后在髓核和纤维环形成与核"黏液退变"有关的裂缝。因此，双链蛋白聚糖在维持椎间盘正常功能中发挥重要作用。关于双链蛋白聚糖缺失加速椎间盘退变存在不同的学说：其缺失可能导致细胞外基质不稳，或可能增加椎间盘的机械压力。双链蛋白聚糖缺失也可抑制 TGF-β 信号通路，抑制基质的修复能力。

21.2.3.3 全基因敲除影响椎间盘发育

近几年，人们已经建立了多种突变鼠模型，其机制为通过同源重组去除目的基因建立椎间盘畸形模型。通过这种敲除手段，人们可以研究不同基因在椎间盘发育中的功能。

例如，在软骨形成中的许多重要的转录因子在椎间盘发育和维持也发挥重要作用。Smits 与 Lefebvre（2003）发现 Sox5 和 Sox6 不仅在形成椎体和纤维环的软骨前体细胞表达，而且也在脊索表达，且在椎间盘形成中发挥了重要作用。*Sox5* 和 *Sox6* 编码两个转录因子（L-Sox5 和 Sox6）。另外，*Sox5* 同时也编码缺失 N 端的 L-Sox5 小蛋白。L-Sox5 和 Sox6 在软骨和其他一些组织中共表达。体外实验证明这两个转录因子与 Sox9 协同激活Ⅱ型胶原基因（Lefebvre 等 1998）。同时，Sox5 和 Sox6 在软骨发育中发挥很多作用，其敲除型小鼠表现为严重软骨发育不良（Smits 等 2001）。在最近的研究中，Smits 与 Lefebvre 分析了 *Sox5* 和 *Sox6* 缺失型小鼠的脊柱表型、RNA 杂交、细胞增殖以及死亡。首先，他们发现 $Sox5^{-/-}Sox6^{-/-}$ 型小鼠无髓核且其纤维环细胞外基质缺失。在早期发育中，突变胚胎在大量细胞死亡后出现脊索发育异常。通过对不同基因型的分析，他们的结论为 *Sox5* 和 *Sox6* 在脊索发育中发挥重要作用，Sox6

专栏 21.1　培育突变鼠椎间盘的一般步骤

1. 通过基因组 PCR 分析确认基因型
2. 脊柱宏观评价
3. 通过全组织的 Alizarin Red S/Alcian Blue 染色来显示软骨和骨化骨骼组织
4. 通过 HE 染色分析细胞形态
5. 通过 Alcian Blue 染色观察黏多糖分布
6. 通过 PSA 染色识别糖原分布
7. 通过 BrdU 免疫荧光量化细胞增殖
8. 通过 Tunel 法分析细胞坏死
9. 通过免疫荧光法分析特定蛋白表达
10. 通过原位分子杂交分析特定 mRNA 表达
11. 应用表达小鼠
12. 生物力学分析（牵拉、压缩、扭转）

相对作用较大。

总体来说，这些发现表明 Sox5 和 Sox6 在早期脊索形成中的作用不大，但对其细胞生存发挥重要作用。另外，这些发现也与髓核由脊索发育而来的传统观念一致（Choi 等 2008）。

纯合子 Pax-1$^{-/-}$ 小鼠表现为椎体形状异常，其椎间盘则由腹侧的软骨带状结构代替（Wilm 等 1998）。与 Pax-1 突变型不同的是，Pax-9$^{-/-}$ 突变型小鼠并没有中轴骨的结构异常表现（Peters 等 1998）。然而，缺失 Pax-1 和 Pax-9 的双突变型小鼠相对单纯 Pax-1 缺失小鼠在椎骨和椎间盘都有更严重的发育异常（Peters 等 1999）。这项实验表明在椎体和椎间盘发育的初期，Pax-1 可以完全补充 Pax-9 缺失的功能，Pax-9 可能在这些结构发育中作用不明显。

通过靶位基因诱变小鼠实验，人们已经证明 2 号染色体中的基因在髓核发育和功能维持中发挥重要作用。例如，在所谓 Danforth 短尾鼠表现为早在 E9.5 时即出现髓核完全缺失以及脊索和椎体的严重畸形，导致其特征性的短尾（Lane 和 Birkenmeiser 1993；Alfred 等 1997）。在另一个鼠模型中（位于 2 号染色体的增强子链 Etl4^{lacZ}），接受子（lacZ）嵌入在临近 Sd 的位点，导致尾部畸形（Zachgo 等 1998）。有趣的是，位于 2 号染色体临近 Sd 位点的 Sickle 尾（Skt）基因失功能突变，也会引起严重的脊索和椎间盘畸形，在成年鼠中导致怪尾畸形（Semba 等 2006）。纯合子小鼠的椎间盘边缘退变，且纤维环出现异常，如纤维环变薄，与椎体连接减少。尽管脊柱他部位也有畸形，但其表现在尾部尤为显著。携带有 Sd 和 Skt 两种突变的小鼠模型由于个体变异而呈累积畸形表现。然而，这两个基因位点更为具体的功能和基因学关系仍不明确。大体而言，Sd 调控早期中胚层发育，影响生骨节和脊索形成，而 Skt 在发育末期起作用，参与髓核细胞的生长和肥大。

21.2.3.4 细胞外基质蛋白编码基因组织特异性敲除

条件性敲除基质蛋白、信号分子或转录因子在椎间盘研究中发挥重要作用。Roughley 等（2011）通过应用 Col2-Cre 转基因小鼠在软骨中条件性敲除了透明质酸合成酶 2（Has2）。Has2 参与机体多种透明质酸合成，其全敲除会引起胚胎死亡。在椎间盘中，透明质酸为左右渗透压的蛋白多糖聚合核心，继而影响椎间盘的抗压能力。在软骨中特异性地敲除 Has2 可导致脊柱缩短，四肢骨、肋骨和喙增长。值得注意的是，脊索消失延迟。

Mundy 等（2011）研究硫酸乙酰肝素蛋白聚糖（HSPGs）在椎间盘发育中的作用。HPSGs 调节多种发育过程，并且介导细胞间质的联系。通过应用 GDF5-Cre 转基因小鼠，Mundy 通过条件性敲除负责硫酸乙酰肝素蛋白聚糖合成的 Ext1 制造了关节纤维滑液模型。值得注意的是，通过应用 ROSA26 接受子小鼠，他们证明 Cre 仅在纤维环表达，而在髓核为阴性表达。变异小鼠在出生后因呼吸衰竭死亡，并且有严重的椎间盘畸形，许多椎间盘缺失，相邻椎骨融合，残存的椎间盘纤维环则细胞减少。畸形可能由纤维环始祖细胞的迁徙或增殖障碍引起。这些数据表明，Ext1 及其调控的硫酸乙酰肝素蛋白聚糖在纤维环形成中作用较大。

21.2.3.5 组织特异性基因敲除影响椎间盘发育

多种基因的条件性敲除证明其在脊索和椎间盘发育中发挥重要作用。

依赖 β-catenin 的 Wnt 通路是软骨内骨发育的中心信号调节因子之一（Tamamura 等 2005；Enomoto-Iwamoto 等 2002）。但是其在椎间盘发育中的作用还不明确。许多条件性 β-catenin 功能获得或功能缺失转基因小鼠，其机制为 Col11a1 或 Col2a1 启动子启动 Cre 重组酶，它们明确证明依赖 β-catenin 的 Wnt 通路介导纤维环生成，并在椎间盘发育中维持其形态（Kondo 等 2011）。

TGF-β 信号通路也参与了胚胎发育中的椎间盘形成（Battie 等 2004）。应用 Col2a1 启动子片段在中轴骨条件性敲除 Tgfb 受体 2 的小鼠表现为椎间盘畸形。沿着此技术路线，通过应用 Col2a1-CreERT2 转基因小鼠，在出生后敲除 Tgfbr2 会导致严重的椎骨终板和内层纤维环畸形，而髓核部分则不受影响（Jin 等 2011）。相对于纤维环和软骨终板，这些发现与髓核中高水平的Ⅱ型胶原以及 Cre 重组酶活性是一致的。当然，这并不排除 Tgfbr2 基于 Cre 重组酶在髓核稳态中重要作用。

Behrens 等利用以Ⅱ型胶原启动子片段（Col2a1; Jun$^{\triangle/\triangle}$）为基础的 Cre 重组酶条件性敲除脊索、生骨节和软骨中的 c-Jun 转录因子。通过这种方法，他们证明这个转录因子在椎间盘发育中发挥了重要作用。Col2a1; Jun$^{\triangle/\triangle}$小鼠表现为脊柱侧弯和肋骨畸形。有趣的是，四肢骨的总长度和形态在成年小鼠中并无异常。另外，c-Jun 缺失并不严重影响软骨形成，且骨缺失仅存在于发育中的脊柱中。变异型小鼠表现为髓核组织明显减小，而纤维环不受影响，这与脊索中高水平的 c-Jun 相符。值得注意的是，髓核组织的减小可能由细胞死亡引起（Behrens 等 2003）。

Sonic Hedgehog（Shh）在脊索底板和后肢芽中表达（Chiang 等 1996），Shh 无效等位基因纯合子胚胎（E9.5）并没有脊柱和髓核形成，而纤维环发育并未受到影响。值得注意的是，其表现为 Brachyury 表达降低的脊索进行性退变。两个在 Shh 位点通过敲除编码 Cre 重组酶 cDNA 的品系实验（Choi 等 2008；Maier 等 2011）首次证明髓核细胞由脊索发育而来。另外，条件性敲除 Shh 受体 Smoothened，其 Cre 重组酶表达由 Shh 启动子介导（Choi 和 Harfe 2011），证明 Hedgehog 信号通路参与脊索鞘形成和髓核发育。有趣的是，在脊索鞘已经形成的发育末期通过三苯氧胺诱导 Cre 等位基因（ShhcreERT2）引入 Cre 重组酶，并未影响髓核分化。综上所述，这些数据支持髓核由脊索发育的学说，并且提示 hedgehog 通路尽管在脊索分化为髓核细胞中作用不大，但是在脊索接下来的发育中发挥重要作用。就这一点而言，人们培育了由 Foxa2 启动子调控 Cre 重组酶表达的转基因小鼠（Uetzmann 等 2008；Park 等 2008）。其内胚层、节点、底板和脊索的 Foxa2-Cre 重组酶失活。因此，这个小鼠系会是将来研究脊索特定性基因敲除的重要工具。

21.3 本章要点总结

- 自然突变模型加深了人们对于基因在椎间盘作
用的认识。

- 全基因敲除扩展了我们在椎间盘发育、维持和退变中分子机制的知识。
- 条件性基因敲除克服了全基因敲除的缺陷，可在不影响鼠生存的条件下研究目的基因在不同发育阶段和不同组织中的作用。该技术也引导了人们发现髓核胚胎学起源。
- 关于椎间盘进一步的研究将包括组织特异性敲除和时间特异性敲除模型，这将拓展我们对这些重要组织发育的认识，为相关疾病治疗提供新方向。

（孙 振 译　罗卓荆 审校）

参考文献

Ala-Kokko L (2002) Genetic risk factors for lumbar disc disease. Ann Med 34:42–47

Alfred JB, Rance K, Taylor BA, Phillips SJ, Abbott CM et al (1997) Mapping in the region of Danforth's short tail and the localization of tail length modifiers. Genome Res 7:108–117

Alini M, Eisenstein SM, Ito K, Little C, Kettler AA, Masuda K, Melrose J, Ralphs J, Stokes I, Wilke HJ (2008) Are animal models useful for studying human disc disorders/degeneration? Eur Spine J 17(1):2–19

Allen KD, Griffin TM, Rodriguiz RM, Wetsel WC, Kraus VB, Huebner JL, Boyd LM, Setton LA (2009) Decreased physical function and increased pain sensitivity in mice deficient for type IX collagen. Arthritis Rheum 60(9):2684–2693

Ameye L, Aria D, Jepsen K et al (2002) Abnormal collagen fibrils in tendons of biglycan/fibromodulin- deficient mice lead to gait impairment, ectopic ossification, and osteoarthritis. FASEB J 16:673–680

Anderson GBJ, Weinstein JN (1996) Disc herniation. Spine 21:1S

Annunen S, Paassilta P, Lohiniva J, Perälä M, Pihlajamaa T, Karppinen J, Tervonen O, Kröger H, Lähde S, Vanharanta H, Ryhänen L, Göring HH, Ott J, Prockop DJ, Ala-Kokko L (1999) An allele of COL9A2 associated with intervertebral disc disease. Science 285:409–412

Aszódi A, Chan D, Hunziker E, Bateman JF, Fässler R (1998) Collagen II is essential for the removal of the notochord and the formation of intervertebral discs. J Cell Biol 143(5):1399–1412

Battie MC, Videman T, Gibbon LE, Fisher LD, Manninen H, Gill K (1995) Determinants of lumbar disc degeneration: a study relating lifetime exposures and magnetic resonance imaging findings in identical twins. Spine 20:2601–2612

Battie MC, Videman T, Parent E (2004) Lumbar disc degeneration: epidemiology and genetic influences. Spine 29:2679–2690

Behrens A, Haigh J, Mechta-Grigoriou F, Nagy A, Yaniv M, Wagner EF (2003) Impaired intervertebral disc formation in the absence of Jun. Development 130(1):103–109

Berry R (1961) Genetically controlled degeneration of the nucleus pulposus in the mouse. J Bone Joint Surg 43B:387–393

Boyd LM, Richardson WJ, Allen KD, Flahiff C, Jing L, Li Y, Chen J, Setton LA (2008) Early-onset degeneration of the intervertebral disc and vertebral end plate in mice deficient in type IX collagen. Arthritis Rheum 58(1):164–171

Chalepakis G, Tremblay P, Gruss P (1992) Pax genes, mutants and molecular function. J Cell Sci 16(Suppl):61–67

Chiang C, Litingtung Y, Lee E, Young KE, Corden JL, Westphal H,

Beachy PA (1996) Cyclopia and defective axial patterning in mice lacking sonic hedgehog gene function. Nature 383(6599): 407–413

Choi KS, Harfe BD (2011) Hedgehog signaling is required for formation of the notochord sheath and patterning of nuclei pulposi within the intervertebral discs. Proc Natl Acad Sci U S A 108(23):9484–9489

Choi KS, Cohn MJ, Harfe BD (2008) Identification of nucleus pulposus precursor cells and notochordal remnants in the mouse: implications for disk degeneration and chordoma formation. Dev Dyn 237(12):3953–3958

Cs-Szabo G, Ragasa-San Juan D, Turumella V, Masuda K, Thonar EJ, An HS (2002) Changes in mRNA and protein levels of proteoglycans of the annulus fibrosus and nucleus pulposus during intervertebral disc degeneration. Spine (Phila Pa 1976) 27(20): 2212–2219

Enomoto-Iwamoto M, Kitagaki J, Koyama E et al (2002) The Wnt antagonist Frzb-1 regulates chondrocyte maturation and long bone development during limb skeletogenesis. Dev Biol 251:142–156

Francis-West PH, Abdelfattah A, Chen P et al (1999) Mechanisms of GDF-5 action during skeletal development. Development 126:1305–1315

Frymoyer JW (1988) Back pain and sciatica. N Engl J Med 318:291–300

Frymoyer JW, Cats-Baril WL (1991) An overview of the incidence and costs of low back pain. Orthop Clin North Am 22:263–271

Furukawa T, Ito K, Nuka S, Hashimoto J, Takei H, Takahara M, Ogino T, Young MF, Shinomura T (2009) Absence of biglycan accelerates the degenerative process in mouse intervertebral disc. Spine (Phila Pa 1976) 34(25):E911–E917

Hunter CJ, Matyas JR, Duncan NA (2004) Cytomorphology of notochordal and chondrocytic cells from the nucleus pulposus: a species comparison. J Anat 205:357–362

Jin H, Shen J, Wang B, Wang M, Shu B, Chen D (2011) TGF-β signaling plays an essential role in the growth and maintenance of intervertebral disc tissue. FEBS Lett 585(8):1209–1215

Kawaguchi Y, Osada R, Kanamori M, Ishihara H, Ohmori K, Matsui H et al (1999) Association between an aggrecan gene polymorphism and lumbar disc degeneration. Spine 24:2456–2460

Kimura T, Nakata K, Tsumaki N, Miyamoto S, Matsui Y, Ebara S, Ochi T (1996) Progressive degeneration of articular cartilage and intervertebral discs. An experimental study in transgenic mice bearing a type IX collagen mutation. Int Orthop 20(3):177–181

Komori H et al (1996) The natural history of herniated nucleus pulposus with radiculopathy. Spine 21:225–229

Kondo N, Yuasa T, Shimono K, Tung W, Okabe T, Yasuhara R, Pacifici M, Zhang Y, Iwamoto M, Enomoto-Iwamoto M (2011) Intervertebral disc development is regulated by Wnt/β-catenin signaling. Spine (Phila Pa 1976) 36(8):E513–E518

Lane PW, Birkenmeiser CS (1993) Urogenital syndrome (us): a developmental mutation on chromosome 2 of the mouse. Mamm Genome 4:481–484

Le Y, Sauer B (2001) Conditional gene knockout using Cre recombinase. Mol Biotechnol 17(3):269–275

Lefebvre V, Li P, de Crombrugghe B (1998) A new long form of Sox5 (L-Sox5), Sox6 and Sox9 are co-expressed in chondrogenesis and cooperatively activate the type II collagen gene. EMBO J 17:5718–5733

Lewandoski M (2001) Conditional control of gene expression in the mouse. Nat Rev Genet 2(10):743–755. Review

Li X, Leo BM, Beck G et al (2004) Collagen and proteoglycan abnormalities in the GDF-5- deficient mice and molecular changes when treating disk cells with recombinant growth factor. Spine (Phila Pa 1976) 29(20):2229–2234

Maier JA, Harfe BD (2011) Nuclei pulposi formation from the embryonic notochord occurs normally in GDF5-deficient mice. Spine (Phila Pa 1976) 36(24):E1555–E1561

Matsui H, Maeda A, Tsuji H, Naruse Y (1997) Risk indicators of low back pain among workers in Japan. Association of familial and physical factors with low back pain. Spine 22:1242–1247

Merino R, Macias D, Ga√±an Y, Economides AN, Wang X, Wu Q, Stahl N, Sampath KT, Varona P, Hurle JM (1999) Expression and function of Gdf-5 during digit skeletogenesis in the embryonic chick leg bud. Dev Biol 206(1):33–45

Mundy C, Yasuda T, Kinumatsu T, Yamaguchi Y, Iwamoto M, Enomoto-Iwamoto M, Koyama E, Pacifici M (2011) Synovial joint formation requires local Ext1 expression and heparan sulfate production in developing mouse embryo limbs and spine. Dev Biol 351(1): 70–81

Nakata K, Ono K, Miyazaki J, Olsen BR, Muragaki Y, Adachi E, Yamamura K, Kimura T (1993) Osteoarthritis associated with mild chondrodysplasia in transgenic mice expressing alpha 1(IX) collagen chains with a central deletion. Proc Natl Acad Sci U S A 90(7):2870–2874

Noponen-Hietala N, Virtanen I, Karttunen R, Schwenke S, Jakkula E, Li H et al (2005) Genetic variations in IL6 associated with intervertebral disc disease characterized by sciatica. Pain 114:186–194

Orban PC, Chui D, Marth JD (1992) Tissue- and site-specific DNA recombination in transgenic mice. Proc Natl Acad Sci U S A 89(15):6861–6865

Paassilta P, Lohiniva J, Goring HH, Perala M, Raina SS, Karppinen J et al (2001) Identification of a novel common risk factor for lumbar disc disease. JAMA 285:1843–1849

Park EJ, Sun X, Nichol P, Saijoh Y, Martin JF, Moon AM (2008) System for tamoxifen-inducible expression of cre-recombinase from the Foxa2 locus in mice. Dev Dyn 237(2):447–453

Peters H, Neubüser A, Kratochwil K, Balling R (1998) Pax9- deficient mice lack pharyngeal pouch derivatives and teeth and exhibit craniofacial and limb abnormalities. Genes Dev 12:2735–2747

Peters H, Wilm B, Sakai N, Imai K, Maas R, Balling R (1999) Pax1 and Pax9 synergistically regulate vertebral column development. Development 126(23):5399–5408

Pluijm SM, van Essen HW, Bravenboer N, Uitterlinden AG, Smit JH, Pols HA, Lips P (2004) Collagen type I alpha1 Sp1 polymorphism, osteoporosis, and intervertebral disc degeneration in older men and women. Ann Rheum Dis 63:71–77

Raj PP (2008) Intervertebral disc: anatomy-physiology-pathophysiology-treatment. Pain Pract 8(1):18–44. Review

Risbud MV, Schaer TP, Shapiro IM (2010) Toward an understanding of the role of notochordal cells in the adult intervertebral disc: from discord to accord. Dev Dyn 239(8):2141–2148. Review

Roughley P, Martens D, Rantakokko J, Alini M, Mwale F, Antoniou J (2006) The involvement of aggrecan polymorphism in degeneration of human intervertebral disc and articular cartilage. Eur Cell Mater 11:1–7; discussion 7. Review

Roughley PJ, Lamplugh L, Lee ER, Matsumoto K, Yamaguchi Y (2011) The role of hyaluronan produced by Has2 gene expression in development of the spine. Spine (Phila Pa 1976) 36(14):E914–E920

Sahlman J, Inkinen R, Hirvonen T, Lammi MJ, Lammi PE, Nieminen J et al (2001) Premature vertebral endplate ossification and mild disc degeneration in mice after inactivation of one allele belonging to the Col2a1 gene for type II collagen. Spine 26:2558–2565

Sakai D, Nakai T, Mochida J, Alini M, Grad S (2009) Differential phenotype of intervertebral disc cells: microarray and immunohistochemical analysis of canine nucleus pulposus and annulus fibrosus. Spine (Phila Pa 1976) 34(14):1448–1456

Sambrook PN, MacGregor AJ, Spector TD (1999) Genetic influences on cervical and lumbar disc degeneration: a magnetic resonance imaging study in twins. Arthritis Rheum 42:366–372

Sarver JJ, Elliott DM (2004) Altered disc mechanics in mice genetically engineered for reduced type I collagen. Spine 29:1094–1098

Sauer B (1998) Inducible gene targeting in mice using the Cre/lox system. Methods 14(4):381–392. Review

Schipani E (2002) Conditional gene inactivation using cre recombinase. Calcif Tissue Int 71(2):100–102. Epub 2002 Jul 24. Review

Semba K, Araki K, Li Z, Matsumoto K, Suzuki M, Nakagata N, Takagi K, Takeya M, Yoshinobu K, Araki M, Imai K, Abe K, Yamamura K (2006) A novel murine gene, Sickle tail, linked to the Danforth's short tail locus, is required for normal development of the intervertebral disc. Genetics 172(1):445–456

Silberberg R, Aufdermaur M, Adler JH (1979) Degeneration of the intervertebral disks and spondylosis in aging sand rats. Arch Pathol Lab Med 103(5):231–235

Singh K, Masuda K, An HS (2005) Animal models for human disc degeneration. Spine J 5(6 Suppl):267S–279S. Review

Smits P, Lefebvre V (2003) Sox5 and Sox6 are required for notochord extracellular matrix sheath formation, notochord cell survival and development of the nucleus pulposus of intervertebral discs. Development 130(6):1135–1148

Smits P, Li P, Mandel J, Zhang Z, Deng JM, Behringer RR, de Crombrugghe B, Lefebvre V (2001) The transcription factors L-Sox5 and Sox6 are essential for cartilage formation. Dev Cell 1(2):277–290

Solovieva S, Leino-Arjas SK, Ala-Kokko L, Luomo K, Raininko R, Saarela J et al (2004) Interleukin 1 polymorphisms and intervertebral disc degeneration. Epidemiology 15:626–633

Stark WM, Boocock MR, Sherratt DJ (1992) Catalysis by site-specific recombinases. Trends Genet 8(12):432–439. Review

Tamamura Y, Otani T, Kanatani N, Koyama E, Kitagaki J, Komori T, Yamada Y, Costantini F, Wakisaka S, Pacifici M, Iwamoto M, Enomoto-Iwamoto M (2005) Developmental regulation of Wnt/β-catenin signals is required for growth plate assembly, cartilage integrity, and endochondral ossification. J Biol Chem. 280(19):19185–19195

Tilkeridis C, Bei T, Garantziotis S, Stratakis C (2005) Association of a COL1A1 polymorphism with lumbar disc disease in young military recruits. J Med Genet 42:e44

Uetzmann L, Burtscher I, Lickert H (2008) A mouse line expressing Foxa2-driven Cre recombinase in node, notochord, floorplate, and endoderm. Genesis 46(10):515–522

Van Duyne GD (2001) A structural view of cre-loxp site-specific recombination. Annu Rev Biophys Biomol Struct 30:87–104. Review

Varlotta GP, Brown MD, Kelsey JL, Golden AL (1991) Familial predisposition for herniation of a lumbar disc in patients who are less than twenty-one years old. J Bone Joint Surg Am 73:124–128

Videman T, Gibbons LE, Battie MC, Maravilla K, Vanninen E, Leppavuori J et al (2001) The relative roles of intragenic polymor-

phisms of the vitamin D receptor gene in lumbar spine degeneration and bone density. Spine 26:A1–A6

Wai AW, Ng LJ, Watanabe H, Yamada Y, Tam PP, Cheah KS (1998) Disrupted expression of matrix genes in the growth plate of the mouse cartilage matrix deficiency (cmd) mutant. Dev Genet 22(4):349–358

Wallin J, Wilting J, Koseki H, Fritsch R, Christ B, Balling R (1994) The role of Pax-1 in axial skeleton development. Development 120(5):1109–1121

Watanabe H, Nakata K, Kimata K, Nakanishi I, Yamada Y (1997) Dwarfism and age-associated spinal degeneration of heterozygote cmd mice defective in aggrecan. Proc Natl Acad Sci U S A 94(13):6943–6947

Wilm B, Dahl E, Peters H, Balling R, Imai K (1998) Targeted disruption of Pax1 defines its null phenotype and proves haploinsufficiency. Proc Natl Acad Sci U S A 95(15):8692–8697

Wilson TJ, Kola I (2001) The LoxP/CRE system and genome modification. Methods Mol Biol 158:83–94. Review

Wisneski RJ, Garfin SR, Rothman RH (1992) Lumbar disc disease. In: Rothman RH, Simeone FA (eds) The spine, 3rd edn. W.B. Saunders Co, Philadelphia, p 671

Zachgo J, Korn R, Gossler A (1998) Genetic interactions suggest that Danforth's short tail (Sd) is a gain-of-function mutation. Dev Genet 23(1):86–96

Zhang Y, Sun Z, Liu J, Guo X (2008) Advances in susceptibility genetics of intervertebral degenerative disc disease. Int J Biol Sci 4(5):283–290

Ziv I, Moskowitz RW, Kraise I, Adler JH, Maroudas A (1992) Physicochemical properties of the aging and diabetic sand rat intervertebral disc. J Orthop Res 10:205–210

用于发病机制和修复研究的椎间盘培养模型及其应用

第 22 章

Svenja Illien-Jünger, Benjamin A. Walter, Jillian E. Mayer,
Andrew C. Hecht, James C. Iatridis

目录

S. Illien-Jünger, PhD • B.A. Walter, MS
A.C. Hecht, MD • J.C. Iatridis, PhD (✉) • J.E. Mayer, BS
Leni and Peter W. May Department of Orthopaedics,
Icahn School of Medicine at Mount Sinai,
1 Gustave Levy Place, 1188, New York, NY 10029-6574, USA
e-mail: svenja.illien-juenger@mssm.edu; benjamin.walter@mssm.edu;
andrew.hecht@mountsinai.org; james.iatridis@mssm.edu;
jillian.mayer@mssm.edu

22.1 引言

椎间盘由许多相互作用和关联的组织组成，是人体中最大的无血管和无神经的组织（Holm 等 1981）。虽已有大量的关于椎间盘的临床研究，但仍遗留许多关于椎间盘生物学基础、疾病演变和治疗策略的科学问题。和人类椎间盘解剖学及生理学相近的动物模型是进行椎间盘退变和修复病理生理学研究的一个重要途径。虽然有许多相关动物体系可采用，但由于其椎间盘体积相对较小，细胞和组织功能不同以及包括营养通道和代谢状态在内的生物学因素比较复杂，很难建立和人类高度相仿的模型。模拟椎间盘内环境是进行椎间盘退变研究的最大挑战，也是将细胞培养和小动物模型的相关研究直接转化于人体的主要障碍。本章节总结了椎间盘器官培养模型技术及其在椎间盘生理学、疾病发病机制和修复方面运用的进展。

22.1.1 动物、细胞和器官培养模型

现有的椎间盘生物学和相关疾病的理论知识都是建立在尸体标本、手术标本和动物模型研究的基础上。我们将要讨论的是，虽然动物模型是进行假说验证和疗效筛选的基础，但它们和人类椎间盘在结构和细胞学层面均有所不同。小型和大型动物的体内模型适用于椎间盘与脊柱相邻组织相互作用的研究以及全身性炎症、治疗或疼痛的阶梯性研究。然而，其体内条件难以在体外模型上得到精确控制。活体动物实验往往需要付出较大的经济学和伦理学代价，且大型动物模型很

难进行一些大样本量或长期的在体实验。尽管如此，大型动物模型仍是最适用于治疗措施和策略的评估。

尸体组织与手术标本与人体情况颇为相近。尸体标本适用于手术改进和脊柱生物力学实验，但往往在测量干预措施所引起的生物学变化方面存在较多限制。采用生物化学和组织学的方法有利于探究细胞构成、炎症、基质成分以及一些生物学的、结构性的和力学问题。当人体死亡24h内，尸体椎间盘都可以获取并用于长期的椎间盘细胞培养及器官培养实验。术中标本有极高的临床相关性，但往往数量有限（如涉及多因素检测指标的实验）。手术切除的组织变异较大，很难准确区分出髓核组织、纤维环组织以及突出的髓核组织间的界限，而且，手术切除标本，从意义上来讲就不应包含健康组织的概念。

椎间盘细胞培养实验常用于治疗筛选及假说验证。大多数细胞培养技术是从人体的基质中提取和收集细胞，从而改变了基质和细胞之间的交互作用。虽然一些复合基质成分的生物材料可提供高品质的三维细胞培养环境，但这毕竟不同于人体的组织内环境。

器官培养不同于传统的细胞培养系统，无需对组织成分进行提取和培养，而是将整个椎间盘切取后置入培养液培养。与在体模型相比，离体的器官培养能对椎间盘的力学和化学边界条件进行更精确的调控。器官培养技术的关键优势是人体细胞基质可结合其他内环境特性，这点非常重要，因为细胞行为直接受制于其周围环境（Rishud 等 2003）。

22.1.2 椎间盘内环境

椎间盘内环境由细胞及其周围环境构成，成人椎间盘内环境明显受营养环境、细胞因子和细胞外基质成分的影响。由于椎间盘的特殊结构，内环境会随年龄的增长而产生和堆积许多有害代谢物质。营养素和代谢产物会以分子弥散的流体交换形式从软骨终板或外层纤维进入髓核组织。椎间盘中心区域的氧张力和葡萄糖聚合物含量最低，而无氧代谢产生的酸性产物的逐渐堆积和代谢产物转运排出的速度逐渐减慢会导致内环境的

pH 逐渐降低，即形成大量乳酸（Urban 等 2004）。据推测，如此低含量的营养素和相对高浓度代谢产物的理化环境只能满足于较少数量（4000 ~ 9000 个细胞）和较低代谢率的细胞存活（Bibby 等 2005；Maroudas 等 1975）。

22.2 目的

在解剖学和生理学基础上模拟椎间盘健康和疾病的功能学状态并进行相关机制研究。所有的模型系统均有缺陷，就力学、化学和生物学特征的相似或相仿性而言，人体椎间盘首当其冲。本章节主要聚焦于器官培养模型的特殊技术及优点，旨在对椎间盘器官培养系统及其技术方法的进展进行综述，这对于器官培养的成功实施，以及作为椎间盘病理学研究的实验模型和最终作为治疗修复的筛选工具都具有重要意义。

22.3 器官培养模型的发展

器官培养模型在过去不到10年的时间里得到了快速发展，该模型运用各种大小动物椎间盘在单一的或复合的生物反应器系统中进行体外条件控制来模拟体内环境。最早的器官培养系统在建立有效性和相关培养条件上面临着许多挑战，比如适当地保持组织完整性、椎间盘细胞活性及其新陈代谢。目前最新的培养系统是通过电脑控制，可保存多个大型动物椎间盘以及进行多级负载。下面章节综述了器官培养模型的发展历程。

22.3.1 动物模型的选择

和人类相比，小动物模型（包括老鼠、兔子）都具备营养和废物转运的特性。小动物椎间盘具有较高的基质含水量，在纤维环和髓核亦有较大区别，较大年龄动物椎间盘仍存在大量的脊索细胞。和软骨非缺陷性动物的髓核细胞相比具有较高的新陈代谢活性（Aguiar 等 1999；Oegema 等 2000）。实际上，人类过了青春期后椎间盘脊索细胞数量便逐渐减少（Hunter 等 2004）；Sakai 等（2009）发现人类椎间盘细胞基因表达情况与其他

专栏 22.1　椎间盘器官培养系统的发展

通过互联网搜索引擎搜索发现，关于椎间盘器官培养系统的文章明显增多。在10年前，每年类似文章的发表不超过2篇，而在2011年的前10个月里就有7篇相关文章发表（表22.1）。矫形外科研究学会的会议论文汇编也呈现同样增长趋势。为何有如此多研究小组采用这种新颖技术？至少有四个原因：

技术进步。 自1979年第一篇器官培养的文章发表以来（Oegema等1979），许多分离方法、生物反应器系统和细胞培养技术都得到了发展。其中有两个主要的技术障碍被攻克。第一个是组织的处理方法，使营养物质和废弃产物能够在椎间盘中转进和转出。第二个是分离方法的完善提高和生物反应器对椎间盘轴性膨胀的抑制并能施加生理载荷。器官培养的综合技术见第22.3.5章节。

在体椎间盘模型的缺乏。 许多动物的椎间盘模型虽也具有营养运输机制、微体系结构和细胞代谢率，但并不同于成人椎间盘。啮齿类动物椎间盘和成人相比，椎间盘体积较小，凝胶状髓核结构较多，脊索细胞较多，细胞代谢率较高。一些大型动物的椎间盘在结构上、尺寸上和细胞构成上和人椎间盘更为相近，然而大型动物的在体实验需要付出巨大的经济和伦理学代价，这也使得大型动物的器官培养模型成为明智之选。与其他动物模型的对比见第22.3.1章节。

新假说和治疗策略快速验证的需要。 相对于在体系统，对力学和化学边界条件的高度控制是器官培养模型的优势。和传统的细胞培养系统相比，器官培养可保持椎间盘细胞精确的3D内环境，特别是在新假说验证和治疗策略筛选上具有较多的优势。椎间盘退变和修复的病理生理学器官培养模型见第23.5、23.6章节。

人体椎间盘可以保存在培养液中。 人体实验存在许多实际操作和伦理学的限定，器官培养能保持人体椎间盘的活性，使其成为一个能弥补活体动物实验缺陷的临床前筛选治疗因素的重要工具。人体椎间盘器官培养的运用见第23.7章节。

表 22.1 椎间盘器官培养系统的历史文献

时间范围	www.pubmed.gov	www.ors.org
2011	7	5
2006—2010	26	11
2001—2005	7	3
1996—2000	8	0
1991—1995	6	na
>1990	4	na

Medline 搜索的过去20年椎间盘器官培养的文献一览（www.pubmed.gov，主题词：椎间盘器官培养，时间：9/27/2011），矫形外科研究学会的会议论文汇编（www.ors.org，主题词：椎间盘器官培养，时间：9/27/2011）。搜索时间范围：1999—2011。该表显示了器官培养文献近年来发表的增长情况

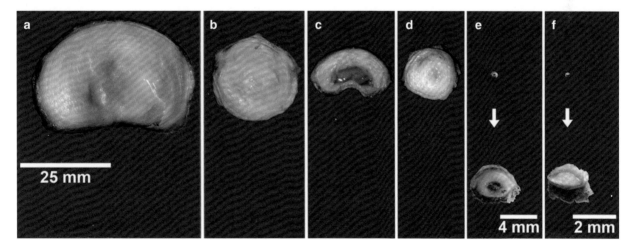

图 22.1　不同物种椎间盘比较。椎间盘横断面：a. 人腰椎，b. 牛尾椎，c. 猪腰椎，d. 羊尾椎，e. 大鼠腰椎，f. 小鼠腰椎

脊索及非脊索动物椎间盘细胞基因表达间存在较大差异。小动物模型的较高新陈代谢率、相对快的老化过程和低廉的价格是其具有吸引力的特质。然而，往往是这些优点使人们忽视了动物和人类

椎间盘细胞的主要区别。从这个角度上讲，一种治疗方法可能在小动物模型上会很成功，而在大型动物模型或人体上就并非如此。小动物模型由于缺乏足够的组织量，其在生理学及生物力学方

面无法进行广泛的检测。

大型动物模型椎间盘和人类椎间盘在体型、营养转运、椎间盘结构、细胞构成和新陈代谢率方面较为相似。营养因素和转运障碍被认为是人类椎间盘修复缓慢（Kandel 等 2008）和特殊细胞内环境的关键因素。人类椎间盘细胞所适应的比较大的弥散距离可能成为基础研究向临床转化时面临的一个尖锐问题。近年来发展的生物反应器已被设计成能够满足一些最为常用的椎间盘（如牛或羊尾椎）的体积和加载要求。

双足动物和四足动物椎间盘的载荷不同，其原因是脊柱的轴向不同，不同解剖部位重力和生物力学也不尽相同（尾椎与脊柱）。令人惊讶的是，所有动物脊柱的主要轴性压力都与脊柱肌肉的轴向运动相关，它们生物力学的差别往往比人们所预计的小，而这些差别的大小跟所选择的测量方法更为相关。施加于尾椎上的载荷是来自轴向肌群，所以牛、羊、鼠和其他尾椎椎间盘模型的载荷差别并没有种属间的生物学差异大。有结果显示，限制尾椎椎间盘突出的有效轴向应力（横截面下的标准化轴向压力）（0.1～0.3MPa）与人腰椎在俯卧位时的椎间盘内压相同（0.1～0.3 MPa；另见 22.3.4 章节），这点显示了这些生物力学的相似性。不同种属间不同节段椎间盘运动范围和最大应力是不同的（Alini 等 2008；Demers 等 2004；MacLean 等 2005；Oshima 等 1993；Wilke 等 1999）。这些区别对于植入物产品开发时的材料选择和几何测量是非常重要的。

一般情况下，大型动物椎间盘尺寸小于人类椎间盘。然而，人类椎间盘的椎间高度较高（高度 = 11.3 ± 0.3mm），其横断面为椭圆形（左右直径 = 55.9 ± 9.4mm，前后径 = 37.2 ± 4.7mm）。牛尾椎椎间盘较人腰椎间盘小（牛椎间高度 = 6.90 ± 0.35mm），其横截面是圆形（直径 =28.9 ± 2.0mm）。而两者的高宽比（椎间高度比横径）或转运距离相似（人为 0.202，牛为 0.239，O'Connell 等 2007）。常用动物模型的椎间盘尺寸和组织成分的比较见图 22.1。最明显的区别在于椎间盘的大小：牛尾椎椎间盘直径约 22mm（比人椎间盘小 30%），其次为猪腰椎间盘约 18mm，羊尾椎椎间盘约 15mm，大鼠约 4mm，小鼠约 2mm。牛和羊的尾椎椎间盘横断

面几乎是圆形，而人和猪的椎间盘横断面是类似于肾形和椭圆形。牛尾与羊尾椎间盘的髓核与健康人髓核类似，均为白色及纤维样形貌，猪与啮齿类动物的凝胶样髓核明显在成分上与前者不同。几位作者对人和牛尾椎椎间盘进行了综合比较（Demers 等 2004；Oshima 等 1993）。而且，大多数小型动物椎间盘内脊索细胞存在于各年龄段，而牛和羊的并非如此（Hunter 等 2004）。

牛和羊尾椎椎间盘都有较大尺寸和相同的高宽比、转运距离以及和类似于人的椎间盘成分，因此，被人们公认为适用于大型器官培养。

22.3.2 椎间盘膨胀

除种属问题外，如何保持最初的组织结构是椎间盘研究的一个重要挑战。去除肌肉的游离椎间盘在标准培养液中会随着渗透压的逐渐增大而发生膨胀（Urban 和 Maroudas 1981）。无上下终板的椎间盘的重量会比含有终板的明显增加。无终板的椎间盘湿重在前 1.5h 快速增加（无终板的椎间盘在 10、20 和 90min 时湿重增加百分数分别为 10%、16% 和 22%，而含有终板的椎间盘为 2%、4% 和 5%（图 22.2）。15h 后，无终板的椎间盘湿重增加约 22%，而有终板的椎间盘增加约 10%。这与研究人员（Gawri 等 2011）所观察的结果相似。他们对含有和不含软骨终板的椎间盘膨胀现象进行了比较，在培养液培养 66h 后，含有软骨终板组湿重增加 21%，而无终板组增加 44%。若将椎间盘切成碎块，湿重会有更大程度的增加（Urban、Maroudas 1981）。膨胀效应产生后，椎间盘细胞的分解代谢和促炎性反应的基因表达会增加而导致细胞死亡（Haschtmann 等 2008）。相反，当椎间盘在空气中出现脱水现象，需要将其放置于水中而保持组织结构和生物力学的完整（Pflaster 等 1997）。为了防止这种椎间盘膨胀特性和保护其生理学结构，一些针对离体器官的对策逐渐发展而来。

22.3.3 不限制膨胀及渗透压载荷模型

为了评价椎间盘细胞的代谢以及蛋白质合成，

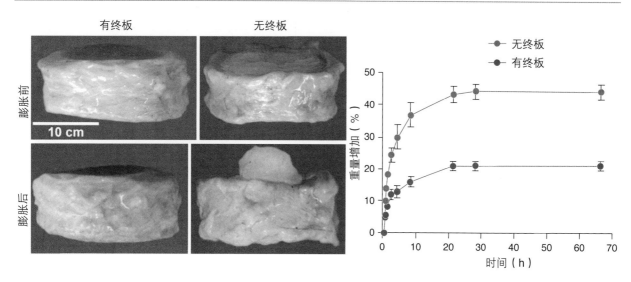

图22.2　椎间盘自然膨胀。左图：含有和不含骨性终板的椎间盘膨胀能力和形变比较。右图：培养66h后含有和不含终板的椎间盘湿重变化（$n = 4$，误差线提示标准差，Gawri 等 2011）

完整椎间盘培养已经有过相关研究（Oegema 等 1979）。虽然组织膨胀会破坏椎间盘结构，并促进黏多糖（glycosaminoglycans，GAGs）和结构蛋白丢失，但是，椎间盘细胞代谢仍处于活跃状态（Chiba 等 1998）。为防止组织膨胀，Chiba 等在传统细胞培养方法的基础上，采用新培养技术将兔的完整椎间盘在海藻酸盐中培养1个月。这个培养系统能维持椎间盘组织的完整性及生物合成能力。然而，其他研究者表示，上述技术及其防止膨胀的非生理性方法还需要进一步优化。Risbud 等介绍了一种基于高渗培养基（补充 TGF-β）的不限制膨胀新方法，并将大鼠腰椎间盘在其中分别培养1周和3周。培养1周后，发现在培养组和正常对照组之间，细胞的活性、形态，或基因和蛋白表达谱无差异，但是在培养3周后，观察到培养组细胞功能的丢失（Risbud 等 2003）。这是一种研究病理和病理生理条件下髓核功能的新方法。此模型同样也证明，即使阻止了椎间盘的膨胀，细胞的活性仍不能维持，意味着在长期的组织培养过程中，抑制膨胀并不足以使髓核细胞的活性和功能维持在生理水平。

为了防止小动物椎间盘的膨胀，上述技术需要改进，主要涉及到椎间盘周围组织的保留。Lim 等（2006）在不限制膨胀的条件下，将大鼠脊柱运动节段（包括椎间盘及相邻椎体）在体外培养4周；培养14天后，他们报道髓核及纤维环细胞仍维持良好的活性（约95%）；培养21天后，细胞活性只有25%，28天后甚至进一步减少至9%。因此，研究者们证实，通过椎体坚强固定的椎间盘组织可以防止在培养基中组织的膨胀。然而，这结果与 Risbud 小组的研究相似，即在较长时间间隔内，细胞的活性是大问题。总之，这些研究均认为，目前存在的一个问题是经椎体和纤维环运输的营养物质和代谢产物减少。值得注意的是，小动物模型中终板的运输功能是受限的，即使相比于人和大动物，小动物终板扩散输送距离要小得多。

Haschtmann 等（2006a）在不限制膨胀条件下，将带终板兔椎间盘置于标准培养液中体外培养。他们假设终板可以用来"天然地限制"髓核组织。他们观察到细胞活性可以维持至少4周，组织结构的完整性及基质成分保持良好。然而，由于此模型"退变的"基因表达模式及降低的代谢速率，使其在研究椎间盘病理生理及其长期变化中的应用受到限制（Haschtmann 等 2006a）。在接下来的一个研究中，研究者将保留有终板的兔椎间盘置于昼夜变化的高渗条件下进行培养。相比常规静态渗透压条件，昼夜变化的高渗条件更能够维持蛋白聚糖的基因表达，同时还能抑制组织的膨胀以及 I 型胶原蛋白的表达（Haschtmann 等 2006b）。这一研究结果表明，渗透压载荷量及其载荷方式对椎间盘生物合成的活性有很大影响。

Van Dijk 等（2011）进一步研究发现，聚乙二醇高渗培养液可以抑制髓核组织块的膨胀。他们发现牛移植物的组织完整性以及细胞活性可以维持21天。然而，在这个组织移植物模型中（因为没有终板和纤维环阻碍营养运输，营养物质运输的条件是最好的），仍观察到细胞基质基因表达的下降，这强调除营养运输外，生物力学的刺激对促进椎间盘的合成代谢也是很重要的。

22.3.4 静态和昼夜压力载荷模型

Oshima等（1993）对抑制组织膨胀所需的轴向载荷进行了研究。研究者评估椎间盘在体内受到的有效机械应力约为0.3MPa。在一个仅为12h的研究中，组织水合作用及基质合成能力均受静态轴向载荷变化的影响。研究报道，当有效应力在0.13~0.26MPa之间变化时，体内组织的水合作用及基质合成能力均维持在正常水平（Ohshima等1995）。现在认为这些早期得到的研究结果适合作为大动物椎间盘器官培养的合适基线载荷，同时显示了这种模型用于椎间盘生物力学的研究具有可行性（图22.3a）。研究者也发现基线轴向压力水平值约为0.15MPa时，能维持大鼠尾椎间盘的椎间高度（MacLean等2005）。从当前的研究可以推断，对于大量的动物物种和椎骨水平来说，有效压力载荷0.1~0.2MPa是防止椎间盘膨胀的合理基线加载条件。

Lee等（2006）在Ohshima等静态压力加载设计的基础上研究出了一个可以长期培养的生物反应器系统。尽管在这个系统培养2天后GAG合成速率下降了70%~80%，但细胞活性达7天，且细胞仍然对机械刺激敏感。体内实验证明静态载荷会减少细胞代谢而动态压力载荷能促进细胞的生物合成，所以，Lee等认为GAG合成的下降是静态载荷的结果（Maclean等2004；MacLean等2003）。Lee等也探索了体外培养带完整终板的椎间盘的可行性，由于此模型的终板具有锚固纤维环纤维、保留髓核及加压作用，使椎间盘维持生物力学完整性。然而，培养带终板椎间盘的细胞活性在1周内急剧下降，尤其是髓核组织。据推测，细胞活性的降低可能与椎体终板形成的血栓有关，这会阻碍营养物质的运输。Korecki等

（2007；图22.3b）对无终板牛椎间盘器官培养移植物进行了进一步的验证，发现静态和昼夜的载荷条件均能维持GAG含量以及相似的细胞代谢速率。

22.3.5 改良的椎间盘器官培养分离过程

在器官培养中，需要保留终板软骨以维持髓核的活性，因此有必要改进现有分离椎间盘组织的方法。Gantenbein等（2006）对羊进行全身抗凝，再处死羊，获取羊椎间盘。为了确保血管通畅以及营养物质运输，研究者利用清创工具对终板进行彻底清理。将带终板的椎间盘在静态（0.2MPa/24h）或者昼夜的载荷（0.2MPa/6h和0.8MPa/16h）（注：原文此处是0.2MPa/8h，详见Gantenbein等2006摘要方法第6行）条件下中培养4天，培养用的培养液中含有50mol/L结合荧

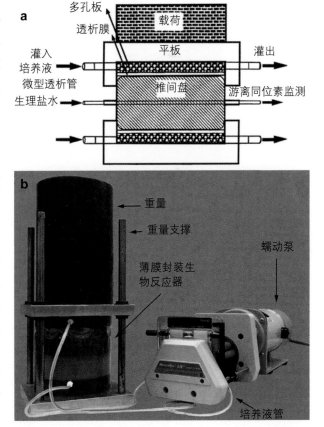

图22.3 静态和昼夜器官培养模型。（a）Ohshima等（1995）设计的第一台适用于大型动物器官培养的生物反应器示意图。（b）可以在Ohshima式静态生物反应器加载昼夜载荷的加载框架

光的右旋糖酐。研究者证明，当椎间盘在昼夜载荷条件下，荧光团从纤维环和终板向椎间盘中心弥散的范围要比静态载荷更大。这是第一个证明一种技术有以下两个作用的相关研究：(1) 大动物椎间盘可以保留终板在昼夜载荷下进行培养，(2) 细胞活性和GAG合成可以维持达7天。然而，基因表达数据则表明细胞可能有分解代谢的改变，这或许与缺乏循环载荷刺激有关。

Gawri 等（2011）和 Jim 等（2011）分别在人和牛椎间盘上进行了不限制膨胀实验，针对软骨终板是否能维持组织结构、细胞活性以及新陈代谢进行了研究。在这两个研究中，为了准备终板，均利用高速钻头去除骨质直到只剩软骨终板为止。在不限制膨胀条件下，将带软骨终板的椎间盘移植物在高或低糖水平及高或低胎牛血清（fetal bovine serum，FBS）浓度的培养液中培养4个月（高糖 = 4.5g/L；低糖 = 1g/L；高 FBS = 5%；低 FBS = 1%）。重要的是，带软骨终板的不限制膨胀移植物在四种培养条件下均维持高细胞活性达4个月（>95%），这表明已经有足够的废物和营养物质交换。然而，在培养4周后，椎间盘高度增加了21%，同时也观察到基质降解增加，这些发现与用何种培养液无关。他们得到的结果与其他研究相似，即不限制膨胀培养条件能维持高细胞活性，但同时也会丢失 GAG，这表明了调节细胞代谢以及保留 GAG 含量需要生理性轴向载荷。

22.3.5.1 保留移植物结构完整性的分离过程

椎间盘的分离和准备是一个复杂的多步骤过程。这个过程用的是牛尾椎间盘，这些椎间盘容易获得，与人的腰椎很相似（第22.3.1章节）。此过程同样也适用于其他物种、其他脊柱水平以及人的脊柱样本。正如 Lee 等（2006）证明的那样，如果没有彻底清除终板里的血块，会阻碍营养和代谢废物的运输，以及引起髓核细胞死亡。以前从脊柱彻底分离椎间盘是利用直缘剃刀或者切割工具平直切割（Korecki 等 2007），与之前分离技术相反，当前的技术是保留软骨和（或）椎体终板作为椎间盘器官系统的一部分。这个技术创造了一个解剖上更加完整的结构，它抑制了组织膨胀，维持了胶原蛋白的连接，减少了椎间盘细胞的死亡。几位研究人员完善了这种分离方法，使椎间盘允许营养运输的同时保留了更完整的解剖结构（Gantenbein 等 2006；Gawri 等 2011）。这

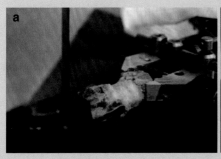
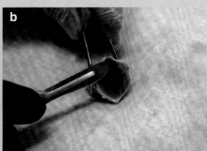
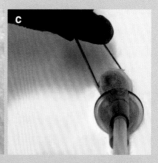

图22.4 带有终板的椎间盘分离过程。(a) 从脊柱中分离椎间盘；(b) 去除生长板；(c) 椎间盘骨性终板的清理

个大体过程是相似的，它包括粗解剖椎间盘，再对解剖的椎间盘进行消毒和分离，彻底清理终板，最终置入生物反应器系统。

22.3.5.2 终板的清理过程

Gantenbein 等（2006）介绍的方法是利用处死前肝素化的实验用羊（主要用于替代实验）椎间盘，这可以让终板的清洗相对容易。在解剖分离之后，用巴斯德吸管抽吸终板里残余的血液，并用 18 号针头注射器用磷酸盐缓冲盐水冲洗。由于大型实验动物的使用受限制，仅仅取动物的尾巴既不经济也不符合伦理，所以很有必要研究一种可用于死前未肝素化动物的终板清理方法，这样以后可能就直接从屠宰场获取牛尾巴。几种不同的方法可以清洗终板毛细血管，同时使弥散通过终板。我们去除血栓的具体方案见专栏 22.2。

器官培养载荷的另一种方法包括去除椎体终板以及保留终板的软骨部分。不是清洗残留的椎体终板，而是利用高速磨钻去除椎体骨，直到软骨终板表面显露（Gawri 等 2011；Jim 等 2011）。仅带软骨终板的椎间盘可在生物反应器中培养或者加载（Haglund 等 2011）。值得注意的是，保留软骨终板的分离方法，会使加载表面不直也不平行。载荷加载平台必须可以容纳软骨 EPs 的独特曲率及尺寸（Haglund 等 2011），同时这也是精准载荷加载所面临的一个挑战。

22.4 动态压力载荷模型

将保留骨性终板的椎间盘培养物加载动态压力载荷，这是器官培养的另一个显著的技术进步（Jünger 等 2009）。此方案包括一个气动的生物反应器载荷系统，该系统能够加载载荷，培养带有骨性终板的椎间盘，而且还能够同时对 4 个独立可控的椎间盘进行载荷加载。它通过以下具体方式模拟生理性载荷，静息相压力 0.2MPa 加载 8h（模拟睡眠时），活跃相压力 0.6MPa 加载剩余的 16h（模拟活动时），这两相均在 0.2Hz 和 ±0.2 MPa 下模拟人体运动 4 小时（例如，在活动相加载范围在 04～1.0MPa）。研究证明模拟生理载荷周期对羊椎间盘移植物培养是有益的，因为在体外培养 3 周后发现

代谢活性没有变化（Jünger 等 2009）。我们优化了腔室和气压传动装置的设计规格，使其适于培养直径约为 15mm 的相对较小椎间盘（图 22.5a）。

Haglund 等（2011）研发了一种器官培养载荷装置，它可将带软骨终板椎间盘在体外培养 4 周（根据 Gawri 等 2011 介绍的分离技术）。在第 1 周内，椎间盘不加载外部载荷，随后 2 天加载静态载荷（0.1MPa），剩余 19 天加载动态载荷，该动态加载方案是在 2 个 0.1～0.3MPa 之间的正弦波动态载荷，0.1Hz 频率下加载 2h，中间以 6h 0.1MPa 静态载荷间隔（Haglund 等 2011）。在此模型中，细胞活性能维持 4 周，Western blot 分析显示动态载荷方案保持了蛋白聚糖的完整性，同时不增加在不限制膨胀条件下观察到的蛋白聚糖降解。设计的培养腔室可容纳直径 20～60mm 的椎间盘，使其能够满足牛和人椎间盘大小（图 22.5b，Haglund 等 2011）。我们团队研发了一种多腔室的器官培养装置，该装置可以对器官培养中的牛尾椎间盘以及人腰椎间盘动态加载相对高的轴向压力载荷。该装置适用于培养箱，靠液压驱动，通过比例电磁阀控制，并且能够产生人腰椎间盘所需的高强度（5.5kN，2MPa；图 22.5c）。一个正在研发中的附加装置可以加载轴向压力载荷以及扭转载荷，因此可以同时对移植物进行多个自由角度的加载（图 22.5d；Walser 等 2012）。

总之，椎间盘器官培养系统从一开始简单地将椎间盘置入任其膨胀的培养液中培养，发展到现在计算机控制的器官培养系统，可同时对多个椎间盘以及多个自由角度加载载荷。主要的进展是控制了椎间盘的膨胀，保留终板允许营养物质运输，以及应用生理载荷加载。下一部分将介绍这些模型在椎间盘退变和再生修复研究中的应用。

器官培养可以研究在特殊和可控环境中结构和细胞反应的共有变化。这些模型可以很好地控制，因此可以被用来研究多种因素单独或者联合应用对椎间盘生物学和退变的影响。这些模型已经被用来解决以下科学问题：

1. 什么因素引起和（或）促进椎间盘退变的病理变化？

2. 哪些治疗方法可以用来阻止和（或）减缓椎间盘退变过程。

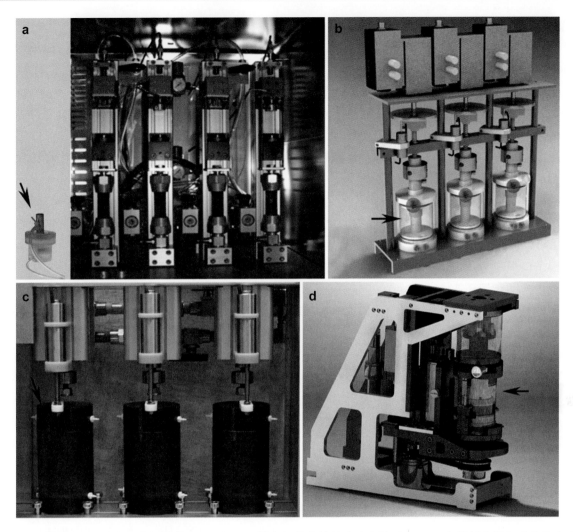

图 22.5　计算机控制的器官培养加载装置。（**a**）用于轴向加载中等尺寸（直径可达 15mm）椎间盘的气动多腔室系统（Jünger 等 2009 描述的系统）。（**b**）用于轴向加载牛或者人椎间盘的气动多腔室系统（引自 Jünger 等 2011）。（**c**）用于牛椎间盘轴向高幅载荷的液压驱动的多腔室系统（Ben Walter 和 James Iatridis）。（**d**）用于牛椎间盘轴向和扭转载荷的气动控制的多腔室系统（经 Benjamin Gantenbein-Ritter 许可；Walse 等 2012 描述的系统）。所有这些载荷加载装置包括的机械部件有：位移传感器、载荷传感器和一个气动或液压致动器

3. 人椎间盘是否能在体外培养？对人体组织的研究解决与健康直接相关的问题。

22.5 利用椎间盘器官培养认识退变的机制

椎间盘退变被定义为"渐进结构损伤引起的细胞异常反应"（Adams 和 Roughley 2006），众多的因素被认为与椎间盘退变的始动和进展有关。这些因素的作用在本书其他章节有过综述。当前的大多数模型是利用机械性、结构性、营养性，或者炎性方法诱导的。这项研究使人们对引起或导致椎间盘退变疾病的独立或相互作用的因素有

了更深入的认识。

22.5.1 改变培养液条件

相比于直接评估椎间盘组织营养运输的体内研究，器官培养模型为阐明混合因素的重要性提供了一个更简单的方法。髓核细胞培养已证明了营养运输作为退变诱发因素的相关性（Bibby 等 2005；Horner 和 Urban 2001）。然而，一些体内研究无法显示营养限制能够诱导退变（Hutton 等 2004；Krebs 等 2007），这可能是由于缺乏对化学和营养临界条件的调控。一个对营养水平控制极好的完整器官培养研究能够解决这个争议问题

（Jünger 等 2009）。Jünger 等（2009）在限定的葡萄糖条件下培养椎间盘，发现低葡萄糖浓度（普通培养液中：2g/L vs. 4.5g/L）使山羊尾骨椎间盘活性减少了 40%～50%。然而，他们也注意到存活细胞在代谢上无变化，表明单独限制营养不足以始动退变的级联反应。

促炎症因子，特别是肿瘤坏死因子 α（TNFα）及白细胞介素 -1-β（IL-lβ）与退变进展有关（Le Maitre 等 2005）。所有的这些因子被认为能诱导基因表达向分解代谢转变，同时还影响蛋白酶的激活（Hoyland 等 2008；Seguin 等 2005），因此这些炎症因子已经成为研究退变过程的有吸引力的方向。将牛椎间盘置于 TNFα 浓度为 200ng/ml 的培养液中培养 7 天，发现聚蛋白聚糖损失严重，基因表达发生改变，这种改变在去除因子之后仍继续存在（Walter 等 2012）。因此，从机械学观点来讲，损伤对退变的影响可能与各种因子的上调有直接关系。

22.5.2 机械和营养

通常认为机械载荷能改变代谢活动以及基质的完整性（Iatridis 等 2006；Walsh 等 2000），研究者介绍了一个"健康"载荷阈值，阈值范围内的固定（轻度载荷）及过度载荷均导致有害的或者退行性的变化（Stokes 和 Iatridis 2004）。固定能减少合成代谢，而且过度载荷会诱导微损伤（或者更大的损伤），进而累积和导致退变过程。

Korecki 等（2008）发现，当牛椎间盘（无终板）以 1Hz 频率加载压力载荷，甚至当加载强度达 2.5MPa 时，对细胞代谢或者椎间盘结构无不利影响，同时发现纤维环中硫酸盐的摄入量、I 型胶原和 II 型胶原基因表达量呈载荷加载量 - 依赖性增加（Korecki 等 2008）。本研究表明适当的动态压力可以增加椎间盘细胞的代谢，因此这被认为是有益的载荷加载条件。这些观察结果与体内大鼠尾巴模型的生物力学研究相一致，该模型在加载过度幅度和载荷循环的动态压力时，仅仅显示积累了轻微的损伤（Maclean 等 2004；Wuertz 等 2009）。总而言之，研究者们均认为，终板是运动节段轴向压力过程中的最大薄弱点，这与体外生物力学测试所证实的结果一致。

为了研究生物力学载荷与营养减少如何相互作用，Illien-Jünger 等（2010）研究了高频载荷 10Hz（极高频动态载荷压力）与低频载荷 0.2Hz（认为是有益的适度动态压力）对椎间盘移植物的影响。将移植物置于含有高浓度（4.5g/L）或者低浓度（2g/L）葡萄糖（模拟终板硬化和钙化导致的营养供应减少）培养液中培养。高频载荷和受限的葡萄糖营养均会增加细胞死亡，高频载荷与受限的营养混合作用会引起死亡细胞的增加以及 MMP13 基因表达增加。这些发现表明，高频载荷可能会增加细胞的代谢，同时营养物质短时间不足以运输至椎间盘细胞，结果导致移植物堆积大量的酸性代谢产物，使微环境的 pH 下降，加速细胞死亡。椎间盘移植物在营养耗尽的情况下加载时，上述现象会更明显。mRNA 表达的转变，表明如果培养更长时间的话，更多的实质结构改变会更明显（Illien-Jünger 等 2010）。

研究者利用牛尾组织器官培养研究了椎间盘移植物对短期重复性循环扭转的反应。研究发现，小角度扭转（±2°）能增加髓核细胞活性，但更大角度的扭转（±5°）可观察到细胞的凋亡（Chan 等 2011）。这些结果与 Barbir 等（2011）对体内大鼠尾巴的研究一致，该研究发现大幅度循环扭转会使促炎症因子产量增加。然而在这些尾巴模型中应用的扭转幅度远高于人的腰椎活动范围（±2°）（Adams 和 Hutton，1981），众所周知，尾巴相比于人腰椎有更大的生理活动范围（Elliott 和 Sarver 2004）。与此相反，低幅度和中等幅度的动态轴向压力模式，例如能以最小增压产生高纤张力的扭转，能增加细胞死亡以促进炎症因子的表达，同时增强分解代谢，而不增加合成代谢。

值得注意的是，复合载荷包括多种载荷模式，例如，压力伴随弯曲。当复合压力过量时，例如，过度屈曲会引起运动节段椎间盘突出（Adams 和 Hutton 1982）。在牛椎间盘中，15° 楔角 0.2MPa 复合压力载荷会引起凋亡的迅速增加，分解代谢及促炎症基因表达，以及纤维环的破坏（Walter 等 2011）。尽管这无终板模型属于超生理的模拟，但这个结果表明纤维环结构破坏可以迅速引起凋亡和炎症且促进强烈的分解反应（图 22.6a）。

22.5.3 手术及化学造模的局限性

脊柱损伤后的终板破裂能够加快椎间盘退变。为研究创伤后椎间盘改变情况，Haschtmann 等（2008b）利用定制工具对兔椎间盘行终板损伤后进行离体器官培养，放置培养液中培养 9 天，观察组织内生化改变。作者发现在头 3 天椎间盘内有细胞损伤（坏死）和细胞凋亡，髓核中可见凋亡蛋白质 FasL 和 TNFα 持续表达，认为细胞坏死因子表达能够促进细胞凋亡。细胞凋亡是椎间盘退变早期反应，该模型能够为终板损伤后椎间盘退变过程提供较好的一致性及重复性研究。

髓核内静水压改变也是椎间盘退变的先兆，最终表现为椎间盘结构完整性丧失。前期研究尝试采用化学方法（如注射胰蛋白酶或木瓜蛋白酶等）改变椎间盘内生化结构构建退变模型。研究证实向牛椎间盘内注射胰蛋白酶，髓核内蛋白多糖丢失（图 22.6c；Jim 等 2011；Roberts 等 2008）。胰蛋白酶对细胞活性影响较小，但可显著改变椎间盘生化结构完整性（Jim 等 2011），然而，胰蛋白酶对髓核细胞表型的影响仍无相关研究。此化学造模模型优点是能够快速导致椎间盘内生化结构破坏，并能够用于评估或防治椎间盘退行性病变，但不能真实反映椎间盘退变的病理过程。

椎间盘造影术是临床上用于下腰痛诊断治疗的常用技术，椎间盘针刺模型与造影术类似，是一种对椎间盘温和干预且效果确切的手术构建方法（图 22.6d）。在动物模型中通过刺穿纤维环导

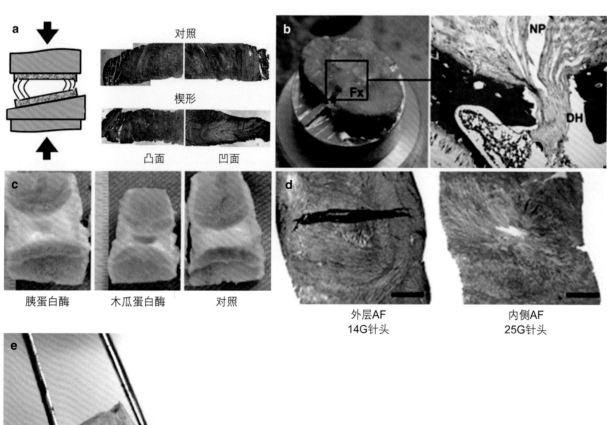

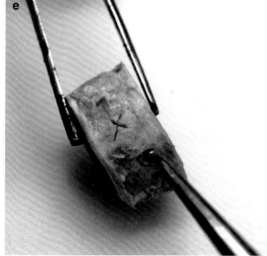

图 22.6 椎间盘器官培养损伤模型。（**a**）成角 15° 的混合轴向力学压缩载荷（0.2MPa）（图片引自 Walter 等 2011）；（**b**）椎体终板骨折（Haschtmann 等 2008a,b）；（**c**）酶消化诱导的椎间盘退变改变（Roberts 等 2008）；（**d**）针刺模型的器官培养（图片修改自 Korecki 等 2008）；（**e**）微椎间盘切除术模型（Illien-Jünger 等 2012a）

致椎间盘退变已被研究证实（Masuda 等 2005）。有学者向牛尾椎间盘做针刺模型后行离体器官培养，行生物力学动态模量检测后发现椎间盘生物力学性能改变较大，在针刺部位处发现细胞凋亡（Korecki 等 2008），此结果显示椎间盘退变与生物力学失稳以及针刺损伤的大小有关，但椎间盘整体功能仍能部分保留。

显微椎间盘切除术通过解除压迫神经根的突出组织缓解腰背部及下肢疼痛。此技术虽能即时解除患处疼痛但不能延缓椎间盘退变，而且术后椎间盘退变速度明显加快，易致腰背部疼痛再复发或椎间盘再突出。为进一步提高此术式治疗效果，有学者采用牛离体椎间盘器官培养方法，研究显微椎间盘切除术后椎间盘内残存细胞的功能（图 22.6e；Illien-Junger 等 2012a）。

离体器官培养模型多用于研究椎间盘退变病理过程，主要用于观察多种刺激因素对椎间盘退变的影响，包括营养改变、炎症反应、力学载荷等。基于此模型，下节将介绍退变椎间盘的再生修复治疗。

22.6 椎间盘退变的离体器官培养模型及修复机制

椎间盘离体器官培养模型目的是维持椎间盘内细胞外基质和（或）改善其营养环境，主要用于研究退变椎间盘各种治疗效果。鼠椎间盘可用于研究药物之间的相互作用，且简单、有效。一些小的动物模型可用于研究生长因子的治疗效果，但对于临床治疗方面，可能需要更大的动物模型及更多的实验以证明其有效性及安全性。在器官培养模型上如何观察到组织细胞长期合成率、生存率及生物力学性质等是目前需要解决的科学重点问题。因此，一方面为增加离体组织的营养供应需要严格组织解剖，另一方面为模拟体内生物学载荷需要适宜的组织加载技术。

22.6.1 因子的保护作用

细胞因子、蛋白水解酶、酶抑制剂及生长因子的相互作用共同调节椎间盘细胞的生物活性（Masuda 和 An, 2004）（见第 8、25 章）。近年来有学者通过体内及体外研究证实通过炎症因子诱导结构蛋白蛋白聚糖合成增加及分解蛋白调节下降（如 IL-1 或 TNF-α）（Masuda 和 An 2004；Seguin 等 2005）。许多研究使用体外器官模型培养研究以上所述因子的相互作用。Risbud 等在 2006 年向培养液中增加 TGFβ-1 或 TGFβ-3，培养鼠完整椎间盘 1 周，结果发现可以显著提高活性 ERK1/2 的表达水平，并促进 TGFβ-1 和 TGFβ-II 受体表达，TGFβ-3 仍能保持椎间盘表型及生物学性质。

Wang 等（2011）利用鼠脊柱功能单元研究常用麻醉剂对下腰痛的治疗效果，向培养液中持续注入麻醉剂 4 周，与对照组对比发现细胞活性及基质蛋白合成显著降低，结果证实临床常用剂量麻醉剂对椎间盘组织有毒性作用。

22.7 椎间盘内源性干细胞

成人间充质干细胞（mesenchymal stem cells, MSCs）是修复和再生椎间盘比较理想的干细胞，在体内如骨骼肌肉、血清和滑膜中均可发现，脂肪及骨髓是研究 MSCs 最常用的来源。MSCs 具有快速增殖的优点，能够向骨、软骨、肌肉、韧带、肌腱、脂肪及间质多种组织表型分化（Pittenger 等 1999）。体内及体外研究证实 MSCs 也具有向类髓核细胞表达潜能（Risbud 等 2004；Steck 等 2005）。另外，MSCs 还具有免疫抑制特性，在组织工程修复或细胞及基因治疗椎间盘退变方面，应用前景广泛（Di Nicola 等 2002）。

22.7.1 干细胞治疗效果

Le Maitre 等于 2009 年向健康牛椎间盘内注入标记人体 MSCs，培养 4 周后发现椎间盘内均可发现 MSCs，在培养周期内持续表达细胞活性，免疫组化显示髓核标志物（Sox-9、蛋白聚糖和 II 型胶原）持续表达，而无 I 型胶原、X 型胶原或茜红素染色表达，MSCs 向类髓核细胞分化，无纤维环细胞或软骨细胞分化表达，无细胞肥大或钙化诱导现象产生（Le Maitre 等 2009）。离体椎间盘培养模型评估细胞治疗效果前景广阔，关于 MSC 或干细胞修复椎间盘组织方面，详见第22、23章。

22.7.2 MSCs的归巢

MSCs不仅有向类髓核细胞分化的潜能，在一定特定条件处理后还具有归巢到不同组织的能力，已在骨破坏（Kitaori等2009）、心肌梗死（Barbash等2003；Kawada等2004）、中风（Ji等2004）、肾病（Hauger等2006）、肺纤维化和外伤修复（Mackenzie和Flake，2001）中均得到证实。研究表明此能力可能与营养供应因素和相关细胞因子释放有关。研究报道证实多种趋化因子受体对MSCs的作用（Honczarenko等2006；Nasef等2007），免疫细胞因子激发MSC趋化迁移出细胞外基质（Ries等2007）。最新研究表明MSCs在离体损伤椎间盘模型中的迁移能力，高于在正常椎间盘组织中的迁移能力（Illien-Jünger等2012b）。基于以上研究，对牛离体椎间盘纤维环穿刺联合10Hz的高频动态压缩，模拟生理条件下椎间盘退变，在8～12天，向培养基中加入免疫荧光标记的MSCs并对椎间盘持续静态载荷加载，2周后在椎间盘内可见标记的MSCs（Illien-Jünger等2012b），结果证实离体器官培养模型能够有效研究MSC向椎间盘迁移的功能，并为椎间盘退变的再生修复治疗提供良好的前期研究方法。

22.8 椎间盘退变的组织工程修复

多种生物材料和凝胶能够对髓核突出或退变椎间盘再生进行修复（Grasd等2010）。理想的生物材料应该和椎间盘内环境相似，并能够为细胞、药物和损伤椎间盘提供三维支架及力学支撑。

在动物器官培养模型中研究生物材料的功能为活体退变椎间盘修复提供前期研究基础。最近有研究表明富含胶原和透明质酸成分的水凝胶（与髓核细胞外基质类似组成成分）是一种比较理想的生物修复材料（Collin等2011；Sakai等2006）。Peroglio等（2011）设计一种含透明质酸成分的温敏性水凝胶（HA-pNIPAM）复载髓核细胞，研究HA-pNIPAM和单独pNIPAM两种材料分别复载牛髓核细胞后对髓核细胞的影响，结果发现两种材料内细胞形态和GAG合成率类似，RT-PCR显示水凝胶能够诱导再分化成髓核表型，相比凝胶微球，HA-pNIPAM能够促进透明质酸合酶1的基因表达。在牛离体椎间盘培养模型中，温敏性水凝胶复载细胞能够通过22G针头注射，培养1周后细胞活力仍达到80%以上，作者认为HA-pNIPAM能够维持髓核细胞表型和促进细胞外基质再生，是一种可注射性、比较理想的细胞生物材料载体（Peroglio等2011）。

22.9 人体离体器官培养模型

人体椎间盘离体器官培养仍然处于初始研究阶段。所有涉及人体组织的研究，样本获取及实验过程必须符合美国联邦政府准则，实验过程需删除全部个人信息及接受相关的伦理委员会监督。带有终板的完整椎间盘来源于尸检或器官捐赠，死亡后12～30h内解剖获取。由于椎间盘的无血管化特性，离体椎间盘细胞活性在死亡后30h内仍能达到90%以上。

基于X线和MR检测的改良Thompson和Pfirrmann分级常规应用于椎间盘退变级别的评估（Pfirrmann等2001；Thompson等1990），然而两者退变级别是否能够应用还需进一步确实，终末期退变椎间盘的器官培养是否具有临床意义仍有争论，因此人体椎间盘培养条件及影响因素的标准化建立具有重要意义。在实施人体椎间盘培养模型中，完全去除骨性终板能够增加组织内营养供应及代谢产物排除。

志愿者捐献的带有软骨终板的椎间盘器官在不限制膨胀条件下培养4个月后仍保留很高的细胞活性（Gawri等2011）。随后，有学者应用高速磨钻完全去除骨性终板，分离带有软骨终板的椎间盘，通过白天持续正弦波（0.1MPa/0.3MPa,0.2Hz）力学加载培养后进一步证实了以上结果（图22.5b；Haglund等2011）。人腰椎间盘较大（宽度34～35mm，长度41～47mm，L1～L5；Panjabi等1992），生物反应器应当具有足够容纳椎间盘的空间，同时，生物反应器还需要容纳足够多的生物溶剂和承受模拟人体日常1500N的生理受力载荷（Adams、Hutton，1983）。图22.5所示计算机控制载荷装置进行的动态压缩试验，生物反应器包含一个底端容器和顶端载荷感应器，两端均有烧结多孔加载压板，通过管道传输溶剂确保椎间盘两端均匀营养供应（图 22.3）。

22.10 离体器官培养模型的局限性

完整的组织培养模型成为研究椎间盘相关问题的很好工具，一些模型本身存在的问题可以通过技术手段解决，但目前最大的困难是难以反映活体年龄和疼痛。

22.10.1 年龄对人体组织的影响

人体椎间盘的结构及生化组成随年龄增加发生改变，老化椎间盘显示典型的退行性改变。较大的动物椎间盘常来源于屠宰场，用于研究人体椎间盘理化性质，但动物椎间盘年龄较小且健康，无法反映临床上出现症状的人体椎间盘性质。健康人体椎间盘的生理结构与牛或羊椎间盘类似（图 22.1），但比较发现，人体椎间盘中度退变时髓核纤维环改变，组织颜色呈褐色，髓核和纤维环结构之间分界不明显（图 22.7）。随退变程度的增加，髓核纤维化改变更加明显，与纤维环分界不清；在一些严重退行性改变椎间盘中，可见椎间盘内有血管生长（图 22.7c）。基于以上动物与人体病理过程不同，很难利用年轻健康的动物组织模型反映人体椎间盘的严重病理生理改变。

大动物退变椎间盘培养模型与人体实质不同，动物椎间盘来源均比较年轻，动物椎间盘没有发生与人体退变椎间盘一样的一系列病理改变，如组织再重塑及累加损伤、终板钙化和蛋白免疫因子应答反应。因此，健康动物适合研究人体年轻健康椎间盘组织的病理生理过程（40 岁以内），而非适合于年老椎间盘（Demers 等 2004）。详见第 18 章。

退变动物椎间盘模型具有可重复性、一致性及实用性，可用于保护因子治疗研究，主要用于退变椎间盘改变后的力学性质以及对环境条件改变和损伤刺激后的退变椎间盘反应等。人体椎间盘可作为金标准探索衰老和退变椎间盘改变后各种机制。然而由于人体椎间盘组织的个体差异性，小样本可能会加大研究误差，但是人体离体椎间盘培养技术仍然是研究退变椎间盘治疗方式的标准模型。

22.10.2 疼痛因素的量化分析

下腰痛与椎间盘退变紧密相关（Biering-Sorensen 等 1985）（另见第 16、19 章）。由于下腰痛是主观感受，因此很难在组织培养模型中进行直接定量，但与下腰痛相关的选择性神经营养因子和生长因子的表达可间接反映疼痛程度（Jung 等 2011；Purmessur 等 2008）。虽然一些相关因素可能预测疼痛诱发或缓解，然而即时疼痛仍很难检测。在临床中，许多有椎间盘退行性改变的患者无任何症状，而有些患者则有明显的下腰痛，

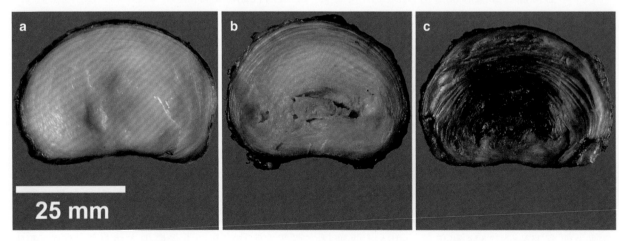

图 22.7　人体正常和退变椎间盘的 Thompson 分级。（a）健康椎间盘（Ⅰ级）；（b）中度退变（Ⅲ级）；（c）严重退变（Ⅳ级）

个体之间差异较大的原因仍未知。在椎间盘退行性改变病理途径上区分正常老化椎间盘仍是巨大挑战，更多的神经源性疼痛讨论详见第16章。

22.11 结论

椎间盘退变与腰痛有关已被广泛证实，由于人体椎间盘内细胞外基质的高度特异性及理化微环境要求较高，所以椎间盘内细胞数量少，并且代谢缓慢，此微小环境还不能够被目前的细胞培养技术或动物模型所模拟反映。器官培养模型技术的发展具有很好的潜力，通过组织内三维环境相互作用，精确力学载荷和化学干预可反映人体椎间盘内的微环境。椎间盘器官培养技术发展较快，从先前比较单一的不限制膨胀培养到后来的计算机精确控制干预，到采用多腔室、多轴系统维持椎间盘结构完整性、控制组织营养供应、模拟椎间盘生理条件或实施力学加载破坏椎间盘组织等。通过一系列施加条件阻止细胞外基质膨胀及增加营养传输，成熟的器官培养实验能够解决一些关键科学问题。由于牛和羊椎间盘具有高度重复性、一致性、相似的成分比例和代谢速率特点，这两种动物椎间盘模型能够为治疗药物筛选的研发，探索退变病理过程中的力学机制改变和生理生化应答提供研究条件。因此，这些模型可初步用于探索抑制椎间盘内分解代谢和促进合成代谢的治疗机制，而人体椎间盘差异性较大并且来源有限，可作为优化治疗选择的评估。

动物器官培养模型用于评价治疗性干预措施价值较大，几乎所有的动物模型需要先期诱导成退变模型以观察组织修复后的效果。人体自发性退变性椎间盘模型可验证早中期椎间盘退行性阶段改变的治疗效果。由于椎间盘内代谢缓慢，修复后细胞外基质显著改变仍需长期培养观察，器官培养模型为体内与体外修复技术提供了很好的桥梁，并且能够提高动物样本的使用率。

22.12 本章要点总结

- 器官培养技术能够维持椎间盘细胞外微环境，克服传统二维和三维细胞培养技术方法的不足。

- 椎间盘培养技术可以施加精确的力学和化学条件，能够验证某些体内影响因素假说。

- 不限制膨胀条件下的椎间盘培养技术容易导致GAG丢失，分解代谢增加，合成代谢基因减少。培养模型中终板的保留能够维持胶原蛋白作用，减少椎间盘切口处细胞死亡及阻止细胞外基质膨胀。

- 轴向加压能够阻止组织水化膨胀，保持椎间盘细胞外基质的复杂环境，日间加载和日常活动能够维持椎间盘细胞生理性的合成率。

- 动物培养模型技术的发展能够采用较少的样本来精确重复研究促进组织退变或组织再生修复的各种因素。

- 人体椎间盘能够采用培养技术，为临床应用退行性椎间盘的保护性治疗提供前期实验基础，并能弥补和减少动物体内实验。

（顾　韬　伍耀宏　陈　春译　阮狄克审校）

参考文献

Adams MA, Hutton WC (1981) The relevance of torsion to the mechanical derangement of the lumbar spine. Spine (Phila Pa 1976) 6(3):241–248

Adams MA, Hutton WC (1982) Prolapsed intervertebral disc. A hyperflexion injury 1981 Volvo Award in basic science. Spine (Phila Pa 1976) 7(3):184–191

Adams MA, Hutton WC (1983) The effect of fatigue on the lumbar intervertebral disc. J Bone Joint Surg Br 65(2):199–203

Adams MA, Roughley PJ (2006) What is intervertebral disc degeneration, and what causes it? Spine (Phila Pa 1976) 31(18):2151–2161

Adams MA, Freeman BJ, Morrison HP, Nelson IW, Dolan P (2000) Mechanical initiation of intervertebral disc degeneration. Spine (Phila Pa 1976) 25(13):1625–1636

Aguiar DJ, Johnson SL, Oegema TR (1999) Notochordal cells interact with nucleus pulposus cells: regulation of proteoglycan synthesis. Exp Cell Res 246(1):129–137

Alini M, Eisenstein SM, Ito K, Little C, Kettler AA, Masuda K, Melrose J, Ralphs J, Stokes I, Wilke HJ (2008) Are animal models useful for studying human disc disorders/degeneration? Eur Spine J 17(1):2–19

Barbash IM, Chouraqui P, Baron J, Feinberg MS, Etzion S, Tessone A, Miller L, Guetta E, Zipori D, Kedes LH, Kloner RA, Leor J (2003) Systemic delivery of bone marrow-derived mesenchymal stem cells to the infarcted myocardium: feasibility, cell migration, and body distribution. Circulation 108(7):863–868

Barbir A, Godburn KE, Michalek AJ, Lai A, Monsey RD, Iatridis JC (2011) Effects of torsion on intervertebral disc gene expression and biomechanics, using a rat tail model. Spine (Phila Pa 1976) 36(8):607–614

Bibby SR, Jones DA, Ripley RM, Urban JP (2005) Metabolism of the intervertebral disc: effects of low levels of oxygen, glucose, and pH on rates of energy metabolism of bovine nucleus pulposus cells. Spine (Phila Pa 1976) 30(5):487–496

Biering-Sorensen F, Hansen FR, Schroll M, Runeborg O (1985) The relation of spinal x-ray to low-back pain and physical activity among 60-year-old men and women. Spine (Phila Pa 1976) 10(5):445–451

Chan SC, Ferguson SJ, Wuertz K, Gantenbein-Ritter B (2011) Biological response of the intervertebral disc to repetitive short term cyclic torsion. Spine (Phila Pa 1976) 36:2021–2030

Chiba K, Andersson GB, Masuda K, Momohara S, Williams JM, Thonar EJ (1998) A new culture system to study the metabolism of the intervertebral disc in vitro. Spine (Phila Pa 1976) 23(17):1821–1827; discussion 28

Collin EC, Grad S, Zeugolis DI, Vinatier CS, Clouet JR, Guicheux JJ, Weiss P, Alini M, Pandit AS (2011) An injectable vehicle for nucleus pulposus cell-based therapy. Biomaterials 32(11):2862–2870

Demers CN, Antoniou J, Mwale F (2004) Value and limitations of using the bovine tail as a model for the human lumbar spine. Spine (Phila Pa 1976) 29(24):2793–2799

Di Nicola M, Carlo-Stella C, Magni M, Milanesi M, Longoni PD, Matteucci P, Grisanti S, Gianni AM (2002) Human bone marrow stromal cells suppress T-lymphocyte proliferation induced by cellular or nonspecific mitogenic stimuli. Blood 99(10):3838–3843

Elliott DM, Sarver JJ (2004) Young investigator award winner: validation of the mouse and rat disc as mechanical models of the human lumbar disc. Spine (Phila Pa 1976) 29(7):713–722

Gantenbein B, Grunhagen T, Lee CR, van Donkelaar CC, Alini M, Ito K (2006) An in vitro organ culturing system for intervertebral disc explants with vertebral endplates: a feasibility study with ovine caudal discs. Spine (Phila Pa 1976) 31(23):2665–2673

Gawri R, Mwale F, Ouellet J, Roughley P, Steffen T, Antoniou J, Haglund L (2011) Development of an organ culture system for long term survival of the intact human intervertebral disc. Spine (Phila Pa 1976) 36:1835–1842

Grad S, Mauro A, Eglin D, Sakai D, Mochida J, Mahor S, Collin E, Dash B, Pandit A (2010) Cells and biomaterials for intervertebral disc regeneration. In: Athanasiou KA (ed) Cell therapy for nucleus pulposus regeneration. Morgan & Claypool, Davis, pp 1–39

Haglund L, Moir J, Beckman L, Mulligan KR, Jim B, Ouellet JA, Roughley P, Steffen T (2011) Development of a bioreactor for axially loaded intervertebral disc organ culture. Tissue Eng Part C Methods 17:1011–1019

Haschtmann D, Stoyanov JV, Ettinger L, Nolte LP, Ferguson SJ (2006a) Establishment of a novel intervertebral disc/endplate culture model: analysis of an ex vivo in vitro whole-organ rabbit culture system. Spine (Phila Pa 1976) 31(25):2918–2925

Haschtmann D, Stoyanov JV, Ferguson SJ (2006b) Influence of diurnal hyperosmotic loading on the metabolism and matrix gene expression of a whole-organ intervertebral disc model. J Orthop Res 24(10):1957–1966

Haschtmann D, Ferguson SJ, Stoyanov JV (2008a) Apoptosis and gene expression of collagenases but not gelatinases in rabbit disc fragment cultures. J Neurosurg Spine 8(6):552–560

Haschtmann D, Stoyanov JV, Gedet P, Ferguson SJ (2008b) Vertebral endplate trauma induces disc cell apoptosis and promotes organ degeneration in vitro. Eur Spine J 17(2):289–299

Hauger O, Frost EE, van Heeswijk R, Deminiere C, Xue R, Delmas Y, Combe C, Moonen CT, Grenier N, Bulte JW (2006) MR evaluation of the glomerular homing of magnetically labeled mesenchymal stem cells in a rat model of nephropathy. Radiology 238(1):200–210

Holm S, Maroudas A, Urban JP, Selstam G, Nachemson A (1981) Nutrition of the intervertebral disc: solute transport and metabolism. Connect Tissue Res 8(2):101–119

Honczarenko M, Le Y, Swierkowski M, Ghiran I, Glodek AM, Silberstein LE (2006) Human bone marrow stromal cells express a distinct set of biologically functional chemokine receptors. Stem Cells 24(4):1030–1041

Horner HA, Urban JP (2001) 2001 Volvo Award Winner in Basic Science Studies: effect of nutrient supply on the viability of cells from the nucleus pulposus of the intervertebral disc. Spine (Phila Pa 1976) 26(23):2543–2549

Hoyland JA, Le Maitre C, Freemont AJ (2008) Investigation of the role of IL-1 and TNF in matrix degradation in the intervertebral disc. Rheumatology (Oxford) 47(6):809–814

Hunter CJ, Matyas JR, Duncan NA (2004) Cytomorphology of notochordal and chondrocytic cells from the nucleus pulposus: a species comparison. J Anat 205(5):357–362

Hutton WC, Murakami H, Li J, Elmer WA, Yoon ST, Minamide A, Akamaru T, Tomita K (2004) The effect of blocking a nutritional pathway to the intervertebral disc in the dog model. J Spinal Disord Tech. 17(1):53–63

Iatridis JC, MacLean JJ, Roughley PJ, Alini M (2006) Effects of mechanical loading on intervertebral disc metabolism in vivo. J Bone Joint Surg Am 88(Suppl 2):41–46

Illien-Jünger S, Gantenbein-Ritter B, Grad S, Lezuo P, Ferguson SJ, Alini M, Ito K (2010) The combined effects of limited nutrition and high-frequency loading on intervertebral discs with endplates. Spine (Phila Pa 1976) 35(19):1744–1752

Illien-Jünger SM, Mayer JE, Walter BA, Qureshi S, Hecht AC, Iatridis JC (2012a) Intervertebral disc whole organ culture model to investigate the effect of TGFβ3 after discectomy. Trans Orthop Res Soc 12: Abstract 1192

Illien-Jünger S, Pattappa G, Peroglio M, Benneker LM, Stoddart MJ, Sakai D, Mochida J, Grad S, Alini M (2012b) Homing of mesenchymal stem cells in induced degenerative intervertebral discs in a whole organ culture system. Spine (Phila Pa 1976) 15;37(22):1865–1873

Ji JF, He BP, Dheen ST, Tay SS (2004) Interactions of chemokines and chemokine receptors mediate the migration of mesenchymal stem cells to the impaired site in the brain after hypoglossal nerve injury. Stem Cells 22(3):415–427

Jim B, Steffen T, Moir J, Roughley P, Haglund L (2011) Development of an intact intervertebral disc organ culture system in which degeneration can be induced as a prelude to studying repair potential. Eur Spine J 20(8):1244–1254

Jung WW, Kim HS, Shon JR, Lee M, Lee SH, Sul D, Na HS, Kim JH, Kim BJ (2011) Intervertebral disc degeneration-induced expression of pain-related molecules: glial cell-derived neurotropic factor as a key factor. J Neurosurg Anesthesiol 23:329–334

Jünger S, Gantenbein-Ritter B, Lezuo P, Alini M, Ferguson SJ, Ito K (2009) Effect of limited nutrition on in situ intervertebral disc cells under simulated-physiological loading. Spine (Phila Pa 1976) 34(12):1264–1271

Kandel R, Roberts S, Urban JP (2008) Tissue engineering and the intervertebral disc: the challenges. Eur Spine J 17(Suppl 4):480–491

Kawada H, Fujita J, Kinjo K, Matsuzaki Y, Tsuma M, Miyatake H, Muguruma Y, Tsuboi K, Itabashi Y, Ikeda Y, Ogawa S, Okano H, Hotta T, Ando K, Fukuda K (2004) Nonhematopoietic mesenchymal stem cells can be mobilized and differentiate into cardiomyocytes after myocardial infarction. Blood 104(12):3581–3587

Kitaori T, Ito H, Schwarz EM, Tsutsumi R, Yoshitomi H, Oishi S, Nakano M, Fujii N, Nagasawa T, Nakamura T (2009) Stromal cell-derived factor 1/CXCR4 signaling is critical for the recruitment of mesenchymal stem cells to the fracture site during skeletal repair in a mouse model. Arthritis Rheum 60(3):813–823

Korecki CL, MacLean JJ, Iatridis JC (2007) Characterization of an in vitro intervertebral disc organ culture system. Eur Spine J 16(7):1029–1037

Korecki CL, MacLean JJ, Iatridis JC (2008) Dynamic compression effects on intervertebral disc mechanics and biology. Spine (Phila Pa 1976) 33(13):1403–1409

Krebs J, Aebli N, Goss BG, Wilson K, Williams R, Ferguson SJ (2007) Cardiovascular changes after pulmonary cement embolism: an experimental study in sheep. AJNR Am J Neuroradiol. 28(6):1046–1050

Le Maitre CL, Freemont AJ, Hoyland JA (2005) The role of interleukin-1 in the pathogenesis of human intervertebral disc degeneration. Arthritis Res Ther 7(4):R732–R745

Le Maitre CL, Baird P, Freemont AJ, Hoyland JA (2009) An in vitro study investigating the survival and phenotype of mesenchymal stem cells following injection into nucleus pulposus tissue. Arthritis Res Ther 11(1):R20

Lee CR, Iatridis JC, Poveda L, Alini M (2006) In vitro organ culture of the bovine intervertebral disc: effects of vertebral endplate and potential for mechanobiology studies. Spine (Phila Pa 1976) 31(5):515–522

Lim TH, Ramakrishnan PS, Kurriger GL, Martin JA, Stevens JW, Kim J, Mendoza SA (2006) Rat spinal motion segment in organ culture: a cell viability study. Spine (Phila Pa 1976) 31(12):1291–1297

Mackenzie TC, Flake AW (2001) Human mesenchymal stem cells persist, demonstrate site-specific multipotential differentiation, and are present in sites of wound healing and tissue regeneration after transplantation into fetal sheep. Blood Cells Mol Dis 27(3):601–604

MacLean JJ, Lee CR, Grad S, Ito K, Alini M, Iatridis JC (2003) Effects of immobilization and dynamic compression on intervertebral disc cell gene expression in vivo. Spine (Phila Pa 1976) 28(10):973–981

Maclean JJ, Lee CR, Alini M, Iatridis JC (2004) Anabolic and catabolic mRNA levels of the intervertebral disc vary with the magnitude and frequency of in vivo dynamic compression. J Orthop Res 22(6):1193–1200

MacLean JJ, Lee CR, Alini M, Iatridis JC (2005) The effects of short-term load duration on anabolic and catabolic gene expression in the rat tail intervertebral disc. J Orthop Res 23(5):1120–1127

Maroudas A, Stockwell RA, Nachemson A, Urban J (1975) Factors involved in the nutrition of the human lumbar intervertebral disc: cellularity and diffusion of glucose in vitro. J Anat 120(Pt 1):113–130

Masuda K, An HS (2004) Growth factors and the intervertebral disc. Spine J 4(6 Suppl):330S–340S

Masuda K, Aota Y, Muehleman C, Imai Y, Okuma M, Thonar EJ, Andersson GB, An HS (2005) A novel rabbit model of mild, reproducible disc degeneration by an annulus needle puncture: correlation between the degree of disc injury and radiological and histological appearances of disc degeneration. Spine (Phila Pa 1976) 30(1):5–14

Nasef A, Chapel A, Mazurier C, Bouchet S, Lopez M, Mathieu N, Sensebe L, Zhang Y, Gorin NC, Thierry D, Fouillard L (2007) Identification of IL-10 and TGF-beta transcripts involved in the inhibition of T-lymphocyte proliferation during cell contact with human mesenchymal stem cells. Gene Expr 13(4–5):217–226

O'Connell GD, Vresilovic EJ, Elliott DM (2007) Comparison of animals used in disc research to human lumbar disc geometry. Spine (Phila Pa 1976) 32(3):328–333

Oegema TR Jr, Bradford DS, Cooper KM (1979) Aggregated proteoglycan synthesis in organ cultures of human nucleus pulposus. J Biol Chem 254(21):10579–10581

Oegema TR Jr, Johnson SL, Aguiar DJ, Ogilvie JW (2000) Fibronectin and its fragments increase with degeneration in the human intervertebral disc. Spine (Phila Pa 1976) 25(21):2742–2747

Ohshima H, Urban JP, Bergel DH (1995) Effect of static load on matrix synthesis rates in the intervertebral disc measured in vitro by a new perfusion technique. J Orthop Res 13(1):22–29

Oshima H, Ishihara H, Urban JP, Tsuji H (1993) The use of coccygeal discs to study intervertebral disc metabolism. J Orthop Res 11(3):332–338

Panjabi MM, Goel V, Oxland T, Takata K, Duranceau J, Krag M, Price M (1992) Human lumbar vertebrae. Quantitative three-dimensional anatomy. Spine (Phila Pa 1976) 17(3):299–306

Peroglio M, Grad S, Mortisen D, Sprecher CM, Illien-Jünger S, Alini M, Eglin D (2011) Injectable thermoreversible hyaluronan-based hydrogels for nucleus pulposus cell encapsulation. Eur Spine J 21:S839–S849

Pfirrmann CW, Metzdorf A, Zanetti M, Hodler J, Boos N (2001) Magnetic resonance classification of lumbar intervertebral disc degeneration. Spine (Phila Pa 1976) 26(17):1873–1878

Pflaster DS, Krag MH, Johnson CC, Haugh LD, Pope MH (1997) Effect of test environment on intervertebral disc hydration. Spine (Phila Pa 1976) 22(2):133–139

Pittenger MF, Mackay AM, Beck SC, Jaiswal RK, Douglas R, Mosca JD, Moorman MA, Simonetti DW, Craig S, Marshak DR (1999) Multilineage potential of adult human mesenchymal stem cells. Science 284(5411):143–147

Purmessur D, Freemont AJ, Hoyland JA (2008) Expression and regulation of neurotrophins in the nondegenerate and degenerate human intervertebral disc. Arthritis Res Ther 10(4):R99

Purmessur D, Walter BA, Roughley PJ, Laudier DM, Hecht AC, Iatridis J (2013) A role for TNFα in intervertebral disc degeneration: a non-recoverable catabolic shift. Biochem Biophys Res Commun 433(1):151–156

Ries C, Egea V, Karow M, Kolb H, Jochum M, Neth P (2007) MMP-2, MT1-MMP, and TIMP-2 are essential for the invasive capacity of human mesenchymal stem cells: differential regulation by inflammatory cytokines. Blood 109(9):4055–4063

Risbud MV, Izzo MW, Adams CS, Arnold WW, Hillibrand AS, Vresilovic EJ, Vaccaro AR, Albert TJ, Shapiro IM (2003) An organ culture system for the study of the nucleus pulposus: description of the system and evaluation of the cells. Spine (Phila Pa 1976) 28(24):2652–2658; discussion 58–59

Risbud MV, Albert TJ, Guttapalli A, Vresilovic EJ, Hillibrand AS, Vaccaro AR, Shapiro IM (2004) Differentiation of mesenchymal stem cells towards a nucleus pulposus-like phenotype in vitro: implications for cell-based transplantation therapy. Spine (Phila Pa 1976) 29(23):2627–2632

Risbud MV, Di Martino A, Guttapalli A, Seghatoleslami R, Denaro V, Vaccaro AR, Albert TJ, Shapiro IM (2006) Toward an optimum system for intervertebral disc organ culture: TGF-beta 3 enhances nucleus pulposus and annulus fibrosus survival and function through modulation of TGF-beta-R expression and ERK signaling. Spine (Phila Pa 1976) 31(8):884–890

Roberts S, Menage J, Sivan S, Urban JP (2008) Bovine explant model of degeneration of the intervertebral disc. BMC Musculoskelet Disord 9:24

Sakai D, Mochida J, Iwashina T, Watanabe T, Suyama K, Ando K, Hotta T (2006) Atelocollagen for culture of human nucleus pulposus cells forming nucleus pulposus-like tissue in vitro: influence on the proliferation and proteoglycan production of HNPSV-1 cells. Biomaterials 27(3):346–353

Sakai D, Nakai T, Mochida J, Alini M, Grad S (2009) Differential phenotype of intervertebral disc cells: microarray and immunohistochemical analysis of canine nucleus pulposus and annulus fibrosus. Spine (Phila Pa 1976) 34(14):1448–1456

Seguin CA, Pilliar RM, Roughley PJ, Kandel RA (2005) Tumor necrosis factor-alpha modulates matrix production and catabolism in nucleus pulposus tissue. Spine (Phila Pa 1976) 30(17):1940–1948

Steck E, Bertram H, Abel R, Chen B, Winter A, Richter W (2005) Induction of intervertebral disc-like cells from adult mesenchymal stem cells. Stem Cells 23(3):403–411

Stokes IA, Iatridis JC (2004) Mechanical conditions that accelerate intervertebral disc degeneration: overload versus immobilization. Spine (Phila Pa 1976) 29(23):2724–2732

Thompson JP, Pearce RH, Schechter MT, Adams ME, Tsang IK, Bishop PB (1990) Preliminary evaluation of a scheme for grading the gross morphology of the human intervertebral disc. Spine (Phila Pa 1976) 15(5):411–415

Urban JP, Maroudas A (1981) Swelling of the intervertebral disc in vitro. Connect Tissue Res 9(1):1–10

Urban JP, Smith S, Fairbank JC (2004) Nutrition of the intervertebral disc. Spine (Phila Pa 1976) 29(23):2700–2709

van Dijk B, Potier E, Ito K (2011) Culturing bovine nucleus pulposus explants by balancing medium osmolarity. Tissue Eng Part C Methods 17:1089–1096

Walser J, Ferguson SJ, Gantenbein-Ritter B (2012) Design of a mechanical loading device to culture intact bovine caudal motional segments of the Spine under twisting motion. In: Davies J (ed) Replacing animal models: a practical guide to creating and using biomimetic alternatives. John Wiley & Co., Chichester

Walsh WR, Harrison J, Loefler A, Martin T, Van Sickle D, Brown MK, Sonnabend DH (2000) Mechanical and histologic evaluation of Collagraft in an ovine lumbar fusion model. Clin Orthop Relat Res 375:258–266

Walter BA, Korecki CL, Purmessur D, Roughley PJ, Michalek AJ, Iatridis JC (2011) Complex loading affects intervertebral disc mechanics and biology. Osteoarthritis Cartilage 19(8):1011–1018

Wang D, Vo NV, Sowa GA, Hartman RA, Ngo K, Choe SR, Witt WT, Dong Q, Lee JY, Niedernhofer LJ, Kang JD (2011) Bupivacaine decreases cell viability and matrix protein synthesis in an intervertebral disc organ model system. Spine J 11(2):139–146

Wilke HJ, Neef P, Caimi M, Hoogland T, Claes LE (1999) New in vivo measurements of pressures in the intervertebral disc in daily life. Spine (Phila Pa 1976) 24(8):755–762

Wuertz K, Godburn K, MacLean JJ, Barbir A, Donnelly JS, Roughley PJ, Alini M, Iatridis JC (2009) In vivo remodeling of intervertebral discs in response to short- and long-term dynamic compression. J Orthop Res 27(9):1235–1242

第23章 干细胞在椎间盘再生中的应用

Daisuke Sakai, Joji Mochida

目录

D. Sakai, MD, PhD (✉) • J. Mochida, MD, PhD
Department of Orthopaedic Surgery, Surgical Science,
Research Center for Regenerative Medicine,
Tokai University School of Medicine,
Shimokasuya 143, Isehara, Kanagawa 259-1193, Japan
e-mail: daisakai@is.icc.u-tokai.ac.jp; jomo@is.icc.u-tokai.ac.jp

23.1 干细胞在肌肉骨骼组织中的生物学演化

组织对压力或者损伤刺激的应激能力需要该组织特异性微环境巢中的干细胞的参与及其功能。研究表明，衰老可以导致干细胞数量的减少，进而导致其维持组织稳态和再生能力的下降，最终导致组织功能丧失。因此，识别鉴定不同组织中的干细胞或祖细胞群对研究它们是如何维持组织稳态以及确定其在组织工程中的应用潜能具有极其重要的意义。

经典的骨骼肌干细胞的定义是指在骨膜或骨髓中发现的少量未分化细胞（Caplan 1991；Deans 和 Moseley 2000）。随后，在其他干细胞池中同样可以发现少量类似的细胞群，例如：脂肪组织，滑膜组织，周围组织环境中的血管区域，甚至组织中的基质成分（Bianco 等 2001；Crisan 等 2008）。从组织发生角度来说，这些细胞均来源于间充质，所以被称为"间充质干细胞"。这些间充质干细胞可以体外长期扩增，并能向多种间充质细胞系分化，如成骨细胞、软骨细胞及脂肪细胞。自此，许多学者报道了利用多种不同方法分离培养间充质干细胞的研究。随着在将这些研究结果进行比较和对比时所遇到的问题的不断增加，现在通常将这些干细胞称之为"多能间充质基质细胞"（multipotent mesenchymal stromal cells，多能 MSCs）。国际细胞治疗协会组织干细胞委员会对人 MSC 的定义制定了最低标准（Dominici 等 2006）。首先，MSC 在标准培养条件下必须是贴壁生长。其次，MSC 必须表达表面分子 CD105、CD73 和 CD90，而且不表达 CD45、CD34、CD14、

CD11b、CD79α、CD19 或 HLA-DR。最后，MSC 在体外可以分化为成骨细胞、脂肪细胞及软骨细胞。尽管对 MSC 的鉴定制定了上述最低标准，但是除了通过这种体外自我更新及分化潜能的可操作性定义以外，很难定义 MSC。因此，人们对于 MSC 的认识也仅限于培养细胞的特征。我们依然对这些干细胞在体内的特征缺乏了解，如它们的转归、组织内的确切位置以及其生理作用。

尽管存在这些困难，但各个生物学领域（包括椎间盘的研究）对人 MSC 的巨大临床应用潜能表现出了越来越强烈的兴趣。涉及到 MSC 在椎间盘领域研究应用的文章明显增多，而且从长远来看可能会给椎间盘的生物学、椎间盘退变的机制提供新且有用的信息，也可能会提供新的治疗策略（Sakai 2011）。然而，正如任何研究领域一样，研究人员必须使用相似的定义、术语及方法，以确保他们的研究成果具有可比性。了解干细胞的基本特征对于科学家们非常重要，这些特征包括：自我更新的能力；单个干细胞再生所有类型细胞以及再生该类型细胞基质的能力（图 23.1）（Blanpain et al. 2004）。因此，在选择涉及椎间盘的实验设计、临床试验研究中用的干细胞类型以及细胞移植治疗时必须慎重。

23.2 椎间盘内存在干细胞系的证据

正如上述所述，探寻组织特异性干细胞巢是认识组织退变过程和再生的一个重要因素。尽管目前对椎间盘干细胞系的研究尚处于早期阶段，但是最新研究已经有证据揭示椎间盘区域内存在潜在干细胞巢。Henriksson 等（2009）尝试在兔椎间盘内利用 5- 溴 -2'- 脱氧尿核苷（5-bromo-2'-deoxyuridine, BrdU）标记技术检测细胞增殖区和标记 - 滞留细胞。他们同时也利用免疫组化技术对兔、小鼠、迷你猪和人的退变椎间盘内表达祖细胞标记物（Notch1、Delta4、Jaggad1、C-KIT、KI67 和 Stro-1）的区域进行了观察。尽管这些细胞增殖速度很慢，但是在髓核和纤维环的区域均能检测到细胞不断增殖。他们也发现在早期紧邻韧带及软骨膜的纤维环区域可以观察到大量 BrdU 标记阳性的细胞，但在晚期仅能观察到少量类

似干细胞巢的标记 - 滞留细胞。这个研究也可为 Melrose 等（2007）的发现提供支持，他们证实了通过实验造成牛椎间盘损伤后可以观察到纤维环的环形结构重建。

在组织再生过程中，可以经常见到的另一个现象就是募集外周环境中的细胞。正如上面所介绍的利用 BrdU 体内标记技术，Henriksson 等（2011）发现在标记的早期椎间盘内 BrdU 标记的细胞巢紧邻骺板软骨，而到标记的晚期这些 BrdU 标记的细胞主要位于纤维环的外周区域，表明这可能就是 BrdU 标记细胞的迁移路径。Tzaan 和 Chen 等（2011）对这一概念进行延伸，他们利用粒细胞集落刺激因子的刺激，增强骨髓细胞向椎间盘迁移的能力。但是他们的研究结果仅证明软骨终板中骨髓细胞增加。因此，细胞迁移过程的定义不明确，仍需进一步的实质性研究。

越来越多的证据表明椎间盘内存在干细胞 / 祖细胞。Risbud 等（2007）报道从人退变的椎间盘组织分离培养的细胞表达 MSC 特性的蛋白，如 CD105、CD166、CD63、CD49a、CD90、CD73、p75 低亲和力神经生长因子受体和 CD133/1，并证明这些细胞具有向成骨细胞、成脂细胞及成软骨细胞分化的能力。Feng 等（2010）已经证明人退变纤维环内含有可以表达 MSC 标记物（CD29、CD49e、CD51、CD73、CD90、CD105、CD166、CD184 和 Stro-1）及两种神经干细胞标记物（巢蛋白和神经细胞特异性烯醇化酶）的细胞。在一个体外实验中，他们将纤维环来源的细胞分化为脂肪细胞、成骨细胞、软骨细胞、神经细胞及内皮细胞。Blanco 等（2010）研究了来源于退变椎间盘的髓核细胞的 MSC 标记物，并将它们的分化能力与来源于同一个患者的骨髓间充质干细胞进行比较。结果发现，除了髓核来源的 MSCs 不能向脂肪细胞分化以外，髓核来源的 MSC 几乎满足国际细胞治疗协会对 MSC 有关形态学、免疫表型及分化的所有标准。同时，Liu 等（2011）也对来源于人退变椎间盘的软骨终板的 MSC 的特性进行了研究，并报道这些细胞的形态、细胞增殖速率、细胞周期、免疫表型及干细胞基因的表达均与来源于骨髓的 MSC 相似。这些研究表明刺激内源性干细胞群可能是一种有效治疗椎间盘退变的方法或者可以为组织特异

性干细胞的同种异体移植提供细胞。

23.3 干细胞向椎间盘样细胞诱导分化

与椎间盘内源性干细胞系的研究所迈出的一小步相比，已经有大量研究报道了 MSC 在新的靶向治疗策略中的应用（图 23-2）。MSC 的应用研究可以分为三大类。第一类是利用 MSC 的多能分化的能力从而诱导干细胞分化为椎间盘样细胞。已有大量文献对这种类型的研究进行了报道（Risbud 等 2004；Li 等 2005；Steck 等 2005；Richardson 等 2006；Sobajima 等 2008；Vadalà 等 2008；Wuertz

等 2008；Chen 等 2009；Kim 等 2009；Le Maitre 等 2009；Wei 等 2009a；Korecki 等 2010；Strassburg 等 2010；Bertolo 等 2012；Choi 2011；Feng 2011a；Luo 等 2011；Purmessur 等 2011；Ruan 等 2012；Stoyanov 等 2011）。它们对多种不同的方法诱导 MSC 分化进行了评估，如在特殊培养基中加入生长因子进行刺激、与终末分化的椎间盘细胞共培养或者将细胞种植于能够模拟微环境的支架材料中。Steck 等（2005）通过体外实验比较人椎间盘细胞和关节软骨细胞的分子表型从而判断能否通过转化生长因子 β（transforming growth factor-β，TGF-β）介导 MSC 向这两种细胞分化。他们的研究结果表明，MSC 的基因表达谱与天然椎间盘组织的相似度比天然关节软骨的基因表达谱更近。TGFβ3、胰岛素样生长因子 1（insulin-like growth factor 1，IGF1）、成纤维细胞生长因子 2 和血小板衍生生长因子 BB 也可以诱导 MSC 向类髓核细胞分化（Ehlicke 等 2010）Richardson 等（2006）评估了利用接触式或者非接触式共培养系统诱导 MSC 分化为髓核样细胞表型的可行性。实时定量聚合酶链反应（RT-PCR）结果证明干细胞与髓核细胞共培养 7 天后髓核标记基因的表达显著增加，而且受细胞比例的调节。然而，在非接触式共培养中，无论与髓核细胞还是干细胞共培养髓核标记基因的表达均没有观察到明显的变化，这表明诱导过程中细

干细胞/祖细胞的定义

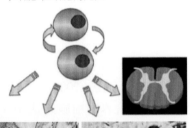

- 集落形成
- 高增殖
- 自我更新
- 多向分化能力

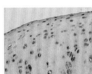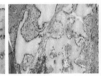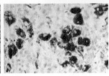

图 23.1　干细胞 / 祖细胞的定义。干细胞 / 祖细胞的标准包括可以形成集落、增殖效率高、具备自我更新能力（单个细胞可以重构该细胞所来源的组织）以及多能分化

图 23.2　多能间充质干细胞在椎间盘再生中的应用。利用生长因子和共培养技术可以直接诱导间充质干细胞（MSCs）分化为椎间盘细胞（左）。此外，可以利用共培养系统让细胞与细胞直接接触从而激活椎间盘细胞（中）。另外一种方法就是直接将 MSC 植入椎间盘内，而且局部条件及固有宿主细胞的存在可以显著增强其活性（右）

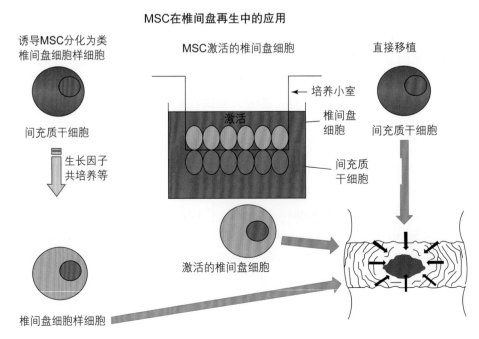

胞与细胞的接触非常重要。

在后续研究中，Strassburg 等（2010）分别利用来源于人退变和非退变椎间盘的髓核细胞与 MSC 进行接触式共培养，结果显示无论是与退变的还是非退变的髓核细胞共培养，MSC 均可以分化为髓核样细胞表型，SOX9、Ⅵ型胶原、蛋白多糖和多能蛋白聚糖的基因表达均显著上调，同时伴有生长分化因子（growth differentiation factor 5，GDF5）、TGFβ1、IGF1 和结缔组织生长因子的表达增加。正常髓核细胞与 MSC 接触式共培养后对髓核细胞的表型没有明显的作用，但是退变的髓核细胞共培养后可以增加退变髓核细胞的细胞外基质基因表达，并伴有 *TGFβ1* 和 *GDF5* 基因表达的增加。这些研究结果表明 MSC 与退变髓核细胞的相互作用是既可以刺激 MSC 向类髓核细胞分化，也可以促进内源性髓核细胞群重新获得非退变表型，从而促进细胞外基质合成以自我修复。同样的，将人髓核细胞与人 MSC 以不同比例进行团块共培养时，当 NP:MSC 的细胞比例为 75:25 和 50:50 时细胞外基质（extracellular matrix，ECM）的增加量最为显著（Sobajima 等 2008）。Vadalà 等（2008）也报道了利用海藻酸钠水凝胶将 MSCs 与髓核细胞共培养后可以降低 MSCs 中Ⅰ型胶原的表达，并能增加Ⅱ型胶原和蛋白多糖的表达，因为海藻酸钠水凝胶可以缩短细胞之间通过旁分泌进行相互作用的距离。Stoyanov 等（2011）发现低氧的作用非常重要，同时加入 GDF5 后可以增强共培养的骨髓来源的 MSC 的髓核标志基因的表达。

研究人员对骨髓来源以外的 MSCs 也做了研究。Lu 等（2007）利用共培养小室同时进行单层和微团共培养研究人髓核细胞与脂肪来源的干细胞之间的相互作用。Chen 等利用滑膜来源的 MSC 进行了类似的共培养研究，Vadalà 等（2008）观察了肌肉来源的 MSC，Ruan 等（2012）在类似的共培养研究中评估了 Wharton 胶细胞向类髓核细胞分化的可行性。

研究人员对支架材料特性在 MSC 向椎间盘细胞分化中的作用也进行了研究。Bertolo 等（2012）对 4 种已证明可在其他领域应用的医用支架材料进行评估，其中 2 种支架是由马或猪的胶原构成，

一种是明胶，另一种是壳聚糖。他们发现尽管胶原支架材料比其他支架材料更容易促进 MSCs 向软骨细胞分化，但是 MSC 的表型并不是与髓核细胞的表型完全相同。Feng 等（2011a）观察了三维（three-dimensional，3D）纳米纤维聚（L- 丙交酯）支架材料在低氧（2% O$_2$）条件下加入 TGFβ1 后对种植的 MSCs 向髓核细胞分化的作用。这种纳米纤维支架材料体外可以促进兔 MSC 向类髓核细胞分化，并伴有部分重要的髓核相关基因（蛋白多糖、Ⅱ型胶原和 Sox-9）的表达上调、细胞外基质（黏多糖和Ⅱ型胶原）的大量分泌以及髓核特异性标记物——缺氧诱导因子 1-α（hypoxia-inducible factor 1-α，HIF1-α）的持续表达。

研究人员也对生理刺激对 MSC 向类椎间盘细胞分化的作用进行了研究。Luo 等（2011）在模拟微重力的环境下利用加入 TGFβ1 且化学成分明确的培养基（阳性对照组）培养 MSC。结果显示，在不需要额外加入任何外源性生物活性因子（如之前研究认为必须加入的 TGFβ 家族的细胞因子）的情况下，MSC 在模拟微重力环境条件下可以独立自主地向类髓核细胞分化。

最近，Korecki 等（2010）报道了另外一种独特的方法诱导 MSC 分化。由于脊索来源的细胞在髓核发育过程中起着重要作用，所以他们尝试能否利用猪脊索细胞分泌的培养基直接诱导 MSCs 分化。人 MSC 团块首先利用无血清培养基培养 4 天，然后利用脊索细胞条件培养基培养 7 天。结果发现，黏多糖出现积聚并且髓核样表型的基因表达增加，这表明 MSC 向椎间盘细胞分化。

这些研究结果表明不同组织来源的 MSC 均可以体外诱导表达一些椎间盘细胞的分子标志物，而且许多外源性刺激可以加速其分化。然而，直到目前为止，这些研究依然仅停留于 MSC 向类髓核细胞分化，因为 MSC 的植入部位决定了其默认的分化途径。在诱导 MSC 向类椎间盘细胞分化的研究中，最重要的因素是观察其在体内的功能作用。

23.4 干细胞促进椎间盘细胞分化

干细胞应用的另外一种途径是探索它们对其他细胞的滋养作用。干细胞可以作为饲养细胞，

它能够通过细胞与细胞的接触直接地或者分泌不同因子从而间接地刺激靶细胞。在一个兔椎间盘细胞培养的研究中，Yamamoto 等（2004）利用一种孔径为 0.45mm 的膜对髓核细胞与 MSC 进行细胞之间跨膜接触式培养，这种膜能够使得培养的两种细胞除了可以相互黏附之外不能有额外的接触。与细胞之间没有接触的培养方式相比，这种让髓核细胞与 MSC 相互黏附的共培养方式能够显著增加靶细胞的增殖、DNA 合成和蛋白多糖的合成。这可能是由于培养基中细胞因子的分泌增加引起。

He 和 Pei（2012）通过一个有趣的研究观察滑膜来源 MSC 产生的细胞外基质对髓核细胞的更新作用。髓核细胞种植于细胞外基质上其生长速度更快，形态更小，并且比那些种植于培养瓶中的细胞更具有成纤维细胞形态。细胞外基质处理的髓核细胞可以增强 CD90 的表达，并提高Ⅰ型胶原、Ⅱ型胶原、Ⅹ型胶原和蛋白多糖的 mRNA 的表达，而且直到第 6 代细胞均具有很强的再分化能力。作者得出结论认为，细胞外基质可以通过提高髓核细胞的增殖速率及增强其再分化能力从而为髓核细胞的再生提供组织特异性微环境。临床上基于自体椎间盘细胞的微创治疗方法可以重建生物型功能化椎间盘，上述特征可以改进这种治疗方法。

MSC 的另外一种作用是可以作为一种载体为固有椎间盘细胞提供生物活性因子。Meyerrose 等（2010）建议可以利用 MSC 在体内持续产生超生理水平的细胞因子的作用，共同移植干细胞和固有细胞从而用于椎间盘的治疗。

23.5 干细胞移植用于椎间盘组织工程和再生

以干细胞移植为基础的椎间盘再生策略包括体外构建椎间盘样组织移植和直接干细胞移植。许多学者（Gaetani 等 2008；Nesti 等 2008；Driscoll 等 2011；See 等 2011）尝试体外构建椎间盘样组织。为了提高构建组织的质量，Gaetani 等（2008）将髓核细胞和脂肪 MSC 进行三维培养构建了一种髓核样组织。Nesti 等（Nesti 等

2008）探索了一种双相构建技术，将 MSC 接种到透明质酸纳米纤维支架材料，利用 TGF-β 诱导培养 28 天后接种的 MSC 细胞分化为软骨细胞。这种支架材料由静电纺丝构成，是一种生物可降解纳米纤维支架，中间包裹透明质酸凝胶。这种成软骨的纳米纤维支架材料结构上类似于正常椎间盘，具有外层纤维环样区域和内层髓核样区域。组织学、生物化学、免疫组织化学和基因表达检测均证实接种的 MSC 表现为软骨表型，并且维持正常椎间盘的微结构。有学者测试了一种静电纺丝纳米纤维支架模拟天然纤维环的生物力学性能（Driscoll 等 2011）。组织的拉伸和剪切性能依赖于纤维角度和长宽比，通过评估改变纤维角度和长宽比的静电纺丝聚合物支架（ε- 羧基乙酸内酯）对剪切性能的影响，明确 MSC 生成的细胞外基质对剪切力测量的影响。此研究团队表明纤维方向和长宽比显著影响支架的剪切力性能，构建的细胞和支架复合物的生物力学性能符合甚至优于自然组织。

See 等（2011）使用不同方法构建组织工程纤维环。他们将骨髓 MSC 平铺接种到丝绸支架以模拟正常的纤维环板层，将其缠绕到硅脂髓核上，模仿正常的椎间盘结构，利用生物反应器提供机械压力刺激组织工程椎间盘。在静态条件下，MSC 保持活性，4 周内细胞数量无明显变化。组织学分析显示，细胞较好地黏附到丝绸支架，并在细胞外基质中检测到氨基葡聚糖，Ⅰ型胶原和Ⅱ胶原蛋白的比例随培养时间而显著下降。以上结果表明，模拟椎间盘的 ECM 发生重塑，适合再生内层纤维环组织。

最后，许多研究直接通过干细胞移植增加椎间盘内具有生物活性的细胞数量。这种研究的根据是椎间盘退变时椎间盘内尤其是髓核内细胞数量减少、活性和功能降低。体外研究表明，椎间盘细胞增殖能力较低，大多数成年人椎间盘细胞均处于衰老状态。因此研究者会想到利用干细胞移植，促进椎间盘功能性细胞外基质的生成。

Sakai 等（2003）首次报道将 MSC 移植到兔椎间盘退变模型，接下来的研究中（Sakai 等 2005，2006）发现，移植的 MSC 存活、增殖并分化，能够表达硫酸软骨素、硫酸角质素、Ⅰ型胶原、Ⅱ

型胶原、Ⅳ型胶原、HIF1-α、HIF1β、HIF2-α、HIF2-β、1型葡萄糖转运体（glucose transporter type 1，GLUT1）、3型葡萄糖转运体和基质金属蛋白酶2（matrix metalloproteinase 2，MMP2），这些蛋白质均由正常髓核细胞所表达；利用定量PCR分析证实MSC上调蛋白聚糖、多能蛋白聚糖、Ⅰ型胶原蛋白、Ⅱ型胶原蛋白、白介素1β、白介素6、肿瘤坏死因子-α、MMP9、MMP13等髓核细胞标志基因表达，而炎性因子相关基因表达降低。磁共振成像（MRI）和放射学检查均证实干细胞移植的再生效果。表明MSC移植到退变椎间盘内可以存活、增殖并分化为表达髓核细胞表型的细胞，并能抑制炎性因子基因表达。此后，许多研究者使用不同的动物模型和不同来源的间充质干细胞进行了类似研究（表23.1）（Crevensten等2004；Zhang等2005；Hiyama等2008；Hoogendoorn等2008；Ganey等2009；Wei等2009a）。

Crevensten等（2004）用15%透明质酸凝胶作为载体，注射荧光标记MSC移植到鼠尾椎间盘，2周时MSC细胞数量出现下降，但是4周后注射的细胞能够在鼠尾椎间盘内增殖，细胞数量得到恢复，并且细胞活性和椎间盘高度得到维持。该结果表明注射的MSC可在鼠尾椎间盘内增殖。Zhang等（2005）将含有 lacZ 标记基因的同种异体MSC移植到兔椎间盘，发现同种异体移植的MSC存活，增加了椎间盘内蛋白多糖含量，进一步证实MSC移植治疗椎间盘退变的潜能。同时，Hiyama等（2008）将 1×10^6 的自体MSC移植入穿刺抽吸髓核组织造模术后4周的比格犬（软骨营养障碍型犬）腰椎间盘，观察8周后，放射学、组织学、生物化学、免疫组织化学和基因表达分析证实移植细胞的确切再生效果。重要的是，移植后8周髓核组织表达Fas配体蛋白，而移植前无表达。Fas配体蛋白存在于免疫赦免组织，如髓核组织，对于髓核的保持具有重要作用。Fas配体表达表明MSC移植增强了椎间盘微环境的免疫赦免特性。使用相同的模型，Serigano等（2010）研究了移植不同MSC细胞数量对椎间盘再生的影响。为了确定最佳细胞数量，将 1×10^5、1×10^6 和 1×10^7 的MSC进行细胞移植，对比不同细胞数量移植后的存活、凋亡和再生效果，采用组织学、放射学和磁共振进行评估。结果显示，1×10^6 比 1×10^5 和 1×10^7 能更好地保持椎间盘的结构以及抑制椎间盘退变进展。这项研究表明细

表23.1 干细胞移植治疗椎间盘退变的体内动物实验研究汇总

干细胞类型	移植方式	动物模型	研究者	年份
骨髓 MSCs	自体移植	兔（髓核抽吸）	Sakai 等	2003, 2005, 2006
骨髓 MSCs	同种异体	小鼠（无损伤）	Crevensten 等	2004
骨髓 MSCs	同种异体	兔（无损伤）	Zhang 等	2005
骨髓 MSCs	同种异体	兔（髓核穿刺）	Leung 等	2006
骨髓 MSCs	同种异体	犬（髓核摘除）	Hiyama 等	2008
脂肪 MSCs	同种异体	羊（ABC软骨素酶）	Hoogendoorn 等	2008
脂肪 MSCs	同种异体	犬（髓核摘除）	Ganey 等	2009
人骨髓 MSCs	异种移植	小鼠（无损伤）	Wei 等	2009a 和 2009b
人骨髓 MSCs	异种移植	猪（髓核抽吸）	Henriksson 等	2009
滑液 MSCs	自体移植	兔（髓核穿刺）	Miyamoto 等	2010
骨髓 MSCs	自体移植	兔（髓核抽吸）	Yang 等	2010
人骨髓 MSCs	异种移植	小鼠（髓核摘除）	Allon 等	2010
骨髓 MSCs+ 自体 NP 细胞	自体移植	兔（髓核抽吸）	Feng 等	2010
骨髓 MSCs	自体移植	微型猪（纤维环切开）	Bendtsen 等	2011
人脂肪 MSCs	异种移植	兔（髓核穿刺）	Chun 等	2012

胞移植的数量影响 MSC 再生椎间盘的能力，强调临床应用 MSC 移植时细胞数量的重要性。

Leung 等（2006）研究了同种异体移植 MSC，报道了这种移植方法治疗椎间盘病的许多优点。他们认为如果髓核是一个免疫赦免组织，免疫源性低的 MSC 应该能够避免免疫排斥反应。Wei 等（2009b）报道了人骨髓 MSC 异种移植到小鼠椎间盘，Henriksson 等（2009）将人骨髓 MSC 移植到猪的椎间盘退变模型，均具有再生效果。

各种来源的干细胞都作为细胞移植的种子细胞来源。Hoogendoorn 等（2008）报道提了脂肪来源 MSC 作为细胞治疗椎间盘疾病的优点，因为脂肪 MSC 比骨髓来源 MSC 易于分离培养。Ganey 等（2009）通过犬髓核部分摘除退变模型研究证实自体脂肪 MSC 能有效促进椎间盘再生，增加细胞外基质，改善椎间盘组织学形态结构。Chun 等（2012）最近研究表明将人的脂肪 MSC 移植到兔椎间盘髓核损伤退变模型，与单纯椎间盘髓核损伤退变组相比，细胞外基质生成增多，髓核受损软骨骨化率降低。膝关节滑膜组织提取的 MSC 较骨髓 MSC 表现出更好的增殖能力和分化为软骨细胞的能力。Miyamoto 等（2010）研究表明同种异体滑膜 MSC 移植于兔椎间盘髓核，能促进 II 型胶原的合成，抑制退变相关的酶和炎性细胞因子的表达，较好地维持了椎间盘的结构。

虽然证实 MSC 移植具有再生椎间盘的效果，但是是否移植 MSC 比髓核细胞更好还不得而知。Feng 等（2011）利用兔椎间盘退变动物模型比较了自体髓核细胞和 MSC 移植的再生效果，基因表达检测未发现两者有显著差异，表明 MSC 可以替代自体髓核细胞有效修复退变椎间盘。近来许多研究通过各种方法提高细胞移植的修复效果，体外研究表明通过髓核细胞和 MSC 共培养，能促进细胞外基质的分泌。Allon 等（2010）报道了一种新型双层共培养微球（bilaminar coculture pellets，BCPs）模型，用来共培养 MSC 和髓核细胞。MSCs 被包裹在髓核细胞内部，通过纤维蛋白凝胶载体将其移植到髓核摘除的小鼠尾椎间盘内。与对照组相比，BCPs 组髓核内细胞数量显著增多，椎间盘高度和分级明显提高，观察 35 天后只有 BCPs 组髓核组织阳性表达蛋白多糖染色。细胞移植也可通过复合生长因子增强修复效果（Yang 等 2010），MSC 复合含有转化生长因子 β1（transforming growth factor-β1，TGF-β1）的纤维蛋白凝胶可以减少兔椎间盘髓核细胞凋亡，阻止椎间盘退变。

随着磁共振技术的发展，用于评估椎间盘退变的方法得到很大进步。Bendtsen 等（2011）通过微型猪动物实验研究了 MSC 单纯移植和复合水凝胶移植的再生效果，使用动态对比增强磁共振技术扫描软骨终板，结果发现，MSC 移植维持了软骨终板和软骨下骨的灌注和渗透特性，能够再生修复退变椎间盘。

越来越多的证据提示 MSC 移植能有效促进椎间盘再生，干细胞移植治疗椎间盘退变进入临床研究与应用。Haufe 和 Mork（2006）将骨髓来源的造血干细胞注射入 10 例椎间盘源性腰痛患者体内，患者均由椎间盘造影诱发疼痛确诊，细胞移植术后随访 1 年未发现症状改善。这项研究提示我们临床应用细胞移植技术必须考虑患者适应证、细胞类型和移植方法。Yoshikawa 等（2010）选择 2 例具有椎间盘真空征和椎间盘不稳的腰椎管狭窄患者，在手术减压过程中，将自体骨髓 MSC 移植到患者椎间盘内。MSC 细胞利用含有患者自体血清的培养基进行体外培养。手术过程中，在狭窄的椎管行开窗减压后，将含有自体骨髓间充质干细胞的胶原海绵经皮移植到椎间盘内。2 年后随访，X 线和 CT 检查表明 2 例患者椎间盘真空征均得到改善。MRI 检查 T2 像能发现移植节段椎间盘内髓核呈高信号表现，表明髓核含水量增多，动态 X 线检查结果表明移植节段椎间盘稳定性提高。Orozco 等（2011）也对 10 例患者进行了自体骨髓间充质干细胞移植，患者具有慢性腰背痛症状，影像学表现有腰椎间盘退变但纤维环完整。研究证实细胞移植的可行性和安全性，并且临床效果显著。术后患者疼痛症状得到迅速缓解，3 个月内 85% 的患者症状显著缓解。与其他治疗组如脊柱融合和椎间盘摘除组相比，71% 患者达到最佳效果。1 年后随访，MRI 检查结果提示虽然椎间盘高度未见明显改善，但髓核含水量显著增高。他们得出的结论是，MSC 移植也许是椎间盘退变性疾病引起的慢性腰背痛的有效治疗方法。

相对于椎间盘退变性疾病现行治疗金标准，细胞移植是简单有效的微创治疗方法，不需开放手术就能显著缓解疼痛症状，并能保持椎间盘正常的生物力学性能。

23.6 干细胞生物技术治疗椎间盘退变性病变的应用前景

干细胞生物技术的发展为椎间盘退变性疾病的治疗提供了新的方法。不久的将来，干细胞生物技术的应用研究将逐渐增多。有证据显示椎间盘内存在内源性干/祖细胞，识别鉴定椎间盘干/祖细胞及其命运，对于深刻理解椎间盘退变的机制及内源性修复系统具有非常重要的意义，也有利于探索潜在的治疗方法，如增强干/祖细胞迁移的能力、增强分子的生物学功能、提高组织寿命。但这方面的研究目前仍不明确，需进行不断探索，而髓核祖细胞随着年龄的增长和退变逐渐耗竭的研究报道为此开创了新的纪元（Sakai等2012）。在这项研究中，研究者利用各种细胞表面标记对人和鼠的髓核细胞进行分类，评估各种细胞的克隆形成能力。他们在Tie2⁺和双唾液酸神经节苷酯GD2⁺细胞群内鉴定出能形成球形克隆的髓核祖细胞，相对于其他克隆，这些球形克隆表达丰富的蛋白多糖和Ⅱ型胶原（图23.3）。对Tie2⁺ GD2⁺阳性表达的人髓核细胞克隆分析表明这些细胞增殖分化能力强，能分化为多种间充质细胞和髓核细胞。而且，该细胞移植后，长期观察，仍能够维持其多向分化和自我更新能力。对临床获得的组织分析显示，随着年龄的增长和退变的发生，椎间盘内Tie2⁺细胞逐渐减少，对于认识椎间盘退变的病理机制提供了新的概念。此外，他们也明确了Tie2⁺/血管生成素-1微巢环境（图23.4）对于维持Tie2⁺髓核祖细胞的重要性，这也提示了新的治疗"靶点"。诱导MSC分化为椎间盘细胞，必须逾越的障碍是诱导的MSC从来没有超出椎间盘样细胞的概念。而髓核细胞缺乏特异性标志，并无法对其定义，导致这个问题更加严重。基础研究中，在体外可以将具有椎间盘细胞功能的细胞定义为椎间盘细胞，有益于干细胞分化这方面的研究。利用MSC作为药物

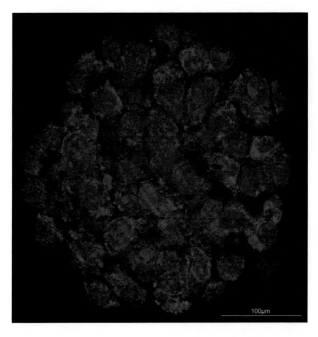

图23.3 髓核祖细胞球体克隆。这些细胞表达丰富的蛋白多糖（红色），髓核主要细胞外基质成分（蓝色表示细胞核DAPI染色）（转载自Sakai等，2012）

图23.4 Tie2⁺/血管生成素-1信号维持椎间盘髓核祖细胞。髓核细胞簇表达Tie2⁺（红色）和血管生成素-1（绿色）。（蓝色表示细胞核DAPI染色）（转载自Sakai等2012）

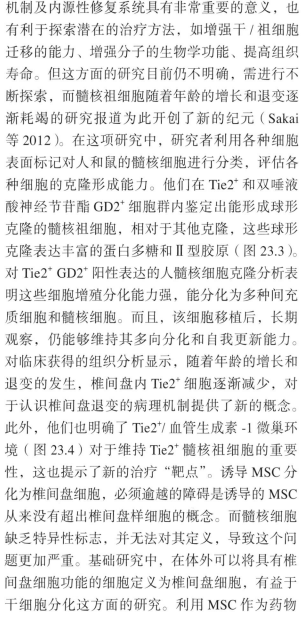

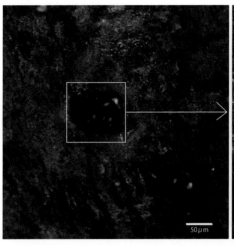

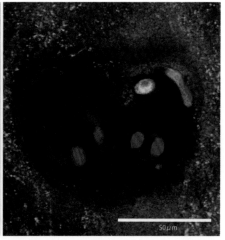

传递系统的激活工具能够提供新的组织修复策略。在椎间盘发育成熟阶段，认为脊索来源的细胞能够影响髓核周围的间充质细胞。椎间盘发育的研究能够为组织再生和组织工程研究提供新的信息。最后，利用各种技术、各种来源的 MSC 移植修复退变椎间盘的临床试验会有越来越多的报道。然而，各种临床研究仍需谨慎，Vadalà 等（2012）利用兔动物模型报道 MSC 细胞移植术后细胞渗漏会引起骨赘形成，他们建议应评估细胞载体或者纤维环愈合技术，研究术后康复策略，防止细胞渗漏。干细胞意外分化或者肿瘤形成都是干细胞治疗必须面对的问题。虽然许多动物实验和初步的临床试验展现了干细胞治疗椎间盘退变的光明前景，但谨慎应用干细胞技术，严格选择细胞移植适应证，都是确保治疗成功的关键因素。

23.7 本章要点总结

- 虽然间充质干细胞的定义已经随着时间的推移而改变，但目前仍无法明确其体内生物学特征，因此选择干细胞作为再生椎间盘的策略需要严格评估。
- 研究者规范统一使用干细胞术语对于研究干细胞在椎间盘中的应用非常重要。
- 实验研究揭示椎间盘内存在干细胞，并随着年龄的增长和退变的发生而逐渐耗竭。
- 干细胞能够被诱导表达椎间盘细胞的一些特征。
- 干细胞能够刺激椎间盘细胞代谢。
- 干细胞促进了椎间盘组织工程研究和再生修复。
- 研究椎间盘内干/祖细胞及其转归，对于深刻理解椎间盘退变的病理机制和内源性修复系统具有重要意义，对于探索椎间盘退变新的生物学治疗方法具有重要意义。

（陶辉 张燕译 阮狄克审校）

参考文献

Allon AA, Aurouer N, Yoo BB, Liebenberg EC, Buser Z, Lotz JC (2010) Structured coculture of stem cells and disc cells prevent disc degeneration in a rat model. Spine J 10:1089–1097

Bendtsen M, Bünger CE, Zou X, Foldager C, Jørgensen HS (2011) Autologous stem cell therapy maintains vertebral blood flow and contrast diffusion through the endplate in experimental intervertebral disc degeneration. Spine (Phila Pa 1976) 36:E373–E379

Bertolo A, Mehr M, Aebli N, Baur M, Ferguson SJ, Stoyanov JV (2012) Influence of different commercial scaffolds on the in vitro differentiation of human mesenchymal stem cells to nucleus pulposus-like cells. Eur Spine J 21:S826–S838

Bianco P, Riminucci M, Gronthos S, Robey PG (2001) Bone marrow stromal stem cells: nature, biology, and potential applications. Stem Cells 19:180–192

Blanco JF, Graciani IF, Sanchez-Guijo FM, Muntion S, Hernandez-Campo P, Santamaria C, Carrancio S, Barbado MV, Cruz G, Gutierrez-Cosio S, Herrero C, San Miguel JF, Brinon JG, del Canizo MC (2010) Isolation and characterization of mesenchymal stromal cells from human degenerated nucleus pulposus: comparison with bone marrow mesenchymal stromal cells from the same subjects. Spine (Phila Pa 1976) 35:2259–2265

Blanpain C, Lowry WE, Geoghegan A, Polak L, Fuchs E (2004) Self-renewal, multipotency, and the existence of two cell populations within an epithelial stem cell niche. Cell 118:635–648

Caplan AI (1991) Mesenchymal stem cells. J Orthop Res 9:641–650

Chen WH, Liu HY, Lo WC, Wu SC, Chi CH, Chang HY, Hsiao SH, Wu CH, Chiu WT, Chen BJ, Deng WP (2009) Intervertebral disc regeneration in an ex vivo culture system using mesenchymal stem cells and platelet-rich plasma. Biomaterials 30:5523–5533

Choi EH, Park H, Park KS, Park KS, Kim BS, Han IB, Shin DA, Lee SH (2011) Effect of nucleus pulposus cells having different phenotypes on chondrogenic differentiation of adipose-derived stromal cells in a coculture system using porous membranes. Tissue Eng Part A 17:2445–2451

Chun HJ, Kim YS, Kim BK, Kim EH, Kim JH, Do BR, Hwang SJ, Hwang JY, Lee YK (2012) Transplantation of human adipose-derived stem cells in a rabbit model of traumatic degeneration of lumbar discs. World Neurosurg 78:364–371

Crevensten G, Walsh AJ, Ananthakrishnan D, Page P, Wahba GM, Lotz JC, Berven S (2004) Intervertebral disc cell therapy for regeneration: mesenchymal stem cell implantation in rat intervertebral discs. Ann Biomed Eng 32:430–434

Crisan M, Yap S, Casteilla L, Chen CW, Corselli M, Park TS, Andriolo G, Sun B, Zheng B, Zhang L, Norotte C, Teng PN, Traas J, Schugar R, Deasy BM, Badylak S, Buhring HJ, Giacobino JP, Lazzari L, Huard J, Péault B (2008) A perivascular origin for mesenchymal stem cells in multiple human organs. Cell Stem Cell 3:301–313

Deans RJ, Moseley AB (2000) Mesenchymal stem cells: biology and potential clinical uses. Exp Hematol 2:875–884

Dominici M, Le Blanc K, Mueller I, Slaper-Cortenbach I, Marini F, Krause D, Deans R, Keating A, Prockop DJ, Horwitz E (2006) Minimal criteria for defining multipotent mesenchymal stromal cells. The International Society for Cellular Therapy position statement. Cytotherapy 8:315–317

Driscoll TP, Nerurkar NL, Jacobs NT, Elliott DM, Mauck RL (2011) Fiber angle and aspect ratio influence the shear mechanics of oriented electrospun nanofibrous scaffolds. J Mech Behav Biomed Mater 4:1627–1636

Ehlicke F, Freimark D, Heil B, Dorresteijn A, Czermak P (2010) Intervertebral disc regeneration: influence of growth factors on differentiation of human mesenchymal stem cells (hMSC). Int J Artif Organs 33:244–252

Feng G, Yang X, Shang H, Marks IW, Shen FH, Katz A, Arlet V, Laurencin CT, Li X (2010) Multipotential differentiation of human annulus fibrosus cells: an in vitro study. J Bone Joint Surg Am 92:675–685

Feng G, Jin X, Hu J, Ma H, Gupte MJ, Liu H, Ma PX (2011a) Effects of hypoxias and scaffold architecture on rabbit mesenchymal stem cell differentiation toward a nucleus pulposus-like phenotype. Biomaterials 32:8182–8189

Feng G, Zhao X, Liu H, Zhang H, Chen X, Shi R, Liu X, Zhao X, Zhang W, Wang B (2011b) Transplantation of mesenchymal stem cells and nucleus pulposus cells in a degenerative disc model in rabbits: a comparison of 2 cell types as potential candidates for disc regeneration. J Neurosurg Spine 14:322–329

Gaetani P, Torre ML, Klinger M, Faustini M, Crovato F, Bucco M,

Marazzi M, Chlapanidas T, Levi D, Tancioni F, Vigo D, Rodriguez y Baena R (2008) Adipose-derived stem cell therapy for intervertebral disc regeneration: an in vitro reconstructed tissue in alginate capsules. Tissue Eng Part A 14:1415–1423

Ganey T, Hutton WC, Moseley T, Hedrick M, Meisel HJ (2009) Intervertebral disc repair using adipose tissue-derived stem and regenerative cells: experiments in a canine model. Spine (Phila Pa 1976) 34:2297–2304

Haufe SM, Mork AR (2006) Intradiscal injection of hematopoietic stem cells in an attempt to rejuvenate the intervertebral discs. Stem Cells Dev 15:136–137

He F, Pei M (2012) Rejuvenation of nucleus pulposus cells using extracellular matrix deposited by synovium-derived stem cells. Spine (Phila Pa 1976) 37:459–469

Henriksson H, Thornemo M, Karlsson C, Hagg O, Junevik K, Lindahl A, Brisby H (2009) Identification of cell proliferation zones, progenitor cells and a potential stem cell niche in the intervertebral disc region: a study in four species. Spine (Phila Pa 1976) 34:2278–2287

Henriksson HB, Svala E, Skioldebrand E, Lindahl A, Brisby H (2011) Support of concept that migrating progenitor cells from stem cell niches contribute to normal regeneration of the adult mammal intervertebral disc: a descriptive study in the New Zealand white rabbit. Spine (Phila Pa 1976) 37:722–732

Hiyama A, Mochida J, Iwashina T, Omi H, Watanabe T, Serigano K, Tamura F, Sakai D (2008) Transplantation of mesenchymal stem cells in a canine disc degeneration model. J Orthop Res 26:589–600

Hoogendoorn RJ, Lu ZF, Kroeze RJ, Bank RA, Wuisman PI, Helder MN (2008) Adipose stem cells for intervertebral disc regeneration: current status and concepts for the future. J Cell Mol Med 12:2205–2216

Kim DH, Kim SH, Heo SJ, Shin JW, Lee SW, Park SA, Shin JW (2009) Enhanced differentiation of mesenchymal stem cells into NP-like cells via 3D co-culturing with mechanical stimulation. J Biosci Bioeng 108:63–67

Korecki CL, Taboas JM, Tuan RS, Iatridis JC (2010) Notochordal cell conditioned medium stimulates mesenchymal stem cell differentiation toward a young nucleus pulposus phenotype. Stem Cell Res Ther 1:18

Le Maitre CL, Baird P, Freemont AJ, Hoyland JA (2009) An in vitro study investigating the survival and phenotype of mesenchymal stem cells following injection into nucleus pulposus tissue. Arthritis Res Ther 11:R20

Leung VY, Chan D, Cheung KM (2006) Regeneration of intervertebral disc by mesenchymal stem cells: potentials, limitations, and future direction. Eur Spine J 15(Suppl 3):S406–S413

Li X, Lee JP, Balian G, Greg AD (2005) Modulation of chondrocytic properties of fat-derived mesenchymal cells in co-cultures with nucleus pulposus. Connect Tissue Res 46:75–82

Liu LT, Huang B, Li CQ, Zhuang Y, Wang J, Zhou Y (2011) Characteristics of stem cells derived from the degenerated human intervertebral disc cartilage endplate. PLoS One 6:e26285

Lu ZF, Zandieh Doulabi B, Wuisman PI, Bank RA, Helder MN (2007) Differentiation of adipose stem cells by nucleus pulposus cells: configuration effect. Biochem Biophys Res Commun 359:991–996

Luo W, Xiong W, Qiu M, Lv Y, Li Y, Li F (2011) Differentiation of mesenchymal stem cells toward a nucleus pulposus-like phenotype utilizing simulated microgravity in vitro. J Huazhong Univ Sci Technolog Med Sci 31:199–203

Melrose J, Smith SM, Fuller ES, Young AA, Roughley PJ, Dart A, Little CB (2007) Biglycan and fibromodulin fragmentation correlates with temporal and spatial annular remodelling in experimentally injured ovine intervertebral discs. Eur Spine J 16:2193–2205

Meyerrose T, Olson S, Pontow S, Kalomoiris S, Jung Y, Annett G, Bauer G, Nolta JA (2010) Mesenchymal stem cells for the sustained in vivo delivery of bioactive factors. Adv Drug Deliv Rev 62:1167–1174

Miyamoto T, Muneta T, Tabuchi T, Matsumoto K, Saito H, Tsuji K, Sekiya I (2010) Intradiscal transplantation of synovial mesenchymal stem cells prevents intervertebral disc degeneration through suppression of matrix metalloproteinase-related genes in nucleus pulposus cells in rabbits. Arthritis Res Ther 12:R206

Nesti LJ, Li WJ, Shanti RM, Jiang YJ, Jackson W, Freedman BA, Kuklo TR, Giuliani JR, Tuan RS (2008) Intervertebral disc tissue engineering using a novel hyaluronic acid-nanofibrous scaffold (HANFS) amalgam. Tissue Eng Part A 14:1527–1537

Orozco L, Soler R, Morera C, Alberca M, Sánchez A, García-Sancho J (2011) Intervertebral disc repair by autologous mesenchymal bone marrow cells: a pilot study. Transplantation 92:822–828

Purmessur D, Schek RM, Abbott RD, Ballif BA, Godburn KE, Iatridis JC (2011) Notochordal conditioned media from tissue increases proteoglycan accumulation and promotes a healthy nucleus pulposus phenotype in human mesenchymal stem cells. Arthritis Res Ther 13:R81

Richardson SM, Walker RV, Parker S, Rhodes NP, Hunt JA, Freemont AJ, Hoyland JA (2006) Intervertebral disc cell-mediated mesenchymal stem cell differentiation. Stem Cells 24:707–716

Risbud MV, Albert TJ, Guttapalli A, Vresilovic EJ, Hillibrand AS, Vaccaro AR, Shapiro IM (2004) Differentiation of mesenchymal stem cells towards a nucleus pulposus-like phenotype in vitro: implications for cell-based transplantation therapy. Spine (Phila Pa 1976) 29:2627–2632

Risbud MV, Guttapalli A, Tsai TT, Lee JY, Danielson KG, Vaccaro AR, Albert TJ, Gazit Z, Gazit D, Shapiro IM (2007) Evidence for skeletal progenitor cells in the degenerate human intervertebral disc. Spine (Phila Pa 1976) 32:2537–2544

Ruan D, Zhang Y, Wang D, Zhang C, Wu J, Wang C, Shi Z, Xin H, Xu C, Li H, He Q (2012) Differentiation of human Wharton's jelly cells toward nucleus pulposus-like cells after coculture with nucleus pulposus cells in vitro. Tissue Eng Part A 18:167–175

Sakai D (2011) Stem cell regeneration of the intervertebral disk. Orthop Clin North Am 42:555–562, viii–ix. Review

Sakai D, Mochida J, Yamamoto Y, Nomura T, Okuma M, Nishimura K, Nakai T, Ando K, Hotta T (2003) Transplantation of mesenchymal stem cells embedded in Atelocollagen gel to the intervertebral disc: a potential therapeutic model for disc degeneration. Biomaterials 24:3531–3541

Sakai D, Mochida J, Iwashina T, Watanabe T, Nakai T, Ando K, Hotta T (2005) Differentiation of mesenchymal stem cells transplanted to a rabbit degenerative disc model: potential and limitations for stem cell therapy in disc regeneration. Spine (Phila Pa 1976) 30:2379–2387

Sakai D, Mochida J, Iwashina T, Hiyama A, Omi H, Imai M, Nakai T, Ando K, Hotta T (2006) Regenerative effects of transplanting mesenchymal stem cells embedded in atelocollagen to the degenerated intervertebral disc. Biomaterials 27:335–345

Sakai D, Nakamura Y, Nakai T, Mishima T, Kato S, Grad S, Alini M, Risbud M, Chan D, Cheah K, Yamamura K, Masuda K, Okano H, Ando K, Mochida J (2012) Exhaustion of nucleus pulposus progenitor cells with ageing and degeneration of the intervertebral disc. Nat Commun 3:1264

See EY, Toh SL, Goh JC (2011) Simulated intervertebral disc-like assembly using bone marrow-derived mesenchymal stem cell sheets and silk scaffolds for annulus fibrosus regeneration. J Tissue Eng Regen Med. doi:10.1002/term.457

Serigano K, Sakai D, Hiyama A, Tamura F, Tanaka M, Mochida J (2010) Effect of cell number on mesenchymal stem cell transplantation in a canine disc degeneration model. J Orthop Res 28:1267–1275

Sobajima S, Vadalà G, Shimer A, Kim JS, Gilbertson LG, Kang JD (2008) Feasibility of a stem cell therapy for intervertebral disc degeneration. Spine J 8:888–896

Steck E, Bertram H, Abel R, Chen B, Winter A, Richter W (2005) Induction of intervertebral disc-like cells from adult mesenchymal stem cells. Stem Cells 23:403–411

Stoyanov JV, Gantenbein-Ritter B, Bertolo A, Aebli N, Baur M, Alini M, Grad S (2011) Role of hypoxia and growth and differentiation factor-5 on differentiation of human mesenchymal stem cells toward intervertebral nucleus pulposus-like cells. Eur Cell Mater 21:533–547

Strassburg S, Richardson SM, Freemont AJ, Hoyland JA (2010) Co-culture induces mesenchymal stem cell differentiation and modulation of the degenerate human nucleus pulposus cell phenotype. Regen Med 5:701–711

Tzaan WC, Chen HC (2011) Investigating the possibility of intervertebral disc regeneration induced by granulocyte colony stimulating factor-stimulated stem cells in rats. Adv Orthop 2011:602089. Epub 2010 Nov 21

Vadalà G, Studer RK, Sowa G, Spiezia F, Iucu C, Denaro V, Gilbertson LG, Kang JD (2008) Coculture of bone marrow mesenchymal stem cells and nucleus pulposus cells modulate gene expression profile without cell fusion. Spine (Phila Pa 1976) 33:870–876

Vadalà G, Sowa G, Hubert M, Gilbertson LG, Denaro V, Kang JD (2012) Mesenchymal stem cells injection in degenerated intervertebral disc: cell leakage may induce osteophyte formation. J Tissue Eng Regen Med 6:348–355. doi:10.1002/term.433

Wei A, Chung SA, Tao H, Brisby H, Lin Z, Shen B, Ma DD, Diwan AD (2009a) Differentiation of rodent bone marrow mesenchymal stem cells into intervertebral disc-like cells following coculture with rat disc tissue. Tissue Eng Part A 15:2581–2595

Wei A, Tao H, Chung SA, Brisby H, Ma DD, Diwan AD (2009b) The fate of transplanted xenogeneic bone marrow-derived stem cells in rat intervertebral discs. J Orthop Res 27:374–379

Wuertz K, Godburn K, Neidlinger-Wilke C, Urban J, Iatridis JC (2008) Behavior of mesenchymal stem cells in the chemical microenvironment of the intervertebral disc. Spine (Phila Pa 1976) 33: 1843–1849

Yamamoto Y, Mochida J, Sakai D, Nakai T, Nishimura K, Kawada H, Hotta T (2004) Upregulation of the viability of nucleus pulposus cells by bone marrow-derived stromal cells: significance of direct cell-to-cell contact in coculture system. Spine (Phila Pa 1976) 29:1508–1514

Yang H, Wu J, Liu J, Ebraheim M, Castillo S, Liu X, Tang T, Ebraheim NA (2010) Transplanted mesenchymal stem cells with pure fibrinous gelatin–transforming growth factor-β1 decrease rabbit intervertebral disc degeneration. Spine J 10:802–810

Yoshikawa T, Ueda Y, Miyazaki K, Koizumi M, Takakura Y (2010) Disc regeneration therapy using marrow mesenchymal cell transplantation: a report of two case studies. Spine (Phila Pa 1976) 35:E475–E480

Zhang YG, Guo X, Xu P, Kang LL, Li J (2005) Bone mesenchymal stem cells transplanted into rabbit intervertebral discs can increase proteoglycans. Clin Orthop Relat Res 430:219–226

椎间盘退变的基因治疗

Zulma Gazit, Nadav Kimelman-Bleich, Olga Mizrahi, Dan Gazit

第 24 章

目录

Z. Gazit(✉) • D. Gazit
Skeletal Biotechnology Laboratory,
Hadassah Faculty of Dental Medicine, Hebrew University,
12272, Ein Kerem, Jerusalem 91120, Israel
e-mail: zulma.gazit@csmc.edu; dan.gazit@csmc.edu

Department of Surgery,
Regenerative Medicine Institute, Cedars-Sinai Medical Center,
8700 Beverly Blvd AHSP-8108, Los Angeles, CA 90048, USA

N. Kimelman-Bleich • O. Mizrahi
Skeletal Biotechnology Laboratory,
Hadassah Faculty of Dental Medicine, Hebrew University,
12272, Ein Kerem, Jerusalem 91120, Israel
e-mail: nadav.kimelman@gmail.com; golzand@gmail.com

24.1 引言：基因治疗在疾病治疗中的应用

Friedmann 和 Roblin 于 1972 年首次在 *Science* 杂志上描述基因治疗的应用，他们利用哺乳动物细胞表达细菌和病毒 DNA，证实了利用这种方法治疗人类遗传性疾病的可能性（Friedmann 和 Roblin 1972）。目前，科学家正在探索应用基因治疗的方法治疗各种疾病，如帕金森病（Yasuda 等 2011）、神经胶质瘤（Lee 等 2011）、X- 连锁严重联合免疫缺陷（severe combined immunode ficiency，SCID-X）（Huston 等 2011）、糖尿病（Rowzee 等 2011）、骨折（Sheyn 等 2008；Kimelman-Bleich 等 2011）和心力衰竭（Muona 等 2012；Pleger 等 2011）等。最近 20 年，基因治疗的安全性及有效性研究取得了很大进展，然而免疫反应和插入诱变一直是临床应用的主要障碍。免疫反应在临床试验中可导致病人死亡（Somia 和 Verma 2000），插入诱变可使少数患者发生白血病（Hacein-Bey-Abina 等 2003；Cavazzana-Calvo 等 2004）。值得庆幸的是，一些载体的安全性和程序化正在不断提高，如外源性控制基因表达和非病毒基因传递方法的使用（Herzog 等 2010）。大量关于基因转染的临床试验在美国开展，用于治疗各种疾病，如囊性纤维化和 HIV（Flotte，2007）。

虽然基因治疗研究的主要目的是用于治疗系统性疾病和功能障碍，但有些研究将基因治疗用于组织再生医学（Edelstein 等 2007）。在骨科方面，骨形态形成蛋白（bone morphogenetic protein-2，*BMP-2*）、*BMP-6* 或 *BMP-9* 基因的短暂表达能够促进骨生长，因此基因治疗可用于骨组织工程研究（Bueno 和 Glowacki 2009）。应用直接基因转染方法，基因治疗也可用于生成软骨（Menendez 等 2011）和肌腱组织（Xia 等 2010），然而其成功率较低。

病毒载体主要包括腺病毒和逆转录病毒，是基因治疗临床试验的主要载体（Edelstein 等2007）。为了防止病毒载体相关安全问题的发生（前述），学者逐渐开始研究应用非病毒载体技术（Edelstein 等 2007）。非病毒载体容易制备及扩大生产（Schmidt-Wolf 和 Schmidt-Wolf 2003；Aslan 等 2006）。成骨基因的短暂表达即可引起骨生成，因此非病毒载体在骨科研究中具有一定应用潜能（Noel 等 2004）。基因治疗可通过将携带基因的载体直接注射至目标区域，也可体外将基因转导细胞后进行细胞移植治疗（Wehling 2001）。现在的研究正在探索不同的基因转染技术。

1997 年首次报道基因治疗在椎间盘退变中的应用研究（Wehling 等 1997），该研究将表达抗炎基因的逆转录病毒转染入分离培养的终板软骨细胞，证实基因治疗能够应用于椎间盘细胞。此后，在定位目标基因及改善基因转染机制方面进行了研究，为基因治疗在组织器官中的应用潜能提供了初步证据。然而到目前为止，列入 NIH 的临床试验数据库中（www.clinicaltrails.gov）尚无基因治疗用于椎间盘疾病及功能障碍的临床试验数据。

最近，三种基因用于研究椎间盘的基因治疗：（1）报道基因（Wehling 等 1997）：如绿色荧光蛋白（green fluorescence protein, GFP）和荧光素酶，用于概念—验证研究以证明基因转染的可能性，并更深入了解基因转染如何影响细胞表型；（2）抗炎或"阻止退变"基因：如 IL-1、金属蛋白酶组织抑制剂 -1（tissue inhibitors of metalloproteinases-1, TIMP-1）和 Fas 配位体（Fas ligand, FasL）等（Wallach 等 2003b；Le Maitre 等 2007；Seki 等 2009；Suzuki 等 2009），可防止退变进展或减轻退变进程；（3）合成代谢基因：如生长分化因子 -5（growth and differentiation factor–5, GDF-5）、骨形态生成蛋白（BMPs）、转化生长因子 -β（TGF-β）、Sox-9 等不仅用于减缓退变，还用于促进组织再生（Nishida 等 1999；Lee 等 2001；Paul 等 2003；Cui 等 2008；

Reddi 和 Reddi 2009；Wang 等 2011）。在本章，我们深入了解了当前椎间盘基因治疗的现状，同时也讨论了未来的方向以及目前将基因治疗作为椎间盘退变的一种有效治疗方式而需要克服的困难。

24.2 报道基因在基因转染研究中的重要性

24.2.1 动物细胞的体外研究

一些研究将报道基因转染入动物组织中分离的椎间盘细胞，目的是评估基因转染到椎间盘细胞的可能性和局限性，主要是纤维环、髓核和终板软骨细胞。1997 年 Wehling 将带有细菌 LacZ 基因的逆转录病毒载体转染至牛终板细胞（Wehling 等 1997），1998 年 Nishida 将同一基因利用腺病毒载体转染入兔髓核细胞中（Nishida 等 1998），均是将报告基因转导入椎间盘细胞的早期尝试。虽然只有 1% 的终板细胞被成功转染，但是通过体内腺病毒载体转染可产生 LacZ 基因（半乳糖苷染色检测）更高水平的表达（Wehling 等 1997；Nishida 等 1998）。另一研究评价了不同剂量杆状病毒对兔髓核 GFP 报道基因的表达。当感染复数（multiplicity of infection, MOI）在 200 时转染阳性细胞率达到最高为 87%，21 天后仍能观察到 GFP 基因表达阳性的细胞（Liu 等 2006）。Fire 等（1998）首次描述 RNA 干扰（RNAi）是一种基因治疗工具，可用于抑制与椎间盘退变有关的基因表达。Kakutani 等利用小片段干扰 RNA（siRNA，长度为 21nt）来评价这种技术在鼠和人髓核细胞中的应用（Kakutani 等 2006）。研究显示，经过单次转染，siRNA 在 2 周内可以阻止荧光素酶和 GFP 表达，在鼠和人髓核细胞中无明显差异。基于以上研究，可以认为 siRNA 可以作为一种阻止或延缓椎间盘退变的治疗策略。

24.2.2 使用报道基因评估基因转染：人体细胞体外研究

进行了大量动物细胞实验后，研究人员开始将报道基因转入人椎间盘细胞。Moon 等首次研究腺病毒在正常及退变人椎间盘细胞（髓核和纤维环细胞）转染基因的价值。体外研究结果显示，无论正常或退变椎间盘，携带 LacZ 或荧光素酶报道基因的腺病毒均可 100% 转染椎间盘各解剖部位的细胞（Moon 等 2000）。由此可见，人椎间盘细胞可以被基因修饰，研究者努力尝试更复杂的基因表达策略，如外源性调控基因的表达。Vadala 等报道了一种 Tet-Off 系统，基因表达被四环素移植，可用于调控 GFP 在人髓核细胞中的表达（Vadala 等 2007）。以质粒为基础的非病毒基因传递系统也可将编码 GFP 报道基因的质粒 DNA 高效转导至人髓核细胞中（Morrey 等 2008）。

24.2.3 使用报道基因评估基因传递：动物模型体内研究

1998 年 Nishida 等第一次报道在体内成功将基因转入椎间盘（Wallach 等 2003a, b）。体外使用腺病毒将 LacZ 报道基因转入兔髓核细胞后，用同样的病毒注射入椎间盘，3 个月后能检测到基因表达，并且在注射椎间盘没有病理学改变（Nishida 等 1998）。此外，1 年随访后仍可检测到相关蛋白表达，没有发现病理学改变（Wallach 等 2003a, b）。另一个报道描述了荧光素酶基因在鼠椎间盘体外（细胞介导）和体内实验（腺病毒转染）中的应用。作者对比了直接注射病毒载体和 3 种不同细胞作为基因载体工具：（1）椎间盘细胞，包含髓核及纤维环细胞；（2）脂肪间充质干细胞；（3）骨髓间充质干细胞。三种细胞中，最具基因表达潜力的是基因诱导后的椎间盘细胞（Leo 等 2004）。这是第一篇关于生物荧光应用在椎间盘的报道，并且提供了无创检测基因表达的可能性。使用绿色荧光蛋白基因编码杆状病毒作为基因转染工具也进行了体内实验。基因转染 13 天后仍能在椎间盘内检测出绿色荧光蛋白基因表达（Liu 等 2006）。根据以上研究，评价了基因转染的剂量和载体选择的安全性。当不同剂量的编码 GFP 或 LaxZ 的腺载体或腺相关腺病毒（AAV）注射入兔椎间盘后，并没有发现任何临床、生物学或组织病理学损害，但此不适用于 BMP-2 或 TGF-β 转染

（Levicoff 等 2008）。以上研究得出结论，许多标记需要被评估基因转入的安全性。

除了病毒载体的使用，非病毒载体参与的基因治疗也得到了评估。Nishida 等（2006）将 GFP- 荧光素酶编码的 DNA 质粒通过声孔效应（一种超声技术，能够增加转染率）转入大鼠的椎间盘，能使标记基因的表达延长。绿色荧光蛋白 7 天后表达，而荧光素酶的活性可以一直持续到基因转染后的 6 周。以上发现具有重要意义，因为通常认为非病毒转染的基因有作用短暂、细胞代谢活动低、增殖弱等特点。这也指出了利用非病毒转染基因应用于器官是优势的。

关于外源性调控基因转染，Vadala 等（2007）进行了体外实验，Sowa 等（2011）进行了体内实验。基于配体系统的基因表达调控被成功应用于兔的模型中。绿色荧光蛋白在体内和体外的表达均可得到调控，说明基于配体系统的应用潜力和其较高的安全性（Sowa 等 2011）。

最后要提到体外标记基因可以用来评估大型哺乳动物椎间盘的基因转染。Omlor 等（2010）利用逆转录病毒载体以使猪的骨髓间充质干细胞稳定表达荧光素酶。这些细胞髓核被移植到哥廷根小型猪的椎间盘内。动物 3 天后处死，通过检测荧光素酶来评估基因转染的活动。移植后 3 天基因的活性减少到原来的 7%，说明在移植后细胞减少明显。

近来在大鼠动物模型中，siRNA 用来分析基因沉默技术应用于椎间盘的可能性。利用超声技术可以观察到 siRNA 可以持续下调荧光素酶标记基因的活性到转染后的 24 周，此时基因的活性仍然有对照组的 80%（Suzuki 等 2009），研究结果表明 siRNA 应用于椎间盘细胞具有高效性。

24.3 转染激活抗炎/抗退变基因

如在本书其他章节中所提，椎间盘退变的过程就是髓核细胞外基质中水、蛋白多糖及 2 型胶原进行性减少的过程。虽然导致退变的原因目前仍不能明确，但已有足够的证据证实炎症介质对退变的影响。Kang 等（1997）证实从无退变的正常人间盘获得细胞，在含有 IL-1β 的培养液

专栏 24.1　生物荧光法

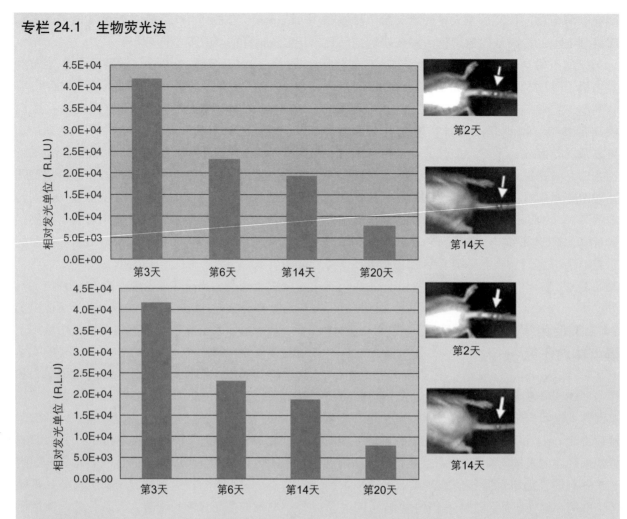

在尾椎间盘移植的区域有表达荧光素酶的存活干细胞。表达荧光素酶基因的干细胞被移植到大鼠的尾部椎间盘。荧光素酶在每个列出的时间点注射到移植的部位。生物发光成像系统可以产生图像及定量的数据。箭头所示代表表达荧光素酶的椎间盘细胞区域。

移植动物的相邻区域。冷电荷耦合器件（CCCD）可以检测到组织内因荧光素酶导致的荧光素降解而发出的光量子，从而形成体外或体内的图像（Sheyn 等 2011）。

生物荧光图像可以用来监测细胞在体外和体内的存活情况，这种方法需要采用可以表达荧光素酶的细胞。在基因转染和细胞培养或移植后，把含有荧光素酶的荧光素底物加入培养的细胞中或注射到

参考文献

Sheyn D, Kallai I et al (2011) Gene-modi fied adult stem cells regenerate vertebral bone defect in a rat model. Mol Pharm 8:1592–1601

中培养 72h，细胞可以增加基质金属蛋白酶、一氧化氮、白介素 -6、前列腺素 E2 的分泌，并且明显高于正常未退变的细胞水平。这些炎症介质会抑制蛋白多糖的合成，其中 IL-1 是通过激活基质金属蛋白酶家族成员（members of the metalloproteinase，MMP）的活性，从而间接抑制了蛋白多糖的分泌。

除了白介素，Seguin（2005）等通过牛尾椎的髓核组织的体外实验，对肿瘤坏死因子 α 的

影响做了研究。研究表明肿瘤坏死因子能够通过降低蛋白多糖和胶原基因表达，从而抑制蛋白多糖和胶原的合成，并能够激活基质金属蛋白酶（MMPs）、解聚蛋白样金属蛋白酶（ADAMTS）等酶类促使蛋白多糖的降解。基质金属蛋白酶的活性能够被金属蛋白酶组织抑制剂（tissue inhibitors of MMPs，TIMPs）所抑制（Nagase 和 Woessner 1999），因此金属蛋白酶组织抑制剂可能能够用来抑制或减缓椎间盘退变的进程。

24.3.1 抗炎/抗退变基因转染入动物及人体细胞：体外及体内研究

Wallach 在 2003 年（2003b）从手术患者获取退变的椎间盘后将髓核细胞分离，将金属蛋白酶 -1 组织抑制剂（TIMP-1）通过腺病毒转染至细胞内，用来增加蛋白多糖的表达。研究表明 TIMP-1 通过腺病毒转染达到最佳的效果时的感染复数是 100。在这个感染复数时，细胞簇明显要比对照组或应用其他病毒转染的细胞簇大。而后发现在退变椎间盘三维细胞培养的模型中，经腺病毒转染基因的细胞分泌蛋白多糖的能力提高。Hashimoto（2001）等的研究进一步表明金属蛋白酶组织抑制剂可以抑制解聚蛋白样金属蛋白酶（ADAMTS）的作用。

Liu（2010）等在近期研究了利用腺相关病毒介导结缔组织生长因子（connective tissue growth factor, CTGF）和金属蛋白酶组织抑制剂 -1，方法是采用恒河猴的髓核细胞，用重组腺相关病毒 2- 结缔组织生长因子 - 结合金属蛋白酶组织抑制剂 -1（Adeno-TIMP-1）以 10^6 的感染复数转染并培养细胞。然后用逆转录聚合酶链反应（RT-PCR）及 Western blotting 两种方法检测蛋白多糖的表达。研究结果显示对比未经转染的细胞，转染结缔组织生长因子后的细胞Ⅱ型胶原与蛋白多糖的含量增加，转染结合金属蛋白酶组织抑制剂 -1 可以增加蛋白多糖的含量，对胶原无影响。Lee 等（2001）的研究也发现同时在髓核细胞表达上述两种基因的蛋白多糖与Ⅱ型胶原的合成明显增加，而单一表达结缔组织生长因子或金属蛋白酶组织抑制剂 -1 可以增加蛋白多糖的合成，而大量结缔组织生长因子的表达可以增加Ⅱ型胶原蛋白的合成。转染两种基因的细胞蛋白多糖与Ⅱ型胶原的表达水平要高于单纯转染一种基因。这些研究结果证实通过抑制分解代谢过程的方法可以防止细胞外基质的降解，这也说明了通过基因治疗椎间盘退变的广阔前景。

IL-1 是与椎间盘退变有关的炎症介质，特别是与髓核基质减少有关（Elfervig 等 2001；Shen 等 2003；Jimbo 等 2005；Le Maitre 等 2005）。Le Maitre 等（2006）针对 IL-1 受体，利用 IL-1 受体抑制剂进行了椎间盘的体外实验。他们将正常和退变的人椎间盘细胞用携带 IL-1 受体抑制剂（IL-IRa）基因的腺病毒进行转染，培养，并对转染后细胞抑制 IL-1 产生的能力及蛋白含量进行了评估。然后，将经携带 IL-IRa 基因的腺病毒转染后的正常和退变的椎间盘细胞注射入退变的椎间盘组织，再评估组织内 IL-IRa 的含量。转染腺病毒 -IL-IRa 的髓核细胞和纤维环细胞，其 IL-IRa 的作用时间明显延长，转染的细胞也没有受到 IL-1 的影响。当转染的细胞被注射入退变的椎间盘后，IL-IRa 蛋白的表达持续升高了 2 周。Le Maitre 等（2007）的另一个研究利用腺病毒转染 IL-IRa 到退变的椎间盘细胞或组织工程髓核种子细胞中，结果显示椎间盘基质的减少受到了抑制，原位的酶谱分析及免疫组化显示基质金属蛋白酶 -1,3,7,13 和解聚蛋白样金属蛋白酶 -4（ADAMTS4）的表达都降低了。椎间盘细胞中过多的表达 IL-IRa 能明显地持续 2 周时间抑制降解酶的表达。这些研究表明 IL-1 是促使细胞外基质降解的一个重要的炎症因子，直接转染 IL-IRa 的基因治疗为抑制椎间盘细胞外基质降解提供了一种非常重要的手段。

Glasson 等（2005）在鼠的模型中证实通过阻断解聚蛋白样金属蛋白酶 -5（ADAMTS5）基因（凝血酶敏感蛋白的解聚酶及金属蛋白酶）能够防止软骨的退变。为了探讨能抑制或延缓椎间盘退变的有效基因，Seki 等（2009）在兔纤维环针刺退变模型的基础上，利用 siRNA 对 ADAMTS5 进行了研究。siRNA 也第一次被用于评估兔体外培养的髓核细胞，并用来研究解 ADAMTS5。与对照组相比，siRNA 转染的 ADAMTS5 细胞中 ADAMTS5 的 mRNA 水平下降了大约 75%。Seki 等（2009）研究中的体内实验部分，对髓核进行穿刺，7 天后将 siRNA 转染的 ADAMTS5 注射入兔的细胞中，之所以早期就注射入体内是因为想观察其对椎间盘退变早期的影响。注射 8 周后，将标本取出进行 MRI 检查。siRNA 转染的 ADAMTS5 的注射组在 T2 像的信号要比对照组高。组织学检测结果也进一步证实 siRNA 转染的 ADAMTS5 的注射组髓核中的基质组织要比对照组多。

24.3.2 Fas-Fas配体和椎间盘免疫豁免组织

椎间盘组织在生物学活性上是免疫豁免组织很早就已经被接受，在专栏24.2中有明确的介绍。早在1995年，Griffith等（1995）在发表关于眼部区域划分的研究中，证实Fas-Fas配体（FasL）的相互作用对于免疫豁免组织有着重要的意义。Takada等（2002）对FasL在椎间盘免疫豁免机制中的作用进行了研究。在这个研究中，Takada等（2002）采用免疫组化及RT-PCR来确定人与大鼠的椎间盘内FasL的表达情况。研究表明人与大鼠的髓核细胞FasL的表达相对较高，而纤维环和脊索细胞的表达相对偏弱。RT-PCR显示在大鼠椎间盘细胞中有FasL的表达，但在人椎间盘组织中还没有进行实验。

Han等（2009）报道FasL介导的大鼠髓核细胞在小片段干扰Fas寡核苷酸的作用下细胞凋亡率明显减少，这说明利用干扰核苷酸可能能够减少髓核细胞的死亡。研究者认为通过体外短期实验虽然获得成功，但是并不能说明其也能够用于长期的体内治疗。Suzuki等（2009）提出因为髓核细胞能持续表达FasL，所以FasL可以作为标记基因，并探讨了利用干扰核苷酸减低大鼠体内椎间盘FasL基因表达的可能性。前面章节已经提及，Suzuki团队（2006）对干扰核苷酸对体外培养的髓核细胞的作用已经进行了研究，采用的是两种外源性firefly和Renilla的荧光素酶质粒（Kakutani等2006）。同时为了对内源性的FasL基因进行研究，他们将大鼠的siRNA-FasL基因注射到大鼠尾椎间盘，然后对注射部位进行超声检查。结果与对照组相比，注射了siRNA组的内源性FasL基因的表达在注射后4周和20周被抑制了53%。研究得出的重要结论就是在siRNA的参与下，能够在体内长时间的下调内源性FasL的表达。在强调Fas-FasL基因调控的作用的同时，也要考虑到FasL作用的两面性。一方面，Kaneyama等（2008）报道FasL参与椎间盘

专栏24.2 免疫豁免

免疫豁免（immune privilege）指的是对于外源性组织器官，组织本身建立屏障，减少免疫反应的能力。Peter Medawar在1948年首次提出了免疫豁免的概念，近期的免疫豁免的例子有Hori等（2010）同种异体眼前房组织的移植。其他免疫豁免的组织有脑、妊娠的子宫、睾丸。近来很多研究证明很多组织具有类似免疫豁免的特性（组织具有免疫豁免的基质，能够避免免疫排斥），这些组织有肠管、皮肤和肺（Arck等2008年）。Novak等（2008）发现口腔黏膜也具有免疫豁免的特性，它仅仅在严重的细菌感染或频繁接触过敏原的情况下才表现出急性炎症或过敏反应。免疫豁免最初被认为是一个被动的过程，但随后被证实免疫豁免过程中组织会主动激活自身免疫调节进程（Hong和Van Kaer, 1999；Arck等2008；Novak等2008；Hori等2010）。这个现象被认为是机体自我保护机制的进化，可以在机体重要部位防止免疫排斥带来的危害（Hong和Van Kaer, 1999；Arck等2008）。临床上对免疫豁免的概念是明确的，Gores等（2003）在鼠和大型哺乳动物模型中进行了异种的胰岛移植，2010年Hori等进行了同种异体角膜置换。追寻免疫豁免区域，从而避免免疫排斥反应对于组织移植来说非常重要。另外，间充质干细胞固有的免疫豁免特性，可以避免宿主的免疫排斥。Zheng等（2011）通过体外扩增同种异体的小鼠造血干细胞进行移植，能够避免主要组织相容复合物带来的免疫排斥。如果免疫豁免能更多地应用于人体，那么将明显提高组织移植的应用领域，建立更新的治疗方法。

参考文献

Arck PC, Gilhar A et al (2008) The alchemy of immune privilege explored from a neuroimmunological perspective. Curr Opin Pharmacol 8:480–489

Gores PF, Hayes DH et al (2003) Long-term survival of intratesticular porcine islets in nonimmunosuppressed beagles Transplantation 75:613–618

Hong, SL, Van Kaer L (1999) Immune privilege: keeping an eye on natural killer T cells. J Exp Med 190:1197–1200

Hori J, Vega JL et al (2010) Review of ocular immune privilege in the year 2010: modifying the immune privilege of the eye. Ocul Immunol In fl amm 18:325–333

Novak N, Haberstok J et al (2008) The immune privilege of the oral mucosa. Trends Mol Med 14:191–198

Zheng J, Umikawa M et al (2011) Ex vivo expanded hematopoietic stem cells overcome the MHC barrier in allogeneic transplantation. Cell Stem Cell 9:119–130

形成及免疫豁免，在退变的椎间盘中 FasL 的表达减少，但与年龄因素无关。另一方面，Han 等（2009）报道 FasL 参与椎间盘细胞的凋亡并与椎间盘退变有关。

24.4 生长和转录因子的基因靶点

为了保持椎间盘的健康和完整性，不论是髓核还是纤维环，需要有一个调控基质合成、降解以及积聚大分子物质的平衡系统。回顾既往关于椎间盘退变的基因治疗方法，可以发现主要有 4 种细胞内调控子：作为形态发生素的 BMPs 和 TGF-β，以及 LMP-1 和 Sox-9。生长因子是结合在细胞膜上的多肽，通过旁分泌和自分泌的形式调控各种细胞基质的合成和降解（Masuda 和 An 2004）（另见第 25 章）。在正常情况下，椎间盘细胞表达和分泌合成代谢性生长因子以维持正常基质合成和分解代谢平衡。这些分子包括胰岛素样生长因子（IGF）、转化生长因子 β（TGF-β）以及 BMP 家族成员（Thompson 等 1991；Osada 等 1996；Cui 等 2008）。另一组目标分子包括被誉为软骨和骨性表型"调控大师"的转化因子。Sox-9 作为这类因子已经在软骨和椎间盘的基础以及临床前期试验中被广泛研究。逆转录表达 Sox-9 还能有效地诱导脂肪基质干细胞分化为软骨样细胞。因此，Sox-9 是一个作为椎间盘退变疾病有效治疗工具的候选基因（Yang 等 2011）。LIM 矿化蛋白 -1（LIM mineralization protein-1，LMP-1）是另一个正性调控 BMP 分泌的调控蛋白（Boden 1998）。有研究同时应用合成性生长因子和分泌性转录因子的活性通过增加基质的合成促进修复，从而增强椎间盘的高度和功能（Zhang 等 2006）。

24.4.1 生长及转录因子的体外基因递送

在该领域的大多数实验都还在体外阶段。研究主要集中在找到几种能够获得最有希望结果的基因和细胞（Zhang 等 2006；Bron 等 2009；Zhang 等 2009）。多数实验采取三维培养方式以促进软骨样和髓核样分化（Risbud 等 2004）。另一种建立起来的体外分化方法是模仿体内环境的全

椎间盘培养模型（Zhang 等 2008）。

BMPs 最初被用来诱导骨和软骨的形成，如今其已被用来作为一种重要的信号蛋白调控整个身体的组织结构。当前已发现有 20 种 BMP 蛋白。美国食品与药品管理局（FDA）近来已经允许骨形成蛋白 -1 和生长分化因子 -5 进入试用性新药临床试验（Reddi 等 2009；Zhang 等 2011）。Zhang 等比较了通过腺病毒载体过表达多种 BMP 蛋白（BMP-2，BMP-3，BMP-4，BMP-5，BMP-7，BMP-8，BMP-10，BMP-11，BMP-12，BMP-13，BMP-14 和 BMP-15）对牛椎间盘细胞外基质积聚的影响。研究者们对这 12 种载体的评估发现，BMP-2 和 BMP-7（也称为 OP-1）是刺激髓核细胞积聚蛋白多糖的最佳因子，而 BMP-4 和 BMP-14（也称为 GDF-5）能更好地刺激胶原的合成（Zhang 等 2006，2009）。同样的结果见于以 AAV-BMP-7 载体用于犬髓核细胞（Wang 等 2011）。在另一项研究中，研究者向体外培养的全椎间盘中注射了转导腺病毒 -BMP-7 或腺病毒 -BMP-10 基因的膝关节软骨细胞，发现经过表达 BMP-7 的软骨细胞处理后的髓核组织蛋白多糖的含量增加了 50%，而经过表达 BMP-10 的软骨细胞处理的髓核蛋白多糖表达量无明显增加（Zhang 等 2008）。

目前已发现 GDF-5（BMP-14）参与了关节形成和软骨内化骨（Cui 等 2008），GDF-5 的缺乏将导致椎间盘结构的异常（Li 等 2004），而椎间盘细胞内通过病毒（腺病毒载体）和非病毒（细胞核转染）方法使 GDF-5 过表达可增加蛋白多糖和胶原蛋白的表达（Cui 等 2008；Feng 等 2009）。LMP-1 是一种诱导白细胞和成骨细胞分泌多种 BMP 的细胞内调控分子（Boden 等 1998）。Boden 等用 LMP-1 的这一活性来增加椎间盘细胞的蛋白多糖表达（Yoon 等 2004；Kuh 等 2008），他们发现无论是平面培养还是三维培养以腺病毒 -LMP1 转导的大鼠椎间盘细胞，都能显著地增加其蛋白聚糖和聚蛋白聚糖以及 BMP-2 和 BMP-7 的 mRNA 表达水平。

非病毒基因递送系统有望在避免反转录病毒的插入突变、腺病毒的免疫源性以及获得复制能力等风险上提供有益的选择（Nishida 等 2000）。通过基因枪，Matsumoto 等成功将 BMP-7 转染至

专栏24.3 监控骨形成的病毒载体

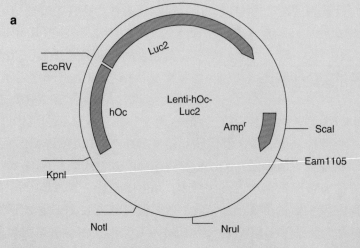

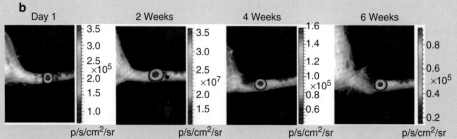

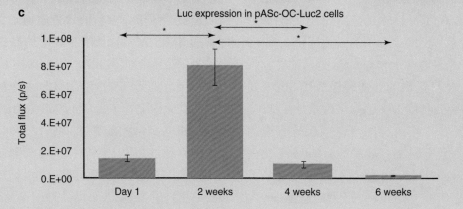

椎体骨缺损修复中用于监测骨形成的病毒载体。（a）骨钙素驱动荧光素酶构建。为实时无创监控骨形成，将骨钙素启动子克隆入商品化荧光素酶载体（pGL.4，Promega），当新骨形成时，荧光素酶基因也将表达。（b，c）将表达骨钙素驱动荧光素酶基因的干细胞植入大鼠尾椎骨缺损，在每个时间点原位注射荧光素，通过BLI系统生成图像和定量资料（图b与c来源于Sheyn等2011）

骨钙素是啮齿类动物新骨形成过程的关键基因。在转基因小鼠，骨钙素启动子被用来调控报告基因荧光素酶的表达，而骨形成或成骨活性则可通过BLI系统监测（Iris等2003；Kimelman-Bleich等2009）。植入细胞的活性还可以通过骨钙素驱动荧光素酶基因来监测（Sheyn等2011）。

参考文献

Iris B, Zilberman Y et al (2003) Molecular imaging of the skeleton: quantitative real-time bioluminescence monitoring gene expression in bone repair and development. J Bone Miner Res 18:570–578

Kimelman-Bleich N, Pelled G et al (2009) The use of a synthetic oxygen carrier-enriched hydrogel to enhance mesenchymal stem cell-based bone formation in vivo. Biomaterials 30:4639–4648

Sheyn D, Kallai I et al (2011) Gene-modi fi ed adult stem cells regenerate vertebral bone defect in a rat model. Mol Pharm 8:1592–1601

牛椎间盘细胞，从而增加了细胞蛋白聚糖的表达量（Matsumoto 等 2001）。

与上述 BMPs 一样，TGF-β 也是一类调控生长、发育、细胞分化以及维持内环境稳态的分泌性信号蛋白。三种 TGF-β 的亚型（TGF-β1,2,3）作用于同一个异侧的受体复合物（Baffi 等 2004）。TGF-β 信号在软骨尤其是椎间盘的发育和维护方面发挥了重要作用（Nishida 等 1999）。Lee 等体外检测了 TGF-β 对人椎间盘细胞的影响。他们用腺病毒载体将 TGF-β 转染至椎间盘细胞，然后将细胞行三维片状培养，结果增加了细胞蛋白聚糖及 II 型胶原的表达（Lee 等 2001）。

尽管通过基因治疗（主要是应用腺病毒做载体）能够取得良好的效果，但应用高剂量病毒载体转移单个基因可能造成危险的全身效应，尤其是细胞毒性和免疫反应（Lohr 等 2001）。应用多种载体可以减少单一载体的浓度，很可能增加修复潜能，并减少上述副作用。Moon 等在椎间盘细胞上验证了这一观念，他们将 Adeno-TGF-β1、Adeno-BMP-2 和 Adeno-IGF-1 以不同的组合方式转导入椎间盘细胞，然后将细胞置于藻酸盐珠内三维培养，发现转染了双重或三重基因组合的细胞较转染单独基因的细胞有更高的蛋白聚糖合成能力，从而减少病毒载体的应用（Moon 等 2008）。

Sox-9 是另一类在细胞的分化过程中起重要作用的转录因子。Sox-9 能够正性调控 II 型胶原的合成，是软骨形成的关键基因，说明其表达可能被用来促进髓核细胞的存活（Ben 等 1997；Paul 等 2003；Yang 等 2011）。转染 Adeno-Sox-9 载体后，成软骨细胞系、来源于退变间盘的人椎间盘细胞以及牛髓核来源的细胞均表现出 II 型胶原 mRNA 及蛋白表达表达的升高（Paul 等 2003；Zhang 等 2006）。在另一项研究中，通过鼠白血病病毒载体将 Sox-9 转染入大鼠脂肪干细胞，在三维培养系统中添加 TGF-β，这些基因修饰的细胞显示出 Sox-9 和 II 型胶原表达水平的增加。研究者还将这些基因修饰的脂肪干细胞与髓核细胞共培养，由于脂肪干细胞向培养基内分泌生长因子，共培养的细胞向髓核样细胞分化的能力得到了增强，表现为髓核细胞产生的蛋白聚糖和 II 型胶原显著增加（Yang 等 2011）。

24.4.2 体内生长及转录因子的基因递送：动物模型

目前椎间盘退变体内基因治疗的研究报道不多，本节讨论的研究都集中在椎间盘退变的早期治疗，借此评估椎间盘修复基因治疗的可行性和安全性。这些研究的模型是建立在向退变椎间盘内注射治疗性载体，利用椎间盘无血管这一免疫赦免优势（Nishida 等 2008）。

Nishida 等评估了向兔椎间盘内注射 Adeno-TGF-β 的治疗效果。病毒注射后 1 周取材进行组织学和生物化学研究。注射的椎间盘表现出 TGF-β 以及蛋白聚糖的大量表达和合成（Nishida 等 1999）。在类似的研究中，Adeno-GDF-5 或 Adeno-Luc 载体被直接注射入小鼠退变的腰椎间盘，递送载体的基因表达持续了长达 6 周，成功地阻止了因椎间盘退变导致的椎间盘高度的降低以及蛋白聚糖的减少（Liang 等 2010）。注射 Adeno-LMP-1 于兔腰椎间盘可引起 LMP-1、BMP-2 和 BMP-7 mRNA 表达水平升高（Yoon 等 2004）。

奇怪的是，到目前为止，仅有一项研究报道向退变的兔椎间盘内注射表达 Sox-9 基因的腺病毒载体，不同于注射腺病毒 - 绿色荧光蛋白的对照组退变椎间盘，经 Sox-9 处理的椎间盘保持了其软骨样外观（Paul 等 2003）。

24.5 应用基因治疗修复椎间盘退变：理论和实践

随着人类寿命的延长，椎间盘退变及其相关性脊柱病症已成为影响健康的重要因素。本书已多次讨论过，由于椎间盘组织修复能力极为有限，几乎不可能停止或逆转其退变进程。因此，人们更多地寄希望于发展新的生物治疗手段来修复退变的椎间盘。本章，我们已经讨论了如何通过基因治疗改变椎间盘内的基因表达。在本书的其他章节，我们阐述了其他椎间盘修复的治疗方法，包括注射生长因子（带或不带载体），以及应用成熟的细胞、前体细胞或干细胞（带或不带支架材料）。

相应的，我们总结了近 10 年来椎间盘基因治疗的研究，见表 24.1。大多数研究都是应用合适的基因在体外进行证据性及概念性研究，某些研究将报告基因转入取自动物组织的椎间盘细胞。这些实验阐明了将基因转入椎间盘来源细胞的可行性及局限性。*LacZ* 和 *GFP* 基因通过病毒和非病毒方法应用于多种动物和人的细胞。小 iRNA 技术也在大鼠和人髓核细胞的体外研究中用来下调荧光素酶的活性。随着动物细胞的研究，报告基因的递送也在人椎间盘细胞进行。包含 *LacZ* 和荧

表 24.1 近 10 年基因、载体、实验模型和主要实验结果的汇总表

基因	载体	实验系统	结果	作者（年份）
ADAMTS5	ADAMTS5 特异性 siRNA （a）体外转染 （b）体内注射	（a）体外，单层或藻酸盐珠培养的兔髓核细胞 （b）体内兔纤维环穿刺模型和椎间隙注射	（a）与 IL-1 刺激的对照组比较，ADAMTS5 基因表达被抑制了 70% （b）体内注射抗 ADAMTS5 导致 MRI 评分改善	Seki 等（2009）
BMP-2	腺病毒	不同种类的 BMPs 在牛髓核细胞培养中的作用 单层培养的人退变椎间盘细胞	在刺激蛋白聚糖合成方面最有效 经腺病毒 -BMP-2 处理的细胞随病毒浓度的增加，蛋白聚糖合成进行性增加	Zhang 等（2006） Wallach 等（2003a）
BMP-7（OP-1）	腺病毒 腺相关病毒（AAV） 基因段	在牛髓核细胞培养中不同类型 BMPs 的功效 犬髓核细胞培养中的生长状态 单层培养的牛椎间盘细胞	最适于刺激蛋白聚糖合成 促进蛋白聚糖和 II 型胶原生成 提高椎间盘细胞的蛋白聚糖合成	Zhang 等（2006） Zhang 等（2009） Wang 等（2011） Matsumoto 等（2001）
BMP-14（GDF-5）	转基因技术 腺病毒	小鼠椎间盘细胞单层培养 不同 BMPs 对体外培养的牛髓核细胞的功效 兔膝关节软骨细胞注射离体椎间盘 小鼠退变椎间盘椎间隙注射	II 型胶原和蛋白多糖基因表达升高 最适于胶原表达 髓核内蛋白聚糖含量升高 50% 成功阻止了椎间隙高度以及蛋白聚糖含量的减少	Cui 等（2008） Zhang 等（2006） Zhang 等（2008） Liang 等（2010）
CTGF	腺相关病毒	单层培养的恒河猴腰椎间盘髓核细胞	CTGF 促进 II 型胶原和蛋白聚糖的合成	Liu 等（2010）
FasL	通过超声转染 FasL 特异性 siRNA	siRNA 体内转移至 SD 大鼠尾椎椎间盘	与对照组相比，转染 siRNA 可抑制 53% 的内源性 FasL 表达	Suzuki 等（2009）
IL-1Ra	腺病毒	（a）单层或藻酸盐凝胶培养的正常及退变的人椎间盘细胞 （b）感染腺病毒 -IL-1Ra 的正常和退变椎间盘细胞注射入离体退变椎间盘	（a）感染腺病毒 -IL-1Ra 的细胞 IL-1Ra 的产量升高，表达时间延长，并且感染的细胞能抵抗 IL-1 （b）IL-1Ra 蛋白表达增加，维持 2 周	LeMaitre 等（2007）
LMP-1	腺病毒	体外单层和三维培养大鼠椎间盘细胞 注射健康兔腰椎间盘	蛋白聚糖、BMP-2 和 BMP-7 mRNA 水平显著增加 LMP-1、BMP-2 及 BMP-7 mRNA 水平升高	Yoon 等（2004）， Kuh 等（2008） Yoon 等（2004）
Sox-9	腺病毒 逆转录病毒	成软骨细胞系和人退变椎间盘细胞与牛髓核细胞 三维培养大鼠脂肪干细胞 转基因细胞与髓核细胞共培养	II 型胶原基因及蛋白表达的增加 II 型胶原和 Sox-9 表达水平的增加 II 型胶原和蛋白聚糖产量的增加	Paul 等（2003） Zhang 等（2006） Yang 等（2011）
TGF-β	腺病毒	三维片状培养的人椎间盘细胞 藻酸盐凝胶三维培养经 TGF-β、BMP-2 和 IGF 以不同组合处理的人椎间盘细胞 成软骨细胞系、人退变椎间盘细胞和牛髓核细胞 兔退变椎间盘内注射	蛋白聚糖和 II 型胶原合成的增加 经双重或三重因子处理的细胞蛋白聚糖含量升高 II 型胶原基因及蛋白表达水平增加 注射 1 周后 TGF-β 和蛋白聚糖的表达及合成增加 注射的椎间盘维持了其软骨样外观	Lee 等（2001） Moon 等（2008） Paul 等（2003） Zhang 等（2006） Nishida 等（1999） Paul 等（2003）
TIMP-1	腺病毒 腺相关病毒	三维片状培养的退变人椎间盘细胞 恒河猴腰椎间盘髓核细胞培养	培养的退变椎间盘细胞蛋白聚糖增加 增强蛋白聚糖的表达，但对 II 型胶原无影响	Wallach 等（2003b） Liu 等（2010）

光素酶报告基因的腺病毒载体能够 100% 转导培养的人正常或退变椎间盘细胞。另一项体外研究显示对体外培养的人类细胞进行基因活性的外部控制是可行的。目前，病毒性和非病毒性载体都可用来在体内转移报告基因至椎间盘。当注射不同剂量的包含 GFP 或 LacZ 的腺病毒和腺相关病毒载体入兔椎间盘时，未发现临床、生化或组织学缺陷。然而，当递送的基因是 BMP-2 或 TGF-β 的时候，情况就不同了（Levicoff 等 2008）。因此仅仅根据报告基因来评估基因转移的安全性是不够的。细胞或干细胞介导的基因治疗是另一种选择策略，并被认为是调控基因表达"更加生理性"方法。有研究将表达荧光素酶的猪 MSCs 植入小型猪的椎间盘，然而植入后有大量细胞丢失。在体内大鼠模型中，应用 siRNA 技术对抗外源性表达荧光素酶的基因，由于荧光素酶基因被沉默了 24 周，siRNA 的活性在相当长的时间依然活跃（Suzuki 等 2009）。

尽管有上述可喜的研究结果，但要转化成为临床或临床前期研究，还需要很多安全性和剂量相关性研究来模拟人类疾病的真实情况。人们一直担心椎间盘与椎管的邻近关系可能导致脊髓细胞暴露给病毒载体和（或）治疗性 cDNA / 蛋白（Wallach 等 2006）。因此，我们认为在该问题上我们应该将基因治疗视为战胜疾病的方法。整体来说，模拟潜在的危险处境的安全性研究，如注射错误剂量的病毒载体，产生了完全对立的实验结果。Wallach 和 Levicoff 研究小组模拟注射错误剂量的携带 BMPs 的病毒载体来评估其安全性问题及可能的并发症，但两项研究的结果却截然不同（Wallach 等 2006；Levicoff 等 2008）。Levicoff 等报道高达 80% 的兔子在注射腺病毒载体后产生了严重病态，然而注射免疫源性较低的腺相关病毒的兔并未表现出明显临床症状。在另一项研究中，只有接受高剂量 Adeno-BMP-2 的兔表现出了瘫痪的征象；而注射常规剂量 Adeno-BMP-2 的兔则无上述表现。尽管如此，两项研究都认为通过控制好剂量，基因治疗的治疗收益将远胜于其风险。

椎间盘内注射携带合成性基因 / 转录因子的载体为治疗或预防椎间盘退变提供了一条可行的途径。此外，作者们认为注射转基因细胞使其表达上述基因（见体外模型部分）为增强细胞的能力和修复退变椎间盘的治疗性基因提供了诱人的手段。

毫无疑问，在这种治疗应用于临床以前，考虑到时间以及对治疗性基因转移的控制，还有很多的障碍需要克服，还有很多争端需要解决。如同所有创新性治疗方法一样，在关注其临床有效性之前，需要临床前研究、转化研究以及临床试验研究来评估其安全性。基于我们当前所学，我们推想将来会有更好的治疗策略来改善携带多种基因的病毒或非病毒载体。或许抗炎基因与合成性基因的有机组合有望修复椎间盘细胞外基质，抑或可能会减轻退变椎间盘内环境稳态的改变。

24.6 本章要点总结

- 近十年来几乎所有的基因治疗研究都是作为概念性证明的体外研究，通过病毒或非病毒载体将报告基因 LacZ 和 GFP 转移至动物或人的细胞内。

- 在特定情况下，各种浓度的 TIMP-1 基因转移都能够增加蛋白聚糖的合成。

- 携带 IL-1Ra 基因的腺病毒载体可感染髓核细胞和纤维环细胞；随着时间的推移感染细胞的 IL-1Ra 水平升高，将不再受 IL-1 影响。

- Fas siRNA 介导的内源性 FasL 基因的长期下调显示 RNAi 可被用来抑制体外培养的大鼠髓核细胞以及体内椎间盘的凋亡。

- 在兔模型中，ADAMTS5 siRNA 可抑制椎间盘退变。

- 含有 BMP-、LMP-1、TGF-β 和 Sox-9 基因的质粒可被用来转染髓核细胞。携带 BMP-2 或 BMP-7（OP-1）基因的腺病毒载体在刺激蛋白聚糖合成方面是最有效的；而 BMP-4 和 BMP-14（GDF-5）基因在刺激胶原合成方面效价更高。

- 以退变的兔椎间盘作为相关模型，研究表达 Sox-9 的腺病毒载体的治疗作用，结果在 5 周的研究期间里髓核的架构及组织结构得以保存。

- 注射入兔椎间盘的携带 GFP 或 LacZ 基因的腺病毒和腺相关病毒载体未引发不良的临床、生化或组织学改变。然而，模拟可能的危险情况下的安全性研究，如注射错误剂量的病毒载体，显示了不一致的研究结果。

（李　威　白雪东 译　阮狄克 审校）

参考文献

Aslan H, Zilberman Y, Arbeli V, Sheyn D, Matan Y, Liebergal M, Li J, Helm GA, Gazit D, Gazit Z (2006) Nucleofection-based ex vivo nonviral gene delivery to human stem cells as a platform for tissue regeneration. Tissue Eng 12(4):877–889

Baffi MO, Slattery E, Sohn P, Moses HL, Chytil A, Serra R (2004) Conditional deletion of the TGF-beta type II receptor in Col2a expressing cells results in defects in the axial skeleton without alterations in chondrocyte differentiation or embryonic development of long bones. Dev Biol 276(1):124–142

Bell DM, Leung KK, Wheatley SC, Ng LJ, Zhou S, Ling KW, Sham MH, Koopman P, Tam PP, Cheah KS (1997) SOX9 directly regulates the type-II collagen gene. Nat Genet 16(2):174–178

Boden SD, Liu Y, Hair GA, Helms JA, Hu D, Racine M, Nanes MS, Titus L (1998) LMP-1, a LIM-domain protein, mediates BMP-6 effects on bone formation. Endocrinology 139(12):5125–5134

Bron JL, Helder MN, Meisel HJ, Van Royen BJ, Smit TH (2009) Repair, regenerative and supportive therapies of the annulus fibrosus: achievements and challenges. Eur Spine J 18(3):301–313

Bueno EM, Glowacki J (2009) Cell-free and cell-based approaches for bone regeneration. Nat Rev Rheumatol 5(12):685–697

Cavazzana-Calvo M, Thrasher A, Mavilio F (2004) The future of gene therapy. Nature 427(6977):779–781

Cui M, Wan Y, Anderson DG, Shen FH, Leo BM, Laurencin CT, Balian G, Li X (2008) Mouse growth and differentiation factor-5 protein and DNA therapy potentiates intervertebral disc cell aggregation and chondrogenic gene expression. Spine J 8(2):287–295

Edelstein ML, Abedi MR, Wixon J (2007) Gene therapy clinical trials worldwide to 2007–an update. J Gene Med 9(10):833–842

Elfervig MK, Minchew JT, Francke E, Tsuzaki M, Banes AJ (2001) IL-1beta sensitizes intervertebral disc annulus cells to fluid-induced shear stress. J Cell Biochem 82(2):290–298

Feng G, Wan Y, Shen FH, Li X (2009) Nucleus pulposus explant culture model. J Orthop Res 27(6):814–819

Fire A, Xu S, Montgomery MK, Kostas SA, Driver SE, Mello CC (1998) Potent and specific genetic interference by double-stranded RNA in Caenorhabditis elegans. Nature 391(6669):806–811

Flotte TR (2007) Gene therapy: the first two decades and the current state-of-the-art. J Cell Physiol 213(2):301–305

Friedmann T, Roblin R (1972) Gene therapy for human genetic disease? Science 175(25):949–955

Glasson SS, Askew R, Sheppard B, Carito B, Blanchet T, Ma HL, Flannery CR, Peluso D, Kanki K, Yang Z, Majumdar MK, Morris EA (2005) Deletion of active ADAMTS5 prevents cartilage degradation in a murine model of osteoarthritis. Nature 434(7033): 644–648

Griffith TS, Brunner T, Fletcher SM, Green DR, Ferguson TA (1995) Fas ligand-induced apoptosis as a mechanism of immune privilege. Science 270(5239):1189–1192

Hacein-Bey-Abina S, Von Kalle C, Schmidt M, McCormack MP, Wulffraat N, Lebouch P, Lim A, Osborne CS, Pawliuk R, Morillon E, Sorensen R, Forster A, Fraser P, Cohen JI, de Saint BG, Alexander I, Wintergerst U, Frebourg T, Aurias A, Stoppa-Lyonnet D, Romana S, Radford-Weiss I, Gross F, Valensi F, Delabesse E, Macintyre E, Sigaux F, Soulier J, Leiva LE, Wissler M, Prinz C, Rabbitts TH, Le Deist F, Fischer A, Cavazzana-Calvo M (2003) LMO2-associated clonal T cell proliferation in two patients after gene therapy for SCID-X1. Science 302(5644):415–419

Han D, Ding Y, Liu SL, Wang G, Si IC, Wang X, Cui L, Huang D (2009) Double role of Fas ligand in the apoptosis of intervertebral disc cells in vitro. Acta Biochim Biophys Sin (Shanghai) 41(11):938–947

Hashimoto G, Aoki T, Nakamura H, Tanzawa K, Okada Y (2001) Inhibition of ADAMTS4 (aggrecanase-1) by tissue inhibitors of metalloproteinases (TIMP-1, 2, 3 and 4). FEBS Lett 494(3): 192–195

Herzog RW, Cao O, Srivastava A (2010) Two decades of clinical gene therapy–success is finally mounting. Discov Med 9(45):105–111

Huston MW, van Til NP, Visser TP, Arshad S, Brugman MH, Cattoglio C, Nowrouzi A, Li Y, Schambach A, Schmidt M, Baum C, von Kalle C, Mavilio F, Zhang F, Blundell MP, Thrasher AJ, Verstegen MM, Wagemaker G (2011) Correction of murine SCID-X1 by lentiviral gene therapy using a codon-optimized IL2RG gene and minimal pretransplant conditioning. Mol Ther 19:1867–1877

Jimbo K, Park JS, Yokosuka K, Sato K, Nagata K (2005) Positive feedback loop of interleukin-1beta upregulating production of inflammatory mediators in human intervertebral disc cells in vitro. J Neurosurg Spine 2(5):589–595

Kakutani K, Nishida K, Uno K, Takada T, Shimomura T, Maeno K, Kurosaka M, Doita M (2006) Prolonged down regulation of specific gene expression in nucleus pulposus cell mediated by RNA interference in vitro. J Orthop Res 24(6):1271–1278

Kaneyama S, Nishida K, Takada T, Suzuki T, Shimomura T, Maeno K, Kurosaka M, Doita M (2008) Fas ligand expression on human nucleus pulposus cells decreases with disc degeneration processes. J Orthop Sci 13(2):130–135

Kang JD, Stefanovic-Racic M, McIntyre LA, Georgescu HI, Evans CH (1997) Toward a biochemical understanding of human intervertebral disc degeneration and herniation. Contributions of nitric oxide, interleukins, prostaglandin E2, and matrix metalloproteinases. Spine (Phila Pa 1976) 22(10):1065–1073

Kimelman-Bleich N, Pelled G, Zilberman Y, Kallai I, Mizrahi O, Tawackoli W, Gazit Z, Gazit D (2011) Targeted gene-and-host progenitor cell therapy for nonunion bone fracture repair. Mol Ther 19(1):53–59

Kuh SU, Zhu Y, Li J, Tsai KJ, Fei Q, Hutton WC, Yoon ST (2008) The AdLMP-1 transfection in two different cells; AF cells, chondrocytes as potential cell therapy candidates for disc degeneration. Acta Neurochir (Wien) 150(8):803–810

Le Maitre CL, Freemont AJ, Hoyland JA (2005) The role of interleukin-1 in the pathogenesis of human intervertebral disc degeneration. Arthritis Res Ther 7(4):R732–R745

Le Maitre CL, Hoyland JA, Freemont AJ (2007) Interleukin-1 receptor antagonist delivered directly and by gene therapy inhibits matrix degradation in the intact degenerate human intervertebral disc: an in situ zymographic and gene therapy study. Arthritis Res Ther 9(4):R83

Lee JY, Hall R, Pelinkovic D, Cassinelli E, Usas A, Gilbertson L, Huard J, Kang J (2001) New use of a three-dimensional pellet culture system for human intervertebral disc cells: initial characterization and potential use for tissue engineering. Spine (Phila Pa 1976) 26(21):2316–2322

Lee EX, Lam DH, Wu C, Yang J, Ng WH, Wang S (2011) Glioma gene therapy using induced pluripotent stem cell-derived neural stem cells. Mol Pharm 8:1515–1524

Leo BM, Li X, Balian G, Anderson DG (2004) In vivo bioluminescent imaging of virus-mediated gene transfer and transduced cell transplantation in the intervertebral disc. Spine (Phila Pa 1976) 29(8):838–844

Levicoff EA, Kim JS, Sobajima S, Wallach CJ, Larson JW 3rd, Robbins PD, Xiao X, Juan L, Vadala G, Gilbertson LG, Kang JD (2008) Safety assessment of intradiscal gene therapy II: effect of dosing and vector choice. Spine (Phila Pa 1976) 33(14):1509–1516; discussion 1517

Li X, Leo BM, Beck G, Balian G, Anderson GD (2004) Collagen and proteoglycan abnormalities in the GDF-5-deficient mice and molecular changes when treating disk cells with recombinant growth factor. Spine (Phila Pa 1976) 29(20):2229–2234

Liang H, Ma SY, Feng G, Shen FH, Joshua Li X (2010) Therapeutic effects of adenovirus-mediated growth and differentiation factor-5 in a mice disc degeneration model induced by annulus needle puncture. Spine J 10(1):32–41

Liu X, Li K, Song J, Liang C, Wang X, Chen X (2006) Efficient and stable gene expression in rabbit intervertebral disc cells transduced with a recombinant baculovirus vector. Spine (Phila Pa 1976) 31(7):732–735

Liu Y, Kong J, Chen BH, Hu YG (2010) Combined expression of CTGF and tissue inhibitor of metalloprotease-1 promotes synthesis of proteoglycan and collagen type II in rhesus monkey lumbar intervertebral disc cells in vitro. Chin Med J (Engl) 123(15):2082–2087

Lohr F, Huang Q, Hu K, Dewhirst MW, Li CY (2001) Systemic vector leakage and transgene expression by intratumorally injected recombinant adenovirus vectors. Clin Cancer Res 7(11):3625–3628

Masuda K, An HS (2004) Growth factors and the intervertebral disc. Spine J 4(6 Suppl):330S–340S

Matsumoto T, Masuda K, Chen S, An H, Andersson G, Aota Y, Horvath E, Thonar E (2001) Transfer of osteogenic protein-1 gene by gene gun system promotes matrix synthesis in bovine intervertebral disc and articular cartilage cells. Trans Orthop Res Soc 26:30 Menendez MI, Clark DJ, Carlton M, Flanigan DC, Jia G, Sammet S, Weisbrode SE, Knopp MV, Bertone AL (2011) Direct delayed human adenoviral BMP-2 or BMP-6 gene therapy for bone and cartilage regeneration in a pony osteochondral model. Osteoarthritis Cartilage 19(8):1066–1075

Moon SH, Gilbertson LG, Nishida K, Knaub M, Muzzonigro T, Robbins PD, Evans CH, Kang JD (2000) Human intervertebral disc cells are genetically modifiable by adenovirus-mediated gene transfer: implications for the clinical management of intervertebral disc disorders. Spine (Phila Pa 1976) 25(20):2573–2579

Moon SH, Nishida K, Gilbertson LG, Lee HM, Kim H, Hall RA, Robbins PD, Kang JD (2008) Biologic response of human intervertebral disc cells to gene therapy cocktail. Spine (Phila Pa 1976) 33(17):1850–1855

Morrey ME, Anderson PA, Chambers G, Paul R (2008) Optimizing nonviral-mediated transfection of human intervertebral disc chondrocytes. Spine J 8(5):796–803

Muona K, Makinen K, Hedman M, Manninen H, Yla-Herttuala S (2012) 10-year safety follow-up in patients with local VEGF gene transfer to ischemic lower limb. Gene Ther 19:392–395

Nagase H, Woessner JF Jr (1999) Matrix metalloproteinases. J Biol Chem 274(31):21491–21494

Nishida K, Kang JD, Suh JK, Robbins PD, Evans CH, Gilbertson LG (1998) Adenovirus-mediated gene transfer to nucleus pulposus cells. Implications for the treatment of intervertebral disc degeneration. Spine (Phila Pa 1976) 23(22):2437–2442; discussion 2443

Nishida K, Kang JD, Gilbertson LG, Moon SH, Suh JK, Vogt MT, Robbins PD, Evans CH (1999) Modulation of the biologic activity of the rabbit intervertebral disc by gene therapy: an in vivo study of adenovirus-mediated transfer of the human transforming growth factor beta 1 encoding gene. Spine (Phila Pa 1976) 24(23):2419–2425

Nishida K, Gilbertson LG, Robbins PD, Evans CH Kang JD (2000) Potential applications of gene therapy to the treatment of intervertebral disc disorders. Clin Orthop Relat Res (379 Suppl):S234–S241

Nishida K, Doita M, Takada T, Kakutani K, Miyamoto H, Shimomura T, Maeno K, Kurosaka M (2006) Sustained transgene expression in intervertebral disc cells in vivo mediated by microbubble-enhanced ultrasound gene therapy. Spine (Phila Pa 1976) 31(13):1415–1419

Nishida K, Suzuki T, Kakutani K, Yurube T, Maeno K, Kurosaka M, Doita M (2008) Gene therapy approach for disc degeneration and associated spinal disorders. Eur Spine J 17(Suppl 4):459–466

Noel D, Gazit D, Bouquet C, Apparailly F, Bony C, Plence P, Millet V, Turgeman G, Perricaudet M, Sany J, Jorgensen C (2004) Short-term BMP-2 expression is sufficient for in vivo osteochondral differentiation of mesenchymal stem cells. Stem Cells 22(1):74–85

Omlor GW, Bertram H, Kleinschmidt K, Fischer J, Brohm K, Guehring T, Anton M, Richter W (2010) Methods to monitor distribution and metabolic activity of mesenchymal stem cells following in vivo injection into nucleotomized porcine intervertebral discs. Eur Spine J 19(4):601–612

Osada R, Ohshima H, Ishihara H, Yudoh K, Sakai K, Matsui H, Tsuji H (1996) Autocrine/paracrine mechanism of insulin-like growth factor-1 secretion, and the effect of insulin-like growth factor-1 on proteoglycan synthesis in bovine intervertebral discs. J Orthop Res 14(5):690–699

Paul R, Haydon RC, Cheng H, Ishikawa A, Nenadovich N, Jiang W,

Zhou L, Breyer B, Feng T, Gupta P, He TC, Phillips FM (2003) Potential use of Sox9 gene therapy for intervertebral degenerative disc disease. Spine (Phila Pa 1976) 28(8):755–763

Pleger ST, Shan C, Ksienzyk J, Bekeredjian R, Boekstegers P, Hinkel R, Schinkel S, Leuchs B, Ludwig J, Qiu G, Weber C, Raake P, Koch WJ, Katus HA, Muller OJ, Most P (2011) Cardiac AAV9-S100A1 gene therapy rescues post-ischemic heart failure in a preclinical large animal model. Sci Transl Med 3(92):92ra64

Reddi AH, Reddi A (2009) Bone morphogenetic proteins (BMPs): from morphogens to metabologens. Cytokine Growth Factor Rev 20(5–6):341–342

Risbud MV, Albert TJ, Guttapalli A, Vresilovic EJ, Hillibrand AS, Vaccaro AR, Shapiro IM (2004) Differentiation of mesenchymal stem cells towards a nucleus pulposus-like phenotype in vitro: implications for cell-based transplantation therapy. Spine (Phila Pa 1976) 29(23):2627–2632

Rowzee AM, Cawley NX, Chiorini JA, Di Pasquale G (2011) Glucagon-like Peptide-1 gene therapy. Exp Diabetes Res 2011:601047

Schmidt-Wolf GD, Schmidt-Wolf IG (2003) Non-viral and hybrid vectors in human gene therapy: an update. Trends Mol Med 9(2): 67–72

Seguin CA, Pilliar RM, Roughley PJ, Kandel RA (2005) Tumor necrosis factor-alpha modulates matrix production and catabolism in nucleus pulposus tissue. Spine (Phila Pa 1976) 30(17): 1940–1948

Seki S, Asanuma-Abe Y, Masuda K, Kawaguchi Y, Asanuma K, Muehleman C, Iwai A, Kimura T (2009) Effect of small interference RNA (siRNA) for ADAMTS5 on intervertebral disc degeneration in the rabbit anular needle-puncture model. Arthritis Res Ther 11(6):R166

Shen B, Melrose J, Ghosh P, Taylor F (2003) Induction of matrix metalloproteinase-2 and –3 activity in ovine nucleus pulposus cells grown in three-dimensional agarose gel culture by interleukin-1beta: a potential pathway of disc degeneration. Eur Spine J 12(1):66–75

Sheyn D, Kimelman-Bleich N, Pelled G, Zilberman Y, Gazit D, Gazit Z (2008) Ultrasound-based nonviral gene delivery induces bone formation in vivo. Gene Ther 15(4):257–266

Somia N, Verma IM (2000) Gene therapy: trials and tribulations. Nat Rev Genet 1(2):91–99

Sowa G, Westrick E, Pacek C, Coelho P, Patel D, Vadala G, Georgescu H, Vo N, Studer R, Kang J (2011) In vitro and in vivo testing of a novel regulatory system for gene therapy for intervertebral disc degeneration. Spine (Phila Pa 1976) 36(10):E623–E628

Suzuki T, Nishida K, Kakutani K, Maeno K, Yurube T, Takada T, Kurosaka M, Doita M (2009) Sustained long-term RNA interference in nucleus pulposus cells in vivo mediated by unmodified small interfering RNA. Eur Spine J 18(2):263–270

Takada T, Nishida K, Doita M, Kurosaka M (2002) Fas ligand exists on intervertebral disc cells: a potential molecular mechanism for immune privilege of the disc. Spine (Phila Pa 1976) 27(14): 1526–1530

Thompson JP, Oegema TR Jr, Bradford DS (1991) Stimulation of mature canine intervertebral disc by growth factors. Spine (Phila Pa 1976) 16(3):253–260

Vadala G, Sowa GA, Smith L, Hubert MG, Levicoff EA, Denaro V, Gilbertson LG, Kang JD (2007) Regulation of transgene expression using an inducible system for improved safety of intervertebral disc gene therapy. Spine (Phila Pa 1976) 32(13):1381–1387

Wallach CJ, Gilbertson LG, Kang JD (2003a) Gene therapy applications for intervertebral disc degeneration. Spine (Phila Pa 1976) 28(15 Suppl):S93–S98

Wallach CJ, Sobajima S, Watanabe Y, Kim JS, Georgescu HI, Robbins P, Gilbertson LG, Kang JD (2003b) Gene transfer of the catabolic inhibitor TIMP-1 increases measured proteoglycans in cells from degenerated human intervertebral discs. Spine (Phila Pa 1976) 28(20):2331–2337

Wallach CJ, Kim JS, Sobajima S, Lattermann C, Oxner WM, McFadden K, Robbins PD, Gilbertson LG, Kang JD (2006) Safety assessment of intradiscal gene transfer: a pilot study. Spine J 6(2):107–112

Wang C, Ruan DK, Zhang C, Wang DL, Xin H, Zhang Y (2011) Effects of adeno-associated virus-2-mediated human BMP-7 gene transfection on the phenotype of nucleus pulposus cells. J Orthop Res 29(6):838–845

Wehling P (2001) Transfer of genes to intervertebral disc cells: proposal for a treatment strategy of spinal disorders by local gene therapy. Joint Bone Spine 68(6):554–556

Wehling P, Schulitz KP, Robbins PD, Evans CH, Reinecke JA (1997) Transfer of genes to chondrocytic cells of the lumbar spine. Proposal for a treatment strategy of spinal disorders by local gene therapy. Spine (Phila Pa 1976) 22(10):1092–1097

Xia C, Ding C, Yang X, Sun K, Tian S (2010) Effects of antisense transforming growth factor-beta1 gene transfer on the biological activities of tendon sheath fibroblasts. Orthopedics 33(8)

Yang Z, Huang CY, Candiotti KA, Zeng X, Yuan T, Li J, Yu H, Abdi S (2011) Sox-9 facilitates differentiation of adipose tissue-derived stem cells into a chondrocyte-like phenotype in vitro. J Orthop Res 29(8):1291–1297

Yasuda T, Hayakawa H, Nihira T, Ren YR, Nakata Y, Nagai M, Hattori N, Miyake K, Takada M, Shimada T, Mizuno Y, Mochizuki H (2011) Parkin-mediated protection of dopaminergic neurons in a chronic MPTP-minipump mouse model of Parkinson disease. J Neuropathol Exp Neurol 70:686–697

Yoon ST, Park JS, Kim KS, Li J, Attallah-Wasif ES, Hutton WC, Boden SD (2004) ISSLS prize winner: LMP-1 upregulates intervertebral disc cell production of proteoglycans and BMPs in vitro and in vivo. Spine (Phila Pa 1976) 29(23):2603–2611

Zhang Y, An HS, Thonar EJ, Chubinskaya S, He TC, Phillips FM (2006) Comparative effects of bone morphogenetic proteins and sox9 overexpression on extracellular matrix metabolism of bovine nucleus pulposus cells. Spine (Phila Pa 1976) 31(19): 2173–2179

Zhang Y, Phillips FM, Thonar EJ, Oegema T, An HS, Roman-Blas JA, He TC, Anderson DG (2008) Cell therapy using articular chondrocytes overexpressing BMP-7 or BMP-10 in a rabbit disc organ culture model. Spine (Phila Pa 1976) 33(8):831–838

Zhang Y, Markova D, Im HJ, Hu W, Thonar EJ, He TC, An HS, Phillips FM, Anderson DG (2009) Primary bovine intervertebral disc cells transduced with adenovirus overexpressing 12 BMPs and Sox9 maintain appropriate phenotype. Am J Phys Med Rehabil 88(6): 455–463

Zhang Y, Chee A, Thonar EJ, An HS (2011) Intervertebral disk repair by protein, gene, or cell injection: a framework for rehabilitation-focused biologics in the spine. PM R 3(6 Suppl):S88–S94

生长因子和其他形式促进椎间盘修复

Won C.Bae, Koichi Masuda

第 25 章

目录

W.C. Bae, PhD
Department of Radiology,
University of California, San Diego,
408 Dickinson Street, San Diego, CA 92103-8226, USA
e-mail: wbae@ucsd.edu

K. Masuda, MD(✉)
Department of Orthopaedic Surgery,
University of California, San Diego,
9500 Gilman Dr. MC0863, La Jolla, CA 92093-0863, USA
e-mail: koichimasuda@ucsd.edu

25.1 椎间盘退变：合成和分解代谢活性失衡

最近的研究发现椎间盘退变与椎间盘细胞外基质基因相关，例如编码 I 型胶原（Tilkeridis 等 2005）、IX 型胶原（Annunen 等 1999；Solovieva 等 2006）、蛋白聚糖（Kawaguchi 等 1999）、基质金属蛋白酶 -2（MMP-2）（Dong 等 2007）、基质金属蛋白酶 -3（MMP-3）（Takahashi 等 2001）、白细胞介素 -1β（IL-1β）（Solovieva 等 2004）、IL-6（Noponen-Hietala 等 2005）、维生素 D 受体（Videman 等 1998）、无孢蛋白（Song 等 2008）、软骨间层蛋白（CILP）（Seki 等 2005；Virtanen 等 2007）。这些研究结果表明细胞外基质（ECM）中的蛋白或因子可能通过降解基质来调控椎间盘退变。

髓核和纤维环的胞外基质的自稳态是由椎间盘细胞合成代谢和分解代谢的平衡来保持的。在年轻的髓核中存在大量的脊索细胞（Trout 等 1982），这些细胞分化为大量的软骨类细胞或被软骨类细胞替换而走向成熟。这些细胞类型都合成构成大部分髓核组织（Aguiar 等 1999）的蛋白聚糖（Kim 等 2009）。与关节软骨一样，蛋白聚糖和胞外透明质酸相互作用形成聚合物与主要由 II 型胶原构成的纤维网络结构结合（Scott 和 Haigh 1986）。这个大的亲水的蛋白聚糖聚合物和胶原网络提供髓核的内在机械性能。纤维环包含一个相对均匀的细胞量，导致其合成一个比髓核胶原更丰富、蛋白聚糖相对缺乏的基质。纤维环是一个致密的层状组织，其包含的纤维层富含 I 型胶原和更深区域的 II 型胶原（Schollmeier 等 2000）。

对椎间盘的胶原和蛋白聚糖更详尽的讨论见第 4 章和第 5 章。

调节椎间盘的合成代谢状态的分子包括多肽生长因子，比如胰岛素样生长因子（IGF-1）、转换生长因子 β（TGF-β）、骨形成蛋白（BMPs）（Thompson 等 1991；Osada 等 1996）。分解代谢调节子包括细胞激素，比如 IL-1（Ahn 等 2002a；Takahashi 等 1996a）和肿瘤坏死因子 -α（TNF-α）（Ahn 等 2002a；Miyamoto 等 2000；Takahashi 等 1996a），TNF-α 等可以影响基质降解酶的合成。有作者认为合成和分解代谢过程的改变在椎间盘退行性病变的发生和进程中起关键作用（Masuda 和 An 2006）。

由于合成代谢的基因和调节子的上调已经被研究（Gokorsch 等 2005；Desmoulin 等 2011），目前更多的研究集中在椎间盘在病理条件下的生物化学改变。病理条件包括椎间盘退变（Patel 等 2007）、损伤（例如刺穿或戳伤）（Anderson 等 2002；Sobajima 等 2005）和异常机械负荷（Yurube 等 2010；Iatridis 等 2011）。在这些条件下，椎间盘细胞趋向于表达和合成促进分解代谢的细胞因子。在培养条件下退化和突出的椎间盘组织中已观察到 IL-1 以及其主要调节子 TNF-α mRNA 和蛋白水平的上调（Ahn 等 2002b；Burke 等 2003；Kang 等 1996；Weiler 等 2005；Igarashi 等 2000；Olmarker 和 Larsson 1998；Le Maitre 等 2005，2007a）。由细胞因子（如 IL-1）诱发的分解代谢过程，可以由一些酶调节，包括胶原酶（Sakuma 等 2002）、环氧化酶 -2（COX-2）（Kang 等 1997）、前列腺素 E2（PGE2）（Takahashi 等 1996a；Rannou 等 2000）、MMP-1（Jimbo 等 2005）、MMP-3（Jimbo 等 2005）、MMP-13（Miyamoto 等 2005；Le Maitre 等 2004）和蛋白聚糖酶，如带有血小板凝血酶敏感蛋白样模体的解整链蛋白金属蛋白酶 -4（ADAMTS-4）（Patel 等 2007）。同样有趣的是，在关节软骨中，低浓度的 IL-1，除引起组织退化外，也能抑制蛋白聚糖，主要是聚蛋白聚糖的合成（Arner 和 Pratta 1989；Benton 和 Tyler 1988；Dingle 等 1991）。

25.2 椎间盘退变性疾病的生物治疗

目前已经有几种策略被用于椎间盘的生物修复或再生。最广泛应用的方法是直接将治疗剂注射到椎间盘，也是本章的重点。注射的制剂旨在刺激受体椎间盘的合成代谢，提供利于生物修复的环境，或抑制或竞争性抑制那些在退变椎间盘组织中的可能存在的分解代谢调节因子和酶类。合成代谢制剂包括生长因子［例如成骨蛋白 -1（OP-1，也称为 BMP-7），其他 BMPs，和 TGF-β］，包含多种生长因子的材料（例如富血小板血浆），转染了治疗剂基因（例如 TGF-β）的细胞等。凝胶包被的生物材料对于生物修复有几点好处：凝胶和髓核组织有相似的机械性能，能提供直接的加载支持并且可能促进水合作用。而且，它们能和生长因子混合或交联以提供比单独生长因子更持久的合成代谢影响。抑制剂包括那些可以抑制分解代谢基因表达的因子［例如 ADAMTS-5 的小分子干扰 RNA（siRNA）］、IL-1 受体拮抗剂和 TNF-α（也就是可溶性 TNF Ⅱ型受体）。表 25.1 和表 25.2 总结了一些分别在体外和体内研究过的治疗药物。

25.3 评价疗效的模型系统及观察指标

为评价各种生物治疗手段的有效性，许多体外和体内的模型系统被设计并得到应用。将椎间盘分离出的髓核和纤维环细胞单层培养，通过添加特异性的细胞因子（例如 IL-1、TNF-α）来模拟退变条件。多种不同退变等级的椎间盘都可以用来获取上述髓核和纤维环细胞。在这些系统中，治疗的有效性可以在不同退变水平中评价。细胞中，可以通过 PCR 技术检测分解代谢酶类基因表达的减少，例如蛋白聚糖酶、蛋白酶、血管因子和疼痛相关因子。合成代谢相关基因主要包括细胞外基质分子，例如胶原和蛋白聚糖，以及合成代谢调节因子如 TGF-β、IGF-1，还有生长和分化因子 -5（GDF-5）。在蛋白质水平，胶原和蛋白聚糖的合成可以分别通过 ^3H 和 ^{35}S 放射性标记检测。其他因子表达可以通过酶联免疫吸附试验（ELISA）或者多元细胞因子检测评估。

表 25.1 注射治疗药剂的体外效果

药剂	目标	效果	参考文献
TGF-β	成熟犬 IVD	PG 合成增加到 5X；在 NP 中比 AF 中高	Thompson 等（1991）
IGF-1	成熟犬 IVD	PG 合成在 NP 中少量增加	Thompson 等（1991）
TGF-β	人纤维环细胞，3D 培养	细胞增殖和 PG 合成增加；凋亡和血清消耗减少	Gruber 等（1997）
IGF-1	年轻和老的牛 NP 细胞	刺激细胞增殖和基质合成；更多 IGF-1 受体	Osada 等（1996）
OP-1	年轻兔 NP 和 AF 细胞；海藻酸盐珠颗粒	PG 和胶原产生和含量增加	Masuda 等（2003）
BMP-2	大鼠 IVD 细胞单层	细胞数量、GAG、胶原表达增加，蛋白聚糖剂量更高	Yoon 等（2003）
OP-1	人 NP 和 AF 细胞，藻酸盐珠颗粒	维持细胞密度，增加 PG 合成和累积	Imai 等（2007a）
OP-1	兔 IVD 细胞；藻酸盐珠颗粒：IL-1α 预曝光	IL-1 减少 PG 和胶原；逆转和超过了 OP-1	Takegami 等（2002）
OP-1	兔 IVD 细胞；海藻酸盐珠颗粒：C-ABC 预曝光	OP-1 上调 PG 合成。C-ABC 预曝光比对照效果更好	Takegami 等（2005）
BMP-2	人 IVD 细胞	PG 合成，蛋白聚糖表达，Ⅰ 和Ⅱ型胶原增加；没有骨形成	Kim 等（2003）
rhBMP-2 和 BMP-12	单层人 IVD 细胞	NP 细胞中 PG，胶原合成增加；对 AF 细胞影响最低	Gilbertson 等（2008）
GDF-5	牛 IVD 细胞；藻酸盐珠颗粒	DNA 和 PG 含量增加；在更高剂量，PF 和胶原合成增加	Chujo 等（2006）
PRP	猪 IVD 细胞；藻酸盐珠颗粒	细胞增殖中等增加；PG 和胶原合成和 PG 累积显著增加	Akeda 等（2006）
TGF-β1 和 PRP	人 NP 细胞	NP 细胞增殖和聚集；SOX-9、Ⅱ型胶原、蛋白聚糖 mRNA 增加	Chen 等（2006）
Ad-TIMP-1，Ad-BMP-2	来自人退化 IVD 的 IVD 细胞	4 天时 TIMP w/100 MOI 2000pg/ml 产量。Ad-TIMP-1 和 Ad-BMP-2 以及 PG 合成都增加	Wallach 等（2003）
地塞米松	人类椎间盘突出组织外植体	MMP-1 和 MMP-3 水平降低	Genevay 等（2009）
IL-1ra	人类椎间盘突出组织外植体	MMP-3 水平降低	Genevay 等（2009）
IL-1ra	IL-1 处理的人正常和退化的椎间盘组织	IL-1ra 减小细胞因子水平（MMP-3、MMP-7、MMP-13）和在所有组织类型中基质退化	Le Maitre 等（2007b）
IL-1ra/ELP	人 IVD 细胞（2～3 级）；藻酸盐珠子：IL-1ra 预处理然后 IL-1β 处理	ADAMTS-4、MMP-3 转录减少	Shamji 等（2007）
p38 MAPK 抑制子（SB 202190）	IL-1 预处理兔 NP 细胞	胶原、蛋白聚糖、IGF-1 信号降低。iNOS、COX-2、MMP-3、IL-6 信号增强	Studer 等（2008）
TNF 抑制子 mAb	人 IVD 突出组织外植体	MMP-3 水平降低	Genevay 等（2009）
PDGF、bFGF、IGF-I	人 NP 和 AF 细胞	通过 ERK 和 Akt 通路增加 DNA 合成	Pratsinis 等（2012）
TGFb3 + Dex，脊索条件培养基	退化人 NP 细胞	刺激 NP 细胞增殖，降低 ADAMTS-5、MMP-1 表达	Abbott 等（2012）
乳铁蛋白肽	牛 NP 细胞	PG 累积和 SOX-9、蛋白聚糖、TIMP 家族基因表达增加。MMPs 和 ADAMTSs 表达以剂量依赖方式降低	Kim 等（2012）
IGF-1、BMP-7、IGF-1 + BMP-7	牛 NP 细胞	协同增加合成代谢基因表达，PG 合成和累积	Kim 等（2010）

TGF-β 转化生长子 -β，IVD 椎间盘，PG 蛋白聚糖，NP 髓核，AF 纤维环，IGF-1 胰岛素样生长因子 -1，3D 三维的，OP-1 成骨蛋白 -1，BMP-2 骨形成蛋白 -2，GAG 黏多糖，IL-1 白细胞介素 -1，C-ABC 软骨素酶 ABC，GDF-5 生长分化因子 -5，SOX-9Y 染色体性别决定区域 9 基因，PRP 富血小板血浆，Ad-TIMP-1 金属蛋白酶抑制剂 -1 腺病毒载体传递 cDNA，Ad-BMP-2 BMP-2 腺病毒载体传递 cDNA，MOI 感染复数，MMP 基质金属蛋白酶，IL-1ra IL-1 受体拮抗剂，ELP 弹性蛋白样多肽，Tx 处理，ADAMTS 带有血小板凝血酶敏感蛋白样模体的解整链蛋白金属蛋白酶，MAPK 丝裂原活化蛋白激酶，iNOS 诱导型一氧化氮合酶，COX-2 环氧酶 -2，TNF 肿瘤坏死因子，mAb 多克隆抗体，PDGF 血小板源性生长因子，bFGF 基础纤维生长因子，ERK 细胞外信号调节激酶，Akt 蛋白激酶，Dex 地塞米松

表 25.2 椎间注射治疗的体内效果

药剂	种属	位置	模型	效果	参考文献
IGF-1	大鼠	尾巴	静态压缩	单次注射后体内纤维环细胞聚集	Walsh 等（2004）
GDF-5	大鼠	尾巴	静态压缩	细胞聚集，椎间盘高度增加（单次注射）	Walsh 等（2004）
TFG-β	大鼠	尾巴	静态压缩	细胞增殖（多次注射）	Walsh 等（2004）
bFGF	大鼠	尾巴	静态压缩	无响应	Walsh 等（2004）
OP-1	兔	腰椎	无（正常）	NP 中椎间盘高度和 PG 含量增加	An 等（2005）
OP-1	兔	腰椎	C-ABC：共注射	NP 中椎间盘高度和 PG 含量增加	Imai 等（2003）
OP-1	兔	腰椎	针穿刺：Tx 4 周后	NP 和 AF 中椎间盘高度和 PG 含量增加，MRI 和组织学等级改善	Masuda 等（2006）
OP-1	兔	腰椎	针穿刺	椎间盘高度和黏弹性能增加	Miyamoto 等（2006b）
OP-1	兔	腰椎	C-ABC：Tx 4 周后	NP 和 AF 中椎间盘高度和 PG 含量增加	Imai 等（2007b）
GDF-5	兔	腰椎	针穿刺：Tx 4 周后	椎间盘高度增加，MRI 和组织学等级改善	Chujo 等（2006）
GDF-5	兔	腰椎	凝血酶降解：Tx 4 周后	椎间盘高度增加，T1rho 和 T2 值提高。ADAMTS-4、ADAMTS-5 和 COX-2 表达降低	Bae 等（2009）
BMP-2	兔	腰椎	环形刺（5 × 7mm）	更多退变，血管长入和成纤维细胞	Huang 等（2007）
PRP	兔	腰椎	髓核摘除术，立即 Tx	PRP + GHM 组退化少，PG 增加；PRP + PBS 组没有差别	Nagae 等（2007）
PRP	兔	腰椎		PRP + GHM 组有更大的椎间盘高度、水含量、PG 核心蛋白 mRNA、Ⅱ型胶原；NP 中凋亡细胞更少	Sawamura 等（2009）
BMP-17	羊	腰椎	环形刺（3×6mm），立即 Tx	BMP-17 维持椎间盘高度、MRI 和组织学等级、NP 细胞密度；增加 PG 和胶原合成	Wei 等（2009）
ADAMTS-5 siRNA	兔	腰椎	针穿刺：Tx 4 周后	MRI 和组织学分数增加	Seki 等（2009）
8K-NBD 肽（NF-κB 抑制子）	小鼠	腰椎	早衰样 Ercc1 p65 KO	修复总 NP GAG 和 PG 合成	Nasto 等（2012）
纤维蛋白同种异体移植 MSC 或 JC	小型猪	腰椎	1cm 切口和髓核摘除术，在 3、6、12 个月评估	JC Tx:12 月时高 GAG 含量，富含Ⅱ型胶原	Acosta 等（2011）
链接 N 蛋白	兔	腰椎	针穿刺：Tx 4 周后	蛋白聚糖基因表达增加，蛋白酶基因表达降低	Mwale 等（2011）

IGF-1 胰岛素样生长因子 -1，GDF-5 生长分化因子 -5，TGF-β 转化生长因子 -β，bFGF 基础纤维生长因子，OP-1 成骨蛋白 -1，PG 蛋白聚糖，NP 髓核，C-ABC 软骨素酶 ABC，Tx 处理，AF 纤维环，MRI 磁共振成像，ADAMTS 带有血小板凝血酶敏感蛋白样模体的解整链蛋白金属蛋白酶，COX 环氧酶，BMP 骨形成蛋白，PRP 富血小板血浆，GHM 明胶水凝胶微球，PBS 磷酸盐缓冲液，siRNA 小分子干扰 RNA，8K-NBD Nemo 结合域，NF-κB 核因子活化 B 细胞 κ 轻链增强子，Ercc1 切除修复交叉互补基因啮齿动物修复缺陷，互补组 1，KO 敲除，MSC 间充质干细胞，JC 少年软骨细胞，GAG 黏多糖，Link N 连接蛋白氨基末端肽（DHLSDNYTLDHDRAIH）

通过三维细胞外基质，如藻酸盐包裹细胞进行培养的方法也被用于造模。细胞外基质的存在更好地模拟了椎间盘细胞生长的微环境。除了利用单层分子膜系统进行治疗外，细胞团可以复合能逆转或者降解基质成分的制剂，如用软骨素酶 ABC 降解蛋白聚糖，这在单层分子膜系统中是无法做到的。而结果可以通过检测基质的生物化学成分来评定。例如，二甲基亚甲基蓝（DMMB）试验可以检测蛋白聚糖含量，而 Western blot 和 PCR 可以用于检测蛋白和基因表达水平。

25.4 生长因子对椎间盘细胞和组织的影响

各种各样的合成代谢生长因子和细胞因子可以改变椎间盘体内平衡和刺激胞外基质合成（Masuda 等 2004）。OP-1（Masuda 等 2003）、BMP 家族和 TGF-β 超家族的一员（图 25.1），可以上调椎间盘细胞中蛋白聚糖代谢。OP-1 强烈刺激大鼠椎间盘细胞胞外基质的产生和合成（Masuda 等 2003）；其在人椎间盘细胞中也有相似的效果

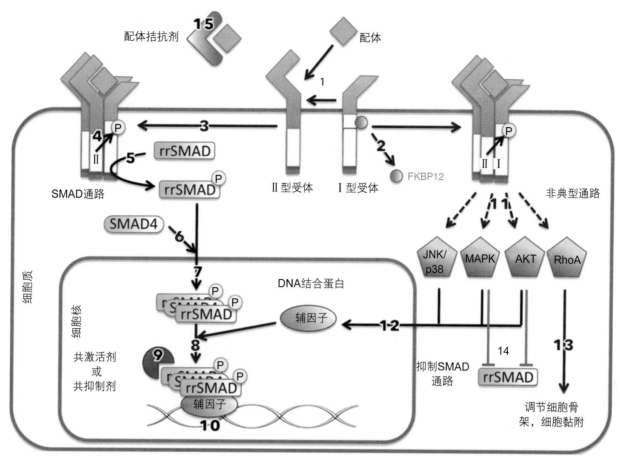

图25.1 TGF-β 信号通路。配体结合 I 和 II 型受体（1），从 I 型受体 GS 结构域释放 FKBP12（2）并形成配体 - 受体复合物（3）。 I 型受体被 II 型受体磷酸化（4）。激活的 I 型受体磷酸化受体调节 SMADs（rrSMAD）（5），其和 SMAD4（6）结合移动入核（7）。SMAD 复合体与 DNA 结合辅因子（8）和共激活剂或共抑制剂（9）结合以激活或抑制基因转录（10）。激活的配体 - 受体复合物能开启其他非典型通路（11），其能影响辅因子（12），调节细胞骨架组织和细胞黏附（13），或抑制 SMAD 通路（14）。此外，配体拮抗剂能胞外隔绝配体（15）

（Imai 等 2007a）。随着椎间盘细胞团曝露在 IL-1（Takegami 等 2002）或软骨素酶 ABC（C-ABC）（Takegami 等 2005）中，细胞外基质消耗，OP-1 也会补充蛋白聚糖和胶原。OP-1 注射剂的功效在许多动物模型中也被评估。在青年期兔子中，重组非乳糖载体的人 OP-1（rhOP-1）注射剂，可逆转椎间盘高度的减少并改善针刺造模后的 MRI 等级（Masuda 等 2006）。在另一个兔实验中（Miyamoto 等 2006b），OP-1 在针刺造模后的椎间盘中修复动态黏弹性生物力学特性（Miyamoto 等 2006b）。在椎间盘退化动物模型如大鼠尾巴（Norcross 等 2003；Hoogendoorn 等 2007，2008；Boxberger 等 2008）或山羊（Hoogendoorn 等 2007，2008）中，OP-1 在 C-ABC 化学降解的椎间盘修复中也起作用，C-ABC 被考虑作为化学髓核松解术的木瓜凝乳蛋白酶的替代品（Eurell 等 1990；Fry 等 1991；

Henderson 等 1991；Kato 等 1992；Ando 等 1995；Sugimura 等 1996；Takahashi 等 1996b；Yamada 等 2001）。当 OP-1 或载体被注射到经 C-ABC 处理 4 周后的兔子退化椎间盘中时，椎间盘高度一开始降低（～34%），然后恢复，并逐渐接近对照组水平（Imai 等 2007b）。

许多自体药剂已经被证明其临床有效性。例如，富血小板血浆（PRP）包含高水平的多种生长因子，因此它已经在动物研究和一项目前在日本进行的临床研究中被用于椎间盘修复。而且，通过一个床旁检测设备离心分离自体血液能在手术室简易地获取 PRP。在体外，PRP 刺激猪的椎间盘细胞增殖和基质合成（Akeda 等 2006）并且刺激离体人椎间盘细胞形成髓核样组织（Chen 等 2006）。研究者在髓核摘除的兔模型中探究注射是否含水凝胶（提供缓释和机械支持）的同种异体移植 PRP 并探索其的功效（Nagae 等 2007）。和单独 PRP 以及盐水对照组相比，研究者发现 PRP 水凝胶可显著抑制进一步退化。随后的研究认为没有 PRP 的水凝胶微球体没有治疗价值。相反的，经微球体的 PRP 处理的动物表现为椎间盘高度的增加，含水量的提高，蛋白聚糖核心蛋白和Ⅱ型胶原表达的增加，以及髓核中细胞凋亡的减少（Sawamura 等 2009）。在没有行髓核摘除术的退变较轻的模型中，PRP（自体血清和钙激活后）单独注射对椎间盘修复有效果（Obata 等 2012）。

除 PRP 和 OP-1 外，许多其他合成代谢生长因子和细胞因子也已被研究。早期研究表明 TGF-β 可促进椎间盘细胞增殖（Gruber 等 1997）和刺激蛋白聚糖合成（Thompson 等 1991；Gruber 等 1997）。IGF-1（Osada 等 1996；Pratsinis 和 Kletsas 2007）和血小板源性生长因子（PDGF）（Pratsinis 和 Kletsas 2007）也表现出刺激细胞增

专栏 25.1 富血小板血浆

在用于骨科手术前富血小板血浆（PRP）注射越来越多地用作一种没被临床实验认可的药物操作。PRP 包含混合的生长因子（Weibrich 2002；Okuda 等 2003；Dugrillon 等 2002；Mazzocca 等 2012）例如转化生长因子（TGF）-β1 和 TGF-β2、血管内皮生长因子（VEGF）、血小板源性生长因子（PDGF）和胰岛素样生长因子（IGF），这些是从钙和凝血酶激活的血小板天然释放的（Tozum 和 Demiralp 2003；Arpornmaeklong 等 2004）。在这些生长因子中，TGF-β1 浓度最高（Weibrich 2002）并且可能其是关键成分和应用 PRP 的指示剂。这些生长因子在创伤修复中扮演重要的角色并且被认为可促进软硬组织再生。

为椎间盘再生注射 PRP 的治疗功效仍在研究中；然而，在椎间盘细胞（Akeda 等 2006；Chen 等 2006）、移植组织（Chen 等 2009）和动物模型（Nagae 等 2007；Chen 等 2009；Obata 等 2012）等许多体外研究中获得了满意的结果，例如蛋白聚糖合成代谢上调和椎间盘高度恢复。PRP 常被用于和生物材料合成，例如明胶（Nagae 等 2007）和间充质干细胞（Chen 等 2006, 2009）。没有激活的 PRP 已经被使用（Nagae 等 2007）；然而，商业系统大多使用 PRP 凝胶。

殖效果。此外，PDGF 表现出在血清消耗诱导下的纤维环细胞保护和细胞凋亡作用（Gruber 等 2000）。

25.5 其他形式对椎间盘细胞和组织的影响

一些不包含合成代谢生长因子的药剂正在被用于退化性椎间盘修复。在一个最近的研究中，ADAMTS-5 表达被 siRNA 沉默（Seki 等 2009）。体外研究中，使用兔髓核细胞，来测定 ADAMTS-5 表达降低的程度。然后，使用一个环形针穿刺兔模型，通过 MRI 和组织学分析来评估 ADAMTS-5siRNA 阻止组织退化的效率。8 周后，对照组中髓核组织完全损失，然而 ADAMTS 沉默的动物保持椎间盘原有的结构（Seki 等 2009）。

IL-1 受体拮抗剂（IL-1ra）是另一种被研究的抑制剂。当其作用于体外退变（Le Maitre 等 2007b）和突出（Genevay 等 2009）的人椎间盘组织时，IL-1ra 降低 MMP-3 的表达（Le Maitre 等 2007b；Genevay 等 2009）。此外，随后经 IL-1ra 预处理和 IL-1 后续处理的退化的人髓核细胞中 ADAMTS-4 和 MMP-3 表达减少（Shamji 等 2007）。

目前另一个抑制的目标因子是 TNF-α。在人椎间盘细胞中，溶解性 TNF 受体和 IL-1ra 一同使用可显著上调蛋白聚糖合成（Kakutani 等 2008），然而与 TNF-α 共处理则会抑制一氧化氮和 IL-6 的产生（Sinclair 等 2011）。虽然显性抑制的 TNF（DN-TNF）不激活 TNF 受体，但它能和可溶性 TNF 有效竞争。当应用于与人椎间盘细胞的 IL-1β 拮抗时（Pichika 等 2011），DN-TNF 能有效减少 TNF-α 的浓度（图 25.2a，b）、培养液中 MMP-3 的水平（图 25.2c，d）、胞内 caspase 3 的表达（图 25.2e，f），以及 PGE2 的产生。使用一个 TNF-α 单克隆抗体可抑制突出椎间盘移植组织中 MMP-3 的表达和浓度（Genevay 等 2009）。其他 TNF 抑制剂已经开始用于临床治疗坐骨神经痛（Karppinen 等 2003；Genevay 等 2004；Okoro 等 2010）和椎间盘源性腰痛（Tobinick 和 Britschgi-Davoodifar 2003）。抗细胞因子疗法包括 p38 丝裂

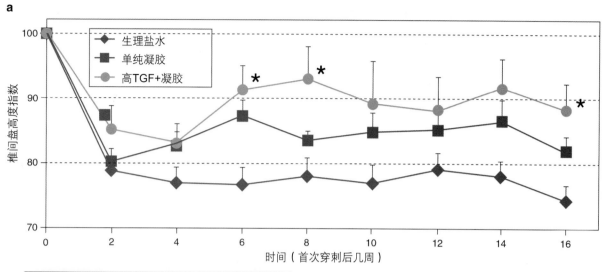

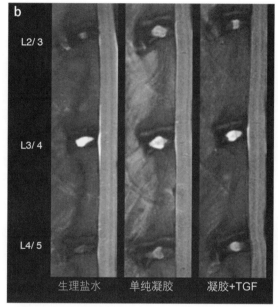

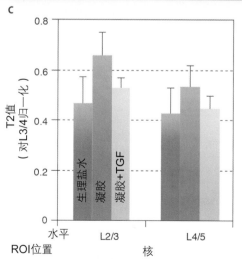

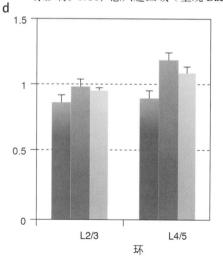

图 25.3　用可注射水凝胶治疗椎间盘退变。成熟（～9 个月）兔接受环状穿刺。4 周后，动物被分成 3 组，并分别注射生理盐水、透明质酸类水凝胶或转化生长因子β3（TGF‐β3）和水凝胶混合物。2 周拍摄一次横向平面射线照片。16 周时，动物被处死并用 MRI 检测椎间盘 T2 像信号强度。（a）水凝胶样本椎间盘高度指数比生理盐水样本更高，和（b）MRI 显示水凝胶样本更大的髓核（NP）形态学一致。（c）NP 的 T2 性质也显示水凝胶组更高的趋势，而（d）AF 组并没有多大改变。加入 TGF‐β3 更能增加椎间盘高度（a）但对 T2 性质没有影响。ROI，感兴趣区域（重现 Bae 等 2011，摘要）

原活化蛋白激酶（MAPK）抑制因子，该因子可抑制 MMP-3 和 IL-1 表达（Studer 等 2008）并作为 NF-κB 的一种诱导剂，在大鼠腰椎间盘突出模型中能起到减轻疼痛的作用（Suzuki 等 2009）。

虽然准确的机制仍不清楚，单独使用凝胶状生物材料，或复合生长因子已经表现出一些功效。

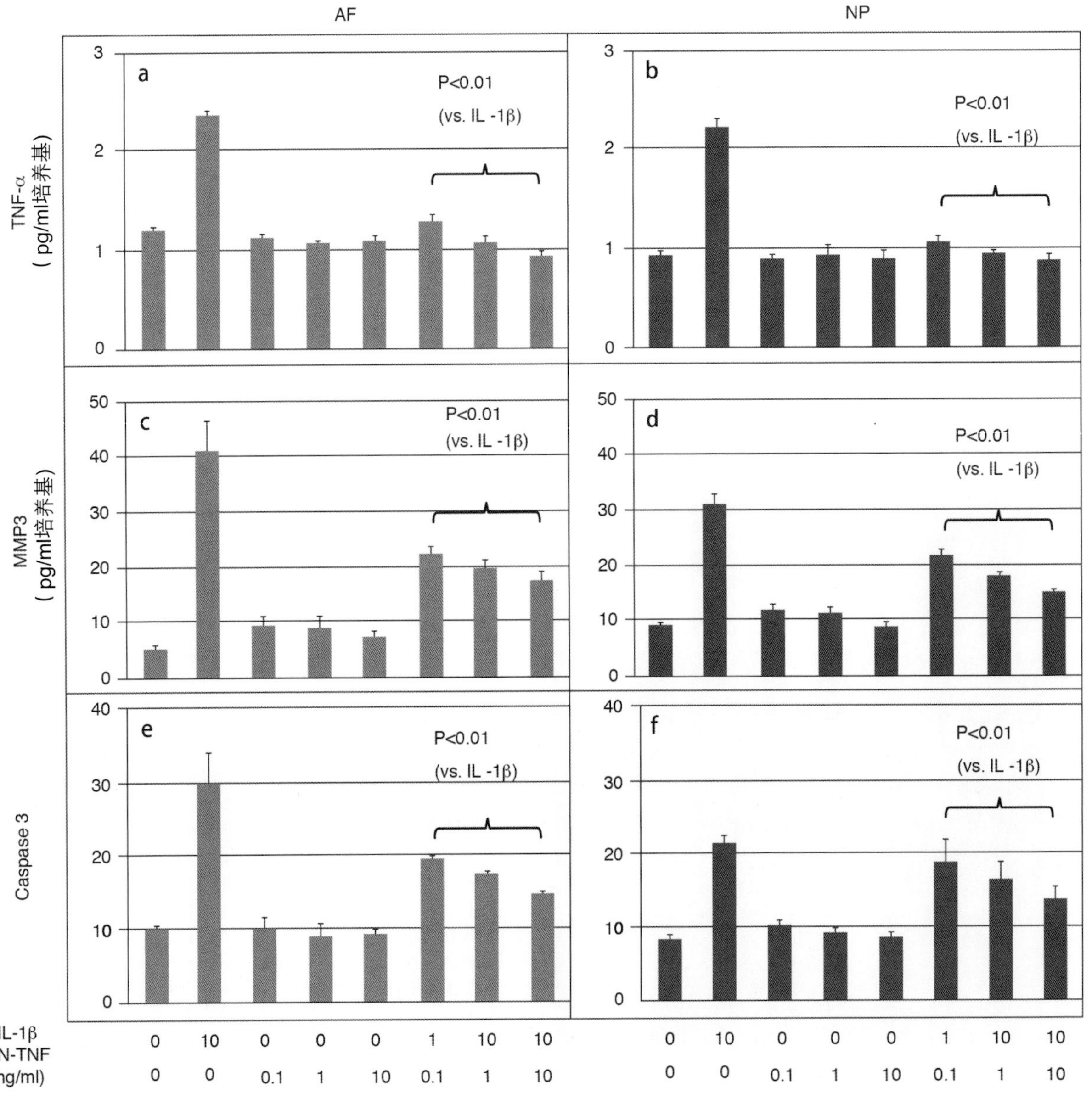

图 25.2 显性负性肿瘤坏死因子（DN-TNF）有效对抗白细胞介素 -1β（IL-1β）诱导的人椎间盘细胞的分解代谢改变。将从尸体椎间盘（IVD）组织（平均约 60 岁）中分离的人髓核（NP）和纤维环（AF）细胞置于藻酸盐珠颗粒中培养 7 天。细胞在无血清条件下培养 1 天后用含 IL-1β 和 DN-TNF 混合物的培养基培养 2 天。测量培养液中 TNF-α、基质金属蛋白酶 -3（MMP-3）和 caspase 3 的释放水平。DN-TNF 的使用能抑制 AF 和 NP 细胞中 TNF-α（a，b）、MMP-3（c，d）和 caspase 3（e，f）的释放，揭示 DN-TNF 可能在抑制分解代谢因子、基质降解酶和细胞凋亡方面起作用（修改自 Pichika 等 2011）

这些材料可能通过提供临时的载荷支持（Joshi 等 2005）和一个宿主及植入细胞能增殖的水化环境（Collin 等 2011）起作用。纤维蛋白胶已经被用于修复髓核摘除术后猪椎间盘中：能够抑制 IL-6 和 TNF 的表达以及恢复机械性能和糖胺聚糖（GAG）含量（Buser 等 2009）。透明质酸交联水凝胶已经被用于较轻的环形针穿刺的兔子身上，并且发现椎间盘高度（图 25.3a）和 T2 信号强度有提高（Bae 等 2011）（图 25.3a ～ d），以及番红 O 染色（Nakashima 等 2009）。在注射前混合水凝胶和 TGF-β 能够进一步增加椎间盘高度（图 25.3a）（Bae 等 2011）。然而关于这些生物材料在体内的降解和长期的生物效应了解很少，使用合适的载体材料可能协同增强生长因子的活性。

由于在可注射药物发展中使用有限，一种刺激椎间盘细胞合成代谢的机制将会对延缓体内椎间盘组织退变很有价值。一种会影响合成代谢活动的因子是局部氧分压；在椎间盘中这很低，体内在 2%~5%（Urban 2002；Bartels 等 1998）。低氧分压将会降低线粒体功能和氧化活性（Bibby 等 2005）。已经观察到它通过促进牛髓核细胞胞外基质合成以增强 OP-1（Miyamoto 等 2006a）、BMP-7（Tonomura 等 2007）和 TGF-β3（Abe 等 2008）的合成代谢效果。此外，在 MSCs（Stoyanov 等 2011）和脊索细胞（Erwin 等 2009）中，低氧分压已经被证实促进细胞分化和胞外基质的产生。这个主题在第 6 章已有详细讨论。

低氧分压导致乳酸积累和随之产生的溶质 pH 降低（Pichika 等 2012）。生理范围内的动态机械刺激也能刺激合成代谢活性。因此，给椎间盘施加循环拉伸应变可引起 F- 肌动蛋白改组和外部纤维环细胞 I 型胶原表达增加以及髓核中 II 型胶原表达增加（Li 等 2011）。大鼠尾部椎间盘在体内以 1.0MPa 压力和 0.01Hz 频率压缩后可抑制合成代谢基因表达的增加（Maclean 等 2004）。因为组织工程的应用，这些技术也许能与生长因子、支架或凝胶生物材料结合以帮助优化椎间盘组织的功能（这一主题在第 26 章详细讨论）。

25.6 注射治疗的局限性

虽然生长因子对椎间盘和组织的影响已被广泛研究，但是其长期效应的问题依然存在。一个影响效率的主要因素就是大多数注射蛋白或复合物在椎间盘上的停留时间都不确定。一些研究证明 OP-1 半衰期短（~ 分钟）（Larson 等 2006），而其他研究用放射性标记后发现半衰期超过 1 个月（Pierce 等 2006）。这和 OP-1 能与胶原蛋白分子结合的研究相符（Reddi 2000）：蛋白质之间的物理交互作用会减慢降解速度，从而能解释停留时间增长的现象。还有其他的混合因素，如椎间盘组织之间的物理特性，载体或媒介物的性质，以及注射生长因子时的位置和技术。此外，单一因素暴露于生长因子而导致的合成作用的持续时间和加工时序仍需明确。

许多注射疗法由于依赖于椎间盘的退变阶段而有内在局限性。注射生长因子需要椎间盘中存在有活性和功能的细胞。在退变晚期的椎间盘，只有少量组织和细胞（Gruber 和 Hanley, 1998），并且

即使存在活性细胞，它们对生长因子的响应也可能很微弱（Le Maitre 等 2008）。因为椎间盘的细胞活性低，所以可能需要利用组织工程技术来增加细胞数量。例如从突出椎间盘髓组织重新获得有功能的细胞，或者从骨髓或其他组织中取得间充质干细胞（Nishimura 和 Mochida 1998；Okuma 等 2000；Anderson 等 2005；Gruber 等 2002；Ganey 等 2003）。

另一个考虑的问题是可能由于椎体终板硬化或软骨终板钙化（Bae 等 2010）而引起椎间盘内营养素水平低（Urban 等 2004）。这一区域可以使用新颖的成像技术而可视化，如超短回波磁共振技术（图 25.4）（Bae 等 2010, 2012）。在人体受试者上已通过使用对比增强磁共振成像来间接评估从椎体到椎间盘的溶质灌注（Rajasekaran 等 2004, 2008）。这些技术是否能提供椎间盘退变的时间进程信息还有待确定。

最后，使用临床前的动物模型来评估疼痛的减轻是很困难的；而评估疼痛的减轻又具有关键重要性，因为做临床试验时疼痛是很重要的疗效判定指标。解决这个问题的一个成功尝试是使用老鼠尾巴浓缩模型的间接实验。这项研究中，先在椎间盘中注射 OP-1，然后移植到同一个大鼠的背根神经节（Kawakami 等 2005）。注射 OP-1 后，大鼠表现出更轻的触摸痛。其他方法包括行为（Olmarker 2008）或步态分析（Shamji 等 2009）。这些研究结果提供了初步证明——注射疗法能有效地减少疼痛。此外，这些研究将疼痛生成联系到治疗中椎间盘生化特性的改变。

25.7 结论

本章概述了使用注射治疗加强椎间盘的生物修复或再生的方法，并描述了可以用来评估其疗效的方法。通过在体外的椎间盘细胞和在体内的动物模型的椎间盘，而得到丰富的证据以支持使用生长因子和药剂疗法的作用和功效，这些生长因子和药剂发挥了抗分解代谢的活性。在当前的临床前动物实验中，结果主要集中于结构的改变，而减轻疼痛知之甚少。为了更好地理解这一重要问题，我们需要更多的行为研究、疼痛动物模型

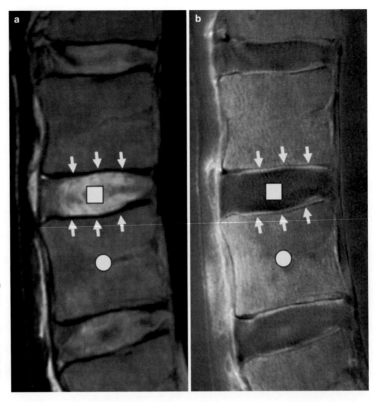

图 25.4 软骨终板的超短回波时间（UTE）MRI。用（a）常规自旋回声影像 T2- 加权 MRI 和（b）UTE MRI 拍摄尸体脊柱。□示椎间盘，⇧示软骨终板，O 示骨髓。虽然软骨终板区域在常规 MRI（a）不可见，而在 UTE MRI（b）显示高信号强度。新拍摄技术如 UTE MRI 可能对评价椎间盘营养环境，以及选择接受生物治疗的适当主题起作用

以及其他类似功能性磁共振的先进技术。此外，还需要进一步研究与人类有相似椎间盘的大型动物。最后，使用已讨论的试剂进行椎间注射为慢性椎间盘源性下腰痛患者的治疗提供了巨大潜力。目前正在进行临床试验的结果将提供重要的安全和功效信息。

25.8 本章要点总结

- 椎间盘退变涉及椎间盘细胞的合成代谢和分解代谢的失衡以及功能性细胞的数量减少。

- 通过直接注射治疗药物可以改变椎间盘细胞的活性，而治疗药物正在被积极探索。

- 治疗药物包括合成代谢的生长因子，生物刺激的生物材料，以及抗基质降解酶和细胞因子的药剂，其中一些目前正在进行临床试验。

- 在体外使用各种细胞和外植体培养模型，在体内使用临床前动物模型，从而进行候选药剂功效的最初评估。

- 模型系统的持续发展、评估注射制剂功效和安全的评估技术，以及对椎间盘退变性疾病的发病机制和进展的理解，都需要进一步研究。

（刘 欢 樊 欣译 周 跃审校）

参考文献

Abbott RD, Purmessur D, Monsey RD, Iatridis JC (2012) Regenerative potential of TGFbeta3 + Dex and notochordal cell conditioned media on degenerated human intervertebral disc cells. J Orthop Res 30(3):482–488. doi:10.1002/jor.21534

Abe Y, Asanuma K, Tonomura H, Kimura T, An H, Masuda K (2008) Transforming growth factor-ß3 and low oxygen tension stimulate synthesis of proteoglycan and collagen by bovine intervertebral disc cells in alginate beads. In: 54th annual meeting of Orthopedic Research Society, San Francisco, p 1413

Acosta FL Jr, Metz L, Adkisson HD, Liu J, Carruthers-Liebenberg E, Milliman C, Maloney M, Lotz JC (2011) Porcine intervertebral disc repair using allogeneic juvenile articular chondrocytes or mesenchymal stem cells. Tissue Eng Part A 17(23–24):3045–3055. doi:10.1089/ten.tea.2011.0229

Aguiar DJ, Johnson SL, Oegema TR (1999) Notochordal cells interact with nucleus pulposus cells: regulation of proteoglycan synthesis. Exp Cell Res 246(1):129–137

Ahn S-H, Teng P-N, Niyibizi C, Gilbertson L, Kang J (2002a) The effects of BMP-12 and BMP-2 on proteoglycan and collagen synthesis in nucleus pulposus cells from human degenerated discs. In: The International Society for the Study of the Lumbar Spine, 29th Annual Meeting Proceeding, Cleveland, 14–18 May 2002, p 49

Ahn SH, Cho YW, Ahn MW, Jang SH, Sohn YK, Kim HS (2002b) MRNA expression of cytokines and chemokines in herniated lumbar intervertebral discs. Spine 27(9):911–917

Akeda K, An HS, Pichika R, Attawia M, Thonar EJ, Lenz ME, Uchida A, Masuda K (2006) Platelet-rich plasma (PRP) stimulates the extracellular matrix metabolism of porcine nucleus pulposus and anulus fibrosus cells cultured in alginate beads. Spine 31(9):959–966

An HS, Takegami K, Kamada H, Nguyen CM, Thonar EJ, Singh K, Andersson GB, Masuda K (2005) Intradiscal administration of osteogenic protein-1 increases intervertebral disc height and proteoglycan content in the nucleus pulposus in normal adolescent rabbits. Spine 30(1):25–31

Anderson DG, Izzo MW, Hall DJ, Vaccaro AR, Hilibrand A, Arnold W, Tuan RS, Albert TJ (2002) Comparative gene expression profiling of normal and degenerative discs: analysis of a rabbit annular laceration model. Spine 27(12):1291–1296

Anderson DG, Albert TJ, Fraser JK, Risbud M, Wuisman P, Meisel HJ, Tannoury C, Shapiro I, Vaccaro AR (2005) Cellular therapy for disc degeneration. Spine 30(17 Suppl):S14–S19

Ando T, Kato F, Mimatsu K, Iwata H (1995) Effects of chondroitinase ABC on degenerative intervertebral discs. Clin Orthop 318:214–221

Annunen S, Paassilta P, Lohiniva J, Perala M, Pihlajamaa T, Karppinen J, Tervonen O, Kroger H, Lahde S, Vanharanta H, Ryhanen L, Goring HH, Ott J, Prockop DJ, Ala-Kokko L (1999) An allele of COL9A2 associated with intervertebral disc disease. Science 285(5426):409–412

Arner EC, Pratta MA (1989) Independent effects of interleukin-1 on proteoglycan breakdown, proteoglycan synthesis, and prostaglandin E2 release from cartilage in organ culture. Arthritis Rheum 32: 288–297

Arpornmaeklong P, Kochel M, Depprich R, Kubler NR, Wurzler KK (2004) Influence of platelet-rich plasma (PRP) on osteogenic differentiation of rat bone marrow stromal cells. An in vitro study. Int J Oral Maxillofac Surg 33(1):60–70. doi:10.1054/ijom.2003.0492

Bae WC, Yoshikawa T, Kakutani K, Hammed A, Znamirowski R, Chung CB, Bydder GM, Masuda K (2009) Effect of rhGDF-5 on the thrombin model of rabbit intervertebral disc degeneration; T2 Quantification Using 3T MRI. Orthop Res Soc Trans:2129

Bae WC, Du J, Bydder GM, Chung CB (2010) Conventional and ultrashort time-to-echo magnetic resonance imaging of articular cartilage, meniscus, and intervertebral disk. Top Magn Reson Imaging 21(5):275–289. doi:10.1097/RMR.0b013e31823ccebc

Bae WC, Yoshikawa T, Yamaguchi T, Hemmad AR, Rana S, Inoue N, Bydder GM, Masuda K (2011) Repair of intervertebral disc degeneration using injectable hydrogel: imaging assessments. Trans Orthop Res Soc 36:362

Bae WC, Statum S, Zhang Z, Yamaguchi T, Wolfson T, Gamst AC, Du J, Bydder GM, Masuda K, Chung CB (2012) Morphology of the cartilaginous endplates in human intervertebral disks with ultrashort echo time MR imaging. Radiology. doi:10.1148/radiol.12121181

Bartels EM, Fairbank JC, Winlove CP, Urban JP (1998) Oxygen and lactate concentrations measured in vivo in the intervertebral discs of patients with scoliosis and back pain. Spine 23(1):1–7

Benton HP, Tyler JA (1988) Inhibition of cartilage proteoglycan synthesis by interleukin I. Biochem Biophys Res Commun 154(1): 421–428

Bibby SR, Jones DA, Ripley RM, Urban JP (2005) Metabolism of the intervertebral disc: effects of low levels of oxygen, glucose, and pH on rates of energy metabolism of bovine nucleus pulposus cells. Spine 30(5):487–496

Boxberger JI, Auerbach JD, Sen S, Elliott DM (2008) An in vivo model of reduced nucleus pulposus glycosaminoglycan content in the rat lumbar intervertebral disc. Spine 33(2):146–154. doi:10.1097/BRS.0b013e31816054f8, 00007632-200801150-00005 [pii]

Burke JG, Watson RW, Conhyea D, McCormack D, Dowling FE, Walsh MG, Fitzpatrick JM (2003) Human nucleus pulposus can respond to a pro-inflammatory stimulus. Spine 28(24):2685–2693

Buser Z, Kuelling F, Jane L, Liebenberg E, Tang J, Thorne K, Coughlin D, Lotz J (2009) Fibrin injection stimulates early disc healing in the porcine model. Spine J 9(10 Suppl):105S. doi:10.1016/j.spinee.2009.08.241

Castillo TN, Pouliot MA, Kim HJ, Dragoo JL (2011) Comparison of growth factor and platelet concentration from commercial platelet-rich plasma separation systems. Am J Sports Med 39(2):266–271. doi:10.1177/0363546510387517

Chen WH, Lo WC, Lee JJ, Su CH, Lin CT, Liu HY, Lin TW, Lin WC, Huang TY, Deng WP (2006) Tissue-engineered intervertebral disc and chondrogenesis using human nucleus pulposus regulated through TGF-beta1 in platelet-rich plasma. J Cell Physiol 209(3):744–754. doi:10.1002/jcp.20765

Chen WH, Liu HY, Lo WC, Wu SC, Chi CH, Chang HY, Hsiao SH, Wu CH, Chiu WT, Chen BJ, Deng WP (2009) Intervertebral disc regeneration in an ex vivo culture system using mesenchymal stem cells and platelet-rich plasma. Biomaterials 30(29):5523–5533. doi:10.1016/j.biomaterials.2009.07.019

Chujo T, An HS, Akeda K, Miyamoto K, Muehleman C, Attawia M, Andersson G, Masuda K (2006) Effects of growth differentiation factor-5 on the intervertebral disc–in vitro bovine study and in vivo rabbit disc degeneration model study. Spine 31(25):2909–2917

Collin EC, Grad S, Zeugolis DI, Vinatier CS, Clouet JR, Guicheux JJ, Weiss P, Alini M, Pandit AS (2011) An injectable vehicle for nucleus pulposus cell-based therapy. Biomaterials 32(11):2862–2870. doi:10.1016/j.biomaterials.2011.01.018

Desmoulin GT, Hewitt CR, Hunter CJ (2011) Disc strain and resulting positive mRNA expression from application of a noninvasive treatment. Spine 36(14):E921–E928. doi:10.1097/BRS.0b013e3181fd78b3

Dingle JT, Horner A, Shield M (1991) The sensitivity of synthesis of human cartilage matrix to inhibition by IL-1 suggests a mechanism for the development of osteoarthritis. Cell Biochem Funct 9(2):99–102

Dong DM, Yao M, Liu B, Sun CY, Jiang YQ, Wang YS (2007) Association between the -1306C/T polymorphism of matrix metalloproteinase-2 gene and lumbar disc disease in Chinese young adults. Eur Spine J 16(11):1958–1961. doi:10.1007/s00586-007-0454-3

Dugrillon A, Eichler H, Kern S, Kluter H (2002) Autologous concentrated platelet-rich plasma (cPRP) for local application in bone regeneration. Int J Oral Maxillofac Surg 31(6):615–619

Erwin WM, Las Heras F, Islam D, Fehlings MG, Inman RD (2009) The regenerative capacity of the notochordal cell: tissue constructs generated in vitro under hypoxic conditions. J Neurosurg Spine 10(6):513–521. doi:10.3171/2009.2.SPINE08578

Eurell JA, Brown MD, Ramos M (1990) The effects of chondroitinase ABC on the rabbit intervertebral disc. A roentgenographic and histologic study. Clin Orthop 256:238–243

Fry TR, Eurell JC, Johnson AL, Brown MD, Losonsky JM, Schaeffer DJ (1991) Radiographic and histologic effects of chondroitinase ABC on normal canine lumbar intervertebral disc. Spine 16(7):816–819

Ganey T, Libera J, Moos V, Alasevic O, Fritsch KG, Meisel HJ, Hutton WC (2003) Disc chondrocyte transplantation in a canine model: a treatment for degenerated or damaged intervertebral disc. Spine 28(23):2609–2620

Genevay S, Stingelin S, Gabay C (2004) Efficacy of etanercept in the treatment of acute, severe sciatica: a pilot study. Ann Rheum Dis 63(9):1120–1123

Genevay S, Finckh A, Mezin F, Tessitore E, Guerne PA (2009) Influence of cytokine inhibitors on concentration and activity of MMP-1 and MMP-3 in disc herniation. Arthritis Res Ther 11(6):R169. doi:10.1186/ar2858

Gilbertson L, Ahn SH, Teng PN, Studer RK, Niyibizi C, Kang JD (2008) The effects of recombinant human bone morphogenetic protein-2, recombinant human bone morphogenetic protein-12, and adenoviral bone morphogenetic protein-12 on matrix synthesis in human annulus fibrosis and nucleus pulposus cells. Spine J 8(3):449–456. doi:10.1016/j.spinee.2006.11.006, S1529-9430(06)01068-0 [pii]

Gokorsch S, Weber C, Wedler T, Czermak P (2005) A stimulation unit for the application of mechanical strain on tissue engineered anulus fibrosus cells: a new system to induce extracellular matrix synthesis by anulus fibrosus cells dependent on cyclic mechanical strain. Int J Artif Organs 28(12):1242–1250

Gruber HE, Hanley EN Jr (1998) Analysis of aging and degeneration of the human intervertebral disc. Comparison of surgical specimens with normal controls. Spine 23(7):751–757

Gruber HE, Fisher EC Jr, Desai B, Stasky AA, Hoelscher G, Hanley EN Jr (1997) Human intervertebral disc cells from the annulus: three-dimensional culture in agarose or alginate and responsiveness to TGF-beta1. Exp Cell Res 235(1):13–21

Gruber HE, Norton HJ, Hanley EN Jr (2000) Anti-apoptotic effects of IGF-1 and PDGF on human intervertebral disc cells in vitro. Spine 25(17):2153–2157

Gruber HE, Johnson TL, Leslie K, Ingram JA, Martin D, Hoelscher G, Banks D, Phieffer L, Coldham G, Hanley EN Jr (2002) Autologous intervertebral disc cell implantation: a model using Psammomys obesus, the sand rat. Spine 27(15):1626–1633

Henderson N, Stanescu V, Cauchoix J (1991) Nucleolysis of the rabbit intervertebral disc using chondroitinase ABC. Spine 16(2):203–208

Hoogendoorn RJ, Wuisman PI, Smit TH, Everts VE, Helder MN (2007) Experimental intervertebral disc degeneration induced by chondroitinase ABC in the goat. Spine 32(17):1816–1825. doi:10.1097/BRS.0b013e31811ebac5, 00007632-200708010-00004 [pii]

Hoogendoorn RJ, Helder MN, Kroeze RJ, Bank RA, Smit TH, Wuisman PI (2008) Reproducible long-term disc degeneration in a large animal model. Spine 33(9):949–954. doi:10.1097/BRS.0b013e31816c90f0, 00007632-200804200-00004 [pii]

Huang KY, Yan JJ, Hsieh CC, Chang MS, Lin RM (2007) The in vivo biological effects of intradiscal recombinant human bone morphogenetic protein-2 on the injured intervertebral disc: an animal experiment. Spine 32(11):1174–1180

Iatridis JC, Godburn K, Wuertz K, Alini M, Roughley PJ (2011) Region-dependent aggrecan degradation patterns in the rat intervertebral disc are affected by mechanical loading in vivo. Spine 36(3):203–209. doi:10.1097/BRS.0b013e3181cec247

Igarashi T, Kikuchi S, Shubayev V, Myers RR (2000) 2000 Volvo Award winner in basic science studies: exogenous tumor necrosis factor-alpha mimics nucleus pulposus-induced neuropathology. Molecular, histologic, and behavioral comparisons in rats. Spine 25(23):2975–2980

Imai Y, An H, Thonar E, Muehleman C, Okuma M, Matsumoto T, Andersson G, Masuda K (2003) Co-injected recombinant human osteogenic protein-1 minimizes chondroitinase ABC-induced intervertebral disc degeneration: an in vivo study using a rabbit model. Trans Orthop Res Soc:1143

Imai Y, Miyamoto K, An HS, Thonar EJ, Andersson GB, Masuda K (2007a) Recombinant human osteogenic protein-1 upregulates proteoglycan metabolism of human anulus fibrosus and nucleus pulposus cells. Spine 32(12):1303–1309; discussion 1310

Imai Y, Okuma M, An H, Nakagawa K, Yamada M, Thonar E, Muehleman C, Masuda K (2007b) Restoration of disc height loss by recombinant human osteogenic protein-1 injection into intervertebral discs undergoing degeneration induced by an intradiscal injection of chondroitinase ABC. Spine 32(11):1197–1205

Jimbo K, Park JS, Yokosuka K, Sato K, Nagata K (2005) Positive feedback loop of interleukin-1beta upregulating production of inflammatory mediators in human intervertebral disc cells in vitro. J Neurosurg Spine 2(5):589–595

Joshi A, Mehta S, Vresilovic E, Karduna A, Marcolongo M (2005) Nucleus implant parameters significantly change the compressive stiffness of the human lumbar intervertebral disc. J Biomech Eng 127(3):536–540

Kakutani K, Kanaji A, Asanuma K, Pichika R, An H, Yamada H, Masuda K (2008) Effect of IL-1 receptor antagonist and soluble TNF receptor on the anabolism of human intervertebral disc cells. In: 54th Annual Meeting of Orthopedic Research Society, San Francisco, p 442

Kang JD, Georgescu HI, McIntyre-Larkin L, Stefanovic-Racic M, Donaldson WF 3rd, Evans CH (1996) Herniated lumbar intervertebral discs spontaneously produce matrix metalloproteinases, nitric oxide, interleukin-6, and prostaglandin E2. Spine 21(3):271–277

Kang JD, Stefanovic-Racic M, McIntyre LA, Georgescu HI, Evans CH (1997) Toward a biochemical understanding of human intervertebral disc degeneration and herniation. Contributions of nitric oxide, interleukins, prostaglandin E2, and matrix metalloproteinases. Spine 22(10):1065–1073

Karppinen J, Korhonen T, Malmivaara A, Paimela L, Kyllonen E, Lindgren KA, Rantanen P, Tervonen O, Niinimaki J, Seitsalo S, Hurri H (2003) Tumor necrosis factor-alpha monoclonal antibody, infliximab, used to manage severe sciatica. Spine 28(8):750–753; discussion 753–754

Kato F, Mimatsu K, Kawakami N, Iwata H, Miura T (1992) Serial changes observed by magnetic resonance imaging in the intervertebral disc after chemonucleolysis. A consideration of the mechanism of chemonucleolysis. Spine 17(8):934–939

Kawaguchi Y, Osada R, Kanamori M, Ishihara H, Ohmori K, Matsui H, Kimura T (1999) Association between an aggrecan gene polymorphism and lumbar disc degeneration. Spine 24(23):2456–2460

Kawakami M, Matsumoto T, Hashizume H, Kuribayashi K, Chubinskaya S, Yoshida M (2005) Osteogenic protein-1 (osteogenic protein-1/bone morphogenetic protein-7) inhibits degeneration and pain-related behavior induced by chronically compressed nucleus pulposus in the rat. Spine 30(17):1933–1939

Kim DJ, Moon SH, Kim H, Kwon UH, Park MS, Han KJ, Hahn SB, Lee HM (2003) Bone morphogenetic protein-2 facilitates expression of chondrogenic, not osteogenic, phenotype of human intervertebral disc cells. Spine 28(24):2679–2684

Kim JH, Deasy BM, Seo HY, Studer RK, Vo NV, Georgescu HI, Sowa GA, Kang JD (2009) Differentiation of intervertebral notochordal cells through live automated cell imaging system in vitro. Spine 34(23):2486–2493. doi:10.1097/BRS.0b013e3181b26ed1

Kim JS, Ellman MB, An HS, van Wijnen A, Borgia JA, Im HJ (2010) Insulin-like growth factor 1 synergizes with bone morphogenetic protein 7-mediated anabolism in bovine intervertebral disc cells. Arthritis Rheum 62(12):3706–3715. doi:10.1002/art.27733

Kim JS, Ellman MB, An HS, Yan D, van Wijnen AJ, Murphy G, Hoskin DW, Im HJ (2012) Lactoferricin mediates anabolic and anti-catabolic effects in the intervertebral disc. J Cell Physiol 227(4):1512–1520. doi:10.1002/jcp.22867

Larson JW 3rd, Levicoff EA, Gilbertson LG, Kang JD (2006) Biologic modification of animal models of intervertebral disc degeneration. J Bone Joint Surg Am 88(Suppl 2):83–87

Le Maitre CL, Freemont AJ, Hoyland JA (2004) Localization of degradative enzymes and their inhibitors in the degenerate human intervertebral disc. J Pathol 204(1):47–54

Le Maitre CL, Freemont AJ, Hoyland JA (2005) The role of interleukin-1 in the pathogenesis of human intervertebral disc degeneration. Arthritis Res Ther 7(4):R732–R745

Le Maitre CL, Hoyland JA, Freemont AJ (2007a) Catabolic cytokine expression in degenerate and herniated human intervertebral discs: IL-1beta and TNFalpha expression profile. Arthritis Res Ther 9(4):R77. doi:10.1186/ar2275, ar2275 [pii]

Le Maitre CL, Hoyland JA, Freemont AJ (2007b) Interleukin-1 receptor antagonist delivered directly and by gene therapy inhibits matrix degradation in the intact degenerate human intervertebral disc: an in situ zymographic and gene therapy study. Arthritis Res Ther 9(4):R83. doi:10.1186/ar2282, ar2282 [pii]

Le Maitre CL, Frain J, Fotheringham AP, Freemont AJ, Hoyland JA (2008) Human cells derived from degenerate intervertebral discs respond differently to those derived from non-degenerate intervertebral discs following application of dynamic hydrostatic pressure. Biorheology 45(5):563–575

Li S, Jia X, Duance VC, Blain EJ (2011) The effects of cyclic tensile strain on the organisation and expression of cytoskeletal elements in bovine intervertebral disc cells: an in vitro study. Eur Cell Mater 21:508–522

Maclean JJ, Lee CR, Alini M, Iatridis JC (2004) Anabolic and catabolic mRNA levels of the intervertebral disc vary with the magnitude and frequency of in vivo dynamic compression. J Orthop Res 22(6):1193–1200

Masuda K, An HS (2006) Prevention of disc degeneration with growth factors. Eur Spine J 15(Suppl 15):422–432

Masuda K, Hejna M, Thonar EJ-MA (2000) Alginate-recovered-chondrocyte method (ARC method): a novel two-step method for the formation of cartilage tissue. Ortho Res Soc Trans 25:620

Masuda K, Takegami K, An H, Kumano F, Chiba K, Andersson GB, Schmid T, Thonar E (2003) Recombinant osteogenic protein-1 upregulates extracellular matrix metabolism by rabbit annulus fibrosus and nucleus pulposus cells cultured in alginate beads. J Orthop Res 21(5):922–930

Masuda K, Oegema TR Jr, An HS (2004) Growth factors and treatment of intervertebral disc degeneration. Spine 29(23):2757–2769

Masuda K, Imai Y, Okuma M, Muehleman C, Nakagawa K, Akeda K, Thonar E, Andersson G, An HS (2006) Osteogenic protein-1 injection into a degenerated disc induces the restoration of disc height and structural changes in the rabbit anular puncture model. Spine 31(7):742–754

Mazzocca AD, McCarthy MB, Chowaniec DM, Cote MP, Romeo AA,

Bradley JP, Arciero RA, Beitzel K (2012) Platelet-rich plasma differs according to preparation method and human variability. J Bone Joint Surg Am 94(4):308–316. doi:10.2106/JBJS.K.00430

Miyamoto H, Saura R, Harada T, Doita M, Mizuno K (2000) The role of cyclooxygenase-2 and inflammatory cytokines in pain induction of herniated lumbar intervertebral disc. Kobe J Med Sci 46(1–2):13–28

Miyamoto K, Pichika R, An H, Thonar E-M, Akeda K, Lenz M, Masuda K (2005) Tumor Necrosis Factor-a exhibits potent effects on the metabolism of human intervertebral disc cells. Trans Orthop Res Soc:188

Miyamoto K, An HS, Urban JP, Chujo T, Akeda K, Masuda K (2006a) Low oxygen tension enhances anabolic effects of osteogenic protein-1 on the extracellular matrix metabolism of bovine intervertebral disc cells. Trans Orthop Res Soc 31:1205

Miyamoto K, Masuda K, Kim JG, Inoue N, Akeda K, Andersson GB, An HS (2006b) Intradiscal injections of osteogenic protein-1 restore the viscoelastic properties of degenerated intervertebral discs. Spine J 6(6):692–703

Mwale F, Masuda K, Pichika R, Epure LM, Yoshikawa T, Hemmad A, Roughley PJ, Antoniou J (2011) The efficacy of Link N as a mediator of repair in a rabbit model of intervertebral disc degeneration. Arthritis Res Ther 13(4):R120. doi:10.1186/ar3423

Nagae M, Ikeda T, Mikami Y, Hase H, Ozawa H, Matsuda K, Sakamoto H, Tabata Y, Kawata M, Kubo T (2007) Intervertebral disc regeneration using platelet-rich plasma and biodegradable gelatin hydrogel microspheres. Tissue Eng 13(1):147–158

Nakashima S, Matsuyama Y, Takahashi K, Satoh T, Koie H, Kanayama K, Tsuji T, Maruyama K, Imagama S, Sakai Y, Ishiguro N (2009) Regeneration of intervertebral disc by the intradiscal application of cross-linked hyaluronate hydrogel and cross-linked chondroitin sulfate hydrogel in a rabbit model of intervertebral disc injury. Biomed Mater Eng 19(6):421–429. doi:10.3233/BME-2009-0608

Nasto LA, Seo HY, Robinson AR, Tilstra JS, Clauson CL, Sowa GA, Ngo K, Dong Q, Pola E, Lee JY, Niedernhofer LJ, Kang JD, Robbins PD, Vo NV (2012) ISSLS prize winner: inhibition of Nf-kb activity ameliorates age-associated disc degeneration in a mouse model of accelerated aging. Spine (Phila Pa 1976). doi:10.1097/BRS.0b013e31824ee8f7

Nishimura K, Mochida J (1998) Percutaneous reinsertion of the nucleus pulposus. An experimental study. Spine 23(14):1531–1538

Noponen-Hietala N, Virtanen I, Karttunen R, Schwenke S, Jakkula E, Li H, Merikivi R, Barral S, Ott J, Karppinen J, Ala-Kokko L (2005) Genetic variations in IL6 associate with intervertebral disc disease characterized by sciatica. Pain 114(1–2):186–194

Norcross JP, Lester GE, Weinhold P, Dahners LE (2003) An in vivo model of degenerative disc disease. J Orthop Res 21(1):183–188

Obata S, Akeda K, Imanishi T, Masuda K, Bae W, Morimoto R, Asanuma Y, Kasai Y, Uchida A, Sudo A (2012) Effect of autologous platelet-rich plasma-releasate on intervertebral disc degeneration in the rabbit anular puncture model: a preclinical study. Arthritis Res Ther 14(6):R241. doi:10.1186/ar4084

Okoro T, Tafazal SI, Longworth S, Sell PJ (2010) Tumor necrosis alpha-blocking agent (etanercept): a triple blind randomized controlled trial of its use in treatment of sciatica. J Spinal Disord Tech 23(1):74–77. doi:10.1097/BSD.0b013e31819afdc4

Okuda K, Kawase T, Momose M, Murata M, Saito Y, Suzuki H, Wolff LF, Yoshie H (2003) Platelet-rich plasma contains high levels of platelet-derived growth factor and transforming growth factor-beta and modulates the proliferation of periodontally related cells in vitro. J Periodontol 74(6):849–857

Okuma M, Mochida J, Nishimura K, Sakabe K, Seiki K (2000) Reinsertion of stimulated nucleus pulposus cells retards intervertebral disc degeneration: an in vitro and in vivo experimental study. J Orthop Res 18(6):988–997

Olmarker K (2008) Puncture of a lumbar intervertebral disc induces changes in spontaneous pain behavior: an experimental study in rats. Spine 33(8):850–855. doi:10.1097/BRS.0b013e31816b46ca, 00007632-200804150-00005 [pii]

Olmarker K, Larsson K (1998) Tumor necrosis factor alpha and nucleus-pulposus-induced nerve root injury. Spine 23(23):2538–2544

Osada R, Ohshima H, Ishihara H, Yudoh K, Sakai K, Matsui H, Tsuji H (1996) Autocrine/paracrine mechanism of insulin-like growth factor-1 secretion, and the effect of insulin-like growth factor-1 on proteoglycan synthesis in bovine intervertebral discs. J Orthop Res 14(5):690–699

Patel KP, Sandy JD, Akeda K, Miyamoto K, Chujo T, An HS, Masuda K (2007) Aggrecanases and aggrecanase-generated fragments in the human intervertebral disc at early and advanced stages of disc degeneration. Spine 32(23):2596–2603. doi:10.1097/BRS.0b013e318158cb85, 00007632-200711010-00014 [pii]

Pichika R, Penta K, Yoshikawa T, Hemmad A, Lenz ME, Szymkowski DE, Binette F, Masuda K (2011) A new approach for anti-TNF therapy: dominant-negative TNF effectively antagonizes IL-1β-induced catabolic changes in human intervertebral disc cells. Trans Orthop Res Soc 36:709, abstract

Pichika R, Yamaguchi T, Taborek A, Bae WC, Sah RL, Masuda K (2012) Interactive effect of IL-1 and BMP-7 on cytokines, matrix components and gene expression of human intervertebral disc cells: implications of pH and oxygen tension on biological therapy. Trans Orthop Res Soc 37:64

Pierce A, Feng M, Masuda K (2006) Distribution, pharmacokinetics and excretion of 125-Iodine labeled BMP-7 [OP-1] following a single-dose administration in lumbar IVD or knee joint of NZW rabbits. In: Sixth International Conference on Bone Morphogenetic Proteins, Cavtat, Croatia, 11–15 Oct 2006

Pratsinis H, Kletsas D (2007) PDGF, bFGF and IGF-I stimulate the proliferation of intervertebral disc cells in vitro via the activation of the ERK and Akt signaling pathways. Eur Spine J 16(11):1858–1866. doi:10.1007/s00586-007-0408-9

Pratsinis H, Constantinou V, Pavlakis K, Sapkas G, Kletsas D (2012) Exogenous and autocrine growth factors stimulate human intervertebral disc cell proliferation via the ERK and Akt pathways. J Orthop Res 30(6):958–964. doi:10.1002/jor.22017

Rajasekaran S, Babu JN, Arun R, Armstrong BR, Shetty AP, Murugan S (2004) ISSLS prize winner: a study of diffusion in human lumbar discs: a serial magnetic resonance imaging study documenting the influence of the endplate on diffusion in normal and degenerate discs. Spine 29(23):2654–2667

Rajasekaran S, Venkatadass K, Naresh Babu J, Ganesh K, Shetty AP (2008) Pharmacological enhancement of disc diffusion and differentiation of healthy, ageing and degenerated discs: results from in vivo serial post-contrast MRI studies in 365 human lumbar discs. Eur Spine J 17(5):626–643

Rannou F, Corvol MT, Hudry C, Anract P, Dumontier MF, Tsagris L, Revel M, Poiraudeau S (2000) Sensitivity of anulus fibrosus cells to interleukin 1 beta. Comparison with articular chondrocytes. Spine 25(1):17–23

Reddi AH (2000) Morphogenetic messages are in the extracellular matrix: biotechnology from bench to bedside. Biochem Soc Trans 28(4):345–349

Sakuma M, Fujii N, Takahashi T, Hoshino J, Miyauchi S, Iwata H (2002) Effect of chondroitinase ABC on matrix metalloproteinases and inflammatory mediators produced by intervertebral disc of rabbit in vitro. Spine 27(6):576–580

Sawamura K, Ikeda T, Nagae M, Okamoto S, Mikami Y, Hase H, Ikoma K, Yamada T, Sakamoto H, Matsuda K, Tabata Y, Kawata M, Kubo T (2009) Characterization of in vivo effects of platelet-rich plasma and biodegradable gelatin hydrogel microspheres on degenerated intervertebral discs. Tissue Eng Part A 15(12):3719–3727. doi:10.1089/ten.TEA.2008.0697

Schollmeier G, Lahr-Eigen R, Lewandrowski KU (2000) Observations on fiber-forming collagens in the anulus fibrosus. Spine 25(21):2736–2741

Scott JE, Haigh M (1986) Proteoglycan-collagen interactions in intervertebral disc. A chondroitin sulphate proteoglycan associates with collagen fibrils in rabbit annulus fibrosus at the d-e bands. Biosci Rep 6(10):879–888

Seki S, Kawaguchi Y, Chiba K, Mikami Y, Kizawa H, Oya T, Mio F, Mori M, Miyamoto Y, Masuda I, Tsunoda T, Kamata M, Kubo T, Toyama Y, Kimura T, Nakamura Y, Ikegawa S (2005) A functional SNP in CILP, encoding cartilage intermediate layer protein, is associated with susceptibility to lumbar disc disease. Nat Genet 37(6):607–612

Seki S, Asanuma-Abe Y, Masuda K, Kawaguchi Y, Asanuma K, Muehleman C, Iwai A, Kimura T (2009) Effect of small interference RNA (siRNA) for ADAMTS5 on intervertebral disc degeneration in the rabbit anular needle-puncture model. Arthritis Res Ther 11(6):R166. doi:10.1186/ar2851

Shamji MF, Betre H, Kraus VB, Chen J, Chilkoti A, Pichika R, Masuda K, Setton LA (2007) Development and characterization of a fusion protein between thermally responsive elastin-like polypeptide and interleukin-1 receptor antagonist: sustained release of a local antiinflammatory therapeutic. Arthritis Rheum 56(11):3650–3661. doi:10.1002/art.22952

Shamji MF, Allen KD, So S, Jing L, Adams SB Jr, Schuh R, Huebner J, Kraus VB, Friedman AH, Setton LA, Richardson WJ (2009) Gait abnormalities and inflammatory cytokines in an autologous nucleus pulposus model of radiculopathy. Spine 34(7):648–654. doi:10.1097/BRS.0b013e318197f013, 00007632-200904010-00004 [pii]

Sinclair SM, Shamji MF, Chen J, Jing L, Richardson WJ, Brown CR, Fitch RD, Setton LA (2011) Attenuation of inflammatory eventsin human intervertebral disc cells with a tumor necrosis factor antagonist. Spine 36(15):1190–1196. doi:10.1097/BRS.0b013e3181ebdb43

Sobajima S, Shimer AL, Chadderdon RC, Kompel JF, Kim JS, Gilbertson LG, Kang JD (2005) Quantitative analysis of gene expression in a rabbit model of intervertebral disc degeneration by real-time polymerase chain reaction. Spine J 5(1):14–23

Solovieva S, Kouhia S, Leino-Arjas P, Ala-Kokko L, Luoma K, Raininko R, Saarela J, Riihimaki H (2004) Interleukin 1 polymorphisms and intervertebral disc degeneration. Epidemiology 15(5):626–633

Solovieva S, Lohiniva J, Leino-Arjas P, Raininko R, Luoma K, Ala-Kokko L, Riihimaki H (2006) Intervertebral disc degeneration in relation to the COL9A3 and the IL-1ss gene polymorphisms. Eur Spine J 15(5):613–619

Song YQ, Cheung KM, Ho DW, Poon SC, Chiba K, Kawaguchi Y, Hirose Y, Alini M, Grad S, Yee AF, Leong JC, Luk KD, Yip SP, Karppinen J, Cheah KS, Sham P, Ikegawa S, Chan D (2008) Association of the asporin D14 allele with lumbar-disc degeneration in Asians. Am J Hum Genet 82(3):744–747. doi:10.1016/j.ajhg.2007.12.017

Stoyanov JV, Gantenbein-Ritter B, Bertolo A, Aebli N, Baur M, Alini M, Grad S (2011) Role of hypoxia and growth and differentiation factor-5 on differentiation of human mesenchymal stem cells towards intervertebral nucleus pulposus-like cells. Eur Cell Mater 21:533–547

Studer RK, Gilbertson LG, Georgescu H, Sowa G, Vo N, Kang JD (2008) p38 MAPK inhibition modulates rabbit nucleus pulposus cell response to IL-1. J Orthop Res. doi:10.1002/jor.20604

Sugimura T, Kato F, Mimatsu K, Takenaka O, Iwata H (1996) Experimental chemonucleolysis with chondroitinase ABC in monkeys. Spine 21(2):161–165

Suzuki M, Inoue G, Gemba T, Watanabe T, Ito T, Koshi T, Yamauchi K, Yamashita M, Orita S, Eguchi Y, Ochiai N, Kishida S, Takaso M, Aoki Y, Takahashi K, Ohtori S (2009) Nuclear factor-kappa B decoy suppresses nerve injury and improves mechanical allodynia and thermal hyperalgesia in a rat lumbar disc herniation model. Eur Spine J. doi:10.1007/s00586-009-0940-x

Takahashi H, Suguro T, Okazima Y, Motegi M, Okada Y, Kakiuchi T (1996a) Inflammatory cytokines in the herniated disc of the lumbar spine. Spine 21(2):218–224

Takahashi T, Kurihara H, Nakajima S, Kato T, Matsuzaka S, Sekiguchi T, Onaya M, Miyauchi S, Mizuno S, Horie K, Fujita Y, Hirose T (1996b) Chemonucleolytic effects of chondroitinase ABC on normal rabbit intervertebral discs. Course of action up to 10 days postinjection and minimum effective dose. Spine 21(21):2405–2411

Takahashi M, Haro H, Wakabayashi Y, Kawa-uchi T, Komori H, Shinomiya K (2001) The association of degeneration of the intervertebral disc with 5a/6a polymorphism in the promoter of the human matrix metalloproteinase-3 gene. J Bone Joint Surg Br 83(4):491–495

Takegami K, Thonar EJ, An HS, Kamada H, Masuda K (2002) Osteogenic protein-1 enhances matrix replenishment by intervertebral disc cells previously exposed to interleukin-1. Spine 27(12):1318–1325

Takegami K, An HS, Kumano F, Chiba K, Thonar EJ, Singh K, Masuda K (2005) Osteogenic protein-1 is most effective in stimulating nucleus pulposus and annulus fibrosus cells to repair their matrix after chondroitinase ABC-induced in vitro chemonucleolysis. Spine J 5(3):231–238

Thompson JP, Oegema TJ, Bradford DS (1991) Stimulation of mature canine intervertebral disc by growth factors. Spine 16(3):253–260

Tilkeridis C, Bei T, Garantziotis S, Stratakis CA (2005) Association of a COL1A1 polymorphism with lumbar disc disease in young military recruits. J Med Genet 42(7):e44

Tobinick EL, Britschgi-Davoodifar S (2003) Perispinal TNF-alpha inhibition for discogenic pain. Swiss Med Wkly 133(11–12):170–177, doi:2003/11/smw-10163

Tonomura H, Miyamoto K, Sah R, Urban J, Kubo T, Asanuma K, Lenz M, Masuda K (2007) Low oxygen tension and BMP-7 synergistically stimulate synthesis and deposition of proteoglycan by bovine articular chondrocytes in alginate beads. Ortho Res Soc Trans 32:257

Tozum TF, Demiralp B (2003) Platelet-rich plasma: a promising innovation in dentistry. J Can Dent Assoc 69(10):664

Trout J, Buckwalter J, Moore K, Landa S (1982) Ultrastructure of human intervertebral disc. I. Changes in notochordal cells with age. Tissue Cells 14:359–369

Urban JP (2002) The role of the physicochemical environment in determining disc cell behaviour. Biochem Soc Trans 30(Pt 6):858–864

Urban JP, Smith S, Fairbank JC (2004) Nutrition of the intervertebral disc. Spine 29(23):2700–2709

Videman T, Leppavuori J, Kaprio J, Battie MC, Gibbons LE, Peltonen L, Koskenvuo M (1998) Intragenic polymorphisms of the vitamin D receptor gene associated with intervertebral disc degeneration. Spine 23(23):2477–2485

Virtanen IM, Song YQ, Cheung KM, Ala-Kokko L, Karppinen J, Ho DW, Luk KD, Yip SP, Leong JC, Cheah KS, Sham P, Chan D (2007) Phenotypic and population differences in the association between CILP and lumbar disc disease. J Med Genet 44(4):285–288. doi:10.1136/jmg.2006.047076, jmg.2006.047076 [pii]

Wallach CJ, Sobajima S, Watanabe Y, Kim JS, Georgescu HI, Robbins P, Gilbertson LG, Kang JD (2003) Gene transfer of the catabolic inhibitor TIMP-1 increases measured proteoglycans in cells from degenerated human intervertebral discs. Spine 28(20):2331–2337

Walsh AJ, Bradford DS, Lotz JC (2004) In vivo growth factor treatment of degenerated intervertebral discs. Spine 29(2):156–163

Wei A, Williams LA, Bhargav D, Shen B, Kishen T, Duffy N, Diwan AD (2009) BMP13 prevents the effects of annular injury in an ovine model. Int J Biol Sci 5(5):388–396

Weibrich G, Kleis WK, Hafner G, Hitzler WE (2002) Growth factor levels in platelet-rich plasma and correlations with donor age, sex, and platelet count. J Craniomaxillofac Surg 30(2):97–102

Weiler C, Nerlich AG, Bachmeier BE, Boos N (2005) Expression and distribution of tumor necrosis factor alpha in human lumbar intervertebral discs: a study in surgical specimen and autopsy controls. Spine 30(1):44–53; discussion 54

Yamada K, Tanabe S, Ueno H, Oinuma A, Takahashi T, Miyauchi S, Shigeno S, Hirose T, Miyahara K, Sato M (2001) Investigation of the short-term effect of chemonucleolysis with chondroitinase ABC. J Vet Med Sci 63(5):521–525

Yoon TS, Su Kim K, Li J, Soo Park J, Akamaru T, Elmer WA, Hutton WC (2003) The effect of bone morphogenetic protein-2 on rat intervertebral disc cells in vitro. Spine 28(16):1773–1780

Yurube T, Nishida K, Suzuki T, Kaneyama S, Zhang Z, Kakutani K, Maeno K, Takada T, Fujii M, Kurosaka M, Doita M (2010) Matrix metalloproteinase (MMP)-3 gene up-regulation in a rat tail compression loading-induced disc degeneration model. J Orthop Res 28(8):1026–1032. doi:10.1002/jor.21116

椎间盘的组织工程学

Rita Kandel, Paul Santerre, Eric Massicotte, Mark Hurtig

第 26 章

目录

R. Kandel, MD(✉)
Department of Pathology and Laboratory Medicine,
Mount Sinai Hospital, University of Toronto,
Toronto, ON, Canada

P. Santerre, PhD
Institute of Biomaterials and Biomedical Engineering,
University of Toronto, Toronto, ON, Canada

E. Massicotte, MD
Department of Neurosurgery, Toronto Western Hospital,
Department of Surgery, University of Toronto, Toronto, ON, Canada

M. Hurtig, DVM
Department of Clinical Studies, Ontario Veterinary College,
University of Guelph, Guelph, ON, Canada

26.1 引言

尸检报告显示 97% 的 50 岁以上人都显示有组织学上椎间盘退变改变，退变范围包括纤维环、髓核和软骨终板（Miller 等 1988）。人类腰腿痛的终身发病率可达到 80%（Manchikanti 等 2009；Takatalo 等 2011, 2012）。每 50 个加拿大人中就有 1 人因腰痛无法工作，占所有因病缺职的 40%（Iron 等 2004；Lee 1994；Rapoport 等 2004）。虽然无生命危险，美国腰背痛在 2002 年医疗花费超过 1 千亿美元（Asche 等 2007；Dagenais 等 2008；Iron 等 2004；Lee 1994）（详细讨论参见第 9 章）。据统计仅美国慢性腰痛经非手术治疗无效的患者可达 4 百万人（Masuda 和 Lotz 2010），虽然有多种手术治疗方法，但均存在局限性（Chou 等 2009；Kishen 和 Diwan 2010；Raj 2008）。髓核摘除术可缓解疼痛（2004 年美国共行 325 000 次）（2008），但不能恢复椎间隙高度及其负重能力（Putzier 等 2005）。脊柱融合术（美国 2004 年共行 375 000 次）（2008）是比较普及的手术治疗方法，但也存在有较多失败病例，如假关节形成及活动受限（Kishen 和 Diwan 2010；Mirza 和 Deyo 2007）。虽然存在争议，但一些学者认为该手术方法可导致邻近阶段脊柱退变（Huang 等 2006；Javedan 和 Dickman 1999；Kim 和 Branch 2006；Lee 等

2012a, b；Schulte 等 2007）。人工椎间盘置换可通过假体保持脊柱阶段活动，被认为也是一种可行的治疗方法（Fekete 和 Porchet 2010；Kishen 和 Diwan 2010；Shim 等 2007；So 等 2007；Vernengo 等 2008）。但该种手术存在许多禁忌证（Fekete 和 Porchet 2010；Shim 等 2007），而且椎间盘置换不能完全恢复正常脊柱运动功能（Fekete 和 Porchet 2010）。有关该种方法请参考本书第 14 章。同其他假体一样，人工椎间盘可产生磨损碎屑（van Ooij 等 2007），由此导致的组织反应也对邻近大血管具有较大的危害性。长期接触金属，如存在于患者血液镍或铬浓度的远期危害还无法预测（Zeh 等 2009）。由于上述种种原因，医学界期待着治疗慢性椎间盘疾病新的治疗方法（Bron 等 2009；Kandel 等 2008；Masuda 和 Lotz 2010；O'Halloran 和 Pandit 2007；Richardson 等 2007）。以细胞学为基础的治疗方法可以再生椎间盘组织且防止椎间盘组织的功能损害及邻近阶段退变，乃至金属疲劳或磨损碎屑反应（Guyer 等 2011；Tumialan 和 Gluf 2011）。更为重要的是再生组织可以随应力而重建，这是假体或融合术无法取代的。

26.2 细胞学治疗或组织工程学目的为何

椎间盘是一由相互独立的组织组成、环绕中央髓核并整合到软骨终板的纤维环（Hukins 1994；Simon 1994）。外层纤维环可抵抗由于纤维环或髓核组织受轴向压力产生的环形张力（Hukins 1994；Simon 1994）。纤维环整体组织可抵抗比单独各层组织叠加更强的应力，因此纤维环的完整性尤其重要（Bogduk 1997）。软骨终板的完整性也同样重要。软骨终板可维持髓核组织活力，吸收髓核组织受压后的渗液，防止髓核组织突入邻近椎体骨组织（Benneker 等 2005；Grunhagen 等 2006；Horner 和 Urban 2001；Moore 2006；Roberts 等 1996；Shirazi-Adl 等 2010）。终板软骨组织破坏（Cinotti 等 2005；Holm 等 2004）或钙化（Gruber 等 2007；Peng 等 2001；Sahlman 等 2001）的动物模型显示维持软骨终板功能有重要意义（Miller 等 1988）。最近一项调查显示

专栏 26.1　何为再生医学

组织工程学（再生医学）是一多学科领域，其应用组织工程（材料和医学生物工程学）和生命科学（基因、细胞和分子生物学）原理发展生物可替代组织，以恢复、维持并加强因先天性异常、疾病、衰老及创伤损坏的组织功能。它涉及并综合细胞、材料生物分子和机械力学（Langer 和 Vacanti 1993）。1980 年第一次被科学界承认为一独立学科，该学科逐步整合了基础科学并强强调生物功能修复。组织工程学产物可包括皮肤、膀胱及软骨再生产物并逐渐应用于临床试验。生物工程组织还有其他用途。例如，这些组织可以用来研究如何调节组织再生结构或临床前期药物学试验。

Schmorl 结节的出现与椎间盘变形及腰背痛有着密切联系（Takatalo 等 2011, 2012）。椎间盘特殊的结构可允许椎间关节旋转、屈曲，并抵抗张力及剪切力。这对维持椎间盘的功能至关重要，尤其是某些情况下，椎间盘组织需要承受大于身体 10 倍的重量。因此，远期椎间盘疾病治疗的目标是修复或取代受损的椎间盘组织。

26.3 椎间盘组织的组成和结构：何种组织需要组织再生或功能再生

26.3.1 纤维环

本书其他章节已详细讨论过纤维环结构，但有必要强调纤维环是一精细构建的组织并且能有效抵抗生理应力。它环绕髓核组织且有 10～25 层相互垂直交叉板层胶原纤维组织，与垂直线呈 65°角（Bron 等 2009；Marchand 和 Ahmed 1990）。每层板层结构均有不同的倾斜方向，例如一板层纤维向右呈 65°角，下一层可向左呈 65°角，而每隔一层的纤维走向是相同的。板层由于椎间盘组织的位置不同可以中断或改变其厚度，一般在 100～600mm（Marchand 和 Ahmed 1990）。纤维均终止于椎体因此可分为外层或内层纤维环组织（Nosikova 等 2012）。胶原纤维密度在外层最高，并向髓核方向逐渐减低（Eyre 1979）。外层纤维环主要由 I 型胶原组成，越向内纤维环 II 型

胶原的成分逐渐增加。板层间或每一板层内均还含有弹性纤维（Yu 等 2002, 2005, 2007），含少量糖蛋白，其中富含聚蛋白多糖（Inerot 和 Axelsson 1991），但也存在其他如核心糖蛋白、二糖、多能聚糖及纤维调节素（Gotz 等 1997）。糖蛋白和胶原相比有不同的分布范围，因此内层纤维板层间相对于外层纤维板层间易被富含糖蛋白的基质分离（Bron 等 2009）。内层纤维环与髓核组织密切融合在一起。内外纤维板层间不同的组织结构表明了纤维环的不同功能（Bron 等 2009；Hsieh 和 Twomey 2010）。纤维板层间的桥接多见于外层纤维环。Elliot 近期研究表明这些桥接为原血管系统退化后的遗迹（Melrose 等 2008；Schollum 等 2010；Schollum 等 2009；Smith 和 Elliot 2011）。目前还不知这些结构是否有助于椎间盘的生物机械功能。纤维环与椎体交接处存在复杂结构，其中一些胶原纤维穿过软骨终板钙化区，剩余的部分向侧方终止于骨膜上（Nosikova 等 2012）。

26.3.2 髓核

组织工程需要再生的最重要的组织是髓核。它由蛋白多糖组成一松散的胶原网络组织，但不似纤维环样结构分明（Bibby 等 2001；Chan 等 2011）。蛋白多糖占了髓核干重的 65%。核心糖蛋白是主要的蛋白多糖，它主要吸收水分，从而使髓核组织能抵御外部压力（Chan 等 2011）。其他蛋白多糖如多能聚糖、二糖及纤维调节素均可出现（Melrose 等 2001；Singh 等 2009；Smith 等 2009）。髓核组织富含 II 型胶原，以及少量 III 型、VI 型和 XI 胶原（Chan 等 2011）。髓核组织含脊索细胞，但后者逐渐消失或其形态随年龄逐渐改变（详细介绍参见第 3 章和第 21 章）（Choi 等 2008；McCann 等 2012；Risbud 和 Shapiro 2011；Weiler 等 2010）。脊索细胞可参与保护或维持椎间盘的功能，但如何实现这一作用还无从考证（Abbott 等 2012；Cappello 等 2006；Risbud 等 2010）。

26.3.3 软骨终板

软骨终板是一薄层（约 1mm）透明软骨，富含 II 型胶原。它可整合椎体骨组织、髓核组织和纤维环组织（Moore 2006）。与关节软骨类似，这一板层组织富含水、蛋白多糖和胶原，但在这些组织的组成和量上有别于其他组织（Gruber 等 2007；Moore 2006）。血管通道可穿透软骨终板（Miller 等 1988），但在生长停止后，血管萎缩，营养及氧分主要通过椎体血管渗透（Benneker 等 2005；Rajasekaran 等 2004）。体外试验证实髓核组织内软骨细胞可产生抑制 TNF-α 因子，从而在抗衰老或退变过程中起到重要作用（Arana 等 2010）。这些多功能软骨层，尤其是在营养或氧分渗透，以及保护髓核作用，都突出了在组织工程过程中软骨终板完整的重要性。

26.4 椎间盘组织结构在保持椎间盘功能中的重要性

以上简述了分子结构的重要性，被替代髓核组织还需承担尽可能多的脊柱功能。作为一重要的功能结构，纤维环被视为等张力、无破损、具黏弹性的组织（Hsieh 和 Twomey 2010）。例如在第 2、7 章讨论过，压力可导致椎间盘变窄、向外膨出、产生轴向挤压应力，同时对环形纤维环周围产生牵张（双轴向）应力（Nerurkar 等 2010a, b）。部分压应力经髓核组织传导到邻近椎体，减少了纤维环压力。如突然增加压应力可波及到椎体，由于椎间盘组织位于椎体功能单位中间，压应力的改变可转换成外层纤维环的牵张应力（Markolf 和 Morris 1974）。这一区域接受了不仅牵张应力还有纤维环组织内的压应力；因需要抵抗环形膨胀的髓核组织，内层纤维环组织承受了挤压应力。挤压力逐渐增加，胶原组织皱褶角度从外层转换到内层纤维环，产生了纵深及线性强直（Holzapfel 等 2005）。一些学者认为内层胶原纤维剪切力在保持应力重新分配过程中起着重要作用（Desrochers 和 Duncan 2010），并影响滋养渗透过程（Ambard 和 Cherblanc 2009）。这些生物力学因素对髓核组织的健康至关重要；但随着髓核组织退变，纤维环组织重新调整方向的能力减弱，牵张应力将集中在纤维环上（Adams 等 1996, 2009；Guerin 和 Elliott 2006）。有限因素塑模显示内层纤维环应力随退变而增加，随疾病进展应力会被传导到椎体终板（Schmidt 等 2009）。因此，完整、纤维走向好且彼此交错的纤维板层结构是对抗应力的保证（Adams 等 2009；Guerin 和 Elliott 2006）。此外，纤维环张力不仅可以限制轴向旋转（Krismer 等 1996），还可限制退变的发生（Lotz 等 2008）。这些生物力学原理是椎间盘组织工程中必须铭记的重要结构特点。

26.5 组织工程的组成部分

四肢关节的疾患可导致软骨破坏，并在某种程度上导致骨破坏。在椎间盘组织中，疾病同时影响着三种组织：髓核、纤维环和软骨终板（Miller 等 1988）。因此，为获取更好的功能，所有这三种结构均需要修复或置换。需要替换的这三种组织，需要不同的分子结构载体和功能，增加了椎间盘组织生物修复的困难。

髓核组织的组织工程与其他组织一样，需要细胞、载体组织、生长因子或生物信号的复合体。具体选择需依赖于所要修复的组织。因椎间盘组织始终处于压力状态，修复或置换后的组织也需接受机械应力或信号。

26.5.1 细胞

椎间盘生物修复或置换的临床应用限制因素之一是寻找合适的细胞来源。细胞可从不同组织中获取，如椎间盘本身、软骨组织或骨髓组织。现还不清楚用于髓核修复的细胞是否必须包括脊索细胞。体外研究显示脊索细胞可产生一些因子，如 CTGF，其可增加基质产生髓核细胞（Erwin 2008；Purmessur 等 2011）。一些学者认为脊索细胞在维持髓核组织中起重要作用（Risbud 等 2010；Risbud 和 Shapiro 2011；Shapiro 和 Risbud 2010）。如果需要这些细胞，从以上组织中提取足量的细胞可能会比较困难。虽然我们实验室提出如培养细胞条件合适，髓核中的脊索细胞在体外可被增殖（Kandel 2011, unpublished data）。

虽然髓核细胞是组织工程的首选细胞，但其数量有限，需要在体外培养才能达到一定数

专栏 26.2　再生医学的细胞要求

阻碍再生医学临床应用的因素之一是选择再生组织所合适的细胞。很明显原始细胞不是最佳选择。干细胞可克服这一限制。但是，调节分化成适当的细胞系的机制还不清楚。明确体外这些培育条件非常重要，例如培养基选择、施加生物分子、合适生物材料、含氧百分比、机械刺激等都应进一步研究。

目（Gruber 等 1997；Maroudas 等 1975）。健康髓核内，其细胞的密度可达 $4000/mm^2$；但是多数情况下小于该数字，因为随年龄增长，一部分细胞退化（Roberts 等 2006）。不仅因为这些细胞繁殖率低，它们还有不同的细胞表型（Le Maitre 等 2007）。脱出的髓核组织可有充足的细胞，但这种方法并非最直接方法，因为这些细胞可分化，且相对于髓核组织提取的细胞，其体外再生能力有限（Hegewald 等 2011a）。

因此，基于以上原因，往往需要利用异体或异种组织来源；但这也带来了免疫反应及可传播疾病的危险。假如取人体髓核组织进行组织工程，基因方面问题也应考虑。例如第 10 章提到的，COL9A2 基因在编码 IX 胶原 α2 链时的多型性（Trp2 allele）可以导致患者椎间盘变性（Richardson 和 Hoyland 2008；Jim 等 2005）。这些患者非退变椎间盘相比正常人非退变椎间盘组织的机械性能明显减低（Aladin 等 2007）。这一研究证实从椎间盘基因改变但无其他疾患的患者中获取原始细胞不应作为正常组织工程细胞的首选，是由于髓核组织细胞因其随年龄退变而丧失再生能力（Kandel 等 2007）。最近一项研究表明健康小牛髓核基质保持能力低于低龄健康牛，且基质细胞基因表达能力减低（Kandel 等 2007）。如果人类细胞发生类似改变，应用老年患者髓核组织开展组织工程通常不合理，除非这些细胞已被优化并向青少年型细胞基因或表型转化。

克服许多分化细胞有限能力的方法之一是采用自体干细胞。从发生学来看，纤维环细胞来自中胚层，而髓核组织细胞来自脊索（Chan 等 2011；Choi 等 2008；McCann 等 2012）。所以，这些细胞可以从不同组织提取，最常用的是从骨

髓中提取（骨髓基质干细胞，MSCs），或脂肪组织（脂肪干细胞）（Ahmed 等 2007；Bieback 等 2008；Zuk 等 2002）。干细胞具有体外向不同细胞系分化能力，如软骨、骨或脂肪组织，而且虽然证据少但被认为可以生成椎间盘组织。缺乏对这些组织细胞表型的了解，例如这些细胞分子表型特征，使从 MSCs 复制出髓核组织或纤维环任务难以实现，该方面可参考第 11 章相关内容。

虽然有不断增多的有关干细胞、髓核细胞研究，在如何确认干细胞或基质细胞向定向细胞系分化问题上还存在许多困难。例如，Steck 等认为 MSCs 可表达原始椎间盘细胞基因，但这些分子也可在软骨组织中表达（Steck 等 2005）。现普遍认为如将 MSC 和椎间盘或脊索细胞共同培育可以产生软骨或椎间盘表型细胞（Korecki 等 2010；Le Visage 等 2006；Purmessur 等 2011；Richardson 等 2006；Strassburg 等 2010；Vadala 等 2008），这或许是通过旁分泌或细胞 - 细胞间相互作用（Vadala 等 2008）。基于 MSC 可以分化成软骨细胞研究，MSC 完全定向表达髓核组织的推论尚未得到证实。另一替代方法是将 MSC 分泌因子来刺激髓核细胞基质产物，从而增强组织修复过程（Doorn 等 2012；Miyamoto 等 2010；Strassburg 等 2010）。但应用 MSCs 还存在其他问题：随着老化它可失去再生能力（Choumerianou 等 2010；Erickson 等 2011）。反复培养、传代可导致细胞衰老，且细胞表型和基因表达发生变化（Wang 等 2005；Wilson 等 2010）。例如，MSC 培育的细胞亚群可以显示出与人类 MSCs 典型细胞表型明显区别（Wang 等 2005）。与典型 MSCs 相比，这些细胞显示有高活性异构酶表达，当转移到 NOD/SCID 小鼠时可形成肿瘤。

胚胎干细胞（hESC）是另一种多能干细胞，来源于胚胎内层细胞群（Munoz 等 2008）。ESC 可在限定条件下保持未分化状态，可作为一持续提供多能干细胞的来源。它可以分化成三种胚胎层细胞，可以提供给人体所有细胞来源。用 hESC 作为软骨细胞来源是一新兴的研究领域，该方向在椎间盘细胞的研究尚未开始。目前为止，胚胎干细胞来源的软骨细胞的研究尚未展开，表明由 hESC 定向向椎间盘组织分化的研究还存在许多

未知处。有趣的是，一小鼠 ESC 在体外可分化成软骨细胞，这些细胞在被种植到兔椎间盘后又转化成脊索细胞（Sheikh 等 2009）。这些研究表明 ESC 细胞可作为脊索细胞的来源，但需进一步研究。另一应用 ESC 细胞问题是易生成错构瘤，这是治疗非恶性疾患中不可接受现象（Schriebl 等 2012）。要克服这问题，就要保证 hESC 细胞转化后无残留细胞（Schriebl 等 2012）。此外，应用这些干细胞治疗过程中还需注意有关伦理学方面的问题。

可诱导细胞（iPSC）是修复髓核组织的一种有前景的细胞，可忽略有关胚胎干细胞伦理学方面的问题。iPSC 可以用四种转录因子 Oct3/4、Sox2、c-Myc 和 Klf4（Yamanaka factors）经转染体节细胞，如人成纤维细胞产生（Maherali 等 2008；Takahashi 等 2007；Takahashi 和 Yamanaka 2006）。这些转染细胞可以返回到未分化多能干胞，与胚胎干细胞类似（Takahashi 等 2007）。新近发现一种新型经病毒和转座子介导的重组体节细胞转染 iPSC 细胞（Woltjen 等 2009），从而清除了这些细胞临床应用的限制。iPSC 可以分化成软骨细胞或黑色素细胞的事实表明 iPSC 可提供椎间盘组织修复的细胞来源（Wei 等 2012；Yang 等 2011）。但近期研究表明 iPSC 细胞可发生基因及甲基化等变化，由此产生的免疫源等问题是其组织工程工作中应注意的问题（Barrilleaux 和 Knoepfler 2011；Lister 等 2011；Zhao 等 2011）。很明显，这些细胞应用于临床试验前还有许多工作要做（Nakagawa 等 2008；Yamanaka 2007）。

软骨细胞是另一种可应用于髓核修复的细胞。Acosta 等（2011）的研究表明青少年软骨细胞被植入到猪椎间盘组织后可形成软骨组织，而 ESC 细胞则无法形成。但这些植入后细胞的远期效果还未知。较多的证据表明髓核细胞有别于软骨细胞，即便它们产生相同的分子，这些细胞还不能用来修复髓核组织（Mwale 等 2004）。

关于纤维环修复的细胞学研究较少。纤维环来源于中胚层，MSC 似乎可以成为纤维环修复的细胞来源。纤维环细胞本身可被作为修复细胞，因为它们可以在单层细胞培养中生长，这些细胞可以在两次传代后仍维持其细胞表型（Chou

等 2006）。这些细胞可以取材于自异体或异种类似髓核组织，除非椎间盘整体被取代。

另外一种体外培育细胞的问题是这些细胞接触了动物蛋白如小牛血清（Tekkatte 等 2011）。牛血清蛋白可植入细胞膜表面导致免疫反应。植入培育的组织还可导致感染（Harrison 等 2000）。为避免动物蛋白导致人体免疫反应，一些研究尝试用人自体血浆（Harrison 等 2000；Lange 等 2007；Shahdadfar 等 2005；Tekkatte 等 2011）或人血小板血浆（Bieback 2009；Schallmoser 等 2007）培育细胞。

26.5.2 载体组织

为再生椎间盘组织，载体组织主要用于保留细胞于理想位置上，提供理想的机械性能（在长入组织及成熟过程中能承受足够的重量），或能提供生物机械信息诱导组织长入（Ikada 2006）。载体组织要求生物材料相容性且和组织再生相匹配。如髓核组织，液态载体组织比较合适，而对于纤维环，纤维类型的框架组织较合适。选择载体组织比较重要，因为它决定了组织的生长过程。载体组织的纤维直径及刚度可以影响细胞表型、功能、再生速度及方向（Hadjipanayi 等 2009；Hsia 等 2011；Saino 等 2011）。这些相互作用可以利用椎间盘框架的设计以加强细胞再生方向。

框架内的黏性分子也可影响细胞功能（Attia 等 2010）。例如，Attia 等（2010）发现聚乙烯框架复合纤维连接素可以生成纤维环样结构，细胞可并联或排列成类似于组织的原始结构，更重要的是合成胶原可呈现平行于细胞的有序排列。对比载体结构喷涂有 I 型胶原的情况，这些细胞可为多角形，而胶原产物延迟，细胞排列方向紊乱。另外，载体可在植入后产生受体组织反应。例如，降解组织可以诱导纤维化或降低 pH；这种情况多见于多聚乳酸/聚多糖类框架组织降解并释放出酸性物质，对细胞基质合成产生负面影响（Razaq 等 2003）。克服这种问题的方法之一是利用生物分子或基因使无细胞框架结构功能化。例如，一研究兔退变椎间盘中，注入富含血小板的血浆（富含生长因子）凝胶微珠于髓核组织，与未治疗组

相比，可减缓疾病进展（Nagae 等 2007）。

26.5.3 生长因子

目前尚无生长因子在体外细胞增殖时维护椎间盘细胞表型及组织成型时的作用的研究。一些研究表明，生长因子如 OP-1（BMP-7）（Masuda 和 Lotz 2010），可增加髓核细胞或纤维环细胞基质的产生。以生长因子刺激 MSCs 可影响其分化过程：以 TGFβ3 为例，刺激 MSCs 可维持碳甲基细胞素-水凝胶框架的色交叉连接（Gupta 等 2011）。经刺激后的细胞是否向髓核细胞或软骨细胞定向分化还未确定。研究证实经生长因子如 GDF5 刺激后，或生长因子基因过表达在髓核修复过程中均得到加强。这些结果支持有关生长因子在生物修复过程中起着重要作用的理论（Masuda 2008；Zhang 等 2008）。该方面详细讨论请见第 23、24、25 章。

26.6 组织工程研究途径

26.6.1 髓核组织工程

通过组织工程修复髓核组织的研究较修复纤维环的研究更值得关注，其原因主要有两条：髓核组织结构较简单，而且较纤维环而言髓核退变发生较早。有不同种组织工程方法修复髓核，例如注射细胞（髓核细胞、软骨细胞、间充质干细胞或干细胞）或结合载体或将体外培育的髓核组织植入。

26.6.1.1 细胞治疗

一种早期修复方法为，在只有髓核受损而纤维环和软骨终板完好情况下，在髓核内注入细胞（Miller 1988）。注入的细胞可以有如下归宿：或者合成基质，或者刺激内源性髓核组织再生合成基质。更多研究表明细胞治疗可能是髓核修复的最佳治疗途径。椎间盘内注入自体髓核细胞或干细胞可以延迟小的或大动物（狗、猴）的椎间盘退变（Allon 等 2010；Crevensten 等 2004；Ganey 等 2003；Gruber 等 2002；Hiyama 2008；Meisel

等 2007；Okuma 等 2000；Sakai 等 2005；Sheikh 等 2009；Sobajima 等 2008）。一大鼠研究显示注射髓核或 MSC 细胞集落可以保持椎间盘高度，证实这两种细胞均有利于椎间盘修复（Allon 等 2010）。这些研究的时间各不相同；有关狗的研究最长，植入物约 1 年（Ganey 等 2003）。虽然这些细胞多数为自体细胞，但至少有两个实验应用了异体或异种细胞。一大鼠研究应用了异体 MSC 修复椎间盘。1 个月后无免疫反应，证实有关椎间盘组织是"免疫特权"组织，可以允许异体或异种细胞生存（Crevensten 等 2004）。同样，小鼠 ESC 经体外分化成软骨细胞后注入兔退变椎间盘组织，8 周后无免疫反应（Sheikh 等 2009）。标记细胞的研究表明注入的细胞始终留在椎间盘组织内。因这两实验均为短期，长期效果有待研究。

人体细胞治疗的临床研究正在逐渐展开。一临床试验应用了向颈椎间盘注射体外培育的脱出的髓核细胞。研究显示优良的 2 年临床结果，但尚无远期疗效（Hohaus 等 2008）。近期一有关 10 位患者接受了椎间盘内注射 MSCs 细胞的临床初期研究，其 3 个月的临床疗效非常显著，而 12 个月结果显示髓核内水分含量增加，但椎间隙高度无明显变化（Orozco 等 2011）。

另一种可替代的方法是向血管内注射 MSC 细胞，而非注射到椎间盘组织中（Alini M, personal communication 2012）。该治疗方式希望注入的 MSC 能沉积于椎间盘组织中，而不需椎间盘内注入及刺破纤维环，因动物及人体试验表明椎间盘内注射可导致力学改变并引起髓核脱出（Carragee 等 2009；Iatridis 等 2009；Michalek 等 2010；Zhang 等 2009）。这种方法是否有效现尚无确凿证据，但体外实验证实 MSC 可迁移到椎间盘组织中（Illien-Junger 等 2012）。

26.6.1.2 可种植细胞的载体

现正在研制多种的髓核修复载体（O'Halloran 和 Pandit 2007；Yang 和 Li 2009）。大多数系统均显示有细胞的长入和组织形成。现多应用琼脂糖和藻酸盐，但琼脂糖不能降解，藻酸盐不够纯化，限制了它们的临床应用（Bron 等 2011；Chou 和 Nicoll 2009）。其他的载体结构如Ⅰ型胶原、去

端肽胶原、富含透明质酸及多聚糖链接的Ⅱ型胶原、多聚乳酸、硫化透明质酸和弹力纤维复合物、壳聚糖 - 糖磷酸及Ⅱ型胶原 / 透明质酸 / 硫酸软骨素海绵等载体负载髓核或 MSC 细胞（Bowles 等 2010；Collin 等 2011；Halloran 等 2008；Hegewald 等 2011b；Huang 等 2011；Lee 等 2012a；Nettles 等 2010；Richardson 等 2008；Sakai 等 2005）。其中一些材料已应用到动物模型。例如，Ⅱ型胶原 / 透明质酸 / 硫酸软骨素海绵负载髓核细胞后经培育 1 周，种植在摘除髓核的兔腰椎间盘。6 个月后其椎间盘高度高于仅载体组，但未与未手术椎间盘高度对比。实验证实植入细胞存活并有组织生长（Huang 等 2011）。但兔髓核组织主要由脊索细胞组成，是否可应用到人体有待考证。在另一实验中，MSC 细胞被种植到Ⅰ型胶原载体并植入抽吸髓核组织的椎间盘。实验显示椎间盘组织再生，且蛋白多糖的比例恢复到正常椎间盘的 83%。植入细胞的修复功能具重要作用，因为仅植入载体只能恢复正常椎间盘 13% 的蛋白多糖成分（Sakai 等 2005）。至今尚缺乏大动物研究。因其能注射、可膨胀、保持水分及拮抗压力，最近有关注射用水凝胶的研究引起了极大兴趣（Pereira 等 2013）。虽然现存在较多载体，但尚缺乏理想的载体。

26.6.1.3 体外组织形成

髓核组织在有或无载体情况下体外均可形成组织。与此类似，兔植入髓核组织比仅植入髓核细胞更能延缓髓核组织变性（Nomura 等 2001）。植入组织前体外培育有较多的好处。因体内椎间盘组织始终处于压力状态下，如体外培育的组织能在植入前具拮抗力，这将会带来更好的效果。此外，培育组织不必在不理想的环境下培育，如有许多炎症因子的环境。此外，还有研究有关同一环境下培育多种类型组织的实验。如，有些作者体外培育了部分髓核组织，而其表面培育一层软骨组织（类似软骨终板），然后逐步形成完整的椎间盘组织（Hamilton 等 2006）。

26.6.2 纤维环再生

纤维环承受了比较复杂的应力，如在侧方

弯曲应力下，会承受轴向张应力和轴向的压应力（O'Connell 等 2011）。因纤维环即使在非应力下也承受残余的应力（Michalek 等 2012），不难发现 50% 的中年人会有纤维环的撕裂（Videman 和 Nurminen 2004）。但纤维环愈合能力减低，纤维环仅被生物机械性能差的纤维组织所替代，因此植入体再脱出很常见。因此，一旦损伤纤维环，为达到正常修复目的，修复纤维环是必要的（Bron 等 2009）。此外，因其承受复杂的应力，可替代的纤维环组织应尽量和原纤维环组织类似。与此类似，如纤维环无法再生，这也会导致髓核组织再生障碍。

26.6.2.1 细胞生物治疗

因纤维环有复杂的组织结构及均匀受力的特点，细胞生物治疗不适合于修复纤维环组织。

26.6.2.2 细胞附着载体

现已有相关生物或合成可负载纤维环细胞的载体并可合成相应的细胞外基质（Chang 等 2007；Chou 等 2008；Gruber 等 2004；Helen 和 Gough 2008；Saad 和 Spector 2004；Shao 和 Hunter 2007；Yang 等 2009）。大鼠尾胶原溶解浓缩液环绕聚乙烯椎间盘组织可以形成线性排列的胶原组织并可支持纤维环细胞生长（Bowles 等 2010）。但是，因需要形成多类型及多走向的纤维组织（交叉-多类型-板层组织），电子螺旋搅拌被认为可以形成类似于纤维环组织的载体。持续旋转模具可产生出纳米电子搅拌载体，因此它们可相互连接形成原始组成纤维环基质的纤维胶原（图 26.1 见 p390）。一些研究发现纤维环细胞可附着在这些载体上，并产生具有方向性的基质（Koepsell 等 2011；Nerurkar 等 2009；Vadala 等 2012）。现有多种生物材料包括聚乙烯、聚碳乳酸、聚（L-乳酸）和聚-ε-碳乳酸（Nerurkar 等 2009, 2010a）。但现尚未有再生出有内层和外层纤维环区别的研究。

26.7 软骨终板的组织工程

软骨终板对椎间盘功能有重要作用，但至今仍无相关研究。Broom 等证实这些组织中胶原纤维的走向（Wade 等 2012）。作者还研制了体外形成一层软骨组织的培育系统（类似于软骨终板），其上附着于一可降解多孔骨替代组织（多聚磷酸钙）（Waldman 等 2002）。骨替代组织的作用是允许培育组织长入类似椎体组织，这是一运用较多的软骨植入研究（Kandel 等 2006）。在软骨组织上产生髓核组织，类似于椎间盘成分的组织，比单纯髓核组织能承受较多的界面间应力（Hamilton 等 2006）。

26.8 椎间盘的组织工程

虽然细胞治疗方法提供了恢复椎间盘的良好方法，但是所形成组织的细胞和组织结构还未得到良好的验证。此外，移植组织较移植细胞可能是解决该问题的最好方法。兔动物实验表明植入髓核组织比植入髓核细胞更能有效延缓疾病进程（Nomura 等 2001）。但仅植入细胞，或髓核组织，不能改变影响疾病进程的软骨终板钙化，且这些组织被降解后，它们均不能恢复椎间盘功能。

动物实验显示最佳方案是置换整个椎间盘（Frick 等 1994；Luk 等 1997；Olson 等 1991），近期人体试验（Ruan 等 2007）及生物椎间盘置换的证据也支持上述观点。自体椎间盘组织置换尚不适合于人体，而异种置换受制于供体来源问题。通常，还会带来其他问题，如传染疾病等。因此一些学者正在研究利用组织工程学制作出脊柱功能单位。Mizuno 等利用裸鼠制作了第一例椎间盘模型。他们制作出了网状多聚糖/多聚乳糖载体并种植纤维环细胞，其间包围有一水凝胶组织并负载有髓核细胞（Mizuno 等 2006）。如种植在无胸腺小鼠皮下，这种载体可形成组织。16 周后其生物化学性能可近似于小鼠髓核，但组织机械性能却低（杨氏模量）（Mizuno 等 2006）。

因其不能在体外形成组织而限制其进一步发展，Bowles 等发明了一种胶原凝胶模型，而非合成纤维，模拟了纤维环的环形排列的结构（Bowles 等 2011）。这一结构中，载有纤维环细胞胶原包绕髓核-藻酸盐结构。种植的细胞是异种的，来自于羊。虽然该结构未模拟纤维环的交叉-多方向性，当植入至大鼠尾部脊柱时，可实现与邻近椎体整合，椎间隙高度恢复。有证据表明已形成组织，模量研究显示脊柱负重性能恢复。有趣的是扩散的能量减少，这可能对防止邻近椎间盘组织退变有好处（Bowles 等 2011）。虽然有争议认为植入物太小，不可能承受负重或人类椎间盘的营养需要，但研究表明生物椎间盘置换可以达到整合效果。为研究临床应用的生物功能和性能，该研究需要扩展到大动物。

其他研究也在体外生产出生物性椎间盘，但还未有体内研究。Mauck 和 Elliot 生产出有交叉 - 多聚 -ε- 己内酰胺纤维排列的载体组织附着有 MSC 细胞并包容了含 MSCs 细胞的琼脂糖凝块（Nerurkar 等 2010a），培育 6 周后可见类似于原始椎间盘结构的组织形成。Park 等（2012）通过组织工程生成一种结构，该结构有 8mm，内径 3.5mm，高 3mm，外层包绕纤维丝类框架的纤维环组织，其内部为软骨细胞附着的多孔纤维 - 透明质酸水凝胶。与此类似，Lazebnik 等（2011）制作了椎间盘样组织，其外部有环形排列的聚己内酰胺纤维（类似于纤维环），附有猪体外培育三代的软骨细胞并种植在软骨 - 琼脂凝胶溶液中（类似于髓核）。该结构种植的细胞显示活性，但无有关细胞表型的研究。一种电子螺旋多聚（L-乳酸）（PLLA）纳米纤维载体附有 MSC 细胞注入一含有 MSC 透明质酸泥浆中央。Nesti 等（2008）证实 28 天后，细胞包埋于富含蛋白多糖的基质中。作者采用了不同的方法再生了椎间盘组织。纤维环细胞种植的多板层聚乙烯纳米纤维框架包绕一无框架的髓核组织，其表面整合入多孔骨替代组织（图 26.2）。骨替代物可以将植入的椎间盘组织固定于邻近椎体，骨组织可长入骨替代物多孔组织。虽然多研究表明有再生出生物性能椎间盘组织，但还需进一步研究证实所再生的椎间盘可模拟原始椎间盘组织并在大动物模型上显示可以恢复椎间盘功能。

26.9 其他有关功能性椎间盘生物工程的挑战

有一些有关椎间盘组织的组织工程问题需进一步研究。首先，因纤维环组织有内层和外层之分，组织工程是否需要再生两种纤维环，或在体内再生组织可自动分层？相关研究正进行中。例如，Wan 等（2008）再生了一双层结构。外层是一来自于皮质骨的环形脱钙骨基质凝胶框架（富含 I 型胶原，类似于外层纤维环），内层多聚（聚己内酰胺 - 三苹果酸盐）的薄层附着有软骨细胞，类似于内层纤维环组织（含 II 型胶原和蛋白多糖）。体内试验证实框架中的细胞保持存活，但无细胞表型的研究。

其次，还不知组织工程再生出的椎间盘组织是否具有维持植入后椎间盘存活必须的抵抗负荷的机械性能。我们有一些对成熟椎间盘组织的基本知识，但无植入椎间盘组织的信息。Yao 等（2006）预测应用有限模量因素，髓核组织至少具有 5 ~ 10 杨氏模量并可拮抗超过 1.67MPa 的压应力。现普遍认为纤维环可拮抗 15% 的应力（Bass 等 2004）。Cortes 和 Elliott（2012）证实板层间可聚集 10.2 ± 3.3kPa 的模量；虽然非线性压应力小于 0.8。如果施于内层厚度压力减少 50%，板层间组织（被定义为纤维外基质）相对于纤维环整体模量从 70% 减小到 30%。这些数据提供了有关成熟髓核组织的基本信息。

第三，目前尚不知原始髓核组织力学性能所要求的再生组织的速度。以前研究表明如将体外培育的软骨种植在羊关节缺损部位，并施加 1% 原始组织存活必须模量的压应力，实验发现 9 个月后其机械性能提高了 30 倍（Kandel 等 2006）。这证实体外形成的组织在体内压力环境下可以经过相似的再建，与随年龄增长发生的原始椎间盘组织生长和成熟类似（图 26.3）。

第四，内层纤维环与髓核组织界面的应力需进一步研究，这对植入体内后是否发挥功能有重要作用。

第五，髓核组织植入的环境对其生存的影响需进一步研究（Smith 等 2011）。可以推断如疾病过程较长且有终板硬化将对髓核组织生存产生负面影响。植入组织血管化及营养深入的时间尚不清楚。

最后，一些临床指标，例如何种患者需要椎间盘植入、如何植入以及相关康复等问题，有待进一步研究。

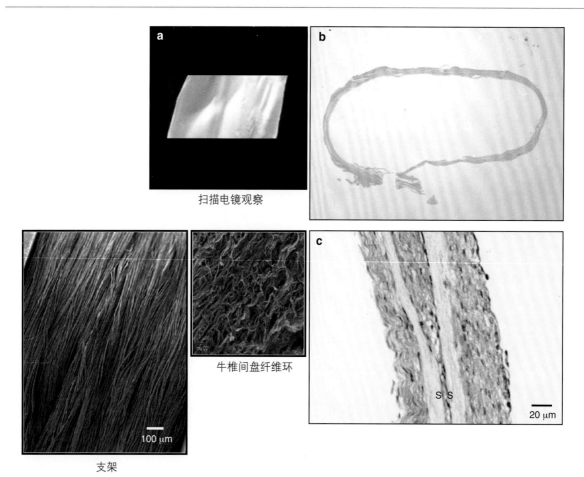

扫描电镜观察

牛椎间盘纤维环

支架

图 26.1 纤维环组织工程。(a.) 静电纺丝纳米纤维支架的大体像及在扫描电镜下的成像,以牛纤维环(AF)在扫描电镜下的成像作为对照。(b、c.)组织学检查示:负载纤维环细胞的多层支架合并有富胶原成分的纤维环组织(C,马森三色染色法;S,支架)

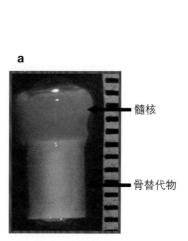

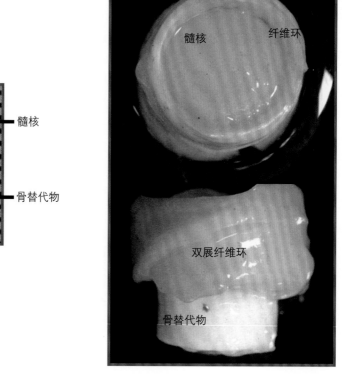

图 26.2 组织工程化的椎间盘组织。a. 单一髓核置于骨替代物上。b. 复合髓核和纤维环的组织工程椎间盘复合物

普通光镜 偏振光显微镜

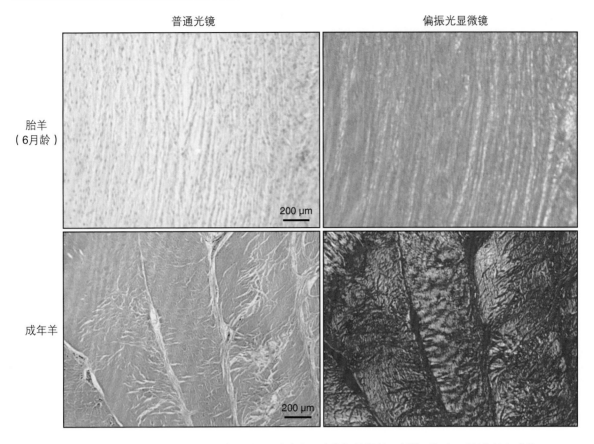

胎羊
（6月龄）

200 μm

成年羊

200 μm

图 26.3 胎羊和成年羊的纤维环的组织学表现（HE 染色）：随着年龄增长，纤维环组织逐渐生长和成熟

26.10 本章要点总结

- 尚无对于植入细胞、组织及整体椎间盘三种方法中，那种为最佳治疗方案的问题达成共识。

- 生物再生治疗应个体化，并受患者病程影响。例如，早期有症状的退变，表现为髓核组织病理改变，比较好的治疗方案是细胞治疗，植入方法最好不用注射（针刺）方法。但是，如疾病影响到髓核及纤维环，所有的椎间盘组织需要被置换。

- 组织工程进展及生物修复过程需要同步，而且需明确腰背痛的机制，只有这样才能选择合适的患者接受生物治疗，以减轻患者的病痛。

- 有必要明确如何促进生物修复 / 椎间盘置换以及术后康复的最佳方案。

（张忠民 译 金大地 审校）

参考文献

Abbott RD, Purmessur D, Monsey RD, Iatridis JC (2012) Regenerative potential of TGFbeta3 + Dex and notochordal cell conditioned media on degenerated human intervertebral disc cells. J Orthop Res 30:482–488

Acosta FL Jr, Metz L, Adkisson HD, Liu J, Carruthers-Liebenberg E, Milliman C, Maloney M, Lotz JC (2011) Porcine intervertebral disc repair using allogeneic juvenile articular chondrocytes or mesenchymal stem cells. Tissue Eng Part A 17:3045–3055

Adams MA, McNally DS, Dolan P (1996) 'Stress' distributions inside intervertebral discs. The effects of age and degeneration. J Bone Joint Surg Br 78:965–972

Adams MA, Dolan P, McNally DS (2009) The internal mechanical functioning of intervertebral discs and articular cartilage, and its relevance to matrix biology. Matrix Biol 28:384–389

Ahmed N, Stanford WL, Kandel RA (2007) Mesenchymal stem and progenitor cells for cartilage repair. Skeletal Radiol 36:909–912

Aladin DM, Cheung KM, Chan D, Yee AF, Jim JJ, Luk KD, Lu WW (2007) Expression of the Trp2 allele of COL9A2 is associated with alterations in the mechanical properties of human intervertebral discs. Spine (Phila Pa 1976) 32:2820–2826

Allon AA, Aurouer N, Yoo BB, Liebenberg EC, Buser Z, Lotz JC (2010) Structured coculture of stem cells and disc cells prevent disc degeneration in a rat model. Spine J 10:1089–1097

Ambard D, Cherblanc F (2009) Mechanical behavior of annulus fibrosus: a microstructural model of fibers reorientation. Ann Biomed Eng 37:2256–2265

Arana CJ, Diamandis EP, Kandel RA (2010) Cartilage tissue enhances proteoglycan retention by nucleus pulposus cells in vitro. Arthritis Rheum 62:3395–3403

Asche CV, Kirkness CS, McAdam-Marx C, Fritz JM (2007) The societal costs of low back pain: data published between 2001 and 2007. J Pain Palliat Care Pharmacother 21:25–33

Attia M, Santerre JP, Kandel RA (2010) The response of annulus fibrosus cell to fibronectin-coated nanofibrous polyurethane-anionic dihydroxyoligomer scaffolds. Biomaterials 32:450–460

Barrilleaux B, Knoepfler PS (2011) Inducing iPSCs to escape the dish. Cell Stem Cell 9:103–111

Bass EC, Ashford FA, Segal MR, Lotz JC (2004) Biaxial testing of human annulus fibrosus and its implications for a constitutive formulation. Ann Biomed Eng 32:1231–1242

Benneker LM, Heini PF, Alini M, Anderson SE, Ito K (2005) 2004 Young Investigator Award Winner: vertebral endplate marrow contact channel occlusions and intervertebral disc degeneration. Spine (Phila Pa 1976) 30:167–173

Bibby SR, Jones DA, Lee RB, Yu J, Urban JPG (2001) The pathophysiology of the intervertebral disc. Joint Bone Spine 68:537–542

Bieback K, Kern S, Kocaomer A, Ferlik K, Bugert P (2008) Comparing mesenchymal stromal cells from different human tissues: bone marrow, adipose tissue and umbilical cord blood. Biomed Mater Eng 18:S71–S76

Bieback K, Hecker A, Kocaomer A, Lannert H, Schallmoser K, Strunk D, Kluter H (2009) Human alternatives to fetal bovine serum for the expansion of mesenchymal stromal cells from bone marrow. Stem Cells 27:2331–2341

Bogduk N (1997) The inter-body joints and the intervertebral discs. In: Bogduk N (ed) Clinical anatomy of the lumbar spine and sacrum. Churchill Livingstone, New York, pp 13–31

Bowles RD, Williams RM, Zipfel WR, Bonassar LJ (2010) Self-assembly of aligned tissue-engineered annulus fibrosus and intervertebral disc composite via collagen gel contraction. Tissue Eng Part A 16:1339–1348

Bowles RD, Gebhard HH, Hartl R, Bonassar LJ (2011) Tissue-engineered intervertebral discs produce new matrix, maintain disc height, and restore biomechanical function to the rodent spine. Proc Natl Acad Sci U S A 108:13106–13111

Bron JL, Helder MN, Meisel HJ, Van Royen BJ, Smit TH (2009) Repair, regenerative and supportive therapies of the annulus fibrosus: achievements and challenges. Eur Spine J 18:301–313

Bron JL, Vonk LA, Smit TH, Koenderink GH (2011) Engineering alginate for intervertebral disc repair. J Mech Behav Biomed Mater 4: 1196–1205

Cappello R, Bird JL, Pfeiffer D, Bayliss MT, Dudhia J (2006) Notochordal cell produce and assemble extracellular matrix in a distinct manner, which may be responsible for the maintenance of healthy nucleus pulposus. Spine (Phila Pa 1976) 31:873–882; discussion 883

Carragee EJ, Don AS, Hurwitz EL, Cuellar JM, Carrino JA, Herzog R (2009) 2009 ISSLS Prize Winner: does discography cause accelerated progression of degeneration changes in the lumbar disc: a ten-year matched cohort study. Spine (Phila Pa 1976) 34: 2338–2345

Chan WC, Sze KL, Samartzis D, Leung VY, Chan D (2011) Structure and biology of the intervertebral disk in health and disease. Orthop Clin North Am 42:447–464, vii

Chang G, Kim HJ, Kaplan D, Vunjak-Novakovic G, Kandel RA (2007) Porous silk scaffolds can be used for tissue engineering annulus fibrosus. Eur Spine J 16:1848–1857

Choi KS, Cohn MJ, Harfe BD (2008) Identification of nucleus pulposus precursor cells and notochordal remnants in the mouse: implications for disk degeneration and chordoma formation. Dev Dyn 237:3953–3958

Chou AI, Nicoll SB (2009) Characterization of photocrosslinked alginate hydrogels for nucleus pulposus cell encapsulation. J Biomed Mater Res A 91:187–194

Chou AI, Bansal A, Miller GJ, Nicoll SB (2006) The effect of serial monolayer passaging on the collagen expression profile of outer and inner anulus fibrosus cells. Spine (Phila Pa 1976) 31:1875–1881

Chou AI, Reza AT, Nicoll SB (2008) Distinct intervertebral disc cell populations adopt similar phenotypes in three-dimensional culture. Tissue Eng Part A 14:2079–2087

Chou R, Baisden J, Carragee EJ, Resnick DK, Shaffer WO, Loeser JD (2009) Surgery for low back pain: a review of the evidence for an American Pain Society Clinical Practice Guideline. Spine (Phila Pa

1976) 34:1094–1109

Choumerianou DM, Martimianaki G, Stiakaki E, Kalmanti L, Kalmanti M, Dimitriou H (2010) Comparative study of stemness characteristics of mesenchymal cells from bone marrow of children and adults. Cytotherapy 12:881–887

Cinotti G, Della Rocca C, Romeo S, Vittur F, Toffanin R, Trasimeni G (2005) Degenerative changes of porcine intervertebral disc induced by vertebral endplate injuries. Spine (Phila Pa 1976) 30:174–180

Collin EC, Grad S, Zeugolis DI, Vinatier CS, Clouet JR, Guicheux JJ, Weiss P, Alini M, Pandit AS (2011) An injectable vehicle for nucleus pulposus cell-based therapy. Biomaterials 32:2862–2870

Cortes DH, Elliott DM (2012) Extra-fibrillar matrix mechanics of annulus fibrosus in tension and compression. Biomech Model Mechanobiol 11:781–790

Crevensten G, Walsh AJ, Ananthakrishnan D, Page P, Wahba GM, Lotz JC, Berven S (2004) Intervertebral disc cell therapy for regeneration: mesenchymal stem cell implantation in rat intervertebral discs. Ann Biomed Eng 32:430–434

Dagenais S, Caro J, Haldeman S (2008) A systematic review of low back pain cost of illness studies in the United States and internationally. Spine J 8:8–20

Desrochers J, Duncan NA (2010) Strain transfer in the annulus fibrosus under applied flexion. J Biomech 43:2141–2148

Doorn J, Moll G, Le Blanc K, van Blitterswijk C, de Boer J (2012) Therapeutic applications of mesenchymal stromal cells: paracrine effects and potential improvements. Tissue Eng Part B Rev 18:101–115

Erickson IE, van Veen SC, Sengupta S, Kestle SR, Mauck RL (2011) Cartilage matrix formation by bovine mesenchymal stem cells in three-dimensional culture is age-dependent. Clin Orthop Relat Res 469:2744–2753

Erwin WM (2008) The Notochord, Notochordal cell and CTGF/CCN-2: ongoing activity from development through maturation. J Cell Commun Signal 2:59–65

Eyre DR (1979) Biochemistry of the intervertebral disc. Int Rev Connect Tissue Res 8:227–291

Fekete TF, Porchet F (2010) Overview of disc arthroplasty-past, present and future. Acta Neurochir (Wien) 152:393–404

Frick SL, Hanley EN Jr, Meyer RA Jr, Ramp WK, Chapman TM (1994) Lumbar intervertebral disc transfer. A canine study. Spine (Phila Pa 1976) 19:1826–1834; discussion 1834–1835

Ganey T, Libera J, Moos V, Alasevic O, Fritsch KG, Meisel HJ, Hutton WC (2003) Disc chondrocyte transplantation in a canine model: a treatment for degenerated or damaged intervertebral disc. Spine (Phila Pa 1976) 28:2609–2620

Gotz W, Barnert S, Bertagnoli R, Miosge N, Kresse H, Herken R (1997) Immunohistochemical localization of the small proteoglycans decorin and biglycan in human intervertebral discs. Cell Tissue Res 289:185–190

Gruber HE, Stasky AA, Hanley EN Jr (1997) Characterization and phenotypic stability of human disc cells in vitro. Matrix Biol 16: 285–288

Gruber HE, Johnson TL, Leslie K, Ingram JA, Martin D, Hoelscher G, Banks D, Phieffer L, Coldham G, Hanley EN Jr (2002) Autologous intervertebral disc cell implantation: a model using Psammomys obesus, the sand rat. Spine (Phila Pa 1976) 27:1626–1633

Gruber HE, Leslie K, Ingram J, Norton HJ, Hanley EN (2004) Cell-based tissue engineering for the intervertebral disc: in vitro studies of human disc cell gene expression and matrix production within selected cell carriers. Spine J 4:44–55

Gruber HE, Gordon B, Williams C, Norton HJ, Hanley EN Jr (2007) Vertebral endplate and disc changes in the aging sand rat lumbar spine: cross-sectional analyses of a large male and female population. Spine (Phila Pa 1976) 32:2529–2536

Grunhagen T, Wilde G, Soukane DM, Shirazi-Adl SA, Urban JP (2006) Nutrient supply and intervertebral disc metabolism. J Bone Joint Surg Am 88(Suppl 2):30–35

Guerin HA, Elliott DM (2006) Degeneration affects the fiber reorientation of human annulus fibrosus under tensile load. J Biomech 39:1410–1418

Gupta MS, Cooper ES, Nicoll SB (2011) Transforming growth factor-beta 3 stimulates cartilage matrix elaboration by human marrow-derived stromal cells encapsulated in photocrosslinked carboxymethylcellulose hydrogels: potential for nucleus pulposus replacement. Tissue Eng Part A 17:2903–2910

Guyer RD, Shellock J, Maclennan B, Hanscom D, Knight RQ, McCombe P, Jacobs JJ, Urban RM, Bradford D, Ohnmeiss DD (2011) Early failure of metal-on-metal artificial disc prostheses associated with lymphocytic reaction: diagnosis and treatment experience in 4 cases. Spine (Phila Pa 1976) 36:E492–E497

Hadjipanayi E, Mudera V, Brown RA (2009) Close dependence of fibroblast proliferation on collagen scaffold matrix stiffness. J Tissue Eng Regen Med 3:77–84

Halloran DO, Grad S, Stoddart M, Dockery P, Alini M, Pandit AS (2008) An injectable cross-linked scaffold for nucleus pulposus regeneration. Biomaterials 29:438–447

Hamilton DJ, Seguin CA, Wang J, Pilliar RM, Kandel RA (2006) Formation of a nucleus pulposus-cartilage endplate construct in vitro. Biomaterials 27:397–405

Harrison PE, Ashton IK, Johnson WE, Turner SL, Richardson JB, Ashton BA (2000) The in vitro growth of human chondrocytes. Cell Tissue Bank 1:255–260

Hegewald AA, Endres M, Abbushi A, Cabraja M, Woiciechowsky C, Schmieder K, Kaps C, Thome C (2011a) Adequacy of herniated disc tissue as a cell source for nucleus pulposus regeneration. J Neurosurg Spine 14:273–280

Hegewald AA, Enz A, Endres M, Sittinger M, Woiciechowsky C, Thome C, Kaps C (2011b) Engineering of polymer-based grafts with cells derived from human nucleus pulposus tissue of the lumbar spine. J Tissue Eng Regen Med 5:275–282

Helen W, Gough JE (2008) Cell viability, proliferation and extracellular matrix production of human annulus fibrosus cells cultured within PDLLA/Bioglass composite foam scaffolds in vitro. Acta Biomater 4:230–243

Hiyama A, Mochida J, Iwashina T, Omi H, Watanabe T, Serigano K, Tamura F, Sakai D (2008) Transplantation of mesenchymal stem cells in a canine disc degeneration model. J Orthop Res 26:589–600

Hohaus C, Ganey TM, Minkus Y, Meisel HJ (2008) Cell transplantation in lumbar spine disc degeneration disease. Eur Spine J 17(Suppl 4):492–503

Holm S, Holm AK, Ekstrom L, Karladani A, Hansson T (2004) Experimental disc degeneration due to endplate injury. J Spinal Disord Tech 17:64–71

Holzapfel GA, Schulze-Bauer CA, Feigl G, Regitnig P (2005) Single lamellar mechanics of the human lumbar anulus fibrosus. Biomech Model Mechanobiol 3:125–140

Horner HA, Urban JP (2001) 2001 Volvo Award Winner in Basic Science Studies: effect of nutrient supply on the viability of cells from the nucleus pulposus of the intervertebral disc. Spine 26:2543–2549

Hsia HC, Nair MR, Mintz RC, Corbett SA (2011) The fiber diameter of synthetic bioresorbable extracellular matrix influences human fibroblast morphology and fibronectin matrix assembly. Plast Reconstr Surg 127:2312–2320

Hsieh AH, Twomey JD (2010) Cellular mechanobiology of the intervertebral disc: new directions and approaches. J Biomech 43:137–145

Huang RC, Tropiano P, Marnay T, Girardi FP, Lim MR, Cammisa FP Jr (2006) Range of motion and adjacent level degeneration after lumbar total disc replacement. Spine J 6:242–247

Huang B, Zhuang Y, Li CQ, Liu LT, Zhou Y (2011) Regeneration of the intervertebral disc with nucleus pulposus cell-seeded collagen II/hyaluronan/chondroitin-6-sulfate tri-copolymer constructs in a rabbit disc degeneration model. Spine (Phila Pa 1976) 36:2252–2259

Hukins DW (1994) In: Ghosh P (ed) Biology of intervertebral disc. Disc Structure and Function. CRC Press, Boca Raton, p 2–37

Iatridis JC, Michalek AJ, Purmessur D, Korecki CL (2009) Localized intervertebral disc injury leads to organ level changes in structure, cellularity, and biosynthesis. Cell Mol Bioeng 2:437–447

Ikada Y (2006) Challenges in tissue engineering. J R Soc Interface 3:589–601

Illien-Junger S, Pattappa G, Peroglio M, Benneker LM, Stoddart MJ, Sakai D, Mochida J, Grad S, Alini M (2012) Homing of mesenchymal stem cells in induced degenerative intervertebral discs in a whole organ culture system. Spine (Phila Pa 1976) 37:1865–1873

Inerot S, Axelsson I (1991) Structure and composition of proteoglycans from human annulus fibrosus. Connect Tissue Res 26:47–63

Iron KS, Manuel DG, Williams J (2004) Using a linked data set to determine the factors associated with utilization and costs of family physician services in Ontario: effects of self-reported chronic conditions. Chronic Dis Can 24:124–132

Javedan SP, Dickman CA (1999) Cause of adjacent-segment disease after spinal fusion. Lancet 354:530–531

Jim JJ, Noponen-Hietala N, Cheung KM, Ott J, Karppinen J, Sahraravand A, Luk KD, Yip SP, Sham PC, Song YQ, Leong JC, Cheah KS, Ala-Kokko L, Chan D (2005) The TRP2 allele of COL9A2 is an age-dependent risk factor for the development and severity of intervertebral disc degeneration. Spine (Phila Pa 1976) 30:2735–2742

Kandel RA, Grynpas M, Pilliar R, Lee J, Wang J, Waldman S, Zalzal P, Hurtig M (2006) Repair of osteochondral defects with biphasic cartilage-calcium polyphosphate constructs in a sheep model. Biomaterials 27:4120–4131

Kandel RA, Hamilton D, Seguin C, Li SQ, Arana C, Pilliar R (2007) An in vitro tissue model to study the effect of age on nucleus pulposus cells. Eur Spine J 16:2166–2173

Kandel R, Roberts S, Urban JP (2008) Tissue engineering and the intervertebral disc: the challenges. Eur Spine J 17(Suppl 4):480–491

Kim PK, Branch CL Jr (2006) The lumbar degenerative disc: confusion, mechanics, management. Clin Neurosurg 53:18–25

Kishen TJ, Diwan AD (2010) Fusion versus disk replacement for degenerative conditions of the lumbar and cervical spine: quid est testimonium? Orthop Clin North Am 41:167–181

Koepsell L, Remund T, Bao J, Neufeld D, Fong H, Deng Y (2011) Tissue engineering of annulus fibrosus using electrospun fibrous scaffolds with aligned polycaprolactone fibers. J Biomed Mater Res A 99:564–575

Korecki CL, Taboas JM, Tuan RS, Iatridis JC (2010) Notochordal cell conditioned medium stimulates mesenchymal stem cell differentiation toward a young nucleus pulposus phenotype. Stem Cell Res Ther 1:18

Krismer M, Haid C, Rabl W (1996) The contribution of anulus fibers to torque resistance. Spine (Phila Pa 1976) 21:2551–2557

Lange C, Cakiroglu F, Spiess AN, Cappallo-Obermann H, Dierlamm J, Zander AR (2007) Accelerated and safe expansion of human mesenchymal stromal cells in animal serum-free medium for transplantation and regenerative medicine. J Cell Physiol 213:18–26

Langer R, Vacanti JP (1993) Tissue engineering. Science 260:920–926

Lazebnik M, Singh M, Glatt P, Friis LA, Berkland CJ, Detamore MS (2011) Biomimetic method for combining the nucleus pulposus and annulus fibrosus for intervertebral disc tissue engineering. J Tissue Eng Regen Med 5:e179–e187

Le Maitre CL, Freemont AJ, Hoyland JA (2007) Accelerated cellular senescence in degenerate intervertebral discs: a possible role in the pathogenesis of intervertebral disc degeneration. Arthritis Res Ther 9:R45

Le Visage C, Kim SW, Tateno K, Sieber AN, Kostuik JP, Leong KW (2006) Interaction of human mesenchymal stem cells with disc cells: changes in extracellular matrix biosynthesis. Spine (Phila Pa 1976) 31:2036–2042

Lee P (1994) The economic impact of musculoskeletal disorders. Qual Life Res 3(Suppl 1):S85–S91

Lee KI, Moon SH, Kim H, Kwon UH, Kim HJ, Park SN, Suh H, Lee HM, Kim HS, Chun HJ, Kwon IK, Jang JW (2012a) Tissue engineering of the intervertebral disc with cultured nucleus pulposus cells using atelocollagen scaffold and growth factors. Spine (Phila Pa 1976) 37:452–458

Lee MJ, Dettori JR, Standaert CJ, Brodt ED, Chapman JR (2012b) The natural history of degeneration of the lumbar and cervical spines: a systematic review. Spine (Phila Pa 1976) 37:S18–S30

Lister R, Pelizzola M, Kida YS, Hawkins RD, Nery JR, Hon G, Antosiewicz-Bourget J, O'Malley R, Castanon R, Klugman S, Downes M, Yu R, Stewart R, Ren B, Thomson JA, Evans RM, Ecker JR (2011) Hotspots of aberrant epigenomic reprogramming in human induced pluripotent stem cells. Nature 471:68–73

Lotz JC, Hadi T, Bratton C, Reiser KM, Hsieh AH (2008) Anulus fibrosus tension inhibits degenerative structural changes in lamellar collagen. Eur Spine J 17:1149–1159

Luk KD, Ruan DK, Chow DH, Leong JC (1997) Intervertebral disc autografting in a bipedal animal model. Clin Orthop Relat Res

337:13–26

Maherali N, Ahfeldt T, Rigamonti A, Utikal J, Cowan C, Hochedlinger K (2008) A high-efficiency system for the generation and study of human induced pluripotent stem cells. Cell Stem Cell 3:340–345

Manchikanti L, Singh V, Datta S, Cohen SP, Hirsch JA (2009) Comprehensive review of epidemiology, scope, and impact of spinal pain. Pain Physician 12:E35–E70

Marchand F, Ahmed AM (1990) Investigation of the laminate structure of lumbar disc anulus fibrosus. Spine (Phila Pa 1976) 15: 402–410

Markolf KL, Morris JM (1974) The structural components of the intervertebral disc. A study of their contributions to the ability of the disc to withstand compressive forces. J Bone Joint Surg Am 56:675–687

Maroudas A, Stockwell RA, Nachemson A, Urban J (1975) Factors involved in the nutrition of the human lumbar intervertebral disc: cellularity and diffusion of glucose in vitro. J Anat 120:113–130

Masuda K (2008) Biological repair of the degenerated intervertebral disc by the injection of growth factors. Eur Spine J 17(Suppl 4):441–451

Masuda K, Lotz JC (2010) New challenges for intervertebral disc treatment using regenerative medicine. Tissue Eng Part B Rev 16:147–158

McCann MR, Tamplin OJ, Rossant J, Seguin CA (2012) Tracing notochord-derived cells using a Noto-cre mouse: implications for intervertebral disc development. Dis Model Mech 5:73–82

Meisel HJ, Siodla V, Ganey T, Minkus Y, Hutton WC, Alasevic OJ (2007) Clinical experience in cell-based therapeutics: disc chondrocyte transplantation A treatment for degenerated or damaged intervertebral disc. Biomol Eng 24:5–21

Melrose J, Ghosh P, Taylor TK (2001) A comparative analysis of the differential spatial and temporal distributions of the large (aggrecan, versican) and small (decorin, biglycan, fibromodulin) proteoglycans of the intervertebral disc. J Anat 198:3–15

Melrose J, Smith SM, Appleyard RC, Little CB (2008) Aggrecan, versican and type VI collagen are components of annular translamellar crossbridges in the intervertebral disc. Eur Spine J 17:314–324

Michalek AJ, Funabashi KL, Iatridis JC (2010) Needle puncture injury of the rat intervertebral disc affects torsional and compressive biomechanics differently. Eur Spine J 19:2110–2116

Michalek AJ, Gardner-Morse MG, Iatridis JC (2012) Large residual strains are present in the intervertebral disc annulus fibrosus in the unloaded state. J Biomech 45:1227–1231

Miller JA, Schmatz C, Schultz AB (1988) Lumbar disc degeneration: correlation with age, sex, and spine level in 600 autopsy specimens. Spine 13:173–178

Mirza SK, Deyo RA (2007) Systematic review of randomized trials comparing lumbar fusion surgery to nonoperative care for treatment of chronic back pain. Spine (Phila Pa 1976) 32:816–823

Miyamoto T, Muneta T, Tabuchi T, Matsumoto K, Saito H, Tsuji K, Sekiya I (2010) Intradiscal transplantation of synovial mesenchymal stem cells prevents intervertebral disc degeneration through suppression of matrix metalloproteinase-related genes in nucleus pulposus cells in rabbits. Arthritis Res Ther 12:R206

Mizuno H, Roy AK, Zaporojan V, Vacanti CA, Ueda M, Bonassar LJ (2006) Biomechanical and biochemical characterization of composite tissue-engineered intervertebral discs. Biomaterials 27:362–370

Moore RJ (2006) The vertebral endplate: disc degeneration, disc regeneration. Eur Spine J 15(Suppl 3):S333–S337

Munoz M, Rodriguez A, De Frutos C, Caamano JN, Diez C, Facal N, Gomez E (2008) Conventional pluripotency markers are unspecific for bovine embryonic-derived cell-lines. Theriogenology 69: 1159–1164

Mwale F, Roughley P, Antoniou J (2004) Distinction between the extracellular matrix of the nucleus pulposus and hyaline cartilage: a requisite for tissue engineering of intervertebral disc. Eur Cell Mater 8:58–63, discussion 63–64

Nagae M, Ikeda T, Mikami Y, Hase H, Ozawa H, Matsuda K, Sakamoto H, Tabata Y, Kawata M, Kubo T (2007) Intervertebral disc regeneration using platelet-rich plasma and biodegradable gelatin hydrogel microspheres. Tissue Eng 13:147–158

Nakagawa M, Koyanagi M, Tanabe K, Takahashi K, Ichisaka T, Aoi T, Okita K, Mochiduki Y, Takizawa N, Yamanaka S (2008) Generation of induced pluripotent stem cells without Myc from mouse and human fibroblasts. Nat Biotechnol 26:101–106

Nerurkar NL, Baker BM, Sen S, Wible EE, Elliott DM, Mauck RL (2009) Nanofibrous biologic laminates replicate the form and function of the annulus fibrosus. Nat Mater 8:986–992

Nerurkar NL, Sen S, Huang AH, Elliott DM, Mauck RL (2010a) Engineered disc-like angle-ply structures for intervertebral disc replacement. Spine (Phila Pa 1976) 35:867–873

Nerurkar NL, Elliott DM, Mauck RL (2010b) Mechanical design criteria for intervertebral disc tissue engineering. J Biomech 43:1017–1030

Nesti LJ, Li WJ, Shanti RM, Jiang YJ, Jackson W, Freedman BA, Kuklo TR, Giuliani JR, Tuan RS (2008) Intervertebral disc tissue engineering using a novel hyaluronic acid-nanofibrous scaffold (HANFS) amalgam. Tissue Eng Part A 14:1527–1537

Nettles DL, Chilkoti A, Setton LA (2010) Applications of elastin-like polypeptides in tissue engineering. Adv Drug Deliv Rev 62:1479–1485

Nomura T, Mochida J, Okuma M, Nishimura K, Sakabe K (2001) Nucleus pulposus allograft retards intervertebral disc degeneration. Clin Orthop Relat Res (389):94–101

Nosikova YS, Santerre JP, Grynpas M, Gibson G, Kandel RA (2012) Characterization of the annulus fibrosus-vertebral body interface: identification of new structural features. J Anat 221:577–589

O'Connell GD, Vresilovic EJ, Elliott DM (2011) Human intervertebral disc internal strain in compression: the effect of disc region, loading position, and degeneration. J Orthop Res 29:547–555

O'Halloran DM, Pandit AS (2007) Tissue-engineering approach to regenerating the intervertebral disc. Tissue Eng 13:1927–1954

Okuma M, Mochida J, Nishimura K, Sakabe K, Seiki K (2000) Reinsertion of stimulated nucleus pulposus cells retards intervertebral disc degeneration: an in vitro and in vivo experimental study. J Orthop Res 18:988–997

Olson EJ, Hanley EN Jr, Rudert MJ, Baratz ME (1991) Vertebral column allografts for the treatment of segmental spine defects. An experimental investigation in dogs. Spine (Phila Pa 1976) 16:1081–1088

Orozco L, Soler R, Morera C, Alberca M, Sanchez A, Garcia-Sancho J (2011) Intervertebral disc repair by autologous mesenchymal bone marrow cells: a pilot study. Transplantation 92:822–828

Park SH, Gil ES, Cho H, Mandal BB, Tien LW, Min BH, Kaplan DL (2012) Intervertebral disk tissue engineering using biphasic silk composite scaffolds. Tissue Eng Part A 18:447–458

Peng B, Hou S, Shi Q, Jia L (2001) The relationship between cartilage end-plate calcification and disc degeneration: an experimental study. Chin Med J (Engl) 114:308–312

Pereira D, Silva-Correia J, Oliveira J, Reis R (2013) Hydrogels in acellular and cellular strategies for intervertebral disc regeneration. J Tissue Eng Regen Med 7:85–98

Purmessur D, Schek RM, Abbott RD, Ballif BA, Godburn KE, Iatridis JC (2011) Notochordal conditioned media from tissue increases proteoglycan accumulation and promotes a healthy nucleus pulposus phenotype in human mesenchymal stem cells. Arthritis Res Ther 13:R81

Putzier M, Schneider SV, Funk JF, Tohtz SW, Perka C (2005) The surgical treatment of the lumbar disc prolapse: nucleotomy with additional transpedicular dynamic stabilization versus nucleotomy alone. Spine (Phila Pa 1976) 30:E109–E114

Raj PP (2008) Intervertebral disc: anatomy-physiology-pathophysiology-treatment. Pain Pract 8:18–44

Rajasekaran S, Babu JN, Arun R, Armstrong BR, Shetty AP, Murugan S (2004) ISSLS prize winner: a study of diffusion in human lumbar discs: a serial magnetic resonance imaging study documenting the influence of the endplate on diffusion in normal and degenerate discs. Spine (Phila Pa 1976) 29:2654–2667

Rapoport J, Jacobs P, Bell NR, Klarenbach S (2004) Refining the measurement of the economic burden of chronic diseases in Canada. Chronic Dis Can 25:13–21

Razaq S, Wilkins RJ, Urban JP (2003) The effect of extracellular pH on matrix turnover by cells of the bovine nucleus pulposus. Eur Spine J 12:341–349

Richardson SM, Hoyland JA (2008) Stem cell regeneration of degenerated intervertebral discs: current status. Curr Pain Headache Rep 12:83–88

Richardson SM, Walker RV, Parker S, Rhodes NP, Hunt JA, Freemont AJ, Hoyland JA (2006) Intervertebral disc cell-mediated mesenchymal stem cell differentiation. Stem Cells 24:707–716

Richardson SM, Mobasheri A, Freemont AJ, Hoyland JA (2007) Intervertebral disc biology, degeneration and novel tissue engineering and regenerative medicine therapies. Histol Histopathol 22:1033–1041

Richardson SM, Hughes N, Hunt JA, Freemont AJ, Hoyland JA (2008) Human mesenchymal stem cell differentiation to NP-like cells in chitosan-glycerophosphate hydrogels. Biomaterials 29:85–93

Risbud MV, Shapiro IM (2011) Notochordal cells in the adult intervertebral disc: new perspective on an old question. Crit Rev Eukaryot Gene Expr 21:29–41

Risbud MV, Schaer TP, Shapiro IM (2010) Toward an understanding of the role of notochordal cells in the adult intervertebral disc: from discord to accord. Dev Dyn 239:2141–2148

Roberts S, Urban JP, Evans H, Eisenstein SM (1996) Transport properties of the human cartilage endplate in relation to its composition and calcification. Spine (Phila Pa 1976) 21:415–420

Roberts S, Evans EH, Kletsas D, Jaffray DC, Eisenstein SM (2006) Senescence in human intervertebral discs. Eur Spine J 15(Suppl 3):S312–S316

Ruan D, He Q, Ding Y, Hou L, Li J, Luk KD (2007) Intervertebral disc transplantation in the treatment of degenerative spine disease: a preliminary study. Lancet 369:993–999

Saad L, Spector M (2004) Effects of collagen type on the behavior of adult canine annulus fibrosus cells in collagen-glycosaminoglycan scaffolds. J Biomed Mater Res A 71:233–241

Sahlman J, Inkinen R, Hirvonen T, Lammi MJ, Lammi PE, Nieminen J, Lapvetelainen T, Prockop DJ, Arita M, Li SW, Hyttinen MM, Helminen HJ, Puustjarvi K (2001) Premature vertebral endplate ossification and mild disc degeneration in mice after inactivation of one allele belonging to the Col2a1 gene for type II collagen. Spine (Phila Pa 1976) 26:2558–2565

Saino E, Focarete ML, Gualandi C, Emanuele E, Cornaglia AI, Imbriani M, Visai L (2011) Effect of electrospun fiber diameter and alignment on macrophage activation and secretion of proinflammatory cytokines and chemokines. Biomacromolecules 12:1900–1911

Sakai D, Mochida J, Iwashina T, Watanabe T, Nakai T, Ando K, Hotta T (2005) Differentiation of mesenchymal stem cells transplanted to a rabbit degenerative disc model: potential and limitations for stem cell therapy in disc regeneration. Spine (Phila Pa 1976) 30:2379–2387

Schallmoser K, Bartmann C, Rohde E, Reinisch A, Kashofer K, Stadelmeyer E, Drexler C, Lanzer G, Linkesch W, Strunk D (2007) Human platelet lysate can replace fetal bovine serum for clinical-scale expansion of functional mesenchymal stromal cells. Transfusion 47:1436–1446

Schmidt H, Heuer F, Wilke HJ (2009) Dependency of disc degeneration on shear and tensile strains between annular fiber layers for complex loads. Med Eng Phys 31:642–649

Schollum ML, Robertson PA, Broom ND (2009) A microstructural investigation of intervertebral disc lamellar connectivity: detailed analysis of the translamellar bridges. J Anat 214:805–816

Schollum ML, Appleyard RC, Little CB, Melrose J (2010) A detailed microscopic examination of alterations in normal anular structure induced by mechanical destabilization in an ovine model of disc degeneration. Spine (Phila Pa 1976) 35:1965–1973

Schriebl K, Satianegara G, Hwang A, Tan HL, Fong WJ, Yang HH, Jungbauer A, Choo A (2012) Selective removal of undifferentiated human embryonic stem cells using magnetic activated cell sorting followed by a cytotoxic antibody. Tissue Eng Part A 18:899–909

Schulte TL, Leistra F, Bullmann V, Osada N, Vieth V, Marquardt B, Lerner T, Liljenqvist U, Hackenberg L (2007) Disc height reduction in adjacent segments and clinical outcome 10 years after lumbar 360 degrees fusion. Eur Spine J 16:2152–2158

Shahdadfar A, Fronsdal K, Haug T, Reinholt FP, Brinchmann JE (2005) In vitro expansion of human mesenchymal stem cells: choice of serum is a determinant of cell proliferation, differentiation, gene expression, and transcriptome stability. Stem Cells 23:1357–1366

Shao X, Hunter CJ (2007) Developing an alginate/chitosan hybrid fiber scaffold for annulus fibrosus cells. J Biomed Mater Res A 82:701–710

Shapiro IM, Risbud MV (2010) Transcriptional profiling of the nucleus pulposus: say yes to notochord. Arthritis Res Ther 12:117

Sheikh H, Zakharian K, De La Torre RP, Facek C, Vasquez A, Chaudhry GR, Svinarich D, Perez-Cruet MJ (2009) In vivo intervertebral disc regeneration using stem cell-derived chondroprogenitors. J Neurosurg Spine 10:265–272

Shim CS, Lee SH, Shin HD, Kang HS, Choi WC, Jung B, Choi G, Ahn Y, Lee S, Lee HY (2007) CHARITE versus ProDisc: a comparative study of a minimum 3-year follow-up. Spine (Phila Pa 1976) 32:1012–1018

Shirazi-Adl A, Taheri M, Urban JP (2010) Analysis of cell viability in intervertebral disc: effect of endplate permeability on cell population. J Biomech 43:1330–1336

Simon SR (1994) In: Simon SR (ed) Orthopedic basic science. Kinesiology. Am Academy of Orthopedic Surgeons, Rosemont, pp 558–568

Singh K, Masuda K, Thonar EJ, An HS, Cs-Szabo G (2009) Age-related changes in the extracellular matrix of nucleus pulposus and anulus fibrosus of human intervertebral disc. Spine (Phila Pa 1976) 34:10–16

Smith LJ, Elliott DM (2011) Formation of lamellar cross bridges in the annulus fibrosus of the intervertebral disc is a consequence of vascular regression. Matrix Biol 30:267–274

Smith SM, Whitelock JM, Iozzo RV, Little CB, Melrose J (2009) Topographical variation in the distributions of versican, aggrecan and perlecan in the foetal human spine reflects their diverse functional roles in spinal development. Histochem Cell Biol 132: 491–503

Smith LJ, Chiaro JA, Nerurkar NL, Cortes DH, Horava SD, Hebela NM, Mauck RL, Dodge GR, Elliott DM (2011) Nucleus pulposus cells synthesize a functional extracellular matrix and respond to inflammatory cytokine challenge following long-term agarose culture. Eur Cell Mater 22:291–301

So K, Takemoto M, Fujibayashi S, Neo M, Kyomoto M, Hayami T, Hyon SH, Nakamura T (2007) Antidegenerative effects of partial disc replacement in an animal surgery model. Spine (Phila Pa 1976) 32:1586–1591

Sobajima S, Vadala G, Shimer A, Kim JS, Gilbertson LG, Kang JD (2008) Feasibility of a stem cell therapy for intervertebral disc degeneration. Spine J 8:888–896

Steck E, Bertram H, Abel R, Chen B, Winter A, Richter W (2005) Induction of intervertebral disc-like cells from adult mesenchymal stem cells. Stem Cells 23:403–411

Strassburg S, Richardson SM, Freemont AJ, Hoyland JA (2010) Co-culture induces mesenchymal stem cell differentiation and modulation of the degenerate human nucleus pulposus cell phenotype. Regen Med 5:701–711

Takahashi K, Yamanaka S (2006) Induction of pluripotent stem cells from mouse embryonic and adult fibroblast cultures by defined factors. Cell 126:663–676

Takahashi K, Tanabe K, Ohnuki M, Narita M, Ichisaka T, Tomoda K, Yamanaka S (2007) Induction of pluripotent stem cells from adult human fibroblasts by defined factors. Cell 131:861–872

Takatalo J, Karppinen J, Niinimaki J, Taimela S, Nayha S, Mutanen P, Sequeiros RB, Kyllonen E, Tervonen O (2011) Does lumbar disc degeneration on magnetic resonance imaging associate with low back symptom severity in young Finnish adults? Spine (Phila Pa 1976) 36:2180–2189

Takatalo J, Karppinen J, Niinimaki J, Taimela S, Mutanen P, Sequeiros RB, Nayha S, Jarvelin MR, Kyllonen E, Tervonen O (2012) Association of modic changes, Schmorl's nodes, spondylolytic defects, high intensity zone lesions, disc herniations, and radial tears with low back symptom severity among young Finnish adults. Spine (Phila Pa 1976) 37:1231–1239

Tekkatte C, Gunasingh GP, Cherian KM, Sankaranarayanan K (2011) "Humanized" stem cell culture techniques: the animal serum controversy. Stem Cells Int 2011:504723

Tumialan LM, Gluf WM (2011) Progressive vertebral body osteolysis after cervical arthroplasty. Spine (Phila Pa 1976) 36:E973–E978

Vadala G, Studer RK, Sowa G, Spiezia F, Iucu C, Denaro V, Gilbertson LG, Kang JD (2008) Coculture of bone marrow mesenchymal stem cells and nucleus pulposus cells modulate gene expression profile without cell fusion. Spine (Phila Pa 1976) 33:870–876

Vadala G, Mozetic P, Rainer A, Centola M, Loppini M, Trombetta M, Denaro V (2012) Bioactive electrospun scaffold for annulus fibrosus repair and regeneration. Eur Spine J 21(Suppl 1):S20–S26 van Ooij A, Kurtz SM, Stessels F, Noten H, van Rhijn L (2007) Polyethylene wear debris and long-term clinical failure of the Charite disc prosthesis: a study of 4 patients. Spine (Phila Pa 1976) 32:223–229

Vernengo J, Fussell GW, Smith NG, Lowman AM (2008) Evaluation of novel injectable hydrogels for nucleus pulposus replacement. J Biomed Mater Res B Appl Biomater 84:64–69

Videman T, Nurminen M (2004) The occurrence of anular tears and their relation to lifetime back pain history: a cadaveric study using barium sulfate discography. Spine (Phila Pa 1976) 29:2668–2676

Wade KR, Robertson PA, Broom ND (2012) On how nucleus-endplate integration is achieved at the fibrillar level in the ovine lumbar disc. J Anat 221:39–46

Waldman SD, Grynpas MD, Pilliar RM, Kandel RA (2002) Characterization of cartilagenous tissue formed on calcium polyphosphate substrates in vitro. J Biomed Mater Res 62:323–330

Wan Y, Feng G, Shen FH, Laurencin CT, Li X (2008) Biphasic scaffold for annulus fibrosus tissue regeneration. Biomaterials 29:643–652

Wang Y, Huso DL, Harrington J, Kellner J, Jeong DK, Turney J, McNiece IK (2005) Outgrowth of a transformed cell population derived from normal human BM mesenchymal stem cell culture. Cytotherapy 7:509–519

Wei Y, Zeng W, Wan R, Wang J, Zhou Q, Qiu S, Singh SR (2012) Chondrogenic differentiation of induced pluripotent stem cells from osteoarthritic chondrocytes in alginate matrix. Eur Cell Mater 23:1–12

Weiler C, Nerlich AG, Schaaf R, Bachmeier BE, Wuertz K, Boos N (2010) Immunohistochemical identification of notochordal markers in cells in the aging human lumbar intervertebral disc. Eur Spine J 19:1761–1770

Wilson A, Shehadeh LA, Yu H, Webster KA (2010) Age-related molecular genetic changes of murine bone marrow mesenchymal stem cells. BMC Genomics 11:229

Woltjen K, Michael IP, Mohseni P, Desai R, Mileikovsky M, Hamalainen R, Cowling R, Wang W, Liu P, Gertsenstein M, Kaji K, Sung HK, Nagy A (2009) PiggyBac transposition reprograms fibroblasts to induced pluripotent stem cells. Nature 458:766–770

Yamanaka S (2007) Strategies and new developments in the generation of patient-specific pluripotent stem cells. Cell Stem Cell 1:39–49

Yang X, Li X (2009) Nucleus pulposus tissue engineering: a brief review. Eur Spine J 18:1564–1572

Yang L, Kandel RA, Chang G, Santerre JP (2009) Polar surface chemistry of nanofibrous polyurethane scaffold affects annulus fibrosus cell attachment and early matrix accumulation. J Biomed Mater Res A 91:1089–1099

Yang R, Jiang M, Kumar SM, Xu T, Wang F, Xiang L, Xu X (2011) Generation of melanocytes from induced pluripotent stem cells. J Invest Dermatol 131:2458–2466

Yao J, Turteltaub SR, Ducheyne P (2006) A three-dimensional nonlinear finite element analysis of the mechanical behavior of tissue engineered intervertebral discs under complex loads. Biomaterials 27:377–387

Yu J, Winlove PC, Roberts S, Urban JP (2002) Elastic fibre organization in the intervertebral discs of the bovine tail. J Anat 201:465–475

Yu J, Fairbank JC, Roberts S, Urban JP (2005) The elastic fiber network of the anulus fibrosus of the normal and scoliotic human intervertebral disc. Spine (Phila Pa 1976) 30:1815–1820

Yu J, Tirlapur U, Fairbank J, Handford P, Roberts S, Winlove CP, Cui Z, Urban J (2007) Microfibrils, elastin fibres and collagen fibres in the human intervertebral disc and bovine tail disc. J Anat 210:460–471

Zeh A, Becker C, Planert M, Lattke P, Wohlrab D (2009) Time-dependent release of cobalt and chromium ions into the serum following implantation of the metal-on-metal Maverick type artificial lumbar disc (Medtronic Sofamor Danek). Arch Orthop Trauma Surg 129:741–746

Zhang Y, Phillips FM, Thonar EJ, Oegema T, An HS, Roman-Blas JA, He TC, Anderson DG (2008) Cell therapy using articular chondrocytes overexpressing BMP-7 or BMP-10 in a rabbit disc organ culture model. Spine (Phila Pa 1976) 33:831–838

Zhang H, La Marca F, Hollister SJ, Goldstein SA, Lin CY (2009) Developing consistently reproducible intervertebral disc degeneration at rat caudal spine by using needle puncture. J Neurosurg Spine 10:522–530

Zhao T, Zhang ZN, Rong Z, Xu Y (2011) Immunogenicity of induced pluripotent stem cells. Nature 474:212–215

Zuk PA, Zhu M, Ashjian P, De Ugarte DA, Huang JI, Mizuno H, Alfonso ZC, Fraser JK, Benhaim P, Hedrick MH (2002) Human adipose tissue is a source of multipotent stem cells. Mol Biol Cell 13:4279–4295

索　引